国家卫生健康委员会"十三五"规划教材

专科医师核心能力提升导引丛书

供专业学位研究生及专科医师用

临床心理学

Clinical Psychology

第 2 版

主　审　张亚林

主　编　李占江

副主编　王建平　仇剑崟　王　伟　章军建

人民卫生出版社

·北　京·

图书在版编目（CIP）数据

临床心理学/李占江主编. —2版. —北京：人
民卫生出版社，2021.8（2024.8重印）
ISBN 978-7-117-31851-8

Ⅰ. ①临… Ⅱ. ①李… Ⅲ. ①医学心理学－医学院校
－教材 Ⅳ. ①R395.1

中国版本图书馆 CIP 数据核字（2021）第 148169 号

| 人卫智网 | www.ipmph.com | 医学教育、学术、考试、健康，购书智慧智能综合服务平台 |
| 人卫官网 | www.pmph.com | 人卫官方资讯发布平台 |

临床心理学
Linchuang Xinlixue
第 2 版

主　　编：李占江
出版发行：人民卫生出版社（中继线 010-59780011）
地　　址：北京市朝阳区潘家园南里 19 号
邮　　编：100021
E - mail：pmph @ pmph.com
购书热线：010-59787592　010-59787584　010-65264830
印　　刷：中煤（北京）印务有限公司
经　　销：新华书店
开　　本：850×1168　1/16　印张：29
字　　数：818 千字
版　　次：2014 年 9 月第 1 版　　2021 年 8 月第 2 版
印　　次：2024 年 8 月第 2 次印刷
标准书号：ISBN 978-7-117-31851-8
定　　价：132.00 元

编 者 (按姓氏笔画排序)

王　伟　挪威科技大学

王建平　北京师范大学

仇剑崟　上海交通大学医学院附属精神卫生中心

西英俊　首都医科大学附属北京安定医院

朱志先　武汉大学人民医院

乔慧芬　南京医科大学附属脑科医院

刘　竞　首都医科大学附属北京安定医院

汤艳清　中国医科大学附属第一医院

苏朝霞　海南医学院第一附属医院

李　平　齐齐哈尔医学院

李　焰　清华大学

李占江　首都医科大学附属北京安定医院

李淑英　郑州大学第一附属医院

杨世昌　新乡医学院第二附属医院

张　岚　四川大学华西医院

张　斌　南方医科大学南方医院

张亚林　中南大学精神卫生研究所

苑　杰　华北理工大学

季建林　复旦大学附属中山医院

姜长青　首都医科大学附属北京安定医院

姚玉红　同济大学

曹玉萍　中南大学湘雅二院

章军建　武汉大学中南医院

程文红　上海交通大学医学院附属精神卫生中心

秘 书　马　云　首都医科大学附属北京安定医院

主 审 简 介

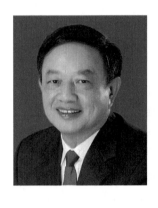

张亚林 医学博士，现任中南大学湘雅二医院教授、一级主任医师、博士研究生导师。

国家级教学名师，中国杰出精神科医师，湖南省科普作家协会主席，中组部特殊一线人才，享受国务院政府特殊津贴。

医疗：湘雅名医，主持制定我国心理咨询与心理治疗技术操作规范。被授予中国杰出精神科医师、湖南省先进工作者等荣誉称号。

教学：领衔国家教学团队、国家特色专业、国家精品课程、国家精品视频公开课。主编国家"十五"规划教材《精神病学》、教育部研究生教材《高级精神病学》。获国家教学成果奖二等奖、徐特立教育奖、宝钢教育基金优秀教师特等奖，被树立为湖南省师德标兵。

科研：主持国家科技支撑计划、国家自然科学基金、国家社会科学基金、美国CMB等课题20多项，研究经费600多万，发表论文300多篇，出版著作60多本。获省部级科技成果奖5项，培养硕、博士研究生50名。

学术职务：国务院学位委员会博士点评审专家，国家三大科技奖评审专家，中国心理卫生协会心理治疗与心理咨询专业委员会顾问等。

主 编 简 介

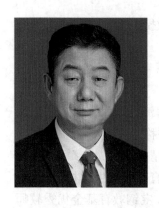

    李占江　主任医师，教授，博士生导师。首都医科大学附属北京安定医院副院长、首都医科大学临床心理学系主任。主要研究领域为焦虑障碍、强迫障碍、躯体形式障碍、睡眠障碍与认知行为治疗的理论与实践。

    中国医师协会精神科医师分会认知行为治疗工作委员会主任委员，中华医学会精神病学分会CBT研究协作组组长，中华医学会精神病学分会儿童和青少年精神医学学组组长，中国心理卫生协会常务理事，中华医学会精神病学分会常务委员，亚洲认知行为治疗协会执行委员，中国睡眠研究会睡眠障碍专业委员会副主任委员，《中华精神科杂志》《中国心理卫生杂志》编委。

    目前主持完成国家、市级科研项目22项。其中以第一作者或通讯作者发表论文110篇，主编和参与编写（译）书籍30余部，其中主编国家"十二五"规划研究生教材《临床心理学》，"十二五"国家重点音像出版规划卫生部医学试听教材《认知行为治疗基本技术示范教程》（上、下），并作为国家"十三五"规划教材《心理治疗》《临床精神病学》副主编参与编写。主持国家级和北京市常见精神疾病认知行为治疗继续教育培训班40余次。获北京市科技进步奖三等奖2项。

副主编简介

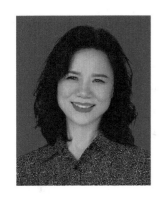

王建平 教授,博士生导师,北京师范大学心理学部临床与咨询心理学院副院长。医学学士,心理学硕士和博士,临床心理学博士后。中国第一批注册督导师,中国心理卫生协会认知行为治疗专业委员会副主任委员,中国心理学会临床心理学注册工作委员会常务委员;美国贝克研究所 CBT 国际顾问委员会委员,国际认知治疗学院 Fellow 以及认证 CBT 治疗师。北京师范大学"心理咨询与研究中心"创始人,首都医科大学临床心理学系副主任(2007—2017)。

主编、翻译教材专著 30 余部,以第一作者或通讯作者发表中外学术论文 160 余篇,中外多个大学访问 / 授课 / 客座教授。长期从事心理咨询 / 治疗和临床督导,全国各地 CBT 连续培训。从事精神医学临床工作 10 年,心理咨询 / 治疗临床实务工作 30 余年。

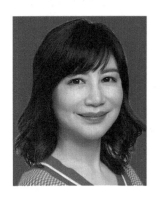

仇剑崟 医学博士,主任医师,上海市精神卫生中心心理咨询与治疗中心主任,心理咨询与治疗研究室主任,上海交通大学医学院精神卫生系医学心理教研室副主任,硕士生导师。现任中国心理卫生协会精神分析专业委员会主任委员,中国心理卫生协会心理治疗与心理咨询专业委员会副主任委员,中国女医师协会心身医学与临床心理学专业委员会副主任委员,上海市心理卫生学会理事长,中华医学会精神病学分会妇女精神医学学组副组长,国际精神分析协会(IPA)中国委员会顾问委员。

长期从事女性精神卫生的临床和基础研究,主要为女性生殖相关的情绪障碍。同时从事心理治疗的临床、教学和疗效机制的基础研究。负责多项国家级心理治疗继续教育项目,主持多项部级和局级课题。以第一作者和通讯作者发表相关论文 60 余篇。以主编或副主编撰写《精神分析性心理治疗》《医学心理学》《女性精神障碍》等专著。

副主编简介

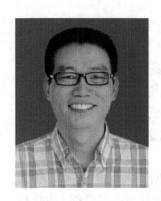

王 伟 教授，博士生导师，曾服务于浙江大学，现任 Norwegian University of Science and Technology 心理学教授。

目前从事心理学相关的教学与科研工作。研究领域涉及正常及障碍人格特质的结构、功能及其生物学与社会学的关联。同时主编或协助主编数本与人格心理学、临床心理学、心理测量及临床精神病学相关的国际专业期刊，在 *Springer*、*Nature* 和人民卫生出版社出版多本英文教材及英文参考书。曾获 The H.J. Eysenck Memorial Fund's Award 一次。

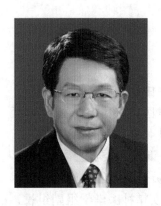

章军建 医学博士，武汉大学中南医院副院长，神经精神病学教研室主任；神经内科首席专家，博士研究生导师；武汉大学"珞珈杰出学者"。兼任湖北省痴呆与认知障碍医学临床研究中心主任；中国医师协会神经内科医师分会常务委员；中国老年医学学会认知障碍分会副会长；中国老年保健协会阿尔茨海默病分会（ADC）副主任委员；武汉医学会副会长、神经病学分会主任委员。

从事神经精神病学临床、科研和教学工作 30 多年，主要研究神经心理与血管性认知障碍。主持 6 项国家自然科学基金项目和多项省部级重点科研项目，发表论文 150 余篇。主编《英 - 汉神经科学词典》《神经病学》等专著。参与《中国痴呆与认知障碍诊治指南》等多项指南与专家共识的编写。2017 年获湖北省科技进步奖一等奖。

全国高等学校医学研究生"国家级"规划教材
第三轮修订说明

进入新世纪,为了推动研究生教育的改革与发展,加强研究型创新人才培养,人民卫生出版社启动了医学研究生规划教材的组织编写工作,在多次大规模调研、论证的基础上,先后于 2002 年和 2008 年分两批完成了第一轮 50 余种医学研究生规划教材的编写与出版工作。

2014 年,全国高等学校第二轮医学研究生规划教材评审委员会及编写委员会在全面、系统分析第一轮研究生教材的基础上,对这套教材进行了系统规划,进一步确立了以"解决研究生科研和临床中实际遇到的问题"为立足点,以"回顾、现状、展望"为线索,以"培养和启发读者创新思维"为中心的教材编写原则,并成功推出了第二轮(共 70 种)研究生规划教材。

本套教材第三轮修订是在党的十九大精神引领下,对《国家中长期教育改革和发展规划纲要(2010—2020 年)》《国务院办公厅关于深化医教协同进一步推进医学教育改革与发展的意见》,以及《教育部办公厅关于进一步规范和加强研究生培养管理的通知》等文件精神的进一步贯彻与落实,也是在总结前两轮教材经验与教训的基础上,再次大规模调研、论证后的继承与发展。修订过程仍坚持以"培养和启发读者创新思维"为中心的编写原则,通过"整合"和"新增"对教材体系做了进一步完善,对编写思路的贯彻与落实采取了进一步的强化措施。

全国高等学校第三轮医学研究生"国家级"规划教材包括五个系列。①科研公共学科:主要围绕研究生科研中所需要的基本理论知识,以及从最初的科研设计到最终的论文发表的各个环节可能遇到的问题展开;②常用统计软件与技术:介绍了 SAS 统计软件、SPSS 统计软件、分子生物学实验技术、免疫学实验技术等常用的统计软件以及实验技术;③基础前沿与进展:主要包括了基础学科中进展相对活跃的学科;④临床基础与辅助学科:包括了专业学位研究生所需要进一步加强的相关学科内容;⑤临床学科:通过对疾病诊疗历史变迁的点评、当前诊疗中困惑、局限与不足的剖析,以及研究热点与发展趋势探讨,启发和培养临床诊疗中的创新思维。

该套教材中的科研公共学科、常用统计软件与技术学科适用于医学院校各专业的研究生及相应的科研工作者;基础前沿与进展学科主要适用于基础医学和临床医学的研究生及相应的科研工作者;临床基础与辅助学科和临床学科主要适用于专业学位研究生及相应学科的专科医师。

全国高等学校第三轮医学研究生"国家级"规划教材目录

1	医学哲学（第2版）	主　编	柯　杨	张大庆		
		副主编	赵明杰	段志光	边　林	唐文佩
2	医学科研方法学（第3版）	主　审	梁万年			
		主　编	刘　民	胡志斌		
		副主编	刘晓清	杨土保		
3	医学统计学（第5版）	主　审	孙振球	徐勇勇		
		主　编	颜　艳	王　彤		
		副主编	刘红波	马　骏		
4	医学实验动物学（第3版）	主　编	秦　川	谭　毅		
		副主编	孔　琪	郑志红	蔡卫斌	李洪涛
			王靖宇			
5	实验室生物安全（第3版）	主　编	叶冬青			
		副主编	孔　英	温旺荣		
6	医学科研课题设计、申报与实施（第3版）	主　审	龚非力	李卓娅		
		主　编	李宗芳	郑　芳		
		副主编	吕志跃	李煌元	张爱华	
7	医学实验技术原理与选择（第3版）	主　审	魏于全			
		主　编	向　荣			
		副主编	袁正宏	罗云萍		
8	统计方法在医学科研中的应用（第2版）	主　编	李晓松			
		副主编	李　康	潘发明		
9	医学科研论文撰写与发表（第3版）	主　审	张学军			
		主　编	吴忠均			
		副主编	马　伟	张晓明	杨家印	
10	IBM SPSS 统计软件应用	主　编	陈平雁	安胜利		
		副主编	欧春泉	陈莉雅	王建明	

11	SAS 统计软件应用（第 4 版）	主　编	贺　佳			
		副主编	尹　平	石武祥		
12	医学分子生物学实验技术（第 4 版）	主　审	药立波			
		主　编	韩　骅	高国全		
		副主编	李冬民	喻　红		
13	医学免疫学实验技术（第 3 版）	主　编	柳忠辉	吴雄文		
		副主编	王全兴	吴玉章	储以微	崔雪玲
14	组织病理技术（第 2 版）	主　编	步　宏			
		副主编	吴焕文			
15	组织和细胞培养技术（第 4 版）	主　审	章静波			
		主　编	刘玉琴			
16	组织化学与细胞化学技术（第 3 版）	主　编	李　和	周德山		
		副主编	周国民	肖　岚	刘佳梅	孔　力
17	医学分子生物学（第 3 版）	主　审	周春燕	冯作化		
		主　编	张晓伟	史岸冰		
		副主编	何凤田	刘　戟		
18	医学免疫学（第 2 版）	主　编	曹雪涛			
		副主编	于益芝	熊思东		
19	遗传和基因组医学	主　编	张　学			
		副主编	管敏鑫			
20	基础与临床药理学（第 3 版）	主　编	杨宝峰			
		副主编	李　俊	董　志	杨宝学	郭秀丽
21	医学微生物学（第 2 版）	主　编	徐志凯	郭晓奎		
		副主编	江丽芳	范雄林		
22	病理学（第 2 版）	主　编	来茂德	梁智勇		
		副主编	李一雷	田新霞	周　桥	
23	医学细胞生物学（第 4 版）	主　审	杨　恬			
		主　编	安　威	周天华		
		副主编	李　丰	杨　霞	王杨淦	
24	分子毒理学（第 2 版）	主　编	蒋义国	尹立红		
		副主编	骆文静	张正东	夏大静	姚　平
25	医学微生态学（第 2 版）	主　编	李兰娟			
26	临床流行病学（第 5 版）	主　编	黄悦勤			
		副主编	刘爱忠	孙业桓		
27	循证医学（第 2 版）	主　审	李幼平			
		主　编	孙　鑫	杨克虎		

28	断层影像解剖学	主　编	刘树伟　张绍祥
		副主编	赵　斌　徐　飞
29	临床应用解剖学（第2版）	主　编	王海杰
		副主编	臧卫东　陈　尧
30	临床心理学（第2版）	主　审	张亚林
		主　编	李占江
		副主编	王建平　仇剑崟　王　伟　章军建
31	心身医学	主　审	Kurt Fritzsche　吴文源
		主　编	赵旭东
		副主编	孙新宇　林贤浩　魏　镜
32	医患沟通（第2版）	主　编	尹　梅　王锦帆
33	实验诊断学（第2版）	主　审	王兰兰
		主　编	尚　红
		副主编	王传新　徐英春　王　琳　郭晓临
34	核医学（第3版）	主　审	张永学
		主　编	李　方　兰晓莉
		副主编	李亚明　石洪成　张　宏
35	放射诊断学（第2版）	主　审	郭启勇
		主　编	金征宇　王振常
		副主编	王晓明　刘士远　卢光明　宋　彬
			李宏军　梁长虹
36	疾病学基础	主　编	陈国强　宋尔卫
		副主编	董　晨　王　韵　易　静　赵世民
			周天华
37	临床营养学	主　编	于健春
		副主编	李增宁　吴国豪　王新颖　陈　伟
38	临床药物治疗学	主　编	孙国平
		副主编	吴德沛　蔡广研　赵荣生　高　建
			孙秀兰
39	医学3D打印原理与技术	主　编	戴尅戎　卢秉恒
		副主编	王成焘　徐　弢　郝永强　范先群
			沈国芳　王金武
40	互联网＋医疗健康	主　审	张来武
		主　编	范先群
		副主编	李校堃　郑加麟　胡建中　颜　华
41	呼吸病学（第3版）	主　审	钟南山
		主　编	王　辰　陈荣昌
		副主编	代华平　陈宝元　宋元林

42	消化内科学（第3版）	主　审	樊代明	李兆申		
		主　编	钱家鸣	张澍田		
		副主编	田德安	房静远	李延青	杨　丽

43	心血管内科学（第3版）	主　审	胡大一			
		主　编	韩雅玲	马长生		
		副主编	王建安	方　全	华　伟	张抒扬

| 44 | 血液内科学（第3版） | 主　编 | 黄晓军 | 黄　河 | 胡　豫 | |
| | | 副主编 | 邵宗鸿 | 吴德沛 | 周道斌 | |

45	肾内科学（第3版）	主　审	谌贻璞			
		主　编	余学清	赵明辉		
		副主编	陈江华	李雪梅	蔡广研	刘章锁

| 46 | 内分泌内科学（第3版） | 主　编 | 宁　光 | 邢小平 | | |
| | | 副主编 | 王卫庆 | 童南伟 | 陈　刚 | |

47	风湿免疫内科学（第3版）	主　审	陈顺乐			
		主　编	曾小峰	邹和建		
		副主编	古洁若	黄慈波		

48	急诊医学（第3版）	主　审	黄子通			
		主　编	于学忠	吕传柱		
		副主编	陈玉国	刘　志	曹　钰	

49	神经内科学（第3版）	主　编	刘　鸣	崔丽英	谢　鹏	
		副主编	王拥军	张杰文	王玉平	陈晓春
			吴　波			

| 50 | 精神病学（第3版） | 主　编 | 陆　林 | 马　辛 | | |
| | | 副主编 | 施慎逊 | 许　毅 | 李　涛 | |

| 51 | 感染病学（第3版） | 主　编 | 李兰娟 | 李　刚 | | |
| | | 副主编 | 王贵强 | 宁　琴 | 李用国 | |

| 52 | 肿瘤学（第5版） | 主　编 | 徐瑞华 | 陈国强 | | |
| | | 副主编 | 林东昕 | 吕有勇 | 龚建平 | |

53	老年医学（第3版）	主　审	张　建	范　利	华　琦	
		主　编	刘晓红	陈　彪		
		副主编	齐海梅	胡亦新	岳冀蓉	

| 54 | 临床变态反应学 | 主　编 | 尹　佳 | | | |
| | | 副主编 | 洪建国 | 何韶衡 | 李　楠 | |

55	危重症医学（第3版）	主　审	王　辰	席修明		
		主　编	杜　斌	隆　云		
		副主编	陈德昌	于凯江	詹庆元	许　媛

56	普通外科学（第3版）	主　编　赵玉沛
		副主编　吴文铭　陈规划　刘颖斌　胡三元

57	骨科学（第3版）	主　审　陈安民
		主　编　田　伟
		副主编　翁习生　邵增务　郭　卫　贺西京

58	泌尿外科学（第3版）	主　审　郭应禄
		主　编　金　杰　魏　强
		副主编　王行环　刘继红　王　忠

59	胸心外科学（第2版）	主　编　胡盛寿
		副主编　王　俊　庄　建　刘伦旭　董念国

60	神经外科学（第4版）	主　编　赵继宗
		副主编　王　硕　张建宁　毛　颖

61	血管淋巴管外科学（第3版）	主　编　汪忠镐
		副主编　王深明　陈　忠　谷涌泉　辛世杰

62	整形外科学	主　编　李青峰

63	小儿外科学（第3版）	主　审　王　果
		主　编　冯杰雄　郑　珊
		副主编　张潍平　夏慧敏

64	器官移植学（第2版）	主　审　陈　实
		主　编　刘永锋　郑树森
		副主编　陈忠华　朱继业　郭文治

65	临床肿瘤学（第2版）	主　编　赫　捷
		副主编　毛友生　于金明　吴一龙　沈　铿
		马　骏

66	麻醉学（第2版）	主　编　刘　进　熊利泽
		副主编　黄宇光　邓小明　李文志

67	妇产科学（第3版）	主　审　曹泽毅
		主　编　乔　杰　马　丁
		副主编　朱　兰　王建六　杨慧霞　漆洪波
		曹云霞

68	生殖医学	主　编　黄荷凤　陈子江
		副主编　刘嘉茵　王雁玲　孙　斐　李　蓉

69	儿科学（第2版）	主　编　桂永浩　申昆玲
		副主编　杜立中　罗小平

70	耳鼻咽喉头颈外科学（第3版）	主　审　韩德民
		主　编　孔维佳　吴　皓
		副主编　韩东一　倪　鑫　龚树生　李华伟

71	眼科学（第3版）	主　审	崔　浩　黎晓新
		主　编	王宁利　杨培增
		副主编	徐国兴　孙兴怀　王雨生　蒋　沁
			刘　平　马建民

72	灾难医学（第2版）	主　审	王一镗
		主　编	刘中民
		副主编	田军章　周荣斌　王立祥

73	康复医学（第2版）	主　编	岳寿伟　黄晓琳
		副主编	毕　胜　杜　青

74	皮肤性病学（第2版）	主　编	张建中　晋红中
		副主编	高兴华　陆前进　陶　娟

75	创伤、烧伤与再生医学（第2版）	主　审	王正国　盛志勇
		主　编	付小兵
		副主编	黄跃生　蒋建新　程　飚　陈振兵

76	运动创伤学	主　编	敖英芳
		副主编	姜春岩　蒋　青　雷光华　唐康来

77	全科医学	主　审	祝墡珠
		主　编	王永晨　方力争
		副主编	方宁远　王留义

78	罕见病学	主　编	张抒扬　赵玉沛
		副主编	黄尚志　崔丽英　陈丽萌

79	临床医学示范案例分析	主　编	胡翊群　李海潮
		副主编	沈国芳　罗小平　余保平　吴国豪

全国高等学校第三轮医学研究生"国家级"规划教材评审委员会名单

顾　问

　　韩启德　桑国卫　陈　竺　曾益新　赵玉沛

主任委员（以姓氏笔画为序）

　　王　辰　刘德培　曹雪涛

副主任委员（以姓氏笔画为序）

　　于金明　马　丁　王正国　卢秉恒　付小兵　宁　光　乔　杰
　　李兰娟　李兆申　杨宝峰　汪忠镐　张　运　张伯礼　张英泽
　　陆　林　陈国强　郑树森　郎景和　赵继宗　胡盛寿　段树民
　　郭应禄　黄荷凤　盛志勇　韩雅玲　韩德民　赫　捷　樊代明
　　戴尅戎　魏于全

常务委员（以姓氏笔画为序）

　　文历阳　田勇泉　冯友梅　冯晓源　吕兆丰　闫剑群　李　和
　　李　虹　李玉林　李立明　来茂德　步　宏　余学清　汪建平
　　张　学　张学军　陈子江　陈安民　尚　红　周学东　赵　群
　　胡志斌　柯　杨　桂永浩　梁万年　瞿　佳

委　员（以姓氏笔画为序）

　　于学忠　于健春　马　辛　马长生　王　彤　王　果　王一镗
　　王兰兰　王宁利　王永晨　王振常　王海杰　王锦帆　方力争
　　尹　佳　尹　梅　尹立红　孔维佳　叶冬青　申昆玲　田　伟
　　史岸冰　冯作化　冯杰雄　兰晓莉　邢小平　吕传柱　华　琦
　　向　荣　刘　民　刘　进　刘　鸣　刘中民　刘玉琴　刘永锋
　　刘树伟　刘晓红　安　威　安胜利　孙　鑫　孙国平　孙振球
　　杜　斌　李　方　李　刚　李占江　李幼平　李青峰　李卓娅
　　李宗芳　李晓松　李海潮　杨　恬　杨克虎　杨培增　吴　皓

吴文源　吴忠均　吴雄文　邹和建　宋尔卫　张大庆　张永学
张亚林　张抒扬　张建中　张绍祥　张晓伟　张澍田　陈　实
陈　彪　陈平雁　陈荣昌　陈顺乐　范　利　范先群　岳寿伟
金　杰　金征宇　周天华　周春燕　周德山　郑　芳　郑　珊
赵旭东　赵明辉　胡　豫　胡大一　胡翊群　药立波　柳忠辉
祝墡珠　贺　佳　秦　川　敖英芳　晋红中　钱家鸣　徐志凯
徐勇勇　徐瑞华　高国全　郭启勇　郭晓奎　席修明　黄　河
黄子通　黄晓军　黄晓琳　黄悦勤　曹泽毅　龚非力　崔　浩
崔丽英　章静波　梁智勇　谌贻璞　隆　云　蒋义国　韩　骅
曾小峰　谢　鹏　谭　毅　熊利泽　黎晓新　颜　艳　魏　强

前　言

时间稍纵即逝，转眼间 7 个年头就过去了。《临床心理学》第 2 版又要与大家见面啦！

2016 年中共中央、国务院在《"健康中国 2030"规划纲要》中指出，要"加强心理健康服务体系建设和规范化管理。""加强对抑郁症、焦虑症等常见精神障碍和心理行为问题的干预，加大对重点人群心理问题早期发现和及时干预力度。""到 2030 年，常见精神障碍防治和心理行为问题识别干预水平显著提高。"强调了规范防治精神心理问题关系到广大人民群众的幸福安康和社会的和谐发展。近年来，随着社会对心理健康的需求日益增加，我国的精神卫生事业也有了较大进步。全国各级公立医院相继开设心理精神科以满足民众对心理评估和治疗服务的需求，对从事临床心理的专业人员的需求也不断增长。鉴于此，我们在第 1 版使用的基础上，组织国内相关领域的专家按照国家有关要求，结合师生们在使用过程中的信息反馈和当前专业的新发展，对本书进行再版，以期为应用心理学专业（临床与咨询心理学方向）、精神病学专业研究生学习临床心理评估与治疗的专业理论和专业技能提供一本指导性教材。当然，它也可以作为精神科住院医师、心理治疗师、心理咨询师等临床心理和精神卫生专业工作者的学习材料。

《临床心理学》第 2 版基本保持了第 1 版的框架和编写思路。在编写过程中，我们一直秉承实用性、科学性和规范性、理论实践相结合的原则，以临床实践训练为出发点，循证心理治疗实践证据为基础，针对临床上常见的精神障碍及相关精神卫生问题提供不同心理学理论的理解、评估和干预的原则和方法。为了进一步提高本书的临床实践指导性，该书在系统介绍理论知识的同时，针对心理治疗技术重点讲解了操作步骤和注意事项，在临床常见精神障碍章节增加了相应疾病的案例示范。临床心理人员的执业与成长章节在第 1 版的基础上增加了心理治疗相关法律的介绍。同时，为了培养研究生的科学思维能力，每一章节均会介绍到目前该领域存在的问题和发展趋势，如 ICD-11 相关内容的变化等。

"鱼知水恩，乃幸福之源也"。在此，要衷心感谢未能参加再版的专家们为该书出版所做的无私奉献，也感谢各位编委克服种种困难完成了书稿！尽管全体编者竭尽所能地完成了本书的编写工作，但由于我们学识水平和能力所限，本书定会存在诸多不足甚至错误，还望各位专家、老师和同学不吝指正，以便再版时修正完善，不断提升本教材的理论性和实用性。

李占江

首都医科大学附属北京安定医院副院长

首都医科大学临床心理学系主任

2021 年 4 月 25 日于北京黑龙潭

前 言

目　录

第一章 导 论

第一节 临床心理学的概念与发展

一、临床心理学的概念与要素

（一）临床心理学的概念

临床心理学（clinical psychology），顾名思义就是心理学在临床领域中的应用，从心理学的角度出发来研究在医生诊断和治疗疾病过程中有关的心理学问题。临床心理学是心理学的一个分支学科，同时从生理、心理和社会层面对人类的心理病理现象和规律进行研究，进而提高个体心理活动的适应性。在不同历史时期和地区，关于临床心理学的定义有细微的差别。1935年美国心理学会（American Psychological Association，APA）提出，临床心理学是应用心理学的一个分支学科，它通过心理测量、分析、观察等方法对个体的行为能力和行为特征进行明确的理解，同时了解个体的生活史并进行心身诊断，观察、分析个体的生活工作状况，最后将上述三者综合起来，对个体的心理适应问题进行咨询和治疗。2000年APA进一步将定义修改为：临床心理学是综合运用心理学的科学理论和实践，来理解、预测和改善人们的适应不良、能力缺乏、情绪痛苦，并促进人们的适应、应对和个人发展。20世纪60年代中期，日本心理学会认为临床心理学是综合心理学和其他相关学科的知识和技术，对特殊个人（心理不适应的人或患者）在生活中遇到的障碍、苦恼进行本质的理解，并运用科学方法加以解决的一门学问。因此，应用性、实践性是临床心理学一个非常重要的特征，包含两个主要组成部分。第一部分是运用心理学及相关学科知识与技术对个体心理问题或精神障碍进行评估、诊断，并理解其心理变化过程；第二部分是运用心理学理论及技术解决个体的心理问题或精神障碍，也就是对个体进行心理咨询或心理治疗，其最终目的是帮助有心理困扰的个体提高自我认识及解决问题的能力，以更好地应对生活中遇到的困难。

我国临床心理学的发展比较晚，目前看来仍然处在学科的发展和成熟阶段。《中国心理学会临床与咨询心理学工作伦理守则（第二版）》认为，临床心理学既提供相关心理学知识，也应用这些知识理解和促进个体或群体的心理健康、身体健康和社会适应，更注重对个体或群体心理问题的研究，以及严重心理障碍（包括人格障碍）的治疗。综合上述对临床心理学的描述，临床心理学是心理学与临床医学相结合的一门实践学科，主要应用心理学及相关学科的理论和方法，研究精神障碍及相关心理问题在发生、发展、预后、转归中的心理机制和特征，进行心理诊断、评估和治疗的一门科学。

（二）临床心理学的核心要素

作为临床应用的一门学科，临床心理学由以下核心要素构成：

1. **精神病理学（psychopathology）或心理病理学理论** 临床心理学的主要研究对象是精神障碍及相关心理行为问题，所以就要求对精神病理学的内容和知识有全面的理解和掌握。在精神障碍及相关心理行为问题的产生原因中，心理社会因素起着重要作用。现代的应激理论、精神动力学理论、行为学习理论、认知科学理论等对精神障碍及行为问题都有不同的理论解释，对理解其发生和发展的病理心理机制有重要意义，同时为精神障碍的评估和治疗提供了重要的理论和方法基础。生物学因素也是人类心理状态变化的重要因素之一。神经科学的研究表明，大脑的功能结构与人的意识、认知加工、情绪、行为、睡眠等心理活动息息相关，大脑有关区域的损伤都会影响到人的心理活动。例如丘脑的脑干上行网状系统控制着人的觉醒状态，这一系统功能异常就有可能出现意识障碍。中脑边缘系统多巴胺功能过高与精神分裂症阳性症状有关，前额叶多巴胺功能不足可能与精神分裂症阴性症状有关；而 5- 羟色胺功能异常则与重性抑郁障碍、强迫障碍、焦虑和惊恐、进食障碍有关。所以，要从事临床心理学工作必须要有精神病理学的基础。

2. 心理评估(psychological assessment)与诊断的理论与方法 心理评估是用心理学的方法，对人的心理特质、心理状态和心理发育水平做出评价和估量，确定其正常或异常的原因、性质和程度，从而为临床心理诊断提供依据的一种方法。在心理评估的过程中，治疗师运用心理学的专业知识和技能，相对客观地区分个体目前的状态是正常还是异常。如果异常，需通过评估了解心理异常背后的心理学原因，最后通过评估对心理异常的性质和严重程度进行分类和分级，确定诊断。因此，心理评估对心理治疗的展开有十分重要的作用和意义，准确而相对客观的心理评估为准确的心理学诊断提供了重要依据。在此基础上心理治疗师才有可能针对患者的问题，进行恰当的个体化治疗，解决个体的问题。例如通过评估，治疗师将一位患者的心理异常归类到重性精神障碍范畴，那么这位患者就应首先到精神专科接受药物和心理的综合治疗；如果心理评估的结果显示患者的问题只是适应性问题，那么仅对患者进行心理治疗即可。由此可见心理评估与诊断的重要性，它决定了治疗师以何种方式解决个体的问题，而这些不同的治疗方式间存在着巨大的差别，对个体产生的影响也是巨大的。

临床心理评估中常用的方法包括：观察法、会谈法、调查法、作品分析法及心理测量法，其中观察法、会谈法及心理测量法是心理评估最常用的方法。心理测量法在目前的心理评估中所起的作用越来越大，包括精神障碍和行为问题的分类方法和诊断标准，如《国际疾病分类》(第 11 版)(International Classification of Diseases, ICD-11) 中的精神与行为障碍分类、美国精神病学会的《精神障碍诊断与统计手册》(第 5 版)(Diagnostic and Statistical Manual of Mental Disorders, 5th edition, DSM-5)等。在临床评估中，不仅涉及疾病或障碍的诊断评估，也包括在实施心理治疗过程中中介心理机制、疗效结局和影响因素的评估工具和方法。这些均是临床心理评估中的重要内容。

3. 心理治疗(psychotherapy)理论与方法 临床心理学要解决精神障碍或心理行为问题就必须从心理学的视角来寻求解决这些问题的方法或技术。第一个现代心理治疗的完整体系诞生于 19 世纪，即西格蒙德·弗洛伊德(Sigmund Freud, 1856—1939)创立的精神分析理论。该理论强调潜意识在人的精神活动中的重要性，认为童年创伤及力比多驱动下的潜意识深深影响了人类的意识行为活动，并发展了人格结构理论和人格发展理论。在精神分析理论体系之后，许许多多治疗理论体系不断发展壮大，极大地推动了心理治疗体系的发展，包括行为理论、认知理论、人本主义理论等。行为理论强调行为对人类心理行为的影响，基于经典条件反射、操作性条件反射和社会学习理论建立了行为治疗。认知理论由阿伦·贝克(Aaron Temkin Beck, 1921—)创立于 20 世纪 60 年代。该理论同时强调认知与行为对个体的影响，认为个体的认识、情绪和行为是相互影响的，如果改变了个体的认知和行为，那么情绪就可以得到改善。随着认知治疗和行为治疗的发展，二者在相互学习和借鉴，形成了认知行为治疗。这是当前发展最为快速，实证研究证据最强的心理治疗，广泛用于临床各类精神障碍的治疗。人本主义理论则是一种以来访者为中心的疗法，强调要无条件地接纳来访者，这样来访者就可以凭借自己的力量移除成长道路上的障碍，最终获得心灵的解脱。随着心理治疗体系的日益繁荣，除了上述四大经典心理治疗流派外，还有许多治疗理论应运而生，如家庭治疗、心理剧、格式塔治疗等，而无论哪种治疗理论和体系，既具有其独特性，又有互通的共性，它们的存在都使得心理治疗这棵大树更加枝繁叶茂。

4. 心理治疗师资质与准入 临床心理学从业人员的资质关系到学科发展的前途。从事临床心理学的工作人员不仅必须具备过硬的专业素养，还需要拥有敏锐的观察、思维能力，渊博的知识，过人的胆识。因此严格的准入标准是培养一名真正的临床心理学工作者所必需的要求，也是心理治疗质量的重要保证。

5. 服务质量与持续改进　临床心理学是一门实践科学，为患者提供高质量的服务是其发展的最终宗旨。目前，在心理治疗领域的循证实践（evidence based practice，EBP）得到了临床心理学家们的重视。一个理想的心理治疗决策需要全面考虑循证证据、治疗师的临床经验和患者的价值取向和偏好等才能实现。具体来说，提供高质量的心理治疗服务需要循证研究证据，最好的心理治疗效果证据是系统评价随机对照研究结果的综述结论。同时，在心理治疗方法的选择上要关注到心理治疗共同因素的传递、治疗师的受训经历和治疗方法的可操作化水平。另外也要关注到患者的特点，如性格、治疗偏好、治疗风险与获益、治疗可及性等。

临床心理服务质量也可以从服务范围、服务方式、服务效果评估、服务利用等几方面进行评价。目前我国临床心理服务仍然不够普及。在服务方式方面，以门诊服务为主，住院服务多限于精神专科医院内提供。随着信息科学技术的发展，电话治疗、利用网络通讯工具进行的治疗等高效率的服务也在不断发展。在服务效果评估方面，目前提供心理治疗的服务机构尚未建立完整的、成熟的质量评估体系，多以同伴督导或案例讨论的形式进行，需要通过不断的研究和探索来建立临床心理服务的质量控制体系。关于服务利用方面，如何高效廉价地提供心理治疗，哪些因素阻碍了心理治疗的合理使用等问题需要不断探索。对于我国的患者和治疗师而言，需要结合国人的性格特征以及我国博大精深的传统文化，对现有的治疗理论体系或治疗形式、方式进行改变创新，必将有利于我国患者得到更加有效的心理服务。总之，服务质量的提高有利于巩固临床心理学科在学术界的地位，使学科得到更快更好的发展，也能够更好地帮助心理困惑的患者。而改进则是任何一门学科不断向前发展的动力，只有创新与变化才能使一门学科充满生机与活力。因此，持续改进学科发展中的不足，提高服务质量是临床心理学得以快速发展的又一重要元素。

二、临床心理学的历史与发展趋势

（一）临床心理学的发展简史

1879 年，威廉·冯特（William Wundt，1832—1920）在德国莱比锡大学创立了世界上第一个心理学实验室，标志着科学心理学的诞生。临床心理学的发展历史要从冯特的学生斯坦利·霍尔（Granville Stanley Hall，1844—1924）、詹姆斯·卡特尔（James McKeen Cattel，1860—1944）和莱特纳·威特默（Lightner Witmer，1867—1956）所做的巨大贡献开始。霍尔致力于儿童心理学的研究，并首次将精神分析介绍到美国，对美国临床心理学及精神病学的发展产生了极为深远的影响。卡特尔专注于心理测验的研究，这一研究对鉴定个体心理状态的异常程度有重要的意义。威特默则真正将心理学应用于临床医学实践，对临床心理学的发展起到了跨越性的推动作用。由于儿童问题是当时美国社会的严重问题，儿童心理学的研究成为早期临床心理学的主要研究方向之一。1879 年威特默主持了宾夕法尼亚大学的首个临床心理学实习课程，并确立了临床心理学应用学科的性质。第一个提出"临床心理学"这一术语，被誉为"临床心理学之父"。鉴于此，威特默于 1896 年在宾夕法尼亚大学建立了第一个临床心理诊所，专门治疗有情绪问题或学习困难的儿童。由此初步确立了临床心理学的两个主要组成部分：诊断和治疗。

伴随着第一次世界大战与第二次世界大战的爆发，大量现役与复原军人的心理评估与心理保健问题成为军队和社会急需解决的重要问题。现实的需求推动了临床心理学的繁荣昌盛，更加丰富的临床心理测查方法、心理诊断、心理治疗理论与实践迅速发展起来，由此催生了大批训练有素、临床经验丰富的临床心理学家。随着学科的发展，临床心理学家的培养也变得规范、系统而严格。1946 年，美国大学的研究生院中开设临床心理学的博士课程，要求设有心理学系的名牌大学制定培养临床心理学家的正式标准。1949 年，在临床心理学发展史上具有里程碑意义的《沙科报告》明确了至今仍有效的临床心理学家培养标准。该报告要求，临床心理学家必须具有博士学位，他们必须同时接受心理学与临床医学的训练。这种科学和临床实践相结合的方式成为美国培养临床心理学家的主要方式。20 世纪 50 年代以后，随着临床心理学成为心理学领域中的重要分支学科，临床心理学的发展更为迅速，临床心理学的工作领域进一步拓宽。这一时期，临床心理学的工作除了心理测量及心理动力学流派的治疗外，众多治疗流派的理论实践不断涌现，人本主义、行为主义、认知流派及社会学习等观点相继产生并发展壮大。除了大学心理系和大学诊所外，综合医院、精神病院、医学院、私人诊所、心理保健诊疗所都成为心理学人员的工作场所。临床心理学涉及的领域除了医院、大学，还拓展到企业、司法、社区中，临床心理学由此进入一个全面发展的时期。

我国的临床心理学工作起步于 20 世纪 30 年代，1930 年高觉敷翻译的《精神分析引论》正式出版。同年，在上海大厦大学设立儿童心理诊所对儿童心理问题进行诊治。1936 年"中国心理卫生协会"成立，但由于战争原因，临床心理服务工作基本没有开展。在新中国成立后，临床心理学工作在经历了 20 世纪 50 年代神经症的"快速综合治疗"探索后却又停滞不前。直至 20 世纪 80 年代，临床心理学工作才得以回归正常发展轨道。在国内知名大学的心理系开设临床心理学课程，心理治疗与咨询工作逐渐受到有关专家的重视。在北京、广州、上海等地的综合医院中出现了临床心理科室，提供心理治疗与心理咨询和联络会诊服务。1987 年《中国心理卫生杂志》创刊刊登了心理治疗的案例。1990 年中国心理卫生协会成立了心理治疗与心理咨询专业委员会，陈仲庚教授任第一届主任委员。1993 年《中国临床心理学杂志》正式创刊。20 多年来，我国的临床心理学专业发展的脚步大大加快，在硕士和博士研究生培养中出现了临床心理学专业方向，并设置相应的理论和实践课程以提高研究生培养的实践技能。与此同时，通过对外交流学习国外先进的临床心理学知识与经验，引进国外发达国家的临床心理治疗培训理论和师资，在国内进行了大量的不同流派心理治疗培训。如中德心理治疗讲习班、中挪精神分析培训班、中美认知行为治疗培训班等主要系列培训，为我国的临床心理学发展奠定了一定的基础。同时也积极进行自身探索，研究适合本民族的临床心理学工作模式。2013 年国家通过精神卫生立法，强调了心理治疗和心理咨询在精神卫生领域的重要性，并进一步规范心理治疗和心理咨询服务。近年来在教育部应用心理学教学指导委员会的推动下，我国制定了有关临床心理学专业硕士和博士的培养方案，有力地推动了临床心理学专业的学历教育体系的发展。国家卫生健康委员会在医疗系统建立并完善了心理治疗师的职称体系。这些措施有力地推动了我国临床心理学人才的高质量培养，并促进临床心理服务在医疗卫生系统中的高质量发展。

（二）临床心理学的发展现状

在西方社会，临床心理学经过一百多年的发展已经进入到一个较为成熟的阶段。目前，在英、美、加、澳等发达国家，从事临床心理学的专业人员主要由临床心理学家、精神病学家、辅导或咨询心理学家和社会工作者组成。心理咨询专业或社会学专业的人才主要从事心理咨询工作，临床心理学家和精神科医师则主要从事心理治疗工作。从事心理治疗工作的专业人员需接受非常严格的培训，除了心理学和医学背景外，还需要有文学、哲学、社会学相关领域的学位或培训记录。在德语国家，心理治疗师在取得相关学位后，还需完成一系列的正规实践培训方能执业。美国治疗师的资格认证制度则包括两个方面，第一是认证治疗师培养机构和培养课程，第二是认证某个申请者是否达到了治疗师的特定标准。在科学研究方面，临床心理学在过去的一百多年中也获得了长足发展。目前，临床心理学主要的研究领域包括：①新兴测评策略及其信度和效度的研究。②新的治疗方法和疗效、评估程序和疗效的有关因素研究。③药物、心理和物理干预策略的疗效对比以及联合治疗的增效作用研究。④精神障碍的病理心理学机制研究，这将揭开病理心理活动的神经生理学或病理心理学基础。

在我国，临床心理学的发展仍处于初级阶段。全国的临床心理学学历培养体系刚刚建立，临床心理资源与临床需求存在很大的差距，而且资源分布极不平衡。在诸如北京、上海这样的一线城市，临床心理咨询机构较多，而中小城市及乡镇就很少甚至没有。我国目前从事临床心理专业的人员主要在医院、大学、个体心理咨询机构工作，私人诊所和社区康复保健机构尚未发展起来。从事临床心理工作的人员专业素质有待提高，具有研究生水平的专业人员太少，远远不能满足社会对心理学专业人员的需求，整个行业服务的质量也亟待提高。尽管原国家劳动与社会保障部制定了《心理咨询师国家职业标准》，但由于制定的标准偏低，缺乏临床实践技能培训和实践，目前取得心理咨询师资格证书的人员很难胜任临床心理服务工作。因此，国家从 2018 年开始停止了心理咨询师的职业资格考试。医疗系统推行的心理治疗师职称考试，尽管严格限制了报考条件，限定在医疗卫生机构的工作人员才能考试，但他们当中很多人在临床服务能力和水平上仍然不能满足当前临床心理服务需求。随着我国在临床心理学专业学历教育，特别是研究生教育的不断发展和壮大，临床心理专业人员的质量和服务能力定会不断提高。

在我国港澳台地区，临床心理学的发展历程也不长，但总体来说，整个学术体系发展得较大陆完善。香港第一个临床心理学家的职务于 1973 年设立于社会福利署，迄今已有 40 年的历史。香港的临床心理学家大都有博士学位，许多在英、美、加、澳受过专业训练，然后回港服务。香港本地的大学为培训临床心理学家也做了积极努力。香港大学和香港中文大学都设有临床心理学的硕士和博士课程，硕士课程最早设立于 1971 年，当时就得到英国心理学会的承认，并得到国际知名临床心理学家所组成的委员会提供咨询和监察服务。至今已培养出许多优秀的本地临床心理学家。他们的工作机构包括社会福利署、家庭服务机构、医务卫生署、康复服务机构、惩教机构、警务署和大学内的学生辅导中心，为香港人民的心理健康做了大量工作。在台湾地区 2001 年颁布的有关规定，规定了临床心理师的职业资格、从业范围和执业伦理要求。

（三）临床心理学的发展趋势

临床心理学在临床医学中的地位越来越受到专业人员和政府部门的重视。目前，医学对人的研究已经不只停留在单纯的生物医学范畴，而是注重人的整体性，强调心理、社会因素对人躯体的影响，强调生物 - 心理 - 社会医学模式在疾病防治中的作用，为临床心理学的发展开辟了崭新而重要的道路。

1. 心理治疗疗效及其有效机制研究　临床心理学的治疗理论与实践的发展尽管取得了很大的发展，但仍然有许多心理治疗的疗效一直是令人生疑的，有的心理治疗缺少患者改变的科学证据。尽管目前对认知行为治疗疗效的循证研究充分证明了这一治疗方法的有效性，但仍需要更多的研究去验证其他的精神障碍或老年人群在接受不同心理治疗时的效果。因此，如何用循证研究方法去证明不同心理治疗方法针对特定心理问题或精神障碍的有效性并以此指导实践是今后临床心理学发展的重要方向之一。心理治疗的短程化、疗效机制及影响因素研究也是当前临床心理学的重要研究内容。短程化的研究符合时代进步的需求，疗效机制及影响因素的研究则可以使临床心理学家更深入全面地理解心理治疗，从而提高疗效。

2. 心理治疗理论和技术整合化趋势　虽然心理治疗在发展史上不断有新的学派涌现，但是每种学派都有其自身的优势和局限，如何将其局限性最小化，提高心理治疗的可用性与精神障碍的治愈率成了近代心理治疗发展中的一个主要任务。于是，各种治疗理论之间的整合以及多元文化与心理治疗技术的融合是大势所趋。

3. 心理治疗短程化与标准化趋势　心理治疗目前呈现整合的趋势，许多心理治疗师在治疗方法的选取上持包容开放的态度，然而在治疗实施的过程中，缺乏标准的实施手册，对治疗整体的把控和计划完全取决于治疗师的个人经验，从这一点来说，不规范、不标准的治疗程序并不是循证的，不能确保治疗效果。在治疗效果评估上的标准化尤为重要，只有将心理治疗疗效评估方法统一化、客观化，各治疗方法之间才存在可比性。这样才有利于对心理治疗起效因素的探究，促进心理治疗的循证实践。此外，心理治疗的发展和普及除受到理论和技术演进的制约外，还受到其他几方面因素的影响。一方面受治疗对象经济状况和社会保障体系的制约，导致心理治疗在费用上往往会给患者带来不小的经济压力，尤其是一些精神障碍症状外显程度不高，患者及家属对此产生的费用往往存在犹疑；另一方面是目前社会生活节奏较快，患者闲余时间有限，且希望能尽快恢复其社会功能。鉴于以上因素，长程或基于经验的心理治疗已不再是最适于当今社会大环境的治疗模式，心理治疗已经呈现短程化、标准化的发展态势，并将会持续下去。

4. 心理治疗与计算机、互联网技术的融合 近年来,信息技术的快速发展,使得心理治疗形式与工具均有所突破。形式上,计算机化心理治疗应运而生,其形式多样、平台安全、互动迅捷,极大地改善了来访者由于病耻感、地理位置、费用、专业治疗师数量限制等各种原因无法获得优质、有效的心理治疗的现状。虚拟现实和情感计算的有效利用均能够使心理治疗效果得以优化。虚拟现实技术由于其独有的沉浸性、交互性特点,受到国内外心理治疗领域的关注,其在心理治疗领域的临床价值也逐步被挖掘。目前已有研究运用于心理治疗,将心理学、仿生技术和计算机图形学等集合起来,让个体置身于一个真实细致的虚拟空间,让来访者通过真实的视觉效果,相匹配的声音、动作等切身体会到治疗师的描述,使得治疗更接近预期效果。目前虚拟现实技术用于恐惧症、创伤后应激障碍、注意缺陷障碍、强迫障碍等的辅助治疗。除虚拟现实技术与特定疾病治疗方法的结合外,未来还应对虚拟社会互动开展进一步探究,确定哪些方面对患者的改善至关重要,借此更加明确治疗方向。情感计算技术则是通过建立适当配置的系统来捕捉面部表情、手势、姿势生理状态等信息,并将其与背景信号进行匹配,根据匹配程度推断情绪状态,这能为计算机系统提供更加准确、客观、有效的情感探测与识别,进而对情绪问题做出更为有效的干预,这将为心理治疗与人工智能的整合提供有力的支持。

在临床心理学发展趋势中除了心理治疗的重要内容外,常见心理问题或精神障碍的评估与诊断工具的研发以及其生物学基础的研究也是未来临床心理学发展的重要主题之一,这主要涉及神经认知科学的研究。这些研究将加深对精神障碍和行为问题发生的神经生物和神经心理机制的理解,探索新的、有效的心理治疗手段,因而必将受到越来越多的重视。此外,无论对于欧美国家还是我国,人才培养也是临床心理学未来发展的重点,科学家 - 实践者与循证实践者这两种人才培养模式是今后临床心理学人才发展的方向。在我国目前开展的临床心理学专业硕士学位培养上,北京、上海等高校进行了有益的尝试。与理论并重的实践训练是目前国内临床心理学教育中最薄弱的,因而增加实践训练的机会是目前国内临床

心理学专业人才培养的又一重要内容。随着人才培养体系的完善,我国未来临床心理学工作者的执业准入制度也将得到进一步的规范,未来临床心理学在我国必将蓬勃发展。

(李占江)

第二节 临床心理学的对象和任务

一、临床心理学的研究对象

从临床心理学的概念出发,临床心理学主要的研究对象是心理行为问题和精神障碍。由于心理行为问题和精神障碍会出现在不同的人群,不同的场所和机构,所以,临床心理学的研究对象可以从以下几个方面来介绍:

(一)不同严重程度和不同性质的心理行为问题和精神障碍

按照精神障碍和心理行为问题的性质和严重程度,临床心理学的研究对象可分为亚临床综合征、神经症性障碍、应激相关障碍、人格障碍及重性精神障碍等。亚临床综合征是介于正常人和患者之间出现心理行为症状的综合征,也可能是一些精神障碍的前驱期精神症状。神经症性障碍属于轻性精神障碍,焦虑障碍、强迫障碍、躯体症状障碍、分离(转换)障碍等属于该类障碍。应激相关障碍是在遭受强烈或持久的心理社会应激后出现的精神障碍,包括急性应激障碍、创伤后应激障碍和适应障碍,抑郁症、精神分裂症、双相情感障碍等重性精神障碍。由于大脑变性、血管病变、感染、肿瘤等原发疾病或躯体疾病而伴发的各种精神障碍或心理行为问题,以及家庭养育环境不良或其他生物 - 心理 - 社会因素所致的人格障碍,均是临床心理学要研究的对象。简而言之,在 ICD-11 或 DSM-5 精神障碍分类中所包括的心理行为问题和精神障碍均是临床心理学要研究的主要对象。

(二)不同人群的心理行为问题和精神障碍

个体心理病理的发展及生理病理的变化都是持续一生的,因而临床心理学的研究对象按照年龄阶段可分为儿童、青少年、成年人、老人;按照性别分为男性和女性;按照职业的不同有工人、农民、干部、军人、学生等。由于成年人的心理问

题或精神障碍更为常见，针对成年人的临床心理学研究和实践的发展较为普遍，而儿童、青少年及老人的临床心理问题和精神障碍则有其特殊性。儿童心理问题成因较简单，主要是与父母的关系问题，父母教养方式不当或父母离异、死亡、同伴关系等给儿童心理带来的创伤有关。然而，儿童由于其语言、抽象思维的发展尚未完善，儿童心理治疗与成人心理治疗的方式有所不同。儿童心理治疗很少以访谈的方法进行，行为治疗、游戏治疗、沙盘治疗、绘画治疗、音乐治疗是常用的儿童心理治疗方法。在治疗方法上，青少年的言语与抽象思维虽已发展较为完善，但其人格尚未完全形成，因此治疗方法的选择需慎重。老年人的生理功能与社会功能都处于衰退阶段，这些衰退使老年人的心理呈现其特殊性。有研究表明，老年人的一部分心理问题或精神障碍与他们身体患病、经济困难、社会隔离密切相关，这使得他们的心理问题或精神障碍具有一定的现实性。同时，老年人群由于其神经的退行性改变或心脑血管等躯体疾病的影响，又具有独特的心理问题和精神障碍，这些与成年人的心理问题或精神障碍具有不同之处，需在治疗时特别注意。

临床心理学除了关注不同年龄阶段精神障碍的特点，也会关注不同性别和职业群体间心理行为问题和精神障碍的特殊性，同时，也会针对不同机构或场所（如学校、监狱、医院、军队等）中心理行为问题和精神障碍的特殊性进行研究，以提供更有针对性的心理诊断和治疗措施。

二、临床心理学的主要任务

临床心理学作为心理学与临床医学相结合的一门实践学科，其出发点和落脚点均在于临床实践。没有临床实践，就构不成临床心理学科。所以，临床心理学的主要任务紧紧围绕临床实践展开。

（一）临床服务

根据美国心理学家 Sundberg 提出的 SCA（Setting-Client-Ability）理论，临床心理学工作者要为前来寻求帮助的来访者提供以下四种服务：①心理咨询与心理治疗。心理咨询是针对有心理问题，如适应性问题、人际关系、学习、职业和婚姻等心理问题的来访者，主要解决他们内心的矛盾冲突，使患者获得领悟成长。心理治疗面对的

是患有精神障碍的患者，多为焦虑障碍、抑郁障碍、失眠障碍、人格障碍及重性精神病患者，他们是临床心理学的主要服务对象，治疗旨在消除患者的精神症状，重建患者人格。②心理评估。通过问卷、量表、访谈等方法对来访者或患者的心理状态及生活史、成长环境、个性特点进行评估，以全面了解患者，做出恰当的心理诊断，为心理治疗提供必要的基础。③社区干预。包括社区心理健康宣教，普及心理学及精神障碍知识；在社区康复机构中，利用临床心理学理论与方法来帮助各种精神障碍患者回到社会，改善社会功能。④行为医学。临床心理治疗师通过改变患者的生活及行为模式达到改善心理状态的目的。⑤除了 Sundberg 所提出的四个临床服务内容，危机干预也是当前临床心理学的重要服务内容。在危机状态下，个体的心理处于极度脆弱的状态，许多人不能恰当处理自己的心理危机，就有可能演变为急性应激障碍或较长期创伤后应激障碍，因此，及时提供临床心理学服务对于处于应激状态的个体是非常有益的。

（二）人才培养

临床心理学科的发展需要大量的临床心理专业人才，所以，临床心理学专业人才的培养就成为临床心理学的重要任务之一。2013 年 5 月 1 日，《中华人民共和国精神卫生法》正式实施，为指导国内临床心理学的发展树立了风向标。该法规定了可以从事临床心理实践的机构及人员，并明确提到心理治疗人员应该提高业务素质，表明在国内建立一套完善的临床心理人才培养与执业准入机制势在必行。目前，我国正在不断完善心理咨询或心理治疗专业的学历学位教育体系和临床心理从业人员的资格认证机制。随着政府的重视和行业的发展壮大，心理治疗师、临床心理学家的专业素质和职业技能水平要求会不断提高，并对不同层次临床心理工作者的学历水平、专业要求做出具体而明确的规定。所以，临床心理专业人员学历学位培养的课程设置与建设，临床心理专业人员的胜任力特征及评估方法与工具，心理治疗临床实践与督导体系，心理治疗从业人员的职业准入标准和机制等将成为临床心理学的另外一个重要任务。

（三）科学研究

无论哪一门医学学科，临床实践与科学研究

都是相辅相成的，临床实践带动科学研究的发展，科学研究反而促进临床实践的进步。这就是在当前医学领域中如火如荼地进行转化医学的要义。临床心理学知识的更新、理论的创新、新的测评方法和治疗手段的出现，都要求加强临床心理学的科学研究。临床心理学作为一门跨学科的实践科学，要借鉴神经科学、认知心理科学和神经精神药理学的发现，探索精神障碍形成和发展的病理心理和生理学机制，从而加深临床心理学对精神障碍病因学的认识。在此基础上形成新的心理评估方法和工具，从而研究对精神障碍更有效、更有针对性的心理干预方法。在临床心理实践过程中，发现目前存在的各种瓶颈问题，借鉴相关基础学科的方法和理论，开展应用研究和基础研究，也将丰富临床心理学的理论内涵。如前所述，临床心理学目前进行的科学研究已经从病理心理学、心理测量与评估、神经心理学和心理治疗的有效性和起效因素等方面让我们对临床心理学的临床工作有了更充分的了解。在今后的发展中，临床心理学的科学研究在纵向上需更加深入，进入微观世界的研究，如心理机制过程、心理治疗改变的生物学基础等。在横向上可以拓宽研究领域。尽管心理治疗循证实践的研究已取得了可喜的成果，但仍然有许多心理治疗方法需要得到更强的实证证据来支持其临床实践。对于不同精神障碍的不同阶段，采用何种心理干预技术或成分会取得适宜的效果，仍然需要很多研究工作去做。例如对抑郁症的心理治疗疗效对比的研究，可以划分为不同心理治疗方法对不同年龄段的抑郁症的疗效研究，以证实某种年龄段对何种方法最敏感。又如，一直认为心理治疗对精神分裂症效果欠佳，但若尝试不同心理治疗方法对精神分裂症的疗效研究也许会有新的发现。由此可见，科学研究是临床心理学重要而具有重大理论和实践意义的任务。

（李占江）

第三节　临床心理学的研究方法问题

临床心理学是心理学的理论与方法在临床实践中应用发展起来的。主要涉及病理心理学研究、心理学测量学研究和心理治疗研究。所以，临床心理学的研究方法是一个综合的、跨学科的研究方法，涉及心理学、病理心理学、神经科学、分子生物学、临床流行病学等学科的研究方法。在本章中要穷尽临床心理学研究常用的方法是不可能的，也是没有必要的。但是，作为临床心理学专业的人员，除了掌握科学研究的基本方法外，结合临床心理学的发展现状与趋势，注意临床心理学研究中的方法学问题，对未来开展相关研究或从事临床心理实践工作都是非常有益的。

一、临床评估的研究方法问题

临床心理评估主要在心理诊断与评估、疗效判断等方面的研究中广泛应用，主要方法包括观察法、访谈法和心理测验法。观察法通过观察能够直接获得资料，不需其他中间环节，而且获得的资料及时、生动。但另一方面，观察法也有缺点，如观察者只能观察患者的外在表现，不能直接观察到思想意识，而且观察者的主观意识也会影响到观察结果的客观性。访谈法的优点在于，收集的内容较为充实具体；能够帮助治疗师了解到短期内观察法不容易发现的情况。不过，访谈法也存在一些不足：首先，对于访谈人员的技能与经验要求较高；其次，比较费精力和时间，工作成本较高；受访谈人员与访谈对象的影响较大，收集到的信息容易扭曲和失真。心理测验法是对人的心理行为进行客观、标准化定量测定的方法。在心理评估中，心理测量占有十分重要的地位。相较于观察法和访谈法，心理测验法具有科学、客观、高效、可重复等优点。心理测验的不足在于测量的内容和范围有限，容易遗漏某些信息。因此，三种不同的方法结合使用，方可达到最佳效果。需要注意的是，心理测验在实施过程中，实施者必须要经过培训并严格按照所用量表的操作说明来施行，才能够使测验的结果真实可信。

二、心理治疗疗效研究的方法问题

心理治疗是临床心理学的核心要素。当前心理治疗流派众多，每个流派又拥有各种分支。然而，是否每种被命名的心理治疗方法都能在临床上有明确疗效，确实值得深思。遵循循证心理治疗实践（evidence-based psychological therapy practice）的疗效研究为这一问题的解决提供了思路，即通过实证研究来识别科学、有效的心理治疗方法，同时排除那些看似有效、却无实际科学依据的心理治疗方案。下面将按照研究中对于实验条件和实验变量的控制情况、被试筛选的严格程度等，对不同的实验设计存在的问题进行介绍。

（一）个案研究

个案研究（case study），就是对单一研究对象进行深入而具体研究的方法。研究的对象可以是个体，也可以是个别小组或机构。虽然目前实证研究的临床证据主要来自大样本的随机对照试验，但在某些特殊情况下，比如当临床心理学家希望确定某种疗法对于某些特殊疾病的效果，而该类患者又往往难以收集时，个案研究就是最佳的选择。但是，当一种心理治疗方法施于个案时，心理治疗的效果很难区分个案随时间推移的自我康复效果。设计特别精细的心理治疗效果案例研究方法是基线记录与治疗阶段交替两次的四阶段方案。基线数据的收集和治疗阶段分别被命名为阶段 A 和阶段 B，这也就是 ABAB 设计的由来。设计基线记录非常关键，因为它记录了个体基线的心理行为问题频率，可以与之后治疗阶段的心理行为问题频率进行对比。治疗阶段的记录结果就可以告诉我们治疗是否产生了效果。接下来停止治疗进入另一个基线阶段，随后在第二个治疗阶段再次引入治疗，看第一阶段的成功能否在第二阶段得到复制。如果这个方法能够证明治疗在治疗阶段起了作用，在第二个治疗阶段的基线阶段不起作用，而且这个现象可以被复制，那么对于这个个案而言，干预就是有效的。但这种设计在心理治疗的干预研究中，显然增加了研究难度，而且很难排除在效果记录中给来访者和治疗师带来的行为强化作用和主观期望效应。所以，个案研究结果是心理治疗效果研究中循证证据级别最低的证据。

（二）单组前后测治疗设计

单组前后测治疗设计是患者在治疗前先接受一次测验，治疗之后再完成后测。尽管我们很容易将两次测查时间点的改变归功于心理治疗，但不幸地是，这样的假设并不保险，因为这种试验设计并不能排除其他可能的影响因素。有可能一组抑郁的患者在一月份进行前测，然后接受了 4

个月的治疗，并在五月份进行后测；而患者症状改善的原因可能是由于抑郁情绪受到缺少光照的影响（这在北方的冬季很典型），也有可能是春天的到来使他们打起了精神。因而，患者的改善可能与心理治疗并没有关系。在药物治疗的基础上联合心理治疗的研究就演变成一种混淆治疗，任何观察到的前后测的改变都可能是源于药物或心理治疗，或是药物与心理治疗同时起作用，而且最不幸地是，我们不知道什么成分是有效的。所以，在循证证据中单组设计结果仅仅高于个案研究的证据强度。

（三）随机对照试验

在随机对照试验（randomized control trial，RCT）中，患者被随机分成至少两组，分别称为治疗组和对照组，其中后者不接受任何干预或是接受控制后的干预。随机是为了确保两组被试在治疗开始时处在相同程度的疾病严重状态，而且两组被试在其他调节变量上也能保持相似，比如性别、年龄或到诊所的距离。最终治疗组和对照组的结果比较可以让我们得出治疗是否成功的结论。但在这类研究中需要考虑一些额外的问题，比如期望效应、伦理问题等。为了控制期望效应，研究者们一般会设置等待对照组，即不接受治疗的患者将会在治疗组完成治疗及后测之后开始接受治疗。在这种设计中，就控制了期望效应。因为这样确保了参与研究的患者至少能够得到期待的治疗，从而在某种程度上激励了患者。事实上，许多伦理审查委员会也都提倡研究者使用这种设计，因为它们对患者体现了公平的理念。患者应该得到同等的治疗或服务，这种公平治疗的需求也被称作平衡原理。

除了上述方法外，还有另外一种可能，就是使用安慰剂（placebo）对照组设计。然而，它在心理治疗研究中的实施还有一些问题。因为安慰剂这个概念最初是在药物治疗中被首先提出并反复使用的。安慰剂是指给患者一个"假药片"，患者不知道它是否包含积极治疗的成分。因为药片无论是看起来、尝起来或是在感觉上都与含有积极治疗成分的受检药片是一样的。这种研究被称为单盲研究设计，因为患者是"盲的"。但在这种情况下，也有可能因为评估者知道患者是在服用积极治疗的药物还是安慰剂而影响到研究结果。所以，最安全的方法就是让患者和评估者都不知道患者是在服用积极治疗的药物还是安慰剂。这种研究被称为双盲研究设计（double blind design）。双盲研究设计被认为是 RCT 研究中的"金标准"。在心理治疗研究中，首先，要保证治疗效果的评估师不能知道患者接受了何种心理治疗。其次，在对照组患者中，按照治疗组的干预频次和形式进行非结构化谈话，有的研究称为"朋友式（befriending）"谈话，起到近似安慰效应。这样的疗效研究结果被认为是循证证据最强的研究设计。

在过去的几十年，研究者们实施了成千上万的心理治疗效果研究。目前，高质量的心理治疗效果评价研究需要满足下列 10 个标准：①被试随机分配到各组；②适当的对照组（伦理与科学精确性的平衡），控制时间、特定效应、患者期望等因素；③避免治疗方法的混淆；④使用特定的、可信赖的、有效的测量方式来实现研究目的；⑤治疗师接受过良好的训练，提前制订治疗方案，并且无偏见；⑥样本量适当；⑦随访评价；⑧分析时使用意向性治疗原则；⑨治疗师是否按照治疗方案和技术进行治疗；⑩来访者对治疗的可靠性评价。

在心理治疗效果评价研究中，除了上述研究设计外，疗效评价指标的选择也是需要注意的问题。由于不同心理治疗流派理论假设的不同，在疗效指标的选择上要与理论假设相一致，而且指标体系要客观科学，经得起实践检验。目前常用的客观指标体系包括精神症状、社会功能和生活质量、心理中介机制、生物学指标等，在研究选择中要慎重决定。

三、理论研究的方法问题

临床心理学作为一门应用心理学理论和方法探究心理行为问题和精神障碍的心理病理机制、心理诊断和治疗的科学，就要研究心理病理发生的机制和建立新的干预方法。在过去近百年的探索中，临床心理学通过质性研究和定量研究，形成了一套独有的理论或假说。

（一）质性研究

质性研究（qualitative research），也称作质化研究或定性研究，以解释性理解和提出新问题为研究目的，重在观察、描述和分析。在临床心理学质性研究中最常用到的是个案研究。不论是心理动力学、行为学派还是认知流派，抑或是其他流派，其理论体系或多或少都会有个案研究的贡献。Christensen 认为，心理学的个案研究指的是运用描述性研究的方法获取对个体、团体或者是某种现象的深入分析。以心理动力学派为例，几乎大多数理论分支的创立都是源于对某种或某类心理疾病的心理机制的临床个案研究，进而发展出相应的理论和技术。例如，弗洛伊德根据临床观察与研究创立了精神分析理论；Melanie Klein 和众多精神分析"伦敦学派"学者们开创了对当今心理治疗领域影响巨大的客体关系理论（object relations theory）；再如，对于割裂脑、失语症的研究进展也得益于个案研究。另外，叙事研究（narrative inquiry），又称叙事分析（narrative analysis），也是质性研究的一种方法。通过对故事、自传、日记、笔记、书信、对话、访谈、家庭故事、照片和生活经历等进行分析，了解人们内心的想法、人生意义的叙事方式。例如，人本主义学派先驱马斯洛正是通过访谈、阅读大量的名人传记和故事，最终提出了心理需要层次理论。弗洛伊德也是通过对达·芬奇的传记、画作等进行分析，对达·芬奇的内心经历进行了透彻的分析。尽管分析的结果可能存在争论，但是，仍然体现了叙事研究的意义。

尽管质性研究在临床心理学理论的建立中发挥了很大作用，但存在着数据和材料多来自内省记录、访谈记录、自然观察和文献记录等，其数据的可靠性和客观性受到一定影响，同时，也与研究者的能力、经验密切相关。所以，质性研究的结果往往需要进一步的量化研究予以验证。

（二）量化研究

在心理学中，定量研究指基于理性和逻辑，借助数学工具而实现的研究方法。量化研究（quantitative research）是心理学研究科学化的重要标志。近年来，在心理学的研究中，研究者们越来越强调理论的科学性，希望研究和结论更客观、可量化、可重复、更具代表性。因此，临床心理学研究者们在选择样本时更注重代表性，采用更加标准化的测量工具、更科学的统计方法。针对心理病理机制的定量研究设计主要是实验研究。实验研究是临床心理学研究最高级的方法,是诸多心理学分支学科系统发展、讨论、应用的科学方法。它脱离了质性研究的描述性层次,真正具备了完整的解释、检验和预测功能。实验研究的主要目的是建立变量之间的相关或因果关系,一般做法是研究者预先提出一种相关或因果关系尝试性假设,然后通过实验操作来检验。目前,在临床心理学领域,许多精神障碍的心理机制源于个案研究和相关研究的推论,并没有明确其中的因果关系。因此,很多心理治疗理论和技术仍然建立在假设之上。如何通过实验研究确立精神障碍的发病机制,不同心理技术的起效机制等,将成为临床心理学研究和发展的重要方向。实验研究具有个案研究和相关研究所无可比拟的优点,因而更受临床心理学研究者的青睐。首先,与其他研究方法相比较,其能更好地控制无关变量的影响,就是通过一定的方法和手段,来控制其他因素,从而使自变量以外的其他因素都保持恒定。其次,一些非实验的研究方法只限于描述和相关预测,而实验法则可以做出因果的推断。

(三)理论研究的范式问题

现有的临床心理学理论或假说是临床心理学家通过自己的临床观察和实验研究提出的。这些理论或假说只是从不同的侧面对心理病理机制和干预技术进行的尝试。尽管这些理论和方法在临床心理学的实践中具有肯定的效果,但众多的理论流派,对于各种心理问题和心理现象的内在机制有着的不同看法,使得各流派之间的争论从未停止。如果从 Kuhn(1970)的科学实践标准来看,临床心理学还是一门很不成熟的科学,缺乏一种科学的范式来全面理解临床心理学的研究对象和干预方法。尽管行为学派利用了科学的、客观的、定量的方法来研究临床心理问题和干预效果,但它否认生物有机体内在属性的作用。认知心理学派强调了患者的歪曲认知在病理心理发生机制中的作用,但也没有将认知加工过程与信息处理和大脑的生物学变化建立起很好的联系。所以,临床心理学的成熟与发展迫切需要一种科学的范式来指导其理论研究,发展成为一门成熟的科学,以摆脱临床心理学目前存在的理论困境。

21 世纪作为脑的世纪,近年来认知神经科学的发展为此提供了可行的研究范式。认知神经科学认为,人脑是表征和处理环境中特定信息的器官,心理事件(如思维、情绪、感知等)与大脑活动具有一对一的反应关系,人类所有的心理事件均是神经信息加工的结果,人类所有的外显行为是神经信息加工所引起的,基因及其蛋白产物是神经元及其功能之间相互连接模式的重要决定因素。认知神经科学为临床心理学的理论研究提供了一种整体的研究范式。现有的人工智能(artificial intelligence)、功能神经网络(functional neural-networks)、神经心理、精神药理、神经解剖及电生理、分子生物学等学科的研究进展为认知神经科学的研究提供了重要线索。通过应用认知神经科学的整合范式来研究临床心理学各流派有价值的发现,为整合这些发现、减少各个流派间的争论、全面理解临床心理病理现象和心理治疗方法带来曙光。

(李占江)

第四节 临床心理学与其他学科的关系

临床心理学作为一门实践学科,在临床上与许多临床学科和其他应用心理学分支学科存在着千丝万缕的联系,但又有着不同的研究对象、干预方法或形式。其中,既有联系又有区别的学科有精神病学、咨询心理学、医学心理学、神经心理学和心身医学等。

一、临床心理学与精神病学

精神病学是现代临床医学的一个重要组成分支,它主要研究精神障碍的病因、发病机制、病象和临床规律以及预防、诊断、治疗和康复等有关问题。

有学者认为,精神病学主要研究精神疾病,而临床心理学研究直接解决心理学的临床问题,两者面对的问题和对象有较大的区别。临床心理治疗师需要具备精神疾病的鉴别诊断知识,因此,这些学者就把精神病学看作是临床心理学的基础学科之一。不过,随着精神病学的不断发展,现代精神病学不单涉及各种精神病、神经症、性障碍、心身疾病或伴随躯体疾病的精神障碍的诊治,还涉及适应障碍、人格障碍、性心理偏异，以及诸多类别的儿童智力、能力或品德上发育障碍的防治、矫正和处置问题。因此，现代精神病学在理论上涉及自然科学、心理科学和社会科学的若干分支，在实践上越来越注重心理社会因素在精神障碍发生发展、治疗与康复中的作用。在精神病学的发展过程中，催生着临床心理学的发展，甚至在精神病学中出现临床心理学的分支。不过，临床心理学和精神病学仍然存在许多不同之处。

首先，二者所属的学科领域不同。精神病学属于临床医学，而临床心理学属于心理学。虽然二者在关注对象、关注问题上有着诸多重合，但是，它们在研究内容方面有着各自的侧重，精神病学偏重于生物学层面，而临床心理学偏重于心理层面。

其次，治疗手段不同。精神障碍的治疗包括药物、心理和物理治疗三大类，但药物治疗和物理治疗是精神病学最主要的治疗手段，而临床心理学以心理治疗为主。尽管目前临床上有部分具有处方权的心理治疗师，但多数是临床医学和／或精神病学专业背景基础上接受系统心理治疗培训后形成的，他们实际上属于临床医学和心理学的复合人才，既可以为患者提供药物治疗，也可以提供心理治疗。但由于时间精力问题，他们处理临床心理问题的理论技术多偏重于精神病学模式。

另外，在治疗关系方面，两个学科也存在不同。临床心理学更加注重与患者的关系，把双方牢固的关系看作心理治疗发挥作用的重要因素。而精神病学则更倾向于建立一般性的医患关系。因此，无论在培训还是在工作过程中，与患者建立良好关系的能力始终是心理治疗师关注的焦点之一。

二、临床心理学与咨询心理学

咨询心理学（counseling psychology）是研究心理咨询的过程、原则、技巧和方法的心理学分支。它是运用心理学的理论指导生活实践的一个重要领域，具有明显的实用性和多学科交叉性，属于应用科学。咨询心理学的业务范围与基本职能内容广泛，它不仅与教育心理学、社会心理学、发展心理学和医学心理学关系密切，而且与教育

学、社会学、文化人类学、医学相互交叉。从这一点看，它与临床心理学联系最为密切，有时甚至难以区分。如它们的理论基础往往是相同的，所应用的心理干预方法也是类似的，在干预目标上均强调助人、促进个体的改变和成长等。不过，但它们之间又有一些区别。

1. **工作对象不同** 咨询心理学更关注正常人的成长与发展，而临床心理学更关注患有较为严重的精神障碍的患者。这就决定了二者面对的问题是不同的，咨询心理学更多关注正常人处理婚姻、家庭、教育、职业及生活习惯等日常生活中的问题；而临床心理学主要关注精神障碍和心理行为问题。

2. **工作场所不同** 简单而言，心理咨询一般是社会咨询机构、学校、监狱等非医疗场所，而心理治疗的工作场只能是具备相应资质和条件的医疗机构。《中华人民共和国精神卫生法》第三章第五十一条明文规定："心理治疗活动应当在医疗机构内开展"，同时，第六章第七十六条规定：对"从事心理治疗的人员在医疗机构以外开展心理治疗活动的"行为将"给予警告，并处五千元以上一万元以下罚款，有违法所得的，没收违法所得；造成严重后果的，责令暂停六个月以上一年以下执业活动，直至吊销执业证书或者营业执照"。

3. **工作方式不同** 临床心理学强调的治疗关系受到医学的一定影响，治疗强调系统性，治疗次数较多，疗程相对较长，一般在 3 个月以上。而心理咨询更多受到哲学的影响，强调咨询关系的平等，咨询次数相对较少，持续时间较短。

4. **培训重点不同** 尽管这两个专业训练的主要内容都包括心理评估和心理治疗，但临床心理学的训练更注重精神病学知识和技能的掌握，更强调研究方法和人格理论等内容。

三、临床心理学与医学心理学

医学心理学（medical psychology）是研究心理活动与病理生理过程相互影响的心理学分支。医学心理学是把心理学的理论、方法与技术应用到医疗实践中的产物，是医学与心理学结合的边缘学科。它既具有自然科学性质，又具有社会科学性质，包括基本理论、实际应用技术和客观实验等内容。医学心理学兼有心理学和医学的特

点,它研究和解决人类在健康或患病以及二者相互转化过程中的一切心理问题,即研究心理因素在疾病病因、诊断、治疗和预防中的作用。

医学心理学尚未形成一致公认的定义。目前,国内许多作者认为医学心理学是心理学和医学相结合的一门新兴学科,是对心理变量与身体健康之间关系的研究,或者说是研究心理因素在健康和疾病及其相互转化过程中起作用的科学。

医学心理学的研究内容比较广泛,几乎所有医学领域都有医学心理学研究的内容。概括起来,大致有以下几方面:①研究心理行为的生物学和社会学基础及其在健康和疾病中的意义;②研究心身相互作用的规律和机制;③研究各种疾病过程中的心理行为变化及其影响;④研究情绪和个性等心理行为因素在健康保持和疾病发生、发展过程中的影响作用及其规律;⑤研究如何将心理学知识和技术应用于治病、防病和养生保健之目的。

由于尚没有公认的完整的学科体系,因此,不同学者对于医学心理学和临床心理学这两门密切相关的学科之间的关系存在不同见解。一种观点认为,医学心理学包含临床心理学,也就是说,临床心理学只是医学心理学的一个应用和分支。另一种观点则认为,两个学科只是存在较多重合,但仍然有各自独特的领域,因此,临床心理学和医学心理学是两个对等的学科。

四、临床心理学与心身医学

心身医学(psychosomatic medicine)主要指研究心身疾病(简称心身症)——即"心理生理疾患"的病因、病理、临床表现、诊治和预防的学科。心身疾病(psychosomatic diseases)是心身医学的研究和治疗对象。"心身疾病"是指心理社会因素起着重要致病作用的躯体器官病变或功能障碍。

与临床心理学相比,二者存在一定的共同之处。随着生物-心理-社会整合医疗模式的发展,人们用更加整体的眼光来看待疾病的发生、发展和治疗,而心身医学着重从心理学的角度来看待某些躯体疾病。所以,两者的相同点是都会从心理学的角度来分析疾病病因,并从心理治疗的角度来寻找治疗疾病的方法。例如,研究已经发现,心理因素是消化道溃疡发生的重要因素;行为治疗(如生物反馈技术)针对某些心身疾病有显著效果。

不过,心身医学和临床心理学也存在较大不同,其根本区别在于二者的立场和出发点不同。临床心理学是从心理学的角度出发,主要属于心理学的范畴;而心身医学是从生理疾病的角度出发,主要是生物医学的领域。除此之外,两者还存在以下几点不同:第一,面对的人群或疾病不同。临床心理学面对的主要是精神障碍或以精神障碍为主,而心身医学则主要面对的是心身疾病,往往以躯体疾病为主要对象。第二,倚重的治疗手段不同。前者以心理治疗为主,辅以药物治疗,而后者则以药物治疗为主,以心理治疗为辅。

五、临床心理学与神经心理学

神经心理学(neuropsychology)一词于1929年由美国哈佛大学心理学教授 E.G.Boring 根据美国行为主义心理学家 K.S.Lashley 的研究提出,与神经生理学、神经化学及临床心理学有密切关系。临床心理学与神经心理学的共同之处在于研究对象均为心理行为问题和精神障碍,临床心理学甚至把神经心理学的研究成果应用到临床心理实践中,但是二者也有很大的不同。

临床心理学主要是从心理学的角度探究心理行为问题和精神障碍的病因、机制、心理治疗方法等,而神经心理学主要是从神经科学的角度来研究心理学的问题。人们需要了解人脑是如何反映外界环境中的事物,如何反映社会现象,如何产生心理活动以及心理活动与大脑的生理活动究竟是什么样的关系。神经心理学则正是把脑当作心理活动的物质本体来研究脑和心理或脑和行为的关系,通过研究脑的结构和功能,从解剖、生理、生化的角度研究脑组织与言语、思维、智力、行为等心理现象的关系。

近30年来,由于实验手段和研究技术的改进,外界刺激可以在无创伤条件下分别进入正常人的左右大脑半球,在大脑半球机能完整的情况下研究各种高级心理机能与左右脑的关系。所以,现代神经心理学除在临床上做脑损伤患者的研究外,同时还可在实验室里进行正常健康人的研究,以探讨脑与心理行为之间的关系。

(李占江)

参 考 文 献

[1] 李占江. 临床心理学. 北京：人民卫生出版社，2014.

[2] 沃尔夫冈. 林登，保罗. L. 休伊特. 临床心理学. 王建平，尉玮，译. 北京：中国人民大学出版社，2013.

[3] 宋敏捷，李占江. 现代心理治疗发展史与未来趋向. 首都医科大学学报，2019，40（5）：693-697.

[4] Brian G Danaher，John R Seeley. Methodological issues in research on Web-based behavioral interventions. Annals of Behavioral Medicine，2009，38（1）：28-39.

[5] Illardi S S，Roberts M G. Handbook of research methods in clinical psychology. New York：Blackwell Publish，2006.

[6] D B Baker，L T Benjamin Jr. The affirmation of the scientist-practitioner: A look back at Boulder. American Psychologist，2000，55（2）：241-247.

[7] Page A C，Stritzke W G K. Clinical psychology for trainees: Foundations of science-informed practice. Cambridge: Cambrid University Press，2006.

[8] 龚耀先. 临床心理学的过去与现在. 中国临床心理学杂志，1993，1（1）：2-7.

[9] S S Ilardi，D Feldman. The Cognitive Neuroscience Paradigm: A Unifying Metatheoretical Framework for the Science and Practice of Clinical Psychology. J Clin Psychol，2001，57（9）：1067-1088.

[10] Jean Clandinin D，Michael Connelly F. Narrative Inquiry: Experience and Story in Qualitative Research. San Francisco: Jossey-Bass Publishers，2000.

第二章　临床心理学的基本理论和方法

第一节　心理动力学理论与方法

什么是心理动力性心理治疗（psychodynamic psychotherapy）？心理动力学源自西格蒙德·弗洛伊德（Sigmund Freud，1856—1939）的精神分析理论并由此发展而来。精神疾病治疗方法在弗洛伊德时代主要是一种身体上的治疗，包括住院、精神类药物如镇静剂和刺激物等，弗洛伊德就曾试验过可卡因、电疗等治疗，但是对于神经症性疾病，躯体治疗被证明缺乏疗效。弗洛伊德发现，如果想要帮助这些患者，就不能满足于对他们症状的描述，根据症状描述将其诊断归类以及单纯用药。

这些患者需要的是在治疗师的帮助之下，去理解以下内容：他们的起病以及症状的演进，为什么偏偏发生于这样一个特殊的时刻或人生的特殊处境下？他们得病的原因是什么？他们症状的意义和功能何在？亦即：如何来理解患者将症状作为一种在夹缝中的冲突力量，特别是在某些愿望、需要和恐惧间的情感冲突所引发的内在抗拒力的表达。弗洛伊德发现患者通常对于自己那些最深处的渴望和恐惧一无所知，因此治疗师无法通过简单询问来得到答案。治疗师必须去了解那些非言语性、象征性和高度情绪化的无意识心理语言，这需要在患者的行为、人际关系、情绪信号、幻想和梦中去寻找，而不仅仅是语言文字。通过那些语言之外的非言语性表达，可以帮助患者更好地理解他们自己和他人，并且解决自己的问题而不是由此得病。

这一取向，不仅仅是探索症状，更是希望他们理解自己潜在情感力量的意义和功能，是弗洛伊德的重要发现，这也即是他所称的心理动力学观点。古希腊文中，动力学这个词意味着力量或能量。当然，在此指的是心理学上的力，而非物

理学上的力。这些力也称为：驱力（譬如性驱力，来自竞争或报复的攻击性冲动）；需要（安全、亲近、被认可和自我主张、自主性和独立性的需要，某些时候感觉超好的需要，崇拜某人或将某人视作模范的需要）；情感（爱、恨、焦虑、恐惧、羞愧、内疚、嫉妒、骄傲、自大、崇拜、轻蔑等）。

弗洛伊德及其后的精神分析师发现：这些种类繁多的动力学力量往往相互冲突而并非和谐的。冲突的一个重要理由是某些最深的需求、情感和冲动是相当不成熟的，起自童年期并且与成人的自我概念和价值观相冲突，也就是说，与患者人格中的成人部分相冲突。患者通常并不知道是这些最深处的情感冲突使他们得病，因为这通常是无意识的。这些无意识冲突常常通过患者的症状、人际关系、情绪和行为信号而不是言语来非直接的表达，这即是治疗师在治疗中需要理解并进而帮助患者的。在临床实践中，单一的症状学诊断通常是不充分的，因而需要有动力学诊断的补充，主要包括情感冲突、患者对其进行处理的方式（防御机制）、发展缺陷、人格结构等。

心理动力性心理治疗的目标是帮助患者更好地理解和接受自己，认识自己的情感冲突并发展更完备的解决途径。因为许多患者受困于自身的人格发展，存在着发展缺陷，所以需要用另一种目标取向的心理动力性心理治疗来帮助他们面对现实并重新延续其受阻的人格发展历程，他们往往以儿童或少年时的行为和经验来反映。换句话说，帮助他们重新成长为一个成年人。

一、基本理论

心理动力性心理治疗的理论脱胎于精神分析，而精神分析理论庞杂，包括元心理理论、发展理论、心理病理理论、治疗理论等。下面介绍的主要是精神分析的心理模型理论。

（一）阻遏效应-治疗性宣泄模式

这是由弗洛伊德和其同事保罗·尤金·布鲁勒（Paul Eugen Bleuler, 1857－1939）发展而来。他们在治疗有解离症状的癔症患者时发现，许多患者受苦于一些早年创伤，其核心问题往往都是一些受压抑的记忆，像性虐待、早年丧失至爱双亲，或一些秘密的激情、禁忌的爱，或是针对亲人的死亡愿望。这些创伤性体验在意识层面被压抑，因为太痛苦了，所以无法被回忆。这些创伤性的情感被阻断并转换成功能性躯体化症状，所以被称为神经症症状。起初，弗洛伊德使用催眠来帮助他们进行回忆，后来他开始采用精神分析的技术自由联想来替代。在治疗过程中，当这些患者感觉足够安全时，能够忆起被压抑的创伤，重新经历这些痛苦的情感，并加以表达和宣泄。随后，他们通常会感觉好多了并从症状中解脱。

这一模型的局限性在于症状的缓解只是暂时性的，而且对患者的心理动力性理解有限，不足以理解其内心冲突。

（二）心理地形学模式

当弗洛伊德发现他的一些患者对于创伤性经历的重建是基于幻想和梦境而并非事实时，他陷入困境中。弗洛伊德在探究人的精神领域时运用了决定论的原则，认为事出必有因。看似微不足道的事情，如做梦、口误和笔误，都是由大脑中潜在的原因决定的，只不过是以一种伪装的形式表现出来。由此，弗洛伊德提出关于无意识精神状态的假设，他认识到在无意识层面，我们的心智无法区分幻想和现实。在无意识层面幻想被当作现实处理，这不是事实上的真实，而是心理上的真实。这是一重大发现。

在其著作《梦的解析》第七章中，弗洛伊德描述了新的地形学模型。他把人的意识分为意识、前意识和无意识。无意识（unconsciousness），是指那些在正常情况下根本不能变为意识的东西，比如，内心深处被压抑而没有意识到的欲望。无意识幻想、愿望或恐惧是非常有力的，当他们被某些特定生活环境触发后，与无意识相联系的这些内容往往伴随着强烈的焦虑。正是所谓"冰山理论"：人的意识组成就像一座冰山，意识只是露出水面的一小部分，无意识是隐藏在水下的绝大部分，但对其余部分产生巨大影响。弗洛伊德认为无意识具有能动作用，它主动地对人的性格和行为施加压力和影响。无意识思考遵循快乐/非快乐原则。前意识（preconsciousness），指无意识中可召回的部分，人们能够回忆起来的经验。它是潜意识和意识之间的中介环节。无意识很难或根本不能进入意识，前意识则可能进入意识，所以从前意识到意识尽管有界限，但没有不可逾越的鸿沟。前意识处于意识和潜意识之间、担负着"稽查者"的任务，不准无意识的本能和欲望侵入意识之中。但是，当前意识丧失警惕时，有时被压抑的本能或欲望也会通过伪装而迂回地渗入意识。意识（consciousness），指心理的表面部分，是同外界接触直接感知到的稍纵即逝的心理现象。弗洛伊德反对把意识和心理等同起来的观点，认为意识是人的心理活动中比较小而非主要的部分。意识服从于现实原则，调节着进入意识的各种印象，压抑着心理中那些原始的本能冲动和欲望。

意识、前意识和无意识又不是截然分开的，心理治疗的过程就是一个不断把无意识意识化的过程。

（三）结构模型

在《自恋引论》《哀悼和抑郁》及其他文章中，弗洛伊德开始构建一个新的模型，这在他有关自我和本我的文章中有着很好的总结。

这种结构模型与早前的所有重要发现都有关联，关注内在的心理结构和人际关系。人并非是单一存在的。当进行自我内部对话时，内在心理世界有着不同的组成部分。首先，在有些时候可以感受到本我与自己的冲突，有着想要实现的愿望与快乐，因此存在有指向的内在驱力；另一方面存在超我，有一个道德上的标准告诉自己哪些是不应该做的。最后，自我是协调这各个不同部分的产物，不仅仅与内在世界协调，还需要与外部环境现实协调，特别是那些有情感关系的人际现实，我们称其为客体关系。这一内在客体关系有着其对应的部分，于是就有了本我、自我和超我。

1. 本我　我们本能深处的无意识，与心智和躯体相联系，是本能驱力和身体需要的来源。

2. 自我（ego）　从本我发展而来，在意识层面工作，执行各种功能，包括认知、防御机制、执行功能。在较深层面与象征形成和心智化（mentalization）有关。部分自我功能在无意识水平工作,自动自觉,没有一种自我感,不会有"我在做""我在感知这个物体"之类的感受。

3. 超我 弗洛伊德称之为由自我演变而来。通过认同他人对自己的看法,并把他人的意见内化。这样一来,其主要的功能是自我意识的反省,包括自我评估、自我观察、自我批评、自我肯定等。

前面所介绍的是弗洛伊德的人类心理模型。他从神经症患者的精神冲突,特别是情感冲突或驱力冲突中开启他的第一个理论。随后,宣泄模型、地形学模型理论被证明对于新类型的患者而言是不够的,所以弗洛伊德发展了自我 - 本我 - 超我的结构理论,即自我心理学。弗洛伊德总是强调他的理论模型有其局限性,并非一成不变,假如日后有新的情况不能被现有的理论框架所解释,可以对理论模型有所更改。的确,这些改动在随后显出其必要性,因为在随后的心理治疗实践中有新类型的心理障碍患者出现。

边缘型人格患者,其自我、本我和超我从结构模型泾渭分明的三个部分划分来看,并未达到结构上的稳定和整合程度。他们的内在客体关系并未发展上升到形成一个整合的人格结构。相反于一个常态下的自我,即有着稳定自我身份和客体恒定性,他们在自体(self)表征上有着自相矛盾性。相反于一个稳定和抱持性的超我 - 自我 - 本我系统,他们有着原始的迫害性内疚感、毁灭性的羞耻和被湮灭的恐惧。相反于一个整合的、客体相关结构,他们的本我驱力受到反常的性驱力和无法识别的攻击驱力的驱使。

分裂型和自恋型患者,从一方面来说,能够对其所处环境有一种肤浅的适应,但这只是一种角色扮演类型的适应。他们释放出自己功能性的伪自体,但在其内部则感到空虚、无意义和本质上的隔绝感,因为他们的真自体仍旧被隐藏着,无法在人际接触中表达自己的真实需要。对于此类患者,一种新的模型需要被采用,以处理本我 - 自我 - 超我在某些领域的结构性缺陷。

于是,随后的精神分析理论家,在临床实践的基础上,扩充了弗洛伊德对于自恋和客体关系的理念,发展出客体关系理论和自体心理学。

(四)客体关系理论

客体关系理论(object-relations theory)认为自我或自体仅存在于与其他客体发生的相互关系当中,而这个客体可能是外部的也可能是内部的。该理论关注这个人童年时期主要的爱的客体是什么样的,他们是如何体验与客体之间的关系的,这种体验是如何内化的,以及这些无意识环境里的内在的形象和表现是如何在成年的他的无意识中存在并产生影响的。在客体关系传统理论中,安全感、力量感、分离和个体化的问题比恋母问题要重要得多。

1. 部分客体及完整客体 作为客体关系理论的开创者,梅兰妮·克莱因(Melanie Klein 1882—1960)客体关系理论的核心基础是认为同时存在于外部世界的客体以及孩子想象中的内部客体对主体的发展起着决定性作用。克莱因根据客体是如何被感知的,将其区分为部分客体及完整客体:仅仅行使某种功能(如:对于孩子而言:母亲的乳房,哺乳功能),或者识别为完整个人(一个母亲)。于是母亲或母亲的乳房都可以用来满足婴儿的驱力。另外,对部分客体和整体客体的使用还与幼儿不能完整地认识到一个客体既是好的又是坏的有关,例如母亲是让人感到爱和温暖的,但有时也是让人感到痛苦的。正是由于这种能力缺乏,婴儿认为客体要么全好要么全坏,他们只能看到客体的一部分而不是客体既好又坏的本质。婴儿不能理解客体既是好的也是坏的,因此他们只能看到其部分特性。

这种保持好和坏的关系体验相对分离的方式称之为分裂的防御机制。对于幼儿而言,根据他们自己的感受,只存在部分客体,它们要么是好的,要么是坏的。如果婴儿得以哺乳,那么母亲的乳房就是好的客体。如果在婴儿饥饿的时候,母亲不在那里,那么她不再仅仅是一个好母亲而是缺失的母亲,但在婴儿的体验中,她是一个坏母亲。如果事情发展顺利,随着年龄的增长,婴儿逐渐能认识到客体不仅仅是好或坏的(部分客体),而是具有从好到坏一系列的品性。通过这样的方式,部分客体可以整合成具有一系列品性的完整客体。因此,成熟的个体能够从他人的角度来感知并识别他人(完整的个人、完整的客体),而不仅仅是自己驱力和需要满足的一种方式(部分客体)。而该能力的缺乏也提示个体存在或多或少的深度退行。

2. **两个发展位点(position)** 通过"位点"这一术语，克莱因描述了孩子体验外在和内在客体以及与其产生联结的方式。这两个位点提示在孩童最初的几年某些特别的心理机制、与人联结的方式以及特征性的焦虑和防御方式。比如，在婴儿4或5个月的时候，其自我主要是与部分客体联结，然后才慢慢发展成完整客体。这种从部分到完整客体的关系表明从偏执分裂位点到抑郁位点的发展。

首先是偏执分裂位点。从出生到约4个月，婴儿的焦虑是偏执性的，主要关注在其自我的保存上。自我害怕会被毁灭；毁灭性的冲动、迫害性和施虐性的焦虑占主导地位。对挫折的耐受性很低，其情感反应是极端的好和坏。为了保存所需要的客体的好，婴儿通过投射他自己的仇恨和恐惧来消除坏，亦即以分裂的方式分裂了这些情感。由此，婴儿认为这个世界有着和他一样的破坏性和全能性，就如同卡夫卡所描述的，那个模糊而强大的敌人"在那里"威胁着无助的自体。在这一位点，分裂的防御机制很常见，且旨在灭绝来自内在和外在的迫害者。因此，当婴儿对客体愤怒或受到挫折时，客体就不再是他以前所感觉的那样，而是像一个新的客体。这种体验里的自体和客体是不连续的。

第二个发展阶段是抑郁位点，这是一种成熟的心理组织并且在一生中持续发展。这一阶段大约从5个月开始，这时孩子与完整客体产生联结的能力增加了。婴儿有了更加稳定的自体体验，在整合上有了进步，而且对世界有了更为现实的态度。婴儿逐渐意识到所爱的客体是外在于自体的。这阶段的核心任务是在自我的核心中建立一个好的、安全的完整客体。在偏执分裂位点，婴儿害怕自己的破坏性，现在他所担心的是好客体会处于危险中。在抑郁位点，不断发展的自我有更加复杂、矛盾的情感，而且对与她所联结的完整客体有抑郁性焦虑情绪。婴儿因为对原来所爱的客体的攻击性而感到内疚，现在期望着对客体做点什么以修复原来所做的攻击。婴儿期望着能够照顾这个所爱而且所需要的客体。

（五）自体心理学

同各种心理模型的发展一样，自体心理学（self psychology）的发展源于临床碰到的新类型的患者带来的挑战。比起表面上的各种情感纠结，这些患者向治疗师诉说他们更深切地感觉到一种内在的空虚。他们缺乏内心的方向，没有可以依靠的内在力量探索和发展未来的价值观，他们期望通过治疗来找到生活的意义。从表面上看，这些人可能会显得很自信，但实际上，在内心深处，他们在不断地寻求确认——我是被人接受的，有人欣赏我，我是有价值的。从传统的立场来看，他们看上去并非"病"得厉害，他们能够控制冲动，具有自我力量以及人际间稳定性；但他们也不觉得活着是一件快乐的事儿，更不为自己感到骄傲。有的分析师认为这些患者无法疗愈，因为帮助某人从无到有地发展自体是比帮助他修复或者适应已经存在的自体困难百倍的事，或者更准确的说法是，治疗师无法疗愈这些患者。

面对这一临床挑战，有的分析师拓展已有的精神分析模型，海因茨·科胡特（Heinz Kohut，1913—1981）创立了根源于精神分析的自体心理学，之后的分析师则不断对其加以补充完善。

科胡特对自体有狭义和广义的定义。从狭义上讲，自体是心灵或人格的一个特殊结构，即自我中的自体呈像，这个定义与传统一致。从广义上讲，自体是个体心灵世界的中心，具有空间凝聚性和时间持续性的单位，是所有进取心和印象接受的中心；这样定义的自体本质上不是一个概念，而是在觉知和体验上的定义或描述。自体客体则指那些被体验为自体的一部分的人或物体，他们被用来为自体服务，儿童首先需要自体客体来给予镜映（看到、肯定、表扬、鼓励、赞美），其次是对其理想化并认同。科胡特认为，终其一生，人都需要自体客体。这些自体客体在日后生活中仍保留的重要性程度也表现在英雄人物对保持大众自恋平衡的积极作用上。

在科胡特的理论中，孩子在关系中形成自体。孩子在出生时没有自体，但是父母将其视为有自体的，并与之互动，在孩子的先天潜能与父母回应互动中，孩子逐渐形成了核心自体。核心自体有两个主要成分：夸耀表现性自体和理想化的父母意象。夸耀表现性自体是孩子自我中心的世界观，以及被赞美时的快乐、喜悦和得意。"我是了不起，完美的！看看我呀！"自体客体通过肯定和镜映对夸耀性自体进行共情性回应来建立夸耀性自体。理想化的父母意象似乎与夸耀性自体矛盾，但孩子在认知上不成熟，无法认识到这一点；其体验到的是与理想化客体的融合。"你是完美的，但我是你的一部分！"理想化父母是能够共情性回应孩子需求的自体客体，允许和享受孩子对自己的理想化。夸耀表现性自体和理想化父母意象均包含一定程度上与自体客体的狂喜融合体验。

在自体的发展中，首先是形成初步自体，其形成的最重要因素是孩子天生的潜能和亲子间的共情性关系。在形成的过程中有包含和排除的心理过程：哪些是我的，哪些不是我的。其发展中有挫折，并通过转换性内化父母的功能，从而增强自体的功能。在这个过程中，自体凝聚性和整合性增加，解体或变成碎片的危险减少。在健康人格中，夸耀性自体被修饰和导入到现实目标的追求中，转化和整合的夸耀提供了能量、进取心和自尊；理想化的客体被视为独立的客体，理想化的父母意象被内射为超我。

二、基本方法

（一）治疗设置

就如同外科手术患者需要在手术室——一个消毒的安全环境中进行，心理治疗过程激起了旧有的心理伤痕，引发了恐惧、焦虑、愤怒、悲伤等，心理治疗的患者也需要在一个安全的环境中进行。这就需要设置，一个可靠的外部和内部的治疗框架，是发展深入的情感性的心理治疗过程的前提。

外部的治疗框架我们亦称之为治疗设置：治疗的场所、时间（哪一天），治疗时程和频率（如每周一次或两次，一次45～50分钟），费用（每次治疗多少钱，取消治疗怎么收费等），计划中的治疗长度（短程25次左右、中长程30次以上），治疗的方法等。我们在治疗的开始阶段与患者详细地讨论这些设置，这是与患者建立治疗协议的一部分。

外部的框架需要由内部的框架来补充。内部框架是心理框架，由两部分组成：治疗师的部分指的是我们所称的治疗态度（开放、共情、非判断性、节制、中立、动力性的理解、职责等），患者的部分是我们所称的治疗联盟：愿意投入到动力性

治疗中的态度（包括自我观察、叙述自己的联想、自我责任等）。

（二）治疗技术

心理动力性心理治疗作为心理治疗中的一种，与其他心理治疗共通的治疗技术，如倾听、澄清、面质、开放式问询、复述等不在此叙述，下面介绍的主要是动力性心理治疗中较为独特的心理治疗技术。

1. **宣泄**　患者的各种情感，无论为悲伤、恐惧、愤怒、羞耻、失望等，能够在治疗情境中呈现、表达、流淌，称为宣泄。

2. **解释**　把患者的症状、情感、行为表现与其无意识的愿望和动机联系起来，称为解释。解释可以分为两种亚型：解释个人史的材料（心理发育）和解释治疗师和患者之间存在的移情和反移情动力。有时治疗师可以把对于心理发育的材料和存在的移情的解释结合起来，这是非常有效的。

3. **自由联想**　指让患者不稽查自己脑海中的任何想法，让其自然产生，并且不加审查地报告给治疗师。该技术旨在通过治疗师非评判性的好奇和接纳的态度下，帮助患者了解更多其想法和感受是如何运作的，从而对其无意识心理有更多的洞察。

4. **自由悬浮注意**　指治疗师在治疗过程中要能够不加偏颇地把注意力分散给所有的治疗中呈现出来的现象，包括患者的言语和非言语信息、患者和治疗师的互动以及治疗师自己在互动的过程中出现的各种情感、想法和幻想。

5. **释梦**　弗洛伊德称梦是通往无意识的康庄大道。在其著作《梦的解析》中，他认为梦是无意识愿望的表达，并且梦通过凝缩、象征、置换、幻想性思维的方式进行工作。

6. **阻抗与修通阻抗**　治疗中患者出现的各种阻止治疗向前或深入的表现称为阻抗。阻抗治疗过程的原因各不相同：如，打开情感的闸门使他们觉得不安全或脆弱，激起不信任或让他们害怕他们的情感，或失去控制，他们会面对危险的攻击冲动、难以控制的性兴奋或者是难以忍受的创伤性记忆带来的恐慌。这些恐惧的基本原因是患者过去的一些负性体验，他担心会在治疗中重现。阻抗具有自我保护和调节张力的功能，因此

不应该把患者的阻抗视为意在反抗治疗师的治疗性努力，而是应该去接受它，并且要试着在患者的帮助下去理解它。

7. 移情与反移情 移情是患者把对其生活史中重要他人或者幻想中重要他人的情感放在治疗师身上。反移情则是治疗师在与患者的互动过程中对患者产生的各种情感和幻想。治疗师成为移情的客体，与患者的核心冲突或创伤联系起来，这是理解患者内心世界的重要工具。除了移情，治疗师还应注意自己的幻想、念头、情感，并且尝试通过和患者在这种具体情景下的接触来理解自己的反移情。可以通过这样的问题来了解患者的移情："患者是如何对待我的？"或是"在这一刻我是患者生活中的哪个人？"治疗师的反移情可以由这样的问题来回答："患者在我身上引起了什么样的情感和幻想？"

8. 共情 指治疗师能够站在患者的立场上体验其感受并加以理解，然后把这种理解传达给对方。共情的一般原则：

（1）治疗师应走出自己的参照框架而进入患者的参照框架，把自己放在患者的位置和处境上来尝试感受对方的喜怒哀乐。

（2）如果治疗师不太肯定自己的理解是否正确、是否达到共情时，可使用尝试性、探索性的口气来表达，请患者检验并作出修正。

（3）共情的表达要适时适地，而且要因人而异，否则就会适得其反。

（4）共情的表达除了语言之外，还有非言语行为，如目光、表情、身体姿势、动作变化等。

（5）角色把握在共情时显得特别有意义，治疗师要做到进得去，出得来，出入自如，恰到好处。治疗师的共情是指体验患者的内心"如同"体验自己的内心，但永远不要变成"就是"。

9. 镜映 指治疗师能够像镜子一样照出患者的样子，并把其通过合适的方式反馈给患者。

（三）治疗过程

动力性心理治疗过程指患者和治疗师之间进行的人际过程，同时指在患者心中进行的内在心理过程，这在两次治疗之间以及在治疗之后都在持续着。

动力性心理治疗过程的典型特征：治疗过程，一方面是情感和关系的过程，一旦患者和治疗师感觉到可以足够安全地让它发生，并不去干扰它的发展的话，它就自然而然地展开了；另一方面，它是一个计划的过程，受设置的条件、目标、规则和治疗师的干预（以及治疗师有意识的意图）所控制，以此来确保该过程是治疗性的，能帮助患者减轻痛苦、消除症状、获得内省、解决问题并学习如何在他的现实中生活。

要注意区分动力性心理治疗过程中的现实和幻想。"框架"这一概念在此是很有用的，因为它帮助我们理解，动力性心理治疗中所发生的与一般的人际关系和一般的日常会谈是不一样的：一方面，心理治疗的过程在心理上是真实的；它是有深刻意义的体验，能帮助患者改变对自己和他人的态度、帮助他们获得内省、掌控自己的问题并走向成熟。另一方面，治疗情境中有一些人工的成分：爱与恨的情感、内疚和羞愧、妒忌和嫉妒等，这些内在感受是非常真实的，但是与此同时，把这些情感导向一个在治疗之外就成了他的陌生人的治疗师来说，似乎多少有些不合适。在心理治疗的过程中，患者把在他/她生活中体验过或幻想中渴望的典型的情感客体关系模式和冲突模式，在与治疗师的移情关系中重新体现。换言之，患者（和治疗师）的情感属于移情（和反移情）幻想和记忆的世界，在治疗情境中如同舞台上的剧本呈现出来。治疗师的任务是去识别哪一出在今天上演，患者赋予（通过移情）治疗师及他/她自己的是什么角色。

动力性心理治疗过程一般分三个阶段：开始阶段、中间阶段和结束阶段。

开始阶段：在开始阶段主要是进行心理评估，和患者共同商定治疗的目标、确定设置，并建立治疗联盟。一个清晰安全的设置是任何形式心理治疗的前提——尤其是心理动力性心理治疗。治疗进展的一个征兆是患者能够理解并接受治疗设置，并将其当作一个能够对解决自己的问题产生帮助的工作框架。通常患者不清楚心理治疗是如何工作的，治疗师必须表明心理治疗工作是通过自己的行为、共情性态度和思考、讨论患者提供的材料来"共同工作"。

中间阶段："修通"这一主题，是动力性心理治疗过程中间阶段的重要特征，这一过程在开始阶段有些不确定的徘徊后，在中间阶段找到了它的方向并集中于核心冲突的关系主题。这些核心冲突或焦点冲突会一次又一次地出现在患者治疗之外的生活，以及与治疗师的移情关系中；尽管实际的情况和背景会有所不同，根本的模式还是一样的。这些冲突会表现出"愿望或驱力"的一面，以及"害怕或阻抗"的一面；两方面都需要在治疗的新体验的背景下修通。换言之，患者必须感受到他对自己和他人的情感、他的渴望、他的害怕、他的抗拒和挣扎。只有这样的方式他才能确定地获得被理解和被接受的体验，这是与他无意识的负性信念和期待相反的，而后者是从他童年期的创伤体验中得来的。这种新的体验使得患者敢于放弃他习惯的安全策略，一开始是尝试性的，然后就越来越有信心。这种过程，越来越深地接触到自己更深的冲突、挣扎着寻找解决方案、尝试着体验这样的方式会是什么样的感觉、找到一种与自己的这部分新的关系、选择要接受什么、要拒绝什么以及如何在对自己和他人的新体验下生活，是修通的本质。经验显示大部分的患者需要治疗师的帮助，以把在治疗中获得的内省转化成真实的生活改变。毫不奇怪，这个过程需要时间才能带来有深度的结构改变，如果患者不只是有着一些被现实的冲突所激发的局限的神经症症状，而是被长期的人格问题困扰的话，这是很必要的。在这样的情况下，除了澄清和解释潜意识冲突外，常常还需要有建立结构的干预，比如建立更为有效的情感耐受力、冲动控制、情感辨识、自体 - 客体辨识、预期和现实检验。

结束阶段：心理动力学治疗终止的一些标准，如患者体验到症状减轻或不再体验到症状；理解了自己的防御；能够理解并识别自己的移情反应；将自我探究作为解决人际冲突的方式。治疗的结束是分离的过程：患者必须离开治疗师，而治疗师也要允许患者离开。在治疗最后的阶段（比如 2 个月，8～10 次）将目标确定为终止是重要的。在结束的过程中，有时患者会表现出以前的一些症状，这表达了对分离的恐惧；有时患者感觉矛盾：他希望与治疗师分离，另一方面，又不希望，因为他对独自解决问题还存有疑虑。此外，结束治疗需要做的工作有治疗师与患者一起回顾治疗，一起确认在治疗中获得的新体验、新视角和成长，以及治疗中的失望、局限和不成功

的部分，并讨论患者今后可能的计划。总之，患者开始成为自己既往、当前、今后个性的专家，更好的理解自己内心的动力，自身个性的优缺点，能够以轻度的或者非神经症的方式去体验并采取行动。

三、现状与展望

作为心理治疗的源头，精神分析对人类心理的正常发育、对人的心理建构、各种病理心理的社会心理病因及发展演化、对各种疾病的治疗理论及治疗技术均有细致、生动、丰富的阐述，是探索和呈现人类心灵本质强大的工具。而且在精神分析的发展史中，各个流派的精神分析理论家们从自身经历、所处时代文化背景的变化、临床经验出发，不断应对新的临床挑战，践行不断探索真理的原则，更新精神分析的理论，使得精神分析具有强大的生命力。脱胎于精神分析的心理动力性心理治疗继承了精神分析的这些宝藏，使其具有非常丰厚的理论和经验武器。在安全的设置和治疗师接纳、包容态度的孵化下，在与治疗师的情感互动中，动力性心理治疗可以触及到患者内心深处深刻的情感和冲突，从而给改变带来了契机，而且这种改变给一个人带来的心理和生活的变化往往深刻而持久。作为改良的精神分析技术，心理动力性心理治疗比精神分析有更宽泛的治疗适应证；精神分析为长程高频治疗，因专注于深层心理治疗而非常耗时、耗精力，其适用性和资源可及性受到限制。相对于精神分析，心理动力性心理治疗更加"灵活而具有弹性"，既可针对一个问题进行聚焦、短程治疗，也可以是更广泛人格层面的长程治疗，适用性强。因此，由整个精神分析理论所派生出的临床治疗的实施方法可根据环境、条件进行调整。

心理治疗已经成为精神疾病治疗和康复中不可或缺的一个环节，与此同时，当今所倡导的精准医学对心理治疗方法提出新挑战，精准医学要求根据每个患者的个人特征量体裁衣式地制订个性化的治疗方案，在心理治疗领域则需要根据个体差异进行进一步的纵向细分并实施针对性的心理治疗，心理治疗被要求循证、精准、有效、高成本效益。在过去二三十年，精神分析取向治疗不断朝向短程、注重疗效、标准化（治疗手册化）发

展，短程动力性治疗被陆续开发，其疗效被证实。其中智化治疗、焦点移情治疗和动力性人际治疗是近年来发展最为成熟、最具循证证据的短程动力性治疗。它们最初是针对边缘性人格障碍或抑郁症的治疗方法，但随后被有效运用于其他一系列精神疾病。

（1）心智化治疗（mentalization based treatment，MBT）：由 Bateman 和 Fonagy 从 1999 年开始创立，以客体关系理论为基础，同时整合了依恋理论以及其他精神分析的概念和原理。MBT 最初是针对边缘性人格障碍（borderline personality disorder，BPD）所研发的治疗方法，创立者 Bateman 等认为，边缘型人格障碍的本质问题是心智化的缺陷，患者没有发展出依靠内外部线索对自己和他人的情绪进行理解和解释的能力，导致情绪不稳定、冲动行为以及人际和社会交往中的脆弱性。MBT 的治疗核心在于提高患者的心智化能力，以解决他们在情绪调节、行为控制和人际功能方面的困难。MBT 治疗一般为 18 个月，分为三个阶段：初始阶段首先对心智化能力、依恋风格和人际功能进行评估，然后对边缘人格障碍可能的原因、治疗目标及其工作原理进行解释并建立治疗合同；中间阶段通常包括个体和团体治疗，通过运用不同的技术即治疗关系、共情、情感澄清和阐述，积极和消极强化等，发展心智化能力；治疗的最后阶段的工作重点是功能性的人际关系和社会功能方面，同时巩固早期工作并逐步为治疗结束做准备。研究表明，应用 MBT 对减少边缘性人格患者的自杀和自伤行为、改善社交功能和人际关系、缓解抑郁症状有显著作用，并且疗效在 8 年后的随访中依然明显。目前关于 MBT 的机制了解较少，未来的研究需要进一步研究 MBT 的疗效和有效性，特别是运用于 BPD 以外的其他人格和精神障碍。

（2）移情焦点治疗（transference focused psychotherapy，TFP）：由 Otto Kernberg 等从七八十年代开始创立，并不断修正，是适用于各种人格障碍尤其是边缘型人格障碍的心理动力性治疗。TFP 采用每周两次的个人门诊心理治疗形式，持续 12～18 个月。它的理论基础是 Kernberg 等人有关边缘人格组织（borderline personality organization，BPO）的精神分析理论模型，其基本假设是人格障碍患者缺乏对心理结构的整合能力，主要存在身份认同弥散，在应激条件下可出现现实检验能力丧失，同时表现为原始防御机制为主。所以 TFP 的总目标是聚焦于身份认同弥散和原始性防御机制的分析和整合，通过识别和修通移情情景中的原始成分，分析移情中的自我和重要他人的心理表征来增强患者的整合能力，让患者逐渐形成正常的身份认同。

随机对照研究发现，TFP、辩证行为治疗（DBT）和支持性心理治疗都具有减少 BPD 患者抑郁、焦虑症状以及提高他们社会适应和总体功能的效果，其中 TFP 和 DBT 组愤怒和自杀行为明显减少，但只有 TFP 治疗与持续的攻击性减少相关。除了症状改变外，TFP 还关注人格改变，研究表明，TFP 治疗后患者的依恋安全性和心智化能力显著增加，而在其他对照条件下患者则没有相应明显改变。这些研究结果表明，TFP 改善了患者的关系模式，提高了患者对自身及与其他人关系的洞察力，患者的人际关系敏感性和偏执减少，因此表现出较少侵入性和报复性的人际关系问题以及较高水平的人际热情，这些都有助于更好地应对自我、他人以及重大生活挑战等。

（3）动力性人际治疗（dynamic interpersonal therapy，DIT）：是由 Lemma、Target 和 Fonagy 在 2006 年开发，最初是针对抑郁症的治疗。它是以客体关系理论、人际精神分析、心智化和依恋理论为基础，在英国国家卫生署心理动力性能力框架（英国执业心理治疗师的国家精神卫生职业标准基础）之下所发展出来的 16 次短程心理动力性治疗模式。DIT 模型由三个阶段组成：参与/评估阶段（1～4 次），中间阶段（5～12 次），结束阶段（13～16 次），每个阶段都有其独特的策略。在整个治疗中，治疗师是积极的，旨在支持人际改变，改善和恢复心智化功能，从而解决或减轻情绪症状。DIT 根据患者人际情感焦点（interpersonal affective focus，IPAF）类型不同展开针对性的治疗干预，它对心理问题的亚型分类更加深入细致，治疗过程更聚焦，能够实现在相对短程的时间内完成并达到预期效果。所谓的 IPAF 主要包含四个组分：自我表征、客体表征、与自我表征和客体表征相关的情感和整体防御功能。患者因自我、客体表征的类型以及两者结合时情绪的不同而处在人际情感焦点中的不同位置。治疗通过在即时的治疗关系中探索患者的人际情感焦点，针对性地对暂时瓦解的依恋情感表征系统进行辨识与连接，帮助患者从心智功能失败转化到可以促进觉察，调控情绪的心智化状态，从而解决当下特定人际关系所触发的情绪困难，改善抑郁情绪。最近至少有两项在欧洲进行的大样本、多中心研究中证实了 DIT 对于有效改善抑郁症患者抑郁症状的疗效。

进入 21 世纪，精神分析以及心理动力性心理治疗的另一个发展趋势是"神经精神分析"。将研究人类大脑的神经科学与研究人类心智活动的精神分析相结合的设想，一直是弗洛伊德的梦想。他认为以神经科学术语描述和解释心理现象应该是可能的。弗洛伊德这一尝试体现在他《科学心理学设计》一书中，然而当时匮乏的神经科学知识无法支持到对心理现象的解释，随之而来的是精神分析和神经科学的独立发展、渐行渐远。20 世纪 70 年代，当神经科学步入狂飙突进，而精神分析则面临艰巨自身突破之时，神经科学和精神分析的结合再次悄然萌发，其重要性和迫切性也在之后被两个领域越来越多的优秀学者所认识。精神分析构建的心智模型有助于神经科学家对高级、复杂心理过程展开研究，同时避免将心理功能还原为生理联系，因为这种机械还原论无异于"将诗歌还原成组成它的字母"（Mark Solms）。另一方面，精神分析可以借助神经科学的实验数据，充实和更新其概念和理论体系，指导和发展临床治疗技术。近年来，神经精神分析领域的研究极为活跃，例如早期 Mark Solms 在对中风和肿瘤所致局部脑损伤继发情感障碍的患者展开精神分析研究，显示出神经病学和精神分析领域代表了事实的不同方面，它们相互补充而不是消解彼此。Allan Schore 则整合神经生物学、神经发育学、精神分析发展理论的研究成果，证实了一个普遍意义上"好母亲"的情感反应方式是如何在儿童最初两年的关键期塑造其大脑中"硬件"的，神经科学的基础研究与科胡特和唐纳德·温尼科特（Donald. W. Winnicott., 1896—1971）的关于情感神入和镜映的相关概念发生了联系。精神分析和神经科学正合力打造关于人类心智更为全面的整合的知识框架，1999 年《神经精神分析学》杂志

创刊，2000 年国际神经精神分析学协会在伦敦创建，并定期在世界各地召开年会。越来越多的学者赞同 2000 年诺贝尔生理学或医学奖得主、美国哥伦比亚大学 Eric Kandel 教授的观点，"精神分析仍然是最一致，最令人满意的心智理论"，神经精神分析学的产生为精神分析学与神经科学解决各自的发展困境带来了新的生机与活力。

（仇剑崟）

第二节　认知行为治疗的理论和方法

认知行为治疗（cognitive behavioral therapy，CBT）是在行为主义理论和认知理论的基础上，整合了行为治疗和认知治疗的精髓，发展成的主要心理治疗流派之一。CBT 高效、短程、结构化、操作性强、以问题取向为主导、注重此时此地、强调治疗联盟、重视心理教育、适应证广泛等特征已经被大众所熟知，并被广泛运用于医学、教育、咨询、企业员工帮助计划（EAP）、人工智能（AI）等众多领域。

一、基本理论

要想了解 CBT 的基本理论，首先需要了解西方行为主义理论和认知理论的发展进程。所有理论的发展，都脱不开时代的背景和科学发展的步伐，从理论到治疗几乎走过了半个世纪。接下来我们去梳理一下那些在理论验证、实践之路上投入热忱、付出极大努力的学者、哲学家、科学家、心理学家们所呈现的理论和深义。

（一）行为主义理论的发展

1. 条件反射理论和学习理论　古典行为主义使用了条件反射理论和学习理论，以华生为代表。1913 年，来自美国的心理学家约翰·布罗德斯·华生（John Broadus Watson，1878—1958）发表了《行为主义者心目中的心理学》一文，标志着行为主义心理学的诞生，华生也因之成为"行为主义之父"。华生吸纳了俄国生理学家伊凡·巴甫洛夫（Ivan Pavlov）的"条件反射理论"和美国爱德华·桑代克（Edward Thorndike）（美国心理学之父詹姆斯的学生）的"效果律"理论，认为刺激和反应是所有行为的共同要素，刺激（stimulation，S）是引起有机体反应的外界环境（Se）或躯体内部的

变化（Si），反应（response，R）是由特定刺激作用于机体而引起的内隐或外显的机体变化。首先，根据可见与否，反应分为外显反应和内隐反应。外显反应（overt response）即可见的行为，是肌肉收缩运动的结果；内隐反应（implicit response）则是需要借助于仪器才能观察到的身体内部变化，包括内脏运动、腺体分泌等。其次，根据反应的来源，分为非习得反应和习得反应。非习得反应（unlearned response），指个体在条件作用和习惯形成之前、于婴儿早期所具有的反应，类似于本能或巴甫洛夫的"无条件反射"；习得反应（learned response），则是指在后天条件作用下形成的各种行为模式，包括一切复杂的行为习惯，类似于巴甫洛夫的"条件反射"。通常先有非习得反应，再有习得反应。针对情绪，华生认为情绪也是对特定刺激的生理反应；谈及思维，华生也认为是生物过程的一部分，是内隐的言语，而语言则是外显的肌肉动作。华生将复杂的心理学简化为公式 S-R，专注于寻求 S 和 R 之间联结的规律，以达到预测和控制行为的目的。

1924 年，华生曾声明（节选）："给我一打健康的婴儿，让他们在我的世界里成长，我可以将他们训练成任何类型的专家。"这对当时经历过第一次世界大战（1914—1918）、需要看到积极曙光、信仰"人生而平等"的美国人来说，可谓是让人迷恋的理论。其中最有名的即是招来非议的"小阿尔伯特"实验，展现了如何将 11 个月的婴儿通过白鼠实验引起后天恐惧反应的过程，非常遗憾的是，当华生准备进一步对婴儿实施消除恐惧的实验时，孩子的母亲已经带着孩子离开了医院。他的学生琼斯（Mary Cover Jones）完成了部分的夙愿，即通过让另一个恐惧毛绒物体或动物的孩子"彼得"暴露于恐惧刺激中，从而获得了恐惧的消除。而宣言可以培养出任何类型专家的华生，自己的两个孩子却陷入了苦痛之中，未能实现他的理论初始的美好愿望。

与华生同为古典行为主义者的，还有魏斯（Albert Paul Weiss，1879—1931）、霍尔特（Edwin Bissell Holt，1873—1946）、亨特（Walter Samuel Hunter，1889—1954）、拉施里（Karl Spencer Lashley，1890—1958）等，他们都是坚定的，甚至是强硬的行为主义者，有着还原主义的观点，但同时

也意识到人的复杂性，是生物的，也是社会的。

华生对行为主义理论的发展所作的贡献是划时代的，是真正的行为主义奠基者，当时战胜了心灵论和内省心理学，完成了从动物研究到人的研究，研究方法上是突破性的，并且将心理学的研究视野拓展到广泛的应用领域，如儿童教育、企业发展、评估兵役、军官和士兵选拔（第一次世界大战时广泛运用）、广告制作、精神和情绪问题的治疗等方面，即便是现在，世界各地也在实践着他所创立的行为主义心理治疗。但是，有人称华生的行为主义理论是"无脑"的理论，忽视了对人的动机、需要、价值等方面的研究，是"环境决定论"。随着时代和科学的发展，行为主义也在不断地由后人们进行着修正。

2. 操作性条件反射理论 新行为主义（neo-behaviorism），也称激进行为主义，主要的代表人物是伯勒斯·弗雷德里克·斯金纳（Burrhus Frederic Skinner，1904—1990）。1938 年，斯金纳出版了《有机体的行为》，确立了他在行为科学领域的重要地位。斯金纳认为，除了巴甫洛夫经典的条件反射，还有另一种反射类型，即操作性条件反射（operant conditioning）。他主要对动物的学习行为进行了研究，设计了有名的"斯金纳箱"（Skinner Box），根据压杠杆的白鼠提出了他的"强化观"。斯金纳特别重视强化的作用，并与菲尔斯特合著了《强化的程式》，对强化的种类、性质、程式等进行了系统研究。强化（reinforcement）是指能够增强反应频率的行为结果，强化物（reinforcer）则是指能够增强反应频率的刺激或事件。正强化物，指在情境中给予需要的刺激，如食物、水、性等；负强化物，指从情境中消除掉的刺激，如噪音、寒冷、强光、电击等，此两种情况下，都是通过强化的作用提高反应的频率。正强化（positive reinforcement），也称积极强化，指通过获得想要的愉快刺激来增加行为反应频率；负强化（negative reinforcement），也称消极强化，是指通过消除或终止令人厌恶的、不愉快的刺激来增加行为反应的频率。斯金纳指出，惩罚（punishment）不是负强化，惩罚是指能够减弱或降低反应频率的刺激或事件，而正负强化的目的都是为了增加行为反应发生的频率。斯金纳认为，正强化更容易建立稳定持久的反应模式。

1953 年，斯金纳和他的同事报告了论文《行为治疗的研究》，标志着行为治疗（behavior therapy，BT）术语的首次应用。

另外两个非常重要的新行为主义代表人物是赫尔（Clark Leonard Hull，1884—1952）和托尔曼（Edward Chace Tolman，1886—1959）。赫尔认为，采用假设演绎法来建构系统理论，希望解释行为时，需要考虑起中介作用的内部条件，如内驱力、疲劳、习惯强度等。托尔曼的研究对认知心理学研究具有开创性的意义。他认同自己是行为主义者，但同时认为在 S 和 R 之间存在中介变量（intervening variable），即有机体的假设、信念、预期、认知地图等。赫尔所说的中介作用与托尔曼认可的中介事件有相似之处，但又明显不同。赫尔认为的中介作用是生理作用，而托尔曼认为的中介事件则是认知事件，介于环境刺激和行为之间。所以，托尔曼的研究开启了认知行为主义之路，可谓是认知心理学的鼻祖。

3. 社会学习理论 时代总是在向前推进，科学的步伐也不会停歇。1969 年，以艾伯特·班杜拉（Albert Bandura，1925—）为代表的新的新行为主义者（Neo-neo-behaviorism）出版了《行为矫正原理》，发展了社会学习理论并补充了理论的准则。班杜拉认为，效果律、强化机制、条件反射理论都非常重要，但他更注重个体、环境、行为三者之间的互动作用，认为任意两者均具有双向交互的关系，也称三元交互决定论（triadic reciprocal determinism）。班杜拉非常有名的波波玩偶实验（Bobo doll experiment）是关于儿童攻击性暴力行为的研究，认为榜样的示范（modeling）作用具有直接的调节作用，可以通过观察学习而获得，此理论被临床心理学家运用到行为治疗中，即示范模仿疗法（therapy of modeling and imitation）。班杜拉的另一个重要理论是自我效能（self-efficacy）理论，即个体对于成功完成某项目标活动所需能力的预期、感知、信念，而不是行为或能力本身。

（二）认知理论的发展

20 世纪 60—70 年代，信息加工认知心理学成为心理学研究的主流，并成为心理学史上的"认知革命"，相比于第一次"行为主义革命"，也称"第二次革命"。1967 年，奈塞尔（U.Neisser）出版了《认知心理学》，成为现代认知心理学产生的

标志性事件。

第二次世界大战以后，一切都开始复苏。科技的发展、信息的爆炸、服务业的需求猛增，尤其是计算机科学的迅猛发展，促成了现代认知心理学的发展。20 世纪 30 年代，英国数学家图灵（A Turing）提出了自动机制论，使得心理学家受到启发，通过计算机模拟探讨人脑内部认知过程，将计算机和心理学结合，形成了新兴学科"人工智能"。信息论、系统论、控制论等对认知理论的发展均具有重要影响，认为人的信息加工是在一定的认知结构中进行的信息加工，强调认知模型、心理定势在信息选择、接受和编码中的积极作用。

认知心理学以认知为研究对象，主要研究人是如何获得、储存、加工和运用知识的过程，对感知觉、注意、记忆、表象、推理、问题解决、决策、语言、人工智能等进行研究。通过实验法、观察法、计算机模拟等了解人的心理过程，对人的内部信息加工进行逻辑分析。计算机科学的发展促进了认知心理学的发展，但同时也限制了认知心理学的发展，计算机并不能复制人的所有认知过程，尤其是人的社会性、能动性、创造性。1976 年，奈塞尔在《认知与现实》一书中提出，心理学过度依赖实验室，忽视了真实的生活，认知心理学的研究成果需要与现实生活相关联。遗憾的是，认知心理学的研究很多，但缺少相对统一的理论模式，且忽视了情感、人格、行为、精神疾病、心理治疗等领域，在现实的应用较少。认知心理学研究拓宽了整个心理学研究的领域，并对各个心理学分支产生影响，同时发展出社会认知心理学、认知心理生理学等。认知心理学与人工智能、语言学、信息科学、神经生理学等一起组成了认知科学，当前随着科技的发展，这一领域的发展正高歌猛进。

认知心理学是在行为主义理论发展受限的过程中应运而生，不再以行为为研究对象，而以认知为研究对象，这与冯特建立实验心理学之初以"意识"为研究对象不谋而合。从行为主义革命走到认知革命，再走向认知行为的整合，时间跨度近一个世纪。

（三）认知行为治疗的发展

1. 从行为治疗到认知治疗 美国心理学之

父威廉·詹姆斯（William James）在 20 世纪之初、行为主义理论大行其道之前，就曾提出要发展"有用的心理学"，希望心理学为社会所用。20 世纪 20 年代，行为主义理论的兴起使得心理学获得了自然科学的地位，并独领风骚近半世纪。华生也曾试图对形成恐惧的小阿尔伯特消除恐惧，他的学生琼斯在 1926 年也对恐惧的小彼得进行了消除恐惧的实验。到第二次世界大战后，大量欧洲的心理学家来到美国，精神分析理论的优势逐渐突显。学院派的行为主义学家们开始探索临床心理学的研究，耶鲁大学的约翰·多拉德（John Dollard，1900—1980）、尼尔·米勒（Neal Elgar Miller，1909—2002）曾试图将精神分析理论转化成实验心理学的语言，未能成功。约瑟夫·沃尔普（Joseph Wolpe，1915—1997）、汉斯·埃森克（Hans Eysenck，1916—1997）、班杜拉都为发展基于科学理论的临床心理学而作出过努力。

1952 年，汉斯·埃森克发表了论文《心理治疗的效果评估》，对当时心理治疗医学化的模式进行了批评。1953 年，斯金纳和他的同事报告了论文《行为治疗的研究》，标志着行为治疗术语的首次应用。1958 年，南非精神病学家约瑟夫·沃尔普出版了《交互抑制心理治疗》（Psychotherapy by Reciprocal Inhibition），书中介绍了"系统脱敏"，以巴甫洛夫的条件反射原理解释焦虑障碍，通过去条件作用（deconditioning）消除焦虑，包含了放松训练和暴露治疗，形成了第一个建立在行为主义理论之上的科学可行的行为治疗方法。1960 年代，班杜拉建立了社会学习理论，将中介变量或内在观察学习者的概念重新引入科学心理学。1969 年，班杜拉出版的《行为矫正原理》呈现了行为主义的多个理论和上百个不同的实验，其他心理学家根据他的示范作用原理创立了示范模仿疗法。1960—1970 年，行为矫正成了行为治疗的代名词，演变成了"管理"或"管制"来访者，包括矫正暴力罪犯的行为、同性恋的性别取向等，甚至被心存恶意的人所利用。到 1970 年代末，行为矫正发展为行为治疗，心理治疗的重点转变成了以自我控制为基础的治疗模型，如自我监督、自我评估、自我强化、自我效能、自主改变等，增加了很多认知的元素。

从行为治疗转向认知治疗，加拿大心理学家唐纳德·梅肯鲍姆（Donald Meichenbaum）是最好的范例。他在行为矫正的盛行时期研究成人精神分裂症和儿童多动症的治疗，发现如果患者掌握行为矫正的规则，再进行自我训练，则能获得更好的自控能力。所以，他开创了"自我引导训练"（self-instructional training, SIT），即首先对某种紧张或困难的情境作出充分的评价，然后给予放松训练、引导想象等指导，以此调控自我。

2. 从认知治疗到认知行为治疗　透过心理学发展的简史不难看出，认知治疗是从行为治疗演变而来的。在认知治疗发展的过程中，初期以认知矫正为主的倾向也越来越多地融合了行为治疗的元素，并很快发展为认知行为治疗。

如果追溯认知治疗的渊源，最早的可能就是古希腊哲学学派中的斯多葛学派（stocism），其中哲学家爱比克泰德（Epictetus，约 55—135 年）认为，"困扰人们的并不是事情，而是人们对事情的看法"。

理性情绪治疗（rational emotional therapy, RET），是美国临床心理学家阿尔伯特·埃利斯（Albert Ellis）在 20 世纪 50 年代发展起来的较早的认知治疗，到 1993 年，改为理性情绪行为治疗（rational emotional behavioral therapy, REBT）。埃利斯的 ABC 理论综合运用了斯多葛学派和其他哲学学派的观点，认为非理性情绪产生的原因不是由于发生的负性事件，而是人们对负性事件作出了脱离现实的解释，存在脱离现实的信念，由此需要不断反思、驳斥非理性的信念，代之以理性的信念，并反复采取行为矫正来改变。埃利斯认为心理治疗是高度认知的、灵活的、定向的，通过挖掘无理性观念和情绪的根源，以逻辑的、经验主义思想进行辩论和反驳，促使歪曲的观念和非理性的情绪减少、改变，运用心理教育、苏格拉底式提问、辩论、角色扮演、自信训练、放松训练、脱敏疗法、暗示、幽默、布置家庭作业等方法来达到治疗目标。实际上，REBT 一直被认为是最倾向于行为主义的认知行为治疗，结合了沃尔普的系统脱敏疗法，直面恐惧，忍受痛苦，并做出行为改变。REBT 被广泛应用于教育、管理、性治疗、疾病治疗，后期拓展到物质滥用和成瘾的治疗。埃利斯是精力充沛、作品多产且畅销的心理学家，是业界著作最丰富的作者之一，出版了 50

多本书籍和 700 篇以上的文章，并专注于临床心理治疗、教学和演讲。

认知治疗（cognitive therapy，CT），又称认知行为治疗。迄今为止，在世界范围内更有影响力的认知行为治疗创始人是阿伦·特姆金·贝克（Aaron Temkin Beck），与埃利斯一样，他们都是在学习过精神分析的基础上，转而创立出属于认知行为治疗理论体系的学者。20 世纪 60 年代，贝克从对抑郁症患者的治疗开始，发现了抑郁症患者的认知图式，即对自己、世界、未来充满了负性的认知，也称"认知三角"。由此发现患者之所以出现情绪和行为的异常，主要是存在功能失调的或歪曲的思维。与埃利斯仅考虑信念的方式不同，贝克将思维进行进一步分层探索，从与当下生活事件相关的自动思维，推导出与童年成长经历、重大生活事件有关的、潜在的核心信念和中间信念，在此信念的基础之上，发展出付诸于实践的、一贯的行为补偿策略。通过收集一系列相关信息，形成认知行为的案例概念化，并制订适合患者的治疗计划和治疗方法。贝克在针对抑郁症患者的治疗中，着重分析和处理患者系统发展的、不同层次的歪曲认知，注重同盟的治疗关系的建立，强调心理教育的重要性，以此时此地存在的问题为目标取向，以结构化、短程的方式设置治疗，发展出丰富多样、灵活的认知和行为的治疗技术，注重家庭作业的布置和完成情况，以教会患者成为自己的心理治疗师为目标。贝克的CBT，早期认知治疗的权重较高，后期发展过程中，越来越重视行为治疗在治疗中的运用。由贝克的女儿朱迪·S·贝克（Judith S.Beck）执笔并再版的《认知疗法：基础与应用》《认知疗法：进阶与挑战》已经成为遍布中国大地的 CBT 培训教科书。

二、基本方法

认知行为治疗融合了认知治疗和行为治疗的理论和方法，在不同的培训体系中有些侧重于认知治疗，有些侧重于行为治疗，总体的趋势是认知治疗和行为治疗联合更占优势。通常的设置是 4～16 次访谈，每次 50 分钟，根据疾病需要可以减少或增加访谈次数，比如进食障碍患者、人格障碍患者可能需要 20～40 次治疗。对于创伤后应激障碍的患者，有时需要延时暴露治疗，一次访谈就可能需要 90 分钟左右。治疗的形式可以是个体治疗，也可以是团体治疗。下面就介绍整合的 CBT 的基本方法，主要聚焦在治疗思路，部分具体的方法可以参考胡佩诚主编的本科教材《心理治疗》。

（一）初始阶段（1～3 次访谈）

1. 收集资料，充分评估，心理教育，建立同盟的治疗关系。

（1）收集资料：与其他各种心理治疗或心理咨询一样，首先需要收集来访者的信息，包括了一般人口学信息、患者当前存在的主要问题、既往史、个人史、家族史、诊治经历。与临床医生为建构疾病诊断和治疗了解信息不一样的地方是治疗师需要带着 CBT 的思维框架去收集信息。①针对当前存在的问题：根据贝克 CBT 的认知模型思路（图 2-1），通过苏格拉底式的提问，了解患者认知模型中的各种元素，以及元素之间相互影响的关系。患者近期遇到了什么样的生活事件（情境 / 刺激）？之后出现的反应有哪些？他 / 她是怎么看待、评价这些事件的（反应 - 自动思维）？他 / 她的心情是怎样的（反应 - 情绪）？有什么躯体不适（反应 - 生理反应）？他 / 她是怎么做的（反应 - 行

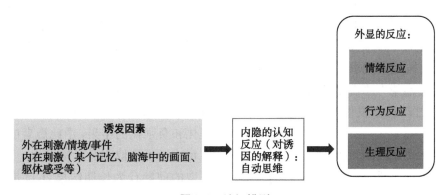

图 2-1 认知模型

为)？近期生活中有其他类似的或者不一样的事件与反应吗？之前有过类似的情况吗？这是第一次还是复发？②追溯过去：循着上面的问题，将患者当前的症状或问题以 CBT 的视角了解清楚，然后再循着当前的问题，探索患者在童年成长经历中可能经历了什么重大事件或创伤性事件，导致患者对自我、世界、未来、他人产生与当前问题相关的负性信念（核心信念）？在这些负性信念的基础上，患者以什么样的态度、建立了什么样的规则、假设来应对外部的世界（中间信念）？在一贯的行为模式中，患者为实现他/她的规则和假设采取什么样的有问题的行为模式（补偿策略）？了解这些信息，是为了进一步对患者进行案例概念化做好充分的准备。收集信息，通常需要 1～3 次的访谈，针对患者疾病或问题的复杂程度、表达能力、认知水平、治疗关系等有所不同。

（2）充分评估：从初始访谈收集患者信息开始，评估就随时跟进。评估的内容主要有这样几个方面：①诊断评估，根据 DSM-5 或者 ICD-10/11，患者的症状达到疾病的诊断标准吗？是单一诊断？还是共病诊断？需要排除器质性疾病吗？有哪些鉴别诊断？目前适合进行心理治疗吗？②危机评估，患者当前的情况有无各种危机？有无自杀、自伤、出走、暴力攻击、伤人、跌倒的风险？患者有无重症精神病性症状，导致有潜在的不可预测的风险？躯体状态有无生命危险？比如营养极其不良、电解质紊乱、躯体疾病严重、药物副作用较大等。需要紧急住院治疗吗？需要首先转到其他综合医院诊治吗？目前是否适合进行 CBT 治疗？③严重程度评估，可以通过各种自评或他评量表进行症状评估，结合治疗师的专业知识和经验、患者自身的报告、家人提供的信息等进行评估，以初步了解疾病的严重程度，更好地制订相关的应对策略；④动机评估，患者有无进行心理治疗的动机？是症状太严重导致没有治疗动机，还是被他人要求来进行心理治疗，而自我没有治疗的愿望？患者是动机不足，还是缺乏？有可能通过动机激发促进患者进一步参与治疗吗？

（3）治疗关系：CBT 治疗师和患者之间的治疗关系是同盟的治疗关系，共同面对患者的疾病和问题。基于人本主义治疗建立关系的要点，治疗师需要倾听、共情、尊重、理解、真诚、热情、温暖地面对患者，以形成良好的治疗关系基础。而对于 CBT 治疗师而言，需要全情投入，在治疗中不断针对疾病和 CBT 进行心理教育，注入希望，运用 CBT 的理论和方法帮助患者减轻症状、减少痛苦、减少僵化的有问题的行为模式和应对方式，与患者之间形成相互信任、联盟的治疗关系，治疗师常常如教练员一般教会患者知识和技能。患者能积极运用改变或调整思维、情绪、行为的方法，在治疗访谈的间隙不断实践，完成治疗师布置的家庭作业，努力成为自己的治疗师。

2. **案例概念化** 从第一次访谈开始，CBT 治疗师在收集信息的基础上，就要在脑中形成患者的案例概念化。随着收集到的信息更加全面，不断修正患者的案例概念化。案例概念化是一个动态的过程，是对患者疾病或问题形成的假设，不可能 100% 正确，需要在之后的访谈中向患者解释并确认，并勇于不断修正。在形成案例概念化的过程中，针对患者的问题特征，通常可以选择进行认知概念化还是行为概念化，以便对患者典型的问题进行动机激发、制订治疗计划。

行为功能分析（behavioral functional analysis）是针对行为治疗的理论，聚焦于问题行为进行功能分析，限于篇章，此文仅介绍微观的行为功能分析。患者在遭受某个外部刺激（external stimulus，Se）或内部刺激（internal stimulus，Si）以后，通过某些中介机体因素（organism，O），即患者存在的机体生物学的脆弱性（如遗传基因、神经递质等因素）和心理脆弱性（如人格发展、图式等），出现反应（reaction，R），反应包括认知的（cognitive）、情绪的（emotional）、生理反应的（physical）、肌肉动作的（motoric）四个层面的反应，而问题行为产生的结果（consequences，C）会导致问题行为循环往复（图 2-2）。而患者之所以总是以问题行为应对刺激，导致症状持续存在，是因为患者每次采取问题行为以后在短期获得好处（Cs+，正强化），或者可以在面对困境时的不适、坏处短时即消失（Cs−，负强化），这就是问题行为被正强化和负强化的结果，由此患者的问题行为就会在每次遭受相似刺激时都发生。而实际上，患者采取的问题行为长期结果（Cl）是导致患者更加痛苦，自我价值受损，原本期待的理想或积极目标更加不可能实现。图 2-2 为行为功能分析的一部分内容。

进行微观行为功能分析，可以让患者充分了解自己的心路历程，了解问题行为持续存在的原因，并了解需要从何处着手才有可能打破僵局，激发治疗动机，为接下来实施行为改变、认知改变等做好准备。

认知概念化，也称案例概念化（case conceptualization），从初始治疗阶段收集信息的过程中，CBT 治疗师已经按照脑中 CBT 的框架收集信息，CBT 的基本概念逐一呈现，通过对患者的假设，从疾病发生的素质因素、诱发因素、维持因素的三因素模型中，形成对患者的案例概念化，即了

解患者与问题相关的核心信念、中间信念、补偿策略、当前的情境、自动思维、自动思维的意义、情绪、行为、生理反应，形成概念化的逻辑关系，将患者的症状、问题置于概念化系统中。（图 2-3）

实际上，行为功能分析、认知概念化在整个 CBT 治疗中均需要不断地修正、求证，通常在治疗中后期才会向患者展现，使得患者对自身的问题循序渐进地理解。

（二）中间治疗阶段（4～10 次访谈）

此阶段主要是针对患者 CBT 的基本元素，即生活中的事件、自动思维、情绪、问题行为、生理反应等，运用各种认知、行为治疗的技术进行治疗的过程。每一个 CBT 中的基本元素都可能

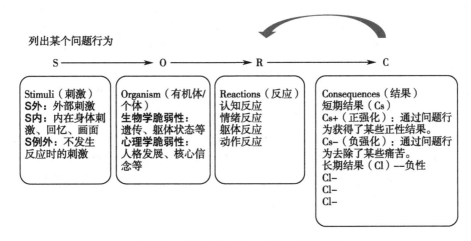

图 2-2　行为功能分析 - 微观分析 SORC

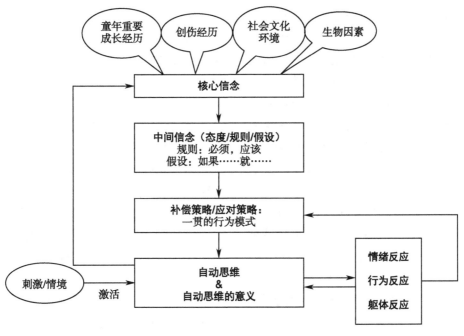

图 2-3　认知概念图

是当前的治疗目标，要求患者在家庭作业的过程中反复以情绪为索引，记录功能障碍思维记录表（dysfunctional thoughts recording，DTR），以此帮助患者了解并识别心理过程的基本元素，根据患者的情况，灵活选择。

1. 负性生活事件 如果患者遭遇的生活事件有解决的可能，治疗师可以与患者一起探讨问题解决的思路和方法，进行头脑风暴，尽可能多的运用身边的积极资源想方设法解决问题。大多数的患者所遭遇的事件并不大，或者是已经发生且无法更改的事情，或者是非常灾难化的创伤性事件，治疗师需要针对不同的事件进行评估，根据有无解决的可能决定选择问题解决，还是针对其他的CBT元素进行治疗。

2. 情绪 患者的情绪是最能观察到，也是患者体验最明显的症状，各种复杂情绪都有可能出现。在治疗的过程中，首先要让患者学会觉察情绪，并根据情绪索引探究背后的自动思维。主要需要觉察最基本的情绪，如抑郁、焦虑、恐惧、愤怒等，患者可能会描述很多复杂情绪，描述情绪的词汇至少有上百种，需要帮助患者厘清能否拆分成基本情绪，这样才能更好地觉察背后对应的自动思维，以及情绪引起的生理反应。针对情绪有不同的处理方式，如放松训练、忍受痛苦、正念、冰块实验等。

3. 自动思维／中间信念／核心信念 针对自动思维和信念采取的是认知矫正的方法，自动思维与当前的事件相关，相对容易处理；而中间信念和核心信念是僵化的、固化的思维模式，短时期内很难改变或调整。但每一个自动思维的含义都与核心信念相关，所以在有限的治疗时间内，如果能调整自动思维，就一定也能对核心信念有所撼动。首先需要去识别能够被处理的自动思维。患者在事件发生以后，可能会有非常多的想法，有些只是在还原对事实的描述，这样的思维就不是主要的工作目标。值得去挑战的自动思维是指患者对事件的评价、看法、解释，而这些评价、看法、解释是负性的、非适应性的、非理性的，会导致功能失调。根据贝克的CBT，将负性认知歪曲进行了命名，包含了如"非黑即白、两极化、全或无、灾难化、贴标签、管状视野、过多揽责"等歪曲认知，认知矫正的方法有很多，比如苏格拉底式提问、证据检验、利弊分析、连续谱分析、饼图、角色扮演、行为实验等。

4. 问题行为／补偿策略 患者的问题行为通常是一贯的补偿策略的具体化体现。首先，需要识别问题行为，并记录、评估，对患者在行为反应中出现的问题进行总结，列出问题清单。然后，对问题行为进行微观行为功能分析，激发行为改变的动机，针对不同的问题制订有效的行为治疗计划。常见的问题行为如回避或逃避行为、攻击行为、讨好行为、自伤行为、节食行为、暴食引吐行为、依赖行为、强迫行为等。通常采取的行为策略，包括放松训练、行为监察、行为激活、暴露治疗（想象暴露、现场暴露、内感受性暴露）、暴露反应阻止治疗、辩证行为治疗、艺术治疗等多种方法，设计行为治疗通常需要循序渐进，结合患者的实际情况进行设计，开动脑筋，形式丰富多彩，可行性高。

5. 躯体反应 患者通常存在累及全身多系统、多器官的躯体反应，在充分检查、排除器质性疾病的情况下，可以针对性地采取各种应对策略。即便是有器质性疾病引起的躯体反应，在医学治疗难以痊愈时，充分评估危险性之后也可以适当采用CBT的方法进行处理。通常采用的方法如觉察和评估躯体症状、呼吸训练、放松训练、意象训练、内感受性暴露等。

中间阶段运用各种技术帮助患者减轻症状、减少痛苦，教会患者成为自己的CBT治疗师，患者的问题也会在社会功能中有所体现，如人际关系问题、亲密关系问题、社交技能问题等，都可以在CBT框架下进行处理。

（三）最终阶段（1～3次访谈）

此阶段主要是对前两个阶段所做的工作进行总结，并不断实践，预防复发，逐步拉长治疗间隔，结束治疗访谈。在最后的阶段，患者仍有可能出现新的问题，或者之前的症状会有所反复，需要让患者更多地自我总结，针对所学从CBT视角理解，并积极采取策略进行调整，在生活实践中不断觉察自我，练习CBT的技术。治疗师需要针对复发问题进行心理教育，如何尽可能减少复发和应对复发，如果患者非常需要，也可以适当延长原有的治疗计划。患者改善后，可以逐步延长访谈间隔，从最初的每周1～2次，到每2周1

次、每月1次、3个月1次等，以此类推。

如果经过规范的CBT治疗，患者效果不佳，需要与患者商谈，考虑转介给其他流派或更有经验的CBT治疗师，或者需要与医生合作，联合药物治疗，必要时建议患者住院治疗等。

三、CBT治疗的"第三浪潮"

在经典CBT治疗的基础上，认知行为治疗的理论和技术仍在不断发展。后现代治疗出现了CBT治疗的"第三浪潮"，经典的CBT治疗强调认知和行为的改变，而第三浪潮的CBT则认为有些患者的认知和行为很难去改变，需要去接纳症状、忍受痛苦、带着症状更好地生活，打破以往的僵局，"接纳即是改变"，从而形成新的行为模式，促成认知进一步改变。其中使用最广泛的正念治疗是对以正念为核心的各种心理治疗的统称，目前较为成熟的正念治疗包括正念减压治疗（mindfulness-based stress reduction，MBSR）、正念认知治疗（mindfulness-based cognitive therapy，MBCT）、辩证行为治疗（dialectical behavior therapy，DBT）和接纳与承诺治疗（acceptance and commitment therapy，ACT）。这些治疗被广泛应用于焦虑障碍、抑郁症、强迫症、边缘人格障碍、物质使用障碍、进食障碍、人际关系问题、应对压力等方面。

1. **正念治疗**　"正念"最初来自佛教，是佛教禅修的主要方法之一。正念治疗则是由美国心理学家乔·卡巴金（Jon Kabat-Zinn）于1979年创立的治疗方法。强调有意识、不带评判地觉察当下，通过正念冥想等方法，帮助患者在喧嚣忙乱的世界里，找回平静、专注和幸福，并形成了多种以正念为基础的心理治疗。2002年，英国牛津大学的马克·威廉斯（Mark Williams）等将正念减压与认知治疗结合，创立了认知正念治疗。

2. **辩证行为治疗**　1999年，由美国华盛顿大学的玛莎·莱茵汉（Marsha Linehan）教授将正念治疗融入到行为治疗中，创立了辩证行为治疗（DBT），初期主要是针对边缘型人格障碍，之后也广泛用于治疗进食障碍、物质依赖、冲动行为等。DBT以辩证法和生物社会理论为基础，强调患者与治疗师之间、理性与情感之间、接受与改变之间的辩证平衡与协调，帮助患者在情绪困扰

的时候，通过痛苦承受技术、正念技术、情绪调节技术、人际效能技术等调节情绪。治疗以个体治疗、团体治疗、电话联系、治疗师督导和讨论等不同的模式开展。

3. **接纳与承诺治疗**　是1998年由美国心理学家史蒂文·海斯（Steven Hayes）和他的同事们创立的行为治疗方法，建立在斯金纳的操作性条件反射理论的基础之上，融合了正念治疗。ACT的基本理论包括：功能性语境主义、关系框架理论。基本治疗理念是：来访者必须学会重新掌握对自己行为的有效控制，大多数情况下，为了重要的目标和价值，需要打破以往僵化的、有问题的、防御性的行为模式（如回避行为），接受在刺激下可能自动产生的负性感觉、记忆、想法、情绪等，不急于用防御性行为去改变当下的负性感受，而是确认有能力将使命、目的、意愿付诸实践（承诺），从而在接受和改变之间寻求平衡。首先，对问题行为进行分析，了解回避行为及形成的原因，帮助来访者挖掘情绪中的逃避系统；其次，找出对生活有意义、有深度的思想，通过接纳、认知解离、关注当下、观察自我、寻找价值观、承诺行动六大核心过程进行调整。海斯认为，虽然口头上承诺了"更好的"行为，但并不需要依赖于认知重建来改变和操作行为，而是"希望将事件融入到新的背景中，而不是改变它们"，治疗的过程也含有了对认知进行重新评价的元素，无需认知重建，更多的是不加批判地接纳，同时融合了正念治疗的思想。

四、回顾与展望

而今，CBT的发展突飞猛进，大量循证治疗有效的证据层出不穷，有关CBT的书籍大量被引进国内翻译成册，其适应证范围几乎涉及DSM-5或ICD-10诊断体系中的绝大多数疾病，更不用说处理生活中一般的心理困扰。因为它的高效、短程、结构化特征，也由此成为教科书、各种疾病治疗指南首先推荐的一线心理治疗方法。目前，来自美国、德国、英国、加拿大等国际专业友人来到中国，与国内领先的专业机构共同合作组织培训，越来越多的国内临床医生和心理咨询师、心理治疗师参与培训、实践、教学和研究，队伍壮大的速度呈几何级增长，越来越受到认可和广

泛的应用，并发展出来自国内的专业水准较高的团队。

从心理学发展简史，回顾来路，历经"行为革命""认知革命"，无数源自研究行为或认知的专家们不断探索，创立理论，反复论证，与其他方法取长补短，关注细节，并不断发展着CBT。整理当下，如站在巨人的肩膀上，经典的CBT存在着系统的理论体系，逻辑严密，技术丰富，短程高效，适应证范畴广泛，并不断吸纳其他流派的优秀资源，逐渐发展，从问题取向，也会转向资源取向，灵活性地创造出多种矫正认知、情绪、行为的技术。当前在经典的CBT理论和技术，尤其是行为治疗的基础上融合正念治疗，形成了CBT的"第三浪潮"，包括DBT、ACT、正念治疗等，从认知行为改变，走向更广泛的天地，改变可以改变的，接纳难以改变的，融合东西方文化，寻求接纳和改变之间的平衡。

从CBT的发展历程看，西方心理学者越来越关注文化环境对治疗的影响，尤其是正念治疗，运用了来自东方禅宗的思想，作为东方的我们，是否应该更加深入地挖掘中华文化，结合经典的CBT，创立出具有中国文化特色的CBT，并能够具体化、细节化、结构化，使得CBT在中国能够更贴合国人，形成更广泛的应用。

随着人工智能的飞速发展，如何将互联网、人工智能、虚拟现实、计算机技术等高科技方法应用在心理治疗的实践中有很大的挑战。箭在弦上，一触即发。中国人口众多，专业心理治疗师或精神科医生资源短缺，如果能借助于高科技，让更多的患者参与到心理治疗中来，实现高效的目标，不啻为患者的福音。而随着功能影像的发展，也能进一步探索CBT发生的机制，寻找与病因、治疗效果有关的生物学依据。

（乔慧芬）

第三节 人本主义理论与方法

人本主义心理学在20世纪50—60年代兴起于美国，它反对当时已占主流的行为主义和精神分析理论对人性的偏颇和窄化的看法，主张以人为本，关心人的本性、价值和尊严，研究健康人格和自我实现等对人富有意义的现实问题，因此，不但在心理治疗领域，而且在教育、企业管理以及国际政治等领域都有着广泛的影响，被称为西方心理学的第三势力。人本主义理论与方法主要是以来访者为中心治疗或以人为中心的治疗（person-centered therapy），其倡导者是美国心理学家卡尔·罗杰斯（Carl Rogers）。罗杰斯认为人具有主观性和与生俱来的"善"，每个人都可以做出自己的决定，每个人都有着自我实现的倾向。

一、基本理论

（一）罗杰斯的人格自我论

1. 有关自我概念 自我概念是罗杰斯人格理论中的一个核心概念，是罗杰斯于50年代在其"患者为中心治疗"的理论中阐发出来的。在了解自我概念之前，我们首先要明白现象场和经验的两个概念。

（1）现象场和经验：现象场（phenomenal field）是罗杰斯采取了哲学现象论的看法，他假定每个个体都生活在一个时刻变化的主观世界里，自己就是这个世界的中心。一个人如何看待自己，如何看待世界，对所发生的事情赋予何种意义，都是取决于他自己如何看待并理解当前的处境，而不是取决于别人的看法。简而言之，现象场就是一个人所经验到的一切。

（2）自我概念（self-concept）：罗杰斯认为，自我概念由自我经验转化而来。自我经验（self-experience）是现象场内的经验，属于从个人自身所得的那部分经验。自我经验代表个人从经验中对自己一切的知觉、了解与感受。在众多自我经验材料中，那些与"我""自己"有关的知觉，慢慢从个人现象场中分化出来，成为一个独特的、有着内部联系和结构的部分，即包括对"我是谁？""我是什么样的人？"等问题的一切可能答案，将这些答案汇集起来，称为个人的自我概念。关于自我概念，罗杰斯特别指出，首先，自我是一个有组织的结构，一个格式塔，其中一小部分的改变会导致整个结构的改变；其次，自我是一个在不断改变的结构。自我概念的内容可以用"两面三点"来描述。"两面"是指自我知觉所反映的对象，一是个人各种特点和能力；二是自己与他人及环境的关系。"三点"是指对上述两方面反映的性质，包括知觉、评价和理想。

（3）自我概念的发展形成：自我概念的形成，是个人在其生活环境中对人、对己、对事物交感互动时所得经验的综合结果。婴儿最初的经验是混沌一片的，他不能把自己和其他的事物区分开来，随着儿童的慢慢成长，他开始有了这种区分。首先，他把自己的身体与非自己身体的外物区分开，被分化出来的"自我经验"伴随着儿童与环境的互动，尤其是儿童与他生活中"重要他人"的互动，变得越来越复杂、精细。如果这些重要人物一直在接受一个人所有内在体验，那么此人的自我概念可能非常丰富——他不必根据他人的标准来塑造。但如果这些重要人物不能完全接受一个人所有的内在体验，这个人自我概念的形成就难免会遭遇困难，产生焦虑。

2. **积极关注** 个体在与环境中重要人物互动时，希望别人能以积极的态度支持自己，对自己表示肯定、看重、认可和喜爱，也就是积极关注。当个体内在体验获得别人的积极关注时，他的自我概念将更加明确，进而继续健康成长。

（1）有条件的积极关注（conditional positive regard）：罗杰斯认为，我们多数人要获得积极关注是有条件的。因为大多数父母都只有在孩子们满足期望的时候，才会爱他们。当父母对孩子的行为不满意的时候，他们就会收回他们的爱。孩子们逐渐懂得，只有做了父母想让他们做的事，才能得到父母的爱。慢慢地，孩子也会对自己的经验持一种有条件关注、区别对待的态度，而且采用的是跟成人一样的判别标准，我们就说他习得了一些有条件的价值感（conditions of worth）或称价值的条件化。在罗杰斯看来，这种有条件积极关注的结果是，孩子们学会了抛弃他们自己真实的情感和愿望，而只接受父母赞许的那一部分自我。

（2）无条件的积极关注（unconditional positive regard）：在我们生活的世界中，个体摆脱需要接受自己的重要他人的影响是很难的。然而，个体能够保持与内在的体验联系，并终生保持平衡和改善自己是有极大可能性的（Robert D.Nye，2000年）。这种情况产生的一个必要条件是体验无条件积极关注。在无条件积极关注中，我们知道无论自己做什么，都会被接受、被爱、被引以为荣。即使做错了事，依然感到被爱、被尊重，在这种条

件下，孩子就可以自由地体验全部的自我，自由地把错误和弱点都纳入到自我概念中来，自由地体验全部生活。当然，父母并不是这种无条件积极关注的唯一来源，生活在一个无条件积极关注的家庭中，也并不意味着就一定会有完美生活。治疗师也可以在心理治疗中贯彻这种无条件积极关注的思想，帮助人回到自我满足和快乐中去。

3. **自我和谐与不和谐** 所谓自我和谐（self congruence）是指一个人自我概念中没有自我冲突的心理现象。在有条件积极关注下成长的孩子，当他的自我体验和价值条件不一致时，就会有自我不和谐的状态，心理就会有冲突。例如罗杰斯提到自己头一回喝汽水时，心中有微微的堕落感，因为罗杰斯小时候父母的严格的教育是不准喝汽水的，他第一次喝的时候虽然觉得汽水是好喝的，但这和自己的价值条件是相违背的，所以产生了堕落感。在理想我（ideal self）和现实我（real self）不一致的时候，也会产生自我不和谐状态。理想我是指自己在理想中要成为什么样的人，现实我是自己觉知自己是什么样的人。比如有个女孩在众人面前说话总是紧张、脸红，她总希望自己能在众人面前讲话时能够落落大方、镇定自若，可每次都让自己失望，慢慢地她越来越自卑。

（二）心理疾病成因的理论解释

自我概念是了解心理失调的关键。人的自我概念，特别是某些重要的自我概念是理解心理失调状况产生的关键。

1. **经验与自我概念的不一致** 上面我们提到，在有条件的积极关注下，自我经验与价值条件不一致会带来一种自我不和谐的状态，那个体这时会如何反应呢？一方面，个体处在要求感到自己有价值，值得关爱的自我关注动机支配下；另一方面，价值提供了判别经验的准绳，使得个体能够分辨哪一种经验使自己有自我价值感，哪一种经验会使自己感到困窘。这两者联合起来发生作用，其结果是当事人不再能坦率地面对任何经验，而是对经验进行扭曲，以歪曲的面貌进入自我概念。例如一个孩子在其自我概念中是个好孩子，但他却经常打弟弟。当父母对他批评或惩罚时，他会以下述方式曲解其自我："我是个坏孩子"，"父母不喜欢我"，或者"我并不喜欢打小弟

弟"。前两种是对经验的曲解，而后一种是对真正情感的否定。因此，罗杰斯说，"在我们看来，这是发生在人身上的一种基本的异化（estrangement）。他不是真实地面对自己，面对自己自然而然产生的对经验的机体评价，而是为了维持他人对自己的积极关注，曲解自己经验得到的价值，仅仅依据对于他人的意义来知觉自己的经验。"在治疗过程中，患者大多具有很低的自我概念，经常否认和歪曲来自外部的积极的信息反馈，也常抑制来自其自身的积极情感。

2. 焦虑和防御 罗杰斯认为，尽管个体自我概念中有着大量的价值条件，但在表面上，个体的自我概念还能维持着协调一致的局面；是一个整体，一个格式塔。而一旦那个构成威胁的经验以本来面目进入意识，它就会使协调一致的自我概念以及与之相结合的价值条件遭到冒犯，使得它们的真实性、合理性或者合法性受到挑战，引起自我关注发生动摇，有可能因此而迫使当前的自我概念产生变化，焦虑就会产生。例如有个女孩儿的自我概念中有"我是个学习好的女孩"（自我概念成分），"学习好的女孩是不能化妆打扮的"（价值条件），可到了大学之后，看到其他女孩都打扮得漂漂亮亮的，唤起了她爱美的天性（自我经验），这个女孩很可能就会感到一种威胁。假如她自我经验以其本来面貌进入意识，就意味着承认自己不是个"学习好的女孩"，甚至不是个好女孩。这样，这个女孩原有的自我价值感或自我关注就受到威胁了。感受到威胁的直接表现为焦虑。这时防御过程就会启动，阻止经验进入意识层。最普遍的防御就是扭曲，不让经验准确符号化，而使经验在总体上与自我概念一致。罗杰斯还认为，防御机制除了上述神经症性的行为方式，一些通常被认为是精神病症状的东西，如妄想，实质上也是防御的表现。

3. 解体 大多数正常人在自我概念发展达到某个状态后，虽然不断有与自我概念不一致的经验发生，但透过防御过程，个体的自我概念基本上保持着它的完整性，自我概念与经验的相互关系上维持着一种动态的平衡。而如果个体防御失败，与自我不一致的经验最终还是闯入意识的话，罗杰斯认为这会导致自我的崩溃或者解体。当经验与自我概念的不一致非常严重或者明显，

或者有某个显著的与自我概念不一致的经验突然发生时，个体的防御机制往往不能有效地工作，难以成功掩盖经验与自我之间的矛盾。这时焦虑产生，作为一个统一体的自我结构被打破，被肢解；原来那种通体相关、彼此协调的局面不复存在。

在解体状态下，个体的行为就显得矛盾和紊乱。总之，罗杰斯认为自我概念与机体经验之间的矛盾、不协调，是导致强化防御、焦虑不安、自我混乱甚至人格障碍的原因。

二、治疗方法

人本主义心理治疗最基本的前提是建立一个理想的治疗关系，这是促使患者产生积极改变的一个主要资源。人本主义心理治疗认为，当患者和治疗师在一个深层关系中相会，彼此会体验到一个人能够怎样与他人相处。通过持续的良好接触，久而久之，这种品质固定下来，并且迁移到与他人的互动关系中。

（一）促进患者的自由

1949年，罗杰斯提出一个不同寻常的设想："假如我不去考虑表现我自己的聪明才智，那么，我觉得依靠来访者去完成整个治疗过程更好。来访者了解自己的问题、应向什么方向努力、什么问题最重要、自己隐藏着什么体验。要建立良好的治疗关系，治疗师首先需要支持和鼓励患者自由地选择要处理的问题、决定如何探索以及想做出怎样的改变，所以人本主义心理治疗是非指导性的。

（二）接纳和无条件的积极关注

治疗师无条件地积极关注、接纳和非占有性的温暖、不评价及肯定的态度和反应，强有力地影响着患者对自我的看法和幸福感。

（三）本真、真实和透明

治疗师需要本真、真实、透明，当治疗师成为透明的、愿意开放的自己，没有任何欺骗或试图去扮演他所不是的一个人，患者往往会感到信任。

（四）共情

人本主义治疗师认为，共情为患者提供了一面"魔镜"，使患者能够体验他们自己以及他们的知觉、感受和想法。人本主义治疗师往往尽其所能地关注患者，寻求理解患者的世界，尤其是理

解患者本人，共情并不是简单地反馈或重复，而是感同身受地体验患者的感觉、思想与体验，同时将这些理解与患者沟通。共情是一种复杂的现象，它包括态度、价值、技巧和行为。共情也是一种复杂的技巧，它需要集中注意力和精力，需要对他人的经验世界进行解码，同时需要用清晰、准确的语言将此经验进行编码。心理治疗研究表明，治疗师的共情对患者具有积极作用，没有研究表明治疗师的共情对患者有负面作用。共情促使了治疗关系的稳固，促使患者对自己生活进行反思，促进了患者的成长与改变，因此共情是人本主义心理治疗中最重要的一项技术。

三、问题与展望

（一）限制与批评

1. 关于训练 对以人为中心疗法的一个特别关键的质疑是：真诚、尊重、共情的态度是训练出来的，还是作为一个人天生就具有的。在咨询和治疗的实务中，有的治疗师即使接受过许多训练，但是仍然不能对患者产生共情，表达尊重，即使是有共情也是非常表面和肤浅的。这也带来培训的困难。态度是很难操作和定量化的，所以受训者在学习过程中很难把握。

2. 理论上并没有新的建树 一个好的治疗理论，必须在咨询和治疗研究与实务上继续发展。据大卫·凯恩（David J. Cain）1986 年报道，自罗杰斯 1959 年的一篇研究文献之后，以人为中心理论就很少出现新的理论，凯恩认为有必要去修正补充现存的理论架构与发展新的概念："以人为中心的人格、心理治疗、社会关系、团体与组织行为等理论在过去 25 年间，仍在原地踏步，一点也没有改变。"

3. 文化的限制 罗杰斯关于真诚、尊重和共情等核心概念被看作是一种文化价值。一些作者质疑它们的广泛性及其对所有文化背景患者的适应性。比如对于东方文化来讲，中国人甚至亚洲人倾向于寻求直接的指导，或即刻的建议。在一种尊敬并听从权威的文化中，传递指导性以人为中心疗法是有一定困难的。而且许多文化如同罗杰斯一样关注家庭或社会取向而非个人决定。虽然这些评论表明了对普通运用以人为中心疗法的担心，Morkian 指出了治疗师不应假定某种特殊

类型的治疗是否适合于一种文化的成员，而是应该尊重存在于不同文化之中的个体。

（二）展望

以人为中心疗法的重点不在特殊的技术，相反，治疗师的态度被认为是最重要的。由于对态度的强调，对技术的淡化，多年来以人为中心疗法并没有太多理论与技术上的发展，然而它在心理咨询与治疗领域却越来越有影响。这主要体现在：

1. 强调真诚、尊重、共情对建立治疗关系的重要性 越来越多的心理咨询与治疗的学者及工作者认定咨询、治疗关系的质量是治疗的基础。研究表明，在心理治疗方法中，多达 30% 的患者进步的影响归因于治疗关系。事实上，和专业的理论定位方向、经验水平或是专业的指导相比，治疗关系对结果更具有预言性。几乎所有的治疗师在他们的工作中都利用了真诚、尊重和共情的原理。

也有研究已经放弃了有关共情"普遍有效的神话"，而是寻求什么时候共情理解才对特定的患者、特定的问题和治疗过程中的特定阶段最有帮助。一般来讲，在促进治疗关系的质量和效果方面，共情是有用的。

2. 共情概念的发展 - 文化共情 在过去的 20 年里，对于共情在多元文化治疗中所扮演的角色正受到越来越多的关注。许多著作已经把重心集中在描述治疗师如何克服文化差异来对患者进行共情。共情是一种复杂的现象。正确地和有着其他文化背景的患者共情对于治疗师来讲可能是相当具有挑战性的。文化共情是共情的一种特殊情形。Ridley 和 Lingle 将这种建构定义为治疗师具有学术上的能力，能够正确地了解来自其他文化背景的患者的自身经验。治疗师的理解是通过文化资料的阐释被反映出来的。文化共情还包括治疗师的另一种能力：有效地以一种关注的态度与他们进行沟通。

3. 与现代精神分析的融合及相互影响 现代精神分析治疗家将共情的态度运用于澄清、对质、解释，使这些治疗技术得以改变。同时强调对反移情的理解更有助于达到深层次的共情。人本主义心理治疗理论强调治疗师要站在患者的角度去理解对方的内心世界及感受。现代精神分析

将反移情解释为治疗师潜意识地认同了患者的情感。治疗师强烈的情感体验正是一种感同身受。所以有学者甚至认为，没有治疗师的反移情就没有共情。由此，通过对认识患者与治疗师之间的互动及情感联系的深刻洞察与理解，可以帮助治疗师达到更高级的共情。

（李　焰）

第四节　家庭治疗理论与方法

一、基本理论

（一）基本概念和发展过程

家庭治疗（family therapy）是指以整个家庭而非单个患者（indexed patient，IP，也称"索引患者"）为基本对象的心理治疗方法，是一种思维范式的改变，而不仅仅是理论或技术的丰富拓展，强调以系统和动态的视角看待家庭成员的精神疾患，通过呈现、理解和改变家庭成员间与症状有关的互动模式来达到治疗效果。家庭治疗中，个人的问题需要放置到整个家庭甚至家族、社会时代文化背景中去理解，即使问题的缘起与家庭无关，问题得以维持或恶化的过程也一定与家庭有关，或者对整个家庭都有所影响，所有家庭成员之间循环往复地彼此影响，所以要回到家庭的互动情境中才能得到有效治疗，而改变家庭的病理性互动模式会最终帮助症状得到改善甚至疗愈。

家庭治疗被誉为继精神分析、认知行为及人本主义心理治疗流派之后的"心理治疗第四势力"，直到个体治疗发展近50年之后才逐步独立壮大。产生之初，它与当时盛行的心理治疗范式不同，创新性地明确提出不必考虑潜意识也可以理解个体行为，个体的行为受到现实中家庭系统的重要影响，"潜意识的意识化"并非解决问题的必要条件，而将互动密切的家庭成员带入治疗室一起进行心理治疗会有重要的疗效。可想而知，在当时的时代背景中，家庭治疗的发展过程会遭遇到各种反对的声音。精神分析取向虽然认同家庭的重要性，但主张将真实的家庭排除在治疗之外，以揭示个体内化的无意识、具投射性的家庭特点，这种内化的家庭特点才是引发个体矛盾动力的根源，而非外在真实的家庭互动。人本主义取向也主张远离来访者的家人，由治疗者为个体提供无条件的积极关注。医院的精神科医生也不鼓励家人来访，因为可能会破坏医院的治疗氛围。

"二战"后，众多普通家庭的破碎或重聚带来了很多问题，医院资源空前不足，专家们希望家庭能成为医疗体系的有效补充，在此时代背景下，家庭治疗的发展得到了有力推动。与此同时，精神分裂症的病因学研究、儿童指导运动、婚姻治疗和社会工作等相关领域的发展都推动了家庭治疗的蓬勃发展。到了60年代前后，家庭治疗的不同流派分支蓬勃发展，不仅有精神分析取向、行为认知取向和人本取向的家庭治疗，还有具备独特理论和方法体系的结构式、系统式、体验式、策略式家庭治疗，后现代哲学思想影响的叙事、焦点解决、合作对话等家庭治疗。时至今日，各流派的理论和技术已经基本发展稳定和完善，家庭治疗的发展趋势已经不再突出强调流派间的区别和竞争，而是要综合各家各派的理论和技术，结合具体的情境、具体的问题类型来使用，将不同派别的独特视角、理论和技术予以灵活而整合的使用。下面对各个家庭治疗流派共同的理论基础和最具特色的个别理论依据做简要介绍。

（二）系统论

系统论（systemic theory）最早在20世纪40年代由奥地利生物学家Ludwig Von Bertalanffy提出，他将各种系统论与生物学的观点结合起来，从内分泌系统的研究推论到复杂的社会系统，提出一个生命系统普适的"一般系统理论"。他把研究和工作的对象当作一个系统，分析其结构和功能，研究系统、要素和环境三者之间的相互关系和变化规律，要求既见树木又见森林。把家庭看成一个"系统"是所有家庭治疗流派的共识，其核心思想包括：

1. 整体观　部分之和大于整体。系统是由多个成分和成分间的相互合作、彼此作用所共同构成的。比如"男人"和"女人"两个成分加在一起可以成为夫妻或父女关系，而身在不同"关系情境"系统内的男女互动行为就会大相径庭。带有整体观的临床工作者会看到个体生存其中的家庭、社区、文化、政治、经济等扩展的大背景，每个系统都是大系统中的亚系统，逐层接受着更广背景范围的影响，从而更好地理解个体行为背后的微环境（如家庭或家族）、中环境（如社区或学校）乃至社会的宏观大背景（如通常所言的"00后"）。要理解一个孩子的病理性行为，如果从来没有了解过他长期生活的重要人际环境，那疗效肯定是非常有局限的。举个例子，14岁的女孩投入火热的恋爱当中，在当代就是问题行为，但在罗密欧与朱丽叶的时代就是正常现象。

2. 互动与等效关联　系统内不同的组成成分之间会不断互相作用，且一个成分的改变就会"牵一发而动全身"。生命系统是活的有机体，其组成要素之间彼此作用、互相影响，而且具有等效性——多种不同方法可以达到同一个既定目标。任何一个家庭成员的行为必然会影响到家庭整体，比如爸爸妈妈互动的改变也可以有效改善孩子的焦虑问题。

3. 自组织与动态平衡　如果有来自系统内部或外部的变化刺激，扰动或破坏其既有的平衡，自组织与动态平衡就开始运作。首先是努力保持结构稳定，类似人体体温的基本恒定，但也会积极主动、富有创造性地自行组织改变，以期适应刺激并达到新的平衡。举个例子，当某个家庭成员去世时，家庭的结构、功能、分工、边界等都需要主动改变来适应这个变化，谋求家庭系统的新平衡，反之则会引起混乱甚至解体，常常表现为某个脆弱或敏感的家庭成员用混乱的病理性问题，比如无法去正常上学或外出，来维持某种貌似稳定的平衡——保持家庭不会解体。

（三）控制论

控制论（cybernetics）由数学家 Norbert Wiener 提出，意指通过正向、负向反馈组成的反馈回路来完成系统内部各成分间及其与外界环境的信息交换，从而保持系统的自我管理并保持稳定性。

1. 正向反馈　促进系统根据环境需要来发生改变的正向反馈回路，就像汽车的油门，在安全的环境中可以自由加速，有助于系统避免长期不变而过于呆板、僵化。比如青春期的子女开始寻求更多自主空间，正反馈需要及时出现——子女需要更多自主，父母逐步尝试给予子女更多的自由空间是正确的做法，青春期的子女仍然和父母保持较好的沟通关系，家庭得到"干得好"这个正反馈后，就会根据子女的成长需要来继续调整或改变早期的养育模式，积极适应新的情境。

2. 负向反馈　当系统面对环境干扰时，负向反馈有助于系统避免被破坏，就像汽车的刹车，一旦车速超过安全范围，刹车就会帮助车速恢复正常，家庭需要负向反馈保持一个基本稳定的结构。比如青春期的父子冲突越来越激烈时，负反馈必须出现——这种冲突不能再激化下去了，母亲或其他家人就可以出来叫停。

后现代主义学派的家庭治疗师称上述观点为"初级控制论"，即假设治疗师可以处于家庭系统之外作为客观的观察者，来分析家庭的反馈回路，他们在后现代哲学的影响下发展出"次级控制论"的假设，这种后系统（post-system）的控制论认为，没有能够真正独立于家庭系统之外的客观外在观察者，任何试图观察和改变系统的人都已经参与到系统之中，成为既影响系统又被系统影响的参与者，治疗者必须对自己身在系统之中的主客观性予以随时的自我觉察。

（四）依恋理论

依恋理论（attachment theory）由 John Bowlby 及其后继者提出，认为现实中个体与重要他人的关系质量会对其心理健康产生关键影响，而家庭成员一般都是个体成长发展中关联最早也最持久的重要他人。依恋是个体要跟某一特定对象保持情感关联的一种天然的心理需求，分为安全与不安全两大类型，不安全依恋类型又分为焦虑型、回避型和矛盾型等。个体生命早期的安全依恋有助于发展社交技能和降低精神病性障碍的风险，对成年期的安全依恋类型也有重要影响。目前家庭治疗领域里，越来越多的临床实践者会使用依恋的理论框架来解释夫妻和亲子关系的互动，比如用依恋理论理解夫妻的争吵，不断指责、唠叨的妻子可能就是焦虑型依恋的行为表现——对夫妻情感联结不确定时的愤怒攻击或持续努力，即通常说的亲密关系中"穷追不舍"的一方，而不断冷漠、疏离的丈夫可能就是回避型依恋的行为表现——一种习惯性的防御逃避或放弃努力，即通常所说的亲密关系中"溜之大吉"的一方，两种不安全的依恋类型都不确定对方是不是可以完全信任的依恋对象，一个用"追"来求得保证和答案，另一方用"逃"来回避矛盾或冲突。

（五）家庭生命周期理论

Jay Hayley 首先将"生命周期"的概念引入家

庭治疗领域，他认为家庭作为有生命的系统，和个体的发展一样，也有周期性的发展变化规律，每个阶段有其特殊的任务和使命，阶段与阶段之间并非连续、流畅和稳定的过渡，其不连续的跳跃性发展常给家庭带来变化和挑战。临床上很多所谓的"问题""症状"就发生在家庭生命周期的过渡节点上，而这常常意味着家庭在克服新老阶段间的变化上遭遇困难。

目前最受公认的"家庭生命周期"六阶段如表2-1所示，每个阶段有其不同的特点、原则和任务重点，其中的不连续性需要家庭灵活应对。当然，没有适用于所有家庭类型的阶段划分，离婚、复婚、单亲家庭、继父母家庭等多元面貌的家庭更没有标准的阶段划分，治疗师需要关注的是不同阶段之间的非连续性转变，以及这些转变给家庭带来的挑战。

（六）后现代主义与社会建构主义

后现代主义与现代主义的基本假设不同，质疑所有所谓唯一正确的真理或现实，坚信人们对"问题"的假设、推论和理解——即主观意义才是最重要的，真理是相对而非绝对的，"真实是创造的而不是发现的"。建立在现代主义的家庭治疗不能充分理解诸如性别、种族、社会文化、政治及经济等更大力量的社会系统的影响，根据"既定的知识"将"真理""客观性"或"对本质的观察"强加于家庭，忽视了多元文化的影响。后现代家庭治疗提倡多元化、去中心、去专家化，推崇合作平等的治疗关系，求助者才是自己问题的专家。

建构主义强调环境中每个人的主观思维，认为"问题"不仅归因于客观环境，更归因于人对环境的主观认知。社会建构主义更强调语言与文化对个体的影响，认为意义产生于人们的语言交流过程。秉持社会建构主义的家庭治疗师的临床重点不在于观察、评估和分析家庭功能、互动模式或家庭结构，而在于不断探索、澄清和理解家庭每个成员的主观世界，最终帮助家庭达成共识，依靠自身力量找到理解和解决问题的新方式。比如，"孩子不去上学"究竟在表达什么？也许表达的是对父母离异的担忧，想牺牲自己来维系父母的关系，也许表达的是其他的意义。理解了这种表达，家庭做出了相应的改变，孩子就可以恢复上学。

表2-1 家庭生命周期六阶段

家庭生命周期	情绪发展转变关键原则	发展过程带来的家庭变化
年轻人单身离家	接纳心理和经济上的责任	1. 区分原生家庭的自我 2. 发展亲密关系 3. 在工作与经济上取得独立
结婚建立家庭：新夫妻	为新的系统投入情感	1. 建立婚姻系统 2. 重新组织家庭和朋友的关系，以便接纳配偶
有婴儿的家庭	接纳新成员进入系统	1. 调整婚姻系统，给孩子留出空间 2. 增加了养育孩子、财务以及家务的任务 3. 重新组合家庭的关系，包括接纳祖父母的角色等
有青少年的家庭	增加家庭界限的灵活性，允许孩子的独立和祖父母身体的虚弱	1. 转变亲子关系，允许青少年在系统内自由出入 2. 重新关注婚姻和职业发展 3. 开始照顾老人
孩子离开	接受现实并进入家庭系统	1. 重新认识二元婚姻系统 2. 发展成年人之间的关系 3. 重组和公公婆婆、岳父岳母以及孙子辈的关系
晚年生活的家庭	接受改变的辈分、角色	1. 面对心理失落，保持自己、夫妻的功能和兴趣：寻求新的家庭和社会角色 2. 支持家庭中年龄正处于中年阶段的家人 3. 积累知识和经验，在力所能及的范围内支持更老的长辈 4. 处理失去配偶、兄弟姐妹和其他同辈人的伤痛，准备迎接死亡

二、基本方法

健康的家庭不仅要具备一个系统的整体性发展，还要兼顾其中家庭成员的个体性发展，二者之间可以良性地交互作用和彼此影响。家庭可以为家庭成员提供集体归属感和依恋对象，不仅具备物质性的现实功能，如衣食住行、金钱花费、养育后代等，还要具备情感性的精神功能，如信任、关怀、支持、期待、希望等。一个功能良好的家庭，除了保持"家"作为集体组织的持续存在，还要鼓励其个体成员有自我成长，允许其在安全和稳定的环境中自由探索和发现，能够平衡家庭系统的需要和家庭成员的个人利益需求，尽量满足家庭成员彼此冲突的不同利益，同时家庭成员也会积极调整来适应家庭的期待和需求。一个功能不良的家庭，有时会牺牲某个家庭成员的利益来维持家庭整体的存在，有时会破坏家庭整体的发展路径甚至导致解体。在此关于健康家庭的假设基础上，不同流派的家庭治疗各自发展了不同侧重的临床实践方法，但治疗的目标都指向"足够健康的家庭"。

（一）系统性的评估

系统观会将个体的问题放入家庭背景，把家庭放入代际（trans-generational）传承和社会变迁的背景，因此，临床的家庭治疗很重视求助家庭

的"本土文化"，其中常常包括家庭数十年的过往，甚至上百年所经历过的传承和历史，由此对家庭进行谨慎的系统评估。

纵向和横向两个方向的系统评估内容如图2-4所示，家庭系统中"焦虑的流动"顺着时间发展的横轴和代际传递的纵轴进行，其中横轴包括影响个体整个人生发展的各种经历和家庭发展遭遇的各种压力源事件，纵轴包括个体的生物遗传性特质和家庭多代传承的家庭功能模式和关系模式。

系统式评估更利于在"聚焦问题"的时候看到每个家庭的韧性和解决问题的潜力。即使是当前已经完全失能的家庭信念、行为，也曾经是适应功能良好的生存智慧的积累。如果见到家庭就立即去找问题、解决问题，会很容易找到家庭的替罪羊，陷入和家庭一样的"就怪××""如果不是因为××，根本就不会有问题"之类的僵化思维模式当中。

（二）循环因果与家庭互动模式（图2-5）

线性因果对问题的原因和结果非常确定，即因为 A 所以必然导致 B，但很多人际互动没有明确的起点，每个参与互动的人可能都认为自己的言行是由别人引起的，临床常见的僵局是：妻子说她唠叨是因为丈夫总不管家；丈夫说他总不管家是因为老婆根本不听自己的；孩子说如果父母言行温和，她就会情绪稳定；父母则反驳道，如

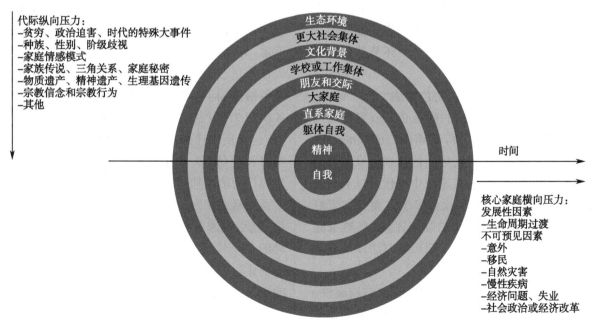

图2-4 系统评估的内容

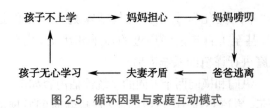

图 2-5 循环因果与家庭互动模式

果孩子情绪稳定，他们自然会温和。家庭治疗就是要干预这种"鸡生蛋还是蛋生鸡"的互动模式，这种僵局是由一种普遍的偏见决定的：问题有个"因果性"的顺序，一个人的行为总是由另一个人造成的，行为之间是线性的关系。

循环因果认为，在一连串的行为当中，每个行为可以既是因也是果。线性因果容易让家庭执着于寻找问题的原因、谁该为此负责，这样会带来家庭内的相互责怪和彼此防御，缺乏实际的治疗价值。连续的循环因果关系能让治疗师带领家庭认识到，行为系列是一个反馈圈，当一种行为让家庭的问题行为更加恶化时，就构成一个不断加重问题的正向反馈圈，反之，则是减弱问题的负向反馈圈。这类循环因果思维的好处在于它聚焦在维持问题的互动模式上，问题可以改变，而不涉及"根本原因"，因为通常所谓的"根本原因"总是发生在过去，不可观察且不会改变。

循环因果的互动模式链条上每个人都在影响别人，也受别人影响。如表 2-1 所示，这个家庭系统中的每个成员都对这个行为序列负有责任，没有唯一的替罪羊，也没有唯一的解决方案，这样可以让不上学的孩子和焦虑无助的妈妈都放松下来，因为切断循环回路的任何一个环节都会对整体系统的结局产生影响。

（三）各个流派主要的特色方法

代际学派认为，个体的问题必须放置到三代以上的家庭背景中去理解，家谱图（genogram）就是其最先发展并得到广泛应用的技术。家谱图是以图形符号的形式来表征家庭中三代及以上的关系，可以从生物、心理和社会多个方面搜集家庭的整体信息，有利于系统的临床评估、理解家庭与个人的现状和发展史、规划治疗方法以及评价治疗效果等。

结构派家庭治疗非常强调家庭的结构属性，界限、纠缠、层级关系、三角化都是重要的操作概念。三角化（triangulation）就是代际理论和结构

派特别强调的一个病理机制，特别阐述了家庭中三方嗔怨的相互作用及其影响。所谓三角化是指家庭结构中一种不健康的三角关系，比如在夫妻、婆媳等二元关系中因为矛盾无法解决，于是总是有意或无意地拉入第三方——通常是子女来稳固其关系，让第三方无法独立发展自我而卷入二元关系的矛盾当中，自我层面容易陷在情绪之中失去理性，在人际层面易受他人影响，缺乏独立意志、思想和行动，出现各种病理症状。治疗方法是呈现三角化的危害，并促进个体分化，在家庭系统中保持情感联结的同时又能独立。比如，青春期的母子（女）纠缠常常可以在父亲的有效介入下得以化解，给要求独立的子女以自由空间，给情感投注有所失落的母亲以支持和安抚。

体验式家庭治疗不关注几代人之间的复杂影响，聚焦治疗当中的此时此地，治疗师是否可以呈现、打破习以为常的、受限制的家庭互动，引发一些新的自发性的事情。这种治疗模式很重视领悟后的情感和自发性行为的表达，比如 Virginia Satir 对家庭治疗的沟通姿态的创造性表达，她让家庭成员假设出某些标志性的姿态，使用肢体语言来表达不一致的沟通姿态：讨好、指责、超理智和打岔，展示家庭互动中的规则和角色，甚至使用绳子或眼罩来展现这些角色所受的限制，通过身体的感受带动内心体验并引发改变。

认知行为家庭治疗一般会从严格的测评开始，用客观指标定义目标行为，确认行为表现与不同情境因素的关联，比如：肚子疼是在学校更严重，还是在家里更严重？测评的方法包括对家人在家里或在治疗室里的行为表现的直接观察、角色扮演、问卷访谈和评估等级等。测评后采用各类行为干预技术重新塑造家庭互动及成员行为，包括反应性条件作用、操作性条件作用、社会学习及模仿、认知行为干预，以及把父母作为替代的行为治疗师等。

策略式家庭治疗非常擅于应用控制论和系统论，既引发家庭的改变，又能应对家庭面临改变时的一个悖论性诉求——"请帮我们解决问题，但别让我们改变"，用悖论处方来避开家庭对改变的抵抗：比如"你们每天定时吵架半小时"。如果按照家庭回家后真的实现了这个处方，那吵架是可控的，如果没做，吵架也是可以避免的。无论

如何，家庭都在发生改变：即把不可控的吵架变为可控的，找回一些主动积极的掌控权。

系统式家庭治疗强调假设、循环、中立，其提问技术对探索和拓展家庭问题的理解和解决非常有效，包括症状与原生家庭的关系提问、问题的关系性背景提问、循环提问、专注于情境改换的奇迹提问等，用问题的形式促进家人思考，并呈现出家庭不同成员间的差异，促进家庭理解和合作。

后现代家庭治疗流派目前主要包括四类：叙事、短期焦点、合作对话、反思团队，都避开批评或者病理，用外化、寻找例外、发展支线故事、聚焦问题解决等方法来挖掘被问题掩盖的家庭资源和力量。

（四）有关家庭治疗的临床研究

有关家庭治疗的研究旨在使学术研究和临床实践结合起来，而不是让两者彼此分离，让大量的研究成果无法对临床中实际面对的事实情况发挥有效的指导作用。目前有关家庭治疗的研究主要集中于效果研究和过程研究两大类。效果研究专注于确定家庭治疗对特定精神障碍的疗效、与其他疗法相比较的优缺点等。研究证明，家庭治疗对儿童青少年的行为障碍、各类人群的抑郁和焦虑等情绪障碍、青少年和成人的物质滥用障碍、各类人群的进食障碍、各类人群的精神分裂症都有良好的应用效果，研究的具体内容包括引起和维持病症的家庭因素、以家庭为单位对精神疾患实施干预的效果、针对家庭成员（主要是父母）和家庭功能的训练效果等，研究效果的确认也激励了一些创新开拓性的家庭治疗形式的拓展和应用。比如针对儿童青少年患者的父母管理训练［(parental management training，PMT)，以训练父母的教养技能和改正消极的强制互动循环为主的基本方法］、功能性家庭治疗［(functional family therapy，FFT)，以改变破坏性的交互作用模式、加强积极的反应方式、提升家庭解决问题的功能为目标的方法］和多系统家庭治疗［(multi-systemic family therapy，MST)，聚焦影响青少年和家庭的多个系统的新式干预策略］等都很受患者家庭认可。

过程研究特别适用于阐明家庭治疗如何起效的内部作用机制、治疗过程中哪些关键事件促生治疗效果、患者及其家庭的改变如何逐步而不失

曲折地得以实现。已有的过程研究议题包括确认家庭治疗过程中治疗的改变机制、治疗联盟的形成过程、治疗中的关键性事件、性别和本土文化的作用以及针对儿童和青少年问题行为的家庭治疗等。

具体的研究方法和其他心理治疗流派无异，包括各类自陈或他评量表、治疗现场的录音或录像的编码分析、结合生理指标来反映治疗过程中的关键影响因素或变化事件等，趋向于整合更多客观的生理指标变化来反映心理和社会要素的治疗性改变。

这些研究一方面填补了实践 - 研究之间的差距，为相关主题的研究生教育、培训和实习提供了实证依据，另一方面也验证了家庭治疗的有效性和局限性，为未来制订相关的政策和举措提供重要依据。当然，还有很多来自理论和实践发展需求的重要议题仍有待于后续的科学研究。

三、优势与不足

（一）与个体治疗不同的视角和资源

家庭治疗强调家庭是个"情感高度密集的社会小系统"，"社会小系统"是指家庭拥有一套运行、维持、发展的组织规则，包括共有财产、家庭结构、家庭功能、交流互动等复杂体系。"情感高度密集"是指家庭成员之间被强有力的、持久而互惠的情感依恋和忠诚联结在一起，这种高度密集的联结会让家庭成员之间的互动交流与其他人际关系类型有所不同，更容易产生冲突矛盾，也更容易产生情感动力，比如"我和别人说话都彬彬有礼，但不知道为什么回到家里一句话不对就火冒三丈"。这种高度密集的情感联接可以发挥重大的人际影响，让家庭既可以是诱发精神疾患的发源地，也可以是治疗精神疾患的安全基地。系统互动和情感效能让家庭治疗相比于个体治疗拥有不同的干预视角，从而发现不同的可利用资源和改变选择，发动整个家庭的潜能来支持个体。

家庭治疗对家庭的重视也容易造成"反家庭"的误解，即个体的问题一定与其原生家庭（original family）有关，容易给参与治疗的家庭带来病理性的压力。在实际的临床工作中，邀请多个家庭成员参与治疗的依从性和持久性不及个体治疗高。

（二）临床实践的相关训练要求不同

家庭治疗的系统观需要治疗师在实践中同时关注多个对象，还有对象之间的互动，所以需要更多与个体治疗不同的专门训练。多个对象的客观存在也让治疗的关注力分配成为难题，家属通常希望治疗的焦点放在患病的索引患者身上，索引患者有时也需要更多的关注力，此时治疗师要和家庭澄清个体患病与家庭治疗的关系，设法邀请家庭来参与集体现场治疗，同时也不排除必要时转介家庭中个别成员进行个体治疗。

家庭治疗的发展后期，因为种种原因，家属无法到场的"一个人的家庭治疗"，（俗称"没有家庭的家庭治疗"，也称"系统式个体治疗"），已经在国外心理咨询、创伤咨询和青少年服务机构中得到越来越多的拓展应用，也需要得到系统式心理治疗的特殊训练。系统式的个体治疗，会在一个人的身上通过系统评估、家谱图、循环因果、资源取向、家庭雕塑等技术来保持系统的思维方式，不会在病患的主诉资料中失去"家庭互动"的主线。

（三）缺乏权威的理论和技术整合体系

家庭治疗发展到21世纪，人们越来越意识到没有任何一个流派可以保证适用于所有患者，过多的流派也会导致概念和技术繁杂而令人迷惑，家庭治疗模式的发展呈现出需要整合的趋势。学者们通过折中主义、拿来主义和针对不同病症和群体的创新整合模式来尝试各种整合，但目前仍然缺乏权威的体系，且容易产生两个误区：整合不等于在一大堆方法中随意取舍，没有统一的基本概念和中心，东拼西凑中失去基本的治疗节奏，比如把治疗初期建立关系的方法用到治疗结束，或者在治疗初期把各个流派的方法技术都用一遍，让治疗节奏拖沓而无法有效推进；第二个误区是，整合并不意味着遇到困难就马上自我怀疑，"改旗易帜"地去换理论换方法，几乎所有的治疗模式都会在某些时刻很有效果，然后在另一个时刻陷入困境，遇到困境时更需要的是深入钻研和突破原以为已经掌握的理论和方法。有效的整合是突破某一特定流派的限制，根据具体的临床需求平衡治疗的关注广度和干预重点，灵活拓展思路的同时有比较稳定的方向和中心，需要长期的学习和实践积累才能实现。

（四）适应证范围

家庭治疗应用最多的适应证包括青少年的行为问题，如学习问题、交友问题和神经症性的问题，进食障碍和心身疾病，伴侣或夫妻的冲突等。

精神疾患虽反映在个人身上，但反映的却是家庭系统有问题，比如家庭过于忽视或过分焦虑患病成员的治疗、家庭成员要求参与某个患者的治疗、家庭中有一个反复复发的精神心理疾病的患者、家庭中某人与他人交往有问题、患病个体强烈要求家庭参与治疗的时候，有必要考虑家庭治疗。

当疾患起源于家庭成员间有激烈冲突，且经过其他治疗（个体治疗）效果甚微，或是在个别治疗中不能处理的个人冲突，或是家庭对个体治疗有很大阻碍时，都可以尝试应用家庭治疗。即使不能进行连续性的家庭治疗，单次家庭功能评估也是需要的。

重性精神病发作期、偏执性人格障碍、性虐待等较严重的精神疾病患者，家庭治疗不宜作为首选的治疗方式，如果需要教育家庭如何针对此类患者进行长期支持，家庭治疗可作为辅助手段。

（姚玉红）

第五节　团体心理治疗理论和方法

团体心理治疗（group psychotherapy），又称小组心理治疗，是指在团体、小组情境中提供心理帮助的一种心理治疗形式。1908年波士顿医生 Joseph H. Pratt 首创团体治疗，当时是为了缓解最为常见并有可能威胁生命的结核病患者的负性情绪，他将患者集中在一起，让他们进行相互交流，结果发现患者通过交流，增强了战胜疾病的信心，取得了意想不到的辅助疗效。以后各种不同学派的治疗者，根据各自学派的理论，发展了各种各样的团体治疗的理论和技术。但团体治疗的广泛传播和应用则归功于第二次世界大战期间，英美的精神科医生应用团体治疗方法，治疗战时的神经症反应取得了成功，进一步推动了团体治疗的发展，团体治疗的重点也从最初的团体参与转为团体成员间的相互作用。20世纪40年代以来，国外发展了许多类别的团体治疗。

我国最早运用团体心理治疗研究和实践可以

追溯至 1959 年对神经衰弱的干预研究。而真正意义的现代团体心理治疗在 20 世纪 90 年代才从西方借鉴导入。

一、基本理论

（一）团体心理治疗的作用机制

每个人都是有需求的，这种需求主要通过与他人的社会交往得以满足。而团体则可能为满足某些需求提供了条件和环境。团体是指由至少三个以上的个体结合在一起形成的单元。心理治疗团体是一个特殊类型的团体，具有某些重要的特征，其目标是改善成员的心理状态并矫正其适应不良的行为。传统的个体心理治疗往往把患者同其问题产生的环境隔离开来，在治疗过程中，患者的心理与行为表现，以及他对自己问题的描述往往与现实生活中的实际情况相脱节，而团体治疗则突破了这种限制，它创造了一种与患者的现实经验紧密相连的集体关系，也为每一位患者提供了实实在在的学习场所。

团体治疗的基本作用机制主要不是靠指导，而是通过参与成员间的互动来实现治疗的目标，包括以下方面：

1. **情感支持与归属感**　假如一个人不被家人、朋友或他人所接受和容纳，会感到孤苦伶仃、心无依托。团体心理治疗的基本功能就是让参与者能感到自己被团体其他成员接受而产生归属感，这种归属感是人类的基本需求之一；假如一个人内心常有许多苦闷和秘密，而没有机会向人倾诉或发泄，则会感到找不到心灵的慰藉。团体心理治疗的功能之一，就是制造被保护、"倾吐心声"的环境，成员通过倾诉而获得关心和安慰；假如一个人有某种困难或犯了某种错误，往往把责任归咎于自身，或以为只有自己一人有此遭遇，因而加重心理负担。在团体心理治疗中，经过互相交换经验，很容易发现他人也经历过类似情形，也有相似的自卑感和负疚感，经由这种共同性的发现而获得解脱，帮助成员树立信心和希望。综上，经过团体心理治疗，团体成员之间可以提供社会支持。在团体中互相支持和帮助增加成员对自我潜能的发现，提高自尊，找到归宿感。

2. **重塑希望**　团体心理治疗能为成员燃起康复的希望。希望的重塑和维持对任何心理治疗来说均至关重要，患者对治疗的信心本身就具有治疗作用。研究证实，治疗前对获得帮助的高度期待与治疗效果具有显著的正相关。团体心理治疗师必须尽力增加成员对团体治疗疗效的信心，而团体成员不断接触团体中病情有所改善的其他人，看到其他人获得了改善，自己也会产生积极的期待，产生共感、相互模仿，加深对自我的认识，对未来产生希望，这是团体心理治疗的基本治疗机制，也是重要的贡献。

3. **普遍化**　患病之后的个体大多认为自己是极其不幸的，他们极端的社会孤立使其独特感受被放大，从而难以信任他人、难以与人正常深交。在团体心理治疗中，成员看到他人也有相同困扰与生活经历时，发现自己并不孤单，意识到并非与他人如此的不同而如释重负；看到别人也有与自己一样的问题和困扰时，会减轻自己的焦虑情绪。

4. **互利与利他**　团体心理治疗中，获得了体验双重角色的机会，同时体验给予和收获。通过付出而获得，不仅从相互给予 - 接受的关系中受惠，也从给予的行为本身获益。领悟"互利的原则"是团体心理治疗的功效之一。比如，治疗初始，患者通常情绪低落，觉得自己无法为他人提供有价值的东西。当发现自己对别人很重要时，这种体验会使他们振作起来并感到自尊，为他人着想，以便利人利己，获得和谐的共同生活，学习社会化技巧。

5. **个体化学习**　团体心理治疗能创造一种环境，成员可以讨论个性或共性的问题，以促进学习过程的个性化。比如，通过一些具体的活动，如相互倾诉、解决问题、表演戏剧，把大家紧密地联系在一起，分享着共同的体验；通过提供有价值的榜样，成员可以找到改善自己行为的依据，促使患者认真思考自己的成长经历，增加对自我的认识。

6. **行为模拟**　通过提供有价值的榜样，成员可以找到改善自己行为的依据，成员之间随时都可以相互学习。Bandura 实验证明，模仿是有效治疗的力量之一，患者通过观察具有类似困扰的患者的治疗而获益。团体心理治疗的可贵之处在于，参与者不仅可以交换认知的经验，直接表达自己的思想给其他人听，或体验他人的经验与技巧并与自己对比，还可以直接观察和模仿别人的行为举止。比如对于有妄想和自恋倾向者，或边缘性人格障碍者，可经过团体成员的反应而获得"现实"的反应与界限。

此外，Yalom（1995）总结了团体治疗还可以通过以下成分起作用：①凝聚力，感觉真正属于这个团体；②宣泄，能够向他人表达感受和关注；③觉察，获得自我认识与自我理解；④人际学习输入，获得来自其他成员的反馈；⑤人际学习输出，习得人际技巧；⑥辅导，获得忠告和建议；⑦家庭经验重现，成员可以在团体中体验和学习，就像在家庭中一样；⑧认同，模仿其他成员或治疗师；⑨存在主义因子，认识到生活中重要而又痛苦的事实。

（二）团体心理治疗的理论与形式

团体治疗并不像个体治疗一样有一套相对完整和系统的理论，任何一种个体心理治疗都可以根据自己的理论原则建立起相应的团体心理治疗方法，因此就具体的治疗过程和方法，以及他们所依据的理论基础而言，各种团体治疗都有很大差异。如动力性（包括分析性、客体关系、自体心理学等取向）、动力-互动式、认知行为、心理教育、人际间心理剧、格式塔、支持性-表达性团体治疗等。不同类别的治疗目标各不相同。此外还包括体验式的课堂训练团体，以及数量较多的自助团体（或相互支持团体）。动力性团体心理治疗是以精神分析学为指导的一种特殊的团体治疗形式，是在清晰严明的设置框架内，为组员提供安全、稳定、包容、接纳、尊重的抱持性空间，促进无意识冲突进入意识层面，协助组员情感的流动和修通，进而增进自我觉察，并在团体中再现组员原生家庭模式，使每一个组员的早年经验在团体中重演，协助组员探索造成他们内心冲突的家庭因素。动力性团体作为一个介于幻想与现实的"过渡空间"，内在和外在的关系模式在此交互并转化；通过组员间的互动，协助组员处理人际间的"投射性认同"，促进人格的整合。认知行为团体心理治疗则是团体过程与认知行为相结合的一种团体治疗形式，是利用认知行为治疗本身的方法结合团体的疗效因子达到改善患者认知、情绪和行为的目的。

但如果从宏观和整合的角度来比较各种团体治疗，仍可发现它们在理论上有许多共同之处。无论哪种团体心理治疗均强调：心理问题、行为问题、行为障碍及各种适应问题是在人际交往中，或特定的社会环境下产生、发展和维持的，那么解决这些问题就必须通过集体关系的功能来实现，这是为团体心理治疗所依据的最重要的理论思想。因此，各派团体心理治疗均十分强调群体关系的重要性。

团体心理治疗的形式多样。参与成员可以有特定精神科诊断，也可以没有；治疗师可以参与其中，也可以作为观察者。

1. 从团体心理治疗理论上可分为以下4种：

（1）支持性团体（support groups）：存在主义是支持性团体的理论基础。存在主义大师 May 和 Yalom 认为人是能够自我反思、超越环境的，从而具有提高丰富生活的能力。治疗师所扮演的角色接近知识上的卫教，患者、患者家属或许可以从该种团体中获益。

（2）问题导向团体（problem-focused groups）：例如戒酒团体。成员彼此支持、尝试辨认阻抗、发展出因应策略。

（3）动力取向团体（psychodynamic groups）：包含所有心理治疗与团体治疗的内涵，希望达到最终的内在改变。其强调自我觉察、自我发现、自我认同和发展个人潜能，焦点也在个人与人际互动。

（4）活动团体（activity groups）：当患者无法参与以上团体时，可进行这种团体来加强社会技能，例如职能复健团体。

2. 从团体形式上可分为：

（1）结构式与非结构式团体治疗：结构式团体心理治疗是指事先做了充分的计划和准备，安排有固定程序活动，让成员来实施治疗的团体；非结构式团体心理治疗是不安排有程序的固定活动，对成员实施治疗。

（2）封闭式与开放式团体治疗：开放式团体治疗的成员不固定，不断更换，新成员有兴趣可以随时加入团体；封闭式团体是指一个固定团体，从第一次聚会到最后一次活动，成员保持不变，一起进入团体，一起结束。

（3）同质性与异质性团体治疗：同质性团体治疗指团体成员本身的条件或问题具有相似性；

异质性团体治疗是指成员自身的条件或问题差异大，情况比较复杂，如年龄、经验、地位不相同的人，成员所持有的问题也不尽相同。

（三）团体心理治疗的目标

1. 团体的目标 分为一般目标、特定目标以及每次治疗的目标。

一般目标是所有团体心理治疗均具有的，如减轻症状、提高心理健康水平、培养与他人相处及合作的能力、加深自我了解、提高自信心、加强团体归属感和凝聚力等。

特定目标是指每个团体要达到的具体目标。例如，针对住院患者焦虑情绪的"住院生活指导团体"；针对居丧人员的"走出情绪的低谷"；针对吸烟人士的"戒烟团体"等。

随着团体心理治疗的进程，每次治疗的目标也不同。例如：相识、增加信任、自我认识、价值探索、提供信息、问题解决等。

2. 团体治疗的目标具有导向、维持和评估功能 对团体目标的清晰理解有助于治疗师选择相关的活动，使团体活动朝一定的方向聚焦。

3. 不同理论指导的团体心理治疗的目标有异 心理分析团体治疗的目标是协助组员重整人格，完善自我；行为治疗团体的目标是教导成员发展一套自我管理的办法，从而能够控制自己的人生，有效处理当前和未来的问题；支持性团体治疗没有明确的目标，只要组长为团体营造和维持充满真诚、尊重和共情的氛围，就可以使成员自我形象和自主行为有所改变。

二、基本方法

（一）形式

一般由1～2名心理治疗师主持，治疗对象可由有相同或不同问题的成员组成。团体的规模少则3～5人，多则10余人，可每周1次，每次1.5～2小时。治疗次数可视患者的具体问题和具体情况而定。在治疗期间，团体成员就大家共同关心的问题，通过共同商讨、训练、引导，解决成员共有的发展课题或相似的心理障碍，同时，观察和分析有关自己和他人的心理与行为反应、情感体验和人际关系，从而使自己的行为得以改善。

（二）治疗过程

团体心理治疗经历起始、过渡、成熟、结束的发展过程。团体的互动过程可能出现一些独特的治疗因素，产生积极的影响机制。

1. 起始阶段 定向和探索的时期，基本任务是接纳与认同。

2. 过渡阶段 协助成员处理他们面对的情绪反应及冲突，促进信任和关系建立。

3. 成熟阶段 探讨问题和采取有效行为，以促成成员行为的改变。

4. 结束阶段 总结经验、巩固成效，处理离别情绪。

（三）治疗师的职责

治疗师应注意调动团体成员参与的积极性，适度参与并引导，提供恰当的解释，创造融洽的气氛。

（四）具体操作技术

1. 确定团体的形式，如结构式还是非结构式，团体是开放式还是封闭式，成员是同质还是异质。

2. 确定团体的规模。

3. 确定团体活动的时间、频率及场所。

4. 招募团体心理治疗的成员。

5. 协助成员投入团体。

6. 促进团体互动。

7. 团体讨论的技术，如：脑力风暴法、耳语聚会、菲力蒲六六讨论法、揭示法等。

8. 其他常用技术，尤其是表达性艺术治疗等方法。

（五）团体心理治疗的主要适应证

研究发现，团体心理治疗可有效应用于惊恐障碍、广泛性焦虑障碍、强迫障碍、抑郁症、恐惧性焦虑障碍、精神分裂症、进食障碍、慢性疼痛、癌症患者、物质依赖患者康复期，以及提高成员应对危机事件的能力。还可用于教学当中，以提高学生学习的积极性、提升心理健康。

（六）注意事项

团体心理治疗对于人际关系适应不佳的人有特殊用途。但仍有以下局限性：

1. 个人深层次的问题不易暴露。

2. 个体差异难以照顾周全。

3. 有的成员可能会受到伤害。

4. 在团体心理治疗过程中获得关于某个人的隐私事后可能无意中泄露，给当事人带来不便。

5. 不称职的治疗师带领团体可能会给成员

带来负面影响。因此，团体心理治疗并非适合于所有人。

6. 有以下情况者不宜纳入团体心理治疗：有精神病性症状；有攻击行为；社交退缩但本人缺乏改善动机；自我中心倾向过分明显、操纵欲强烈。这些情况有可能显著影响团体心理动力学过程。如果是在治疗过程中发现这些情况，应及时予以处理。

7. 在团体心理治疗中使用表达性艺术治疗技术时，必须注意艺术性、科学性原则相结合，注意伦理界限。要防止出现强烈的情感反应失控、非常意识状态（或意识改变状态）；避免在治疗师与被治疗者之间发展不恰当的崇拜、依恋关系；不可引入超自然和神秘主义的理念和方法；避免不恰当的身体接触等。

三、问题与展望

（一）团体心理治疗的快速发展与专业化不足并存

团体心理治疗在国内起步较晚，从 20 世纪 90 年代初至今只有 20 余年的发展历史。但自 21 世纪初以来，团体心理干预快速发展，进入"专业化发展的进展期"。张英俊等（2017）对国内近 15 年的团体心理治疗文献进行计量分析，发现在文献属性和内容上，该领域研究平均每 5 年增长 150%。在各理论流派中，以使用认知行为取向干预的文献为最多。贾烜和樊富珉（2011）曾对比大陆与台湾的团体咨询研究现状，亦发现大陆团体咨询在数量和应用领域上在迅速扩展。

然而，团体心理干预者的资历情况一定程度上反映我国团体心理治疗的专业性尚待提高。在文献计量分析中发现，虽然显示团体心理干预方案效果显著，但很少呈现出具体干预方案的描述，同时方案缺少理论整合，显得零碎、复杂，可重复性低。在实施团体心理治疗的文献中仅 32.2% 说明了治疗者的背景与资历，且这类说明大多描述非常简单，如心理学研究生、助理研究员、国家二级心理咨询师等，明确说明有团体咨询或治疗培训经历者仅 6.3%，从侧面反映出我国团体心理治疗的专业人才不足。而团体心理治疗师的受训、能力、经验，对团体治疗的效果具有重要影响，因此，亟须增加系统化培训体系来补充团体心理治疗者的专业人才。

（二）团体心理治疗中的伦理问题

虽然在治疗中的理论取向各有不同，但各种团体心理治疗均强调成员间互动及问题的相似性，要求他们在团体内自觉、自愿、自由表达任何感情，充分交流各自想法，甚至是极其隐私的心理秘密，互相分享各种各样的资料，并透过其他成员的心路历程来接纳、了解和改变自己。这样，团体中所有成员在治疗过程中，对其他成员的隐私了解较多，因此在对团体心理治疗师进行职业道德规范的同时，还需要对团体成员进行规范。因此，团体心理治疗的伦理问题更为复杂。

当前我国的团体心理治疗发展仍处于起步阶段，在相关伦理规范方面还有待进一步提高。而国际上各组织机构经过一定阶段的发展，其伦理规范相对成熟和完备，其中国际团体治疗与过程协会（International Association for Group Psychotherapy and Group Processes，IAGP）提出伦理守则的一般准则中，对治疗师的基本伦理要求主要包括：尊重人权、禁止刑罚、维护患者尊严、保持平等和宽容、反歧视等，并进一步就治疗框架、保密性、治疗关系、研究问题、教育问题、继续教育、同事关系、社会问题等八个方面进行了讨论。这些内容值得国内结合自身的实际情况，有选择地学习和借鉴。

总之，各种心理问题离不开群体和环境因素的影响，利用团体心理治疗的形式来促进这些问题的解决应该是合乎逻辑的；而且随着社会发展的需要，团体心理治疗的应用领域也在扩展并呈快速增长态势，涉及主题内容丰富，不仅在"医学模式"下对问题人群进行干预研究，也在对正常人群的某些方面进行应用，如自我接纳，提升自信心，人际沟通技能，情绪调节，压力管理等。今后需重视团体心理治疗理论的学习和运用，提高团体心理治疗师的素质，倡导多元背景下的团体心理治疗。在我国心理治疗的需求不断增长而专业人员匮乏的情况下，团体心理治疗将有着广阔的发展前景。

（曹玉萍）

参 考 文 献

[1] Alf Gerlach，仇剑崟，Mathias Elzer，等. 精神分析性心理治疗. 北京：人民卫生出版社，2019.

[2] Jon G. Allen，Peter Fonagy，Anthony W. Bateman. 心智化临床实践. 王倩，高隽，译. 北京：北京大学医学出版社，2016.

[3] John F. Clarkin，Frank E. Yeomans，Otto F. Kernberg. 边缘人格障碍的移情焦点治疗. 许维素，译. 北京：中国轻工业出版社，2012.

[4] 托马斯．H．奥格登. 心灵的母体. 殷一婷，译. 上海：华东师范大学出版社，2017.

[5] Judith S.Beck. 认知疗法：基础与应用. 2 版. 张怡，译. 北京：中国轻工业出版社，2013.

[6] 武春燕，张新凯. 学习认知行为治疗图解指南. 北京：人民卫生出版社，2012.

[7] 李占江，临床心理学. 北京：人民卫生出版社，2014.

[8] 胡佩诚，赵旭东. 心理治疗. 北京：人民卫生出版社，2018.

[9] Deborah Roth Ledley. Making Cognitive Behavioral Therapy Work，Clinical Process for New Practitioners. 李毅飞，译. 北京：中国轻工业出版社，2012.

[10] 林方. 人的潜能与价值. 北京：华夏出版社，1987.

[11] 江光荣. 人性的迷失与复归——罗杰斯的人本主义心理学. 武汉：湖北教育出版社，2000.

[12] 罗杰斯. 当事人中心治疗——实践、运用和理论. 李孟潮，译. 北京：中国人民大学出版社，2004.

[13] Nichols.M.P，Schwartz.R.C. 家庭治疗基础. 2 版. 林丹华，译. 北京：轻工业出版社，2005.

[14] Fritz B. Simon，Christel Rech-Simon. 循环提问. 于雪梅，译. 北京：商务印书馆，1999.

[15] 徐汉明，盛晓春. 家庭治疗理论与实践. 北京：人民卫生出版社，2010.

[16] Myrna M. Weissman，John C. Markowitz，Gerald L. Klerman. 人际心理治疗：理论与实务. 唐子俊，唐慧芳，何宜芳，等译. 北京、广州、上海、西安：世界图书出版公司，2010.

[17] 王祖承，方贻儒. 精神病学. 上海：上海科技教育出版社，2011.

[18] 亚隆. 团体心理治疗理论与实践. 李敏，李鸣，译. 北京：中国轻工业出版社，2010.

[19] James P. Trotzer. 咨询师与团体：理论、培训与实践. 邵瑾，译. 北京：机械工业出版社，2017.

第三章 临床访谈

第一节 概 述

一、临床访谈的概念

（一）临床访谈的定义

大多数人都认可了解一个人最好的方法就是面对面的跟他谈话。在谈话的过程中，可以聆听他的回答、观察他对谈话内容的反应、感受他的互动交流方式，通常可以对这个人有一个初步的印象。访谈，即治疗师在一定规则下有目的、面对面地询问来访者，并与其交谈。

临床访谈（clinical interview），是临床工作者所使用的最基本和最有效的评估方法，通过访谈来收集来访者的问题和感受、生活方式、人际关系、个人史、对治疗的期望以及寻求治疗的动机等。一项对美国心理学会委员进行的调查发现，在38个列举的最常用的评估方法中，临床访谈位列第一。其中，93%的调查对象报告他们"总是"或"经常"使用临床访谈。而且对于同一来访者，可以应用很多不同类型的临床访谈，如入院时的初始访谈、治疗前的诊断性访谈、发生危机时的危机访谈等。

临床访谈与日常交谈都是谈话，有很多相似之处，但临床访谈有其自身的特点：①临床访谈通常具有明确的目的性。治疗师有目的地控制谈话的进行，时刻注意把握谈话的方向朝着原本的目标推进。一个好的临床访谈应该是提前仔细地做出计划，有目的、有技巧地实施，以获得数据、信息或态度等，而日常交谈的目的性没有那么强。②临床访谈中交谈双方的地位和权力是不一样的。通常是治疗师向来访者发问，挑起新的话题，向对方表示兴趣和热情，而且经常会要求来访者说明细节，了解来龙去脉。而日常交谈中双方可以相互问问题，互相表示出兴趣，有知识的交换和互惠。③临床访谈中，治疗师需要遵守职业伦理的要求，接纳来访者的情感表达和事实描述，不进行价值判断，并且对访谈资料与内容保密。

临床访谈与治疗会谈也不完全相同。相同之处为两者都是一种职业关系的建立与维持，治疗师主动倾听来访者，力图评估和理解来访者的问题与担心。不同之处在于，临床访谈以评估为主要目标，对来访者的问题、背景、人格等方面进行评估，可以是结构化的，为治疗打下基础。而治疗会谈以提供帮助为主要任务，往往在评估的基础上帮助消除或减轻来访者的痛苦，改善其生活状态。在一些心理治疗，临床访谈是在治疗会谈之前由非治疗师的专门人员实施的；在另一些机构，临床访谈是治疗会谈的初始阶段，是由治疗师本人进行的。

（二）临床访谈的目的

临床访谈有两个重要的目标：一是对来访者进行评估，二是为后续的治疗打下基础。因此，临床访谈需要达成"了解来访者面临的问题与处境、对治疗的期望、已经做出的努力、人格特点、个人史、精神状况等信息"的目的。

临床访谈的目的很明确，但是这些目的并不能一次就达成，每一次的临床访谈的目的都有侧重点。有时针对同一来访者，不同治疗阶段的临床访谈任务不同，是对来访者提供初始的临床评估，或是对其精神状况进行检查并作出诊断，或是判断来访者是否存在危机，或是评估当前工作的有效性，还是来访者前来寻求信息或治疗等。有时针对来访者的一个问题，为了解更详尽的信息，需要对来访者的重要他人进行访谈。比如，通过访谈儿童本身，了解儿童对他们的问题、能力、渴望、应对、重要关系、情境的看法；通过访谈家长，了解儿童的能力、发展、病史、家庭环境以及对孩子行为的反应方式等；通过访谈教师，获得对儿童问题、能力和学业表现的看法，了解教师的教育策略和帮助干预等。

需要注意的是，尽管每次临床访谈的目的侧重点不同，但每一次临床访谈都需要良好的访谈关系、沟通技巧、提问方式和观察能力。这是因为即使是评估性的访谈，也可能具有很强的治疗意义。来访者在临床访谈中的经历，会使他们对接下来的诊疗咨询、求助动机、治疗期望等有很大程度的影响。

（三）临床访谈的特点

临床访谈相比于其他临床评估的方法，有自己的特点和优势，但也一定的局限和不足。

1. 临床访谈是一种专业性互动 临床访谈是由临床专业人员实施的访谈，是一种职业关系的建立与维持，不具有朋友间普通会谈的特点。治疗师需要学会表现热情、互动和坦诚，但同时不违背专业关系的限制。访谈不是要满足治疗师的个人喜好或者提高个人威信，而是用尽可能熟练的方式来收集信息。众多理论流派为临床访谈提供了框架，治疗师的理论背景会影响对来访者问题、经历的理解和解释。除了结构化访谈，大多数访谈在一定程度上允许治疗师自由使用技巧和资源，把握什么时候发问、什么时候沉默、什么时候探寻细节。通过有意识的练习、敏锐的观察和经验的积累，治疗师会对线索越来越敏感，最终达到访谈的目的。

2. 与其他评估手段相比，临床访谈更加灵活、深入，与观察相比，访谈可以进入来访者的内心，了解其所思所想和情绪反应、生活中曾发生的重大事件、行为背后的意义。而观察往往只能看到他们的外显行为和躯体反应，很难准确地探究他们的内心世界。

与问卷调查相比，访谈具有更大的灵活性以及对意义进行解释的空间。问卷常使用的是研究者自己的语言，来调查研究者认为重要的问题；而访谈可以直接询问来访者的看法，使其有机会用自己的语言和概念来表达。访谈允许治疗师采用个性化的方法来收集资料，对问卷中没有涉及或者没有详细说明的一些话题可以作深入探讨，甚至可以用举例或叙事的方式进一步详细阐述。如果来访者在访谈时的回答与治疗师观察到的行为不一致，治疗师一方面可以追问这种不一致的原因，另一方面也可以回到实地进行观察。但也有例外，定式诊断访谈与标准化心理测验类似，是为所有来访者设计的一组标准化问题。

3. 临床访谈的信效度受到质疑 虽然访谈会带来有价值的信息，但因为访谈本身是一个双方建构的事件，治疗师和来访者都可能会影响访谈的真实性和有效性。

其一，有些来访者为了呈现自己的正面观点，或者规避尴尬的问题，会掩饰真实想法，误导访谈。或者可能他们自己本身就无法给出符合客观的说法，比如抑郁症患者常把自己说得一无是处，对个人和情境的判断非常悲观，而事实上可能不是这样。再者，人面对不同的治疗师，也可能产生不同的反应，如对一个冷淡的治疗师，比起温暖和支持的治疗师，来访者就会提供较少的信息。

其二，治疗师出于自己的性别、年龄、种族、价值观、个人经历等因素，可能会曲解收集到的信息，做出错误的判断。即使对同样的人问同样的问题，因由不同的临床工作人员来实施，也可能得到不同的答案，而得出不同的结论。所以，有人认为，访谈不一定是完全客观、真实地反映现实，而是访谈双方相互作用、共同构建事实的过程，双方的个人身份和相互关系都会影响到访谈的进程和结果。

因此，为了扬长避短，通常鼓励治疗师将访谈与观察、测验等其他评估方法结合使用。有关临床访谈信效度的研究，在第四节会详细论述。

二、临床访谈的核心成分

（一）访谈架构

访谈架构可以说是访谈的准备和开始，是决定访谈是否能达到目标的基础。通常包括：访谈时间及地点、设计访谈提纲、协商访谈事宜、实施访谈、记录访谈结果等。

访谈地点需要兼具私密性、安全性和专业性。如此可向来访者传递这样的信息：他是被尊重的，可以比较轻松、安全地表现自己，这次会面是比较正式的会面，治疗师是专业人员。心理治疗工作情境中，访谈时间一般为 1 小时，初始访谈视个人习惯有时会延至一个半小时；医院工作情境中，访谈时间没有固定的标准，初次精神状况访谈、诊断性访谈或会诊时间较长，每天的精神状况检查又可能较短。

虽然半结构化访谈和非结构化访谈会给来访者比较大的表达自由，但治疗师在访谈开始前一般都会设计一个访谈提纲，列出治疗师应该了解的主要问题和覆盖的内容范围，或在自己的脑中形成一定的思路。通常治疗师并不了解什么问题比较适合来访者的实际情况，往往只能凭自己的经验预测，因此提纲中的问题应尽量开放，给来访者留下足够的余地选择谈话的内容和方向。

在访谈开始前，治疗师应就时间设置、语言使用、保密原则、录音或录像等问题与来访者进行协商，相关事宜达成共识对建立访谈关系非常重要。访谈过程中，治疗师需要把握节奏，在计划时间内结束访谈，并在快要结束时提醒来访者，使之不显得突兀，尽量以轻松、自然的方式结束。访谈的记录因访谈目的的不同而有所差异，可能包括访谈内容、观察、访谈方法以及治疗师的内省、诊断印象等。访谈记录有笔记、录音、录像等多种形式，对访谈质量和访谈关系的影响也有不少研究者关注，本章第四节会专门探讨。

（二）访谈关系

治疗师与来访者之间的关系是临床访谈最重要的部分，所有的理论取向都强调双方情感协调的重要性。

初来的来访者面对治疗师可能会感到胆怯，把治疗师当做权威对待，这种预期可能会影响访谈最初的互动。治疗师要帮助来访者转向工作联盟的认知。工作联盟（working alliance）的概念起源于精神分析流派，但是现在已经被各流派共同接纳，被认为是广泛存在的一个重要的关系变量。主要包括以下三个方面：访谈双方对治疗目标的同意程度（goal）、访谈双方对如何达成目标所设置治疗任务的同意程度（task）以及访谈双方所建立的情感联结（bond）。情感联结是治疗师与来访者之间的情绪感受。其中，来访者对治疗师的信任是一个典型的结果。其他被来访者认为良好的工作联盟所包含的情感还有坦率真诚、关注关心、轻松自然、接纳、依赖和理解。

人本主义流派高度重视治疗关系，并致力于在治疗过程中创造一种真诚、共情理解和无条件积极关注等当事人可以感受到的关系特质。当来访者觉察到治疗师为了帮助他而在努力地去理解他的问题时，来访者就可以接受探究、对质，进而建立相互信任、尊重的访谈关系。

（三）访谈技术

访谈的实施主要包括提问、倾听、回应和非言语技术，这几个方面相互交融，密不可分。很多情况下回应的方式就是提问，所提问题与来访者前面所说内容密切相关；倾听对提问和回应具有指导作用，不会倾听就不会回应和提问。非言语行为可以比言语行为更有力地表现双方的态度、关系和互动状态，帮助治疗师理解来访者在访谈中表现出来的言语行为。治疗师本身的非言语行为，如服饰、目光、表情等也会对访谈产生十分重要的影响。

很多研究表明，访谈在很大程度上取决于治疗师的个人素质及访谈关系，访谈效果并不完全取决于治疗师使用的技巧。如果我们希望成为一名成功的治疗师，不仅需要学习一些必要的技术，更重要的是培养自己理解他人、关心他人、与他人和睦相处的能力。

三、临床访谈的分类

访谈类型主要有两种分类。第一种分类根据访谈目的的不同，可以分为初始访谈、精神状况访谈、诊断性访谈、危机访谈等；第二种根据治疗师对访谈内容的控制程度不同，分为结构化访谈（也称定式访谈）、半结构化访谈和非结构化访谈三种。

（一）根据访谈目的不同的分类

初始访谈是来访者接受专业心理治疗的入门，治疗师更多地运用提问进行评估，并不提供治疗或帮助。通常要收集初次来诊的来访者信息，判断来访者的问题，制订治疗目标，并在需要的情况下指出哪种治疗方式最合适。在初始访谈中，收集什么信息以及如何收集信息主要取决于治疗师的理论背景。如认知行为流派治疗师习惯于将重点放在当前问题上，心理分析流派的治疗师更加重视历史原因等。事实上，在有时间限制的初始访谈中收集这么多信息并不是件容易的事，临床工作者需要熟练的技巧、完整进行入选访谈以及判断筛选的能力。

诊断性访谈一般是结构化或半结构化的，如DSM-5临床定式访谈、复合性国际诊断访谈表、简明国际神经精神访谈等。临床实践发现，单有诊断标准的标准化是不够的，还需要有诊断过程和资料收集的标准化。因此一批精神科诊断学专家，将他们的临床经验和检查技巧与一定的诊断系统配套，加以程序化和规范化，形成了较为结构化的诊断性访谈。有研究者发现，使用非结构化访谈进行诊断的临床工作者容易将来访者呈现出来的问题局限在某些症状的回顾上，忽略了对其他精神病理重要领域的探寻。若不用结构化较强的访谈，在对来访者检查的过程中容易过早形成诊断印象，进而影响接下来的提问和对访谈的记录。

精神状况访谈的信息尽管在诊断过程中很有用处，但精神状况访谈并不是主要的诊断过程。当怀疑来访者存在精神病性症状，而不仅是无法处理生活中的现实问题时，就有必要使用精神状况访谈。以评估来访者的外表、行为、对治疗师的态度、情感、思维和言语、知觉、定向力、意识、记忆与智力、自知力等方面的内容。在医疗环境中，心理治疗师对住院来访者几乎每天都要进行精神状况检查。

危机访谈的主要任务是对相关来访者进行自杀危险性的评估。如果发现来访者自杀危险性较高，危机访谈能够立刻对来访者进行干预，是预防自杀的重要环节。治疗师需要掌握自杀评估和预防的有关知识，了解自杀的主要危险因素、自杀的基本线索、自杀的动机和对抗自杀的资源等。同时需要敏锐的洞察力和反复的模拟练习，并接受专业人员的指导。

（二）根据治疗师控制程度不同的分类

结构化访谈中，治疗师对访谈的走向和步骤起主导作用，按照事先设计好的、具有固定结构的统一问卷进行访谈。治疗师所提的问题、提问的顺序以及记录方式必须标准化，即对所有来访者都按照同样的顺序问同样的问题。半结构化访谈中，治疗师对访谈的结构具有一定的控制作用，会事先备一个访谈提纲，向来访者提问。问题通常不作"是"或"否"的回答，而是鼓励来访者自由表达关于具体话题的看法、观点和感受，并使用探索性问题进一步获得更具体的信息。非结构化访谈没有固定的访谈问题，鼓励来访者用自己的语言发表自己的看法，治疗师只起一个辅助的作用。

一般来说，量化研究通常使用结构化访谈，以便收集统一的数据，对其进行统计分析。使用较为结构化的诊断性访谈，能提高诊断的信度，防止忽略某些症状、不考虑鉴别诊断、出现诊断误差等问题。治疗师能够根据访谈提纲对不同个体的反应作比较，因而治疗师一致性信度也较高。但也有人对访谈效度进行质疑，如没有一种访谈提纲能够涵盖DSM-5中的所有诊断名称。也有人认为访谈过程过于繁琐和僵化，不够重视人际沟通，且用时较长。但也有研究者发现，使用结构化访谈和非结构化访谈的治疗师在共情陈述的数量和关心的表述方面没有显著差异。使用结构化访谈收集来访者个人史的临床工作者，对访谈中所营造的融洽气氛表示满意。目前国内结构化访谈主要用于研究，并未成为临床工作的常规操作。

使用质性研究方法的研究者往往在研究初期使用非结构访谈的形式，随着研究的深入，逐步转向半结构化访谈。半结构化访谈在系统性、综合性和重复性方面都比较好，得出偏倚结论的可能性较小。具有心理动力学或人本主义理论背景的临床工作人员，更偏爱非结构化访谈。研究发现，采用多种访谈形式更能有效促进来访者的情感表达。

临床访谈是最常用的临床评估方法，相比于其他评估方法具有灵活、深入的特点，但有关其信效度仍然会受到质疑。临床访谈的主要影响因素包括访谈架构、访谈关系、访谈技术等几方面。按照访谈目的不同和治疗师控制程度不同，临床访谈可以分为不同的类型。本节对临床访谈的概念、特点、核心成分和分类作一概述，以期读者对临床访谈形成简要、明晰的印象，具体内容下文会做进一步的探讨。

（王建平）

第二节　临床访谈过程和技术

临床访谈常依据一定的过程框架进行，并有一些普遍应用的技巧。治疗师常希望在有限的时间内，尽快对来访者的问题和背景有一个全面的把握，有些情况下需要用系统的、结构化的方式来收集信息。但随着治疗师经验的增加，他们的访谈常常会变得源于直觉，成为自动化的，很少会遵从一个结构化的问题清单。尤其是由治疗师本人进行的初始访谈，治疗师不会在治疗的最初阶段就将所有信息收集完毕，而是保留谈话切入点在后续的治疗中讨论，因为对案例的了解过程本身就是治疗过程。但对于处在培训或工作早期阶段的临床工作者来说，对访谈过程和技巧的掌握十分重要。

一、临床访谈过程

前面我们提到，临床访谈有两个重要的功能：一是对来访者进行评估，二是为后面的治疗打下基础。这就意味着在访谈过程中，治疗师首先要依据精神障碍的诊断标准，如《精神障碍诊断与统计手册》（第 5 版）（DSM-5），或《国际疾病分类》（第 11 版）（ICD-11），对来访者评估，形成初步诊断印象。其次，形成案例概念化，也就是对来访者遭遇的问题以及问题的形成和变化有一个概念化的认识，这将对后面的治疗起到指导作用。不同类型的临床访谈，对这两个目的兼而有之但权重不同，如诊断性访谈偏重评估、心理治疗的初始性访谈更偏重后者。

处在培训早期阶段的治疗师，在观察有经验的治疗师作访谈时可能会感到十分佩服，看上去访谈过程流畅连贯，一个话题到另一个话题衔接得十分巧妙，仿佛治疗师对访谈的步骤和内容完全了然于胸。其实，这些都是来自于良好的准备和反复的实践，如熟悉访谈的过程，掌握诊断标准、了解如何提问等。

一个完整的临床访谈过程，并不一定按照某种固定的程序进行。但为了帮助初学者学习临床访谈，提高访谈的有效性，一般会把临床访谈划分为初始阶段、中间阶段和结束阶段。

（一）初始阶段

临床访谈的初始阶段奠定了访谈的基础，包括建立访谈关系，让来访者感到轻松，以及来访者作为个体得到关注和尊重。一般来说，治疗师谦虚礼貌的态度、热情的欢迎、温暖的微笑、友好的招呼、恰当的自我介绍（我是某某心理治疗师）、

礼节性的握手是相对较好的访谈开始。此阶段主要有两个任务：介绍访谈设置和讨论访谈目标。

1. 介绍访谈设置 在医疗环境中的诊断性访谈通常不会在访谈设置上花费太多时间；而面对希望做心理治疗的来访者，讨论设置是必需的环节。治疗师应就时间设置、语言使用、保密原则、录音等问题与对方进行协商。例如治疗师可以这样说：

"我们今天将有一个小时到一个半小时的时间在一起工作。希望一起谈谈最近以来一直困扰你的问题。我会听你诉说你的情况，也会向你提问题并做记录，这样能够帮助我们更好地理解你的问题，以便制订出适合的治疗计划。我们的访谈是保密的，但也有些例外的情况不能保密，比如当你对自己或他人有威胁、虐待孩子或者涉及法律问题等情况。这个过程中你可以自由提问，我会尽力回答你的问题。如果这次不能完成，我们可以在下次约定的时间里继续。"

临床访谈的框架设置明确了访谈的时间，阐述了关于访谈所要涉及的内容以及对双方需要承担的基本角色的期望。简要说明了访谈的结构、保密原则及其限制和治疗师必须承担的义务。治疗师使用了"我们"一词，让来访者感觉到自己成为工作同盟的一部分，治疗师会和他一起探索困扰他的问题。

通常情况下，来访者需要签署书面的知情同意书。知情同意书包括三个要素：知道、能力和自愿。这意味着来访者必须清楚地知道自己同意做什么事情，必须有法定的能力能做出这样的同意，并且不是在被强迫或诱惑的情况下签订的。知情同意书中会呈现对于治疗的简要介绍，包括可能的收获和潜在的风险（例如需要对痛苦的事件进行回忆）、其他的治疗选择、保密原则及其限制、转介等，也会提到费用和录音、录像的许可等问题。

在访谈设置讨论的过程中，治疗师也要注意观察来访者对什么事项比较敏感、反应强烈，或是紧张、冷漠、不确定等。这些反应可以辅助后续的治疗，可能会提示类似问题或困难情况时来访者的一般反应。

2. 讨论访谈目标 在临床访谈的初始阶段，治疗师需要与来访者一同探讨访谈目标并达成一

致。治疗师往往会用开放性的说法，如"请告诉我你这次来面谈的原因"；"你为什么来这里"；"对于今天的会谈您有什么期待吗？"或"或者您想过今天来谈什么吗？"，让来访者充分表达寻求专业人士帮助的原因。

自愿前来的来访者，对访谈的期待也不一定相同。有些来访者是因为受某一问题的困扰想要接受治疗；有些来访者想要确定自己是否适合某种治疗；有些并不是为寻求治疗，而是为了获取信息。治疗师需要考虑来访者的需要，并共同制订访谈目标。

对不是自愿前来的来访者，如企图自杀者、重性精神障碍患者、儿童等，治疗师需要讲清楚访谈的目的，澄清来访者对访谈的期望和看法。比如有些儿童认为他们被访谈，是因为大人认为他们疯了或傻了，或是因为做了错事而受到惩罚。治疗师可以这样说："我们将要在一起说些什么或做些事情，这样我可以了解你，知道你喜欢什么，不喜欢什么。这是一个私人谈话，只要你不愿意，我不会告诉你的父母或老师你都说了什么。"如果来访者因为自杀问题被送诊或提到曾经尝试过自杀，那么治疗师就需要说明优先讨论自杀相关的问题，尽快把访谈的重心转移到危机程度评估方面。如果来访者目前的问题是精神障碍问题，就要向其说明采集精神障碍史的需要，继而进行精神状况检查或诊断性访谈。治疗师需要清楚、坦诚地向来访者询问访谈目标，如："你对我们面谈的期望和我讲的是否一样？""你有什么想法？"

（二）中间阶段

中间阶段是访谈的主体部分，根据访谈目标，治疗师需要在理论框架的指导下收集信息，形成诊断印象和案例概念化，并建立工作联盟。根据访谈目标不同，可能需要对某些方面做出评估，如来访者的精神状况及失调程度、诊断印象、个性风格与功能、是否需要心理治疗、什么治疗更合适等。当然，仅凭一次或几次访谈就做出判断和推测是极有挑战性的，也可能是不可靠的，需要在后续治疗过程中调整、纠正。

1. 形成诊断印象 临床访谈的重要成分是对来访者的精神、情绪问题或障碍进行诊断和评估。治疗师必须掌握正常与异常的标准，可以借鉴 DSM-5 或 ICD-11 等诊断手册和评估工具。

如果来访者可能存在精神障碍问题，就需要采集精神障碍史，进行精神状况检查或诊断性访谈。采集来访者的背景资料和病史，能够增加对症状影响因素的认识，使临床工作者有依据进行诊断和治疗。进行精神状况检查的目的是评估来访者在认识、情感和行为上的问题，以确定疾病的性质、严重程度，以及对其本人或他人的危险性。诊断性访谈需要将临床发现、检查所见和本次疾病的发作形态整合，再结合来访者的病史及环境，形成诊断印象。过去常用非结构化访谈，因而饱受信效度的质疑。现在一般使用结构化或半结构化的访谈，可以获得可靠、有效的评估诊断信息。具体内容在第三节中会详细阐述。

2. 案例概念化 根据精神疾病诊断标准得到的诊断印象只说明来访者所具有的症状集合起来符合某种可以识别的障碍或综合征，但并不等于我们了解了来访者及其困扰，以及这些问题是怎么开始、如何加重、怎么维持的，来访者是如何应对的。因此治疗师在诊断的基础上，要在自己熟悉的心理治疗理论工作框架下，了解为什么来访者会有这样的问题，是什么在维持着这样的问题，这就是案例概念化的过程。

所谓案例概念化，指治疗师依据某种心理治疗理论对来访者的问题进行理论假设。具体来讲，针对来访者的问题要获取哪些信息，如何获得信息并进行有意义地综合，如何利用信息进行临床预测和假设，从而由这种判断或假设进一步形成治疗计划的雏形。裴森（Persons，2008）提出了进行案例概念化的四个要素：①建立一个问题清单，包括主要的症状与问题；②确认产生这些问题或障碍的机制；③确认当前激活了问题的诱发因素；④考察当前问题在来访者早期经历中的起源。

不同理论框架指导下的案例概念化过程的侧重点有所不同。例如，认知行为理论的案例概念化强调情境引发的自动思维，以及由此产生的情绪、行为、生理反应，探究来访者的应对策略、中间信念和核心信念。心理动力学背景的治疗师在形成案例概念化时，更注重与个体痛苦童年经历相联系的记忆、情绪、躯体感觉和认知，以及在个体一生中的重复。

与诊断的经验需要积累一样，案例概念化能力的形成也需要时间和经验。如果对个案的问题没有正确的概念化，治疗师对获得的大量信息不能有效整合，那么这些资料是没有价值的，且很可能导致后续的治疗过程浮于表面而无法深入，难以取得满意的疗效。

3. 建立工作联盟 前文提到，治疗师与来访者的关系是临床访谈最重要的部分。访谈本身是一个双方建构的过程，治疗师、来访者及他们之间的关系会影响访谈的真实性和有效性。虽然工作联盟的概念更多地用在心理治疗中，但对于临床访谈来讲，建立工作联盟同样重要。工作联盟包括三个成分：积极的情感联结，如相互信任、喜爱、尊重、关心等；认知，指对访谈目标和任务的认可；投入，指访谈双方投入访谈过程，并且承担各自的责任。治疗师可以利用各种同盟管理或调控策略来调动来访者，以建立更好的同盟关系。治疗师既要告诉来访者在访谈中做什么、如何做，对治疗过程保持一定的结构化；同时又要鼓励来访者积极参与，主动反馈，保持一定的开放性与灵活性。

（三）结束阶段

在访谈的结束阶段，治疗师要从信息收集过渡到结束阶段的准备工作中。在临近结束之前的10分钟，就要提醒来访者"我们还有10分钟的时间"。治疗师会停止刻意地收集信息，而是总结会谈情况，安慰、支持来访者，给来访者灌注希望。同时，治疗师也会注意来访者在结束时可能透露的具有临床价值的信息，注意融洽关系的维持。

治疗师可以用这样的叙述来进入结束阶段："我们已经得到了一些有价值的信息，感谢你愿意告诉我这些事情。我知道这个访谈对你来说非常不容易，寻求帮助本身就是很有力量的。我认为心理治疗可以帮助你达到你希望的目标，大多数接受心理治疗的人都能获得期望的效果。我想我们可以一起总结一下我们今天谈到的内容。如果你有什么疑问可以向我提出来。你觉得我还需要做些什么，可以帮助你更舒适地表达？"

上述谈话内容概括了治疗师需要在结束阶段完成的任务。首先，做出即时的访谈结论，完成框架设置。其次，称赞来访者的合作，消除来访者认为访谈压力大的疑虑，给予情感支持。再次，阐述心理治疗的作用，树立坚持治疗的信心，给来访者灌注希望。最后，建议邀请，即邀请来访者进行提问，或者做出可能重要但是访谈中没有表达出来的想法。

每位治疗师进入结束阶段的引导词不尽相同，一般根据治疗师以往的经验和访谈过程的具体情况来确定。有的治疗师也会根据来访者的情况向其推荐治疗，并介绍治疗计划。

二、临床访谈技术

访谈的实施主要包括提问、倾听与回应、观察技术，这几种技术在访谈过程中相互交融、密不可分。

（一）提问技术

提问是访谈过程中不可缺少的部分，治疗师提问技能的熟练程度不同，所提问的问题不同，对访谈效果具有不同的影响。提问一般分为开放式问题和封闭式问题，治疗师往往根据访谈的目标来决定使用哪类问题最有帮助。

大多数有效的问题都是开放式的，它们常以"什么""怎样""为什么"或"谁"等疑问词开头。开放式提问在访谈情境中可以了解来访者看待问题的方式和想法，鼓励其说出更多的信息，引导其举出行为、想法和感受的具体例子，以便治疗师更好地理解问题的原因，为来访者用自己的语言表达自己的想法留有充分的余地。

与开放式问句相反，如果治疗师需要得到特别事实或寻求某一具体信息时，封闭式问题则很有用。这类问句通常会以"是"或"不"或一个短句作为回答。例如"你们家庭成员有人患有或患过抑郁症吗？""在我们讨论的所有问题中，哪一个问题最令你感到困扰？"。使用封闭式问题的目的通常是：通过要求来访者给出具体的回答来缩小讨论的范围；收集特别的信息；确认问题的指标参数；打断喋喋不休讲故事的来访者等。

对许多来访者来说，被问到一个好的问题就好像得到了新的能量一样。有效地提问能够让来访者从一个新的角度和深度看待事物。要做到有效地提问，需要记住以下几个重要原则：第一，提出的问题要围绕来访者的关注点；第二，提出问题后，要给来访者足够的时间做出回答；第三，一次只问一个问题；第四，尽量避免指责性、面质性的问题；第五，在治疗过程中应避免将提问题作为主要的反应模式。

当治疗师需要进一步了解来访者的问题，追溯事情发生的根源或发展过程时，治疗师往往需要向来访者进行追问。在追问的过程中，要注意把握追问的时机和追问的程度。一般来说，追问不要在初始阶段频繁进行，初始阶段应该尽量给来访者自由表达思想的机会。在来访者所谈内容的基础上进行追问，希望对方补充或澄清，如"这里可不可以多说一点儿"，就自然而然地将来访者所说内容和治疗师感兴趣的内容结合起来，推动访谈向前进行。如果追问的内容会影响整体访谈的顺序发展，可以先记下来，后期再追问，如"刚才你说到……，当时是什么情况"。追问还要考虑适度，不能伤害来访者的感情，妨碍访谈关系的建立，尊重来访者的选择。如果对方不愿意当时讲出来，要表示尊重和接纳，在后期治疗中可以找合适的机会再次讨论。

（二）倾听与回应技术

1. 倾听技术　"倾听"与"听"不同，"听"指注意到声音以及接收声音的能力，而"倾听"不仅仅是接收到声音，还要尽可能地了解其意义，所以要求治疗师敏锐地寻找声音中的线索，观察肢体动作以及评估来访者访谈内容的前后关联性，身体上和心理上都传达出对来访者的专注和倾听。例如开放的身体姿势、良好的目光接触等。

倾听在访谈关系中扮演重要角色。第一，能建立良好的访谈关系。倾听能令来访者觉得他们被当作一个完整的人来了解，而非只是案例。这令来访者觉得治疗师是值得信任的、可亲近的，故而愿意开放自己，讨论自己的问题。第二，倾听对收集资料有重要作用。倾听在收集资料时，有时比提问更有效。治疗师的倾听，安抚了来访者紧张与害怕的情绪。当来访者看到有人在认真听他说话并试图理解他时，会更愿意说出自己的感受和问题。第三，协助来访者表达自己。倾听可以让来访者感到自己是被重视的，不会遭到拒绝或评判，使其有机会整理自己的感受和思绪，进行表达。

除了倾听来访者的语言表达外，治疗师还要特别注意感受沉默。造成来访者沉默的原因有很多，如无话可说、不好意思、拒绝回答、开小差、

努力地回忆等。当来访者沉默时，治疗师往往将责任揽到自己身上，为了打破僵局马上发话来打破沉默，这样做有时会打断来访者的思路，失去获取宝贵信息的机会。治疗师要提升自己容忍沉默的能力，允许对方沉默一会儿，判断对方是因为什么原因而沉默，再做出相应的回应，如"刚才这段时间你没有说话，你在想些什么？"

2. 回应技术　回应也是一种积极的倾听，指在访谈中对来访者的言行做出反应，将自己的态度、意向和想法传递给对方。治疗师的回应会直接影响来访者的谈话风格和内容，进而影响访谈的结构、推进和节奏。回应方式有很多种，一般常用的有：认可、重复和总结、情感反应、自我暴露等。

认可包括："嗯""对""是吗"等言语行为，以及点头、微笑、鼓励的目光等非言语行为。这两种方式会鼓励对方多说话，让其感到自己是被认可、被接纳的，从而愿意继续交谈下去。如果治疗师只是埋头记笔记，来访者会不清楚对方是否理解自己，进而产生不安全感，甚至不愿意继续交谈。

重复是将来访者所说的事情重复一遍或换一种表达说出来，引导其对细节进行陈述；总结是将来访者所说的一番话用一两句话概括。目的都是帮助对方厘清思路，检验治疗师的理解是否准确，鼓励来访者继续谈下去。

情感反应是对来访者的感受或来访者访谈信息中的情感内容重新编排，帮助来访者识别情绪，倾诉感受。同时使来访者感到自己的确被理解，促进其开放自我和探索自我。

自我暴露是治疗师对来访者所谈的内容就自己此时此刻的感受或以往的经历做出回应。治疗师适当的自我暴露可以拉近访谈双方的距离，使访谈关系变得比较轻松和平等，使交谈变得更加具有合作性和互动性。同样的，也要把握自我暴露的时机和程度，标准就是是否能够促进来访者获益。

（三）观察技术

观察技术是用来判断来访者如何解释世界的关键工具，会帮助治疗师做出恰当的反应，会指导治疗师在会谈的时候处处抓住关键点。观察技术包括对非言语行为、言语行为和不一致信息的观察，其中对非言语行为的观察技术尤为重要。

1. **非言语行为**　能够观察到并识别出来访者不同的非言语行为及其可能的含义，是治疗师经验中很重要的部分。当我们和他人进行交流时，约有 65% 或更多的信息是由非言语行为传达的，甚至当言语沟通渠道关闭时，非言语沟通渠道通常保持开放，而且非言语线索比言语信息更能"泄露秘密"。因此治疗师除了倾听来访者的言语外，还需要关注其非言语行为。

同时，治疗师的非言语行为对来访者也会产生极大的影响，如服饰打扮、动作、表情、目光等。治疗师的穿着如果与来访者所处的文化环境格格不入，可能会使对方感到不舒服，从而影响来访者的合作。如果治疗师的动作过于频繁、目光左右环顾、表情过于夸张，也可能使来访者受到干扰，不能集中注意力思考问题。

除了使用非言语行为传递对来访者的兴趣和关注外，治疗师还必须确保自己的言语信息和非言语信息的一致性，确保自己的非言语行为与来访者的非言语行为同步或协调。一致性和协调性是建立工作联盟的重要方式。如果治疗师缓慢而又安静地说出"别着急"，却伴随了瞥一眼时钟的动作，那么来访者会觉得"别着急"这个说法并不真诚，可能会主动提出结束访谈。

2. **言语行为**　注意言语跟进的模式对治疗师和来访者来说都是特别重要的。在什么时机上转变话题，由谁引起的改变？治疗师和来访者的谈话是具体的还是抽象的？来访者的陈述用的是第一人称还是第三人称？来访者的消极陈述随着治疗的进展是不是变得积极些？来访者倾向于用什么特定的关键词来描述其行为和情形？特别是来访者使用的特定的描述性词语和重复性的主题，是很有价值的，并值得深入探讨。

3. **不一致信息**　信息之间不协调、互相混淆、存在矛盾和冲突，在许多会谈中都会展现出来。精明的治疗师能够识别这些不一致信息，并在恰当的时机将它反馈给来访者。这些不一致信息可能发生在来访者的非言语行为之间、言语行为之间、非言语行为和言语行为之间，或在来访者与情境之间。比如来访者说"我今天感觉非常好"，但并没有露出愉快的微笑，而是几乎要哭出来。治疗师对这种情况需要特别留意。

（王建平）

第三节　临床访谈的主要类型

在临床实践中，一般情况下同一个来访者在不同的访谈阶段可能会接受到不同种类的临床访谈。比如来访者刚刚就诊时会接受初始访谈；为了得到诊断，精神科医师可能会给来访者实施诊断性访谈；而当来访者涉及自杀自伤等危机情境时，还会接受危机访谈。本节会谈到心理治疗师及精神科医师常用的临床访谈的类型，以及不同类型的临床访谈各自独特的访谈方法。

一、初始访谈

（一）初始访谈概述

初始访谈（intake interview）也被称为"摄入性访谈"等，是指在来访者接受专业心理治疗之初以收集信息为目的的访谈。初始访谈有两个重要的功能：一是帮助治疗师找到来访者就诊的原因，二是判断治疗师所在机构的设备、政策和服务能否满足来访者的需求和期望。通过收集来访者的信息，治疗师可以了解来访者的潜在问题，对来访者当前的状况进行评估和回应，并根据来访者的情况来匹配治疗师和治疗机构，为正式进入治疗做准备。

初始访谈还有一个功能是告诉来访者关于门诊功能、收费、政策、程序和治疗师的一些信息，让来访者考虑是否选择在这里接受专业心理治疗。对这些信息的知情同意可以影响到来访者的治疗动机，纠正来访者心中对心理治疗神话的错误认识，将他们对心理治疗帮助的不现实期望调整得更加现实、客观。

在美国，初始访谈通常由社区工作者或者医疗机构的临床心理学或精神科实习生来实施。一般情况下，初始访谈采用的是传统的面对面的谈话形式，但现在也有在面谈前使用电话进行初步访谈的趋势，以及使用网络进行初始访谈。在我国，初始访谈和后来的诊断性访谈以及测验评估等通常是由同一个治疗师来实施的，如此是为了减少来访者因适应不同的治疗师及环境而带来的不适感，并可以使治疗师在初始访谈时建立的良好的访谈关系可以延续到之后的诊断性访谈以及正式的治疗中。

初始访谈通常需要进行几次才能收集到评估所需要的信息，其形式和内容会因为治疗师的理论背景不同而有一些差异。比如精神分析治疗师会在初始访谈时重视对来访者的第一印象以及治疗师的反移情，并且会更加重视收集关于早年创伤和记忆的信息；认知行为流派治疗师则在初始访谈时更倾向于收集引起来访者功能不适的情境，以及确认在这些情境下来访者的思维、行为、情绪和躯体感受；家庭治疗师会在初始访谈时更加细致地收集来访者原生家庭的结构和每一位家庭成员的背景信息。总之，初始访谈的内容受到治疗师案例概念化框架的影响，不同理论背景的治疗师具有不同的案例概念化方法，并根据该理论的案例概念化框架去收集可以解释来访者问题诱发、形成以及维持的信息。

（二）初始访谈的主要内容

初始访谈需要进行多维度的信息收集，除了上文中提到的不同理论流派对初始访谈收集信息的要求外，初始访谈一般都会包括人口学资料、问题呈现、既往病史、家庭背景、个人 - 社会史等信息。

1. 人口学资料 人口学资料包括姓名、性别、年龄、婚姻状况、职业等信息。收集人口学资料往往是初始访谈很好的入手点，这类性质的问题通常不具有威胁性，且可以帮助建立融洽的访谈关系。此外，这些信息还可以帮助治疗师初步了解来访者的社会功能状况，目前的问题在多大程度上影响到他的工作、教育和社交功能。可以这样说："能不能讲讲你的个人情况？"。

2. 问题表现 收集完人口学的基本信息后，治疗师开始围绕来访者当前的问题收集信息。治疗师可以通过提问来访者"是什么让你今天来这里的？"或者"能告诉我你现在面临的问题吗？"使来访者自由地讲述他的治疗目的。在这个阶段要尽量使用开放式提问，便于挖掘来访者更多特殊的问题。治疗师需要坚持的一个重要原则是不过早地做出结论，并对访谈中形成的对来访者的假设保持开放性，以免因先入为主的偏见而致使其他重要信息遗漏。在讨论问题呈现的阶段时，还要着重注意问题的发展史和现病史，即问题是什么时候出现的，经过了什么样的阶段和变化，目前包括哪些症状，症状出现的频率和时长等。

3. 个人 - 社会史 个人 - 社会史包括的内容很多，不仅包括来访者的出生状况、儿童期直至成年期的发展史，还包括教育、性经历、医疗、父母 - 环境、宗教信仰，以及心理病理事件。这些信息的收集是为了提供来访者现有问题的背景资料。把来访者的问题放在特定的发展时间段和社会环境背景中非常重要，这可以使治疗师全面理解来访者问题形成的诱因、影响因素和维持因素。治疗师可以这样说："可以一起来回顾一下您成长的经历吗？"。

尽管这些资料中的大多数属于事实型材料，但治疗师仍要注意来访者是如何呈现这些信息的，这可以帮助治疗师理解来访者对这些信息的情感反应究竟是掩饰逃避还是开放面对。此外，治疗师要尽可能详细而全面地询问这些相关信息，除了要对具体的事实、日期和事件感兴趣，还要关心来访者在讲述这些资料时的感受，并及时地给予适当的共情和反馈。这样有助于来访者更深入地主动阐述重要的信息，并有助于形成良好的访谈关系。访谈内容见表 3-1。

在临床实践中，初始访谈的内容和形式常常会根据现实情况的要求做出调整。比如有些情况初始访谈会包含精神状况检查，当访谈中发现来访者存在自杀自伤等危机情况时，还要对来访者实施危机访谈。初始访谈也会针对不同的来访者进行调整，比如对于儿童、青少年和老年人，治疗师可能需要实施简短的初始访谈来收集信息。而对于年龄较小、精神发育迟缓以及表达能力不足的来访者而言，治疗师可能还需要额外收集来访者的监护人、配偶或者朋友提供的有关来访者的信息。

（三）初始访谈的操作要点

事实上，在有时间限制的初始访谈中收集信息并不是件容易的事，治疗师需要熟练的访谈技巧，并具有一定临床判断的经验和能力。在实施初始访谈中，最重要的是要建立良好的访谈关系，并把握好适当的沟通风格。

1. 建立良好的访谈关系 访谈关系是任何访谈最关键的要素，良好的访谈关系可以提高访谈的质量，反之则可能成为有效访谈的障碍，并可能造成来访者的脱落。来访者通常在初始访谈结束以后决定是否要继续治疗。假如来访者从治

表 3-1 初始访谈内容纲要

序号	内容	细节
1	身份信息	性别、姓名、职业、地址、来诊日期、出生日期、学历
2	求助原因	求助原因及对服务的期望
3	当前问题	症状表现、频率、时长以及症状可能的变化
4	家庭背景	对父母亲以及其他家庭成员的描述,来访者在家庭中的角色等
5	早期记忆	对最早期事件和发生环境清晰的描述
6	出生和成长	说话和走路的年龄,与其他儿童相比存在的问题,来访者对早期经历的看法
7	健康状况	童年和后来的生理疾病以及躯体受伤情况,药物和酒精有关的问题,与他人身体相比可能存在的问题
8	教育背景	接受教育程度和所取得的成绩
9	工作经历	工作更换的原因和对工作持有的态度
10	兴趣爱好	包括来访者的业余爱好以及志愿活动等,来访者对自我表达能力和自我愉悦能力的看法
11	性发展	包括最初的意识,性行为的类型,来访者对自我性表达能力的看法
12	婚姻和家庭资料	跟婚姻及家庭有关的主要事件以及事件发生的原因,与原生家庭和周围家庭的比较
13	自我描述	优点、缺点、理想等

疗师身上感受到的积极面越多,他们就越有可能继续参加后面的治疗。因此,治疗师要在初始访谈的过程中努力建立良好的访谈关系,让来访者建立起足够的安全和信任感,产生对继续治疗的信心和足够的动力。

2. 采用适当的沟通风格 治疗师在初始访谈时采用适合来访者的沟通风格也非常重要,这也会影响到良好的访谈关系的建立。治疗师是否能够采用适当的沟通风格,取决于治疗师对来访者人格特征的察觉,以及是否有能力根据来访者的个性特征及偏好灵活地调整谈话策略。有些来访者倾向于治疗师提问具体的问题,而有些来访者倾向于主动积极地谈论他们自己的感受。治疗师需要做到对不同人格特征的来访者采取"先跟再带"的策略,对来访者的偏好先采取顺应的策略,以建立良好的访谈关系为首要的宗旨,使来访者逐渐适应初始访谈的过程,之后再主动地引导来访者更有效地表达。正如前文提到的,治疗师与来访者建立密切的关系是最重要的,这有助于让来访者在回答治疗师提问和自愿提供信息之间达成平衡,使得访谈对话能够流动起来,变得更人性化。

二、诊断性访谈

(一)诊断性访谈概述

诊断性访谈(diagnostic interview)的目的是对来访者作出诊断和提供治疗计划。为了保证诊断的信度,诊断性访谈通常是结构化或半结构化的,以此来解决不同治疗师对同一来访者诊断不一致的问题。结构化诊断性访谈对临床判断、评估结果的解释以及诊断过程进行了程序性固定,较缺乏灵活性,但评估者一致性信度高。半结构化临床访谈较少受到限制,允许治疗师在会谈中灵活应用其他方法。治疗师根据会谈情况随时决定需要问什么、怎样提问、怎样记录来访者的反应等,评估者一致性信度也因此受到了损害。

根据临床诊断的需要,诊断性访谈可以采用不同功能的访谈工具。有些访谈工具具有相当大的范围(宽度)但精确度(深度)有限,如 DSM-5 结构化临床访谈(the structured clinical interview for DSM-5,SCID)。有些为了评估特殊的精神障碍,或明确特殊的就诊原因或治疗计划,被聚焦于某一个或一族障碍上,精确度较大但范围变得有限,如情感障碍和精神分裂症访谈手册(schedule for affective disorders and schizophrenia,SADS)和焦虑障碍晤谈手册(anxiety disorder interview schedule,ADIS)等。

(二)结构化诊断性访谈

由于结构化诊断性访谈可以提供一种系统的方法来评估事先设计好的访谈所要探讨的问题,且很少会发生错误,因此近年来被越来越多地使用在各种各样的临床情境中。结构化诊断性访谈工具有详细的操作说明,在访谈开始前就已经对以下方面进行了规定:①获得来访者资料的基本方法(包括症状和障碍的外在表现);②访谈的形式(面谈、电话联系、网络访谈);③问题的排列顺序;④提问的措辞;⑤部分为获得更多信息的附加问题(Helzer,1983)。正是这些规定使结构化诊断性访谈提高了信度,减弱了治疗师个人风格的影响,从而有效地提高了临床评估者一致性信度。

结构化诊断性访谈会提供详细的规则(如决定树或者分枝规则),告诉治疗师在特定的情境下做什么。也就是说,在结构化访谈中,治疗师询问的一系列具体问题是以标准方式和固定顺序进行的。但结构化诊断性访谈对治疗师的临床判断内容有所限制,过于依赖结构化诊断性访谈的治疗师可能会变得"教条",可能会错过访谈提纲没有涉及到的重要信息。

但正如前文已经提过的,结构化诊断性访谈可能会因为其过于固定的程序而使来访者感到被疏远,从而影响来访者参与访谈的积极性和提供信息的有效程度。因此,在使用结构化诊断性访谈时,治疗师必须运用他们的沟通技巧来建立融洽的访谈关系,并充分解释为什么要使用结构化诊断性访谈,对来访者表现出的情绪给予适当的共情和反馈。

下面以 DSM-5 结构化临床访谈(SCID)为例说明用于成人的结构化诊断性访谈。

SCID 是一种典型的结构化诊断性访谈,它被用于诊断 DSM-5 的主要障碍,另外有 SCID-PD(personality disorder)用于诊断人格障碍,目前为第五版,是一个与 DSM-5 配套的、在成年人中广泛使用的结构化临床访谈。SCID 评估一般需要2~3 小时,具体时间取决于来访者精神障碍史的复杂性和来访者描述现在和过去症状发作情况的能力。需要注意的是,SCID 在住院、门诊来访者和正常人中使用时,其访谈内容稍有不同。SCID已经被翻译成多种语言,是多国临床工作者的常用诊断工具。

SCID 的目的是引出用于诊断 DSM-5 障碍的来访者的详细信息。为了实现这一目的,治疗师必须询问许多"来访者症状是否符合 DSM-5 障碍诊断标准"的问题。SCID 的问题包括标准问题、分叉式问题和可选的探测问题。标准问题是指治疗师必须要提问的问题,分叉式问题是根据来访者的反应而继续的提问(如"如果来访者的答案是否定的,跳到问题32;如果来访者的答案是肯定的,则提问症状发生了多少次并继续下一个问题")。SCID 还设置了"跳跃式结构",这种跳跃式结构指根据来访者在某领域前面问题的回答情况,治疗师可以终止该领域后面问题的提问,而进入另一新的领域开始访谈。一旦明确来访者不符合某种类别精神障碍的诊断后,治疗师即终止该类别精神障碍的访谈提问,并转移至下一个类别的精神障碍检查。例如某些来访者在重性抑郁障碍的检查中,对前 5 个症状的提问均给予否定回答,则没有必要对后面 4 个症状继续提问,因为重性抑郁的诊断至少要符合 5 个症状。

作为一种诊断性访谈工具,SCID 需由系统培训过的精神科医师、临床心理师和精神卫生社会工作者承担。治疗师必须经过严格训练,具备扎实的精神病学知识,能够在访谈过程中熟练地作出精神障碍的诊断,并具有非结构化访谈、开放式提问和诊断评估的工作经验。

(三)儿童青少年诊断性访谈

长期以来,临床心理工作者已经意识到,对儿童青少年的诊断性访谈应与成人的有所区别,仅从儿童自身方面获得的信息去解释儿童行为是困难的。因此,有必要分别建立平行的儿童访谈问卷和对其他人(通常是儿童父母)的访谈问卷。通过与其他人的访谈,可以获得解释儿童行为的许多有意义的信息。但是使用两种来源的资料也会带来一些问题,即对同一个儿童评估的两种资料可能不一致的结果。这一点在解释儿童访谈结果时一直未能很好地解决,事实上这一点也一直是儿童诊断性访谈领域面临的主要挑战之一。

目前用于成人的结构化诊断性访谈,大多也都有适用于 6~17 岁的儿童、青少年的版本。比如 SADS 的儿童版本(Kiddie Schedule for Affective Disorders and Schizophrenia, K-SADS)是在成人 SADS 的基础上改编而来的。而儿童诊断性访谈第四版(diagnostic interview schedule for children-version Ⅳ,DISC-Ⅳ)是诊断性访谈(diagnostic interview schedule, DIS)的儿童版本。

儿童青少年诊断性访谈通常会对儿童青少年

及其父母分别访谈，在完成访谈后，治疗师采用临床判断对两种来源的资料进行总结，确定来访者的诊断。当父母和儿童青少年提供的信息差异明显时，治疗师可同时与儿童青少年及其父母面谈来检验这些差异，并判断哪些资料可以用于儿童青少年的诊断。

在实施儿童青少年诊断性访谈中存在的"衰减现象"（attenuation）需要引起治疗师的关注和重视。"衰减现象"是指在诊断性访谈的持续过程中或是第二次访谈中，儿童青少年及其父母存在报告较少症状的趋势，此现象在年幼儿童、学习成绩差的学生以及年轻的母亲身上尤为明显。此外，对于长而复杂的访谈提问，了解症状发生时间、持续时间及频率的提问，衰减现象也较为明显。研究发现，如果治疗师能够更多地使用通俗易懂的语言，或让来访者（包括父母和儿童青少年）可以选择所要回答提问的顺序，可以提高诊断性访谈的质量。

还需要治疗师特别注意的是，对9岁以下的年幼儿童实施诊断性访谈要考虑到年幼儿童的认知发展水平和言语表达能力。不宜使用成人及年龄较大的儿童青少年诊断性访谈中面对面的传统谈话形式，而需要使用更加趣味性的方法来进行诊断性访谈，这对治疗师而言是一种新的挑战。研究者们已经逐渐发展了一些对年幼儿童提问的替代方法，如Valla等人2000年制作了一系列图片，图片描绘的是儿童在日常生活中的常见情景，研究者们希望通过这些图片来测查儿童情绪与行为表现，并与DSM中儿童精神障碍的症状相对应。访谈中，治疗师要询问儿童是否经历了这些症状。为了避免访谈中的衰减效应，研究者们把各种精神障碍症状的提问混合编排。

还有一种方法是采用木偶游戏形式，让儿童参与到游戏中来，然后提出与DSM精神障碍症状相关的问题，这种方法叫做伯克利木偶游戏访谈（Berkeley puppet interview）。访谈时，治疗师使用两个木偶，一只手拿一个木偶，互相说话，然后再问儿童。例如一只木偶说："我是一个悲伤的孩子"，另一只木偶回应："我不是一个悲伤的孩子"。然后再问儿童说："你感觉怎么样？"此时就可以记录儿童与悲伤情绪有关的反应。木偶游戏能吸引年幼儿童的积极参与，并保持他们的注意

力。采用必答选择性回答方式，要求儿童对喜欢哪一种木偶做出简单的选择性回答，这样可以减少访谈中遗漏症状的可能性。研究表明，在检查儿童某些典型症状时，木偶游戏访谈的结果与母亲、老师对儿童的评定结果显著相关。

以上这些方法与其他方式联合使用，可极大地提高年幼儿童诊断性访谈的质量。由于年幼儿童的某些情绪和思维不容易被父母和教师观察到，因此这些方法对评估年幼儿童的情绪和思维极为重要。

三、精神状况访谈

（一）精神状况访谈概述

精神状况访谈是治疗师对来访者进行精神状况检查（mental status examination，MSE）时的互动过程。精神状况检查是一种组织和评估基本精神功能、精神状况或精神状态的临床检查方法。

当怀疑来访者存在精神病性症状时，有必要进行精神状况访谈。通过访谈评估来访者的衣着、行为、思维和言语、知觉、定向力、意识、记忆与智力、自知力，以及对治疗师的态度、情感等。在临床实践中并不需要对所有的来访者都进行精神状况访谈。尽管精神状况访谈的信息对诊断过程有帮助作用，但并不是主要的诊断过程。

（二）精神状况访谈主要内容

精神状况访谈的首要任务是评估当下的认知过程。但是，近些年来访谈内容变得更加全面，包括了历史信息、治疗计划和诊断印象的部分。这里主要从传统的认知能力、定向力、自知力、综合判断力几个方面来描述。

1. **认知能力** 治疗师对来访者认知能力的评估主要从言语、思维和知觉失调三个部分进行。言语又称为口头表达，是观察思维过程和思维内容最直接的途径。治疗师主要通过对言语的观察来评价思维。对思维的观察和评估可以从思维过程与思维内容两方面着手。思维过程指来访者如何表达他们自己，思维内容指在来访者的交流中表达出特定的含义，即来访者在思考什么。知觉失调主要是指幻觉和错觉。治疗师可以说："对于发生的那件事情您有什么看法或者想法吗？"。

2. **定向力** 精神状况检查必要的一项评估内容，是评估来访者是否对他们的现状有定向的

能力。询问的问题常常是"你叫什么名字""你从什么地方来""今天是几号"等非常基本的问题。同时，治疗师要注意来访者的反应，定向力完整的来访者会认为问这些问题是很可笑的，甚至无礼。所以，治疗师在询问关于定向力方面的问题时要谨慎。

3. 自知力　自知力是指来访者对于自身问题的理解和判断力。自知力的水平可以分为不同的等级，比如自知力完好、自知力不完整和自知力完全丧失。一般来说，自知力完好的来访者能够与治疗师配合来讨论他们的问题以及原因。然而，自知力较差或没有自知力的来访者在访谈时会变得非常具有防御性。在许多情况下，完全没有自知力的来访者会极力否认他们有任何问题。治疗师可以采用这样的询问方式："在那个情境下，您觉得您那么做是否合适呢？"。

4. 智力　对智力的评估一直以来都存在争议。Wechsler 将智力定义为"一种进行有目的的行为、理性思考以及有效的应付环境的综合能力"。在精神状况访谈中，智力通常通过了解受教育程度、观察来访者的语言理解和使用、对一些题目的反应等方法来推断来访者的智力水平。必要的时候可以做智力测验。

5. 综合判断力　综合判断力包括做出建设性和适应性决定的能力。在精神状况检查的过程中可以通过探究来访者的日常活动、人际关系等方面来评估来访者的判断力。例如询问来访者是否经常卷入违法行为或者非建设性的人际关系之中，他们是否进行对生命有潜在威胁的活动，并且对危险表现出毫不在意。治疗师可以采用这样的询问方式："你是怎么知道别人的这些想法的呢？"。

四、危机访谈

（一）危机访谈概述

危机访谈（crisis interview）是指来访者因危机出现在临床机构、自杀干预中心或其他机构，或拨打危机热线时需要进行的临床访谈。危机是指个体运用应激状态下的解决方式，仍不能处理目前所遭遇的困扰时所出现的心理失衡状态。

危机访谈的目的是为了向出现即时性危机的来访者提供支持。访谈内容聚焦在鉴别即时性问题和评估问题的致命程度，同时给来访者提供应对的方法，必要时转诊到专业机构进行危机干预。

危机访谈并没有精心设计好的评估和治疗方案，治疗师需要在非常短的时间里实施访谈，收集评估数据，并给来访者提供帮助和支持。

（二）危机程度的评估

评估来访者的危机程度是非常重要的，危机程度评估一般从抑郁水平、自杀想法、自杀计划、自控能力和自杀意图五个方面进行。

1. 抑郁水平　绝望感、无助感、无价值感和有罪感是评估来访者抑郁水平很重要的指标。如果来访者有上述几种体验出现，治疗师应进一步评估这些想法和体验持续的时间、频率以及强度。可以询问来访者："你是否常常会感到生活没有意义？"。

2. 自杀想法　评估自杀想法的方法就是直接而平静地向来访者询问是否有自杀的想法。比如："你好像有些过度抑郁。在感受这种痛苦的时候，你有没有发现自己在考虑自杀？"如果来访者否认，也不要掉以轻心，需要从另外的角度进行评估；如果来访者承认，就应该探查自杀想法持续的时间、频率以及强度，并进一步评估是否有自杀计划。

3. 自杀计划　当探查和评价来访者的自杀计划时，要考虑四个方面：计划的具体性、手段的致命性、计划的可行性和与社会或救援资源的接近性。周期性的对来访者的自杀计划进行检查是十分重要的，因为自杀计划的变化可能是标志着自杀危险程度升高或降低的重要信号。询问来访者："您有想过采用哪种方式自杀吗？"。

4. 自控能力　彻底探查来访者的自我控制能力是十分重要的。如果来访者过去曾经产生过自杀念头，治疗师需要询问是什么原因使他当时没有失去控制。探查哪些事情可以增强来访者的自控能力，因为过去起过作用的因素就有机会再次起作用。治疗师还需要了解来访者过去是否曾经尝试过自杀，过去自杀行为的致命性越高，现在的危险就越大。治疗师可以这样询问："你上一次想到自杀时，是什么原因让你及时制止了自己呢？"。

5. 自杀意图　自杀意图是确定来访者谈话或行为的方式是否表明了他们有意图自杀。一般来说,治疗师对自杀意图的评价应分为没有、较低、中等和很高四个等级。显然,自杀意图越强烈,自杀的危险就越高。可以采样这样的问题:"有关自杀的任何想法出现的次数多吗?都在什么时候会出现呢?"。

(三)给来访者提供支持

在危机访谈中,不仅需要评估危机的程度,也需要给来访者提供一些支持。

1. 倾听与共情 治疗师面对想自杀的来访者,最重要的就是要仔细倾听和体验来访者的想法和感受。通常,想自杀的来访者感觉与他人是隔离的,所以与来访者建立共情的关系势在必行。治疗师需要开放地与来访者站在一起,公开讨论他们的抑郁或自杀的想法和感受,让他们知道治疗师能够真正明白他们是多么的痛苦和郁闷。与此同时,治疗师需要帮助来访者聚焦于积极事件和积极情感的体验。由于想自杀的来访者可能存在认知或注意方面的功能障碍,治疗师需要讲得缓慢而清晰,偶尔重复关键信息,这样可以让来访者听清楚治疗师所讲的内容。

2. 探索自杀以外的选择 有自杀想法的来访者常常思维狭窄,无法确定除自杀以外的其他选择。治疗师需要帮助来访者拓展人生选择的视野,帮助他们确定自杀以外的其他选择。鼓励来访者思索这样的问题:"为什么我现在就要自杀?",谈论现在不必如此匆忙。一般情况下,来访者在其他的选择出现以后,总是会把自杀向后拖延。

3. 签订不自杀契约 许多治疗师与来访者签订不自杀协议。当面签订不自杀的书面协议可能会降低自杀的风险,但也有很多研究及临床实践证明无效。因此,即使签订了不自杀协议,也不能掉以轻心。不自杀协议中的内容一般包括:承诺为自己的行为负责,寻找社会支持资源,在危机情况下向专业机构求助、重大决定需与治疗师事先讨论等内容。

4. 为更好地帮助来访者而转诊 一般来说,有轻度或中度自杀潜在可能性的来访者通常可以作为门诊患者进行治疗。但是,如果来访者需要在工作时间以外提供支持,就可以转介到危机干预专业机构,提供给来访者可以拨打的24小时危机热线。

如果来访者有重度和极重度自杀倾向,不应该让他一个人独处,而是应该采取迅速而直接的干预方法,住院治疗对这些来访者是最好的选择。治疗师为了确保转院过程中来访者的安全,需要与其监护人取得联系,必要时需要得到警方的支持,共同处理此事。

当治疗师感觉自己没有能力接待有自杀想法的来访者时,需要及时转介给其他合适的治疗师。了解自己的限制,对治疗师和来访者都有益处。

(王建平)

第四节 临床访谈的信度和效度

一、临床访谈信度

信度(reliability)反映了对同一现象进行重复观察之后得到资料的稳定性,即评估结果是否可以稳定、一贯地反映被评估者的特征。根据一致性来自于外部还是内部,临床访谈信度可分为重测信度(外部信度)和评估者信度(内部信度)。

(一)临床访谈信度的种类

1. 重测信度 临床访谈的重测信度指的是临床访谈分数跨时间的一致性。作为临床工作者,我们期望同一个体在一定时间范围内再次接受临床访谈时会得到和之前相似的诊断结果。比如一个来访者在第一次接受临床访谈后被诊断为抑郁症,在一周之内接受第二次临床访谈时得到相同的诊断,这表明临床访谈的信度较好。当初测和再测的时间间隔很短时,临床访谈的重测信度会很高;但如果时间间隔较长,那重测信度不可避免地会受到影响,因为来访者的心理状况很有可能在这段时间内已经发生了较大变化。如果被诊断为抑郁症的来访者在6个月重测时不再被诊断为抑郁症,并不能说明初测时的结果有误,而可能是因为该来访者已经被治愈。因此,重测信度水平必须要考虑到重测结果的易变性,以及初测和再测之间治疗时长的影响。重测信度低可能由很多原因造成,包括来访者在重测时倾向于报告更少的症状,重测时来访者感到无聊而产生的阻抗,被试因治疗无效而对临床访谈的抵触等。

2. 评估者信度 临床访谈的评估者信度是由至少两个治疗师对同一个来访者进行评估的

一致性程度来表示的。研究策略常常是让若干个临床医师分别观看临床访谈的录像，并据此做出评估或得出结论。评估的一致性是指治疗师在临床访谈后作出的诊断、人格特质水平的等级评定等。评估者信度使用组内相关 Kappa 系数作为信度指标。Kappa 系数是一致性的概率校正指数，通常比总一致率的数值低。这是因为对于流行率较低的障碍而言，总是做出没有障碍的诊断的评估者在大多数情况也是正确的，如果对这样的评估者与漏报率更低的评估者进行一致率计算，一致率的数值会非常高，可这实际上并没有反映出评估者之间真实的一致性水平。因此，Kappa 系数考虑到了这一点，并对一致性系数进行了下调，使它可以更加真实地反映评估者之间的一致性。一般来说，Kappa 值在 0.75～1.0 之间都被认为是评估者信度很好。

（二）临床访谈信度的相关研究

在我国目前的临床实践中，非结构化临床访谈的运用比结构化临床访谈更普遍。然而与结构化临床访谈相比，非结构化的临床访谈的信度并不可靠，导致通过非结构临床访谈得到的评估、病因推理及治疗方案的有效性并不理想，反倒是与性别、种族和其他有偏见的期望或假设的指标关联较高；并且非结构化的临床访谈结果往往无法经受住多个治疗师的再次评估。正是非结构化临床访谈存在这样的缺陷，研究者才开始致力于发展信度更高的结构化的临床访谈。研究结果一致表明，具有明确的指导语和评分系统的结构化临床访谈比非结构化临床访谈的信度更高。

总体看来，结构化临床访谈的重测信度高于0.70。结构化访谈的评估者信度也比非结构化临床访谈的评估者信度更高。结构化临床访谈具有更高信度的原因主要是减少了信息变异、标准误差。信息变异的来源包括治疗师提的问题、临床访谈过程中的观察，以及对所获资料的整理。如果两个治疗师对同一问题提问的方式不同，他们可能就会得到来访者的不同回答。而标准误差来自于不同治疗师判断一个来访者是否罹患某种障碍采用了不同的判断标准，而结构化临床访谈提供了明确的评分指导，可以使任何两个不同的治疗师对同一来访者反映的评分更为一致。

总之，临床访谈中评估者不一致的来源主要是评估者之间是否有一致的判断标准，以及评估者使用何种提问及观察方法，而来访者对同一问题回答不一致对评估者信度影响并不大。

重测信度常会受到重测时间间隔、来访者年龄、访问信息特征等因素的影响。有研究者发现，当临床访谈重测间隔时间比较短、来访者是成年人，以及被问及的是无关紧要的信息如年龄和其他人口学的数据时，重测信度相对更高。而当重测间隔时间较长、来访者是儿童，以及临床访谈内容是药物滥用、性行为或创伤经历等敏感主题时，重测信度相对更低。在非结构化临床访谈中关于敏感信息结论的信度也相对更低。

二、临床访谈效度

效度（validity）是研究方法中关于测量方式能否如实反映测量目标的程度。临床访谈的效度是指临床访谈数据或结论的准确程度。从临床访谈得到的信息要用来推导病因假设、作出诊断和治疗方案，并评价治疗取得的效果。如果得到的信息是无效的，临床访谈就失去了它该有的意义。

（一）临床访谈效度的种类

临床访谈研究中常用的效度有内容效度、效标关联效度、区分效度三种。

1. **内容效度** 临床访谈的内容效度是指临床访谈是否很好地测量了所测对象的所有重要方面，比如对主诉抑郁的来访者的临床访谈应该包括来访者的情绪、认知、生理各方面的问题、抑郁情绪导致的社会功能减退情况等。内容效度是一种定性的描述，但它可以通过效标效度的系数反映出来。

2. **效标关联效度** 效标关联效度指临床访谈得到的分数与其他测量工具得到的分数相关的程度，也就是临床访谈对另一种测量分数进行预期的正确程度。根据效标收集的时间，可分为平行效度和预测效度两种。如果其他测量与临床访谈是同时进行的，则可以得到平行效度；如果测量是在临床访谈结束一段时间后进行的，则可以得到预测效度。如果对来访者进行临床访谈的同时施测一种公认有效的焦虑自评量表，临床访谈得到的分数与来访者在焦虑自评量表中的得分高度相关，则可以说临床访谈的平行效度较高。而当临床访谈能够可靠地预测来访者将来的行为时，如临床访谈清楚地区分了来访者是否会在治疗中脱落，则可以说明这种临床访谈是具有预测效度的。

3. 区分效度 区分效度指的是临床访谈与不同构想的评估工具不相关的程度。例如，抑郁症的结构化临床访谈的得分不应该与强迫症的测量得分有较高的相关性。如果对主诉抑郁的儿童来访者进行结构化临床访谈的得分与对其进行强迫思维和强迫行为的问卷测量得分无显著相关，就可以说抑郁症的临床访谈具有区分效度。

除了上面提到的三种效度之外，临床访谈的效度还体现为构想效度。构想效度是指测验能够测量到理论上的构想和特质的程度，即测验的结果是否能证实或解释某一理论的假设、术语或构想，以及解释的程度如何。很多研究者将某种测量的发展和有效化过程描述成构想效度的过程。因此，上述效度的所有方面都是构想效度的一部分。临床访谈的内容效度可以作为构想效度的证据；分析来访者对临床访谈题目的反应特点也可以作为构想效度的证据。而会聚效度和区分效度也提供了构想效度的证据，一个有效的临床访谈不仅应与其他测量同一特质的测验高度相关，而且还必须与测量不同特质的测验无显著相关。此外，关联效标效度也可以作为分析临床访谈构想效度的指标。

（二）临床访谈效度的相关研究

临床访谈效度的误差来源十分多样，包括评估者的错误和偏见、内容效度或构想效度的误差、临床访谈过程对来访者起到的反作用、时间误差、行为或情境取样中的误差、临床访谈情境中社会文化的影响，以及应用不同临床访谈方法的误差等。由于不同临床访谈方法的误差源并不一致，因此为使临床访谈结果可信，应采用多种评估方法进行交叉验证。

一般而言，当临床访谈有相对明确的决策标准时，会有比较高的信度和效度，因此半结构化和结构化临床访谈比非结构化临床访谈的效度更高。在临床实践中，也越来越倡导使用结构化临床访谈，比如在 DSM 的基础上发展出 SCID，以及青少年版本的结构化临床访谈 ADIS，而在临床中使用的量表也趋向于发展出半结构化或结构化的临床访谈问题。

效标关联效度是研究临床访谈效度时最常用的效度指标。它涉及要选择一个外在的标准作为临床访谈可参照的标准，这个外在的标准有时候被称为"金标准"（gold standard）。但是在对结构化临床访谈的效度研究中，通常作为参照标准的自评量表还远远达不到"金标准"的要求。如果结构化临床访谈与自评量表的结构不一致，通常是因为自评量表自身的效度不够好，而不是结构化临床访谈的问题。SCID 是目前最常用的评估精神障碍和人格障碍的"金标准"。

在临床实践中倚重使用结构化临床访谈，而只把自评量表作为参考，很大程度上是由于自评量表不能满足进行精确临床评估的需要。由于不存在某一个标准测验可达到真正意义上的"金标准"，因此在临床访谈的效标效度研究中，要尽量使用一系列标准测验而不是单个测验来作为效标。如果临床访谈的分数与越多效标的分数高度相关，则表明临床访谈的效度也相对较高。

尽管结构化临床访谈最初被发展出来时是以面谈的形式进行的，但考虑到电话临床访谈比面谈费用更低、应答率更高，研究者开始关注用电话进行结构化临床访谈是否依旧可以保持它的效度。一些研究者比较了电话和面谈两种不同方式进行了社交焦虑障碍的结构化临床访谈，发现两者检查出来的疾病流行率并没有显著的统计差异，且重测信度 Kappa 系数达到了 0.84。这说明利用电话来进行结构化临床访谈也是有效的。

三、临床访谈记录的效度

（一）不同类型临床访谈记录的效度

常见的临床访谈的记录形式有以下三种：笔记、录音和录像。

笔记是传统的临床访谈记录方法，指的是治疗师在临床访谈过程中将重要信息记录在纸上。笔记的缺点是会分散治疗师的注意力，使治疗师可能漏掉来访者某些重要的非言语信息，并且选择记录哪些信息会受到治疗师的主观影响。这些都会影响临床访谈的效度。

录音和录像则是分别用音频或视频收集设备对临床访谈过程进行记录。录音使治疗师可以完全将注意力集中在与来访者的会话中，并且录音可以完全真实记录来访者使用的词语、语气，不会因为治疗师的记录而失真。录像则更进一步，它甚至可以捕捉到来访者的表情、动作、身体言语，当然录音和录像设备的存在可能会对来访者造成打扰，而且不是所有的来访者都同意使用录音或录像设备。同时，音频及视频材料难免会因为设备或操作问题导致有些内容难以辨识或内容缺失，这些不确定性都会降低录音和录像的效度。

尽管临床访谈的录音和录像提高了临床访谈记录的效度，但仍有研究者指出笔记具有以下几点优势：①笔记可以记录临床访谈的背景情境（临床访谈在什么位置什么场合进行）、来访者的身体语言，以及在录音材料中无法显示出来的情感；②治疗师适当记笔记可以给来访者深入思考的机会，并减少来访者陷入到尴尬的沉默中；③记笔记可以使治疗师注意到临床访谈中凸显的问题倾向，有助于进一步去探索相关问题；④有些来访者会期望治疗师记笔记，这样他们会感觉受到治疗师更多的关注。

因此，提高临床访谈记录效度的最好方法是联合使用笔记及录音或录像，使临床访谈记录可以从各个方面得到佐证。随着电脑技术的发展，电脑也越来越多地运用于临床访谈中，治疗师可以通过使用平板电脑在临床访谈中做笔记，或进行结构化临床访谈的分数记录。同时还可以进行临床访谈的录音，最后还可以将临床访谈的语音、视频以及文字材料整合到同一个数据库中。

（二）如何提高质性研究中的记录效度

对于临床心理学家而言，临床访谈并不仅仅为诊断或治疗等服务，还要为研究服务。因此，临床访谈记录经常成为质性研究的材料，需要将上文提到的不同形式的临床访谈记录（通常以录音材料为主）进行转录才能够分析。语音材料转录成文字材料的第一步，是为随后的数据分析做好准备，因为语音材料和文字材料是不一样的媒介，不可能在文字材料中完全还原语音材料的全部内容，因此研究者要根据研究目的考虑转录时需要注意的事项。例如要转录者尽量将话语的特征如停顿、重复和腔调等非语言信息考虑在内。

因此，要提高用于质性研究的临床访谈记录的效度，应在临床访谈开始前就做足准备。首先要明确用于诊断和临床决策的临床访谈与用于研究的临床访谈是不同的。尽管它们有很多技巧和方法是相同的，比如使用开放性问题、关注非语言信息等，但临床访谈目标的不同决定了它们的差异，并需要在实施临床访谈与临床访谈记录时有所区分。

一般的临床访谈与用于研究的临床访谈的主要区别在于它们的目标指向不同。大体说来，一般的临床访谈中，治疗师关心的是诊断性的还是治疗性的，而在用于研究的临床访谈中研究者关心的是建构主义还是现实主义的范式。以诊断性临床访谈和扎根理论质性临床访谈为例，诊断性临床访谈希望通过临床访谈得到对来访者的诊断，因此在临床访谈过程中会不断将提问的焦点窄化、聚焦，最终将来访者的症状归于某个类别。而扎根理论的质性研究临床访谈的目标是想要探索某种现象的本质，治疗师在临床访谈中的任务就是尽可能地提供机会让来访者去识别和讨论该种现象中对于来访者来说重要的方面。治疗师对于现象的本质不应有任何假设，也要避免在临床访谈中过于引导或给来访者暗示。

一个熟练的治疗师并不一定能在用于质性研究的临床访谈中依然表现出色。如果治疗师认为自己掌握了临床访谈的技巧就可以熟练地应对用于质性研究的临床访谈，他将会遭遇很多困难。在某种情境下的临床访谈特别顺利，反倒可能成为进行其他形式临床访谈的障碍。

对用于质性研究治疗师的建议：①批判性地思考以前的临床访谈经验；②对研究临床访谈做足准备；③避免信息混淆，并对临床访谈中的双重角色（医师及研究者）可能带给来访者潜在的胁迫多加注意；④要对治疗师自身和来访者使用的语言和言语线索保持觉察，因为治疗师的问题、提示、引导、评价和特定的反应可能会潜在地"构建出来访者的故事"，而这在研究中是应该避免的；⑤经常评估临床访谈的进展，除了记录描述性和分析笔记之外，还可以通过记录方法论笔记来了解自己对于临床访谈收集数据的掌握。

四、临床治疗师的偏见和谬误

由于治疗师在决策与判断中的认知加工与其他人并无二异，因而他们也会犯其他人在决策中容易犯的谬误与偏见。个人偏见会影响治疗师的知觉，歪曲他们对临床访谈内容的推理和判断。

20世纪30年代，研究已经发现偏见会对临床访谈造成影响。该研究指出，研究者的推理判断不仅和来访者所说内容有关，还受到治疗师所持观点和价值观的巨大影响。事实上，在临床访谈之前治疗师接受到的来访者的相关信息可能会损害基于临床访谈做出的诊断和决策。

由于治疗师的认知偏差导致临床决策有待商榷，因此临床决策加工偏差的可能来源也备受关注。下面是治疗师常见的偏见和谬误：

1. 信息简单化 临床访谈时需接受大量且复杂的信息，这些会增加快速整合信息的难度，因此治疗师必须警惕自己将信息简单化的倾向。对于一些"引人注目"的信息，很容易过度反应，而忽略那些似乎无关访谈目的的信息。

2. 先入为主的观念 由先入为主的观念带来的确认偏差会使人寻找证据来证实他们的偏见，甚至忽略与之不相符的信息。在临床访谈中，治疗师很容易把一些细微的细节作为心理病理的证据，很容易强调来访者的消极信息而忽略积极信息，因此在做预测和解释时就不会考虑到来访者的优势方面。那些可以注意到来访者积极方面的治疗师更少主张来访者是适应不良的或者是功能受损的。

关于精神障碍与某些人口学特征相关的先入为主的观念也会影响治疗师对临床访谈数据的解释。比如反社会人格障碍者大多为男性，而边缘性人格障碍的诊断更容易发生在女性来访者身上。研究者发现，治疗师的判断可能受到来访者的性别、民族、治疗师的理论取向，甚至治疗师的年龄影响。

3. 启发式偏差 启发式（heuristic）是认知的捷径，通常情况下可以帮助我们更快的判断与决策。然而当启发式使用不恰当，或者在不合适的情境使用时，也会发生错误。特别是以下两种启发式常在临床中的运用：一种是代表性启发，会导致对小样本信度与效度的错误相信；另一种是可得性启发，会导致人们在进行判断时更依赖容易回想的事件。例如，可得性启发暗含着的信念就是事件越容易回想，表明越容易发生。在当我们坐飞机时，由于我们很容易回想到恐怖的航班坠机事件，我们也倾向于相信我们面临坠落的危险；又如当我们买彩票的时候，我们可能会相信我们有机会赢，因为报纸或电视上获奖得主的照片历历在目。就临床判断而言，由于一些低概率事件可能触目惊心（如自杀），治疗师可能会高估事件发生的频率。

4. 刻板印象 "刻板印象（stereotype）"也叫"定型化效应"，是指个人受社会影响而对某些人或事持有固定的印象。它的消极影响在于，做出普遍性的结论时忽视了信息的丰富性和变异性。治疗师的刻板印象可能会使治疗师忽视来访者的个体差异，导致知觉上的错误，妨碍对来访者做出个体化的正确判断。治疗师要格外警惕，不要认为来访者的某些特征绝对可以得出某种临床判断。比如研究证实了较差的社会经济地位与不良的预后有很高的相关，但治疗师不应在对临床访谈结果进行解释时就先认为只接受了中学教育的来访者一定会有不良的预后。

5. 对预测原理的误解 如果治疗师对预测原理存在误解，也可能导致在判断和解释结果时出错。治疗师常会犯的一些错误包括忽视基本比率、未能考虑回归效应、将结果推广至不适宜的情境等。忽视基本比率是指治疗师在对频率低的事件做判断时没有把概率考虑进来，可能会带来对事件发生概率的高估；回归效应是指极端数据有往平均值上靠近的趋势，比如考虑到回归效应会让治疗师考虑来访者表现出来的极端行为是否会在下一次测量时变得更加趋于正常。而将结果进行推论时更加需要治疗师格外谨慎，比如通过主题统觉测验（thematic apperception test，TAT）推论出来访者具有高的攻击行为，但是否在具体情境中来访者仍具有攻击行为还需要进一步的观察和评估。

6. 治疗师的谬误 Meehl 曾列举出一些在临床访谈中很常见的治疗师的谬误，如果治疗师不对这些谬误加以注意，就可能会对临床访谈结果做出错误或有偏差的解释。

（1）"患病-患病谬误"：治疗师倾向于将不同于自身的行为解释为非适应性的和病理性的。

（2）"我-也是谬误"：如果来访者生活中的某个事件也发生在治疗师自己身上，治疗师会倾向于否认这些事件的诊断意义。因此，来访者与治疗师有越多相似的特质，治疗师就越不容易察觉出来访者的问题所在。

（3）"多重拿破仑谬误"：这个谬误是指近年来一些反对将来访者的行为病理化解释的论调，这些观点声称"来访者的体验对于我们来说是不真实的，但对于来访者自己而言的确确是真实的"。但正如有自大妄想的躁狂症患者会声称自己像拿破仑一样，但现实是历史上只有一个拿破仑。持有这种谬误的治疗师可能会忽视来访者的症状，并将来访者的症状进行过分正常化的解释。

（4）"理解它使它成为正常的谬误"：这个谬误仍然与将来访者的症状进行过分正常化解释有关，治疗师会很容易掉进这样的陷阱里，即认为对于最不正常和最奇怪的行为，一旦治疗师说服自己相信这些行为的发生是有理由的，那么就可能会接受这些行为存在的合理性，并弱化了这些行为的诊断意义。

幸运地是，治疗师会接受训练，去学习如何应对认知的偏差和谬误，以及应对工作中其他错误来源的策略。有学者曾提出建议帮助治疗师克服这些偏见，首先，治疗师要了解文献中提到的偏见，并对这些偏见的产生具有一定的敏感性；其次，在诊断中要格外注意诊断标准；最后，只要有可能就使用更加客观的统计预测规则，而不是仅靠直觉做出判断。研究发现，通过训练，治疗师确实可以变得对个人偏见的潜在效果敏感，而治疗师对潜在的偏见的意识化会减轻这些因素的影响作用。

五、临床访谈的科学和艺术

不管是哪一种临床访谈，对其信度和效度的评价都很重要。信度和效度越高，我们就越对临床访谈的结论有信心。但是我们也需要明白任何形式的临床访谈既不是完全可信的，也不是完全有效的，即便信度和效度很高，也不一定能保证访谈反映了事物的真实本质。对临床访谈信效度的研究促进了结构化临床访谈的发展，由于结构化临床访谈在信效度上远高于非结构化临床访谈，因此临床心理学家们建议尽量多地使用结构化临床访谈，比如初始临床访谈、病史临床访谈、精神状况检查、危机临床访谈等，以提高获得信息的可靠性和有效性。

但是使用结构化临床访谈不足以使治疗师成为一个技术高超的专业人员。比如对于初学者而言，使用结构化临床访谈可能会阻碍他们通过自然流畅的谈话而与来访者建立良好的访谈关系，可能会因为专注于提问结构化临床访谈的问题而使整个临床访谈过程显得机械而僵硬。不管是否使用结构化临床访谈，治疗关系和技巧都非常重要。一个专业水平高超的治疗师可以根据不同来访者的性格特点来建立良好的访谈关系，善于倾听和沟通，知道何时以及如何提问结构化临床访谈之外的问题，对于来访者的非语言行为也能细致入微地观察。想要成为熟练的治疗师势必需要大量的临床访谈实践，经过犯错误和总结经验的过程，需要经常与有经验的治疗师讨论技术和策略的问题。

这就意味着临床访谈与心理治疗一样，不仅仅是一门科学，同时也是一门艺术。治疗师本身的业务水平和职业敏感性非常重要。除了结构化临床访谈以外，其他临床访谈在很大程度上允许治疗师自由发挥自己的技巧和资源，什么时候去提问，什么时候保持沉默，什么时候用开放性的问题去扩展来访者的信息，什么时候聚焦于某一个重要的事件上，这些都要根据治疗师的经验和直觉来判断。有学者认为，经过经验的积累，治疗师对来访者提供的线索会越来越敏感，最终实现临床访谈的目标。但治疗师不应该对他们的"直觉技巧"过分自信。如果从不验证自己的假设、评估诊断效度、检查评估者之间的信度、测量某种面谈技术的有效性，就可能会产生一种不恰当的自信，而这种自信会使临床访谈结果的解释受损。研究显示，先入为主的期望会让治疗师丧失观察的客观性，而治疗师和来访者之间在种族、年龄及性别上的匹配或不匹配也会影响临床访谈的过程和结果。对临床访谈信效度的研究正提供了这样自查的机会，帮助检验假设是否正确，去除偏见和谬误带给临床访谈的消极影响，在数据的佐证下思考如何改善临床访谈过程和策略，帮助治疗师变得更加敏感和有效。

（王建平）

第五节　临床访谈的影响因素

临床访谈受到很多因素的影响，包括环境因素、来访者因素、治疗师因素、访谈关系等。此外，治疗师还需要格外注意文化因素对临床访谈的影响。治疗师应对可能威胁临床访谈效度的因素保持敏感，并对有利于临床访谈的因素多加以利用。

一、环境因素

人类对环境通常都是敏感和具有回应性的。社会学、环境心理学、建筑学及室内设计等很多领域的研究者都意识到，人类所处的环境会影响到人的想法、感受和行为。不适当的环境会起到阻碍的作用，而适当的环境则是潜在的治愈工具。环境心理学家证明环境的精心设计可以增进健康和幸福感。

进行临床访谈时，光照、声音、装饰品、家具及摆放，甚至墙的颜色等环境特征会影响临床访谈的进程和效果。一般情况下，临床访谈环境要保证私密不受打扰，控制光线使其既不昏暗也不刺眼，并控制室内外的噪声污染（比如临床访谈时拔掉电话线，并在门外设置"请勿打扰"的告示牌），尽量使来访者处于舒适放松的状态。临床访谈最好是在舒适的心理治疗室或私人办公室里进行，这样的环境对于大部分来访者而言，有利于形成良好的治疗关系。治疗师要意识到家具及摆放的方式会带给来访者不同的心理感受。以治疗师与来访者椅子的高度和距离为例，如果治疗师和来访者两人坐在距离适当、高度相似的椅子上，有利于形成平等的治疗关系，而假如治疗师坐在大办公桌后的大皮椅上，而来访者则坐在桌前较矮的凳子上，这样隔着桌子交谈容易让来访者产生一种敬畏权威的感觉，并可能对这种环境感到不舒服。尽管在办公室里陈设一些装饰品可以增加环境的舒适度，但治疗师应尽量避免一些有争议或可能与来访者偏好大相径庭的装饰品，如非常前卫大胆的艺术品等。总之，治疗师办公室的设计应尽量中性化，但也不失专业品位。

环境不仅对接受临床访谈的来访者有所影响，也会影响治疗师的幸福感和临床访谈的效果。然而，治疗师往往对环境如何影响他们自身的幸福感和临床访谈效果缺乏足够的认识。对治疗师而言，创建一个优雅舒适的环境也非常重要，优雅舒适的环境可增加治疗师的幸福感，而幸福感能够使治疗师有能力在压力下保持节制、避免倦怠、保持积极的预期、推进临床访谈，并向来访者

提供最好的服务。如果治疗师在临床访谈情境中不开心，那就不可避免地会展示出更少的积极态度和行为，从而对临床访谈过程造成影响。

二、来访者因素

（一）来访者的动机

来访者的动机被认为是会谈或治疗有效的关键要素，因为当来访者变得更积极参与时，更容易产生积极和持久的效果。在临床访谈中，如果来访者缺乏动机，就可能会由于阻抗或缺乏动力而降低临床访谈的有效性。遗憾的是，大多数的来访者对于会谈有着多样化的阻抗，这就使得理解来访者的阻抗并针对来访者的动机工作成为心理治疗中非常关键的技术。研究者发现，合作性参与的关系可以促进来访者的会谈动机。

不过，不同理论流派对来访者动机的看法也有所不同，结果取向的治疗（如认知行为治疗）通常会把来访者的动机当做是治疗开始的先决条件，并特别重视在治疗的开始阶段去激发来访者的动机；而过程取向的治疗则将来访者的动机看作是来访者问题的一部分，而不着急在治疗开始阶段解决动机不足这个议题。

（二）来访者自我报告的准确性

自我报告建立在足够的智能以及充分的自我觉察能力上，那些智力衰退、智力发育迟缓以及陷入严重抑郁症状之中的患者，也不能给出准确的自我报告。在这种情况下，治疗师要尽可能地使用观察数据来获得更多有效的信息。

即便是有足够的智能和充分的自我觉察能力，对大多数人而言，提供关于自己行为的客观和理性的报告仍是困难的，特别是一些曾经引起过激烈情绪的事件。对于这些情绪性事件，来访者有可能会不自觉地夸大或者因为痛苦而忽略、遗忘某些细节。例如，一对夫妻是否能够准确客观地描述在关系冲突中他们各自和对方的行为就是十分值得怀疑的。而如果来访者故意歪曲信息，就会严重影响临床访谈获得信息的可靠性和有效性。有些来访者在涉及行为问题、药物使用、性行为、犯罪活动以及先前住院治疗的真实情况时有隐瞒的倾向，这与这些问题的敏感性以及有关的病耻感有关。而也有一类来访者在临床访谈中积极地表现其精神上的不正常，这些来访

者也可能会提供不准确的信息，这种现象被称作诈病（malingering）。为了识别诈病，避免对医疗资源造成浪费，临床心理学家们还发展了一些特别的临床访谈方法。

（三）病耻感

病耻感（stigma）会减少精神障碍来访者对精神健康护理的寻求，并成为心理治疗依从性的阻碍，美国心理学会（The American Psychological Association，APA）指出，多达 20% 的美国人不寻求精神健康护理的原因是他们存在病耻感。

病耻感可分为社会病耻感和个人病耻感。社会病耻感是认为寻求心理治疗的人是不被社会接受的。而个人病耻感则是对社会病耻感的内化，指一个人认为如果他需要心理治疗，那么他就是弱者。

来访者的病耻感也会反映在临床访谈中。大多数来访者在接受临床访谈时或多或少都会感到焦虑，他们可能害怕自己会被诊断为"疯子"，或担心临床访谈中透露的内容会被他人知道，还有些来访者会因为自己不理解临床访谈程序而感到羞耻，担心治疗师认为自己是愚蠢的。这些病耻感可能会使来访者在临床访谈过程中有所保留，或对临床访谈本身十分抵触，从而降低临床访谈的有效性。

研究发现，使用心理教育的技术可以减少来访者的病耻感，并促进来访者对心理及药物治疗的寻求和投入。针对病耻感的心理教育可以包括精神健康知识、来访者获得帮助的渠道、来访者可以从心理及药物治疗中获得什么等内容。通过心理教育，来访者可以减少造成病耻感的信念和行为，从而促使来访者主动寻求精神健康护理，并减少病耻感带来的消极影响。

三、治疗师因素

（一）治疗师的理论取向

治疗师的理论取向是治疗师进行临床访谈背后的理论支撑，会影响到临床访谈的进程、问题的类型，以及治疗师如何分析和解释来访者的回答。比如心理动力学治疗师会比行为治疗师花更多时间在临床访谈中去探索来访者的童年成长经历，精神分析师会比其他流派治疗师更加重视来访者的梦境和想象。即使面对同一来访者提供

的相同信息，不同流派的治疗师对信息的概念化也会因为其各自理论取向的不同而产生巨大的差异。精神分析师和认知行为治疗师倾向于对来访者在临床访谈中所描述的行为问题勾画出不同的因果结论。比如同样是一位女性来访者存在偏头疼的症状，精神分析师可能会认为这位来访者可能存在性压抑，而 CBT 治疗师则可能认为这位来访者因为近期工作压力太大而引发一些情绪反应和躯体不适。

此外，治疗师的理论取向还可能会影响临床访谈结构化的程度。通常人本主义取向的治疗师倾向于结构化程度最小的临床访谈，而认知行为主义取向的治疗师则更偏爱结构化程度较高的临床访谈。

（二）治疗师的专业操作

一个好的治疗师，应该能够在恰当的时候促进临床访谈。下面是利于促进临床访谈的治疗师行为要素：①守时。时间设置是形成稳定治疗关系的前提，体现了心理治疗的专业性，并表达了对来访者的尊重。治疗师如果不能守时，则潜在伤害了治疗关系的稳定性。②共情。共情是建立良好治疗关系的必要条件之一。良好的共情可以帮助治疗师理解和体验到来访者的感受，做出恰当的回应，从而促进临床访谈的进展，并有助于将临床访谈聚焦于重要和实质性的问题。如果治疗师未能良好的共情，则可能会伤害来访者对于临床访谈的主动性和积极性。③适宜的自我暴露。一般来说，治疗师在临床访谈时应尽量避免向来访者谈论他们自己的个人生活和观点，但这并不是完全绝对的，当确定必要的暴露确实可以给临床访谈带来益处时也不是不可为之，不过治疗师需要在可能的自我暴露前尽量慎重考虑这一行为可能对临床访谈以及来访者带来的影响。大多数情况下，当来访者向治疗师提问有关治疗师的个人生活和观点时，治疗师应该去思考来访者提问背后的动机，并顺着这个话题将临床访谈焦点聚焦于来访者自身的思考和感受上，而不是转移去讨论治疗师个人的生活。④避免使用过多"行话"。治疗师要确保使用来访者可以听懂的话，因此在临床访谈开始时，要对来访者来自的社会阶层、受教育的程度有所了解，然后根据来访者的情况选择适合的语言，使来访者容易理

解。总是使用心理学"行话"的治疗师的潜在动机是想要博得来访者的崇拜和尊敬，并通过树立在治疗关系中的权威感而获得自我满足。

（三）偏见及预测引起的偏差

1. 偏见引起的偏差 治疗师很难避免自身的偏见。治疗师的人格、理论取向、兴趣、价值观、经验、文化背景等因素都会影响他们对临床访谈的实施和对数据的推论。治疗师可能会因为他对来访者或来访者问题的偏见，而有意无意地歪曲他在临床访谈中获得的信息，从而使收集到的数据质量受损。

曾有研究对治疗师的偏见做过一个有趣的实验。在这个实验中，精神病学家、心理学家和研究生们听同一段临床访谈录音，之后做出评估，在临床访谈中由一个男演员扮演了一个适应良好的男人，同时在向被试播放录音前会向他们进行关于来访者的不同描述（Temerlin，1968）。当播放录音前不向被试进行任何有关来访者的描述时，57% 的观察者评估这个男人功能良好，而43% 称他患有神经症。而当录音被描述为"极其健康的男人"或者"看似神经症但实际上患有精神障碍"时，评估受到了偏见的巨大影响。在"健康"的条件下，100% 的被试把这个男人评估为健康的，但在"精神障碍"的条件下，几乎 30% 的被试诊断这个男人患有精神障碍，并且超过 60% 的被试称他患有神经症。

来访者的人口学变量（如性别、种族、经济状况、教育程度等）对临床访谈的影响往往也是由治疗师的偏见引起的。许多研究发现，当来访者是不同性别时，同样的症状会被评估为不同的障碍类型或严重程度。因此，治疗师要对自我可能存在的偏见保持敏感性，同时在对治疗师的培训中也要格外重视这一点。

2. 预测引起的偏差 临床访谈也会受到治疗师预测的影响。有时候治疗师预测错误的原因并不是因为他们是以错误的推论为基础，而是因为这些预测本身影响到了行为的情景。例如，预测来访者出院后在家里会有适应困难，这个预测有可能是正确的，但是来访者家属可能会认为这个预测是一个挑战，因此就会提供一个更有益于来访者调节力的环境；而如果没有这个预测，来访者可能就不会有这么好的环境。因此，治疗师

需要明确临床访谈是一个动态的过程，治疗师的每一个行为都可能会引起来访者的变化，又反过来影响临床访谈的进程。

四、临床访谈关系

良好的临床访谈关系（rapport）可以被定义为"与来访者建立和谐、共情、和善的关系"。良好的临床访谈关系可以形成临床访谈中和谐融洽的气氛，使得来访者愿意主动积极地参与讨论，因此被看作是面谈时最重要的因素，是临床访谈成功的必要基础，它至少包括舒适的气氛以及临床访谈双方对临床访谈目的一致的理解。

尽管舒适积极的气氛不是有效的临床访谈的唯一要素，但是积极的气氛能够帮助治疗师建立起一种积极的关系，有利于推进临床访谈的进展，实现临床访谈的目标。毫无疑问，来访者更愿意与让他们感觉舒服、支持而不是有距离的治疗师合作。即便是对于专业水平不足的新手治疗师而言，建立起良好的治疗关系也可以促进临床访谈顺利进行。

有研究对来访者在不同临床访谈关系中回忆信息的正确率进行了探索，结果发现，良好的临床访谈关系可以改善临床访谈的质量。临床访谈关系为"良好"的来访者，会比临床访谈关系为"中性"和"不舒适"的来访者回忆出更多的正确信息，而三组来访者回忆的错误信息量则无差异。

治疗师对来访者接纳、理解和尊重的态度有助于形成良好的临床访谈关系。尽管对治疗师的训练习惯性地将这些态度作为临床访谈的技术之一，但这些态度本身并不是技术，更多的是治疗师本身的品质体现。当然，随着经验的增加，治疗师可以越来越成熟地在专业框架内体现出这些品质，并且在督导的帮助下处理自身因为反移情而对来访者表现出的非接纳、理解和尊重的态度。

在临床访谈中出现适当的哭泣、愤怒或敌意的情绪被认为是良好的临床访谈关系的象征，但是治疗师需要对情境保持控制，不能让情境失控或让来访者变得太过于抑郁。

建立良好的临床访谈关系的能力不是可以从研究文献中简单学到的，也绝非简单的技术就可以解决的，它需要治疗师不断地积累经验，逐渐揣摩不同的来访者、不同的情境下适合的反应。

五、文化因素

文化是一个比较模糊的概念，有狭义和广义之分。狭义的文化是指与种族有关的一些变量，如民族、种族等；广义的文化则可以被定义为制度、语言、价值、宗教、性别取向、思想、艺术的表达以及社会和人际关系。临床心理学所关心的文化因素的影响，指的是广义的文化。20世纪60年代以后，美国临床心理学家逐渐意识到对少数民族来访者的临床实践受到文化因素的影响，开始提倡对于临床实践中的文化因素要保持敏感性，并开展了很多相关研究。在临床访谈中，治疗师也要考虑文化因素的敏感性和变异性。如果不加注意，来访者和治疗师之间的文化差异就可能成为临床访谈的障碍，尤其是当来访者与治疗师的文化背景、价值和习俗不一致时。

（一）文化因素导致的偏见和误解

文化因素对临床访谈常带来的影响是治疗师对不同文化背景的来访者存在着有意无意的偏见和误解。美国的临床心理学家发现，少数民族的成员常常会成为偏见的对象，比如与白人来访者相比，治疗师倾向于将非裔和拉美裔美国人诊断为精神分裂症（Aklin 和 Turner, 2006），而白人青少年相比于非裔青少年，更可能被诊断为情绪和焦虑障碍。这样的差异并不是客观事实，而可被归因于治疗师的偏见。

我国是个幅员辽阔的多民族国家，但由于汉族人口占绝大多数且分布均匀，因此民族间的偏见倒不如地域偏见、社会阶层偏见普遍，但治疗师仍要警惕国外研究者已经证实的不同民族在临床实践中的文化差异带来的影响。比如少数民族比一般人得到的精神健康保健数量更少且质量更低，这也许与少数民族的地域分布、民族文化以及社会阶层的特殊性有关系。

（二）文化因素导致的症状差异

尽管精神障碍在不同文化背景下存在共性，这也是为什么结构化临床访谈能够在跨文化情境下保持信度和效度的原因，但是治疗师仍需要注意精神障碍有时和来访者的文化背景的影响分不开。因此在不同的文化背景下，同一精神障碍可能会有不同的症状表现，而有些文化还可能会产生独特的精神障碍，这些某种特定文化下的精神障碍有时被称作"文化约束综合征"。

美国临床心理学家指出，一种发生在拉美裔美国人群体中的综合征——应激性神经症发作（ataque de nervios），以焦虑和躯体症状为特征，尽管类似于某些DSM-5诊断，但症状并不完全相同。而亚洲人中躯体症状障碍的流行率显著高于西方文化下的白人，这种差异应归因于文化特异性，即在东方文化中使用躯体表达情绪的痛苦更容易被接受，而直接表达情绪可能会被认为是矫情或者意志软弱。正因如此，与高加索人相比，亚洲人更容易以躯体症状，如恶心、视物模糊及眩晕来表达心理不适。

我国文化背景下特有的精神障碍是"气功所致精神障碍"，俗称走火入魔或气功偏差。由于70年代末中国"气功热"的背景，此种精神障碍进入中国临床心理学家的视野中。将"气功所致精神障碍"归于与文化相关的精神障碍，与迷信、巫术相关的精神障碍并列。研究发现，这类患者的精神症状呈现多样化，涵盖了精神病理的所有方面，常见的精神症状有意识范围改变、特殊的内感不适、幻觉、妄想、行为紊乱等，这些都与气功文化密切相关。

（三）文化因素导致的价值观差异

不同文化带来的价值观差异会对临床访谈造成影响。如果治疗师无意中在临床访谈间暗示了和来访者不一致的价值观，可能会使来访者感到治疗师对他们核心价值观的不赞成，临床访谈关系也可能会因此受到损害。

多元文化主义认为临床心理学实践起源于西方，建立在西方个人主义的价值规范和科学主义的方法规范之上。个人主义是欧美社会的主流价值形态，它认为单个的人具有至高无上的内在价值和尊严，个体的思想或行为属于自己，能够通过独立的和理性的反思形成自己的目标并做出实际的决定。但对于生活在拉美文化和亚洲文化背景下的来访者，相互依赖和家庭责任可能被赋予更大的价值。多元文化主义认为，在不同文化情境下进行临床心理学实践时要紧密联系本土文化，把行为放在文化背景中加以认识，意识到来访者的问题并不仅仅归因于个人内在的因素，还受到与他人关系及社会文化环境的影响，并对治疗师和来访者之间的文化差异保持敏感性。

例如中国的家庭关系常常存在核心家庭与原生家庭间的矛盾冲突，这在西方文化背景下比较少见。因为在西方文化中，核心家庭与原生家庭的界限是相对清晰的，因此西方的治疗师可能会对中国来访者诉求的婆媳矛盾产生"为什么有矛盾还非要住在一起"这样的疑问，却不知中国文化中"四世同堂"的价值典范已深入地渗透到中国人的集体潜意识中。

（四）治疗师如何应对文化因素的影响

当来访者来自不同文化或民族背景时，治疗师对文化因素的敏感性就变得格外重要。

首先，治疗师要提高文化意识。文化意识是指能够正确判断治疗师与来访者所处的文化差异的能力，包括能否意识到双方的沟通方式是否符合来访者的文化背景；是否具备对非言语线索的敏感性；能否意识到不同文化群体间的等级关系；能否理解不同文化群体的价值判断标准。

其次，在具备了文化意识后，治疗师应尽量多地掌握亚文化知识。亚文化知识包括了解某个文化中家庭的结构；家庭成员间在不同情景下的关系；所处的社会是否有等级结构；该民族的宗教信仰是什么；该文化下社会成员的言语表达习惯及非语言线索等。所有这些知识都有助于将来访者的问题置于他的文化背景中进行正确理解。当然，让治疗师去熟悉所有的亚文化知识是不现实的，但治疗师通过增长自己关于文化差异的知识和来访者的特定民族背景知识，有助于避免民族和文化差异导致的偏见。

最后，治疗师可以使用技巧来解决文化差异带来的影响。当面对可能存在文化偏见的情境时，治疗师应公开地与来访者探讨文化差异带来的问题，试着在来访者的文化框架下以来访者的语言习惯来工作。治疗师也可以向其他同事咨询，并且向专长于治疗某种特定来访者的专家寻求帮助。此外，对治疗师的训练应该包括关于多元文化临床访谈的文献学习，跨文化临床访谈中的督导训练，以及已经被经验证明可以减少文化偏见的评估方法的使用。

（王建平）

参 考 文 献

[1] 胡佩诚，赵旭东. 心理治疗. 3 版. 北京：人民卫生出版社，2018.

[2] Sommers-Flanagan R，Sommers-Flanagan J. 心理咨询面谈技术. 陈祉妍，译. 北京：中国轻工业出版社，2014.

[3] 关丽征，向应强，马辛，等. 复合性国际诊断访谈表在精神障碍流行病学中的应用. 中国神经精神疾病杂志，2011，37（1）：62-64.

[4] Nordgaard J，Sass L A，Parnas J. The psychiatric interview：validity，structure，and subjectivity. European Archives of Psychiatry and Clinical Neuroscience，2013，263（4）：353-364.

[5] McConaughy S H. Clinical interviews for children and adolescents：Assessment to intervention. New York：Guilford Press，2013.

[6] Zimmermann J，Benecke C，Bender D S，et al. Assessing DSM-5 level of personality functioning from videotaped clinical interviews：A pilot study with untrained and clinically inexperienced students. Journal of Per-sonality Assessment，2014，96（4）：397-409.

[7] Shankman S A，Funkhouser C J，Klein D N，et al. Reliability and validity of severity dimensions of psychopathology assessed using the structured clinical interview for DSM-5（SCID）. International Journal of Methods in Psychiatric Research，2017，27（1）：e1590.

[8] Drill R，Nakash O，Defife J A，et al. Assessment of clinical information：Comparison of the validity of a structured clinical interview（the SCID）and the clinical diagnostic interview. Journal of Nervous and Mental Disease，2015，203（6）：459-462.

[9] Rossetto K R. Qualitative research interviews：Assessing the therapeutic value and challenges. Journal of Social and Personal Relationships，2014，31（4）：482-489.

[10] Pettit J W，Bechor M，Rey Y，et al. A randomized controlled trial of attention bias modification treatment in youth with treatment-resistant anxiety disorders. Journal of the American Academy of Child & Adolescent Psychiatry，2020，59（1）：157-165.

第四章 临床评估与诊断

临床评估是心理评估在临床的应用,狭义上专指临床心理学的评估方法,从广义上理解也会涉及某些生物学的评估方法。临床评估是临床心理学的重要基础,也是临床心理学的重要组成部分。其一,临床评估是心理干预的重要前提和依据,没有准确或恰当的评估,就无法进行正确的心理干预;其二,临床评估还可对心理干预的效果做出科学的判断。

第一节 临床评估的概念与意义

一、临床评估的相关概念

心理评估是以心理学的技术、方法和工具为主获得信息,对个体的心理品质及其水平进行描述、分类、诊断与鉴别的过程。其中心理评估为临床目的所使用时,便称为临床心理评估或临床评估(clinical assessment)。

在临床上有时会用心理诊断(psychological diagnosis)的概念。其实,心理评估与心理诊断既相同又相异。其共同之处在于,二者都主要采用心理学的方法与策略搜集患者的信息,同时二者都力图去准确把握患者的内心世界,都要对有心理问题或心理障碍的人做出心理方面的判断和鉴别。二者的不同之处在于:首先,心理评估更倾向于从正常人的角度对患者进行分析和判断,而心理诊断则更具有医学的意味,更倾向于按照特定的模式去搜集资料,并最终对患者做出某种确定性的诊断。其次,心理评估一词更常见于医疗系统以外的工作领域,而心理诊断一般在临床部门使用。可见,心理评估与心理诊断的概念在某些方面是一致的,不过心理评估的范畴比心理诊断更广。

另外一个与心理评估相关的概念是心理测量(psychological measurement),彼此互换使用,但严格来说二者也是有区别的。心理测量的重点是借助标准化的测量工具将人的心理现象或行为进行量化,搜集到的资料为量化的资料。心理评估比心理测量宽松,它还可以由会谈、观察、调查等方法搜集患者所有的相关资料,包括定性的或定量的,现在的或历史的。例如心理学家做智力障碍的诊断时,除了用智力测验知道患者现在的智商外,还必须通过会谈、观察、精神状况检查以及个案史来获得智力发展史、以往和现在的适应能力,以及健康史等情况,只有依据评估所得的全部信息才能做出智力障碍的诊断。

在临床研究实践中,常常还需要依据一定的程序和语意定义对个体行为或社会现象进行观察并赋予量化,这个过程称为评定,评定使用的工具叫评定量表(rating scale)。评定量表也是一种常用的评估手段,分为自评量表和他评量表,前者由被评定对象自己观察、自己评分;后者由评定人员观察评分。其中他评是以自然观察为基础,可以看作是自然观察的延伸。

二、临床评估的意义

一般来说,临床心理工作有两大部分内容,即临床心理评估和心理治疗,其中临床心理评估在心理治疗领域起着非常重要的作用。一个成熟而有效能的心理治疗师必须要受过一定程度的临床评估训练,包括临床评估的课程训练与临床实习。临床评估在心理治疗实务上,主要发挥以下几种作用:

(一)有助于界定了解患者的基本情况和主要问题

要进行正确的心理诊断与有效的心理治疗,心理治疗师需要收集患者的资料,包括主诉、个人发展史、医疗史、家庭史等。临床评估的实施,可以提醒治疗师系统地收集患者的临床资料,了解患者的问题与相关信息，从而为下一步治疗目标和计划的制订提供强有力的依据。

（二）有助于排除生理与药物的因素

在实施诊断的时候，心理治疗师要敏感于患者的心理问题起因于生理与药物因素的可能性。治疗师进行心理治疗之前，首先要排除生理疾病，以及药物的影响，如果患者有酒精或药物成瘾的戒断症状，以及器质性脑损伤导致失忆、错乱或意识混乱，应进行必要的医疗转介。

（三）有助于辨别精神病性障碍或问题

心理治疗有严格的适应证，主要是解决患者与心理冲突有关的情绪和行为问题。如果患者有自我伤害或伤害他人的行为或意图、严重脱离现实的幻听或妄想、严重的抑郁或躁狂等，并不适宜进行心理治疗，应转介到精神卫生机构进行药物或物理治疗。

（四）有助于判断是否需要将患者转介到其他治疗机构

当患者的评估结果呈现在治疗师面前时，治疗师能以此判断出患者的问题是否属于心理治疗的范围，以及自己是否有能力解决患者的问题。如果评估结果表明患者的主要问题是强烈的强迫观念和强迫行为，而治疗师的专长是婚姻治疗和辅导，在这种情况下，治疗师就不能贸然接受个案，而应该在征求患者意见的基础上将其转介到相应的治疗机构。

（五）有助于制订符合患者情况的治疗目标和计划

实施临床评估，有助于清晰地了解患者心理问题的性质和诊断，这样才易于制订一个适合患者情况的治疗目标和计划，以切实地帮助患者解决他们的问题。不同的心理疾病各有其不同的治疗处置方法，通常评估可以告诉我们可能的病程和预后，并且隐含一些治疗的方向和策略。

（六）有助于及时地了解和调控治疗过程，并检验治疗的有效性

在治疗过程中及治疗结束时，治疗师有必要对患者的问题再度进行评价，以了解患者的问题是否发生了积极的变化，治疗效果是否理想等。在此基础上，治疗师要及时地调整治疗方法或技术，以保证治疗能收到最好的效果。同时，也可有助于提高治疗师的治疗能力和治疗技术。

（七）有助于临床心理专业人员在临床工作上的沟通

当所有临床工作者，包括医护人员和心理治疗人员，都使用同一套精神障碍诊断系统时，将有助于临床人员之间的沟通。有效而快速的沟通，有助于精神医学与心理治疗工作的开展。目前我国临床上常用的诊断标准主要有 ICD-11 和 DSM-5，据此来确定患者是否符合某一特殊的心理问题或障碍的标准。

（八）有助于诊断与治疗的相关研究

临床研究常常需要针对不同的精神障碍进行患病率的调查，以及心理治疗效果的评估与比较，这些研究都需要依赖正确的评估，评估资料的提供有助于日后的相关研究。

（姜长青）

第二节 临床评估的基本方法

临床评估的基本方法主要包括访谈法、观察法和测量法，以及某些生物学评估方法，其中访谈法已在第三章临床访谈部分加以详细论述，在此仅介绍观察法、测量法、生物学评估方法及诊断性访谈工具。

一、观察法

观察法（observational method）是指通过视觉或电子摄像设备等对他人或自身的表情、姿势、动作、语言等行为进行有目的、有计划的观察，获得相应的资料，并在此基础上做出评定和判断的方法。可以说，观察法是最基本和最重要的心理评估方法之一。

（一）观察法的种类

观察法可以根据具体的观察目的、内容、方式和手段等的不同而区分为不同的类型。根据观察者是否参与被观察者的活动，观察法可以分为自然观察与控制观察两种形式。

1. 自然观察法 自然观察法是对被观察者的自然表现进行有目的、有计划的观察，被观察者不会受到外界的影响、干预或控制，而处于一种特殊的身心状态，从而保证得到真实状态下的观察结果。例如，一个学生被认为存在注意缺陷，通过实际观察却发现，该学生在自己比较感

兴趣的科目上可以集中注意力听讲，在看自己感兴趣的动画片时也可以长时间地集中注意力，因此观察的结果不支持该学生存在注意缺陷障碍。

自然观察法往往能够反映被观察者的实际情况，但观察者必须到被观察者的自然生活环境中对其进行观察，这必须消耗一定的时间和精力，因此在具体实施时存在一定困难。另外，因为在自然条件下观察，影响某种心理活动的因素是多方面的，因此观察结果往往难以精确分析，所观察到的结果也容易受到观察者本人的影响。所以，在观察时要注意观察时间的选取，要尽量保证被观察者所处的环境不存在影响观察行为的因素，观察者本身要注意在观察过程中保持客观性。

2. **控制观察法**　控制观察法也称模拟观察，是指观察者人为地设置一定的情境，在这样的情境中对被观察者的行为改变进行观察。控制观察常用于与焦虑有关的行为，如在回避行为的测试中，患有某种恐惧症的被观察者会被要求接近他的恐惧对象（如蛇、老鼠、蜘蛛等），或与他害怕的对象同处一室，观察者可观察被观察者与害怕对象的距离以及相处时间。为了避免被观察者发现自己被人观察而受到干扰，常常使用单向玻璃设计的观察室。

控制观察优于自然观察之处：第一，相对经济，不会牵涉观察者的许多精力和时间。第二，在控制观察中，观察者可以对干预前后的目标行为进行量化处理，因而它在干预效果评估中很有用。第三，在控制观察中，由于被观察者处于标准条件下，每个被观察者都接受相同的安排和刺激，因此观察到的结果有可比性，从某种意义上讲也更有科学性。

需要说明的是，除自然观察和控制观察两种方法之外，观察法还可以分为全面观察与取样观察、直接观察和间接观察（如通过摄像、录像设备等）、参与性观察与非参与性观察、有结构观察与无结构观察、阶段观察与追踪观察等，在此不一一赘述。

（二）观察的主要内容

行为观察的主要内容因目的而异，在心理治疗有关的评估活动中，观察法所涉及的内容往往较为具体，观察方案所设计的内容一般包括以下几个方面：

1. **仪表**　即穿戴、举止、表情。

2. **身体外观**　即胖瘦、高矮、畸形及其他特殊体型。

3. **人际沟通风格**　如大方或尴尬、主动或被动、易接触或不易接触。

4. **言语方面**　包括表达能力、流畅性、中肯、简洁、赘述。

5. **动作方面**　如过少、适度、过度、怪异动作、刻板动作。

6. 在交往中表现出的兴趣、爱好、对人对己的态度。

7. 感知、理解和判断能力。

8. **在困难情境中的应付方式**　如主动或被动，冲动或冷静等。

在此要特别强调的是，观察法的一个重要特点就是收集非言语信息，对与非言语沟通有关的所有方面都应给予足够的重视。会话中有意的手势、动作、身体姿势、面部表情等，以及无意的言语模式，如音调的抑扬顿挫和语速变化等特征，都表达了与语词相同或语词以外的信息。这些信息提供了心理评估的重要线索。

（三）观察法的优点及其局限性

1. **观察法的优点**　观察法作为心理评估的基本方法贯穿于评估的全过程，并在其中起着十分重要的作用。其优点主要有以下几个方面：

第一，观察法所收集的资料比较全面。观察者只要善于洞察和捕捉，就有可能从观察中发现问题，找到有用的信息线索。这些可以为以后透过现象深入思考，分析其实质创造条件。

第二，通过观察所得到的结果较真实，资料可靠性高，是收集原始资料的基本方法。通过观察，对某些行为表现的发生、发展的具体过程进行细致的系统记录，可以使观察者获得最原始的资料，是进一步心理诊断与治疗的基础。

第三，观察法是验证心理诊断、治疗与治疗效果的重要手段。心理诊断的正确与否、心理治疗的效果如何，虽然可以通过多种方法进行验证，但科学的观察是检验诊断与治疗有效性的重要途径。

2. **观察法的局限性**　和其他方法相比，观察法也有许多局限性。

第一，观察只能针对个体的外显行为，对于

个体内隐的心理过程，例如认知评价、态度、情感体验等难以通过观察法进行研究，而这些内容往往是心理治疗工作者非常感兴趣的。

第二，个体的外显行为可能是多种因素共同作用的结果，经常带有一定的偶然性，因此观察结果不易重复。

第三，如果感兴趣的行为发生频率较低，应用观察法需要花费大量的时间和精力。对于某些隐私行为的观察往往会非常困难而且可能是不道德的。

二、测量法

测量法（measurement method）或称心理测验（psychological test），在临床心理学领域是一种重要的临床评估技术。无论是进行临床诊断、判定疗效，还是进行心理治疗，都必须以心理测验为基础。因此，临床心理工作者有必要了解标准化心理测验的主要特征、心理测验在心理治疗中的应用，以及如何正确使用心理测验。

（一）标准化心理测验的特征

一个规范和能被公认的测验通常是标准化测验。标准化是指测验编制、实施、记分和测验分数解释按照一定程序或标准进行，保证对所有被试者的公平，以及测量结果的客观性和准确性。以下是标准化测验的主要特征：

1. **信度**　信度也称可靠性或稳定性，是指同一被试者在不同时间内用同一测验（或用另一套相等的测验）重复测量，所得结果的一致程度。如果一个测验在大致相同的情况下，几次测量的分数也大体相同，便说明此测验的性能稳定。反之，几次测量的分数相差悬殊，便说明此测验的性能不稳，信度低。

信度受随机误差的影响。随机误差越大，信度越低。评估不同的误差可采用不同信度的评估方法，常用的有重测信度（rest-retest reliability，又称再测信度）、复本信度（alternate forms reliability）、分半信度（split half reliability，又称劈半信度、折半信度）、同质性信度（homogeneity reliability）、评分者信度（raterscorer reliability）等。

一般来说，在临床上用于进行个体评估和诊断的测验信度最好能达到 0.90 以上，而 0.70 以上是用于研究、进行群体比较时通常要求的信度标准。

2. **效度**　也称有效性，是指所测量的与所要测量的心理特点之间符合的程度，简单地说就是指一个心理测验的准确性。效度是科学测量工具最重要的必备条件，一个测验若无效度，则无论其具有其他任何优点，一律无法发挥其真正的功能。因此，选用标准化测验或自行设计编制测量工具，必须鉴定其效度，没有效度资料的测验是不能选用的。

测验的效度受到随机误差和系统误差的影响。一般来说，信度高的测验并不一定都是有效的，而有效的测验必定是可信的。因此，信度是效度的必要条件。

考查效度的方法很多，每种方法侧重的问题不同，名称也随之而异。美国心理学会在 1974 年发行的《教育与心理测量之标准》一书中将效度分为三大类：即内容效度（content validity）、构想效度（construct validity，又称构思效度、结构效度或建构效度）和效标效度（criterion validity，又称实证效度）。

3. **常模（norm）**　心理测验是一种测量人的心理状态的技术手段，如同一个医生量一下你的血压就可以知道你的血压是否偏高或偏低一样，心理测验也希望达到类似的目的。多数心理测验是把个人所得的分数与某一参照分数相比较，以判断其所得分数的高低，这个参照分数便是常模。

心理测验中某一个体测验结果的数据称为原始分数。它本身没有多大意义，必须根据常模转换成常模分数进行分析评定。大多数的测验常模用基于平均数和标准差的标准分（standard score）来描述，其中比较常用的标准分常模有 T 分数、标准九分数、标准十分数、标准二十分数和离差智商，部分心理测验也用百分等级（percentile rank）或百分位数（percentile）来描述。

（二）心理测验在心理治疗中的应用

在我国目前情况下，心理门诊中运用较多的大致有这样三类心理测验：智力测验、人格测验以及心理评定量表。

1. **智力测验**　目前常用量表有：龚耀先等人修订的韦氏成人智力量表（WAIS-RC）、韦氏儿童智力量表（C-WISC）和韦氏幼儿智力量表（C-WYCSI），林传鼎等人修订的韦氏儿童智力量表（WISC-CR），吴天敏修订的中国比内量表，以及张厚粲主持修订的瑞文标准型测验（SPM）和李丹等人修订的联合型瑞文测验（CRT）等。这类测验可在患者有特殊要求时以及对方有可疑智力障碍的情况下应用。

2. **人格测验**　目前应用较多的有：明尼苏达多项人格测验（Minnesota Multiphasic Personality Inventory，MMPI）、艾森克人格问卷（Eysenck Personality Questionnaire，EPQ）、卡特尔 16 种人格因素问卷（Sixteen Personality Factor Questionaire，16PF），以及人格诊断问卷（Personality Diagnostic Questionnaire，PDQ）等。人格测验有助于治疗师对患者人格特征的了解，以便于对其问题有更深入的理解，并针对性地开展心理治疗工作。其中，MMPI 还有助于治疗师了解对方是否属于精神异常范围。

3. **心理评定量表**　主要包括精神病评定量表、躁狂状态评定量表、抑郁量表、焦虑量表、恐怖量表等。这类量表用法及评分简便，多用于检查对方某方面心理障碍的存在与否或其程度如何，并可反映病情的演变。

（三）如何正确使用心理测验

1. **使用心理测验的工作程序**　第一，向患者说明使用心理测验对评估心理问题的意义，并征得患者同意。心理测量与评估的目的在于使患者受益，患者有权知道为什么要进行心理测验和为什么选用这种而不是别种测验方法。只有当患者表示同意并愿意密切配合时，才可以使测量方法在临床评估中发挥作用。

第二，依据患者心理问题的性质，选择恰当的心理心理测验项目。比如，为了解患者生活中发生了哪些事件，可以使用生活事件量表（Life Event Scale，LES）；为了探索患者个性与行为的倾向性，可以使用 16PF、EPQ、应对方式问卷（Coping Style Questionnaire，CSQ）、防御方式问卷（Defense Style Questionnaire，DSQ）；为了了解患者的社会支持情况，可以使用社会支持评定量表（Social Support Revalued Scale，SSRS）；为了评估心理问题以及临床症状的严重程度，可以使用 90 项症状清单（Symptom Checklist 90，SCL-90）、焦虑自评量表（Self-Rating Anxiety Scale，SAS）、抑郁自评量表（Self-rating Depression Scale，SDS）、MMPI、贝克抑郁问卷（Beck Depression inventory，BDI）等。

第三，治疗师应尊重患者对测量与评估结果进行了解和获得解释的权利，在实施测量或评估之后，对测量结果给予准确、客观、可以被对方理解的解释，努力避免患者对测量结果的误解。

第四，不能仅仅依据心理测量的结果做出心理诊断。如果心理测验的结果与临床观察、会谈法的结论不一致，不可轻信任何一种评估方法，必须重新进行会谈，而后再次测评。

2. **科学规范使用测验**

第一，不得乱用心理测验。所谓乱用心理测验，是指：

（1）目的不明确、依据不充分地随意使用；

（2）未查明某种心理测验自身的可靠性、有效性以及常模的时限就轻易给患者使用；

（3）在评估目的以外使用心理测验；

（4）不按心理测验的程序要求和操作规定实施心理测验；

（5）单纯依据心理测验结果，不与临床表现相对照，片面地下诊断和制订治疗措施；

（6）将直接翻译而未经修订的测验工具用于临床。

第二，不得使用"地毯式轰炸"方式实施心理测验。所谓"地毯式轰炸"方式，是指：

（1）在不理解各种心理测验本身独有的功能，对临床表现尚未形成印象时，便将各种心理测验一起使用，以求从中寻求可能的临床线索。

（2）只为了经济效益而大量、目的性不强地使用心理测验，是职业伦理和职业道德不允许的。

第三，治疗师应接受心理测量的相关培训，并有责任维护心理测验材料（指测验手册、测量工具、协议和测验项目）和其他测量工具的完整性和安全性，不得向非专业人员泄露相关测验的内容。

三、生物学评估方法

（一）神经影像学技术

神经影像学技术分为结构影像学技术和功能影像学技术，前者包括计算机断层扫描（computed tomography，CT）和磁共振成像（magnetic resonance imaging，MRI），后者包括单光子发射计算机断层成像（singlephoton emission computed tomography，SPECT）、正电子发射计算机断层成像（PET/CT）和功能性磁共振成像（fMRI）等。

1. 结构影像学技术

（1）计算机断层扫描（CT）：CT是用X线束对人体某部一定厚度的层面进行扫描，由探测器接收透过该层面的X线，转变为可见光后，由光电转换变为电信号，再经模拟/数字转换器（analog/digital converter）转为数字，输入计算机处理。在头部外伤时，脑CT是最重要的影像学诊断方法。脑CT可明确显示颅内肿瘤的数目、部位、大小、轮廓、密度、瘤内出血、钙化以及扩散程度。但是，由此带来的一个负面作用是，X射线扫描过程具有放射性，尤其是重复的扫描会增加对正常细胞造成损伤的概率，所以一定要选择合适的适应证做CT检查。

（2）磁共振成像（MRI）：MRI于20世纪80年代用于临床，是应用磁共振原理和计算机成像技术相结合的一种医学影像技术。相对于CT而言，MRI更清晰、全面，CT难以观察到的颞叶及其内部结构、颅底及脑干等部位均能清晰显示，尚未发现对人体的损害。近年来，随着射频发射的多通道技术的成熟，3.0T MRI在人体的应用，大大提高了图像的分辨率，减少了磁敏感伪影。因此，MRI是目前最为常用的脑结构影像学技术。

CT及MRI在临床心理学研究中使用较早，但目前尚未发现特异性及敏感性均较高的指征。

2. 功能影像学技术

（1）单电子发射计算机断层成像（SPECT）：SPECT技术是将核素标记物如Tc（锝）、I（碘）、Xe（氙）等注入人体，由于人体各器官对标记物摄取量不同，当退回到基态时发射的γ光不同，利用探测扫描器测出不同的γ光子即可进行结构功能成像。SPECT扫描器可探测γ射线与晶体相撞产生的光波，该晶体通常为碘化钠，计算机通过分析撞击晶体时γ射线的能量及其轨道，计算其初始能量。由于在一定时间内晶体的激活数量与被试者大脑一定部位的活动性成正比，把SPECT扫描器采集到的信息输入到计算机中产生一个三维的或断层影像，可以帮助我们了解大脑的动态功能。

（2）正电子发射计算机断层成像（PET/CT）：PET/CT利用可释放正电子的核素显像。相对SPECT而言，图像可比度和空间分辨力显著提高，分辨力最佳为3mm，特别适合人体生理功能方面

的研究。当大脑的某个区域开始活跃的时候，血液、氧和葡萄糖便被运输到那个区域，同位素也会随着血流运送到那里，探测器就会根据示踪剂的位置，锁定相关的脑区，从而确定哪些脑区参与了任务。同时，这些成像的图像还可以叠加在MRI的成像图片上，从而获得更为准确的定位。

（3）功能性磁共振成像（fMRI）：fMRI是以血流和人脑神经细胞活动的关系为依据而建立的一种脑功能成像技术，目前应用较多的是血氧水平依赖性测量（BOLD）成像，广义的fMRI还包括磁共振波谱学（magnetic resonance spectroscopy，MRS）、磁共振弥散张量成像（diffusion tensor imaging，DTI）和灌注MRI。因为这种技术能够检测脑的实时功能变化，所以叫做功能性MRI或fMRI。在很多脑成像中心，fMRI已经在很大程度上取代了PET/CT。

fMRI又可分为静息态fMRI和任务态fMRI，前者主要是采集分析被试者在安静状态下（睁眼或闭眼）的图像数据，而后者主要是观察被试者在特定任务条件下的脑区激活情况，可以描记从几秒到几百毫秒内的脑功能信号变化。目前，fMRI研究已从简单的感觉、运动、视觉、听觉等刺激转向对语言、认知、情感、记忆等复杂刺激的研究，分析时不仅关注激活的脑区及其激活程度，而且更加关注神经环路和功能连接网络。

（二）电生理技术

电生理检测及研究技术在临床心理学领域的应用主要包括两大方面，一是检测，二是治疗。前者又包括自发脑电图的检测和诱发脑电图的检测技术。目前在实际工作中，特别是在科研工作中，自发脑电图技术已经较少使用，在此仅介绍诱发脑电图技术。

1. 脑诱发电位 诱发电位（evoked potentials）是对周围神经、外周感觉器官或中枢神经系统某一特定部位给以适当刺激，在周围或中枢神经相应部位记录相关的"锁时"生物电位，从而在功能上判断病变部位、病变程度。

依据刺激的通道不同，诱发电位又分为听觉诱发电位、视觉诱发电位和体感诱发电位等。其中听觉诱发电位是以各种声响刺激，多为短声刺激引起的诱发电位；视觉诱发电位是以闪光、各种图像和文字，甚至人物面部表情等视觉刺激

所引起的诱发电位；体感诱发电位是以微弱电流刺激被试者肢体或指（趾）端神经所引起的诱发电位。

2. 事件相关电位 事件相关电位（event-related potential，ERP）是一种特殊的脑诱发电位，通过有意地赋予刺激以特殊的心理意义，利用多个或多样的刺激所引起的脑的电位。它反映了认知过程中大脑的神经电生理变化，也被称为认知电位，是指当人们对某课题进行认知加工时，从头颅表面记录到的脑电位。

经典的 ERP 主要成分包括 P1、N1、P2、N2、P3，其中与刺激的物理属性相关的成分如 P1、N1、P2 称为外源性成分，主要与心理因素相关的成分如 N2、P3 称为内源性成分。在所有的内源性成分中，P3 是 ERP 中最受关注的一种内源性成分，也是用于测谎的最主要指标。因此，在某种程度上，P3 就成了 ERP 的代名词。

由于当初发现的 P3 是在 300ms 左右出现的正波，故称之为 P300。后来随着与 P300 类似的成分不断被发现，其潜伏期已经扩展到了 800ms，使 P300 成了一个含有多个子成分的家族。它能综合反映不同的智力活动过程，为研究大脑认知活动过程提供了新的方法和途径。

四、诊断性访谈工具

国际上常用的诊断标准系统有世界卫生组织（WHO）编制的《国际疾病分类》（第 11 版）（ICD-11）和美国精神病学会（APA）编制的《精神障碍诊断与统计手册》（第 5 版）。在我国，有中华医学会精神科分会编制的《中国精神障碍分类与诊断标准》（第 3 版）（CCMD-3）"。这些诊断工具多数有工作用诊断标准，但仅有工作用诊断标准，还不能保证做出合适的诊断。为了确保诊断的一致性，因此发展了与诊断标准配套的诊断性访谈工具。

目前，在精神科临床及研究工作中常用的定式与半定式诊断性访谈工具主要包括：①精神现状检查第 9 版（present state examination，PSE-9）；②神经精神病学临床评定表（schedules for clinical assessment in neuropsychiatry SCAN）；③复合性国际诊断交谈检查表 - 核心本（composite international diagnostic interview-core version，CIDI-C）；④ DSM-5 结构化访谈（structured clinical interview for DSM-5，SCID）；⑤简明国际神经精神障碍访谈检查（mini international neuropsychiatric interview，MINI）。

有关诊断性访谈工具的具体内容参见第三章有关章节。

（姜长青）

第三节 临床评估的内容与方法

一、心理现况评估

心理现况评估主要包括：

（一）一般表现

包括意识状态、仪态、接触和注意等情况。

（二）感知觉

主要观察有无错觉、幻觉与感知综合障碍。可采用直接询问方式，也可通过观察表情与行为表现间接获悉。

（三）思维活动

通过谈话了解思维内容及思维形式障碍，有无妄想、强迫观念、思维联贯性、逻辑性和语量变化等。大多数患者能在谈话中暴露思维内容，有些有被害妄想的患者由于不信任而隐瞒，此时需多次谈话并获得其信任后才肯暴露。检查时要善于启发诱导，使其愿意倾吐"真情"；对妄想内容不要轻易说服或否定，以免反感；更不能滥施同情，以免患者对妄想内容更加坚信不疑。

对于思维活动的评估，如有无妄想除提问外，有时也可以从患者表情及行动中得到线索。

（四）情感活动

既要观察外部表情，又要询问内心体验，特别要注意观察患者的眼神和面部表情。在了解其内心体验时，还应注意是否与外部表现协调一致。

（五）意志和行为

通过谈话了解患者的意志是否正常、增强或减退，也可观察有无动作增多或减少，奇异动作、蜡样屈曲、抗拒症、木僵状态，甚至紧张综合征等症状。

（六）自知力

指患者对其自身精神状态的认知能力，即能否察觉或识辨自己有病和精神状态是否正常，能否分析判断并指出自己既往和现在的哪些状态和表现属于正常，哪些属于病态。焦虑障碍（anxiety disorder）患者通常能认识到自己的不适，主动叙述自己的病情，要求治疗，医学上称之为有自知力。精神病性障碍患者随着病情的进展，往往丧失了对精神病态的认识和批判能力，否认自己有精神障碍，甚至拒绝治疗，对此，医学上称之为无自知力。自知力是精神科用来判断患者是否有精神性障碍、病情的严重程度以及疗效的重要指征之一。

二、既往经历评估

既往经历主要涉及患者的生活状况、婚姻家庭、工作记录、社会交往和娱乐活动等内容。

（一）生活状况

涉及居住条件，日常活动内容、活动场所，生活方式和习惯，近期生活方式有无重大改变等内容。

（二）婚姻家庭

1. 一般婚姻状况（自由恋爱、他人介绍、包办、买卖婚姻），婚姻关系是否满意（性生活、心理相容度）。

2. 婚姻中有无重大事件发生，事件原因中有无道德和文化因素。

3. 家庭组成成员，对家庭各成员的看法，家庭成员在日常生活中的分工，自己在家庭中所起的作用。

4. 家庭中发生的重要事件和原因，原因中有无道德、文化因素。

（三）工作记录

1. 对工作的态度、兴趣、满意程度。

2. 是否改变过职业，理由何在。

（四）社会交往

1. 与自己交往最多、最密切的人的情况。

2. 能给予患者帮助的人和患者帮助过的人的情况。

3. 社交中的相互影响。

4. 参加集体活动的兴趣如何。

（五）娱乐活动

1. 娱乐活动的种类，是个体活动还是团体活动。

2. 最令患者感到愉快的娱乐活动。

3. 娱乐活动占据患者的时间。

三、个人成长评估

按以下提纲，整理个人成长史资料（可列表填写）。

（一）婴幼儿期

主要涉及母孕期和生产过程有无异常，感官、动作和言语的发育，喂奶方式和生活习惯的训练，与父母接触及家庭气氛等。

（二）童年生活

1. 幼儿园及学校适应能力和学习成绩，师生关系和伙伴关系。

2. 与大多数儿童比较，有无重大特殊事件发生，现在对当时情景的回忆是否完整。

3. 童年家庭生活、父母情感是否和谐。

4. 童年家庭教养方式，有无品行不良行为及叛逆行为。

（三）少年期生活

1. 少年期家庭教育、学校教育、社会教育中有无挫折发生。

2. 少年期最值得骄傲的事和深感羞耻的事是什么。

3. 少年期性萌动时的体验，性成熟及异性伙伴关系。

4. 少年期在与成人的关系中，有无不愉快事件发生，有无仇视、嫉恨的事或人。

5. 少年期的兴趣何在，有无充足时间玩游戏。

（四）成人期

成人个人史资料应围绕职业能力与职业适应，婚姻质量与家庭关系展开。

四、心理社会环境评估

心理社会环境的评估主要涉及各种生活事件，主要包括：工作事件、家庭事件、人际关系事件、经济事件、社会和环境事件、个人健康事件、自我实现和自尊方面事件及喜庆事件等。

在 DSM-Ⅳ 中，轴Ⅳ提供了心理社会紧张因素的评定量表，用来记录评定过去一年里患者遭遇到的心理社会紧张的严重程度及具体心理社会因素（表4-1）。通常，社会紧张刺激或人际关系因素都与精神障碍的发生或维持有关，这些紧张刺激要么导致新的精神障碍的发生，要么使原有的精神障碍复发，要么使已经存在的精神障碍恶化。

表4-1　心理社会紧张因素的严重程度(成人用)及紧张因素举例

编码	术语	急性事件	慢性事件
1	无	无与障碍有关的急性事件	无与障碍有关的慢性事件
2	轻度	失恋,开始上学或毕业,子女离家	家庭或成员不和,不满意现有工作,住处邻里犯罪率高
3	中度	结婚,夫妻分居,失业,退休,流产	夫妻不和,严重经济问题,与上级关系不和,身兼父母双重义务
4	重度	离婚,生第一个孩子	失业,贫困
5	极重	配偶死亡,诊断有严重躯体疾患,被强奸	自己或小孩患有慢性疾病,体罚或性骚扰
6	灾难性	小孩死亡,配偶自杀,严重自然灾害	被绑架,集中营生活

(姜长青)

第四节　心理测量工具的应用

一、人格测验

人格测验多达数百种,由于其依据的人格理论不同,所采用的方法也不同。但总的来讲,主要分为两大类:一类为结构明确的客观化测验;另一类为结构不甚明确的投射技术。

(一)客观化测验

1. **明尼苏达多项人格测验(MMPI)**　明尼苏达多项人格测验问世于1943年,由明尼苏达大学教授哈特卫(S.R.Hathaway)和麦金利(J.C.Mckinley)合作编制而成。到目前为止,它已被翻译成100余种文字版本,广泛应用于人类学、心理学和医学领域,是世界上最常引证的人格自陈量表。我国宋维真等人已修订成适合中国情况的量表。

MMPI一共有566个条目,包括14个分量表,其中10个为临床量表和4个为效度量表。

临床量表包括:

(1) Hs(hypochondriasis)疑病量表;

(2) D(depression)抑郁量表;

(3) Hy(hysteria)癔症量表;

(4) Pd(psychopathic deviate)精神病态量表;

(5) Mf(masculinity-femininity)男子气、女子气量表;

(6) Pa(paranoia)妄想狂量表;

(7) Pt(psychasthenia)精神衰弱量表;

(8) Sc(schizophrenia)精神分裂症量表;

(9) Ma(hypomania)轻躁狂量表;

(10) Si(social introversion)社会内向量表。

效度量表包括:

(1) Q(question)不能回答的问题,或用"?"代表;

(2) L(lie)说谎分数;

(3) F(validity)诈病量表;

(4) K(correction)校正分量表。

MMPI要求被试者根据问卷中的指导语对题目做出"是"或"否"的回答。既可个别施测,也可团体施测,一般需要45~90分钟。年龄范围是16岁以上。

如果某个量表的T分在70以上(按美国常模),或T分在60分以上(中国常模),便视为可能有病理性异常表现或某种心理偏离现象。另外,还要作出得分的剖面图(图4-1),以对被试者的测试结果作出全面、综合的分析。

1989年,MMPI的出版者对MMPI作了重大修改,推出了MMPI-2。目前,我国正在推广修订后的MMPI-2。

2. **基于大五人格模型的人格问卷**　Costa, Jr. 和McCrae(1985)首先编制出NEO人格问卷(NEP personality inventory, NEO-PI),该量表仅包括神经质、外倾性和开放性3个因素。受"大五因素"人格理论的影响,1993年他们进行了修订,加入了责任心和宜人性2个因素,并且在5个因素(维度)量表下又分别设置了6个特质分量表,形成NEO人格问卷修订版(NEO-PI-R),因此NEO-PI-R实际上由第一层面的5个量表和第二层面的30个分量表组成,每个分量表有8个项目,共计240个条目。

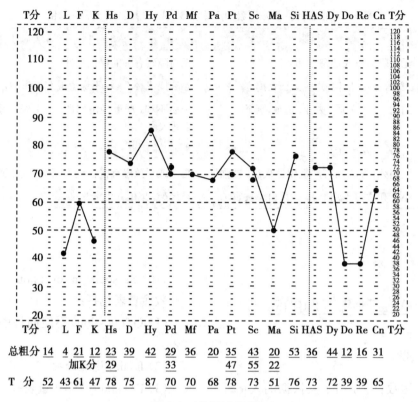

图 4-1　MMPI 剖面图

	?	L	F	K	Hs	D	Hy	Pd	Mf	Pa	Pt	Sc	Ma	Si	HAS	Dy	Do	Re	Cn
总粗分	14	4	21	12	23	39	42	29	36	20	35	43	20	53	36	44	12	16	31
加K分					29			33			47	55	22						
T 分	52	43	61	47	78	75	87	70	70	68	78	73	51	76	73	72	39	39	65

下面是 NEO-PI-R 五个因素的简要介绍：

（1）开放性（openness）：具有想象、审美、情感丰富、求异、创造、智能等特质。

（2）责任心（conscientiousness）：具有胜任、公正、条理、尽职、成就、自律、谨慎、克制等特质。

（3）外倾性（extraversion）：具有热情、社交、果断、活跃、冒险、乐观等特质。

（4）宜人性（agreeableness）：具有信任、直率、利他、依从、谦虚、移情等特质。

（5）神经质或情绪稳定性（neuroticism）：具有焦虑、敌对、压抑、自我意识、冲动、脆弱等特质。

这五个特质的头一个字母构成了"OCEAN"一词，代表了"人格的海洋"（John，1990 年）。

NEO-PI-R 的常模采用 T 分和百分位两种方式表达，结果分析剖面图上附有 T 表，将粗分标记在相应位置即可得到，另外，使用手册中附有各维度和特质粗分等值百分位转换表供使用者查阅。NEO-PI-R 作者根据 T 分的分布将人格维度和特质的得分为 5 类，详见表 4-2。

20 世纪 90 年代，Bond 等人曾在香港和台湾试用过 NEO-PI-R。1996 年，杨坚将 NEO-PI-R 翻译成中文。1996—1998 年，戴晓阳、杨坚与 Costa，

表 4-2　NEO-PI-R 的分类

分类	T 分	人群中所占比例（100%）
极高	>65	7
高于平均（偏高）	56～65	24
平均范围（平均）	45～55	38
低于平均（偏低）	35～44	24
极低	<35	7

Jr. 和 McCrae 合作，在国内测查了情感性精神病、神经症、精神分裂症和人格障碍等患者。2004 年，戴晓阳、姚树桥等人在正常成人中进行了研究。研究发现，NEO-PI-R 在我国的使用仍保持了良好的信度和效度。

此外，为了快速对人格进行评价，1993 年 Costa，Jr. 和 McCrae 从 240 个项目中选出 60 个构成简式问卷，称为 NEO 五因素问卷（NEO-FFI）。该问卷只对被试者的五个维度层面进行评价，而不涉及其特质层面。

3. 其他客观化测验

（1）卡特尔 16 种人格因素问卷（16PF）：16PF 是美国伊利诺伊州大学人格及能力测验研究所卡特尔教授（R.B.Cattell）经过几十年的系统观察、

表 4-3 16PF 的因素、名称、特征

因素	名称	低分特征	高分特征
A	乐群性	缄默、孤独、冷淡	外向、热情、乐群
B	聪慧性	思想迟钝、学识浅薄、抽象思维能力弱	聪明、富有才识、善于抽象思维
C	稳定性	情绪激动、易烦恼	情绪稳定而成熟、能面对现实
E	恃强性	谦逊、顺从、通融、恭顺	好强、固执、独立、积极
F	兴奋性	严肃、审慎、冷静、寡言	轻松兴奋、随遇而安
G	有恒性	苟且敷衍、缺乏奉公守法的精神	有恒负责、做事尽职
H	敢为性	畏怯退缩、缺乏自信心	冒险敢为、少有顾虑
I	敏感性	理智的、着重现实、自恃其力	敏感、感情用事
L	怀疑性	信赖随和、易与人相处	怀疑、刚愎、固执己见
M	幻想性	现实、合乎成规、力求完善合理	幻想、狂妄、放任
N	世故性	坦白、直率、天真	精明强干、世故
O	忧虑性	安详、沉着、通常有自信心	忧虑抑郁、烦恼自扰
Q₁	实验性	保守的，尊重传统观念和行为标准	自由的，批评激进，不拘泥于成规
Q₂	独立性	依赖、随群附和	自立自强、当机立断
Q₃	自律性	矛盾冲突、不顾大体	知己知彼、自律谨严
Q₄	紧张性	心平气和、闲散宁静	紧张困扰、激动挣扎

科学实验，以及用因素分析统计法慎重确定和编制的一种精确可靠的测验。与其他类似的测验相比较，它能以同等的时间（约 40 分钟）测量更多方面主要的人格特质，并可作为了解心理障碍的个性原因及心身疾病诊断的重要手段，也可用于人才的选拔。

16PF 英文原版共有 A、B、C、D、E 5 种版本。1970 年经刘永和、梅吉瑞修订，将 A、B 本合并，发表了中文修订本。合并本共有 187 个测试题，分成 16 个因素，每个因素包括 10～13 个测试题。16 个因素的名称和高分、低分所表示的人格特征见表 4-3。

除了以上 16 种人格因素外，还可以根据实验统计的结果所得的公式，推算出许多种能够描述人格类型的双重因素，如适应与焦虑性、内向与外向性、感情用事与安详机警性、怯懦与果断性。此外，卡特尔及其同事搜集了 7 500 名从事 80 多种职业及 5 000 名有各种生活问题者的人格因素测验答案，详细分析了他们人格因素的特征和类型，并以此拟定了其他一些演算公式用于心理咨询及升学就业指导。

（2）艾森克人格问卷（Eysenck Personality Questionnaire，EPQ）：艾森克人格问卷是英国伦敦大学心理系和精神病学研究所艾森克教授（H.J.Eysenck）编制的，有儿童（7～15 岁）和成人（16 岁以上）两种版本。经过多次修订，在不同群体中测试，已经获得可靠的信度和效度，在国际上广泛应用。

EPQ 是一种自陈测验，在成人问卷中包括 90 个条目，儿童问卷中包括 81 个条目。这些条目让被试者根据自己的情况回答"是"或"否"，然后按内向 - 外向（E）、神经质（N）、精神质（P）和掩饰性（L）四个量表记分，前三者分别代表艾森克人格结构的三个维度，L 是后来加进的一个效度量表，但也代表一种稳定的人格功能，即反映被试者的社会朴实或幼稚水平。最后，再根据被试者在 4 个量表所获得的粗分，按被试者的年龄、性别常模换算出标准 T 分，以分析被试者的个性特征。

我国修订的 EPQ 有多种版本，北方地区有陈仲庚等人的修订本，南方地区有龚耀先、刘协和等人的修订本。现在使用较多的是龚耀先、刘协和等人的修订本。

（二）投射测验

1. 罗夏测验（Rorschach test） 罗夏测验是一种投射技术。它是由瑞士精神病学家罗夏（H.Rorschach）于 1921 年首创的一种测验。多数心理学家认为它是适合于成人和儿童的良好人格投射测验，对于临床诊断、了解异常人格均有一定的实用价值，所以曾受到心理学家和精神病学

家的欢迎，至今仍认为是传统的心理测验之一。

罗夏测验是由10张墨迹图组成，所以又称墨迹测验。图是用墨迹纸折叠而成，其中5张为黑白墨迹图，2张在黑白墨迹图上附有红色墨迹，3张全为彩色墨迹（图4-2）。这10张图片编有一定的顺序，施测时每次出示一张，同时问被试者："请你告诉我在图片中看到了什么？或是使你想到了什么？"主试者对被试者的回答要做详细记录，并记录下对每一图片回答的时间及完成此测验的全部时间。全部图片看完以后，再把图片逐一递交被试者，并进行询问，包括：每一反应是根据图片中的哪一部分做出的？引起该反应的因素是什么？对其回答亦要详做记录。

关于罗夏测验的记分方法尚存在不同意见，不过一般都包括反应的部位、反应的决定因素和反应的内容三个方面，然后作总的分析。例如如果对图4-2的回答是蝙蝠，便作如下记分：

蝙蝠：WF＋AP

此处W是指在询问时得知指整体，并得知因形状确实很像蝙蝠，所以用F＋表示。蝙蝠属动物，故记作A，这是许多人的共同回答，所以用P标明。

其他回答也都一一如此记分，统计所有变量，最后作综合解释。

2. 主题统觉测验(thematic apperception test，TAT) 主题统觉测验是投射测验中与罗夏测验齐名的一种测验工具，由美国哈佛大学默里（H.A.Murray）与摩尔根（C.D.Morgan）等人于1935年编制而成。后来经过多次修订，逐渐推广应用，成为一种重要的人格投射技术。

TAT测验材料由29张图片和1张空白卡片组成（图4-3），图片都是含义隐晦的情景。依被试者的年龄和性别把图片组合为四套，分别用于男人（M）、女人（F）、男孩（B）和女孩（G）。施测时每次给予被试者一张图片，让其编制一个300字左右的故事，说明图片中所表现的内容，事情发生的原因是什么，将来演变下去可能产生的结果，以及个人的感想等。一般可用5分钟讲完故事，要求故事愈生动、愈戏剧化愈好。测验完毕，和被试者谈话一次，以求深入了解和澄清故事的内容，并要注意被试者在测验时的行为反应。

关于TAT的分析，早期的研究者往往只注重故事的内容分析，后来认识到必须同时考虑内容分析、形式分析和症状分析，但其中最重要的是有关内容的分析，尤其是以默里的"欲求 - 压力"分析为代表。分析的方式大致表现为以下几个方面：

（1）对TAT中的一个个故事，要明确其主题，详细记述中心主题和内容，然后分析故事长短，以及故事叙述中是否有言语异常和语句文理方面的紊乱，有的故事还要分析两层或三层的次要主题。

（2）分析故事中的主人公，即被试者把故事中人物视为与自己一样的人物，尤其是被试者情感色彩强烈的动机被投射的时候，故事中主人公所表现出的情况就是被试者人格的真实面目。

（3）分析和确认主人公具有什么样的欲求，何种环境和事态对主人公的影响最大，即环境所产生的压力。

（4）通过对被试者在故事描述过程中有关言语方面的表现进行分析，来获得有关情感方面的

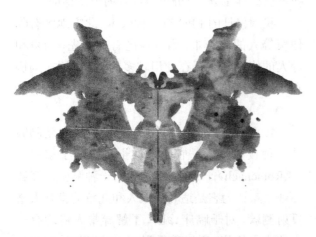

图4-2 罗夏测验墨迹图之一

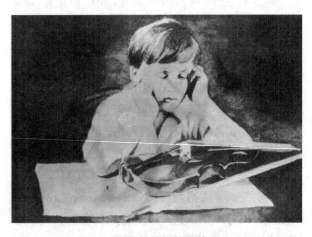

图4-3 TAT 使用的图片之一

资料,是成功、满足、幸福还是失败、自杀、死亡;是抱负、安定情感还是挫折、孤独,以及只是一般的行为反应。

(5)分析故事的结局是什么,其中包括:完全的成功、胜利的结果;一般的成功,从困境中解脱;平凡的结局;轻微的失败、不满足的结果;彻底失败、绝望及灭亡的结果。

主题统觉测验除了作为一种临床诊断工具,还常被用作心理治疗时的刺激联想材料,以利于同患者沟通关系。

二、评定量表

评定量表是评定个人行为的常用工具,是心理卫生评估的重要手段。它具有心理测验的特征,在形式上又有所区别。目前这类量表已越来越多地应用于门诊心理治疗、心身疾病的调查以及科研等领域,应用之广已超过了心理测验。

(一)精神病 / 分裂症量表

精神病 / 分裂症量表,主要评定幻觉、妄想、思维形式障碍等精神病性症状,以这类症状为主要临床特征的精神分裂症是主要适用对象。其他具有此类症状的患者都可以使用,例如偏执性精神障碍、分裂情感障碍、伴有精神病性症状的抑郁和躁狂等。如果患者以情感症状为主而精神病性症状不突出,则针对性较差,评定结果不能全面反映患者的精神病理状况。

精神病 / 分裂症主要量表见表4-4。

(二)躁狂量表

此类量表用于评定躁狂状态的严重程度,主要适用于躁狂发作的情感障碍患者和分裂情感性精神病患者。也可与精神分裂症量表结合起来使用,评估以兴奋躁动和行为紊乱为主要临床相的精神分裂症患者,以弥补精神分裂症量表对兴奋行为症状评估的不足。这种情况下,躁狂量表的个别项目可能得分较高,但总分一般低于躁狂发作患者。

主要躁狂量表见表4-5。

(三)抑郁量表

抑郁评定量表在精神科临床应用广泛,种类也相当多。大致分为三大类别:第一类是通用的检查量表,适用范围为一般就诊人群,由专业人员检查和评定,如汉密尔顿抑郁量表(HAMD);第二类是通用的自评量表,适用范围为一般人群及一般就诊人群,如 Beck 抑郁问卷(BDI);第三类是用于特殊人群及特殊目的的抑郁量表,如爱丁堡产后抑郁量表(EPDS)。

表 4-4 精神病 / 分裂症常用量表清单

量表名称	英文缩写	评定方式	作者及编制年份	译者及修订年份
简明精神病评定量表	BPRS	他评	Overall,1962	张明园,等,1983
阴性症状评定量表	SANS	他评	Andreasen,1984	夏梅兰,1990
阳性症状评定量表	SAPS	他评	Andreasen,1984	
阳性和阴性综合征量表	PANSS	他评	Kay、Fiszbein & Opler,1987	何燕玲,等,2000
Krawiecka 症状量表		他评	Krawiecka 等,1977	周平,等,2009
Eppendort 精神分裂症问卷	ESI	自评	Reinhard Mass,2000	蔺华利,等,2003

表 4-5 躁狂评估常用量表清单

量表名称	英文缩写	评定方式	作者及编制年份	译者及修订年份
Bech-Rafaelsen 躁狂量表	BRMS	他评	Bech & Rafaelsen,1978	崔庶,等,1985
Young 氏躁狂评定量表	YMRS	他评	Young 等,1978	
Manchester 护士用躁狂评定量表	MNRS-M	他评	Brierley 等,1988	
医师用躁狂评定量表	CARS-M	他评	Altman 等,1994	
轻躁狂检测清单	HCL-32	自评	Angst 等,2005	杨海晨,等,2010
心境障碍问卷	MDQ	自评	Hirschfeld 等,2000	杨海晨,等,2010
Altman 自评躁狂量表	ASRM	自评	Altman 等,1997	

常用的抑郁量表见表4-6。

（四）焦虑及强迫量表

在精神科临床上，焦虑谱系障碍包括多种疾病诊断，因此，用于评定焦虑障碍的量表也有多种，且各有侧重。大致有评定一般焦虑严重程度的量表和专门用于具体某一种焦虑或强迫障碍的量表两大类。前者如汉密尔顿焦虑量表（Hamilton Anxiety Scale，HAMA）、贝克焦虑量表（BAI）等，后者如 Yale-Brown 强迫量表（Yale-Brown obsessive compulsive scale，Y-BOCS）、Marks 恐怖强迫量表（Marks Scale for compulsions, phobias, obsessions and rituals，MSCPOR）等。

临床上常用的焦虑及强迫量表见表4-7。

（五）创伤后应激障碍量表

创伤后应激障碍（Post-traumatic stress disorder，PTSD）评估工具主要用于 PTSD 筛查、辅助诊断、评估临床症状的严重程度，以及治疗和干预的效果。在实际干预过程中，从人力和经济考虑，常常选用较为简易的筛查量表，最常用的是创伤后应激障碍症状清单（the PTSD checklist，PCL）和事件影响量表（Impact of Event Scale，IES）。PTSD 也常伴有其他精神症状，如焦虑、抑郁等症状，一般可同时用有针对性的症状量表，如 HAMD、HAMA 等。

临床上常用的创伤后应激障碍常用量表见表4-8。

表4-6 抑郁评估常用量表清单

量表名称	英文缩写	评定方式	作者及编制年份	译者及修订年份
汉密尔顿抑郁量表	HAMD	他评	Hamilton，1960	汤毓华，1984
Montgomerty-Asberg 抑郁量表	MADRS	他评	Montgomert & Asberg，1979	
纽卡斯尔抑郁诊断量表	NDI	他评	Carney 等，1965	舒良，等，1987
流调用抑郁自评量表	CES-D	自评	Sirodff，1977	张明园，等，1987
贝克抑郁量表第2版	BDI-Ⅱ	自评	Beck，1996	王振，等，2011
抑郁自评量表	SDS	自评	Zung，1965	王春芳，等，1986
9 项患者健康问卷	PHQ-9	自评	Spitzer，1999	卞崔冬，等，2009
爱丁堡产后抑郁量表	EPDS	自评	Cox J，1987	
简版老年抑郁量表	GDS-15	自评	Sheikh & Yesavage，1986	梅锦荣，等，1999
医院焦虑抑郁量表	HAD	自评	Zigmond & Snaith，1983	叶维菲，等，1993

表4-7 焦虑及强迫评估常用量表清单

量表名称	英文缩写	评定方式	作者及编制年份	译者及修订年份
汉密尔顿焦虑量表	HAMA	他评	Hamilton，1959	汤毓华，1984
状态-特质焦虑问卷	STAI	自评	Charles，1977	北京大学精神卫生研究所，1990
焦虑自评量表	SAS	自评	Zung，1971	吴文源，等，1986
Beck 焦虑量表	BAI	自评	Beck，1985	郑健荣，等，2002
7 项广泛性焦虑障碍量表	GAD-7	自评	Spitzer 等，2006	何悠珩，等，2010
惊恐相关症状量表	PASS	他评	Argyle，1991	何燕玲，等，2013
惊恐障碍严重程度量表	PDSS	他评	Shear 等，1997	熊红芳，等，2012
Marks 恐惧强迫量表	MSCPOR	他评	Marks，1977	
Yale-Brown 强迫量表	Y-BOCS	他评	Goodman 等，1989	徐勇，等，2006
Liebowitz 社交焦虑量表	LSAS	他评	Liebowitz，1987	何燕玲，等，2004
Marks Sheehan 恐怖量表	MSPS	他评	Marks 等，1978	

表4-8　创伤后应激障碍常用量表清单

量表名称	英文缩写	评定方式	作者及编制年份	译者及修订年份
临床用创伤后应激障碍诊断量表	CAPS	他评	Blake 等，1990	侯彩兰，等，2008
创伤筛查问卷	TSQ	自评	Brewin 等，2002	
创伤后应激障碍症状清单	PCL	自评	Weathers 等，1993	杨晓云，等，2007
40 项创伤症状清单	TSC-40	自评	Briere，1996	
事件影响量表修订版	IES-R	他评	Weiss & Marmar，1997	黄国平，等，2006
危机干预的分类评估量表	THF	他评	Myer，2008	

（六）酒精和药物依赖量表

酒精和药物依赖不仅导致依赖者本人的生理和心理损害，影响其职业、家庭和社会功能，还导致违法、犯罪、艾滋病传播等相关问题。目前有关酒精和药物依赖相关量表种类很多，其中常用量表见表4-9。

（七）总评量表

总评量表，即以综合评定的方法，评定受检者的病情严重程度、功能水平、治疗效果或副作用情况。总评量表使用广泛，可作为入组标准或一般资料的重要参数，在疗效评估中，常与针对患者情况的症状量表配伍使用。

临床上常用的总评量表见表4-10。

这里介绍的评定量表主要包括自评和他评表两大类。自评量表的填表人为受评者自己，受评者对照量表的各项目陈述选择符合自己情况的答案并作出程度判断。量表实施方便，可作为团体测评，但要求受评者有一定的阅读和理解能力。他评量表填表人为评定者，一般由专业人员担任，如心理评估工作者、医师或者护士等。评定者既可根据自己的观察，也可询问知情者意见，或者综合这两方面的情况对受评者加以评定。评定者要具有与所使用量表内容有关的专业知识，并且需要接受严格的训练。

在此需要说明的是，无论是自评量表还是他评量表，每个量表都有它特定的评估角度和内容，在临床应用时根据评估目标和条件，选择合适量表组合应用，可以达到较好的互补效果。例如，评估抑郁症患者抑郁症状的严重程度，可选用一个总评量表，加一个专业人员评估的分项症状量表（如 HAMD）组合。总评量表可以对患者病情有一个总体评估，分项的症状量表则可更好地描述临床特征。而鉴于抑郁症患者的负性认知，观察到的症状往往与患者自我感受到的症状有差

表4-9　酒精和药物依赖常用量表清单

量表名称	英文缩写	评定方式	作者及编制年份	译者及修订年份
酒精使用障碍筛查量表	AUDIT	自评	WHO，1982	李冰，等，2003
密西根酒精依赖调查表	MAST	自评	Selzer 等，1971	
WHO 烟、酒和精神活性物质使用筛查量表	ASSIST	他评	Ali 等，1997	孙海明，等，2010
成瘾严重程度指数	ASI	他评	Luborsky 等，1980	赵敏，等，1997
阿片戒断症状量表	OWS	自评	Bradley 等，1987	中国药物依赖研究所，1995
成瘾研究中心量表	ARCI	自评	Jasinski 等，1963	

表4-10　主要总评量表清单

量表名称	英文缩写	评定方式	作者及编制年份	作者及编制年份
大体评定量表	GAS	他评	Spitzer，1976	张明园，1984
功能大体评定量表	GAF	他评	Krawiecka 等，1977	
临床总体印象量表	CGI	他评	NIMH，1976	吴文源，1984
个体和社会功能量表	PSP	他评	Morosini 等，2000	司天梅，等，2009

异，增加一个抑郁自评量表（如 SDS、PHQ-9），可以更立体地反映病情。

三、认知功能评估

认知是认识和知晓事物过程的总称，是人类大脑特有的高级功能。关于认知功能的评估可涉及注意、记忆、思维、智力及执行功能等各个方面。

（一）全面神经心理功能的临床评估

全面的神经心理功能的评估量表是指成套、标准化、全面的神经心理功能量表。包括 Halstead-Reitan 成套测验（Halstead-Reitan Battery Test，HRB）、幼儿版 HR 成套神经心理测验、Luria-Nebraska 成套测验（Luria-Nebraska Neuropsychological Battery，LNNB）、精神分裂症认知功能成套测验（Matrics Consensus Cognitive Battery，MCCB）、剑桥自动化成套神经心理测验（Cambridge Neuropsychological Test Automatic Battery，CANTAB）等成套的神经心理测验。

1. **Halstead-Reitan 成套测验（HRB）** HRB 是世界上应用最为广泛的成套神经心理测验，此测验最初是研究"生物性智力"，以后逐渐发展为评定大脑功能的神经心理学量表。HRB 的评定标准有 2 个指标：一个是划界分，另一个是损伤指数。划界分用来判定单项测验的结果是否正常。损伤指数是用来评定受试者大脑是否存在器质性病变的一个比值：损伤指数 = 划入异常的测验项目数 / 测验项目总数；损伤指数的诊断意义：0～0.14 为正常；0.15～0.29 为边缘状态；0.30～0.43 提示轻度脑损伤；0.44～0.57 提示中度脑损伤；0.58 以上提示重度脑损伤。

2. **Luria-Nebraska 成套测验（LNNB）** LNNB 是国际上使用的成套神经心理量表。成人版由 11 个分量表组成，共 269 个测验项目。LNNB 评定方法是根据各测验项目操作的正确性、流畅性、反应时间、速度、质量等而定。为了便于比较，采取 0、1、2 三级记分。0 分为正常，1 分为边缘状态，2 分为异常。将各量表项目得分累加即为该量表的分数，得分越高，提示病损的程度就越重。

除以上分量表外，LNNB 还从上述 11 个分量表中选择出某些项目构成了 2 个附加量表：①定性量表（又称疾病特有病征量表），由 34 个项目组成，器质性和急性大脑损伤时得分升高；②定侧量表（又称右半球和左半球量表），由反映运动和感觉的 21 个项目组成，它们大多取自运动和触觉量表，为脑损害定侧之用。

3. **精神分裂症认知功能成套测验（MCCB）** 该测验从 7 个心理维度来检测患者的认知功能，共包括 10 个分量表。MCCB 是用于评定精神分裂症患者治疗前后认知功能变化的成套测验，已作为精神分裂症患者认知评估的一项重要指标。目前已经被美国 FDA 作为临床上精神分裂症认知功能测定最主要的方法。

（二）综合智能与记忆能力评估

1. **智力功能评估**

（1）韦氏成人智力量表第四版（Wechsler Adult Intelligence Scale. Fourth Edition，WAIS-Ⅳ）：包括词汇、类同、常识、积木、拼图、矩阵推理、算术、背数、译码和符号检索 10 项分测验。根据计算机操作系统计算各分测验的量表分以及言语理解、知觉推理、工作记忆和加工速度 4 个指数分和总智商。

（2）瑞文智力测验：瑞文智力量表是一项非言语的智能测验，也被称作跨文化的智力测验。该测验最早由 Raven 于 1936 年开发，由一系列图片组成。该测验可测查受试者的空间知觉、概念形成及推理方面的能力。

（3）斯坦福 - 比奈智力量表第五版（Stanford-Binet Intelligence Scale.Fifth Edition，SB5）：2003 年出版的 SB5 在很大程度上延承了第四版的内容，如理论框架、测验内容等。SB5 建立了一个大五层次模型，分别是流体推理、领悟（晶体智力）、数量推理、工作记忆和视觉 - 空间处理，每个因素均包含 5 个言语分测验和 5 个非言语分测验，是首个在言语和非言语领域覆盖五大认知因素的智力测验。

2. **记忆功能评估**

（1）韦氏成人记忆量表第四版（Wechsler Memory Scale-Fourth Edition，WMS-Ⅳ）：WMS-Ⅳ 中文版量表是一套评估各种记忆功能力和工作记忆的成套测验，可用于精神科和神经科 16～69 岁的患者进行记忆功能的评估。根据计算机操作系统计算各分测验的量表分以及听觉记忆、视觉记忆、视觉工作记忆、瞬时记忆和延迟记忆 5 个指数分以及总记忆商。

（2）临床记忆量表：该量表由中国科学院心理研究所许淑莲教授于 20 世纪 80 年代主持编制，建立了从 7～89 岁各年龄段的常模，并分为有文化和无文化两部分。有结构相同、内容难度等值的甲、乙两套测验，可对同一被试者在不同时间测量，以判定其记忆能力改变的程度。在临床应用及老年学研究等方面具有一定价值。

（3）本顿视觉保持测验（Benton Visual Retention Test，BVRT）：该测验由 Arthur Benton 于 1946 年最早开发，他将治疗受创伤性脑损伤军人的临床经验发展出视觉保持测验，目前已经是第 5 版。按年龄和病前智力水平设有"预期分"，根据受试者得分与"预期分"的差异大小来做解释。

（4）Rey-Osterrieth 复杂图形测验：Rey-Osterrieth 复杂图形测验（Rey-Osterrieth Complex Figure Test，ROCFT）是 Andre Rey 于 1941 年设计，之后由 Osterrieth 详尽阐述并将其标准化。ROCFT 是国外最常用的评估视觉空间结构能力和视觉记忆能力的测验，并可将其应用于不同年龄和多种疾病导致的认知障碍患者的记忆研究。

（三）不同认知域的神经心理测验的临床使用

1. 注意 / 执行功能测验 评估注意 / 执行功能的主要量表包括：

（1）连线测验 B（TMT-B）；

（2）数字广度测试（DST）；

（3）连线测试 A（TMT-A）；

（4）数字符号测验（DST）；

（5）Stroop 色词测验（SCWT）；

（6）语义相似性测验（ST）；

（7）额叶功能评定量表（FAB）；

（8）威斯康星卡片分类测验（WCST）；

（9）执行功能失常问卷（DEX）。

注意 / 执行功能是鉴别皮质性痴呆和皮质下性痴呆的重要指标，尽可能对所有器质性损害及痴呆患者进行注意 / 执行功能评估。

2. 言语功能评估 评估言语功能的主要评估工具包括：

（1）言语流畅性测验（VFT）；

（2）波士顿命名测验（BNT）；

（3）严重损害量表 - 语言部分（SIB-L）；

（4）参照性交流任务测验（RCT）；

（5）功能性语言交流量表（FLCI）；

（6）剑桥语义成套测验（CSB）。

对认知障碍患者应行语言功能检查，对以语言障碍为突出表现的进行性非流利性失语、语义性痴呆、少词性进行性失语患者应进行详细的语言评定。

3. 视空间 / 结构功能评估 评估视空间 / 结构功能的主要测量工具包括：

（1）Rey-Osterrich 复杂图形测验（CFT）；

（2）画钟测验（CDT）；

（3）积木测验（BD）。

视空间结构功能受损是痴呆的常见症状，尽可能对所有痴呆患者进行该项功能的评估。对后部皮质萎缩的患者应进行复杂图形模仿等空间能力评定。

4. 痴呆的神经心理测查 痴呆的神经心理测查工具主要包括：

（1）简易智能状态量表（MMSE）；

（2）长谷川痴呆量表（HDS）；

（3）蒙特利尔认知评估量表（MoCA）；

（4）Hachinski 缺血指数量表；

（5）阿尔采默病评估量表认知部分（ADAS-Cog）；

（6）临床痴呆评定量表（CDR）。

四、特定治疗方法评估工具

（一）用于认知行为治疗的评估工具

1. 功能失调性态度量表（dysfunction attitude scale，DAS） "功能失调性态度量表"由美国心理学家 Arlene.W.Weissman 和 Beck 于 1978 年制定。该问卷属于自评问卷，包括 40 条项目，这些项目由一些功能失调性态度组成，用以评估人们潜在的较深层的认知结构，按个体对这些功能失调性态度的同意程度来评分，从完全不同意到完全同意，采用 1～7 分七级评分。

DAS 可归纳为 8 个因子结构，分别以 D1～D8 表示。因子名称及相应的项目号分别为：

（1）脆弱性（D1）：包括 3、8、15、17、18 五个条目；

（2）吸引和排斥（D2）：包括 16、31、32、39、40 五个条目；

（3）完美化（D3）：包括 1、11、14、20、23 五个条目；

（4）强制性（D4）：包括5、13、25、30、36五个条目；

（5）寻求赞许（D5）：包括19、27、33、34、35五个条目；

（6）依赖性（D6）：包括7、24、26、28、38五个条目；

（7）自主性态度（D7）：包括4、9、10、21、22五个条目；

（8）认知哲学（D8）：包括2、6、12、29、37五个条目。

在DAS的40条项目中有些为反向记分项目，包括2、6、12、18、24、29、30、35、37、40共10个条目。分数越高，表明被试者的认知障碍越严重。同时，DAS也可作为认知治疗疗效判断的一个指征。

2. 自动思维问卷（automatic thoughts questionnaire，ATQ） 自动思维问卷是由Hollon & Kendall于1980年研究设计而成，共30个条目，采用1～5分五级评分。该问卷询问受试者一周内30种不同想法出现的频率，用于评价与抑郁有关的负性自动想法，涉及抑郁的四个层面：①个体适应不良及对改变的渴求；②消极的自我概念与消极的期望；③自信不足；④无助感。总分范围为30（无抑郁或抑郁极轻）到150（极度抑郁）。分数越高，表明负性自动想法出现越频繁。ATQ也可作为认知治疗疗效的一个判断指征。

3. 非理性信念量表（irrational belief scale，IBS） 由杨清艳、李占江等人编制。编制者参考中国人信念量表（Chinese belief inventory，CBI）、个人信念调查表（survey of personal beliefs，SPB）、信念量表（the belief scale，BS）的项目，基于理论构想和探索性因素分析的结果，最终形成了包括22个条目的非理性信念量表，用于评价功能失调性信念。

此量表为自评量表，每个条目采用1～5的五级评分：一是完全不符合，二是有些不符合，三是不确定，四是比较符合，五是完全符合。共分为三类因子结构，因子名称及相应的项目号分别为：

（1）低挫折耐受（LFT）：包括1、4、7、10、11、13、16、19、22共9个条目。

（2）概括化评论（GE）：包括2、5、8、14、17、20、21共7个条目。

（3）绝对化要求（AD）：包括3、6、9、12、15、18共6个条目。

（二）其他用于心理治疗的评估工具

1. 心理咨询效果评估量表（outcome questionnaire-45.2，OQ-45.2） OQ-45.2是当今美国心理咨询效果评估领域广泛使用的自我报告工具之一，并被翻译成日、韩、意、法等多种语言，广泛应用于临床研究中，是对患者病情发展进行追踪监测的咨询效果评估工具，而非诊断工具。

该量表共45个条目，被试者在每个条目上进行五点评分，正向计分条目中，"0"分表示"从未"，"4"分表示"总是这样"，反向计分题中则相反。分为3个子量表，分别对当事人生活中3个方面进行监测评估：

（1）困扰症状（symptom distress，SD）：评估当事人的主观抑郁和焦虑水平等，同时也包括了与物质滥用有关的条目。

（2）人际关系（interpersonal relations，IR）：既包括了评估人际关系中满意的、积极程度的条目，也包括了对人际关系中消极的、失功能应对评估的条目。

（3）社会角色绩效（social role，SR）：评估当事人工作、家庭、休闲中的不满、冲突、困扰、缺失，这一维度的评估主要是基于这样一种理论假设，即对个体的社会角色绩效的评估可以反映出个体的内在心理问题，并且由于社会角色绩效引发的症状会影响到个体工作、爱和娱乐的能力。

2. 家庭亲密度和适应性量表中文版（family adaptability and cohesion scale，second edition，FACESⅡ-CV） "家庭亲密度与适应性量表"第二版由Olson等人于1982年编制。该量表为自评量表，共有30个项目，每个项目的答案分为五个等级，对这30个项目参试者要回答两次，一次是对自己家庭现状的实际感受，另一次是自己所希望的理想家庭状况。完成整个量表的测试大约需25分钟。目前，FACESⅡ在美国已广泛应用于：①对不同的家庭类型进行比较；②找出在家庭治疗中需要解决的各种问题；③评价家庭干预的效果。

FACESⅡ有两个稍有不同的版本，一个用于有孩子同住的家庭，另一个则用于无孩子同住的夫妻家庭。主要评价两方面的家庭功能：

（1）亲密度（cohesion）：即家庭成员之间的情感联系。

（2）适应性（adaptability）：即家庭体系随家庭处境和家庭不同发展阶段出现的问题而相应改变的能力。

根据 Olson 的家庭"拱极模式"（circumpolar model），用 FACESⅡ的家庭亲密度与适应性分量表的分数可将参试者的家庭区分成 16 种家庭类型（表 4-11）。16 种家庭类型中心的四个类型称为"平衡型"，最偏离正常的四个类型称为"极端型"，剩下的八个类型则称为"中间型"。

亲密度与适应性的实际感受和理想状况得分是分开计算的。实际感受与理想状况的得分之差的绝对值表示对家庭亲密度和适应性的不满程度。差异越大，不满的程度越大。

3. **中国人婚姻质量问卷（Chinese marital quality inventory，CMQI）** 程灶火教授等人根据婚姻质量的定义和 Jackson 的量表编制策略，于 2004 年编制了由 90 个条目组成的中国人婚姻质量问卷，该问卷确定了婚姻质量的 10 个维度，每个维度选定了 9 个条目，采用 1～5 级评分。

（1）性格相容：测量被试者对配偶行为方式的满意程度。

（2）夫妻交流：测量被试者对夫妻间角色焦虑的感受、信念与态度。

（3）化解冲突：测量被试者对夫妻中存在的冲突与解决方式的感受、信念与态度。

（4）经济安排：测量被试者对夫妻管理经济方面的态度。

（5）业余活动：测量被试者业余活动的安排与满意度。

（6）情感与性：测量被试者对夫妻感情与性关系的关注度与感受。

（7）子女与婚姻：测量被试者对是否生育以及子女数的态度。

（8）亲友关系：测量被试者对夫妻双方与亲友关系的感受。

（9）家庭角色：测量被试者对婚姻关系承担的各种角色的评价。

（10）生活观念：测量被试者对有关婚姻信念及对夫妻双方信念的评价。

该问卷的各个维度先统计粗分，然后转换为 0～10 分的标准分，总体婚姻满意度转换为 0～100 的标准分。各维度标准分得分低于 3 分为极不满意，得分在 3～4 分提示不太满意，在 5～7 分可认为婚姻满意度在一般水平，得分在 7 分以上则提示婚姻比较满意。总体婚姻满意度 0～29 分为极不满意，30～49 分为不太满意，50～70 分为一般水平，71～90 分为比较满意，大于 90 分为极满意。

（姜长青）

第五节 心理治疗疗效评估的相关问题

评定心理治疗的有效性是一个相当艰巨的科学任务。许多心理学家和医生都相信心理治疗是有效的，但是作为科学工作者，重要的是要得到心理治疗有效性的证据。在评价心理治疗的效果时会遇到许多复杂因素和不同的条件及情况。最突出的问题是，评定的标准、安慰剂效应、治疗过程相互影响所产生的复杂性及自然缓解等问题。

一、疗效评估的指标

接受心理治疗的患者是否有改善或进步，可以从以下几种不同的方向或层次来研讨：

（一）心理症状的改变

患者的心理症状，如感到焦虑、抑郁、紧张、

表 4-11　16 种家庭类型的分类方法及标准

		亲密度			
		松散（<55.9）	自由（55.9～63.9）	亲密（63.9～<71.9）	缠结（≥71.9）
适应性	无规律（≥57.1）	极端型	中间型	中间型	极端型
	灵活（50.9～<57.1）	中间型	平衡型	平衡型	中间型
	有规律（44.7～<50.9）	中间型	平衡型	平衡型	中间型
	僵硬（<44.7）	极端型	中间型	中间型	极端型

恐惧等，是自觉的、不舒适的、病态的精神状态。通常可用已有的症状问卷来测量，或单靠患者主观的申诉描写。假如患者本来的主诉是严重的恐慌、惧怕或其他情绪方面的症状，可作为治疗效果的主要评价指标。但要注意的是，从心理治疗的经验来看，有些患者会毫不在乎或夸大自己的症状，或者随着治疗的进行会有起伏性的变化。

（二）社会生活的适应

包括是否能做家务，是否能上学、上班做事，有无收入，能否参加娱乐活动，或者其他社会活动，特别是本来惧怕上学的孩子可上学了，一直难以维持工作的人现在连续工作了一段时间，都可作为患者情况改善的良好指标。当然，社会生活的成就并不一定时时都直接反映一个人的心理健康状态，有时是复杂的相关关系。

（三）人际行为的适应

患者与配偶、子女、亲友、同事、领导的人际关系，包括人际的沟通表达，适当角色的扮演，良好情感的表现等也可作为治疗效果的评价依据。在实际应用时，我们必须仔细推敲什么才是健康的人际关系，以及所维持的人际关系的本质如何，只有这样才能对治疗效果作出有意义的评价。

（四）人格方面的表现

从心理治疗这方面来说，患者的人格是否改善了，是否变得较积极且成熟，有毅力去处理困难，能较有技巧地适应环境等，都是治疗的重点，也是评价治疗效果的要点。由于一个人的人格不容易在短期内变化，较难作为近期治疗效果的评价指标，包括自我回答的人格问卷，或者使用投射性的心理测验，对于远期治疗效果应该说是比较客观、有效的评价指标。

（五）内在心理状态

心理治疗的特点在于改善一个人"内心"对人对事的看法，对自己的了解，对自己内心症结的解脱等，所以治疗效果的评价依据也可以放在这方面的相关资料上。只是这方面的变化多半要依靠患者的主观描述，再加上治疗师专业性的观察与判断，所得资料比较缺乏客观性。假如针对这个方向来进行评价，要格外谨慎，运用妥当。

（六）生理方面的改变

患者生理（躯体）健康方面的改变，如生化生理或免疫学指标的测定；饮食习惯、性活动、睡眠等方面的改变；酒、烟、镇静药、安定剂和其他药物的使用情况也可作为患者康复的指标。

总之，患者接受心理治疗以后，是否改善，是否有效果，可以从各个不同的方向、依据与层次来评价，而且可以只做一元性的探讨，也可做多元性的评价。

二、影响治疗效果的因素

（一）治疗师方面的因素

心理治疗是由治疗师来实施的，治疗师的能力、个性品质、敏感性、灵活性、性别及其对患者的态度对整个治疗过程、治疗的效果都有着重要影响。

首先，心理治疗中对治疗改变影响最有力的是治疗师的态度，尤其是治疗师对患者的一般态度以及在治疗互动中的习惯性反应方式。Whitehorn等人提出，有效的治疗师往往是将患者看成为一个"人"，而不是一个"问题"，强调采用自然的方式接近患者，建立互相信任的关系。

其次，治疗师的人格与他对患者的治疗效果相关。Truax等人提出具备下述三项特征的治疗师能取得较好的心理治疗效果：①积极地关心患者；②准确地"深入"；③共鸣。Conte等人发现，治疗师的以下特质与治疗的效果显著相关：是令人愉快的、接纳人的、鼓励人的、不太沉默的，并能帮助患者进一步理解自我。Strupp则认为，治疗师在治疗中表现出较多的正性行为（如热情）和自我批评，以及较少的负性行为（如攻击），易获得较好的治疗效果。

另外，治疗师是心理治疗的组织者，不同流派治疗师的理论取向直接影响着整个心理治疗的过程，并决定了治疗所采用的技术。治疗师所受的专业训练和经验被整合在专业能力中，不同的治疗师在接受同样的专业训练后所取得的效果是完全不同的。

（二）患者方面的因素

患者的文化程度、个性特征、经济条件、对心理治疗的信任程度和期望水平等对心理治疗的效果有很大影响。

首先，患者的人格特质是预测治疗能否取得较好收效的最重要指标。在心理治疗中，有所谓YAVIS患者在治疗中较易获得收效，即具有年轻

（young）、有吸引力（attractive）、善言谈（verbal）、聪慧（intelligent）和成功（successful）特征的患者，在治疗中更易收到较好的治疗效果。

其次，患者对心理治疗的愿望和期待也是心理治疗有效的因素之一。在治疗过程中必须重视患者心理上的失败动机、内心冲突、焦虑情绪、心理防御机制应用能力的下降、继发性获益和对治疗师产生依赖等对治疗效果的负面影响。患者对治疗师总体上的满意与其功能的改善和症状减轻显著相关。相反，患者对治疗师不满意常常是中断治疗的原因之一。

另外，在分析性心理治疗中，往往还必须考虑患者的移情和阻抗等问题的影响。

（三）治疗关系因素

治疗关系是指在心理治疗过程中治疗师与患者之间的人际关系，在这种关系中双方相互接受和结盟。Gaston 等人研究发现：在短程的分析性心理治疗中，治疗联盟显著有益于症状的减少，而在长程的治疗中则显著有益于人际关系问题的减少。对于急性精神障碍的患者，由于他们的合作性不好，使得治疗联盟难以建立。因此，在心理治疗中治疗关系建立的紧密程度与治疗效果密切相关是大家所公认的。

（四）评价者与评价工具

1. **评价者**　评价者的来源不同，评价动机不同，所做出的评价结果也会有所不同。在对患者的治疗效果评价时，需要考虑的是由何人来评价，并加以综合评价。

（1）患者本人：对于患者本人来说，他对自己所患疾病的症状及其内在心理状态感受深刻，是理所当然的评价者，唯一要考虑的是患者的评价动机如何，所得结果是否可靠。

（2）治疗师：对于治疗师来说，他熟悉患者的各种情况，也明确知道治疗的进展情况，是拥有内外资料的评价者。

（3）患者周围的人：即患者的家属、亲友、老师或同事来评价，特别是患者在生活方面的适应，在人际关系方面的调整，可依靠这些社会资源来评价。

（4）第三者：即由纯粹的旁观者，如护士或其他研究者以中立角色观察治疗的经过，同时观察、测量患者对治疗的反应，对自己心理问题的了解情况，对问题适应的尝试情形等，是较为理想的评价模式。

总之，不同的人评价，评价的结果有所不同，现均趋向于结合多方面的资源，综合来进行评价，不过目前尚不能解决如何解释这几个来源之间缺乏一致性的问题。

2. **评价工具**　在心理治疗效果的评价中，评价工具的客观、有效，也会影响评价的结果。

另外，随着行为和认知治疗等新心理治疗技术的发展，发现患者的生理学指标也会有改变，如血压、心率、皮肤电、肌电和睡眠脑电等，因此，应用心电图、脑电图等仪器，血液生化、免疫指标及大脑神经功能成像等检测技术检查患者治疗前后的变化也是有价值的。

目前大多数的评价工具均是临床实践中证明较可靠、有效的，但也有一些测评工具缺乏信度和效度资料，有些测评工具虽然具有较高的信度，但是对治疗效果改变不敏感，有时观察到改变有显著性意义，但不一定有临床意义。

三、疗效评估时间

心理治疗进程中，何时作评价工作，也需加以考虑。一般来说，进行评价有如下几个的阶段，在不同阶段评价的内容可能会不同：

（一）治疗初期的评价

以了解患者初期的反应，主要为症状的减轻，如焦虑、抑郁、恐惧、紧张、愤怒、疼痛等心理或生理症状的缓解。

（二）治疗中期的评价

除症状外，主要为行为改善，如对配偶态度的改变，对工作或学习逐渐感兴趣，或对老师、长辈表现尊重等在行为变化、内在心理状态或生活上的适应情况。

（三）治疗后期的评价

除症状外，主要为性格表现上的改变，人格变得比较成熟，能够比较有效地应用合适的方法去处理和应对挫折和困难，如改变处世态度和对人生的基本看法，以及对自我的认识和了解。

（四）治疗结束后的评价

如 3 个月、1 年以后作追踪调查与评价，可了解患者在心理症状及人格上的变化或治疗后的社会适应情况。

对于治疗效果评价的时间是随评价的目的、评价内容和依据而定的，对于不同的治疗方法，评价同样的内容时，评价时间也可能发生变化。

在做疗效研究工作时，特别要考虑在治疗的不同阶段所作的评价，就时间因素做出有意义的解释。

（姜长青）

参 考 文 献

[1] 李占江. 临床心理学. 北京：人民卫生出版社，2014.

[2] 姚树桥. 心理评估. 3 版. 北京：人民卫生出版社，2018.

[3] 杨凤池. 咨询心理学. 3 版. 北京：人民卫生出版社，2018.

[4] 张明园，何燕玲. 精神科评定量表手册. 长沙：湖南科学技术出版社，2015.

[5] 马辛. 精神病学. 2 版. 北京：人民卫生出版社，2014.

[6] 王刚. 痴呆及认知障碍神经心理测评量表手册. 北京：科学出版社，2014.

[7] 中华医学会神经病学分会神经心理与行为神经病学组. 常用神经心理认知评估量表临床应用专家共识. 中华神经科杂志，2019，52（3）：166-176.

[8] Gregory RJ. Psychological testing: history, principles, and applications. 7th ed. London: Pearson Education, 2014.

[9] 姚树桥，傅文青，唐秋萍，等. 临床心理学. 北京：中国人民大学出版社，2009.

[10] 陆林. 精神病学. 6 版. 北京：人民卫生出版社，2018.

第五章　精神障碍的治疗

根据《精神障碍诊断与统计手册》(第5版)(DSM-5)对精神障碍的定义：精神障碍是一类综合征，临床上是以认知、情绪调节和行为的显著障碍为特征，它反映了精神活动存在潜在的心理学、生物学和成长发展过程中的功能失调。精神障碍往往会给个体造成痛苦或社会、职业和其他重要活动的不利影响。因此，其治疗往往是综合干预，必须兼顾生物、心理和社会的整体医学观，即心理社会治疗是有效的，但心理或精神、行为障碍的产生又有一定的物质基础，必要的药物和其他物理治疗方法也是实用有效的。具体而言，针对具体的个案或患者，应该在系统、全面了解医学病史、个性特征、生活经历、家庭关系与人际交往、精神检查与心理评估等资料的前提下，综合制订干预方案，包括心理社会和药物治疗以及精神康复等，旨在缓解精神症状、恢复病前社会功能和提高患者的生活质量。图5-1显示了贯彻生物-心理-社会整体医学观治疗抑郁障碍患者的综合干预策略。

需要说明的是，根据《中华人民共和国精神卫生法》规定，精神障碍的治疗人员必须取得相应的资质，即从事心理治疗者必须具备心理治疗师的资格认证，精神药物或电抽搐治疗(ECT)等必须由精神科执业医师来执行。本章只限于讨论治疗的原则与疗效证据，具体的心理治疗理论和技术应用参见其他相关章节，药物等生物学治疗需进一步参考精神医学等专业书籍。

精神障碍的治疗原则根据不同精神障碍的特点有着不同要求，国内外专家针对常见精神障碍均制订了不同的治疗指南，如抑郁障碍、焦虑障碍、精神分裂症、痴呆和儿童注意缺陷多动障碍等。但基本的共同点是：①全病程治疗，包括急性期治疗控制症状，巩固期治疗预防症状复燃，维持期治疗预防复发；②治疗目标为症状缓解(remission)，社会功能恢复，生活质量提高，降低复发率、共病率和自杀危险；③规范化综合治疗，基于循证证据制订治疗方案，包括药物治疗、心理社会治疗和物理治疗等；④个体化治疗，针对具体患者的特点(包括宗教信仰、人格、文化程度、家庭环境、职业等)，应用生物-心理-社会整体医学模式制订具体的治疗方案，包括精神、行为症状的医学处理、心理社会和环境危险因素的控制和改善、社会和职业适应功能的培训与提高等。

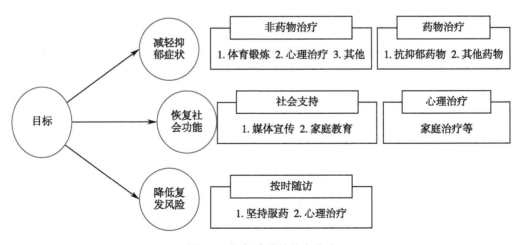

图 5-1　抑郁障碍的综合治疗

第一节　心理社会治疗

所谓心理治疗，根据英国牛津英文字典中的定义，是指"通过沟通来处理精神疾患、行为适应不良和其他情绪问题的各种形式治疗，即一名训练有素的治疗者与患者建立起工作关系，旨在减轻症状、纠正不良行为方式，以及促进健全人格的发展"。

现代心理治疗（无论是精神分析与动力学治疗，还是行为治疗）的发展与临床应用最初是基于神经症患者的，其中相当一部分患者是焦虑障碍，尤其在精神药物治疗出现（20 世纪 50 年代）以前，心理治疗是焦虑障碍的主要治疗方法。当然，随着 20 世纪 60 年代以后其他心理治疗理论与方法的发展（尤其是认知行为和人本主义心理治疗等），心理治疗在许多精神障碍的治疗中得到广泛应用与推广。特别是认知与行为治疗的发展，进一步奠定了心理治疗在抑郁、焦虑障碍等治疗中的作用，在许多国家的防治指南中已将其与药物合用或单用作为一线推荐的治疗方法。

不过需要注意的是，心理治疗的疗效评估必须围绕治疗的目标，如果不考虑治疗的目标来评估其疗效是没有意义的。心理治疗的基本目标为症状减轻或缓解，其次为行为或态度的转变，最高目标则是人格的重塑或改变。换句话说，选择不同的治疗目标来比较不同治疗方法的疗效是不妥当的。因此，评估心理治疗的疗效应该包括：①初期效果，主要为症状的减轻，如焦虑、抑郁、恐惧、紧张、愤怒、疼痛等心理或生理症状的缓解；②中期效果，主要为行为表现的改善，如对配偶态度的改变（比较温和、体贴），对工作或学习逐渐感兴趣，或对老师、长辈表现尊重等；③后期效果，主要为性格表现上的改变，人格变得比较成熟，能够比较有效地应用合适的方法去处理和应对挫折和困难，如改变了待人的处世态度、对人生的基本看法，以及对自我的认识和了解。

综合国内外许多研究报道，目前比较一致的看法为：在症状改善方面，精神分析治疗患者的平均改善率为 44%（39%～67%），折中式心理治疗患者的平均改善率为 64%（41%～77%），而非正式治疗患者的平均改善率小于 30%（0～30%）。

行为治疗对焦虑障碍的疗效为 80%～90%，认知治疗对抑郁障碍的疗效为 70%～80%，人际心理治疗对抑郁障碍的疗效为 60%～80%，婚姻/家庭治疗对有关婚姻、家庭问题干预的疗效为 60%～70%，短程心理治疗（主要为动力性心理治疗）的疗效为 60%～80%，危机干预或电话心理咨询的有效率或满意率为 57%～75%。简而言之，疗效取得的难易程度与治疗的目标有关，症状改善最易取得，行为改变次之，而人格的改变则较难。本章将根据临床研究证据的丰富程度，而非根据各心理治疗的流派和渊源，简单介绍常用的心理治疗的基本理论、特点、常用技术以及临床疗效。

一、心理治疗一般原则

尽管心理治疗的流派和种类各有不同，但具有治疗作用的核心成分有共同之处，即：①目标为减轻症状；②每种心理治疗都有各自特殊的设置；③心理治疗聚焦于患者当前的问题；④治疗师和患者都要求保持积极主动，后者通常有回家作业；⑤通常有症状的检测，一般为量表的评估；⑥一般都具有疾病心理教育的环节；⑦治疗是具有时间限制的，通常可合并药物治疗。现在很多个体心理治疗的手段经过改良之后进行团体治疗，并加入了一些新的技术，但治疗的关键环节仍被保留。

心理治疗的一般原则是自愿、知情同意，适用于轻度或中度严重程度的非精神病性精神障碍患者。许多精神障碍患者可能自己并不认为有病，而是由于他们的家人认为其有病，需要治疗，但这些需要治疗的感觉与患者是否具有心理治疗的愿望或潜力是不同的。首先，需要确定患者是否应该住院治疗或者近期住院治疗的可能性，因为有的心理治疗并不适用于严重急性发作期精神病或有明显自杀危险的患者，有的也是在保证患者安全的前提下来提供的。另外，如果患者有精神活性物质滥用或司法相关问题时，应建议去有关特殊的医疗机构。

对于考虑接受心理治疗的患者来说，治疗师应该注意让患者对心理治疗有合理的认识，比如达到更成熟的发展，减少对父母情感依赖和提高功能的独立，减少自我专注和增加对他人需要的理解等。重建编织经历的方式，包括改变认知模式和不合理的信念，减少依靠不成熟的应对机制来减少对自己思维和情感的恐惧，以及在过去不幸经历导致病理性格结构的限制方面增加交流技巧等；避免或减少不合理的治疗期望，比如变得完全适应，神话般的完美；完全摆脱非理性、窘迫或者羞耻的思维或感觉，不需要积极努力就可以完全改变以及抹去过去或者改变现状，例如变成治疗师的孩子。

二、认知行为治疗

认知行为治疗（CBT）是一种通过诘难或挑战精神障碍患者对自我、周围环境和未来的不合理信念和错误态度来减轻其症状，鼓励患者在现实生活中改变不恰当的认知与行为，限时、强化、侧重症状的心理治疗。

（一）基本特征

在 CBT 理论中，患者的情绪和行为问题不是无缘无故产生的，而是在一定的认知图式下形成的，通过识别负性自动思维、纠正不恰当的认知错误并且学习新的适应性行为模式和"换个角度看问题"（转变认知），让患者积极与所处环境互动并且增加其控制感（master）和愉悦感（pleasure），即"M 和 P"技术达到治疗的目的。另外，一些行为干预技术如行为激活（behavioral activation）、安排有计划的活动、自控训练、社交技巧训练、问题解决、逐级加量家庭作业、安排娱乐活动、减少不愉快的活动等，对于改善患者的症状非常重要，特别是存在社交退缩和兴趣缺乏的抑郁患者。

（二）疗效评价

已有多篇系统综述回顾了焦虑障碍或神经症的心理治疗疗效，绝大多数的结论是：认知与行为治疗对于焦虑相关障碍是有效的，而且与药物治疗合用是焦虑障碍治疗的最佳选择。如近年来有 1 项系统综述检索了 35 项药物治疗或认知行为治疗，或二者兼之的随机双盲对照研究（RCT），总样本 4 002 人（60% 为女性）。结果显示，22 项 CBT 治疗组（包括认知重建、放松训练、焦虑处置训练、暴露、系统脱敏等技术）显著优于对照组（包括等待治疗、焦虑处置训练、放松训练以及非针对性心理治疗），其效应值为 0.70（95%CI 0.57~0.83）。1 年随访发现，CBT 的结局优于分析性心理治疗和焦虑处置训练。Hofmann 等系统复习了 2007 年以前发表的相关认知与行为治疗对照研究，共检索到 1 165 篇治疗 18~65 岁焦虑障碍患者的报道，对其中 27 项符合荟萃分析要求的资料进行了再分析。结果显示，CBT 较安慰剂更能有效降低患者的焦虑症状（效应值为 0.73，95%CI 0.88~1.65），特别是强迫障碍的 CBT 效果更为显著。

大量可靠的证据显示，CBT 在抑郁障碍急性期治疗中可有效减轻抑郁症状，在巩固期和维持期治疗中可有效预防或减少复燃与复发，但对严重抑郁障碍患者疗效欠佳。CBT 可以作为轻中度抑郁障碍一线治疗的选择。如早期的荟萃分析统计了 85 项随机对照研究后发现，CBT 的疗效与抗抑郁药物相当，明显优于安慰剂对照组和等待对照组。之后又有不少研究陆续证实 CBT 治疗与抗抑郁药物治疗差异无显著性。近 10 年的资料显示（如美国多中心的抑郁障碍序贯治疗，即 STAR*D 项目），CBT 治疗作为对于西酞普兰治疗无效的患者选择的措施之一，选用 CBT 患者的缓解率与选用另一种抗抑郁药物治疗的效果相当，并且不良反应更少，但平均缓解时间要长于服用抗抑郁药物的患者 3 周。

三、精神动力学心理治疗

动力性心理治疗是建立在精神分析原理基础上的一种心理治疗，其核心是假设一些有意识或无意识的情绪和防御机制导致了抑郁障碍的不良情绪和认知状态的发生发展。通过对这些因素的内省，如认识并理解这些躯体和精神症状的来源以及对行为的影响，从而改善疾病。根据治疗时间的长短，动力性心理治疗可分为长程和短程。

（一）基本特征

经典的精神分析理论强调童年期的创伤经历，尤其是潜意识领域的内心冲突及性本能的作用对成年期异常行为或精神症状的影响。在精神分析治疗技术中，治疗师应尽量忽视自己的存在而鼓励患者自由地谈论自己的想法和感受（即自由联想），通过提问来澄清问题，通过释梦和内省等技术帮助患者面对阻碍，并给予解释、指点，同时保持相对的被动，最终使得患者领悟，从而改变自我。心理防御机制（mental defense mechanism）最初由弗洛伊德提出，用来说明人们在对付那些使人感到烦恼、焦虑的威胁和危险时常采取的自我保护策略，以减轻焦虑和痛苦。目前在心理治疗中，治疗师常应用心理防御机制的理论给患者以指导和知识教育，并取得一定的效果。传统的精神分析治疗的持续时间长达数年之久，每周会谈4～5次，每次1小时左右，费时较长，且花费昂贵。

（二）疗效评价

虽然精神动力学治疗在许多方面临床应用较广泛，但由于缺乏对照、个案研究多、样本不均一、研究方法各异、评价指标多样等各种原因，使得这类治疗（不论短程还是长程）的疗效循证证据并不多。最早的荟萃分析显示，精神动力学治疗优于无任何治疗，但劣于CBT，但该研究将人际心理治疗（IPT）归为心理动力学治疗而饱受诟病，结论不可信。近10余年又有荟萃分析比较心理动力学治疗和CBT治疗，但结果并不一致，有的研究提示两者疗效相当，有的则显示心理动力学治疗不如CBT。但这些研究同样因为入组的临床病例过少，样本不均一而被质疑结论的可信程度。不过，该类治疗通过患者的内省，在药物治疗的依从性、社会适应等方面还是有一定疗效的，尤其是改善与抑郁、焦虑、自责等有关的内心冲突和人际关系问题方面。

四、家庭/婚姻治疗及团体治疗

（一）家庭/婚姻治疗

家庭治疗，是旨在矫正家庭系统内人际关系的一类治疗方法。其理论假设将症状行为与问题视作异常家庭关系的结果而非某一成员的特性，即心理障碍产生于家庭内部人际关系而非个体本身。婚姻治疗（marital therapy）是对婚姻关系出现问题的配偶进行心理治疗，旨在改善配偶间的婚姻状态。婚姻治疗所关注的是夫妻的关系，包括他们之间的情感、相处方式、沟通状况或所扮演的角色等。由于夫妻是家庭的一部分，因此婚姻治疗在某种意义上可以包括在广义的家庭治疗中。

精神障碍（如抑郁、焦虑障碍，精神分裂症、人格障碍等）患者存在婚姻与家庭问题并不少见，对疾病的复发、预后转归和康复均有影响，并且可以是精神障碍的后果，也可能是诱因。因此，婚姻与家庭治疗有助于改善患者的精神症状，常用的

技术包括：行为干预、问题解决和婚姻策略指导等；一般提倡与药物治疗合用。总体而言，由于研究方法、研究数量等问题，可供使用的相关循证证据比较少。已有研究表明，家庭治疗和婚姻治疗可以减轻抑郁、焦虑症状，并减少复发，近来有1项包括8个婚姻治疗的荟萃分析研究发现，其疗效与个体治疗相当，并且失访率明显低于药物治疗。但由于纳入研究少及研究方法问题，其研究结果的可信程度受到质疑。目前认为，婚姻治疗的疗效很大程度上取决于抑郁、焦虑症状是否与婚姻关系紧张有关。有研究提示，接受家庭治疗的患者较不接受的患者更容易有症状的改善。

（二）团体心理治疗

团体心理治疗，简称团体治疗（group therapy），指治疗者同时对许多患者进行心理治疗。各种个体心理治疗的技术都可以应用在团体治疗中，这种方法不仅节省治疗所需的人力，同时还由于患者参与了团体成员之间的互动，能产生一定的治疗效应。

目前研究较多的是认知导向的团体治疗对于抑郁障碍的治疗作用。可寻找的循证证据不多，结果也不一致，现有较好的荟萃分析研究显示，认知行为团体治疗（cognitive behavioral group therapy，CBGT）在治疗各种抑郁障碍和社交焦虑障碍等急性发作中是有疗效的，对于抑郁和社交焦虑障碍的复发也有预防复发的作用。有研究发现，随访1年的CBT团体成员获益多于支持性治疗的团体成员，但也有研究发现，CBGT治疗既没有对药物的增效作用，也没有有效改善患者的恶劣心境。总体上讲，团体治疗的研究更少，有小样本研究提示其具有一定预防复发的作用，对于产后抑郁也有一定的疗效。还有研究显示，合并认知技术或者人际关系技术的团体治疗优于单一氟西汀治疗。

五、康复与预防

精神障碍多数是慢性、复发性疾病，因此长期治疗和预防复发至关重要。有关预防，主要强调三级预防模式，即：①在社区中减少精神疾病的发生（一级预防）；②对现患者早期发现、早期干预、缩短病程、减少复发（二级预防）；③做好患者的社会安排，施行针对性的康复措施，减少因

病所致的功能残疾（三级预防）。目前一般认为，多数重性精神病的一级预防尚有一定难度，在社区开展的工作以二级、三级预防为主，其中二级预防是精神障碍防治工作中极为重要的环节。

康复医学在精神卫生领域的开展称为"康复精神医学"。随着"健康"概念的更新，要求个体在躯体上、心理上及社会适应上都处于良好状态方可称之为健康。因此，当代康复医学提出了全新的概念，其主流是强调以社区为基础开展康复（community based rehabilitation，CBR）。即对社区中的精神残疾者施行功能训练，开展包括医疗措施、心理教育、职业功能及重返社会的全面康复。作为一门应用学科，它无疑是丰富社区精神医学的实践提供了技术和方法。中国目前有各类残疾人 8 296 万，其中精神残疾人有 614 万，包括精神分裂症、心境障碍、脑器质性精神障碍、精神活性物质所致精神障碍、儿童少年期精神障碍等。

精神康复一般是以药物为主体，多种康复措施综合运用的结果，世界各国都在探索研究中。在发展社区精神医学中，必须充分汲取预防医学及康复医学最新的知识和技术，并将其同临床工作及心理卫生工作紧密结合，才能把社区精神卫生服务工作提高到新的水平，以促进学科的发展。其中有代表性的是工娱康复治疗。

工娱治疗（occupational and recreational therapy）包括工疗（又名职业治疗、工作治疗、劳动治疗）和娱疗（又名文艺、体育、音乐、美术治疗）。这是一种安排患者参加某些劳动和文娱体育活动，以促进患者病情早日恢复的辅助治疗，亦可参考社区精神医学章节的相关内容。

工娱治疗不但可以改善患者与环境的接触，保持乐观的情绪，树立生活的信心，防止精神衰退，而且可以增强患者的体格，提高机体的代偿和防御能力；重建患者职业和社会适应能力。许多精神疾病患者均可以进行工娱治疗，但应根据病情选择不同的活动。

工娱治疗的内容很多，如手工、美术、音乐、棋类、舞蹈等，具体项目因地制宜，选择使用。在选择内容和参加的对象时，需要考虑患者的年龄、性别、爱好、习惯、文化程度等因素，不能千篇一律，强迫进行。

急性患者、严重躯体疾病、躯体衰弱者不宜参加工娱治疗。儿童、老年患者的工娱活动量应该有所限制。

工娱治疗上的关键是注意安全，参加工娱治疗前应注意挑选，对工娱治疗时的工具应有专人管理，患者在工娱治疗时的表现应该有记录，并反馈给治疗医生。发现有问题的患者，应该及时停止工娱治疗，加强药物治疗。

六、心理治疗与药物治疗的联合应用

综合应用心理社会学和生物学知识来治疗患者是一项挑战。在临床实际工作中，精神科医师必须避免轻视生物学或轻视心理学的倾向，因为给患者提供最佳或合理的治疗方案应该包括药物与心理治疗。有鉴于此，现代精神病学需要精神科医师不仅要熟悉有关神经递质、最新精神药物以及分子遗传学等方面的进展，而且要熟悉心理冲突、人际关系形式以及症状的心理学意义等知识。反之，心理治疗师也要熟悉精神疾病的生物学机制和生物学治疗措施。可以这样说，精神病学是医学领域中综合应用生物学和心理社会学知识于诊断和治疗过程的一个特殊学科。临床心理学又是与精神病学密切相关的临床医学的一部分，只有全面了解精神疾病的生物-心理-社会机制和综合的治疗手段，才能为精神疾病患者提供恰当、全面的治疗。

在精神疾病的治疗中，临床上经常看到一种现象，即心理治疗与药物治疗的联合应用。虽然心理治疗与药物合用可以给患者最好的帮助和治疗，但目前仍未完全了解其相互作用的机制。一般来说，临床上有两种合用的策略：在药物治疗的基础上合用心理治疗处理，在正式心理治疗的过程中予以药物治疗。

（一）药物治疗基础上合用心理治疗处理

心理治疗处理（psychotherapeutic management）是指临床医师在日常临床工作中注意应用有关一般心理治疗的技术（如倾听、解释、安慰和指导等），其中一个简单的方式是询问症状和采集病史，帮助患者认识到症状与外界生活事件之间的联系和含义，以及帮助患者内省自己的疾患。治疗医师的耐心倾听和帮助患者正确地体验情绪，会使得其在与医生交流沟通中感到愉快和好多了（移情作用的产生）。因此，掌握有关心理治疗处理的技术已成为精神科医师的基本技能之一。

对许多患者而言，往往存有对精神药物的一些误解和疑虑，如不能区分维持服用精神药物（如抗抑郁药）与尼古丁成瘾或药物依赖之间的不同，有些患者会将服药看成为软弱的标志，常在症状稍有好转便自行停药。另外，少部分患者的服药与家庭环境有密切的联系。因此，让患者了解用药的必要性、贯彻执行治疗方案等，提高其服药依从性（compliance）就离不开心理治疗处理。可以这样说，在日常的临床工作中，临床医师应该将耐心的倾听、良好的会谈环境和合作性医患关系有机地融合在药物治疗的过程中。

（二）正式心理治疗中合用药物

近30年来，临床实践中已广泛接受了心理治疗与药物合用，即使是精神分析师（以前曾竭力反对合并用药）现在也常常开药了。在一项美国精神分析家学会（AAP）的调查中发现，90%的精神分析师称他们在心理治疗时也用药。一项对美国哥伦比亚大学精神分析培训与研究中心接受精神分析治疗患者的调查发现，29%的病例为药物与精神分析治疗合用，这一事实表明，药物不再被看成影响精神分析疗效的干扰因素了。

在目前国内外临床实践中，药物治疗与心理治疗联合应用经常采用的有两种模式："一人模式"和"二人模式"。一人模式是指精神科医师既对患者作心理治疗，同时也开药；二人模式则由两个人来分担此工作，即心理治疗师作心理治疗，精神科医师或内科医师给患者开药。一般来说，国内目前主要为一人工作模式，当然应该根据实际情况来决定使用何种模式。如果具有心理治疗背景的精神科医师并不感到开药有很大难处的话，可以给予精神药物的处理。反之，如果精神科医师感到没有足够能力予以心理治疗的话，则应该建议患者接受另外的心理治疗师帮助。

（季建林）

第二节 精神药物治疗

一、精神药物治疗一般原则

应用药物治疗精神障碍常常是成功治疗的基础，精神科临床药物治疗的实践不能简单化，一个诊断配一个药物。因为许多因素可以影响药物的使用，包括药物的选择和用法、药代动力学，家庭和环境的影响。有些患者把药物看作万应灵药，另外一些患者则把药物看作对身体有害的攻击。医生在用药物前应该告知患者、患者亲属使用药物治疗的理由，药物治疗的好处及潜在的不良反应。

医生应该根据研究结果和临床经验，足剂量、足疗程（包括急性期、巩固期和维持期治疗）使用药物。剂量不足，疗程过短都会使患者错过治疗的良机。药物治疗期间，医师应该密切监测药物的疗效和不良反应，一旦发现不良反应应尽快处理。

选择药物治疗前的两个重要步骤是诊断和药物治疗的靶症状的确认。医师应该根据患者的病史、目前的临床表现、既往的治疗情况（药物的依从性、治疗效果、不良反应）、经济能力以及患者对治疗的倾向性制订治疗计划，选择相应的药物和起始剂量。严重的药物不良反应是患者依从性差的指标。医师应该清楚所用药物的适应证、禁忌证、药物的起效时间、药物的不良反应，应该充分告知患者和家属有关治疗的计划，患者和家属对医师要用药物的意见应该被考虑。一般情况下，如果一类药物以前对患者或其家属有效，同样的药物可以再次使用，除非有特殊理由。同一类的药物的总体疗效基本相同，所不同的是每个患者使用时的不良反应。选择药物时应让患者产生的不良反应降到最低点。

当药物治疗无效时，应该及时考虑：①再次仔细询问病史，判断诊断是否正确；②所见的症状是否与原来的诊断有关，是否为药物治疗的不良反应；③所用的药物是否足剂量和足疗程；④患者是否同时服用其他药物而发生药物相互作用，降低了药物疗效；⑤患者是否按医嘱服药。复杂的用药方法，药物的不良反应和患者的低教育程度是依从性低的常见原因。

将药物治疗与心理治疗结合起来是当前精神医学的标准治疗。研究显示，药物和心理治疗的联合治疗比任何一种独立治疗的效果更好。医患关系，医师有意和无意的态度都会影响患者的治疗。

儿童使用精神药物应该尤其慎重，严格遵循药物说明书，首选有儿童适应证的药物，原则上应该低于成人常规治疗剂量，且从小剂量开始，逐步增加到有效。至于有效后是否继续增加剂量，目前无统一的意见，有学者认为仍应继续加量，亦有学者认为维持现剂量巩固治疗。不过，倘若不良反应较少，患者耐受性尚可，则可以继续加量至接近成人治疗剂量。

老年人使用精神药物需要考虑药物代谢慢、排泄慢，易产生不良反应等问题，因此也需要低剂量。另外，老年患者常常同时服用治疗其他疾病的药物，需要考虑药物之间的相互作用。从小剂量开始，通常为成人治疗剂量的一半开始，然后缓慢、小剂量增加，直到出现疗效或不良反应。

药物对于生殖系统的影响也越来越引起重视，目前国际已经摒弃传统的ABCD划分方法，而是从对受孕能力的影响、对妊娠结局的影响、致畸性、对新生儿健康的影响以及对哺乳的影响五个方面来分别讨论，一般而言，对于育龄期妇女使用药物前应告知生育风险并提供避孕建议。对于孕妇和哺乳患者原则上避免使用精神药物。如果患者病情严重，必须药物干预，应该告知患者和家属药物治疗对胎儿和婴儿的危害，需做到知情同意，并签知情同意书。近年来，国外有资料表明，对于不愿中止妊娠，但精神症状严重的患者可考虑改良无抽搐电痉挛治疗。

对于有躯体疾病的患者，在治疗躯体疾病的同时，使用精神药物时需要注意药物之间的相互作用。精神药物的剂量应该从小剂量开始，并且在治疗过程中及时随访各项实验室检查并和内外科医生讨论躯体疾病的治疗。

二、抗焦虑药与催眠药

许多精神药物可以抗焦虑，最常用的为苯二氮䓬类（benzodiazepine，BZDs）和5-羟色胺（5-HT）激动剂，以及抗抑郁药、β肾上腺素能阻断药等。因为相当一部分的临床失眠与焦虑紧张有关，因此抗焦虑药亦可用于催眠；不过一些新型的催眠药可能并无抗焦虑作用。

（一）苯二氮䓬类药物

此类药物具有抗焦虑、抗惊厥、肌肉松弛作用，并能诱导入睡，安全性高，不良反应小。临床适应证包括各种急慢性焦虑、失眠、癫痫、戒酒综合征、疼痛、恐惧障碍、强迫障碍、创伤后应激障碍、躁狂发作、急性精神病性障碍等。常用的苯二氮䓬类药物见表5-1。

根据药物消除半衰期（$T_{1/2}$）长短分为短效、中效及长效三种。短效BZDs有三唑仑、奥沙西泮、咪达唑仑等；中效有艾司唑仑、阿普唑仑、劳拉西泮等；长效有地西泮、氯硝西泮、氟西泮及氟硝西泮等。临床研究表明，阿普唑仑、氯硝西泮、劳拉西泮对焦虑、惊恐发作有良好疗效。氯硝西泮同时有抗抑郁和抗躁狂作用，可用于治疗某些心境障碍。$T_{1/2}$长达24小时以上者，如地西泮、氯硝西泮、氟西泮和硝基西泮等，有缓慢积蓄作用，可引起注意、记忆障碍，一天可服药一次。$T_{1/2}$短的一组药物，适用于诱导入睡和迅速减轻焦虑。反之，如欲维持中后期睡眠，则可用氟西泮、硝基西泮。BZDs药物是能够产生依赖性的药物，依其半衰期排列，越短者起效越快，作用时间越短，越容易产生依赖性；越长者则起效越慢，作用时间越长，越不容易产生依赖性。

苯二氮䓬类既是抗焦虑药也是镇静催眠药。临床应用广泛，适应证状是焦虑、紧张、恐惧、失眠。也用于治疗各型神经症，各种心身疾病，睡眠障碍，各种躯体疾病伴随的焦虑、紧张、失眠、自主神经系统紊乱等症状，以及各类精神病伴随的焦虑、紧张、失眠、抑郁症的辅助治疗。还可用于癫痫治疗和酒精急性戒断症状的替代治疗。也常用于麻醉前给药，临床心脏电击复律或内镜检查前给药。一般可根据焦虑的性质，药物本身的代谢特点和药理作用以及副作用来选择。对于肝病或老年患者常选用劳拉西泮和奥沙西泮，因两者都是安定的最终代谢产物，不需在肝脏进行代谢。对间断发作的焦虑（手术前焦虑）选用短效药物。对持续的焦虑状态则应选用长效药物。亦可根据临床症状和药理作用选药：抗焦虑作用以氯硝西泮、阿普唑仑、艾司唑仑为佳；镇静催眠作用以氟西泮、硝西泮、地西泮和艾司唑仑为佳；肌肉松弛作用以地西泮、氯硝西泮为佳。

对有药物依赖的患者，应首先考虑选用其他类的抗焦虑药，最好不要选用苯二氮䓬类药物。凡有严重心血管疾病、肾病、药物过敏、药物依赖、妊娠的前3个月、青光眼、重症肌无力、酒精及中枢抑制剂使用时应禁用。老年、儿童慎用。孕妇和哺乳妇女禁用。

表 5-1 苯二氮䓬类药物

半衰期	药物	治疗剂量	主要特点
短效	奥沙西泮	助眠：15～25mg	为地西泮的主要活性代谢产物，与地西泮有相似的药理作用，对肝功能的影响较小，因而更适用于老年或伴有肝脏疾病的患者
	三唑仑	助眠：0.25～0.5mg	诱导睡眠作用迅速，半衰期短，排泄快，无蓄积作用，无嗜睡作用。能缩短清醒期和延长第 I 期睡眠，对 II、III 期睡眠影响较小
	咪达唑仑	助眠：7.5～15mg	作用快，代谢快，持续时间短，体内无残留作用，对肝脏功能不全及老年人几乎无影响。有明显的诱导睡眠作用
中效	阿普唑仑（佳静安定）	助眠 0.4～0.8mg；用于焦虑抑郁 0.4～0.8mg/次，3 次/d	主要代谢产物有原药的一半活性。80% 从尿中排出，能通过胎盘屏障和从乳汁排出
	劳拉西泮	助眠 1mg/d，抗焦虑治疗口服 0.5～2mg/次	主要用于焦虑、失眠，有明显的诱导睡眠作用
	艾司唑仑（舒乐安定）	助眠 1～4mg，抗焦虑治疗口服 1～2mg/次，3 次/d	肝脏代谢，代谢产物有活性，肾脏排泄较慢。高血压、孕妇、婴儿、肝肾功能不全患者慎用
长效	氯硝西泮	助眠 1～4mg。控制兴奋静注或肌注 1～2mg。抗癫痫口服 4～8mg/d，分次服用，最高可达 20mg/d	具有较强的镇静、催眠、肌肉松弛、控制精神运动兴奋、抗癫痫、抗焦虑作用。必要时可以静脉注射
	硝西泮	助眠 5～10mg	催眠作用近似生理睡眠，较少后遗效应。对癫痫小发作、婴儿痉挛亦有较好的效果
	地西泮（安定）	抗焦虑一般 1 次 5～10mg，3 次/d；助眠 5～20mg	安定是控制癫痫持续状态的首选药物，也用于酒精戒断治疗。注意服药时应避免饮酒；青光眼、重症肌无力患者忌用
	氟西泮	口服 15～30mg/次	适用于焦虑症和各种类型的失眠症，能缩短睡眠诱导时间和延长睡眠，维持睡眠 7～8h

BZDs 最常见的不良反应为倦怠和运动失调。有蓄积倾向的长效 BZDs 可引起学习、记忆、注意受损及动作协调不佳（驾驶或操纵机器者应慎用或禁用）等。老年人用后更易发生精神运动性损害和过度镇静。偶有患者服氯氮䓬、地西泮后出现脱抑制现象，如兴奋、暴怒和冲动等。

长期使用 BZDs 可引起药物依赖。药物依赖不应和撤药反应混为一谈。撤药反应有两类，一类轻者表现为焦虑症状，例如焦虑、失眠、易激惹、恶心、头昏、头痛、眩晕、颤抖等。另一类表现为比较特异的感觉症状，例如感觉增强、怕光、运动知觉异常、肌肉痉挛，甚或出现癫痫、谵妄、意识模糊等。这些症状通常在停药或减少剂量后 1～10 天出现，$T_{1/2}$ 短的药物更易出现撤药反应。为避免这类反应，将半衰期短的药物替换成 $T_{1/2}$ 长的药物，或每 2～3 天减少一次药量。药物替换过程要慢，一般需要数周，然后逐渐减少剂量。

另外，越来越多的新药上市，氯氟䓬乙酯（ethyl loflazepate）系一新型 BZDs 药，抗焦虑作用强，精神运动抑制功能弱，可用于治疗心身疾病和睡眠障碍。见效快，不易产生药物依赖。每天服用 1 次即可。

（二）其他助眠药

20 世纪 80 年代后期开发了唑吡坦、佐匹克隆和扎莱普隆这三种选择性作用于 BZD 受体的非 BZD 类催眠药。其特点是：无过度镇静、无肌肉松弛作用、半衰期短，起效迅速，增加总睡眠时间，延长慢波睡眠时相的 2、3、4 期睡眠，用药 6 个月后未发现撤药和反跳现象。

（三）新型抗焦虑药

包括丁螺环酮（buspirone，5～30mg/d）和坦度螺酮（tandospirone，30～60mg/d），均为 5-HT$_{1A}$ 受体激动药，抗焦虑作用与此有关。它们不具有抗惊厥、肌肉松弛及镇静作用，亦无耐受性，无滥用危险,可用于治疗各类焦虑症状。丁螺环酮常见的不良反应有头晕、头痛、恶心、不安及烦躁等。坦度螺酮常见的不良反应有口干、头晕、头昏、便秘、胃部不适、食欲减退、恶心等。

三、抗抑郁药

此类药物有显著改善情绪的作用,主要用于治疗抑郁障碍,亦可用于治疗强迫症、恐惧症、焦虑障碍和慢性疼痛等。主要药物及其特点见表5-2。

(一)第一代抗抑郁药

主要为三环类抗抑郁药(tricyclic antidepressive agents,TCAs)和单胺氧化酶抑制药(monoamine oxidase inhibitors,MAOIs)。

约70%抑郁症患者用TCAs治疗能得到较好缓解。TCAs的代表药物有阿米替林、多塞平、丙米嗪和氯米帕明等。与其类似的还有四环类的马普替林。TCAs具有抗抑郁和抗焦虑作用,提高患者的情绪、减轻焦虑、增进食欲、改善睡眠,适用于各种抑郁症状和焦虑症状。TCAs抗抑郁药物不良反应较多,常见为口干、便秘、视物模糊、排尿困难及心动过速等抗胆碱能作用,严重不良反应为心脏毒性作用,可引起心律失常、传导阻滞等。因此,食用前需要详细询问既往疾病史,对于癫痫、严重的心血管疾病、青光眼、肠麻痹、尿潴留、前列腺肥大、TCAs药物过敏、孕妇患者,禁止使用。目前,临床上应用较少。

MAOIs一般作为二线治疗药物,使用时应告知患者MAOIs的不良反应和与药物、食物的相互作用。与其他抗抑郁药物换用时应注意间隔一定的时间,如停用MAOIs换用其他抗抑郁药物时至少需要2周。目前市面上已生产出可逆性选择性单胺氧化酶A抑制剂吗氯贝胺(moclobemide)。使用吗氯贝胺后,饮食限制的问题解决了,药物相互作用也少了。吗氯贝胺的剂量为300~600mg/d,分2~3次服用。

(二)新型抗抑郁药

包括选择性5-HT再摄取抑制药(SSRIs)、5-HT和去甲肾上腺素(NE)再摄取抑制剂(SNRIs)、去甲肾上腺素和多巴胺(DA)再摄取抑制药(NDRIs,如安非他酮)等数种作用机制不同的新一代抗抑郁药。

其中SSRIs为主要的一类新药,包括氟西汀(fluoxetine)、帕罗西汀(paroxetine)、氟伏沙明(fluvoxamine)、舍曲林(sertraline)、西酞普兰(citalopram)和艾司西酞普兰(escitalopram)。这类药物选择性抑制突触前膜的5-HT再摄取泵,但对其他各种神经递质受体(包括乙酰胆碱、肾上腺素、去甲肾上腺素、组胺受体等)的影响很小。因此不良反应轻,安全性系数高,大剂量时不易引起严重中毒反应。SSRIs的剂量效应曲线平坦,一般每天给药一次即可。SSRIs可用于各种抑郁障碍,包括轻度至重度抑郁症。常见药物及其特点见表5-2。

1. **氟西汀** $T_{1/2}$最长,为2~4天,而其代谢产物去甲氟西汀的$T_{1/2}$长达7~15天,且其活性大于原型药,所以即使每周给药一次,仍可达到稳态血药浓度。靶症状为抑郁情绪、动力和兴趣缺乏、焦虑、睡眠障碍。通常需要3~4周起效。常见不良反应有厌食、焦虑、腹泻、头痛、失眠、恶心、倦怠及性功能减退等。氟西汀是CYP450酶2D6和3A4亚型的抑制剂。与三环类抗抑郁药合用时增加三环类抗抑郁药的血浆水平,因此应减少后者剂量。

2. **帕罗西汀** $T_{1/2}$约为21小时。除了抗抑郁作用外,还用于治疗惊恐障碍、强迫症及社交恐惧症等。常见的不良反应为乏力、便秘、腹泻、头晕、口干、头痛、多汗、失眠、性功能减退、呕吐、震颤等。帕罗西汀抑制CYP450酶的2D6亚型,与三环类抗抑郁药合用时增加三环类抗抑郁药的血浆水平。

3. **舍曲林** $T_{1/2}$约26小时。该药起效相对较快,对抑郁及焦虑均有效。而对CYP影响少,故不易产生药物相互作用。常见不良反应有食欲下降、头痛、头晕、多汗、失眠、恶心及性功能减退等。

4. **氟伏沙明** $T_{1/2}$最短,为15~22小时,可同时用于强迫症的治疗。常见不良反应为嗜睡、眩晕、头痛、失眠、紧张、焦虑、震颤、便秘、厌食、腹泻、口干等。氟伏沙明抑制CYP450酶的3A4、1A2和2C9/2C19亚型,与三环类抗抑郁药、卡马西平、苯二氮草类药物合用时增加合用药物的血浆水平,应减少合用药物的剂量。

5. **西酞普兰** $T_{1/2}$约为35小时,对P450酶影响极少。常见不良反应为恶心、多汗、口干、头痛及失眠等。

表 5-2 常见抗抑郁药物及特点

药物	起始剂量*	治疗剂量范围	注意事项
选择性 5 羟色胺再吸收抑制剂		突然停药导致停药反应（氟西汀较少见）	
西酞普兰	20mg/d	20～40mg	对 CPY450 同工酶的作用较少，因此潜在的药物相互作用也较少，QT 间期延长风险，限制剂量为每天≤40mg
艾司西酞普兰	10mg，每天 1 次	10～20mg	对 CPY450 同工酶的作用较少，因此潜在的药物相互作用也较少
氟西汀	10mg，每天 1 次	20～60mg	半衰期很长，很少引起停药反应，对儿童有效的抗抑郁药
氟伏沙明	50mg/d	100～200mg	可明显提高磷酸二酯酶抑制剂、华法林和氯氮平的血药浓度，其活性代谢产物与 HCA、卡马西平、抗精神病药物或 IC 类抗心律失常药物有潜在的相互作用，与 CPY450 的作用同氟西汀
帕罗西汀	20mg/d 25mgCR/d	20～50mg 25～62.5mgCR	其活性代谢产物与 HCA、卡马西平、抗精神病药物或 IC 类抗心律失常药物有潜在的相互作用，与 CPY450 的作用同氟西汀，在 SSRIs 中容易引起体重增加
舍曲林	50mg/d	50～200mg	在 SSRIs 中最有可能可引起大便失禁
5- 羟色胺 - 去甲肾上腺素再摄取抑制剂			
度洛西汀	20mg，每天 2 次	60～120mg	对舒张压和收缩压都具有中等程度的剂量 - 依赖作用，可引起轻度的男性排尿不畅，对 CPY450 影响较小，很少有药物相互作用
左旋米那普仑	20mg/d 持续 2 天，之后 40mg/d	40～120mg（至少≥2 天后加量至 40mg/d，不超过 120mg/d）	可能会增加血压或心率（服药前控制血压，服药后监测血压和心率），可能会增加出血的危险性（如与阿司匹林，其他 NSAIDs 或抗凝血剂合并使用时需要注意），可导致排尿困难或尿潴留（阻塞性泌尿疾病需要小心，如出现症状应及时停药）
文拉法辛	25mg t.i.d. 37.5mgXR/d	75～375mg 75～225mgXR	对舒张压具有中等程度的剂量依赖作用，150mg 存在对去甲肾上腺素和 5- 羟色胺的双重作用，虽然罕见，但可升高收缩压（非剂量依赖），需缓慢停药，对 CPY450 影响较小，很少有药物相互作用
伏硫西汀	5～10mg q.d.	10～20mg	应提醒患者，与阿司匹林，其他 NSAIDs 或抗凝药物合并使用时会增加出血的风险
NE 能和特异性 5-HT 能抗抑郁药（NaSSA）			
米氮平	15mg/d	15～45mg	引起体重增加和镇静作用，与 SSRIs 和 SNRIs 相比，较少引起性功能障碍
5- 羟色胺调节剂（5-HT$_2$ 阻滞剂）			
曲唑酮	50mg t.i.d.	150～300mg	引起阴茎异常勃起，引起体位性低血压
多巴胺 - 去甲肾上腺素再摄取抑制剂			
安非他酮	100mg b.i.d.， 150mgSR/d， 150mgXL/d	200～450mg	贪食症或有癫痫发作倾向的患者禁，可与杂环抗抑郁药相互作用，增加癫痫发作的风险，可引起剂量依赖性近事记忆缺失
三环四环类抗抑郁药	禁用于冠心病、心律失常、闭角型青光眼、良性前列腺增生或食管裂孔疝患者，可引起体位性低血压导致晕倒或骨折，加强酒精的作用，提高抗精神病药物的血药浓度。过量可能致死		
阿米替林	50mg/d	150～300mg	体重增加
氯丙米嗪	25mg/d	100～250mg	>250mg/d 时易降低癫痫阈值
多塞平	25mg/d	150～300mg	体重增加
马普替林	75mg/d	150～225mg	大剂量快速加量增加癫痫风险

续表

药物	起始剂量*	治疗剂量范围	注意事项
单胺氧化酶抑制剂（MAOIs）	服用 SSRIs 易出现 5- 羟色胺综合征，与其他抗郁药物、拟交感神经药、一些选择性药物以及某些特定食物和饮料同时服用时易出现高血压危象，过量可能致死		
吗咯贝胺	100mg t.i.d.	300～600mg	体位性低血压
褪黑素能抗抑郁药			
阿戈美拉汀（5-HT₂C 受体拮抗剂）	睡前 25mg/d	25～50mg	如出现潜在的肝损伤的迹象或血清转氨酶增加至正常的 3 倍以上应立即停药

6. **维拉唑酮** $T_{1/2}$ 约 25 小时，新上市的 SSRIs，国内尚未上市。用于治疗成人的抑郁症，应与食物一起服用，空腹给药可能导致药物浓度减低并降低疗效。与阿司匹林合用有相互影响。

SSRIs 禁止与 MAOIs 合用。突然停用 SSRIs 可引起撤药综合征，往往发生于停药后 1～3 天，表现为眩晕、头痛、震颤、出汗、焦虑、睡眠障碍、感觉异常等。$T_{1/2}$ 短且无活性代谢药物的 SSRIs 停药时易引起此反应，一般症状较轻，持续 2 周左右可缓解。故给药时宜从低剂量起始，缓慢加量，撤药时逐渐减量，可预防撤药反应。

7. **文拉法辛（venlafaxine）** 属 5-HT 及 NE 再摄取抑制药（SNRIs），能抑制 5-HT、NE 和 DA 的再摄取。$T_{1/2}$ 为 3～7 小时，活性代谢产物的半衰期为 9～13 小时。它抗抑郁作用起效快，同时对焦虑也有较好作用。常见不良反应为恶心、焦虑、失眠、嗜睡及血压升高等。不能用于高血压或临界高血压患者。

8. **去甲文拉法辛** 属 SNRIs，半衰期 11 小时左右，文拉法辛的代谢产物，疗效与不良反应同文拉法辛。

9. **度洛西汀（duloxetine）** 属 SNRIs，$T_{1/2}$ 为 8～17 小时。该药除用于治疗抑郁症外，还用于治疗广泛性焦虑障碍，疗效类似于文拉法辛。在美国还被允许用于治疗疼痛。常见的不良反应为恶心、口干、头痛和头晕。

10. **左旋米那普仑（levomilnacipran）** 新上市的抗抑郁药物，属 SNRIs，半衰期 8～10 小时，主要通过肾脏代谢，治疗成人的抑郁症，也可用于纤维肌痛。

11. **伏硫西汀（vortioxetine）** 属 SNRIs，$T_{1/2}$ 为 66 小时，每天仅需服用 1 次，初始剂量和推荐剂量均为 10mg，根据患者个体反应进行调整，最低可降低至 5mg。药物不良反应和与其他药物的相互作用均较小，但与抗凝药同时服用需谨慎。

12. **瑞波西汀（reboxitine）** 选择性去甲肾上腺素再摄取抑制剂。$T_{1/2}$ 为 13 小时。该药可增加突触间隙去甲肾上腺素并改善神经传导。它对肾上腺能或毒蕈碱受体亲和力很低。临床研究提示，本品对抑郁发作有效。常见不良反应有口干、便秘、多汗、失眠、勃起困难、排尿困难、尿潴留、心率加快、静坐不能、眩晕或体位性低血压。

13. **米氮平（mirtazapine）** NE 能和特异性 5-HT 能抗抑郁药（NaSSA），$T_{1/2}$ 为 20～40 小时，能阻滞突触前膜 α_2 肾上腺素能自身受体，从而增加 NE 的释放，并刺激 5-HT 神经元胞体上兴奋性的 α_1 肾上腺素受体，使 5-HT 释放增加，同时阻滞 5-HT₂ 和 5-HT₃ 受体。具有抗抑郁、抗焦虑及改善睡眠的作用。常见不良反应有嗜睡、镇静、食欲增加及体重增加等。与 MAIOs 合用可引起 5-HT 综合征。

14. **曲唑酮（trazodone）** 三唑吡啶类抗抑郁药，它是 5-HT₂A 受体拮抗药及 5-HT 再摄取抑制药，同时能较弱地抑制 NE 再摄取，具有抗抑郁、抗焦虑和镇静作用。对睡眠障碍和男性性功能障碍也有一定效果，不良反应轻。在肝脏由 CYP450 酶的 3A4 亚型代谢，半衰期是双相的，第一相为 3～6 小时，第二相为 5～9 小时。

15. **安非他酮（bupropion）** NE 和 DA 再摄取抑制剂。在长期服药时缓释剂型的消除半衰期为 21 小时。用药时从小剂量开始，起始剂量一般为 150mg/d，可逐渐增大剂量到 450mg/d，常用剂量为 300mg/d。常见不良反应有激越、口干、失眠、恶心、便秘、头痛、皮疹等。

16. **阿戈美拉汀（agomelatine）** 褪黑素受体（MT₁/MT₂）激动剂和 5-HT₂C 受体拮抗剂，作用于生物节律的主控钟视交叉上核。研究证实，其可以使抑郁症紊乱的体温、皮质醇、活动时相、睡眠结构等生物节律指标恢复正常，有效重建抑郁症紊乱的生物节律。其疗效体现在全面控制抑郁症核心症状上，对抑郁症核心症状如抑郁心境、焦虑、兴趣/乐趣丧失等改善显著，还可以显著改善传统 SSRIs/SNRIs 未能满意控制的症状，如疲乏、精力不足、注意力下降、睡眠紊乱等。这些生物节律紊乱相关症状的改善，可以使患者真正回归到日常工作和社会角色中。

其他药物还包括黛力新（deanxit）为小剂量氟哌噻吨和四甲蒽丙胺的复方片剂。该药可提高神经突触间隙单胺类神经递质的浓度，两药合用产生治疗协同作用和副作用拮抗效应。对轻型抑郁及焦虑疗效好。常见不良反应有失眠和不安等。圣约翰草（St.John's Wart）即中药中的贯叶金丝桃，在欧洲国家首先得到应用。该药能促进中枢神经系统神经元突触间隙单胺类神经递质的浓度。临床研究显示，其抗抑郁作用与 TCAs 相当，尤适用于治疗轻中度抑郁及焦虑。它与其他药物的相互作用少，不良反应轻，安全性高。国内目前有类似的中成药制剂疏肝解郁胶囊，其成分为贯叶金丝桃和刺五加。

（三）抗抑郁药的疗效评价

2009 年的英国《柳叶刀》杂志登载了意大利学 Cipriani 教授与多国学者合作（包括意大利、日本、英国和希腊等）的一篇系统综述，选取了目前临床常用的 12 种新一代抗抑郁药，分别为：安非他酮、西酞普兰、度洛西汀、艾司西酞普兰、氟西汀、氟伏沙明、米那普仑、米氮平、帕罗西汀、瑞波西汀、舍曲林和文拉法辛，评价其在成人抑郁症急性期治疗中相互对照研究的疗效（排除与安慰剂对照，以及产后抑郁症）。共检索到 117 项随机对照研究符合多药治疗荟萃分析入组标准。疗效评估标准为：① 8 周治疗为限，如无 8 周资料，则以原始研究资料中 6～12 周期间的评估作为本研究急性期疗效的最终评估。②有效，汉密尔顿抑郁量表（HDRS）、蒙哥马利-奥斯伯格抑郁量表（MADRS）评分较基线改善至少 50%，或临床大体印象表（CGI）明显改善；如果上述 3 个量表评分均有改善，仅选 HDRS 评分作为研究指标。③治疗中断（可接受性），患者在最初 8 周治疗期间因任何原因而中断研究（脱落或失访）的人数。④剂量，以氟西汀为参照药物（因为它是第一个

在欧美上市的新一代抗抑郁药），根据 Gartlehner 等人提出的剂量对应方案，将符合治疗抑郁症的可比较对应剂量范围的各药物研究纳入。结果发现：

1. **疗效** 通过药物与药物相互间直接比较疗效的文献报道来看，艾司西酞普兰优于西酞普兰，西酞普兰优于瑞波西汀和帕罗西汀，米氮平优于氟西汀和文拉法辛，舍曲林优于氟西汀，文拉法辛优于氟西汀与氟伏沙明。

如果作多药治疗的荟萃分析比较，则艾司西酞普兰、米氮平、舍曲林和文拉法辛的疗效显著优于度洛西汀、氟西汀、氟伏沙明、帕罗西汀和瑞波西汀，而瑞波西汀是 12 种新一代抗抑郁药中疗效最不显著的药物。

对 12 种抗抑郁药物作进一步治疗疗效的排序分析，发现米氮平（24.4%）、艾司西酞普兰（23.7%）、文拉法辛（22.3%）、舍曲林（20.3%）是最有效的治疗药物。

2. **可接受性** 从 42 项研究的各自比较脱落率来看，氟西汀的耐受性好于瑞波西汀，西酞普兰优于舍曲林。如果进行多药治疗的荟萃分析比较，在可接受性方面，度洛西汀和帕罗西汀的耐受性差于艾司西酞普兰与舍曲林，氟伏沙明耐受性差于西酞普兰、艾司西酞普兰和舍曲林，文拉法辛差于艾司西酞普兰；瑞波西汀的耐受性差于许多其他抗抑郁药（如安非他酮、西酞普兰、艾司西酞普兰、氟西汀和舍曲林，而艾司西酞普兰与舍曲林的耐受性优于度洛西汀、氟伏沙明、帕罗西汀和瑞波西汀）。

若根据可接受性来选择最佳治疗药物，则艾司西酞普兰（27.6%）、舍曲林（21.3%）、安非他酮（19.3%）、西酞普兰（18.7%）是耐受性最好的药物。

四、心境稳定剂

此类药物具有稳定心境作用，即对躁狂或抑郁发作具有治疗和预防作用，且不会促发转相或导致频繁的心境发作。目前，相对被公认的心境稳定剂包括碳酸锂、卡马西平及丙戊酸盐。另外，一些新型的抗精神病药（例如氯氮平、奥氮平、利培酮及喹硫平等）也具有一定稳定心境的作用。

1. **碳酸锂（lithium carbonate）** 既往最常用，

是心境稳定剂的标准药物。该药控制躁狂发作的有效率约达80%，在控制躁狂的急性阶段，往往需要合并抗精神病药，而对控制抑郁的疗效稍逊。它能预防心境障碍复发，控制发作性情感不稳和某些攻击行为。开始剂量0.5～1.0g/d，分2～3次服，渐增至1.5～2.0g/d，应同时监测血锂浓度（0.6～1.2mmol/L为宜）。本药治疗浓度与中毒浓度较接近，因此，用量要严格掌握，根据血锂浓度调整治疗量。

每天3g以上者或血锂浓度超过1.5mmol/L时可出现锂中毒。锂中毒初期是常见不良反应加重，如震颤、呕吐、腹泻、迟钝、嗜睡；进一步则出现意识模糊、共济失调、构音障碍、眩晕、粗大震颤、肌肉抽动、肌张力增高、癫痫发作、昏迷，发热、白细胞增多，甚至呈类白血病样反应。老年人、肾功能减退者、脑器质性疾病者对锂中毒更为敏感。故患严重躯体疾病时忌用。锂中毒时应及时停用碳酸锂，并用各种支持疗法和对症治疗，以加速药物排出体外。

2. **卡马西平（carbamazepine）** 抗躁狂作用起效较快，可能兼有抗抑郁作用，对快速循环型双相障碍疗效更好。开始时200mg，每天2次，酌情可增至600～1 200mg/d。常见不良反应有眩晕、头痛、嗜睡和共济失调等。偶见肝损害、血象变化和皮疹（剥脱性皮炎）等较为严重的不良反应，目前提倡慎用，并事先告知可能的严重不良反应。

3. **丙戊酸盐（valproate）** 主要为丙戊酸钠（sodium valproate），用于治疗躁狂发作，特别对快速循环型发作及混合性发作效果较好，对双相障碍有预防复发的作用。用药应从小剂量开始，每次200mg，每天2～3次。每次剂量可增加至300～400mg。酌情调整剂量。常见不良反应有恶心、呕吐、厌食及腹泻、脱发等，年轻女性可能会致多囊卵巢综合征。严重的不良反应有罕见的中毒性肝炎和胰腺炎，有时可致死。

4. **拉莫三嗪（lamotrigine）** 对抑郁、轻躁狂和混合状态有中度至明显的疗效；在更重的和/或住院躁狂患者的疗效仍不清楚，是双相抑郁的首选药物之一。用药从小剂量开始，缓慢加量，治疗剂量50～500mg。常见不良反应有眩晕、头痛、复视、恶心、共济失调和皮疹。

五、抗精神病药

抗精神病药包括经典抗精神病药（classic antipsychotics）及非典型抗精神病药（atypical antipsychotics）；前者作用机制主要为阻断大脑多巴胺神经递质（精神病性障碍与多巴胺功能亢进假设相关），亦称第一代抗精神病药；后者作用机制除阻断多巴胺受体外，对5-HT相关受体亚型等也有拮抗或激动作用，从而具有较广谱的抗精神病作用，尤其是对阴性症状和认知功能症状的改善；亦称第二代抗精神病药。

（一）第一代抗精神病药

20世纪50年代初，在临床实践过程中发现氯丙嗪具有控制精神分裂症患者精神症状的作用，经典抗精神病药随之而产生，此后氟哌啶醇、氯普噻吨、奋乃静、氟奋乃静、三氟拉嗪、五氟利多、舒必利等相继用于临床。这些药物能控制幻觉、妄想、思维障碍、兴奋躁动等症状。有些药物（氯丙嗪、氟哌啶醇）有较强的镇静作用，另一些药物镇静作用较弱（如奋乃静、舒必利）。这类药物的主要作用机制与阻断中枢多巴胺D_2受体有关。

1. 主要适应证

（1）精神分裂症和分裂情感性精神障碍：用于治疗精神分裂症的精神病性症状（尤其是阳性症状）的急性期治疗和维持治疗，但对阴性症状的作用较差。

（2）物质滥用所致精神障碍：对急性或慢性安非他明中毒或可卡因滥用所致的精神症状有效。

（3）心境障碍：经典抗精神病药物可用于心境障碍的治疗。一些药物被认为具有抗焦虑作用（如甲硫达嗪），一些药物被认为具有心境稳定剂的作用（如氯丙嗪、氟哌啶醇）。然而第二代抗精神病药逐渐取代经典药物在这方面的作用。

（4）Tourette综合征：一些药物（例如泰必利、氟哌啶醇）是目前治疗该综合征的主要药物。

（5）其他伴精神病性症状的疾病。

（6）恶心、呕吐和呃逆：低效价第一代抗精神病药（如舒必利）对组织胺（H1）受体的拮抗作用，可有效减少恶心、呕吐。

2. 临床常用主要药物

（1）吩噻嗪类：氯丙嗪、奋乃静、氟奋乃静、三氟拉嗪、硫利达嗪。氯丙嗪为代表药物，其除了较强阻滞多巴胺 D_2 受体的作用外，对胆碱能受体、α 肾上腺素受体和组胺受体均具有较强的亲和作用。因此该药除了较好控制幻觉、妄想等症状外，还具有较强的镇静作用，可以较好控制兴奋躁动、情绪激动、易激惹及敌对情绪，而对情感淡漠、退缩等阴性症状不显著。在治疗剂量范围内，易出现药物不良反应，常见的包括锥体外系反应、心血管系统反应（如心动过速、直立性低血压等）、自主神经反应（如口干、便秘、腹胀等）。

（2）硫杂蒽类：代表药物为氯普噻吨（泰尔登），具有中等程度镇静作用和控制幻觉、妄想作用，同时有一定的催眠和抗焦虑作用。氨砜噻吨、氯哌噻吨和氟哌噻吨为此类药物的衍生物。

（3）丁酰苯类：代表药物为氟哌啶醇，具有较强的镇静作用、控制幻觉、妄想作用，但容易引起锥体外系反应，对心血管系统的影响相对较小。

（4）二苯丁基哌啶类：代表药物有匹莫齐特（哌迷清）、五氟利多。匹莫齐特可用于治疗 Tourette 综合征。五氟利多作为口服长效药物仍用于临床。

（5）苯甲酰胺类：代表药物为舒必利，作用特点是选择性阻断中脑边缘系统的多巴胺 D_2 受体，对其他递质受体影响较小，抗胆碱作用较轻，无明显镇静和抗兴奋躁动作用，本品还具有强止吐和抑制胃液分泌作用。

为了维持治疗和增加依从性的需要，第一代抗精神病有多种长效制剂。例如，氟奋乃静癸酸酯每 2 周注射一次，每次 25～50mg。氟哌啶醇癸酸酯每 4 周注射一次，每次 50～200mg。这些长效制剂的不良反应主要是锥体外系反应，自主神经系统反应较轻。此外，尚可见头昏、乏力、皮疹等不良反应。五氟利多每周服一次，首次剂量 20mg，可渐增至每周 40～60mg。

3. **不良反应** 经典抗精神病药不但拮抗多巴胺受体，还对毒蕈碱样 M 受体、α 肾上腺素受体和组胺受体有拮抗作用。对这些受体的作用往往与药物的不良反应有关。

（1）锥体外系反应（EPS）：是由药物对黑质 - 纹状体通路 D_2 的过度拮抗所致。症状包括类帕金森征、急性肌张力障碍、静坐不能和迟发性运动障碍。类帕金森征表现为运动迟缓、静止性震颤、肌张力增高、面具脸、共济失调等。急性肌张

力障碍主要表现为双眼上翻、斜颈、吐舌、面肌痉挛、角弓反张等。肌内注射东莨菪碱 0.3～0.5mg 后，症状可缓解。静坐不能表现为无法控制的激越不安、不能静坐或静卧、反复走动或原地踏步走，可伴有不自主运动、自伤或攻击行为。迟发性运动障碍为长期大剂量服用第一代抗精神病药引起的特殊而持久的锥体外系反应。临床上表现为不自主的、有节律的刻板运动，其严重程度波动，睡眠时常消失。早期症状常表现为口 - 舌 - 颊的不自主、节律运动，也可表现为肢体的不自主摇摆、舞蹈样动作、手足徐动或四肢和躯干的扭转等。

（2）恶性综合征：是一种少见而严重的不良反应，发生率为 0.5%～1.5%。主要临床表现包括严重的锥体外系反应、自主神经功能调节异常、体温升高、意识改变，并可伴有肌肉溶解症和肾衰竭。实验室检查往往发现肌酸磷酸激酶（CPK）明显升高。处理原则：首先停用抗精神病药，同时给予积极的支持性治疗。

（3）心血管系统症状：主要表现为心律不齐和低血压，也可引起 QT 和 PR 间期延长。临床应用时需检测心电图。

（4）药源性抑郁：第一代抗精神病药可引起药源性抑郁，但需充分评估和鉴别。

（5）认知损害：表现为过度镇静、注意力和记忆力受损和谵妄等。

（6）造血系统：经典抗精神病药引起造血系统的不良反应较少见，粒细胞减少症的发生率为 0.1%～0.7%。早期诊断，及时处理，预后多数良好。

（7）皮肤症状：皮肤症状多为过敏所致，一般表现为红色丘疹，最初出现在手与面等暴露部位，也可扩至躯干，常呈对称性分布。一旦出现，应立即停药。长期应用时，可出现色素沉着。

（8）肝脏损害：可引起药源性肝炎，引起胆汁淤积性黄疸的发生率约为 0.1%。其发生系过敏所致，停药后常可恢复正常。

（9）内分泌系统：常见的表现为高催乳素血症、体重增加、月经失调、泌乳、男性乳腺发育、性功能改变等。

（二）第二代抗精神病药

包括氯氮平、利培酮（risperidone）、奥氮平

（olanzapine）、喹硫平（quetiapine）、齐拉西酮（ziprasidone）、阿立哌唑（aripiprazole）、氨磺必利（amisulpride）及帕利哌酮（paliperidone）等多种非典型抗精神病药，参见表5-3。

1. 主要适应证

（1）精神分裂症和分裂情感性精神障碍：用于治疗精神分裂症的多维度的症状群，包括阳性症状、阴性症状、认知/神经心理学症状、情感症状、敌对/攻击性等。

（2）心境障碍：非典型抗精神病药中已有多种药物用于心境障碍的治疗。例如奥氮平、喹硫平、利培酮等。

（3）其他等伴精神病性症状的疾病。

2. 临床常用药物

（1）氯氮平：该药对脑内 5-HT$_{2A}$ 受体和多巴胺 D$_1$ 受体的阻滞作用较强，对多巴胺 D$_4$ 受体也有阻滞作用，对多巴胺 D$_2$ 受体的阻滞作用较弱，此外还有抗胆碱能 M$_1$，抗组胺能 H1 及抗 α 肾上腺素受体作用，极少见锥体外系反应，一般不引起血中泌乳素增高。能直接抑制脑干网状结构上行激活系统，具有强大镇静催眠作用。氯氮平不仅对精神病阳性症状有效，对阴性症状也有一定效果。适用于急性与慢性精神分裂症的各个亚型，对幻觉妄想型、青春型效果好。也可以减轻与精神分裂症有关的情感症状（如：抑郁、负罪感、焦虑）。对一些用传统抗精神病药治疗无效或疗效不好的患者，改用氯氮平可能有效。氯氮平也用于治疗躁狂症或其他精神病性障碍的兴奋躁动和幻觉妄想。因导致粒细胞减少症，一般不宜作为首选药。

氯氮平的不良反应较多，主要有以下几个方面：镇静作用强和抗胆碱能不良反应较多，常见有头晕、无力、嗜睡、多汗、流涎、恶心、呕吐、口干、便秘、体位性低血压、心动过速；食欲增加和体重增加；心电图异常改变；可引起脑电图改变或癫痫发作；可引起血糖增高；严重不良反应为粒细胞缺乏症及继发性感染。

（2）利培酮：是一种选择性的单胺能拮抗剂，对 5-HT$_{2A}$ 受体、D$_2$ 受体、α$_1$ 及 α$_2$ 受体和 H$_1$ 受体亲和力高。对其他受体亦有拮抗作用，但较弱。对 5-HT$_{1C}$、5-HT$_{1D}$ 和 5-HT$_{1A}$ 有低到中度的亲和力，对 D$_1$、σ 受体亲和力弱，对 M 受体或 β$_1$ 及 β$_2$ 受体没有亲和作用。用于治疗急性和慢性精神分裂症以及其他各种精神病性状态明显的阳性症状（如幻觉、妄想、思维紊乱、敌视、怀疑）和明显的阴性症状（如反应迟钝、情绪淡漠及社交淡漠、少语）。也可减轻与精神分裂症有关的情感症状（如：抑郁、负罪感、焦虑）。对于急性期治疗有效的患者，用于其维持期治疗中。利培酮可用于治疗双相障碍的躁狂发作。

表 5-3　第二代抗精神病药

药物	剂量范围	说明*
阿立哌唑	10～30mg	多巴胺-2 部分激动剂，代谢综合征低风险
氯氮平	150～450mg	第一个 SGA，证实对难治性病人有效，由于会引起粒细胞下降需要定期监测白细胞，增加癫痫风险、导致体重增加
奥氮平	10～20mg	常见不良反应为嗜睡，代谢综合征，眩晕
帕立哌酮	3～12mg	代谢同利培酮，不良反应同利培酮
喹硫平	300～375mg，缓释剂：400～800mg	低效价，剂量范围广，可导致代谢综合征，无抗胆碱能不良反应，由于阻滞 α$_2$ 受体需要剂量滴定，普通剂型 b.i.d.；缓释剂在睡前服用一次
利培酮	4～10mg	剂量大于 6mg 容易出现锥体外系不良反应，催乳素升高或代谢综合征与剂量平行
齐哌西酮	40～80mg	血清素和去甲肾上腺素再摄取抑制可能具有抗抑郁作用，在新药中，半衰期最短，需要与食物同服，急性期治疗可以用肌内注射，体重增加风险较低
氨磺必利	200～600mg	通过肾脏排泄，肾功能异常者需要减量

*虽然引起代谢综合征的可能性不尽相同，但这类药物都推荐监测体重和 2 型糖尿病。

广泛的临床使用经验（包括长疗程应用）显示，利培酮耐受性良好。不良反应包括：常见的有失眠、焦虑、激越、头痛、EPS、血清催乳素升高等；较少见或罕见的有思睡、疲劳、头晕、注意力下降、便秘、消化不良、恶心/呕吐、腹痛、视物模糊、阴茎异常勃起、勃起困难、射精无力、性淡漠、尿失禁、鼻炎、皮疹以及其他过敏反应；偶尔出现体位性低血压、反射性心动过速或高血压的症状；可有体重增加、水肿和肝酶水平升高；偶见恶性综合征、体温失调以及抽搐发作；罕见高血糖及糖尿病患者病情加重的报告。

（3）喹硫平：为脑内多种神经递质受体拮抗剂。其抗精神病作用机制可能主要是阻断中枢多巴胺 D_2 受体和 5-HT_{2A} 受体。对组胺 H_1 和 α_1 肾上腺素受体也有阻断作用，对毒蕈碱和苯二氮䓬类受体无亲和力。适用于各型精神分裂症和双相障碍。该药不仅对精神分裂症阳性症状有效，对阴性症状也有一定效果。也可以减轻与精神分裂症有关的情感症状如抑郁、焦虑及认知缺陷症状。

常见不良反应为头晕、嗜睡、直立性低血压、心悸、口干、食欲不振和便秘。亦可引起体重增加、腹痛，无症状性 ALT 增高与血总胆固醇和甘油三酯增高。锥体外系反应少见。偶可引起兴奋与失眠。

（4）奥氮平：该药对多种受体系统具有药理作用，对 5-HT_{2A}、多巴胺 D_2、α 肾上腺素、组胺 H 等多种受体有亲和力。另外，奥氮平选择性地减少间脑边缘系统（A10）多巴胺能神经元的放电，而对纹状体（A9）的运动功能通路影响很小。奥氮平适用于精神分裂症及其他有严重阳性症状和/或阴性症状的精神病的急性期和维持期的治疗，也可缓解精神分裂症及相关疾病的继发性情感症状。

奥氮平不良反应少，很少出现运动障碍。奥氮平的主要不良反应是嗜睡和体重增加；偶见在用药初期出现肝脏氨基转移酶 ALT 和 AST 的一过性轻度升高，但不伴临床症状；罕见催乳素水平升高，并且绝大多数患者无须停药激素水平即可恢复至正常范围；其他很少见的不良反应有：头晕、便秘、口干、食欲增强、嗜酸性粒细胞增多、外周水肿和体位性低血压。

（5）阿立哌唑：阿立哌唑与多巴胺 D_2、D_3、5-HT_{1A} 和 5-HT_{2A} 受体有很高的亲和力，与 D_4、5-HT_{2C}、5-HT_7、α_1、H_1 受体及 5-HT 再摄取位点具有中度亲和力。阿立哌唑是通过对 D_2 和 5-HT_{1A} 受体的部分激动作用及对 5-HT_{2A} 受体的拮抗作用来产生抗精神分裂症作用的，适用于各型精神分裂症。常见的不良反应有头痛、焦虑、失眠等，较少见的不良反应有恶心、呕吐、嗜睡、头昏、便秘、静坐不能、皮疹、震颤等。

（6）齐拉西酮：该药对 5-HT_{2A}、D_2 受体有亲和力，而且其比率较大为其特点之一。另外，对 5-HT_{1A} 有激动作用，对 5-HT_{2C}、5-$HT_{1B/1D}$ 也有较高的亲和力，对 5-HT、NE 的再摄取有抑制作用。齐拉西酮适用于各型精神分裂症。常见的不良反应有：过敏反应、失眠、体位性低血压、心动过速，偶见恶性综合征（特点为高热、肌强直及昏迷）。

（7）氨磺必利：对中枢 D_2/D_3 受体具有较高的亲和力，对 D_3 受体的亲和力是对 D_2 受体的 2 倍，对其他 DA 受体亚型几乎无任何亲和力，同时对 5-HT、α 肾上腺素、组胺 H 和胆碱能受体都不具有亲和性。其"非典型性"主要表现为对边缘系统 D_2/D_3 受体的高度选择性和对突触前 D_2/D_3 受体的特异性阻断作用。适用于各型精神分裂症。常见的不良反应有：锥体外系反应、失眠、运动性亢进、焦虑、体重增加和激越等。

（8）帕利哌酮：帕利哌酮是利醅酮的主要代谢产物。作用机制为拮抗中枢 D_2 受体和 5-HT_{2A} 受体。帕利哌酮也是 α_1 和 α_2 肾上腺素受体以及 H1 组胺受体的拮抗剂，这可能是该药物某些其他作用的原因。帕利哌酮与胆碱能毒蕈碱受体或 β_1 和 β_2 肾上腺素受体无亲和力。帕利哌酮的终末半衰期大约是 23 小时。不良反应随剂量增加也会相应增多。推荐采用每次 3mg/d 的增量增加，推荐的最大剂量是 12mg/d。常见不良反应为锥体外系反应、高催乳素血症、睡眠障碍、体重增加等。

六、促智药

主要用于改善大脑认知功能障碍（痴呆），理论上促智药能促进患者智力改善，但实际上主要是延缓大脑认知功能的衰退。常用药物有脑血管扩张剂、脑代谢增强剂、维生素、胆碱能受体增强剂等；也有人用铝螯合剂、自由基清除剂、神经肽类激素治疗，但疗效均难于肯定。近期研制出的新一代可逆性中枢乙酰胆碱酯酶抑制药如多奈哌齐及重酒石酸卡巴拉汀（rivastigmine hydrogen tartrate，6～12mg/d 口服）等，这类药物能改善患者认知障碍，延缓衰退。

1. 多奈哌齐（donepezil）　是世界范围内批准使用的一线用药，用于改善阿尔茨海默病的注意力或至少延缓其记忆力丧失的速度。它是一种可逆的、长效的、选择性的哌啶类乙酰胆碱酶抑制剂，无丁酰胆碱酯酶抑制剂作用。被 FDA 批准的适应证为阿尔茨海默病，此外还可以治疗其他原因导致的记忆障碍和轻度认知损害。剂量范围 5～10mg/d，睡前口服。需要缓慢加量，常见不良反应为恶心、呕吐、腹泻、食欲下降、体重减低、头痛、头晕和疲劳感。半衰期长，抑制肝脏 P450 酶 2D6、3A4 亚型的药物可能影响本药的代谢。

2. 石杉碱甲（huperzine A）　这是我国首创从传统中药苔藓植物蛇足石杉中提取出来的一种活性成分，临床前药理试验证明它能强烈抑制乙酰胆碱酯酶的活性，改善小鼠的记忆；国内学者近 10 年来进行了多项多中心、双盲临床研究均证实它对轻、中度阿尔茨海默病有改善记忆、认知以及行为的作用，同时也能增强中老年单纯性记忆减退的记忆功能。临床上常用 0.15～0.2mg，一天 2 次口服。常见有口干、嗜睡、胃肠道反应、视力模糊等。

3. 美金刚（memantine）　作用于大脑中的谷氨酸 - 谷氨酰胺系统，为具有中等亲和力的非竞争性的 N- 甲基 -D- 天冬氨酸的拮抗剂，是 FDA 批准许可的第一个治疗中、重度阿尔茨海默病的药物。口服时，第 1 周每天 10mg，以后每周可增加 10mg。维持量为每次 10mg，每天 2 次，需要时还可增加剂量。最常见的不良反应为激越、失眠、幻觉、头痛、眩晕、精神错乱、疲劳。

另外，国内外还试用银杏叶提取物（黄酮、萜类、有机酸）、MAOIB 抑制药 selegiline 治疗痴呆症，认为有一定疗效。有研究认为，停经后妇女用雌激素替代治疗后，能降低阿尔茨海默病的发生，且与雌激素剂量有依存关系。这可能因为雌激素与一些痴呆有关的神经肽、神经递质之间存在相互作用，并能增加脑血流有关。

（季建林）

第三节　物理治疗及其他治疗

精神障碍的病因不清，涉及多因素的相互作用，因此除心理社会治疗和药物治疗外，临床上往往也会采用其他的一些物理治疗方法予以辅助，包括电痉挛治疗、经颅磁刺激、光照治疗以及针灸等。需要提及的是，目前仅电痉挛治疗的疗效是肯定和得到较多研究证据的，其他治疗方法的疗效仅限于较小样本和特殊疾患人群，缺乏大量循证资料的证实。

一、电痉挛治疗

电痉挛治疗（electric convulsive therapy，ECT）又称电休克治疗，是用短暂的电流刺激大脑，引起患者意识丧失、皮层广泛性脑电发放和全身性抽搐，以达到控制精神症状的一种治疗方法。国内外目前已对传统的电痉挛治疗进行改良，称为"改良电痉挛治疗"（MECT），即在电痉挛治疗前加用静脉麻醉药和肌肉松弛剂，使患者抽搐明显减轻并减少恐惧感。电痉挛治疗及改良电痉挛治疗的疗效已得到充分的肯定。一般情况下，6～10 次电痉挛治疗的疗效显著，可以挽救患者。但电痉挛治疗后常会复发，因此仍需要药物维持治疗。

（一）适应证

电痉挛治疗主要适用于抑郁症，但也可用于躁狂症和精神分裂症，具体包括：

1. 严重抑郁，有强烈自伤、自杀行为或明显自责自罪者。

2. 极度兴奋躁动及攻击行为者。

3. 拒食、违拗和紧张木僵者。

4. 精神药物治疗无效或对药物治疗不能耐受或者不适合药物治疗的患者，比如孕妇抑郁。

（二）禁忌证

电痉挛治疗无绝对的禁忌证，但仍有些疾病可增加治疗的危险性（即相对禁忌证），包括：

1. 大脑占位性病变及其他增加颅内压的病变。

2. 近期有颅内出血。

3. 心脏功能不稳定的心脏病。

4. 出血或不稳定的动脉瘤畸形。

5. 视网膜脱落。

6. 嗜铬细胞瘤。

7. 导致麻醉危险的疾病（严重呼吸系统和肝肾疾病）。

8. 尚有发作的癫痫。

电痉挛治疗的死亡率非常低。它的严重不良反应有心肌梗死、癫痫持续状态、吸入性肺炎、肺栓塞等，这些不良反应发生率相当低。常见的轻度不良反应表现为意识模糊、恶心、呕吐、头痛、肌肉疼痛和记忆损害等。

二、神经调控治疗

神经调控治疗包括经颅磁刺激、迷走神经刺激和深部脑刺激等，均是近 10 余年来用于临床的一类新技术，在精神疾病中往往是针对难治性的抑郁患者或其他特殊患者，疗效仍有待进一步证实。

1. **经颅磁刺激**（transcranial magnetic stimulation，TMS） 基于大脑是一个特定的磁场，给予一定的脉冲刺激会引发大脑的神经心理变化。重复给予脑部高频脉冲刺激（1Hz/s，亦称重复经颅磁刺激（rTMS）；如脉冲刺激频率 >1Hz/s，亦称快速 rTMS。大量对照研究的证据支持 rTMS 治疗抑郁症急性发作有效，治疗区域主要位于右背外侧前额叶皮层（DLPC）和左 DLPC，分别进行低频磁刺激和高频磁刺激。对于难治性抑郁患者，针对膝下扣带回、腹前臂囊/腹侧纹状体的深部脑刺激可有效。目前缺乏相关的临床对照试验。rTMS 可有效改善抑郁症状，但疗效逊于 ECT；也可用于强迫障碍和精神分裂症等，但样本量较小疗效需进一步经过大样本证实。

TMS 的安全性较好，不良反应较少，最常见的不良反应是头痛和头皮不适，高频磁刺激时发生更常见一些。对部分敏感性较高的患者而言，会出现肌肉紧张性头痛、耳鸣等，严重者会出现抽搐。

2. **深部脑刺激**（deeply brain stimulation，DBS） 指的是将电极植入大脑深部，通过调控其发射的电脉冲影响疾病相关脑区的功能及神经网络传导，达到治疗疾病目的的神经调控技术。随着各种影像技术的发展，更精密的刺激电极及刺激器的出现，国内外学者尝试应用 DBS 治疗更多的难治性神经精神疾病。

DBS 的作用机制尚不明了。早期学者认为 DBS 与神经核团毁损术具有类似作用，通过抑制神经元的活动，减少来自刺激部位的输出，但最近研究对这一观点提出质疑，认为 DBS 不仅可以减低电极附近的细胞活性，还可通过直接激活本地投射神经元而增加刺激的输出。

（1）适应证：DBS 可应用于多种神经精神科疾病，比较成熟的适应证包括特发性震颤、帕金森病震产、肌张力障碍和强迫症，目前在研究中的精神科疾病包括抑郁症、Tourette 综合征、神经性厌食症、精神分裂症、创伤后应激障碍等。

（2）注意事项：由于装置均通过手术方式植入体内，因此术前评估、术中靶点的准确定位及术后管理对疗效至关重要。术前评估通常包括个体因素、详细体格检查和神经系统检查、实验室检查、脑影像学检测、神经心理学及精神状态评估；尤其需要严格把握 DBS 适应证，评估患者当前是否存在药物难以控制的神经系统疾病或精神疾病。此外，医患的有效沟通、患者及家属的知情同意也是必要的。

术后管理包括术后早期管理和随访，如开始 DBS 编程的时间、刺激参数的选择和优化、对参数进行远程调控和随访；对术后体质量增加、运动障碍、言语功能障碍、感觉异常等症状的管理；对神经外科远期并发症的处理，如感染和皮肤溃烂、疗效消失、植入后疼痛和不适的管理；其他问题，如社交、工作及生活的管理。

3. **迷走神经刺激**（vagus nerve stimulation，VNS） 迷走神经是自主神经系统的主要组成部分，在调节体内代谢平衡中发挥重要作用。其也是神经 - 内分泌 - 免疫调节网络的关键角色，通过传入及传出通路维持稳态。广泛使用的植入式 VNS 将电极固定在颈部迷走神经，并在胸壁植入脉冲发生器，同时使用导线将两者连接起来；而经皮迷走神经刺激则是经皮电刺激耳部迷走神经分布区，与传统的 VNS 相比，改良后的 VNS 对抑郁症、癫痫等疾病的治疗有具有无创、方便、经济等优点，未来有较好应用前景。

1997 年，VNS 通过 FDA 认证，用于 12 岁以上药物难治性癫痫患者的辅助治疗。近年来，VNS 在精神科的应用主要聚焦在难治性抑郁症。目前已经有较多的证据表明接受辅助性 VNS 的难治性抑郁症患者普遍出现显著改善。其具体作用机制尚未明确，可能与影响不同脑区血流量、改变边缘系统的物质代谢、改变中枢单胺类神经递质等机制有关。

4. 磁抽搐治疗（magnetic seizure therapy, MST） 自 2002 年被报道以来，已成为难治性精神障碍物理治疗的热点，它一方面与 ECT 相似，诱发脑区产生癫痫样脑电，另一方面又具有磁刺激作用范围较局限的特点。电休克在引起抽搐发作时，由于头皮与颅骨的高阻抗，需要刺激电流较大，会影响到大脑深部，有一定的记忆与认知功能损害。而磁抽搐的感应电流只作用于大脑皮质局部，既可以像电痉挛一样引起抽搐发作，又可取得电痉挛的治疗效果，并很少有电痉挛的不良作用。因此，MST 将有望取代传统的 ECT 成为一种新的治疗手段。

MST 设备是经过改造的可输出较大功率的重复经颅磁刺激设备。其主要原理是电流通过线圈时产生的快速变化高强度磁场穿过颅骨作用于脑组织，在脑组织中产生的电流可以诱发大脑自发放电，产生类似 ECT 的强直性阵挛发作。

虽然理论上 MST 类似于 ECT，所有 ECT 的适应证应该都适合于 MST，但由于研究相对较少，主要还是集中于难治性抑郁症，目前的研究结果认为，MST 治疗难治性抑郁症与 ECT 疗效相当，但 MST 更安全，不良反应更少。

三、光照治疗

亦称光疗（light therapy）主要用于季节性情感障碍（与北极冬季漫长黑夜，缺少阳光有关），但对于非季节性抑郁也有效。治疗能在家中进行，患者每天早晨起来后在 30～60cm 距离用 2 500～10 000 流明的光每天治疗 30～60 分钟（光强度越小，需要的时间就越长）。晚睡晚起的患者，早晨进行光疗最有效，有时可在下午 3～7 点补充治疗 5～10 分钟；早睡早起的患者，下午 3～7 点进行光治疗最有效。临床研究显示，可改善患者的夜间睡眠、提高白天的精神，对抑郁心境有一定的改善。不良反应主要为头痛、视物模糊、烦躁不安等。

四、其他治疗

中医中药治疗在国内有广泛的应用，但鉴于疾病诊断理论和分类系统的不一致，很难将西医（精神医学）的抑郁症归于中医的"郁症"或精神分裂症归于"癫狂"等，因此虽有较多临床研究和

经验，但仍缺乏公信力高的研究证据。不过，近年来有较多证据表明一些中药提取物可治疗轻度或轻中度抑郁和焦虑障碍（参见药物治疗章节），在《中国抑郁障碍防治指南》（第二版）中列出了已经通过国家食品药品监督管理总局批准的中草药，具体包括圣约翰草提取物片、舒肝解郁胶囊、巴戟天寡糖胶囊。中药抗抑郁的机制研究主要围绕在提高单胺类神经递质含量、增加 BDNF 表达及拮抗下丘脑 - 垂体 - 肾上腺轴功能亢进与海马神经元凋亡等方面，同时兼顾不同发病机制学说，从多个靶标着手研发抗抑郁新药将成为该领域热点所在。中药凭借药效基础物质成分副作用小、多样化、多效应、多靶点等特色，在药物研发方面以及抗抑郁的临床治疗中具有较大的优势。也有中药治疗精神分裂症的报道，但多作为辅助治疗手段。

有时可将精神活性物质（如右旋安非他明、哌甲酯等）与抗抑郁药合并使用，达到快速起效并且增加抗抑郁疗效，但没有很好的临床对照研究证明。并且考虑到药物的特殊作用，需要非常有经验的医生并且在严格的环境下使用。

针灸治疗也可用于治疗抑郁和焦虑障碍等患者，具体选穴根据患者病情而定：气滞血淤者选取膈俞穴、血海穴、期门穴；脾虚食欲不振者选取内庭穴、脾俞穴、中脘穴、足三里穴；肝气郁结者，选取膻中穴、肝俞穴、太冲穴、行间穴；心脾两虚者选取心俞穴、神门穴、脾俞穴、足三里穴等；焦虑较甚者选取印堂穴、本神穴及百会穴；头昏健忘者选取四神聪穴、百会穴；胸闷心悸者选取内关穴、膻中穴、心俞穴；失眠症者选取太溪穴、神门穴、百会穴、太冲穴、神庭穴、三阴交穴。虽然针灸治疗的疗效至今仍缺乏肯定证据，但针灸比较安全，并且群众接受度高，一般可根据患者的意愿，作为辅助治疗和康复。

另外，一些 ω-3 补充物的安慰剂对照研究显示，其可以作为增效剂，也可单一治疗，每天补充 1～2g 的十二碳五烯酸有一定的抗抑郁作用。

劳动体育锻炼，尤其在疾病的康复阶段不失为一种有效的推荐治疗方法，如慢跑、体力劳动、太极拳等国内外均有研究报道，但仍需要进一步的设计，严谨的对照研究和随访。

（季建林）

参考文献

[1] 李凌江,马辛.中国抑郁障碍防治指南.2版.北京:中华医学电子音像出版社,2015.

[2] 吴文源.焦虑障碍防治指南.北京:人民卫生出版社,2009.

[3] 赵靖平,施慎逊.中国精神分裂症防治指南.2版.北京:中华医学电子音像出版社,2015.

[4] APA. Diagnostic and Statistical Manual of Mental Disorders: Fifth edition(DSM-V). Washington, DC: APA, 2013.

[5] Cowen P, Harrison P, Burns T. Shorter Oxford Textbook of Psychiatry(6th ed). Oxford: Oxford University Press, 2013.

[6] APA. Practice guideline for the treatment of patients with major depressive disorder. Am J Psychiatry, 2000, 157(4 Suppl): 1-45.

[7] Mcallister-Williams RH, Baldwin DS, Cantwell R, et al. British Association for Psychopharmacology consensus guidance on the use of psychotropic medication preconception, in pregnancy and postpartum 2017. J Psychopharmacol, 2017, 31(5): 519-552.

第六章 抑郁障碍

哲学家叔本华曾说过："人的一生就像钟摆一样在满足与痛苦之间摆动，不知在何时，抑郁就会侵袭到某个人"。抑郁障碍（depressive disorder）是由各种原因引起的以显著而持久的情绪低落、内在活力缺乏或兴趣减退为主要特征的一类精神障碍。我国2015年精神障碍流行病学调查结果显示，抑郁障碍的终生患病率为3.59%，由于其高患病率、高复发率、高共病率、高致残率和高自杀率等特点，对患者、家庭和社会造成了严重影响。世界卫生组织预测，2030年抑郁障碍将居于全球疾病负担的首位。

抑郁障碍可出现于任何年龄阶段，其发生与生物、心理和社会因素都有密切关系。既往研究显示，抑郁障碍发病的危险因素包括：性别（女性高于男性）、精神疾病家族史、老年、经济条件差、早年不良经历、家庭关系不和睦、躯体疾病、丧亲、独居等。无论从临床现象学、病理机制，还是治疗结局上看，抑郁障碍都非常复杂。目前，抑郁障碍已成为全球的公共卫生问题和重点防治的精神障碍之一。

第一节 临床特征与治疗原则

一、临床特征

抑郁发作的临床表现通常可划分为核心症状、心理症状群与躯体症状群三个方面。

（一）核心症状

1. 情绪低落 指自我感受到或他人可观察到的显著而持久的情绪低落，情绪的基调是低沉灰暗的。患者终日愁眉不展，闷闷不乐，委屈哭泣，内心体验痛苦，严重者会感到悲观绝望、无助无力。

2. 兴趣减退 指患者对以前喜欢的活动或事物兴趣下降或缺乏，做事提不起劲，严重者对任何事物都缺乏兴趣，离群索居，不愿见人。

3. 快感缺失 指患者丧失了体验快乐的能力，无法从日常生活中获得乐趣。

（二）心理症状群

抑郁障碍的心理症状群包括：焦虑、自责自罪、精神病性症状、认知症状以及自杀观念和行为、精神运动性症状（精神运动性迟滞/激越）。有时这些比抑郁心境更为突出，可能会掩盖抑郁心境导致漏诊或误诊。

1. 焦虑 焦虑常与抑郁伴发，表现为莫名地担忧发生不好的事情。

2. 思维迟缓 思维联想速度减慢，主动言语减少，反应迟钝，思考问题困难，语速变慢，患者自感"脑子像是生锈了一样"，遇到事情优柔寡断，犹豫不决，决策力下降。

3. 认知症状 抑郁障碍患者常伴有认知功能损害，表现为近记忆力下降，注意力无法集中，学习工作效率下降，空间知觉、手眼协调能力下降。

绝大多数患者常对自我、周围环境、未来持有消极态度和负性认知，自我评价低，选择性关注自己的缺点和不足，严重者自责自罪，感到无用、无助与无望，甚至有自杀意念、自杀企图、自杀行为。自杀是抑郁障碍患者最危险的症状之一，抑郁障碍患者的自杀率是普通人群的20倍。费立鹏等学者研究发现，我国自杀者中40%患有抑郁障碍。

4. 精神运动性迟滞或激越 精神运动性迟滞表现为思维迟缓，行为抑制，少语少动，多独处，不愿和他人交往，严重者不语不动，达到亚木僵或木僵状态，称为"抑郁性木僵"。精神运动性激越则与之相反，患者反复无目的地思考一些事情，思维内容没有条理，大脑持续处于紧张状态，但是思维效率明显下降，行为上表现为烦躁不安，搓手顿足。

5. 精力不足或过度疲劳 表现为还没有做

什么活动就感到疲乏无力,活动减少,学习、工作效率下降,做事拖延。

6. 精神病性症状 抑郁障碍患者也会伴有幻觉、妄想等精神病性症状,但是不同于精神分裂症患者的幻觉和妄想,并未完全脱离现实基础或与文化不适应,通常表现为罪恶妄想、被害妄想、无价值妄想、虚无妄想、评论性幻听等。

(三)躯体症状群

1. 睡眠障碍 表现为早段失眠(入睡困难)、中段失眠(睡眠轻浅、多梦易醒)、末段失眠(早醒)、睡眠感缺失等,少数患者睡眠时间增加。以早段失眠(入睡困难)最为多见,而以末段失眠(早醒)最具特征性。

2. 饮食及体重改变 大部分患者感到食欲减退、体重下降,少数患者反之,表现出食欲增加。

3. 性功能障碍 大部分患者性欲低下、快感缺乏,少数患者反之,表现出性欲亢进。

4. 其他非特异性躯体症状 主诉多种躯体不适,如胸闷气短、心悸、胃部烧灼感、胃肠胀气、口干、便秘等,多处就诊但各项化验检查均未见明显异常,其抑郁情绪往往表现不明显,一般中老年人多见。

抑郁发作的起病年龄、严重程度、持续时间、发作频率等均无固定规律。少数患者的临床症状不易被察觉,有的患者内心深处有强烈的抑郁体验,但在外人面前却面带微笑,谈笑风生,与常人无异,被称为"微笑型抑郁"。

二、抑郁障碍的诊断

抑郁障碍的诊断应结合病史、病程特点、临床症状、体格检查和实验室检查等综合考虑。目前对于抑郁障碍的诊断多依据 ICD-10 或 DSM-5。

ICD-10 中将抑郁障碍分为抑郁发作和复发性抑郁障碍。抑郁发作诊断标准需符合以下标准:①抑郁症状持续至少 2 周;②患者既往不存在轻躁狂或躁狂发作;③抑郁发作不是由于精神活性物质或器质性精神障碍所致。

其中核心症状有三条,包括:一天中大多数时间里感到心境低落,且几乎每天如此,基本不受环境影响,持续至少 2 周;兴趣和愉快感丧失;精力不足或疲劳感增加。附加症状有七条,包括:注意力降低;自我评价降低,自信心丧失;无

理由的自责或过分和不适当的罪恶感;对前途感到悲观绝望;自伤或自杀的观念或行为;任何类型的睡眠障碍;食欲改变(减少或增加),常伴有相应的体重变化。

轻度抑郁发作(F32.0):具有核心症状中的至少两条,核心与附加症状共计至少四条。

中度抑郁发作(F32.1):具有核心症状中的至少两条,核心与附加症状共计至少六条。重度抑郁发作其抑郁表现需具有全部三条核心症状,核心与附加症状共计八条。分为不伴精神病性症状(F32.2)和伴有精神病性症状(F32.3)两型。

与 DSM-Ⅳ 相比,DSM-5 将抑郁障碍从心境障碍中独立出来,其抑郁障碍的诊断标准强调包含情绪、活动、精力的改变,并扩充了诊断类型,主要包括破坏性心境失调、重性抑郁障碍(包括单次、反复发作)、持续性抑郁障碍(恶劣心境)、经前期烦躁障碍、物质和 / 或药物导致的抑郁障碍、由其他躯体疾病引起的抑郁障碍、其他特定的抑郁障碍、非特定的抑郁障碍八种亚型。此外,DSM-5 认为居丧反应也是抑郁发作的范畴,而此前 DSM-Ⅳ 中抑郁障碍的诊断排除了居丧反应(丧失亲人以后抑郁症状不足 2 个月)。

《美国精神病学会抑郁障碍治疗指南(2019)》指出,接诊初期需对患者进行全面的量化评估,明确抑郁障碍的诊断、严重程度及危险分层,识别其他需要关注的精神或躯体疾病,制订全面的治疗计划。抑郁障碍目前多为定性诊断,其轻重程度通常较难把握,国内外多个指南推荐使用自评及他评量表进行综合评估,做到使诊断定量或半定量化,在后续的治疗选择及疗效监测中具有重大意义。其次,抑郁障碍患者通常有较高的自杀风险,需要综合评估患者的自杀风险、暴力冲动及家属的照顾能力。最后,与患者及家属有效沟通,了解患者的治疗期望、纠正错误的治疗观念及建立治疗联盟等,对于提高患者后续治疗的依从性意义重大。

三、抑郁障碍的治疗原则与治疗策略

抑郁障碍的治疗目标是缓解抑郁症状,提高临床治愈率,最大限度减少病残率和自杀率,减少复发风险;提高生活质量,恢复社会功能;预防复发。

抑郁障碍的治疗原则主要包括以下几点：

1. 全病程治疗 分为急性期治疗、巩固期治疗和维持期治疗。急性期治疗目标是足剂量足疗程治疗：缓解抑郁症状，尽量达到临床痊愈，治疗通常8～12周。巩固期治疗目标是保持病情平稳，预防复燃，至少4～9个月。维持期治疗目标是预防复发，首次发作者需至少维持治疗6～8个月；有两次以上发作者至少维持治疗2～3年，多次复发者主张长期维持治疗。

2. 个体化治疗 建议依据抑郁障碍的临床治疗指南，同时尊重患者的治疗意愿，综合考虑患者的躯体状况、共病、年龄、性别、文化程度、症状严重程度、种族、社会经济地位、价值观、社会支持、治疗偏好、临床治疗的可获得性等因素，制订个体化的治疗方案。

3. 量化评估 治疗前对诊断、症状严重程度、躯体状况、患者主观感受、社会功能、生活质量以及药物经济负担等进行充分评估；治疗过程中进行疗效、耐受性、安全性等方面的量化评估。

目前抑郁障碍的治疗方法主要包括药物治疗、心理治疗、改良电痉挛治疗、音乐治疗、工娱治疗、重复经颅磁刺激、传统医药、针灸疗法、睡眠剥夺疗法、光照疗法等。

（一）药物治疗

药物治疗是当前治疗抑郁障碍的主要方法。抗抑郁类药物发展迅速，目前多达20余种。新型抗抑郁药主要包括：SSRIs的氟西汀、帕罗西汀、舍曲林等；SNRIs的文拉法辛；NDRIs的安非他酮；SARIs类的曲唑酮；NaSSAs类的米氮平；新一代可逆性单胺氧化酶抑制剂（RMAOI）如吗氯贝胺等。既往研究显示，抗抑郁药物的总体有效率为60%～80%。新型抗抑郁药具有疗效确切、安全性高、耐受性好、使用方便等特点，具体选择哪种药物因人而异，做到合理用药。目前国内外抑郁障碍药物治疗指南一般推荐SSRIs、SNRIs、NaSSAs等新一代抗抑郁障碍药作为首选药物。

抗抑郁药物治疗原则主要有：①综合评估，制订个体化治疗方案；②尽可能单一用药，足剂量足疗程治疗；③治疗期间密切观察病情变化和不良反应并及时处理；④治疗效果不佳时重新评估，可考虑换药或联合治疗，但要注意药物之间的相互作用；⑤可联合心理治疗、物理治疗及替代与补充治疗等；⑥积极治疗原发病与共病。近年来抑郁障碍的治疗基于循证医学实践发展，强调量化治疗，需要准确评估症状严重程度；足剂量抗抑郁治疗；评估药物的耐受性；提高治疗依从性；确保治疗的安全性。

（二）心理治疗

心理治疗是治疗抑郁障碍的重要手段之一。《美国精神病学会抑郁障碍治疗指南（2019）》建议，对于成人抑郁障碍患者，首选第二代抗抑郁药物或心理治疗。推荐的心理治疗方法包括：行为治疗、认知治疗、认知行为治疗、正念认知疗、人际心理治疗、精神动力学治疗、支持性心理治疗。如果考虑联合治疗，建议第二代抗抑郁药联合认知行为治疗或人际心理治疗。对于青少年抑郁障碍患者，一线的治疗方法推荐使用氟西汀或认知行为治疗或青少年人际心理治疗，行为治疗、认知治疗、家庭治疗、游戏治疗、问题解决疗法、精神动力学治疗和支持性心理治疗的循证证据相对不足。对于儿童抑郁障碍患者，目前循证证据不足，对于药物治疗和心理治疗无法给出具体推荐，缺乏充足证据支持下列心理治疗：认知行为治疗、家庭治疗、游戏治疗、问题解决的心理分析治疗、支持性心理治疗。对于老年抑郁障碍患者，指南建议在与患者共同决策的情况下推荐：团体生命回顾治疗（group life-review treatment）或团体认知行为治疗（单独或增加常规治疗）；药物治疗与人际心理治疗相结合优于单纯的人际心理治疗；建议使用第二代抗抑郁药。

《英国NICE抑郁障碍治疗指南（2017）》对于抑郁障碍，首选的心理治疗方法是认知行为治疗，其次是行为激活治疗、人际心理治疗、短程动力学治疗。如果无法获得一线推荐的心理治疗或药物治疗，应提供短程动力学治疗或支持性心理治疗。认知行为治疗的好处是起效相对较快，但随着随访时间的延长，这种延迟产生的差异效应逐渐消失，但短程动力学治疗的好处可能在于疗效不仅持久，而且随着时间的推移而增加，心智化水平也得到提高。Buchheim等人利用功能磁共振成像（fMRI）证实长程动力学治疗前后与情绪反应和控制有关的神经生物学回路的变化。在治疗前，患者的左前海马体/杏仁核、亚扣带和内侧前额叶皮层的激活程度更高，15个月的长程动力学治疗后,这些区域的激活程度有所下降,这种下降与抑郁症状的改善有关,并在内侧前额皮质更为突出。

(三)其他治疗方法

改良电痉挛治疗(modified electroconvulsive therapy,MECT),又名改良电休克治疗,是以短暂适量的电流刺激大脑,引起患者短暂的意识丧失、大脑皮层广泛性脑电发放和痉挛发作,从而达到控制精神症状的治疗目的。MECT 用于抑郁障碍的治疗已有 60 多年的历史,能迅速缓解抑郁症状,有效率可高达 70%~90%,但其作用机制尚不分清晰。一般适用于严重抑郁、有强烈自杀风险、拒食违拗和抑郁性木僵、伴有精神病性症状、药物治疗无效或对药物治疗不能耐受的患者。

音乐治疗、工娱治疗、重复经颅磁刺激(repetitive transcranial magnetic stimulation,rTMS)、传统医药、睡眠剥夺疗法、光照疗法等可以作为辅助的治疗方法,促进疾病康复。

(刘 竞)

第二节 抑郁障碍的认知行为治疗

抑郁障碍的认知行为治疗(CBT)是基于认知过程影响情绪和行为的理论假设,通过认知和行为技术来改变患者的不良认知,修正适应不良行为,进而缓解抑郁症状的一类短程心理治疗方法。其治疗聚焦于"此时此地"的问题,要求治疗师和患者共同参与,疗程一般为 16~20 次,每次会谈 50 分钟左右。大量循证研究证明,认知行为治疗能有效缓解抑郁症状,预防复发,其远期效果甚至优于抗抑郁药物治疗。

一、抑郁障碍的认知行为治疗理论模型

早期的行为主义学者认为抑郁障碍是积极强化的减少或缺乏所致。例如,Lewinsohn 认为各种抑郁症状如快感缺乏、行为退缩等都是由随因反应(response contingent)中积极强化的频率降低或厌恶体验的频率增加所致,导致抑郁症状的发生和维持。后来认知行为治疗的创始人 A.T.Beck 发现,抑郁障碍并非像精神分析理论所解释的根源在于"指向自身的愤怒",而是在信息加工的过程中出现了认知偏差,消极的认知/思维模式导致了抑郁症状,患者的抑郁症状与消极退缩行为在很大程度上与其对自我、他人以及周围世界的负性认知密切相关。

Beck 提出情绪障碍的认知模型理论,认为个体的认知水平由浅入深分为浅层的自动思维、深层的功能失调性假设(中间信念)、核心信念。自动思维是指突现于头脑中的想法,并非逻辑推理而产生,可以是对目前所处情境或事件的解释,或是对过去消极事件的解释,也可以是对未来事件的消极预期。功能失调性假设是患者多持有的态度、假设、规则,如"我必须足够完美""我要得到周围所有人的认可,否则我就是个失败者""只有我把每一件事都尽善尽美,我才算成功"。核心信念是从童年开始逐步建构出来的对自己和世界稳定的认知结构或图式。抑郁障碍患者通常会持有"我是不可爱的""我是愚蠢的""我是没有价值的"等低自尊的核心信念。抑郁障碍的患者往往自我评价很低,认为自己很无能,不可爱,认为所处的环境是灾难性的,自己无法控制;对未来的生活感到悲观无望,好像戴着墨镜消极地看待一切。Beck 把这种对自我、周围环境及未来的消极态度称为"认知三联征"(cognitive triad)。

耶鲁大学 Nolen Hoeksema 于 1987 年提出,思维反刍(rumination)是抑郁障碍发生的重要易感因素。Gamefski 的研究结果显示,思维反刍、自责和灾难化解释与抑郁症状呈正相关,积极重评与抑郁症状呈负相关。美国心理学家 Seligman 于 20 世纪七八十年代提出抑郁的归因理论,认为个体的归因方式影响着抑郁的产生、严重程度以及持续时间。抑郁障碍患者典型的归因方式是将负性事件归因为内部的、稳定的、全面的原因。对负性事件的内部归因会导致自责及低自尊,稳定的归因模式预示着问题的持续,并会使问题泛化到生活的各个方面。Abramson 等在归因理论的基础之上,提出了抑郁障碍的"无望理论",即抑郁障碍患者认为应激源不可控制,这些负性事件会持续存在或反复发生,而自己很无助和无力,从而导致抑郁。

John Teasdale 提出"差异激活假设"(differential activation hypothesis,DAH),是对抑郁认知易感性的另一种解释,该假设认为尽管大多数人在

日常生活中都会体验到负性情绪，但是抑郁障碍患者微小的情境事件就会引发明显的情绪波动和负性思维模式，这种波动有时甚至是灾难性的，诱发患者对自我全面的负面评价，比如"我毫无价值""我一无是处""没有人喜欢我"。决定个体从最初的微小情绪波动是否会发展成抑郁障碍的重要因素，是其激活程度及认知模式，每个人的激活程度和认知模式都有所差异，这取决于过去的经验，被称为认知反应性（cognitive reactivity），认知反应性也被证实有累加效应，每个阶段的抑郁都会增加下一阶段的认知反应性。

二、案例概念化

抑郁障碍认知行为治疗的案例概念化是基于在治疗会谈中收集到的信息，将患者的主要问题、遗传因素、认知行为评估、早年经历、家庭环境、养育方式、人际关系、社会支持等因素连接起来，深层次分析抑郁障碍的起因、形成与发展，包括横向解析和纵向解析。如图6-1：

首先是确定患者现实生活中某个情绪波动的具体情境，情境可以是过去的，也可是此时此地的，明确在什么时间、什么地点、和什么人在一起发生了什么事情，识别在该情境下所引发的自动思维、情绪反应、躯体反应及行为反应分别是什么。分析和评估患者在该情境下引发的自动思维、情绪反应、躯体反应以及行为反应和结果，以及四者之间的相互影响。引导患者认识到该恶性循环最初发生的根源是那些负性自动思维，同时消极退缩的行为也反过来强化了负性自动思维。与患者一起总结几个有情绪波动的典型情境，识别那些使抑郁症状持续存在的、有代表性的负性自动思维、意象和适应不良性行为。

其次，在横向解析的基础上，进一步识别患者的认知歪曲、功能失调性假设（中间信念）、核心信念分别是什么；在日常生活中，患者是如何应对这些信念的；并将那些易诱发抑郁的不良生活事件与患者的功能失调性假设及核心信念建立连接。通常抑郁障碍患者的核心信念往往是"我不可爱""我不够好""我没有价值""我是不被喜欢的"，功能失调性假设是"我必须足够完美""我要得到周围所有人的认可，否则我就是个失败者""只有我把每一件事都尽善尽美，我才算成功"。

与患者回顾其既往经历、家庭环境、养育方式、性格方面的缺陷与不足、社会支持系统，抑郁发作时的诱因是什么，哪类事件对于患者抑郁障碍的发生有易感性，患者是如何发展出抑郁的。结合应激-易感模型反馈给患者，向患者解其患抑郁障碍形成的易感因素（遗传、人格缺陷、早年发育损伤、营养不良、不安全的依恋方式、养育方式、家庭环境等）、诱发因素（不良生活事件）、维持因素（缺少社会支持、不良应对方式、性格缺陷、归因方式等）分别是什么，患者的思维和情绪、生理和行为之间如何互相影响。

案例概念化并非在治疗的初始访谈就一蹴而就，而是始于治疗师和患者的首次接触，贯穿于治疗始终，逐渐形成系统、结构化的指导治疗的框架，是一个不断发展、不断丰富、不断修正的过程。由于认知行为治疗更关注当下的问题，在对患者进行案例概念化时避免把抑郁障碍的发生聚焦于遗传因素、童年经历、家庭环境、父母养育方式等无法改变的因素上，而是侧重于目前能改变的因素，如改善人际关系，发展积极应对策略，强化社会支持等，资源取向，激发患者改变的动力。

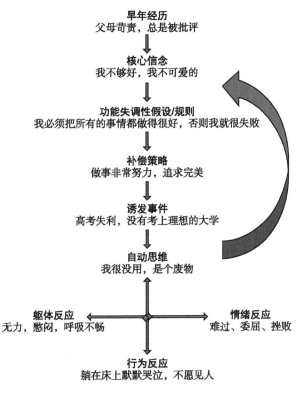

图6-1 抑郁障碍的案例概念化

三、治疗假设与治疗计划

认知行为治疗是"以问题为中心"和"以行动为导向"的短程、结构化的心理-社会干预模式。针对抑郁障碍，指导患者学会识别、监测自己的抑郁症状；聚焦于诱发抑郁的负性认知和适应不良性行为，采用各种认知行为策略，通过各种技术识别、检验和修正与抑郁症状/现实问题有关的负性自动思维、功能失调性假设及核心信念，发展意识层面的理性思维；激活消极退缩的行为，强化积极的行为模式，应用积极的应对策略来解决问题，从认知、行为、情绪、生理四个层面之间形成良性互动，最终缓解抑郁症状，预防复发，达到治疗目的。

通常对于大部分抑郁障碍患者而言，认知行为治疗需要3~4个月。《英国NICE抑郁障碍治疗指南(2017)》推荐，对于轻度抑郁障碍，在12~16周内进行9次团体认知行为治疗，对于中重度抑郁障碍患者，建议SSRIs或SNRIs抗抑郁药联合个体或团体认知行为治疗。个体认知行为治疗建议急性期每次会谈50~60分钟，每周1次，累计16次会谈，持续3~4个月，前2~3周内可每周2次会谈，之后可在3~6个月内进行3~4次维持巩固会谈。如果患者抑郁症状严重，或有自杀风险，治疗初期需要适当增加治疗频率，如每周两次或三次，症状缓解之后再逐步降低治疗频率。

四、治疗的流程与方法

（一）治疗流程

抑郁障碍的认知行为治疗通常分为三个阶段：

1. 治疗初期 主要是初步建立治疗关系，全面收集资料，对患者进行系统的认知行为评估，明确疾病诊断及严重程度，并初步形成对患者的案例概念化，对患者进行抑郁障碍疾病知识、认知行为治疗的心理教育，明确治疗目标、制订治疗计划。

由于抑郁发作的特定症状，如思维迟缓或认知功能下降，抑郁障碍患者在认知行为治疗的过程中也许思路不够清晰，反应比较迟钝，语量少，不能具体清晰地回忆和提供病情信息。治疗师需要有足够的耐心，给予支持、鼓励、倾听，引导患者回忆必要的信息，比如最近一次抑郁发作的具体情况，帮助患者在无序、多样的症状和问题中厘清脉络，共同协商确定问题解决的优先等级，帮助患者增强对自身疾病的认识与理解。

此外，由于文化背景和成长环境等因素影响，一些抑郁障碍患者可能存在述情障碍，不能具体、清晰地表达自身的情绪感受，其抑郁症状往往通过躯体化症状表达，如胸闷、心慌、头晕、乏力、精力下降、失眠等。有些患者无法将抑郁的躯体化症状和抑郁症状建立连接，治疗师需要在治疗初期通过针对疾病的心理教育及时修正。

2. 治疗中期 主要通过各种技术检验和修正患者与抑郁症状相关的负性自动思维、功能失调性假设及负性核心信念，进行认知重建。认知改变是认知行为治疗治疗抑郁障碍研究最多的心理机制，治疗中期可充分通过自评和他评来量化评估患者的症状变化，对治疗及时做出调整。Tang和DeRubeis的研究显示，在治疗中期的某次治疗会谈，如果出现了症状明显改善，以及突然获益(sudden gains)，说明出现了关键性会谈(critical session)，通常预测着最终的治疗效果较好。

3. 治疗后期 主要是对患者进行问题解决技能训练，如何巩固和维持疗效、预防复发和结束治疗。治疗后期要与患者协商该阶段治疗频率和次数。每次会谈时主要评估患者的近况，抑郁症状有无波动，社会功能的恢复状况，有无复发征兆，还有哪些现实问题需要解决。结束治疗之前需要与患者一起回顾治疗，学到了哪些认知方面的技能、行为方面的技能、人际交往方面的技能等，总结治疗的收获与不足，还有哪些残留症状需要进一步解决，以后如何积极应对。

抑郁障碍的治疗后期对于疗效的长期维持和复发预防尤为重要，此阶段的治疗需充分考虑不同患者的个性化需求。有些抑郁障碍患者治疗初期和中期的治疗进步明显，但在后期出于对治疗结束和需要独自应对生活的恐惧，出现病情反复。治疗师应给予心理支持，结合患者的内在和外在资源，鼓励其积极应对治疗结束后的挑战。

（二）治疗技术

认知行为治疗的理论假设建立在抑郁障碍患者的认知模式和行为模式上，为此采用一系列的认知和行为技术。包括认知行为评估；心理教育；认知技术包括识别自动思维、功能失调性假设、核心信念，现实检验、行为实验、饼图、认知连续体等；行为技术包括行为激活、角色扮演、问题解决等。

1. 认知行为评估 抑郁障碍患者的认知行为评估主要从认知、行为、生理、情绪、动机五个层面进行，内容包括识别起病的诱因；抑郁症状及其附加症状的自我监测与量化评估；在抑郁状态下采取何种应对方式，有无适应不良性行为；有无对自己、周围环境以及未来的消极认知；患者目前的社会功能受损情况；既往生活经历对于疾病的影响，患者的早年生长发育状况、成长环境、父母养育方式、兴趣爱好、受教育程度、职业情况、病前性格、家族史、既往和目前的人际交往状况、社会支持系统。对于重度抑郁患者尤其要评估有无自杀风险，要警惕女性、离婚/丧偶/单身/分居、早年发病、严重人际冲突、无业、社会经济地位低、既往有过自杀未遂行为者。

2. 心理教育（psychoeducation）和正常化（normalization） 心理教育和正常化是治疗初期的重要技术。首先，通过心理教育使患者了解有关抑郁障碍的疾病知识，运用正常化技术降低病耻感，引导患者理解和接纳抑郁症状。其次，以应激-易感模型为基础，引导患者识别导致抑郁障碍发生的易感因素、诱发因素和维持因素分别是什么，使其认识到易感因素越多，不良生活事件越多，采用退缩、逃避、压抑等消极应对方式，患抑郁障碍的可能性越大。最后，结合具体问题，向患者简要介绍认知行为治疗的基本原理、治疗的框架、设置和疗程等，激发患者的治疗动机。

3. 行为激活（behavioral activation） 对于轻中度抑郁障碍，行为激活本身可作为一种独立的治疗方法。其操作简单，成本低廉，效果显著，且十分适用于不善描述自身想法和感受的患者。行为激活以行为理论为基础，通过增加对健康适应行为的正强化来改善情绪。Jacobson等人研究发现，行为激活的疗效与传统的认知行为治疗并无明显统计学差异，但目前证据不如认知行为治疗充分。

抑郁障碍患者因情绪低落、自我评价低，活动减少，自我封闭，不愿与他人交往。研究发现，采用行为激活技术减少患者的体验性回避和习得

性无助，对抑郁症状缓解非常有效。常用的 M 和 P 计划（master & pleasure plan），主要包括指导患者自我监测日常活动，进行愉悦感和成就感的量化评估，遵循从易到难循序渐进的原则制订活动计划，活化其积极行为，提高愉悦感和成就感、可控感。

4. 思维反刍、螺旋式下降与恶性循环（vicious cycle） 抑郁发作的初始诱因也许是生活和环境应激事件等外界因素，但随着疾病的发展，外界刺激不再是抑郁发作的必要条件。Miranda 和 Pearson 的研究显示，"情绪低落"本身可以成为抑郁发作的诱因。既往罹患抑郁障碍的个体和正常人群相比，前者被诱发情绪低落后表现出了更强烈的情绪反应，对情绪低落的反应常与思维反刍相互作用，诱发抑郁情绪的进一步螺旋式下降。

思维反刍是抑郁障碍的重要易感因素，表现为患者对一些负性思维、情绪、记忆和情景的反复思考。思维反刍的初发点通常是为了思考和解决问题，但却往往加深负性思维的效果，使抑郁情绪加重，甚至逐渐成为抑郁障碍患者逃避日常生活和问题的一种方式。

在对抑郁障碍患者的横向解析中，可见情绪-躯体-认知-行为相互影响而形成恶性循环。例如，一位患者某日从床上醒来，无助、无望、无用感袭上心头，并产生"我无论做什么都没用"的想法，该想法导致其决定躺在床上什么都不做，而什么都不做的行为又会反过来加深无助、无用、无望感，形成恶性循环。此类恶性循环是抑郁障碍患者治疗和康复路上最常见的绊脚石，及时识别和打破是抑郁障碍治疗取得成效的关键。

5. 识别和修正负性自动思维 针对患者的负性自动思维，可通过苏格拉底式提问、回忆、想象和角色扮演等多种方法进行识别，如请患者描述最近发生的情绪波动的事件；在治疗会谈中观察到患者明显的情绪波动时可直接询问；通过角色扮演的方式再体验既往有情绪波动的具体情境；回顾患者的自动思维日记。一位患者在某次心理治疗时，治疗师因为特殊原因迟到了十分钟，患者在等待的过程中有明显的情绪波动，非常焦虑与无助，治疗师随即在接下来的治疗中与患者讨论刚才的情境事件，发现患者在治疗室外

等待治疗师时的负性自动思维是"我被整个世界抛弃了"。

认知行为治疗并非对所有识别的负性自动思维均要进行修正，而是选择出最有治疗意义的负性自动思维，也被称为热点思维（hot thought）。选择的依据是患者对该思维的相信程度，该思维对患者情绪的影响程度，是否有明显的认知歪曲，对患者的认知模式而言是否具有代表性，聚焦于该思维是否有助于治疗目标的实现。

抑郁障碍患者在信息加工的过程中通常会持有任意推断、选择性关注、灾难化解释、过分夸大、非黑即白的两极化思维等认知歪曲，其想法和信念以消极内容居多。例如，一位患者认为"没有人喜欢自己"，一位朋友打电话过来，患者接电话时不留神踩了路人一脚，遭到路人的冷眼。患者对路人的冷眼非常敏感，强化了"没有人喜欢自己"的信念，而对朋友打电话来问候的事实视而不见。

信息加工过程中的认知歪曲会强化抑郁障碍患者的负性认知，治疗师需要引导患者识别修正。最常用的技术是检查证据，与患者通过讨论分别查找支持及反对该想法的证据，检验该想法的真伪，松动原有的负性自动思维，探索替代性的思维，并讨论将其如何运用到日常生活中去。抑郁障碍患者常常倾向于对外部事件进行内归因，比如"母亲去世都是因为我不好，没有带她及时体检发现"，认为自己对母亲的去世百分之百负责，对此相信的程度是 90%。对此可采用饼图法引导患者分析母亲去世都有哪些可能的原因，并客观评估每种因素的可能性有多大（总和是 100%），最后再理性评估自己在母亲去世这件事上需要承担的责任有多大。治疗师也可与患者针对其负性认知共同设计一些行为实验，在现实生活中去检验该想法的真实性，在设计时注意要有良好的治疗关系，而且该实验对患者不会有大的负面影响，患者愿意付诸行动去尝试。

对于修正负性自动思维而言，如果经过干预之后发现并未识别和修正其负性认知，治疗师需要考虑以下问题：在治疗中是否识别出对患者有治疗意义的情境？是否准确识别和评估了情绪？是否准确识别出对患者最有影响的自动思维？有无忽略其他更重要的自动思维？在挑战的过程中是否考虑到了所有反对的证据？患者寻找的可替换的思维是否可信？在此基础上调整治疗方案。

6. 识别和修正功能失调性假设／核心信念

对于功能失调性假设以及核心信念的识别，可针对负性自动思维采用箭头向下技术或者引导发现，经典的提问方式是"如果某事真得发生了，对你来说意味着什么"，识别自动思维背后的功能失调性假设及核心信念，探索导致其抑郁的深层次原因。举例如下：

治疗师：你认为这次参加高考可能会出现什么结果？

患者：我有可能考不上理想的大学。

治疗师：如果你真的没有考上理想的大学，这对你而言意味着什么？

患者：我将来就不可能找到一份好工作。

治疗师：如果你真的没有找到好工作，生活又会怎么样？

患者：那就不会有很好的收入。

治疗师：如果你的收入的确不高，这对你而言又意味着什么？

患者：我没有价值。

在对功能失调性假设和核心信念进行认知重建方面，抑郁障碍患者常常持有的核心信念如："我不够好""我没有能力""我没有价值"等，并坚信自己持有的负性信念就是事实。在认知重建时可根据以下思路筛选出需要干预的核心信念：该核心信念是什么？患者对它的相信程度如何？患者是否能客观地评估它？该核心信念对患者生活的影响有多大？是否有普遍意义？现在进行干预是否是合适的时机？患者是否能接受？对此，可运用引导发现、检查证据、行为实验、饼图、认知连续体等技术进行干预，讨论负性认知如何影响他们的情绪和行为，引导产生替代性认知。

若患者的核心信念是"我没有价值"，可尝试采用认知连续体技术，画一条直线代表标尺，标尺的两端分别代表截然相反的态度或观念，如左端是 0（代表我完全没有价值），右端是 100%（我很有价值）。第一，让患者标出其认为自己目前在标尺上处于什么位置，以及相信程度。第二，让患者思考衡量一个人"有价值"的内涵和标准是什么，包含哪些因素，比如在家庭、工作、社会交往等方面。第三，由患者针对每个方面逐一进行自评, 标出他 / 她在标尺上的位置。第四, 让患者根据各方面素质的综合评分, 在标尺上重新评估自己所处的位置。另一种方法是让患者举例说明, 哪个人很有价值, 哪个人完全没有价值, 最好列举更多的人物在标尺的不同位置进行标定。第五, 患者将自己和这些人理性比较之后再重新标定自己所处的位置, 重建更理性更客观的核心信念。

7. 问题解决技能 抑郁障碍患者通常缺乏解决现实问题的技能。问题解决技能的训练主要包括: 问题的界定与提出、引发其他选择、做出决定、方法的运用与验证。可以针对具体问题与患者进行讨论, 找出各种可行的办法、通过利弊分析、成本效益分析等选择最佳办法。

8. 预防复发 抑郁障碍的复发率很高, 复发的主要原因包括: 易感因素的持续存在; 持续的压力应激源; 新的负性生活事件; 缺乏有效应对策略等, 进行预防复发的心理教育就显得尤为重要。根据抑郁障碍的应激 - 易感模型, 与患者共同回顾其每次诱发抑郁的应激事件, 修正对这些应激的认知歪曲。识别抑郁复发的前驱症状, 训练患者在日常生活中对这些复发先兆进行自我监测, 一旦发现复发迹象如何积极应对, 如生活节律规律、充足睡眠、适当运动、适宜的情绪表达, 避免酗酒抽烟等不良应对方式。

五、注意事项

认知行为治疗是短程、结构化的心理治疗方法, 而抑郁障碍是生物 - 心理 - 社会等多种因素相互作用相互影响的复杂疾病, 个体差异很大。治疗师需要遵循系统规范、结构化的治疗原则, 同时体现一定的灵活性, 结合患者病情的严重程度(如思维迟缓, 认知功能受损)、文化背景、内省力、治疗动机等因素制订适宜的治疗方案。根据临床经验, 以下几种情况比较适合抑郁障碍的认知行为治疗: ①患者主动首选 CBT 或坚决排斥药物治疗者; ②有明显抗抑郁药的使用禁忌; ③有明显的心理社会因素诱发抑郁的证据。如果CBT 无效或症状缓解不明显, 则建议联用药物治疗或者必要时采用无抽搐电痉挛治疗。

第一, 治疗师在针对抑郁障碍患者的治疗过程中, 需要语速适中, 语句简洁清晰, 充分的共情

理解, 经常和患者一起进行总结与反馈, 并鼓励患者记笔记, 以保证对重点信息的消化和吸收。第二, 制订小而具体的目标, 切忌目标宽泛、不易实现, 从而进一步降低患者的自我评价和康复信心。第三, 强调行动。抑郁障碍患者普遍行为退缩, 回避, 行动力较差, 治疗中切忌多说不做或者少做。既往研究显示, 家庭作业完成的依从性和疗效密切相关, 因此治疗中需要及时追踪其作业完成情况, 鼓励行动, 避免花费过多时间单纯讨论负性认知, 这样可能会引发过多的思维反刍, 而没有相应的行为改变, 无法建立改变的良性循环。第四, 抑郁障碍患者在治疗中遇到瓶颈期并不少见, 此时可暂时搁置该问题, 先进行后续治疗, 问题常常在后期迎刃而解。第五, 治疗技术的选择上, 治疗师可以遵循"纸牌屋(house of cards)"思路, 不必对所有纸牌(症状和问题)面面俱到, 尽量选择纸牌屋中下层的关键性纸牌(问题 / 症状), 选用相对应的技术将其重点拆除, 通常上层纸牌(症状)也会随之倒塌。第六, 自杀风险评估。抑郁障碍作为与自杀关系极为密切的精神障碍, 其患者常伴有自杀观念和行为, 因此, 自杀风险评估在抑郁障碍的治疗中尤为重要。在治疗过程中, 治疗师需要保持警觉, 评估患者的自杀风险, 并根据风险等级和治疗过程中的病情变化及时调整治疗方案。有自杀风险的患者通常避免单纯认知行为治疗, 建议联合药物治疗、无抽搐电痉挛治疗等手段。

六、问题与展望

认知行为治疗是对抑郁障碍循证医学证据最为充分的心理治疗方法之一, 具有短程、可操作性强、易于推广的特点。荟萃分析显示, 认知行为治疗可有效缓解抑郁障碍患者急性期症状, 虽然起效比药物治疗慢, 但效果持续时间长, 有效预防或减少复燃与复发。因此, 被美国精神病学会及《英国 NICE 抑郁障碍治疗指南》推荐为一线的治疗方法, 并被广泛应用于治疗不同类型的抑郁障碍, 如重度抑郁障碍、心境恶劣、抑郁障碍的复发与慢性化的控制等。

认知行为治疗被广泛应用于抑郁障碍患者, 也在不断发展与完善。行为激活(behavioral activation, BA)是最有效的认知行为治疗成分之一,

并在近些年成为独立的行为激活治疗，越来越多地应用于抑郁障碍患者。行为激活治疗以行为理论为基础，通过增加对健康行为的正强化来改善情绪，其基本目标是通过增加行为激活，让患者参与到生活当中。Jacobson 等人研究发现，行为激活的疗效与纯粹的认知行为治疗技术并无明显统计学差异，可以作为治疗抑郁障碍独立的治疗方法，操作简单，成本低廉，效果显著，但目前证据不如认知行为治疗充分。

随着心理治疗服务体系的不断发展与完善，考虑到认知行为治疗服务需求和供给之间的严重失衡，不同的医疗保健系统尝试心理教育、认知行为自助团体、社区项目、远程医疗、基于网络和基于智能手机的认知行为治疗等新兴手段，使得认知行为治疗可以在农村和偏远地区使用，服务于那些本无法获得标准心理服务的患者。研究发现，基于网络地认知行为治疗（internal-based cognitive-behavior therapy，ICBT）和计算机辅助地认知行为治疗（computer-assisted cognitive-behavior therapy，CCBT）与传统的线下面对面的认知行为治疗相比，在治疗抑郁障碍患者时疗效相当，但当抑郁障碍患者共病人格障碍时，这两类治疗形式的疗效证据并不充分。

文化对包括抑郁障碍在内的大多数心理障碍的发生、发展和维持都有重要影响，认知行为治疗的发展也越来越重视本土化。要基于实证研究和来访者文化背景，从语言和语境的角度，对心理治疗方法进行系统化地调整适应。文化适应的认知行为治疗（culturally-adapted cognitive-behavior therapy，CA-CBT）是循证证据最充分的文化适应后的心理治疗方法之一。中国文化背景下的抑郁障碍患者的躯体症状尤为突出，未来需要进一步展开研究，将认知行为治疗与中国传统文化的有益元素适当结合，形成有针对性、操作性强的有效干预策略。

目前，对抑郁障碍认知行为治疗改变机制的认识仍然不足，针对不同严重程度，不同的治疗对象，患者从那些治疗技术中具体有什么获益及改变的发生机制是什么，仍需要进一步研究。Hollon 的研究显示，抑郁症认知行为治疗的效果与治疗师的经验水平紧密相关；虽然认知行为治疗和 SSRIs 抗抑郁药物同样有效，但在重度或难治性抑郁障碍中，只有经验丰富的治疗师能保证其有效性与 SSRIs 药物相当。而 Tang 和 DeRubeis 着重研究了认知行为治疗过程中患者症状明显改善的关键性会谈，强调治疗前期认知改善对后期疗效螺旋式上升的重要促进作用。越来越多的研究表明，各种治疗干预（包括药物治疗）都可以引起认知改变，行为治疗以及认知行为治疗中的每一步疗效都与认知的改变密切相关，疗效的维持以及复发率的降低也与认知重评水平有关。认知行为治疗的生物学机制研究也在向遗传神经科学靠拢，探索表观遗传学和心理治疗之间的关系。有证据显示，认知行为治疗可能导致不同治疗方式的表观遗传修饰，通过基因表达的改变来改变大脑和行为。表观遗传变化的分析可以帮助识别明确诊断的生物标志物，也为认知行为治疗的作用机制研究开辟了新的可能性。

（刘　竞）

第三节　抑郁障碍的人际心理治疗

人际心理治疗（interpersonal psychotherapy，IPT）是一种以人际关系为基础，短程、限时、结构化、操作性强的心理治疗方法。IPT 主要适用于轻中度的抑郁障碍患者，治疗的次数和频率有一定灵活性，治疗形式多种多样，包括个别治疗、团体治疗、电话治疗、联合治疗等。

一、抑郁障碍的人际心理治疗理论

20 世纪 70 年代，杰拉尔德·L. 克勒曼（Gerald L.Klerman）等学者逐步发展出人际心理治疗，他提出抑郁障碍的发生除了与生物易感因素、个性特征有关，还与其人际交往有密切联系，主要与以下三个因素有关：严重的人际关系危机；依恋关系和生物、心理、社会、文化、信仰特征；缺乏社会支持。

人际心理治疗并未针对抑郁障碍的病因学发展出新的理论假设，只是聚焦于人际关系和抑郁症状之间的关系，强调人际关系和生物、心理、社会、文化、信仰等因素在抑郁障碍发生、发展及维持中的作用，将人际交往障碍和缺乏社会支持导致社会功能减退看作是抑郁的诱发因素或维持因素。治疗试图通过改善患者的人际交往功能，增加社会支持，打断和遏止抑郁症状与人际交往不良之间的恶性循环，从而缓解抑郁症状。

人际心理治疗的核心理念相对简单，认为抑郁症状的发生多与社会及人际背景密切相关。人际关系背景被用来理解抑郁障碍，包括三个重要组成部分：

1. **症状的功能** 人际心理治疗认为，抑郁情绪的形成和自主神经系统的症状和表现（睡眠、饮食障碍、缺乏活力、情绪的昼夜差别等），同时具有生理和心理的病因。

2. **社会及人际关系** 作为社会角色与他人的相互作用，来自基于童年经验和当下社会强化的学习以及个人的控制和能力。

3. **人格问题** 持久的人格特质如压抑愤怒或内疚表达，和重要他人的心理沟通不良，低自尊。人格特质会决定一个人对人际交往体验的反应，是抑郁症状发生的部分诱因。人际心理治疗干预了这三个过程中的前两个，即症状的功能以及社会和人际关系。

根据约翰·鲍比（John Bowlby，1907—1990）的依恋理论，依恋是生物驱动的，很多强烈的情感产生于依恋关系的形成、维持、破裂和重建中。人际心理治疗的理论假设认为：亲密和满意的依恋关系是应对抑郁的保护性因素，一旦这种依恋关系被干扰或破坏，如人际纠纷及其导致的相关问题，会使易感个体更可能遭受心理困扰，出现抑郁症状。具有不安全依恋模式的个体在人际交往中往往表现出自卑、顺从、依赖、恐惧、愤怒、拒绝等模式，可能引发人际困扰，并导致低水平的社会支持。大多数小的人际困扰通常会随着时间的推移被解决，不会造成严重影响，但如果人际关系困扰超出个体的能力范围，而又无法获得有力的社会支持，则更有可能导致抑郁情绪的发生，持续抑郁又会影响个体的沟通和人际交往，从而形成恶性循环。

基于人际心理治疗的理论假设，影响抑郁障碍患者常见的人际问题有以下几个方面：

（一）哀伤与丧失

在生命周期的某个阶段，每个个体都有可能经历哀伤与丧失。正常的哀伤反应很少超过6～9个月，并不导致精神障碍。如果哀伤的程度严重，且持续时间过长，则被称为病理性哀伤。任何一种病理性哀伤反应都可能会导致抑郁。经历复杂性哀伤的抑郁障碍患者可能有低自尊，并对逝者及其既往关系过度理想化。

（二）人际冲突

人际冲突主要指患者和重要他人的冲突，如配偶、其他家庭成员、同事以及亲密的朋友。抑郁症状的产生可能和患者与生活中重要他人的人际冲突有关，患者和重要他人之间对彼此有不同的期望，并存在不良的沟通模式。这种冲突通常比较隐蔽、难以被注意，双方可能并不争执，只是比较冷漠而疏离，但是却对彼此造成很大痛苦。

（三）角色转变

角色转变包括了生命周期或社会角色所发生的任何改变，如青春期、更年期、考上大学、参加工作、生育子女、升职、退休、患病、离婚。人际心理治疗理论认为角色转变主要包含：对于角色转变的矛盾感受、悲伤与丧失的体验，及对新变化的适应，这些皆与抑郁症状关系密切。

（四）人际交往缺陷

人际交往缺陷是指个体缺乏必需的社交技能，无法建立和维持正常的人际交往，通常会导致孤独和社会隔离。社会支持网络的匮乏导致人际关系问题，而人际沟通技能的缺乏又会使其在寻求促进社会支持的改变时体验挫败，有社交回避或隔离的抑郁障碍患者临床症状更为严重。

二、案例概念化

人际心理治疗的案例概念化建立在生物 - 心理 - 社会医学模型基础之上，是关于患者在人际交往及社会支持系统方面的具体假设及评估，相对简单明晰。主要内容包括通过收集资料了解患者目前的症状和问题、早期经历、诱发因素、生活事件、沟通模式等，分析评估抑郁症状的临床特征及其与人际问题的联系；评估患者既往和现在人际交往方面存在哪些问题，提供人际方面的案例概念化，在悲伤、人际关系冲突、角色转换和人际缺陷四大人际问题领域之一的框架下，把抑郁的症状与患者的人际情境联系起来，以对患者困扰最大的人际关系问题为干预重点，结合患者自身的优势与资源，制订相应的目标和治疗方案。

初步形成案例概念化：通过综合评估，确定人际问题，评估患者目前和过去生活中的人际关系状况及其对抑郁的影响,尤其要关注当前的人际关系及其稳定性,并将患者的抑郁症状与其目前人际关系功能建立连接,分析患病前后发生了哪些与人际关系改变相关的生活事件,对抑郁的发生有何具体影响,评估患者在重要人际关系中的亲密度、信任度、期望值、人际功能失调模式及履行承诺的程度;了解患者在人际交往中的期待,以及这些期待是否得到满足,是否有可能近期出现新的丧失,如家人病重而不久于人世。综合以上信息,初步形成案例概念化。

三、治疗假设与治疗计划

人际心理治疗的治疗假设认为,抑郁症状背后的核心是人际关系方面的问题。治疗步骤主要包括:建立平等合作的治疗关系;分析评估抑郁症状的临床特征及其与人际问题的联系;确定目前人际交往的主要问题;明确治疗目标;寻找患者优势及资源;制订具体策略帮助患者改善人际关系、增强社会支持;评估疗效等。通过有效的行为干预,有助于增强愉快的社交活动;提高基本的社会技能,降低社会退缩的倾向;增强人际之间的社会支持和亲密体验。因此,人际关系既是问题,也是干预的途径,既是治疗的手段,也是治疗的目的。

人际心理治疗的治疗计划是确定靶症状,通过倾听、共情等基本技术澄清目前的情绪状态,帮助患者认识和改变功能性适应不良的人际交往模式,提高沟通技能,增强社会支持,中断和阻止抑郁症状与人际关系困扰之间的恶性循环,通过角色扮演引导患者做出改变,从而缓解抑郁症状,促进社会适应,改善社会功能。由于人际心理治疗是短程心理治疗,通常聚焦在抑郁症状,以及抑郁与当前影响人际关系问题之间的关联,探索应对这些问题的新方法,一般不针对人格因素进行干预。

四、治疗的流程与方法

人际心理治疗是短程、限时、基于治疗手册的操作性强的治疗方法。针对所有接受人际心理治疗的抑郁障碍患者,推荐疗程一般为3~4个月,累计16~20次会谈。急性期治疗为每次会谈50~60分钟,每周1次,对于重度抑郁障碍患者

可在前2~3周内每周2次会谈,维持巩固治疗可在3~6个月内有3~4次维持巩固会谈。

心理治疗的实施通常包括四个阶段:评估/初始阶段、中间阶段、急性期治疗总结阶段、维持治疗与结束阶段。

(一)评估/初始阶段(第1~3次会谈)

评估/初始阶段需要与患者建立良好的治疗联盟,完成标准化的临床访谈,包括以下内容:

1. **评估抑郁症状** 评估目前抑郁症状的严重程度,评估该患者是否适合接受人际心理治疗。具有自杀风险、具有精神病性症状和/或合并有物质滥用的抑郁障碍患者不适合IPT。对患者进行心理教育,使患者明确抑郁障碍的相关知识,命名症状;赋予患者角色。疾病本身不仅是一种状态,同时也赋予患者一种社会角色。患者可能认为患抑郁障碍意味着自身的脆弱与无能,治疗师可从医学角度给予疾病相关知识的解释,赋予患者角色,降低病耻感,如"如果有些事情你现在不能做,那并不是你的错,而是因为你患了抑郁症",鼓励其积极接受治疗,减轻患者的责任,努力康复。

2. **将抑郁症状与人际关系建立连接** 收集患者的心理、社会、文化、信仰等方面的资料信息,与患者共同确定人际关系清单,具体包括:患者与重要他人互动的本质,与重要他人的相互期待,这些期待是否得到满足,关系中满意的部分和不满意的部分,患者在关系中希望改变的部分、潜在的社会支持。要注意患者遗漏或忽略的重要人际关系,如配偶或者父母,这可能是与人际关系问题密切相关的重要人物。

将患者当前的人际关系模式与目前的抑郁症状建立连接,确定人际心理治疗的焦点,依恋类型、叙事能力、现有社会支持系统等。Stuart和Robertson(2003)提出,如果抑郁障碍患者有相对安全的依恋模式,能清晰描述自己的人际关系网络与人际沟通模式,有具体的人际关系问题以及良好的社会支持系统,其更有可能从治疗中获益。

3. **确定主要的问题领域** 结合悲伤反应、角色冲突、角色转换、人际关系缺陷四个问题领域,确定与当前的抑郁症状有关的人际关系方面的问题领域,确定哪个问题领域是治疗焦点,以及其

中哪些部分可以改变，得到患者的明确同意。

4. 明确治疗框架，达成治疗协议 向患者概述治疗师对其问题的理解，与患者讨论治疗协议、设定治疗时限、制订治疗方案、签订治疗协议、确定治疗次数、时间安排、设定治疗目标等。人际心理治疗一般不排斥药物治疗，心理治疗和药物治疗结合更易被患者接受，尤其是伴有社会功能失调、人际关系缺乏及缺少人际交往动机者。

治疗师应向患者介绍人际心理治疗的基本原理和治疗过程，增强患者治疗动机，提高治疗依从性，并评估患者的非特异性因素：与其他治疗理论学派相似，包括改变的动机、自我功能、是否接受了充分的非心理治疗等。另一个重要判断是患者对其自身问题的认识是否能与人际心理治疗的理论假设契合。

5. 评估患者是否需要药物治疗 治疗师根据患者抑郁症状的严重程度，是否共病，既往对治疗的反应、治疗偏好，文化程度，自我反思能力等因素来评估是否需要联合药物治疗。

(二)中间阶段

中期一般由4～12次治疗会谈组成。人际心理治疗的治疗主题如悲伤与丧失、人际冲突、角色转换和人际交往缺陷，并不相互排斥，在治疗中并非要针对这几个问题逐一干预，而通常会与患者进行讨论沟通，确定1～2个最适宜的问题进行干预。治疗师采用倾听、共情等基本治疗技术构建支持性的治疗联盟，提供有关抑郁障碍的心理教育，引导患者理解和接纳自己的症状；关注患者的依恋模式和人际沟通模式，并运用倾听、情感宣泄、冲突澄清、沟通有效性分析和角色扮演等技术，深入分析问题发生的原因。

对每个问题领域的干预步骤基本类似。首先治疗师通过开放性的探索和澄清，帮助患者理解其人际角色间的冲突，及角色冲突与抑郁症状之间的关系，觉察、理解、表达在人际角色冲突中产生的负性情绪，关注患者在人际关系方面的感受、情绪表达方式（语气、语调、非言语行为）、表达的内容；其次通过提问和澄清，引导患者认识到自己对人际关系问题的看法和期待；运用头脑风暴方式帮助患者思考自己的期待是否符合现实，或表达期待的方式是否适宜，分析解决问题的各种可能的办法，运用人际关系事件、沟通分

析、角色扮演等方法修正患者对人际冲突中的期望等，明确可采取的改进措施，提高沟通技能，探寻能改善人际关系的积极资源及具体策略；将新的行为模式和人际方法在生活中试诸实践，并根据实际情况进行调整与修正；将修正后的行为模式持续实践，替换过去的问题行为模式。

1. 悲伤与丧失反应 治疗的目标是：①通过和患者建立安全的治疗氛围、倾听、理解、共情，促进患者对悲伤的表达，帮助患者适度地宣泄负性情绪；②通过减少隔离和增加社会支持以满足依恋需要；③通过讨论和分享促进丧失"正常化"，逐步理解和接纳丧失，探索新的人际关系替代已丧失的关系。

治疗策略：回顾抑郁症状群；把症状的出现和重要他人的去世建立连接；重建患者和逝者的关系；描述在逝者去世前、中、后各种生活事件的发生顺序及后果；觉察自己的内在感受（消极感受和积极感受）；在治疗过程中一旦患者有情感变化，情绪波动，对此能抱持、理解和接纳。

根据 Stuart 和 Robertson 的理论，针对悲伤反应的基本治疗是：明确悲伤反应是否要作为干预的问题；鼓励患者回忆丧失，明确悲伤反应的背景；讨论去世前后的事件，将抑郁症状的发生与丧失发生的时间建立连接；探索相关的感受，帮助患者与他人沟通和表达丧失，继而接纳丧失引起的痛苦；引导患者发展出与逝者之间更完整、理性的关系框架，重建与逝者的链接；帮助患者利用现有的社会支持发展新的依恋关系。

2. 人际角色冲突 抑郁障碍患者通常与重要他人的关系存在人际角色冲突。针对人际冲突的治疗目标是：识别具体的人际角色冲突；重新评估对方的期待，修正期望值和不良的沟通模式，学习表达人际/依恋需求的具体方式；探索各种可能性，积极改变行为。

角色冲突的治疗策略：回顾抑郁症状群；把症状的出现和患者现实生活中与重要他人外在和潜在的冲突建立连接；划分冲突的阶段：再和解（共情患者以促进和解）、僵局（有意识地增加不和谐性、重新开启和解过程）、解散（帮助哀悼）；理解不同的角色期待与冲突的关联性；到底是因为什么事情产生冲突，期望值和价值观的区别，寻找替代的可能性，有哪些可用的资源可以帮助

改善关系,在其他的人际关系中是否有类似的冲突,患者到底可以得到什么?患者的行为背后存在哪些没有说出来的假设?冲突是如何延续的?

3. 角色转变 个体的生命周期中社会角色会在不同阶段有多种变化,如青春期、更年期、结婚或离婚、升学或毕业、雇佣或解雇、患病等。如果将角色转换界定为需要解决的问题,要澄清抑郁的发生与角色转变的时间先后顺序。大部分患者在进入一个新角色时,往往会经历对新角色的矛盾感受、自尊受损、能力感下降、对新变化的调整和适应等。角色转换的目标是帮助哀悼过程及接纳旧角色的丧失;帮助患者积极接受新角色;帮助患者恢复自尊。

治疗策略包括:处理旧角色的丧失,鼓励情感表达,获得新的技能并发展新的社会支持。①通过回顾抑郁的经历,将抑郁症状与应付最近社会角色转换的困难建立连接;②将角色转换对应的事件作为节点,回顾旧角色和新角色积极的和消极的方方面面,鼓励患者体验和表达对于新、旧角色的感受,旧角色可能被体验为丧失、哀伤,或者对未实现的自我期待的愤怒与失望,新角色可能被体验为新挑战、新机遇;③理性分析新、旧角色的利弊,帮助患者更好地认识和接纳新的社会角色,发展对新角色的认同与掌控感,以及新的社交技能,拓展目前的关系。

4. 人际关系缺陷 人际关系缺陷是人际心理治疗中最具有挑战性的问题,表现出人际关系不足或者难以维持,无法建立持久的亲密关系,社会交往的贫乏,使个体产生孤独感、社会疏离感、缺乏自信、低自尊,如果不能及时解决将引发或加重抑郁。

针对该问题,治疗目标是提高患者的沟通技能和自信心,减少或消除其社会隔离,鼓励患者建立新的人际关系。如果患者的人际关系网络非常匮乏,治疗关系也是评估人际关系的重要部分。当彼此之间很难沟通而严重影响治疗关系时,治疗师可以此为治疗契机,鼓励患者去认识这些困难,建立新的社会关系和人际交往模式,避免与社会隔绝。其核心部分是指导患者提高沟通技能,修正患者既往人际交往中不良的行为方式。

治疗策略:回顾抑郁症状群;把抑郁症状和社会隔离以及缺乏成就感联系起来;回顾过去重要的人际关系,包括好的和坏的方面;探索患者重复的、习惯的人际模式;讨论患者对治疗师正面和负面的感受,鼓励患者在其他人际关系中寻找平行的方面。

(三)急性期治疗总结阶段

急性期治疗总结阶段一般由1～4次治疗会谈组成,主要任务是:①整合前期所讨论的人际关系的主题,回顾整个治疗过程中患者的具体改变和进步,促进患者发展独立应对的能力;②分析和预测未来可能出现的问题,包括如何识别问题以及寻找应对策略,并鼓励患者发展和维持治疗外的支持关系;③讨论安排后续的维持治疗。

(四)维持治疗与结束阶段

治疗目标是进一步巩固疗效,对残留的问题继续进行干预;其次是帮助患者认识到潜在的复发危险因素,预防复发。对于人际心理治疗而言,患者在治疗初期就获悉治疗的设置和时间安排,对于结束治疗不会感到非常突兀。但是当治疗结束真正来临时,患者仍然会体验到"丧失",他们对治疗师有不同程度的依赖,不愿打破这个被理解和被接纳的情感纽带。尤其对于将"悲伤与丧失"作为治疗主题的患者,治疗关系的结束提供了针对丧失体验进行工作的契机。结束治疗前的3～4次维持会谈需要讨论治疗的结束,承认治疗的结束可能带来悲伤,引导患者认识到自己在心理治疗中的成长,及其独立能力的提高,鼓励患者在治疗结束后做自己的治疗师。心理治疗结束后,治疗师仍需保持与患者的联系,每2～3个月随访1次,评价症状和药物不良反应直到药物治疗终止。

结束阶段:明确地讨论终止治疗;承认治疗结束是一个健康的悲伤的时刻,也是一种角色转换;是对患者独立能力的肯定和转换;处理疗效不佳的案例:强调其他治疗方案;评估继续/维持治疗的需要,重新商定治疗协议。

五、注意事项

抑郁障碍是融合许多不同因素的复杂疾病,不同患者对心理治疗有不同的需求与期望,只有当治疗的方法与其需求相匹配时,才能提供给患者最适宜的治疗模式,疗效最佳。人际心理治疗聚焦于患者当下和抑郁症状发生之前的社会处境，关注现在而非过去的人际关系功能，关注于社会角色的转换。对于抑郁障碍而言，人际心理治疗既可以作为独立的治疗方法，也可作为联合治疗的方法。《英国 NICE 抑郁障碍治疗指南（2017）》指出，人际心理治疗适用于在处理人际关系方面有困难，且困难集中在角色转换或人际冲突、丧失等方面，并拒绝接受药物治疗、认知行为治疗及其他自助团体治疗的轻度抑郁障碍患者，对重度抑郁障碍患者建议药物治疗联合人际心理治疗。

人际心理治疗是非移情导向的短程干预方法。治疗师是患者的支持者，并非绝对保持中立，治疗师向患者传递温暖、共情以及无条件的积极关注，培养患者对治疗关系的正性期待，在实际操作中注意保持对患者人际关系问题领域的持续关注和引导，而非关注治疗师与患者之间的移情和反移情。人际心理治疗会充分认识患者的人格特质，帮助治疗师理解患者的人际关系模式，构建治疗联盟，但并不作为治疗的焦点。

急性期的治疗通常可以不同程度地缓解抑郁症状，但是期望在治疗期间解决患者生活中的所有困扰是不现实的，悲伤反应、角色困扰、角色变化及人际关系缺乏在治疗结束之后可能还会存在。对于维持治疗的疗程，各学者的意见不一。在急性期治疗结束之前，治疗师和患者应对维持治疗的时间、频率、次数达成一致。

人际心理治疗并非对所有的抑郁障碍患者都有效，即使患者无抑郁症状的改善，也不代表从治疗中没有任何获益。如果患者感到疗效不佳，甚至无效，可能出现失望、愤怒、无助感，需要去关注、理解和接纳患者的痛苦感受，引导患者去对心理治疗建立理性认识。

六、问题与展望

20 世纪七八十年代，大量临床随机对照研究证实了 IPT 对抑郁障碍治疗的有效性，不仅缓解抑郁症状，人际交往能力也有明显提高。IPT 逐渐与认知行为治疗一道成为抑郁障碍治疗最引人注目的、有明确疗效、循证证据最充足的治疗方法。

美国 Mufson 等学者发展了青少年抑郁障碍人际心理治疗（interpersonal psychotherapy for depressed adolescents，IPT-A），并做了大量的临床实践与研究，逐渐成为治疗青少年抑郁的主要方法之一。英国 NICE 抑郁障碍治疗指南指出，对于青少年患者，IPT-A 是唯一有效的心理治疗干预。如果考虑联合治疗，专家小组建议认知行为治疗或人际关系心理治疗加第二代抗抑郁药。但是有学者指出，目前的证据因为研究相对较少，并不十分充分。Pim Cuijpers 等学者对 38 个关于抑郁障碍人际心理治疗的临床研究（4 356 个受试者）进行荟萃分析，其结果显示，对于急性期患者，药物治疗要比人际心理治疗更为有效，药物联合人际心理治疗并不比单独人际心理治疗更为有效。对于维持期治疗，药物治疗联合人际心理治疗要比单纯药物治疗预防复发更为有效。

虽然不少循证研究证明了人际心理治疗的有效性，其治疗方法简单明了，容易掌握，可以由各种心理治疗流派的从业人员经过培训之后应用于临床，但是相对而言，在临床实践应用较少。有数据显示，使用人际心理治疗的比例正在降低，由于是短程心理治疗，治疗的强度偏低，并不在人格层面干预，很难对患者产生重要而长期的影响。

有学者认为，人际心理治疗并不适合所有类型的抑郁障碍患者。有多项研究表明，人际心理治疗对内源性抑郁障碍的效果低于药物治疗，但在 NIMH 的大样本研究中尚未得到科学验证。Shear 等研究者提出，人际心理治疗更适合于焦虑型依恋模式的患者，认知行为治疗更适于回避型依恋模式的患者。实证研究证明，认知行为治疗对回避型依恋模式患者的疗效确实优于人际心理治疗，而这两种治疗方法对焦虑型依恋模式患者的疗效并未见明显统计学差异，对此仍需进一步的研究。

（刘　竞）

第四节　抑郁障碍的精神动力学治疗

精神动力学治疗是在经典的弗洛伊德精神分析治疗方法上逐步改良和发展起来的一类心理治疗方法，根据治疗时间可分为长程和短程两大类，目前推荐用于治疗抑郁障碍的精神动力学治疗主要为短程动力学治疗（short-term psychodynamic psychotherapy，STPP）。

一、抑郁障碍的精神动力学理论

抑郁障碍的病因很复杂，抑郁症状的背后是患者缺乏生命活力和切断与外界的联结。一个人如果丧失与生命、与自己内在渴望的联系，没有与他人形成有意义的联结，生命就会枯萎。精神动力学理论流派对抑郁障碍的理论假设，主要有以下几个方面：

（一）弗洛伊德的视角

弗洛伊德于 1917 年发表了经典的《哀伤和抑郁》一文，提出客体 - 力比多体系理论，其中有两个重要的论点：丧失促发抑郁；抑郁是指向自我的攻击形式。他观察到抑郁症状与个体在丧亲之后的哀伤很相似，认为它们都有明显痛苦的情绪；对外部世界兴趣的减退；爱的能力的丧失；所有活动的抑制。哀伤是对真实丧失的正常反应，可以促使个体在精神上成长，重新拥有感受爱的能力。丧失体验是抑郁的促发因素，但只有存在心理上的易感性时，丧失才会促发抑郁，这种易感性源于患者与所丧失的客体的关系，这是一种"自恋性的客体选择"。抑郁的丧失则是无意识知觉到和想象到的丧失，或是一个被矛盾看待的客体的丧失，而导致自尊的受损。客体在患者心中的形象已被自我的特征所灌注，以至于患者对客体的爱完全等同于对自己的爱。抑郁只能在以自恋性客体选择为优势的患者中得到发展，丧失被爱的客体实际上就是其自身部分的丧失，为此感到受伤害、愤怒，并导致抑郁。

除了像 Abraham 强调口欲期的重要性之外，弗洛伊德还强调矛盾意向和攻击性在抑郁产生中的作用，这种作用可被抑郁障碍患者的自我厌恶、自我折磨所证实。他假设，对于存在优势性的自恋性客体选择而易患抑郁障碍的患者来说，精神内部或其他形式的丧失体验，都将通过向内投射促发力比多从外部客体撤回到自我中来，所谓"客体的阴影侵袭了患者的自我"。抑郁障碍患者常因为一些错误而自我苛责，这些错误实际是丧失的客体"犯"的，并非患者自己。由于丧失的客体目前存在于患者的自我中，依然对患者很重要并且很强大，攻击丧失的客体在患者的心理上依然感到很危险，对客体的攻击就采取了攻击自我的方式，这一过程被描述为"抑郁是指向自我的攻击与愤怒"。弗洛伊德将自杀解释为对丧失的客体的反抗，将严重的自责加诸内部客体，企图用以破坏丧失的客体，重要客体的缺失会导致攻击重要客体（通过死亡、分离或者类似的事情）。这种缺失会引起愤怒；然后，客体通过内化到自我中得到重建，口头攻击转向了自体，最终导致抑郁。此概念对于心理动力性病理心理学有着深远的影响。

（二）Bibring 的视角

Bibring 使精神分析对抑郁障碍的认识从本能驱力转到自我心理学，他揭示了抑郁情绪与自我的特殊状态相联系，并强调自尊的影响，这依赖于自恋渴望的特定目标的获得。Bibring 区分了三组与特殊心理阶段相关的自恋的渴望：希望被爱、被赞赏，希望成为有价值（口欲期）；希望成为好的，成为可爱的（肛欲期）；希望成为强壮、超级、巨大、安全（阳具期）。他提出抑郁是一种对打破自尊导致的自我的无助感和无力感的情感反应，假设易感患者身处某种处境，能引起无助感、无能感，并导致自尊显著降低，那么抑郁就会得以诱发。这种体验是早年创伤体验的再现，后者导致的无助感、无能感没有被解决，使儿童不能重建安全感，有无助感、无能感的儿童认为自体是虚弱的、没有价值的，这样的自体体验会引起羞耻感，惧怕自己不被爱、不被喂养，不能满足自恋性的渴望，觉得自己不够好也不够强大。在成长的儿童中，这些目标的挫败感会阻止持久性自尊的出现，从而使其在成年后容易出现抑郁情绪。

（三）Melanie Klein 的视角

精神分析理论家中，Melanie Klein 是唯一认为抑郁是个体在非常早的发育阶段就体验到的情感，她假设有一个复杂的客体关系内化系统，有精神分裂 - 妄想、抑郁两个基本发展位置的存在。婴儿刚出生时，由于知觉运动以及心理功能上的限制，对于外在人物只能具有局部的认识和了解，例如哺乳时只能感受到乳房的存在，或是根据婴儿的本能需求是否被满足，而被体验为"好客体"或"坏客体"，例如可以满足婴儿温饱需求的乳房称为好客体。此时婴儿对于外界客体的认知停留在一个分裂、局部的层次，不能自行拼凑出一个整体的客体观念，称为"部分客体"（part-object）。抑郁位置（depressive position）在婴儿 4～6 个月大时发生，这时他/她开始在视觉及心理上把母亲视为一个完整客体（whole object），并把自身与这个客体建立联系。婴儿认识到部分客体实际上是整体的一部分，恨的部分客体和爱的部分客体是不可分割的，这导致了矛盾情感体验，即意识到一个人对同一个客体既爱又恨，为了保护好客体必须抑制对坏客体的破坏冲动，这属于正常的发育阶段，包含了对好的部分、坏的部分的整合，及对施虐性、破坏性幻想的控制。

Klein认为抑郁位置永远不会被彻底修通，与矛盾和罪恶感有关的焦虑就像丧失的处境会唤醒抑郁体验一样，时常会和我们在一起。在抑郁位置体验到的悲伤痛苦与弥补的驱力发展起来，以重建所爱的内部和外部客体，这被认为是日后创造力和升华的基础。Klein认为母亲的品质对客体内化的结果有着重要影响，抑郁障碍源于最初母亲和儿童之间没有形成积极体验，这一失败导致自我中形成了不够好的客体，导致其对外部世界持愤怒和怀疑的态度，并在内部世界形成了广泛的"坏"感，从而产生了对自我的攻击与愤怒。

二、案例概念化

基于精神分析理论，可以从发展缺陷导致人格结构缺陷和基本冲突的角度来理解抑郁障碍患者，形成案例概念化。

（一）发展缺陷导致人格结构缺陷

抑郁障碍患者经常存在早期发展缺陷和/或严重的创伤经历。首先，他们依恋的主要对象（通常是母亲）并不存在，或没有以孩子发展所需的方式存在，母亲仅仅是躯壳的存在，而不能给予情感上的照料，无法帮助幼儿感受、表达和调节情绪，心智化，并发展出自我的存在感。按照依恋理论，无论是拒绝和孤独，或是共生依附和分离焦虑，都称之为不安全的依恋模式。

抑郁障碍患者在下一个发展阶段——分离和个体化也存在缺陷：在分离和个体化过程中，儿童需要鼓励、支持和指导；父亲的角色不同于母亲，帮助患者认识到自己作为独立个体而存在、脱离共生的联结，独立思考和自尊，有自己的意愿。在抑郁障碍患者中，父亲常常缺失，如果父亲在场，则通常很严苛、控制，要求孩子顺从，漠视孩子发展中需要成人肯定的需求。

抑郁障碍患者常见客体丧失和分离创伤（包括父母离异的丧失），他们时常感到无助、无望、依赖他人、害怕失去爱和认可。这些患者内在的自我价值感不够强大和稳定，需要从"理想化客体"那里得到认可和肯定，从而觉得自己是有价值的。他们愿意以自我牺牲的方式，放弃自身的需求，去满足他人的期望，或者说在心理层面，这些"理想化客体"成了他们的"攻击者"，为了依附这些"攻击者"，他们与攻击者认同，竭尽全力地去满足攻击者的需求，没有机会去感受自己的需求和愿望，他们的超我变得非常严厉，主体性也没有得到发展。

除了发展需要的缺少之外，还有另一种因素，就是所经历的心理创伤，尤其是早期重要自体-客体的丧失（死亡、分离、住院治疗、经常迁居等），被忽视或不被爱，或者是遭受到躯体、情感、性虐待，这些可能摧毁人格的发展。所有这些重复性早年经历被内化入精神结构，它们成为自我概念和人际关系的重要模式。抑郁患者由于缺乏父母的包容、支持、赞赏的体验，其内心呈现出"死亡母亲"、凶狠或缺失的父亲以及孤独或贬低的自我形象。有些患者无法用言语或图像来表达抑郁情绪，他们害怕在治疗中触碰这些创伤性的尚未心智化的体验。

（二）探索抑郁障碍患者的内在冲突

除了上述重要的发展缺陷外，抑郁障碍患者还存在典型冲突：一方面他们渴望与他人建立亲密关系，如患者从未拥有过理想化母亲，并渴望得到其爱和赞赏，这种关系显示明显的共生和口欲期特征；另一方面他们惧怕或认为这种渴望将会再度被拒绝或落空，又使自己陷入对爱和赞赏渴望的深渊。因此，他们试图控制其攻击性冲动：对自己依赖的愤怒、受伤后的自恋性羞耻和愤怒、对因无法完全掌控客体而倍感失落的自责，唯恐摧毁或失去与理想化客体迫切的必需关系。这些攻击性冲动往往会转向自身：自责、担心毁掉客体的内疚感等，而自主与独立、分离与个体化的愿望将会被防御，结果是矛盾性依赖他人，既需要又攻击。伴随着这些基本冲突的是持续努力地渴望获得他人的认可、不断地惧怕失去情感上的支持、必须压抑自主的愿望和倍感失望的内在愤怒，而去迎合他人的期望。

在抑郁障碍患者中，我们发现了患者的发展缺陷，基本冲突和矛盾心理，他们需要被他人看到、触摸、关心、认可和确认（或被内化的他人、内在客体、超我和自我理想），另一方面，他们害怕和期望这种渴望会再次被拒绝和挫败，感到饥饿和匮乏，这会激起对客体的仇恨和愤怒，但这种愤怒必须被抑制，因为害怕破坏或失去客体，所以攻击将转向自己（自我批评和内疚感）。与这种矛盾的（侵略性的和匮乏的）依赖相反，个体仍深切地希望独立、自主、个性化，过自己的生活。生活在这种基本冲突中意味着永远有压力，努力获得他人的认可，必须适应他们的期望，压抑自己的愿望，以及因失望而产生的内心愤怒。

具有这种抑郁人格结构的人会发展出各种应对或防御策略来处理这种冲突，从而在生活中获得满足感和安全感。在临床工作和日常生活中可以观察到：

1. **焦虑、依附型**　时常唯命是从、自我挫败，持续生活在丧失重要客体的恐惧中。

2. **利他型**　"救世主症状"，即自我牺牲、延迟自己的需求，承担责任。

3. **自恋型**　伪装成自己不需要他人，而让其他人依赖自己。

4. **分裂型**　不害怕孤独，孤独是其首选状态，回避感受和与他人亲近，仅能容许与非人类客体发生联系，如大自然、动物或数学、科学。

5. **退行型**　从真实世界逃避到成瘾的梦幻世界等。

（三）抑郁发作的诱因

当上述应对策略由于某些原因而瓦解时，就会导致抑郁发作，如：①焦虑的依附与放弃自我的屈从，仍无法避免客体丧失时；②利他的助人者感到耗竭，被他人利用或被抛弃时；③自恋型患者突然丧失权力和魅力时；④分裂型的人越来越孤立和疏远时；⑤成瘾的人无法继续麻痹其不断增多的绝望感时。

三、治疗假设与治疗计划

精神动力学治疗的治疗假设是：大部分精神生活是无意识的；童年经历与遗传因素共同塑造人；治疗师对患者的尊重是理解的主要来源；治疗师的反移情提供了有价值的理解，了解患者在他人身上诱发了什么；患者对治疗过程的阻抗是治疗的重点；症状和行为具有多重功能，由复杂的、常常是无意识的力量决定；治疗师帮助患者实现一种真实感和独特性。

抑郁障碍短程动力学治疗更多地关注患者，而非其症状。"理解"患者是精神动力学心理治疗的核心，治疗在一个解释支持的连续体上运作，通过解释性干预增强患者对其持续问题的重复冲突的洞察力，患者无意识的愿望、冲动或防御机制也随之变得有意识。短程动力学治疗强调童年早期经历对于成人之后身心功能的重要影响；强调潜意识作为背后动机的力量；强调强迫性重复的意义，即为了不让记忆中的冲突出现在意识层面而进行的行为；强调移情无处不在的普遍性，患者现今对待治疗师的无意识反应模式正是他们早年与重要养育者的反应方式。

为了揭示无意识动机和冲突，关注患者的内部世界和无意识过程、患者和治疗师之间的互动模式（移情）、患者在移情关系中出现的无意识冲突、人际关系中的情感，试图避免痛苦的想法，对过去事件的记忆，以及反复出现的互动模式；强调（无意识）动机因素如何导致患者在人际关系中（错误）感知和（错误）解释外部现实和经验，帮助他们去理解、处理内在的基本冲突，克服其发展缺陷，改变现在的态度和感受。

所有类型的短程动力学治疗都会发展出一个焦点作为治疗的重心，治疗师越是能具体明确地界定这一焦点的范围，其疗效也就越好。另外，短程动力学治疗的实施需要治疗师将支持性技术和表达性技术相结合，支持性技术如共情、移情-反移情、维持适当的自体客体移情、解释、维护关键防御等。表达性技术如共情性评论、澄清、面质、释义、自由联想、消除阻抗和释义，能够在患者感到安全之后鼓励他意识到并且表达出那些先前被否定的内容。患者在与治疗师的互动中，能够此时此刻重新呈现其在过去被压制的情感或者内心世界，并通过治疗师的倾听、共情、解释、抱持，帮助患者看到自己、看到内在的客体关系以及在现实人际关系中对既往关系的强迫性重复，对自己、对人生、对人际关系有一个重新感知、发现、确定的过程。患者内心世界在互动中的呈现，对患者消化并进一步转化其内心世界至关重要，精神动力学治疗本质上是对患者所呈现的内心世界的抽象总结，是对患者内在旅程的描述，因为现象得到充分呈现并被消化代谢后，转化也在进行中，抑郁也由此得到疗愈。

四、治疗的流程与方法

短程动力学治疗是当下抑郁障碍患者接受最多的动力学治疗方式。所有短程动力学治疗的频率都是每周 1 次，疗程不超过一年。例如，Mann 的限时心理治疗和核心冲突关系主题治疗模型就分别将疗程限定为 12 次和 16 次。治疗师会在治疗开始之前告知治疗的限时性，其限时的目的在于激发患者治疗的动机，减少退行，消除患者对心理治疗的神奇幻想，并在一定程度上减少依赖感。因为短程，那些能够快速投入并且能够较为容易进行分离的患者会从中获益最大。

抑郁障碍的治疗过程分为初始访谈、初始阶段、中间阶段、最后阶段。

（1）初始访谈：治疗的目标之一是与患者建立连接，为其提供安全的治疗氛围，对治疗师产生信任，鼓励患者言语化的表达，识别导致抑郁发作的诱因，确定是否患有抑郁障碍，是"器质性""内源性""神经症性"抑郁障碍中的哪一种？对于"神经症性"抑郁障碍应该确定其结构水平：低水平（临界）、中等水平（大多数抑郁障碍患者）或高水平的神经症性抑郁障碍。这些患者需要长程的精神动力学治疗来修正他们的自我和客体关系的功能失调模式，这种模式深深根植于他们的生活经历和人格结构中。

评估风险和并发症：自伤自杀行为、成瘾、躯体或心身疾病（神经性厌食症等）的风险。这些风险需要讨论澄清。如果患者有明确的自伤自杀风险，不适于做单纯的精神动力学治疗。

（2）初期阶段：精神动力学心理治疗的初始阶段，理想化移情通常很突出。患者试图成为一个"好"患者，努力迎合治疗师的期望，让治疗师认可和喜欢自己。当治疗师觉察到移情时，即可觉察到矛盾情绪的暗流，患者怀疑治疗是否真能帮到自己，是否能够满足自己的需求。患者掩饰着没有公开表达的评论或对治疗师的责备，并将攻击转向自身，自我怀疑和自责。这种间接的攻击激发了治疗师的反攻击冲动，而此时解释这一

点为时过早，因为患者尚且无法感受到自己的攻击性。治疗师要允许患者表现出缺乏安全感、不信任和担心受伤害或失望的恐惧感，并从患者早年生活经历中理解这些特性，帮助患者理解和接纳这些感受。

大多数短程动力学治疗将停留在这个水平上，聚焦于现实的应激情境，试图帮助患者进行哀悼、修通现实的冲突，并学习在新的环境下适应和面对。在长程治疗中，如果患者愿意，我们可以更深入地改变人格，试图解决基本的抑郁冲突，因为它将在患者与治疗师之间的移情中被再度体验，将帮助患者解决共生的需求，为取得更多的自由和独立，赢得更多自尊，处理分离和个体化的斗争。首先在治疗关系的安全构架中解决，进而在其生活之中，这是在中间阶段治疗深入的长期过程。

（3）中间阶段：中间阶段对治疗师和患者而言都是最具挑战性的部分，患者觉得足够安全，敢于在治疗关系中展现自己的负性情绪。患者混杂着依赖和亲近意愿受挫后的愤怒感，通常间接或通过贬低治疗师的方式表达攻击，觉得治疗师无用，并没有帮到自己，感到不被理解、不被关心等。治疗师需要经受住这些对自己身份、能力、技术与亲和力的抨击，且没有被卷入，这一点很重要。患者的大部分攻击源于试图摆脱的绝望和痛苦，而让治疗师体会到相同的感受，治疗师必须保持情感上与患者的联结，抱持和包容其强烈的情绪，并试图去理解，让患者重获希望，用更多爱来应对憎恨、用希望去应对失望。所有得益于精神分析治疗的抑郁患者在治疗之后会说，这是在他们的治疗过程中最具决定性的因素。

中间阶段还有两个方面：第一，修通回忆过去创伤经历的阻抗，这意味着再体验，通过哀悼的过程修复过去的创伤，接纳活在当下的现实，而非强迫性地重复旧模式。第二，修通并且修正无意识的负性信念，如："我的父母不爱我，因为我不值得爱，只有献出我自己才能得到他人的赞许，一旦我表达了自己的愿望，将会面临拒绝和失望。"这种负性信念不太容易纠正，患者之所以坚持，是因为这些信念具有保护功能：想到了"最坏的情况"，就不用担心会失望，但这种"保护"的代价就是非常受限制的生活，而且往往这些负性

信念会成为"自我实现的预言"。

（4）结束阶段：结束阶段，患者感到症状消除，能理解自己的防御，认识和理解自己的移情反应，自我探索解决内心冲突的方法。患者与治疗师一起回顾治疗经过，体验分离和失落，开始自我探索。患者和治疗师确定治疗中令人失望的、局限性的和不成功的方面；讨论今后心理治疗的可能性；讨论今后的计划。

最后是准备分离。依赖与自主的基本冲突将得到缓解，治疗的重点聚焦于俄狄浦斯冲突，但由于即将到来的分离，客体丧失的创伤经历将重现于移情中，需要修通。成功地结束治疗可以使患者能够离开而不觉得"失望"、不再贬低治疗师及其治疗——他们觉得从人格的成熟和心理的稳定方面，自己取得了进步。

五、注意事项

抑郁障碍的短程动力学治疗需要重点关注以下几个方面：

1. 聚焦人际关系体验。精神动力学治疗非常重视患者的人际关系和人际体验，即客体关系和依恋模式。人格和自我概念的部分都是在依恋关系的背景下形成的，当有问题的人际关系模式干扰一个人满足情感需求的能力时，往往会出现心理困境。

2. 重视治疗关系。治疗关系本身就是一种重要的人际关系，心理治疗是通过自我反思、自我探索和自我发现的过程来实现的，治疗关系有一种能够转化的力量，它与治疗的时间长度无关，而在于有能力去建立、理解和运用治疗关系，关注于在治疗室中"此时此刻"的治疗过程，"此时此地"的互动体验，包括在治疗室以及在真实世界中的交互关系，治疗中的移情与反移情。

3. 重视移情，尤其是最初与母亲的依恋关系，而不仅仅是性驱力或攻击性本能的表现。维持适当的自体客体移情：治疗师需要鼓励患者适当地呈现出镜映（mirror）和理想化（idealize）这两种自体客体移情（self-object transference），治疗师借此帮助患者维持其自尊和自体内聚（self-cohesion）。

4. 识别反复出现的行为模式、感受、体验和关系。识别和探索患者思想、情感、自我概念、人际关系和生活经历中反复出现的主题和模式。在某些情况下，患者可能会敏锐地觉察到反复出现的痛苦或自我挫败的模式，但又无法摆脱它们。

5. 认识过去及其对现在的影响。与识别重复出现的主题和模式相关的是认识到过去的经验，特别是早年的依恋体验影响个体与现在的关系和对现在的体验。精神分析师探索早期经历，过去和现在的关系，以及过去"活在"现在的方式，重点不在于过去本身，而在于过去经历如何揭示当前的心理困境。治疗的目标是帮助患者从过去经验的束缚中解脱出来，以便更好地活在当下。

6. 探索愿望和幻想。鼓励患者畅所欲言，表达他们的欲望、恐惧、幻想、梦想和白日梦。这些材料都是丰富的信息来源，关乎个体如何看待自己和他人，如何解释和理解体验，如何回避某些体验。精神动力学治疗的目标不仅限于症状缓解，也要培养积极的心理能力和资源。

短程动力学治疗的对象选择上，应重点考虑：治疗动机；形成治疗同盟的能力；内省的能力；心智化水平；从最近的情感体验中抽离出来的能力（即一种对经验反思的能力，而不是否认和表现出行动的能力）；将症状或目前问题与当前的人际关系或经历连接起来的能力；区分自身与外界现实的能力；来访者是否愿意、是否喜欢自我反省；能辨别自己一些内在的无意识状态的能力。

适于短程动力学治疗的患者可能具有如下特征：表现出一定的自我强度；比较容易卷入和分离；具有心理学头脑；有动力和信心在短程治疗中解决问题。对治疗和治疗师的态度非常积极。

有下列问题者要极其慎重地考虑是否可以实施短程动力学治疗：患有重性精神疾病，包括严重的抑郁；伴有严重的人格紊乱；具有自杀或自残行为，包括严重的药物和酒精滥用／依赖；难以确定治疗的焦点；通过短时治疗或焦点治疗无法治愈；来访者不希望做短程治疗。

六、问题与展望

精神分析在对抑郁障碍患者的内在心理现象、心理过程、病因和心理发育、治疗过程的描述上可谓丰富和淋漓尽致，是无数精神分析师与患者在一起工作的心血的结晶。这些理论丰富了我们对人性的深邃复杂、对心灵难以言说之痛的觉察，加深了我们对人、对生命、对人与人之间联结的意义的理解。

但是自弗洛伊德的年代起，精神动力学治疗一直依赖于单一的、过程导向的个案研究，并且拒绝客观的、可重复的、可验证的临床研究，因而缺乏循证证据支持。近几年，这方面的现状有所改变，当前的研究范式希望评价精神动力学治疗是否有效以及有效率。Ellen Driessen 等学者进行了短程动力学治疗对抑郁障碍患者的效果评价荟萃分析，纳入 54 项研究（35 个随机对照研究），共计 3946 例受试者，显示短程精神动力学治疗对成人抑郁障碍疗效确切，其效果与抗抑郁药和认知行为治疗相当，但是需要更多高质量研究。和其他治疗方法一样，短程动力学治疗并非对所有抑郁障碍患者都有效，心理治疗的剂量效应关系很重要，目前还不清楚哪些患者能从这种治疗方法中获益，无法识别其对抑郁症疗效的预测因素和影响因素，需要在以后深入研究。

（刘　竞）

第五节　家庭治疗

抑郁障碍的发病率逐年上升，且发病年龄日趋年轻化。青少年时期是抑郁障碍的高发人群。有研究表明，家庭因素，如家庭环境、父母养育方式、不良的教养方式、亲子关系、夫妻关系、家庭亲密度及频发的家庭冲突等，在儿童青少年抑郁障碍的发生、发展、维持及治疗的过程中有重要影响。随着家庭治疗理论的应用与发展，越来越多的从业者开始将家庭治疗的理论与技术应用于青少年心理和行为问题的治疗中。

针对青少年抑郁障碍患者，Diamond 等学者创建了基于依恋的家庭治疗（attachment-based family therapy，ABFT），一种半结构化、以人际交往为中心的短程干预。该模型基于抑郁障碍的人际模型、依恋理论和情境家庭治疗（contextual family therapy），借鉴了 Salvador Minuchin 的结构派家庭治疗和多维家庭治疗（multidimensional family therapy）以及情绪聚焦治疗（emotionally focused therapy）的理念，旨在通过促进对过去家庭创伤和目前正在破坏信任的冲突关系的对话，来修复青少年与父母之间的依恋关系，达到缓解抑郁症状的效果。

一、理论模型

（一）家庭系统理论的视角

所谓系统，指有相互关系的一个整体。系统是自我组织、自我生产、自我修复、自我复制的生存单元。系统论强调家庭是有结构和等级的，而且家庭内部存在"子系统"，各子系统之间相互依存又相互制约，家庭系统在一定的家庭规则之下运作，经历着平衡机制与改变机制的冲突与调整。

根据家庭系统理论，抑郁障碍的家庭危险因素分为五个层次：①个体子系统，每个家庭成员的特征；②亲子子系统，包括亲子关系的每个方面，例如依恋、养育方式、支持和冲突；③婚姻子系统，包括配偶关系的各个方面，如婚姻冲突；④整个家庭系统，包括三人关系，如父亲、母亲和孩子之间的相互关系，每个子系统与其他子系统及整个家庭环境的关系；⑤家庭外层次，包括家庭之外影响整个家庭及每位家庭成员的因素，如社会经济因素和应激。在不同的系统层面研究个体或子系统之间的相互作用，有助于更加完整地分析抑郁障碍的发病机制。

系统理论认为，症状在家庭系统中具有传递信息的功能。比如，Lazarus 认为情绪就是一种内在交流方式，每一种情绪都有一个"关系基调"。悲伤情绪可能是一个信号，说明关系中存在"不可挽回的丧失"。悲伤是具有进化意义的，它会促使我们努力寻求他人的支持，而当一个人对丧失带来的影响感到无力，且这种悲伤的情绪持久存在，就会出现抑郁障碍。

（二）依恋理论的视角

Bowlby 最早从母婴关系的视角提出依恋理论，建立在人类天生努力与他人建立联系的假设之上，关注包括保护、关爱和感到安全等方面的动力关系，以及情感联系的结构与功能。Ainsworth 将依恋分为安全型和不安全型，不安全型包括回避型、矛盾型或抵抗型。安全的依恋模式中，青少年更直接地沟通，自由地表达负性情绪，期望得到理解和接纳，而不是批评和被抛弃。不安全的依恋模式与青少年抑郁障碍密切相关，青少年将负性情绪表达视为不受欢迎和不安全的，照顾者不能提供安全和支持，反而成为潜在的情感伤害的来源，这强化了自我和对他人的消极信念,使个体容易抑郁。青少年抑郁障碍患者常感到与父母很疏离,认为父母不接纳和认可自己,认为他们的家庭缺乏信任、支持和凝聚力。当父母感到沮丧时,他们会变得更加消极、挑剔、冷漠和严厉,从而加剧抑郁。

(三)抑郁障碍患者的人际关系

研究表明,人际关系可以导致、维持或加剧抑郁。例如父母抑郁、婚姻冲突、不良的教养方式、未得到满足的依恋需求、丧失、消极的亲子互动等,都与抑郁障碍的病因和强化密切相关,抑郁障碍患者的负性核心信念和习得性无助也可能源于早年的人际关系。青少年抑郁障碍的发生,可能与其无法在与父母保持亲密关系的同时,又能与父母自主协商沟通有关。要做到这一点,家庭必须容忍适度的冲突,而青少年则要求更多的自主权。家庭的冲突容忍度越低,患抑郁障碍的风险越高。

(四)抑郁障碍患者的家庭功能

抑郁障碍患者的家庭亲密度与适应性存在缺陷,家庭成员之间在问题解决和沟通方面有一定缺陷,家庭功能显著受损,且损害持续时间较长。青少年抑郁障碍的发生率与父母的无理拒绝、粗暴惩罚、过分干涉、过度保护等不良教养方式成正比,最常见的是缺乏父母的关心、批评或父母干涉性的控制。研究发现,青少年的自杀意念与家庭功能不良、家庭关系不和谐、家庭环境恶劣、家庭功能僵化、家庭冲突、家庭缺乏适应性有关。

安全、矛盾和回避型依恋模式分别与家庭关系中适应(adaptive)、缠结(enmeshed)和疏离(disengaged)有异曲同工之处。疏离的家庭模式(家庭成员间缺乏温暖、亲情、眼神交流、情感反应)以及缠结的家庭模式(父母与孩子过度亲密,或者父母缺乏权威)是儿童罹患抑郁的危险因素,女孩在缠结的家庭模式中比男孩更容易诱发抑郁。抑郁障碍青少年的父母往往存在言语攻击、肢体冲突、冷漠敌意等现象,彼此缺乏支持和帮助。

(五)家庭功能与抑郁障碍的循环因果关系

从家庭功能与抑郁障碍的相互关系来看,家庭对个体有影响,同时个体对家庭也产生影响,相互影响,循环因果。Hughes从系统观点分析了父母、青少年及其家庭之间的循环因果关系,认为抑郁障碍的发病常常与家庭功能不良有关,个体的行为往往被家庭系统的结构、组织和交互作用模式影响和决定。另一方面,患者的抑郁发作也常常使家庭功能进一步受损。如果家庭中双亲之一或二者都罹患抑郁障碍,其家庭经常会处于婚姻冲突及亲子冲突,家庭功能受损,导致儿童的不良行为或产生抑郁;其教养方式也会影响儿童的心理健康,而儿童的心理及行为问题反过来又会加重父母的抑郁症状,损害整个家庭功能。父母亲任何一方或双方均罹患抑郁障碍是儿童日后发展为抑郁障碍的预测因素,其中,母亲罹患抑郁障碍对儿童心理健康的影响更为突出。

二、案例概念化

基于家庭治疗系统论的视角,患者的抑郁症状往往不是孤立存在的,而是与其他家庭成员相互作用的结果,家庭功能存在严重缺陷是抑郁障碍发生的根源,家庭才是真正的"患者"。家庭治疗将治疗的焦点由患者转向整个家庭,以整个家庭为出发点,通过改变家庭成员围绕症状所表现出来的沟通模式,从而达到治疗的目的。

从家庭治疗的视角对患者进行案例概念化,不仅关注患者的个人问题和症状,更突破了只关注个人内在心理冲突、人格特征、行为模式的局限,把患者及其症状放在整个家庭背景中去分析、理解并治疗,探索症状背后的功能与存在的意义,从症状转向关系,从关系分析家庭模式,通过改善家庭关系,改善家庭功能,进而缓解抑郁症状。基于依恋的家庭治疗帮助家庭成员获得对亲密关系的渴望,致力于重建情感上的家庭纽带,重建信任,再依恋。

三、治疗假设与治疗计划

基于依恋的家庭治疗聚焦于修复青少年与父母之间破裂的依恋关系,治疗主要围绕五个治疗任务:抑郁障碍的关系重构;与青少年建立联盟;与父母建立联盟;修复青少年与父母的依恋关系;提升能力。

基于依恋的家庭治疗的目标是:父母成为一个安全可靠的基础,青少年开始把父母看作是支持和鼓励的来源,向父母寻求安慰、支持和指导。父母开始帮助他们的孩子,而不是批评或控制。在这个新的家庭氛围中,父母和青少年就人际关系、日常行为和家庭内外的自主性确定新的规则和期望，父母使用更权威的养育方式，青少年使用更成熟和更清晰的沟通模式。

首先，帮助患者确认家庭关系中存在的问题，从沟通方式、问题解决、角色定位、情感反应、情感卷入和行为控制等维度评估家庭功能。青少年患者的父母常因为不能有效帮助患者而感到沮丧，而患者可能会把父母的帮助误解为批评，导致父母想去帮助，而患者拒绝，父母变得沮丧，青少年感到被批评的恶性循环。治疗师进行关系重建，帮助父母找到更适宜的方式与患者沟通，帮助患者以适宜的方式表达担忧，关系的重建强调家庭的资源而非缺陷与不足，减少指责和批评。

其次，与整个家庭一起工作，扰动家庭的不良互动模式，通过谈话增进各家庭成员之间的相互理解，使父母认识到患者问题产生的真正原因，改变养育方式，让患者减轻对父母的抵触心理，鼓励他们发展出与自己成长阶段相适应的、并获得父母支持的自主性，改变家庭关系格局，改善不良亲子关系，从而缓解抑郁症状。

四、治疗的流程与方法

基于依恋的家庭治疗主要围绕五个治疗任务，每个任务代表治疗的不同阶段。具体如下：

任务 1. 关系重构：以改善家庭关系作为初始治疗目标，为治疗奠定基础。将谈话从疾病和症状的描述转向亲子关系或者冲突，治疗侧重于修复亲子关系，改善沟通，避免互相指责，把这个困境和挑战当作是家庭成长的契机。

本阶段，治疗师用更温和、更富有同理心的态度引导患者对当前或既往亲子关系的失败表达自己的想法和感受、态度，而父母则对患者保持好奇和关注，了解更多细节，避免否认或防御。父母理解和接纳患者的负性情绪会消除青少年对父母的敌意。其次，父母向患者坦诚表达歉意，承认自己的弱点与不足，让患者重新理解父母的行为和局限与不足，这些过程是再依恋任务成功的关键因素。本阶段，随着父母和患者对彼此的经历、挣扎和弱点有了更多了解，建立一种新的互惠关系，患者变得更有力量开放地表达情感，他们越感到被理解和接纳，就越能原谅父母过去的错误。

任务 2. 与青少年患者构建联盟：治疗师首先对患者的社会背景和世界观表现出兴趣，评估和确定优势、能力、爱好和资源，确定对患者有意义的治疗目标，并为再依恋奠定基础，确定患者与父母之间当前和长期存在的问题，帮助患者识别、表达和处理对这些核心问题的想法和感受。让青少年同意参与任务 4 的再依恋任务，有的患者感到被排斥，对改变缺乏治疗动力。治疗师需要探索和挑战这些信念，指导患者如何更有效地沟通，引导发展出新的认知和情绪调节技能，患者是否愿意尝试新的人际交往技巧，取决于他们是否相信治疗师能保护其免受父母可能的批评和指责。

任务 3. 与患者父母建立联盟：治疗师与父母单独会面，了解父母生活中与患者无关的方面，交流可能集中在资源（如工作、爱好和社交网络）、不足（如精神问题、生活事件或婚姻冲突）、关注代际主题（父母与他们父母的关系）、父母之间的团队合作。关注父母对再依恋任务的承诺，不再责备患者，而是为了帮助青少年发展权利和人际交往技能，并为下一步的治疗做准备。教授父母倾听技巧，这些技能包括倾听、接纳强烈的情绪、共情、确认和命名情绪，提出问题，保持好奇心，而不是变得防御性或试图"解决"问题。再依恋任务的成功依赖于父母在即将到来的家庭治疗会谈上如何使用该技能。

任务 4. 再依恋：前几次治疗会谈与所有家庭成员分别建立了治疗联盟，确定了核心的冲突主题。再依恋有几个目标。第一，通过让青少年患者参与治疗来解决对他们而言的重要问题。第二，激发患者的积极体验，提高主动性。第三，为学习、实践新的沟通和解决冲突技能创造契机。第四，即使是部分解决这些冲突主题，也有助于调节负性情绪和归因。解决这些冲突可能不会直接缓解抑郁症状，然而它确实消除了阻碍信任和交流的紧张与敌意，并激发了患者自主的积极体验，进而缓解抑郁。

任务 5. 提升能力：提高青少年患者的感知能力和问题解决能力。其主要目标是：增加能力体验的数量和质量；减少社会隔离；帮助父母成为青少年患者的有效资源。治疗师引导患者看到行为和系统的变化，包括家庭内外的变化，这些行为的改变是基于前面治疗发展起来的人际优势和技术支持。治疗师鼓励父母适当地挑战和支持青少年，使他们变得更有动力和更负责任；鼓励患者不再责备父母，而是为自己的行为承担责任。家庭成员在处理具体行为问题的同时，实践和提升其人际交往能力。

这项任务要求治疗师同时关注家庭内部的沟通过程和行为目标（如重返学校）。治疗师鼓励家庭成员讨论和发展对规范活动的期望，如家务、宵禁、约会，以及与学校、同学、暴力、人际关系和性有关的问题，引导家长鼓励青少年患者逐步走向自主管理，参与这些决策的沟通与协商，增强自信、沟通技巧和使命感，增加或改善青少年和父母的社会支持与资源。

五、注意事项

在抑郁障碍的家庭治疗中需要注意以下几个方面：

1）构建良好的治疗关系：治疗初期当家庭来求助时，父母都更关心患者症状的改变，希望治疗师以权威的身份给予具体指导，但如果治疗中只有权威关系，就会束缚治疗过程。治疗师一方面需要在治疗中保持其权威性，让家庭对治疗充满信心，另外，还要让来访家庭感到治疗师的信任与尊重，如何在两者之间维持适当的平衡，是治疗的策略与技巧。

2）遵循中立原则：家庭治疗主要关注包括结构、角色、沟通模式、成员界限、权力关系等在内的家庭动力。作为治疗师，应遵循中立原则，努力与所有家庭成员多边结盟，避免与家庭成员之间正面冲突，避免陷入家庭的联合与同盟之中。只有保持中立，才能使家庭成员感到尊重，更有效地消除家庭成员的阻抗，改善和整合家庭功能。

3）重视家庭自身资源：家庭治疗强调的是家庭改变会带动患者的改变，为帮助带症状者，全体家庭成员都认为自己有责任并愿意付出努力，治疗强调家庭成员之间的相互支持和家庭内部的潜在资源。

六、问题与展望

家庭治疗应用与抑郁障碍患者目前尚处于发展阶段。在青少年抑郁障碍的治疗领域，家庭治疗有一定优势，可以缓解患者的抑郁症状；还能提高其家庭支持动力水平，缓解家庭矛盾，减少家庭冲突，增进家庭成员间的交流和沟通，建立和谐的家庭关系，促进心理和社会功能康复。行为夫妻治疗（behavioural couples therapy）是针对那些有固定伴侣的人，他们的关系导致抑郁症状的发展或维持，或者他们的伴侣被认为是潜在的治疗资源。有一些证据显示，在改善抑郁方面，夫妻治疗和个体心理治疗一样有效，夫妻治疗比单独的心理治疗更能有效地减少夫妻关系的痛苦。

在抑郁障碍家庭治疗的循证研究方面，家庭治疗的相关研究普遍存在样本量小，样本代表性不明确、随访时参与者人数明显减少、且随访时间不足 6 个月，对照研究不足等问题，使得研究质量很低，其研究结果的说服力有待考证。Tamara Henken 等学者针对抑郁障碍家庭治疗的荟萃分析显示，目前的证据基础过于混杂和稀疏，无法得出家庭治疗对抑郁障碍总体有效性的结论。基于此，使用已有充足循证证据的认知行为治疗、人际心理治疗似乎比家庭治疗更可取。

未来，需要针对家庭治疗开展高质量、大样本的临床随机对照研究，并与其他有循证证据支持的心理干预方法对比，展开一定时间的随访评估，以尽可能准确评价家庭治疗对抑郁障碍的有效性，为抑郁障碍的临床心理治疗服务提供依据。

抑郁障碍认知行为治疗案例报告

基本信息：男性，35 岁。硕士研究生学历，公司技术人员。

主诉：间断情绪低落 7 年余，加重 1 个月伴自杀观念。

现病史：患者自 7 年前读研究生期间因学习压力大，逐渐出现情绪低落，精力下降，担心自己无法顺利毕业，学习效率下降，寝食难安，不愿和同学老师交流，逐渐发展到对什么事情都没有兴趣，持续有 3 个月余，症状逐渐缓解，恢复如常。患者毕业后工作一直不顺利，先后在数家单位工作，每份工作时间都不长，都以失业告终。5 年前结婚生子，2 年前再次出现情绪低落，感到工作生活压力很大，结婚成家后因和岳父岳母生活在一起，感觉在家很紧张，要让每个人都开心，感觉被生活折磨得很痛苦。对未来感到悲观，自我评价低，一直对死亡和人生的价值比较关心，不自主地考虑死亡。最近半年一直没有工作，开始和外界断绝来往，不和家人之外的任何人联系。失眠，早醒。1个月前症状加重，频繁出现轻生观念，一周前有自杀未遂行为。

既往史：躯体状况良好，否认有重大躯体疾病病史。

个人史：胞三行三，有一个姐姐和一个哥哥。幼时发育良好，学习成绩优秀，研究生毕业，工作能力一般，目前待业在家。

病前性格：追求完美，表面外向开朗，实则敏感自卑。

成长过程中的影响因素（如父母教养方式、童年或成年早期的重要生活事件等）：自幼父母均是农民，家庭经济拮据，父亲懦弱，自卑，能力一般，一辈子似乎没有干成一件事情。酗酒多年，患者认为父亲屡战屡败，他世界观的基调是很绝望的。母亲相对幼稚，没有心机，口无遮拦。哥哥和姐姐都能力一般，是普通工作人员，也特别容易焦虑。初中时由于姐姐发生车祸，父亲摔伤，医治导致负债累累，经济非常困难，家庭内部也频繁发生冲突，父母经常吵架，自己每天都在听母亲和姐姐反复抱怨，感觉家里所有的这些问题自己都无法解决。患者原本性格开朗外向，学习成绩优秀，但是上高中之后因为家里经济极度困难，有很强的负罪感和无能感，感觉是自己给家里增添了很多麻烦。

婚育史：已婚，育有1子，体健，妻子是大学同学，性格直率简单，夫妻关系和睦。

环境/人际问题：患病后，患者长期回避社交，多在家独处，不与家人之外的任何人交流。

生物、遗传和躯体因素：父亲有酒依赖病史。

体格检查及实验室检查：未见明显异常。

诊断：按照DSM-5抑郁障碍诊断标准，患者被诊断为不伴精神病性症状的重度抑郁发作。

评估：汉密尔顿抑郁量表（HAMD）评估43分；汉密尔顿焦虑量表（HAMA）评估34分。

案例概念化

诱发因素：多次失业。

导致问题持续的危险因素：自我封闭，回避社交，自我评价低。

优点/长处：对心理治疗有一定的领悟能力，有很强的求治和改变动机。

事件1	事件2	事件3
妻子的某个言行让自己感到不愉快	有事想要向朋友求助，但是又担心会给对方添麻烦	带儿子和他幼儿园的小朋友一起出去玩，小朋友不慎摔伤了
思维	**思维**	**思维**
如果告诉别人你的行为让我感到不愉快，有向别人暴露隐私的羞耻感	我会招人讨厌，我的朋友会对我感到厌烦	别人对我好的评价及人际关系会因此受到影响
思维的意义	**思维的意义**	**思维的意义**
我必须直面我的不愉快	他会不喜欢我，我会失去朋友	小朋友家长会抱怨我
情绪	**情绪**	**情绪**
挫败，沮丧	沮丧，悲伤	情绪低落，悲伤
行为	**行为**	**行为**
回避和压抑情绪，表面上面带微笑，平静如常	讨好别人，让别人感到高兴	一个人待着，什么都不想说，也不想做

核心信念（图式）：
我很失败，我很孤独，我是不被爱的

工作假设：患者的核心信念是"我很失败，我很孤独，我是不被爱的"，在此基础上建构了潜在的功能失调性假设，如"除非我把所有的事情都做得完美，否则我就很失败""我必须被每一个人接纳和喜欢，否则我就是不被爱的""我要让周围的人都高兴，我看到他们高兴自己才高兴"。

治疗方案

（1）初步建立治疗关系，全面收集资料，对患者进行系统的认知行为评估，明确疾病诊断及严重程度，并初步形成对患者的案例概念化，对患者进行关于疾病知识、心理治疗、认知行为治疗的心理教育，明确治疗目标、制订治疗计划。

（2）对患者进行认知行为模型的心理教育，教会患者识别及评估自动思维、情绪、行为、躯体，并认识四个维度之间的相互影响。

（3）指导患者自我监测日常活动、情绪和自动思维，进行愉悦感和成就感的量化评估，遵循循序渐进的原则，制订逐级任务活动计划，鼓励患者多做自己感到愉悦的事情，激活行为。

（4）通过各种技术检验和修正患者与症状相关的负性自动思维、认知歪曲、功能失调性假设及负性核心信念进行认知重建。

（5）对患者进行问题解决技能训练，如何预防复发、巩固和维持疗效。

治疗设置：本案例共治疗16次会谈，每次会谈50分钟左右，每周1～2次。

治疗过程

第1次治疗会谈

会谈事项：建立治疗关系，收集资料，了解患者目前存在的问题。

会谈要点

1. 收集资料，了解患者的病史及抑郁严重程度；了解患者的成长经历，家庭教养方式；确定患者目前需要解决的问题；心理健康教育。

2. 注意到患者在治疗中比较掩饰自己的情绪，身体前倾，面带笑容，对治疗师比较讨好。

3. 简单介绍认知行为治疗的基本原理和设置。患者立刻回应"你需要了解什么信息，我一定尽量配合。"

治疗过程中所用技术：资料收集；建立治疗关系；心理教育。

家庭作业：网上阅读抑郁症以及认知行为治疗相关的一些资料。

第2次治疗会谈

会谈事项：进一步收集资料，了解患者目前存在的问题，并进行心理教育。

治疗目标：与患者建立治疗关系，确定需要解决的问题。

会谈要点

1. 心境检查　抑郁90分；焦虑60分。

2. 家庭作业反馈　上网查阅了抑郁症和认知行为治疗的相关知识，发现抑郁症患者常见的一些心态，跟自己很相似。比如"我应该把每一件事情都做好；应该自信，并能解决每一个问题；应该不知疲倦，保持旺盛精力；我应该永远控制好自己的情绪；应该理解和体谅别人。"

3. 进行心理治疗及认知行为治疗的心理教育，强调在治疗中患者及治疗师分别扮演的角色，和平等合作的治疗关系。认知行为治疗是结构化的，每次会谈围绕一个主题进行讨论，并非信马由缰的聊天。认知行为治疗与其他治疗相比

的独特之处在于，治疗始终聚焦当下的症状和问题，患者是自己问题的专家，治疗师是心理治疗的专家，二人是平等合作的关系。

4. 简要教育患者了解"情境-思维-情绪-行为"的认知模型。

治疗过程中所用技术：建立治疗关系；心理教育。

家庭作业内容：进行日常活动的监测和情绪的监测。

第3次治疗会谈

会谈事项：与患者共同商定治疗目标。

会谈要点

1. 心境检查　抑郁90分；焦虑60分。

2. 回顾家庭作业　患者汇报了近一周对日常活动和情绪的监测。

3. 与患者一起分析，列出需要在治疗中解决的问题清单。

1）学习管理情绪的能力，缓解目前的焦虑抑郁情绪，使自己归于平静。

2）由于频繁换工作，导致经济压力较大，家人对其非常失望，自己也无法面对现实，感到很挫败。

3）时刻在揣测别人对自己的评价，不能允许自己犯错误，不敢跟别人表达自己的真实感受。

4）容易焦虑，对于未来和未知的事情非常焦虑，自己也知道属于杞人忧天。

5）对于未来没有清晰的职业规划，感到非常矛盾纠结。

4. 与患者商定治疗目标

1）缓解焦虑抑郁情绪（抑郁情绪从目前的90分降到40分以下，焦虑情绪从目前的70分降到30分以下）。

2）能够认识到自己目前困境形成的根源，理性看待既往的经历、目前的状态和自我。

3）针对职业发展进行清晰的规划。

治疗过程中所用技术：倾听、共情、商定治疗目标。

家庭作业：继续进行日常活动的监测和情绪的监测。

第4、5次治疗会谈

会谈事项：结合认知行为模型进行心理教育，识别认知、情绪与行为之间的相互影响。

会谈要点

1. 心境检查　抑郁90分；焦虑60分。

2. 回顾家庭作业　患者汇报了近一周对日常活动和情绪的监测。

3. 针对患者最近一周情绪波动的情境，识别该情境下的负性自动思维、情绪与行为。

情境：家人的某个言行让患者感到不愉快。

自动思维：如果告诉别人你的行为让我感到不愉快，有向别人暴露隐私的羞耻感，我必须直面我的不愉快。相信程度：90%。

情绪：低落、沮丧70分。

行为：回避和压抑情绪，表面上面带微笑，平静如常。

4. 治疗师针对该负性自动思维，结合患者在治疗中对治疗师的讨好，尝试引导患者如何向对方表达自己的真实感受。治疗师在第4次治疗中表达对患者以及前三次治疗过程的真实感受，患者谈话有时缺乏主题，治疗师感到困倦，不知所云。当时患者只是微笑，没有给予言语回应。在第5次治疗中，治疗师真诚地询问患者对上次治疗的感受，患者很委婉地表达不太适应治疗师的"直率"，治疗师能如此直接地表达自己的感受。治疗师对患者的表达给予积极反馈，并针对治疗师和患者在认知行为治疗过程中的角色进一步澄清，给予心理教育，进一步强化治疗联盟。

治疗过程中所用技术：情绪的表达、倾听、积极反馈、心理教育。

家庭作业：记录自动思维日记；尝试在生活中跟家人具体清晰地表达自己的积极感受。

第6次治疗会谈

会谈事项：进一步监测负性自动思维和情绪，并觉察、确认、表达情绪。

会谈要点

1. 心境检查　抑郁80分；焦虑60分。

2. 回顾家庭作业　周末跟妻子在一起时，妻子说患者骨子里挺浪漫的，患者跟妻子说："你刚才说我骨子里浪漫，我听完之后感觉很安慰。"患者觉察到自己和以往有些不同，但又说不清具体是什么。以往也会对别人讲，"你说的这句话让我挺高兴"。虽然表面看似一样，但以往患者表达的目的是讨对方欢心，并非表达自己真实的感受，感觉自己是个没有知觉的木头人。这次有所不同，患者一直在关注自己的感受，口对着心，表达的正是那一刻自己感到的，说出的不再是"谎言"了。对此给予积极反馈，引导患者觉察、确认、理解、接纳和表达情绪。

3. 回顾情绪波动的情境，监测负性自动思维。

情境：有事想要向朋友求助，但是又担心会给对方添麻烦。

负性自动思维：我会招人讨厌，我的朋友会对我感到厌烦。对此相信程度：80%。

思维的意义：他会不喜欢我，我会失去朋友。

情绪：沮丧（60分），悲伤（70分）。

行为：讨好别人，让别人感到高兴。

治疗过程中所用技术：情绪的觉察与表达、心理教育、监测负性自动思维。

家庭作业：记录自动思维日记；尝试在生活中跟他人坦诚表达自己的负性感受。

第7、8次治疗会谈

会谈事项：负性情绪的觉察与表达；探索潜在的负性认知。

会谈要点

1. 心境检查　抑郁80分；焦虑60分。

2. 家庭作业的回顾　上次治疗结束回到家里，妻子问患者对治疗的感受，患者简单描述了一下，妻子回应道："看来治疗师确实认为你有心理问题"，妻子的话让患者感到一丝不快，觉得妻子在歧视自己，但当时没有表达。次日晚上，患者下定决心向妻子表达了自己的不愉快，但心情更糟糕了，感到很不习惯和不适应，并不像上次表达积极感受那样欣喜，而是感到更不舒服了，有个东西硌在心里，把手捂在胸口，等着它慢慢缓解。

3. 针对患者在表达积极感受和表达负性感受之后的差异进行分析讨论。患者习惯于给别人带来快乐，这次竟然告诉对方，你让我感到不愉快了，这跟患者以往的表达方式和做事风格完全不同，是一个很大的挑战。

采用箭头向下技术探索潜在的功能失调性认知和核心信念。

如果告诉别人你的行为让我不愉快→有向别人暴露隐私的羞耻感→我必须直面我的不愉快→我自己没有解决不愉快的能力→我脑子里一片空白→我在这件事情上很绝望→我很失败（核心信念）。

功能失调性假设：我要让周围的人都高兴，否则我就很失败。

核心信念：我很失败。

治疗过程中所用技术：引导发现、箭头向下、识别核心信念。

家庭作业：反思自己的功能失调性假设和核心信念中有哪些问题。

第9、10次治疗会谈

会谈要点：识别患者的认知歪曲及功能失调性假设。

会谈内容

1. 心境检查 抑郁70分；焦虑50分。

2. 家庭作业回顾 患者反思了自己的成长经历，认识到自己从小由于家庭经济方面的困顿和家庭成员之间关系的不和睦，脆弱敏感，缺乏自信，认为自己是不可爱的，非常在意别人对自己的评价。如何让别人喜欢和接纳自己呢？患者的应对模式就是让别人都高兴，别人高兴了自己就会高兴，长此以往，彻底压抑和忽略了自己的真实感受，常常觉得自己在"说谎"，在"算计"，口不对心。除此之外，如果别人否定自己，自己让别人不高兴，就会完全否定自己，认为自己很失败。

3. 针对认知歪曲和功能失调性假设进行心理教育。患者认识到：这么多年来，自己的应对模式是把早年的创伤包裹起来，不让外人看见。就像珍珠外面看起来光滑、好看，但最深处其实是一个伤，河蚌因体内进入砂石、虫卵等异物，然后它就一层一层地修补、包裹这个伤口。当我们看到特别漂亮的一颗大珍珠时，早已忘记它里面其实是伤了。

4. 通过引导发现识别患者的绝对化标准，患者竟然列出了14条标准。具体包括：不许哭；不许下跪；不许感情用事；不许喝醉；不许激怒别人；遇事必有计划；不刻意隐瞒客观事实；任何事情必须直面；必须保持自省；必须明确掌握自己的缺点；必须有毅力；必须勤奋；必须越来越坚强；必须越来越宽容。这些标准其中有6条都是"不许"，8条都是"必须"，都是非常绝对化的标准。

5. 采用苏格拉底式提问引导患者认识到他对自己和对别人在这些方面是双重标准，比如患者不会把这些标准定给自己的孩子，感到人要这么生活就太痛苦了。但是对自己而言，又觉得痛

苦没那么夸张。当患者认识到自己的双重标准时，突然感到一种轻松。

6. 进行认知重建，理性分析这些标准是否合理，是否能实现，建立替代性认知。患者尝试把"不许感情用事"改成了"我尽最大努力不感情用事，如果感情用事了，我也能接受"；把"必须勤奋"改成了"我尽最大努力做到勤奋，如果偶尔不勤奋，我也能接受"。

治疗过程中所用技术：苏格拉底式提问、证据检验、引导发现。

家庭作业：尝试将修正的替代性认知应用到自己的日常生活中。

第11、12次治疗会谈

会谈事项：识别患者的核心信念并结合早年经历进行认知重建。

会谈内容：

1. 心境检查 抑郁80分；焦虑60分。

2. 家庭作业回顾 患者反思自己对负性情绪的压抑以及背后的潜在负性认知。患者发现自己处理情绪的方式只有压抑；把一切情绪压抑下去，然后再独自慢慢消化。外表阳光、开朗、温和、有力，但内心深处非常痛苦。

3. 进一步通过引导发现识别和确认核心信念。

情境：自己带儿子幼儿园的小朋友一起出去玩，结果把小朋友给摔伤了。通过识别负性自动思维及引导发现识别核心信念：别人对我好的评价及人际关系会受到影响→他会不喜欢我→我会失去朋友，别人会抛弃我→我对失败的担心就被证实了→我很失败（核心信念）。

功能失调性假设：除非所有的事情我都做得完美，否则我就很失败。核心信念：我很失败。

4. 与患者早年经历建立连接，上学时因为转学到一个陌生学校，曾经被一个老师公开羞辱，从此之后患者告诫自己"必须特别坚强、不许哭"。很多年以来，把积极阳光的一面呈现给人们，把什么困难都说成"不算什么"。然而实际上，那些应当化为泪水的负性情绪都被隐藏压抑，变成了冰块，埋在内心深处，患者觉得自己的身体是"火包冰"，外面越热，而内心越冷，找不到温暖。而在心理治疗中，从和治疗师的沟通开始，治疗师引导如何坦诚地表达自己的真实感受，患者逐渐体验、熟悉并喜欢这种真实的沟通模式。

治疗过程中所用技术：引导发现、识别核心信念、认知重建。

第13、14次治疗会谈

会谈要点：针对患者的核心信念进一步认知重建，并将替代性认知应用到日常生活中。

会谈内容：

1. 心境检查　抑郁50分；焦虑30分。

2. 家庭作业反馈　上次治疗结束，患者感觉精神和身体仿佛同时卸掉了几十斤的枷锁，不但心情放松了下来，连身体也开始有了一点力气。治疗后的第3天，患者到健身房去跑步了，此前已经有3个多月没有做任何体育运动，整个人一直处于极度疲惫乏力中。另外去买了一部自己喜欢但感觉不必要的平板电脑，因为患者感到"偶尔感情用事，我也能接受"。患者认识到以往给自己定的那些标准是"金标准"，意味着永远不许打破，是金子样的锁链一直捆绑和束缚自己。通过治疗，发现人的生活是有多样性的，对治疗的感觉挺好，变化那么多，全都是患者喜欢的、好的改变。他说，挣脱枷锁的感觉真好！

3. 帮助患者重建早期记忆，患者想到自己年少时期，感觉姐姐很优秀，自己做任何事情都没有姐姐做得好，母亲也总是批评患者不如姐姐做得好，父母亲经常吵架，让患者感到自己很失败，很无能，是不可爱的。

4. 采用认知连续体、引导发现等技术针对核心信念进行认知重建。旧的信念：我很失败。相信程度：80%。新的信念：我是不完美的，但我能悦纳自己，因为没有一个人是完美的。相信程度：70%。

治疗过程中所用技术：认知连续体、引导发现。

家庭作业：尝试将修正的替代性认知应用到自己的日常生活中。

第15、16次治疗会谈

会谈要点：维持巩固治疗，结束治疗关系。

会谈内容：

1. 心境检查　抑郁20分；焦虑10分。

2. 治疗反馈　治疗师发现患者在交谈中可以很饱满地表达自己的情绪。患者反馈说，从前好像自己是个演员，别人给安排了角色，应当是什么样的，标准在导演手里，患者费尽心思去演，可人家还是不满意，于是内疚自责，觉得自己真无能，辜负了大家的期望和要求。但是心理治疗之后，逐渐找到了能力感，敢于面对不完美的自己，越来越关注自己的感受，感觉在过自己的生活。

3. 回顾和总结治疗要点总结在治疗过程中对情绪的识别，对认知模式和行为模式的识别和修正，强化收获并鼓励其维持巩固。

4. 预防复发　与患者共同回顾其诱发抑郁的应激事件，修正对这些应激的负性认知，识别抑郁复发的前驱症状，训练患者在日常生活中对这些复发先兆进行自我监测，一旦发现复发迹象如何积极应对，如生活节律规律、充足睡眠、适当运动、适宜的情绪表达，避免酗酒抽烟等不良应对方式。

治疗过程中所用技术：预防复发、问题解决、应对卡。

家庭作业：进一步总结收获，书写治疗维持指南，预防复发。

治疗结束后疗效评估：汉密尔顿抑郁量表（HAMD）评估12分；汉密尔顿焦虑量表（HAMA）评估8分。

患者的总结与反馈：在开始的治疗中，我的习惯讨好模式总让我在揣摩，应该如何回答治疗师的问题，会让她更开心。但之后当我看到医生非常坦诚地跟我表达她在治疗过程中对我们互动的真实感受时，我立即意识到，我的想法与心理治疗的要求完全相反。如果我刻意地讨治疗师开心，反而破坏了治疗，无法真正从治疗中获益。当我没有刻意地使谈话变得有趣，而是跟随着自己的思路和感受真实地表达，使内心压抑多年的负性情绪的"冰块"一点一点开始消融了。我也开始体验到一个新的行为，向治疗师和家人表达自己真实的感受之后带来的新体验，从而真正认识到认知、行为、情绪、躯体这四个因素是如何相互影响，并由此觉察到自己以往是如何陷入痛苦的恶性循环中的。而治疗师试图推动我体验一个新的行为，尝试表达自己真实的感受，这个作业强烈地触动了我，于是"行为 - 情绪 - 认知 - 躯体"这条关系链朝着一个新的方向启动了。在之后的治疗中，治疗师引导我逐步识别负性自动思维、认知歪曲、选择性关注、灾难化解释、功能失调性假设、核心信念等，使我通过行为的改变、认知模式的改变，从恶性循环逐步进入良性循环，像是一个机器，被重新组装了一遍之后开始正常运转了。

整个治疗的过程中，我的感受是，治疗师的价值类似一个领航员，虽然车是患者在驾驶，方向盘在患者手里，治疗师的价值类似一个领航员，虽然车是患者在驾驶，方向盘在患者手里，治疗师坐在副驾驶的位置上，但地图上的每一条线路，领航员都有关键的判断，并在某些令人疑虑不决的岔路口，治疗师那轻轻一推，无疑是具有决定性意义的。而治疗师同时还在做另外一件事，就是要在她离开后，使我继承领航的能力。

治疗师的总结与反馈：稳固的治疗联盟是治疗有效的基石。针对这个讨好型人格的抑郁障碍患者，他在治疗初期不敢表达自己真实的感受，

治疗无法深入进行下去。当治疗师敢于向他表达自己的真实感受时，对患者而言是一个行为的示范，激发了患者改变的动机。认知干预的目的在于松动和瓦解患者原有僵化的认知，引导其认识到这个信念并非是绝对化、无条件的，而是具有一定弹性的，然后在松动认知的基础上通过行为实验、现实检验，进一步激发并内化出新的理性认知，然后进入螺旋式上升，形成良性循环，从而缓解临床症状。治疗后期侧重于引导患者总结治疗的收获，预防复发，使其能在治疗结束之后维持疗效，成为自己的治疗师。

（刘　竞）

参 考 文 献

[1] 王丽萍，王惠萍. 青少年抑郁的三种心理治疗研究新进展. 医学与哲学，2019，40（3）：51-54.

[2] Hirschtritt ME, Bloch MH, Mathews CA. Obsessive-Compulsive Disorder: Advances in Diagnosis and Treatment. JAMA, 2017, 317(13): 1358-1367.

[3] Twohig MP, Levin ME. Acceptance and Commitment Therapy as a Treatment for Anxiety and Depression: A Review. Psychiatr Clin North Am, 2017, 40(4): 751-770.

[4] Powers MB, de Kleine RA, Smits JAJ. Core Mechanisms of Cognitive Behavioral Therapy for Anxiety and Depression: A Review. Psychiatr Clin North Am, 2017, 40(4): 611-623.

[5] Hinton DE, Patel A. Cultural Adaptations of Cognitive Behavioral Therapy. Psychiatr Clin North Am, 2017, 40(4): 701-714.

[6] Ribeiro A, Ribeiro JP, von Doellinger O. Depression and psychodynamic psychotherapy. Braz J Psychiatry, 2018, 40(1): 105-109.

[7] Rico S.C.Lee, Daniel F. Hermens, Melanie A. Porter, et al. A meta-analysis of cognitive deficits in first-episode Major Depressive Disorder. Journal of Affective Disorders, 2012, 140(2): 113-124.

[8] Per Carlbring, Malin Hagglund, Anne Luthstrom, et al. Internet-based behavioral activation and acceptance-based treatment for depression: A randomized controlled trial. Journal of Affective Disorders, 2013, 148(2-3): 331-337.

[9] 默纳. M. 韦斯曼，约翰. C. 人际心理治疗理论与实务. 唐子俊，唐慧芳，何宜芳，等译. 北京：世界图书出版公司北京公司，2010.

[10] Pim Cuijpers, Anna S. Geraedts, M.A.Patricia van Oppen, et al. Interpersonal Psychotherapy for Depression: A Meta-Analysis. Am J Psychiatry, 2011, 168(6): 581-592.

[11] S.Bellino, C.Rinaldi, C.Brunetti, F.Bogetto. Interpersonal psychotherapy: recent indications beyond major depression. Journal of Psychopathology, 2012, 18: 359-375.

[12] Hofmann SG, Asnaani A, Vonk IJ, et al. The Efficacy of Cognitive Behavioral Therapy: A Review of Meta-analyses. Cognit Ther Res, 2012, 36(5): 427-440.

[13] 胡佩诚，赵旭东. 心理治疗. 3 版. 北京：人民卫生出版社，2018.

[14] 李占江. 临床心理学. 北京：人民卫生出版社，2014.

[15] Driessen E, Hegelmaier LM, Abbass AA, et al. The efficacy of short-term psychodynamic psychotherapy for depression: A meta-analysis update. Clinical Psychology Review, 2015, 42: 1-15.

第七章　恐惧性焦虑障碍

恐惧性焦虑障碍（phobic anxiety disorders），又简称恐惧症，是指患者对外界某些场景、物体或与人交往时产生强烈持久的恐惧与紧张不安。恐惧症状通常有以下共同特征：①这种恐惧一定是由外在的某些物体或情境引起的；②常伴有明显的自主神经症状，如脸红、气促、出汗、心悸，血压变化、恶心、乏力，甚至昏厥等症状；③采取各种办法试图回避所恐惧的物体或情境，是恐惧症最突出的行为特征；④患者明知客体对自己并无真正威胁，明知自己的这种恐惧反应极不合理，但在相同场合下仍反复出现恐惧情绪和回避行为，难以自制；⑤恐惧情绪、回避行为可使患者出现明显的心理痛苦，以致影响其正常的生活、学习工作和社会交往等活动。

恐惧性焦虑障碍发病年龄在 20 岁左右，男女性别之比为 1:2。多数病程迁延，有慢性化发展趋势，病程越长预后则越差。

第一节　临床表现与治疗方法

一、临床特征

（一）临床表现

恐惧性焦虑障碍的临床表现很多，依据恐惧反应和回避对象通常归纳为场所恐惧症、社交恐惧症和特定恐惧症三类。

1. 场所恐惧症　又译为广场恐惧症（agoraphobia）、旷野恐惧症或幽室恐惧症。古希腊的 agora 有聚会之意，故有人主张译为聚会恐惧症。患者主要表现为对某些特定环境的恐惧，如不敢进入商店、公共汽车、剧院、教室等公共场所和人群集聚的地方，担心在这些场所出现极度焦虑和恐惧感，得不到帮助，无法逃避，因而竭力回避这些场所，甚至害怕单独外出或单独留在家里，对

配偶和亲属特别依赖。有人陪伴，恐惧症状会有所减轻，这是场所恐惧症的一大特点。恐惧发作时还可伴有抑郁、强迫、疲劳紧张、酒精或药物滥用以及人格解体等症状。

某些场所恐惧症常以惊恐发作开始，然后出现预期性焦虑和回避行为，从而形成对特定场景的恐惧。因而有学者认为，场所恐惧是惊恐发作的持续发展，而非独立疾病，反映在 DSM-IV 中，该类患者被归入"惊恐障碍伴场所恐惧"或"有惊恐发作史的场所恐惧"。但更多的学者则支持场所恐惧是不同于惊恐障碍的独立疾病，ICD-10 将该疾病归为恐惧障碍的一种。DSM-5 则将场所恐惧症作为焦虑障碍的一个独立亚型，诊断标准详见表 7-1。

2. 社交恐惧症　社交恐惧症（social phobia），又称社交焦虑障碍（social anxiety disorder，SAD）。主要表现在社交时害羞，感到局促不安、尴尬、笨促，怕成为人们耻笑的对象，因而极力回避。他们不敢在人们的注视下操作、书写或进食；他们害怕与人近距离相处，更害怕组织以自己为中心的活动；他们不敢当众演讲，不敢与重要人物谈话，担心届时会脸红，此称赤面恐惧（erythrophobia）。有的患者不敢与别人对视，害怕并回避与别人的视线相遇，此称对视恐惧。他们并没有牵连观念，对周围现实的判断并无错误。只是不能控制自己不合理的情绪反应和回避行为，并因而苦恼。患者恐惧的对象可以是生人，也可以是熟人，甚至是自己的亲属、配偶。较常见的恐惧对象是异性、严厉的上司和未婚（夫）妻的父亲等。发病年龄较早，多在 17～30 岁发病，男女发病率相近。病程缓慢持久，显著影响患者的日常生活，社交活动以及职业功能。严重者回避几乎所有的社交场合。

DSM-5 社交焦虑障碍诊断标准详见表 7-2。

表 7-1 DSM-5 场所恐惧症的诊断标准

A. 对下列 5 种情况中的 2 种及以上感到显著的恐惧或焦虑：

1. 乘坐公共交通工具（例如汽车、公共汽车、火车、轮船、飞机）

2. 处于开放的空间（例如停车场、集市、桥梁）

3. 处于封闭的空间（例如商店、剧院、电影院）

4. 排队或处于人群之中

5. 独自离家

B. 个体恐惧或回避这些情况是因为想到一旦出现惊恐样症状时或其他失去功能或窘迫的症状（例如老年人害怕摔倒、害怕大小便失禁）时害怕难以逃离或得不到帮助

C. 场所恐惧情况几乎总是促发害怕或焦虑

D. 个体总是主动回避场所恐惧情况，需人陪伴或带着强烈的害怕或焦虑去忍受

E. 这种害怕或焦虑与场所恐惧情况和社会文化环境所造成的实际危险不相称

F. 这种害怕、焦虑或回避通常持续至少 6 个月

G. 这种害怕、焦虑或回避引起有临床意义的痛苦，或导致社交、职业或其他重要功能方面的损害

H. 即使有其他躯体疾病（例如炎症性肠病、帕金森病）存在，这种害怕、焦虑或回避也是明显过度的

I. 这种害怕、焦虑或回避不能用其他精神障碍的症状来更好地解释。例如，不能仅限于特定恐惧症、情境性的症状；不能只涉及（社交焦虑障碍）中的社交情况；不仅与（强迫症）中的强迫思维，（躯体变形障碍）感受到的躯体外形缺陷或瑕疵，（创伤后应激障碍）中创伤性事件的提示物，或（焦虑障碍）的害怕离别等相关

注：无论是否存在惊恐发作，都可以诊断为场所恐惧症。如果个体的表现符合惊恐障碍和场所恐惧症的诊断标准，则可同时给予两个诊断。

3. 特定恐惧症 特定恐惧症（specific phobia），又称单一恐惧症（simple phobia），指患者对某一特殊的情境、物体或活动，产生持续的、过度的、不合情理的恐惧，这种恐惧与实际危险或威胁不相符合，患者为此苦恼并显著影响其日常生活，常导致回避行为。单一恐惧症常起始于童年。例如恐惧某一小动物，在儿童中很普遍，只是这种恐惧通常随着年龄的增长而消失。为何少数人一直持续到成人呢？目前尚无法解释。不祥物恐惧（如棺材、坟堆、血污）在正常人中也不少见，不同的只是没有患者那种典型的回避行为及强烈的情绪和自主神经反应。单一恐惧症的症状比较恒

表 7-2 DSM-5 社交焦虑障碍的诊断标准

A. 个体由于面对可能被他人审视的一种或多种社交情况时而产生显著的害怕或焦虑。例如社交互动（对话、会见陌生人），被观看（吃、喝的时候），以及在他人面前表演（演讲时）

注：儿童的这种焦虑必须出现在与同伴交往时，而不仅仅是与成人互动时

B. 个体害怕自己的言行或呈现的焦虑症状会导致负性的评价（即被羞辱或尴尬；导致被拒绝或冒犯他人）

C. 社交情况几乎总是能够触发焦虑或害怕（儿童的害怕或焦虑也可能表现为哭闹、发脾气、惊呆、依恋他人、畏缩或不敢在社交情况中讲话）

D. 主动回避社交情况，或是带着强烈的害怕或焦虑去忍受

E. 这种害怕或焦虑与社交情况和社会文化环境所造成的实际威胁不相称

F. 这种害怕、焦虑或回避通常持续至少 6 个月

G. 这种害怕、焦虑或回避引起有临床意义的痛苦，或导致社交、职业或其他重要功能方面的损害

H. 这种害怕、焦虑或回避不能归因于某种物质（例如滥用的毒品、药物）的生理效应，或其他躯体疾病

I. 这种害怕、焦虑或回避不能用其他精神障碍的症状来更好地解释，例如惊恐障碍，躯体变形障碍或孤独症（自闭症）谱系障碍

J. 如果其他躯体疾病（例如帕金森病、肥胖症、烧伤或外伤造成的畸形）存在，则这种害怕、焦虑或回避是明确与其不相关或是过度的

定，多只限于某一特定对象，如恐惧昆虫、老鼠或刀剪等物品，既不改变，也不泛化。但在部分患者，却可能在消除了对某一物体的恐惧之后，又出现新的恐惧对象。

DSM-5 特定恐惧症诊断标准详见表 7-3。

（二）个性因素

有学者认为患者病前性格多为胆小、羞怯、被动、依赖、高度内向；容易焦虑、恐惧、并有强迫倾向等。如果自小就受到母亲过多的保护，成人之后，也容易罹患恐惧症。

（三）相关心理社会因素

患者在首次发病前可能会有某种精神刺激因素。资料表明，有近 2/3 的患者都主动地追溯到与其发病有关的某一事件。条件反射学说认为，当患者遭遇到某一恐惧性刺激时，当时情景中另一些并非恐惧的刺激（无关刺激）也可能同时作用于患者大脑皮层，两者作为一种混合刺激形成条件

表7-3 DSM-5特定恐惧症的诊断标准

A.	对于特定的事物或情况（例如飞行、高处、动物、接受注射、看见血液）产生显著的害怕或焦虑 注：儿童的害怕或焦虑也可能表现为哭闹、发脾气、惊呆或依恋他人
B.	恐惧的事物或情况几乎总是能够促发立即的害怕或焦虑
C.	对恐惧的事物或情况主动回避，或是带着强烈的害怕或焦虑去忍受
D.	这种害怕或焦虑与特定事物或情况所引起的实际危险以及所处的文化社会文化环境不相称
E.	这种害怕、焦虑或回避通常持续至少6个月
F.	这种害怕、焦虑或回避引起有临床意义的痛苦，或导致社交、职业或其他重要功能方面的损害
G.	这种害怕、焦虑或回避不能用其他精神障碍的症状来更好地解释，包括：（如在场所恐惧症中的）惊恐样症状或其他功能丧失症状；（如在强迫症中的）与强迫思维相关的事物或情况；（如在创伤后应激障碍中的）与创伤事件相关的提示物；（如在分离焦虑障碍中的）离家或离开依恋者；或（如在社交恐惧中的）社交情况等所致的害怕、焦虑和回避

反射，在今后重遇这种情景，即便是只有无关刺激，也能引起强烈的恐惧情绪。然而有部分患者，并无曾受恐吓的经历，还有些患者恐惧的对象时常变换，这些又都是条件反射学说难以解释的。

也有研究发现，成年前的一些负性经历也可能导致恐惧的发生，例如父母婚姻冲突、父母过度保护或抛弃、儿童期虐待、儿童期缺乏与成人的亲近关系、儿童期频繁搬迁、学校表现差等因素均可能导致社交焦虑障碍。

二、治疗原则与方法

恐惧性焦虑障碍的治疗主要是心理治疗和药物治疗，或二者相结合。针对某个患者的特定问题，治疗措施各有不同，因人而异。

恐惧性焦虑障碍的心理治疗，目前循证证据最多的就是认知行为治疗（CBT）。许多患者在疾病过程中已经学会如何回避令他们产生恐惧的事物而不影响自己的日常生活。行为治疗是治疗恐惧性焦虑障碍的首选方法。先弄清患者的恐惧是如何形成的，尤其是首次发病时的情景，详细了解患者的个性特点和精神刺激因素，采用适当的行为治疗，如系统脱敏疗法、暴露冲击疗法等。近年来，随着互联网技术的发展，已经有可以通过网络实施的自助式暴露程序；此外，虚拟现实技术也极大地促进了暴露治疗的可操作性，如已有研究报告，利用虚拟现实技术在驾驶恐惧和飞行恐惧患者中获得了良好的疗效。治疗的基本原则主要在于两方面：一是消除恐惧对象与焦虑恐惧反应的条件性联系；二是对抗回避反应。但行为治疗只强调可以观察到的行为动作，归根结底仅是治表，疗效是否持久，结论不一。故在行为治疗过程中，同时应促使患者改变自己不合理的认知。认知行为治疗还可以团体的形式进行。

文献显示，动力性心理治疗对某些恐惧性焦虑障碍患者可能有效。精神分析学家强调了象征化在恐惧性障碍的泛化中的重要性。弗洛伊德将恐惧性焦虑障碍看作童年期没有解决的恋母情结所产生的矛盾冲突的结果。成人因伴有恋母情结的性冲动，引起焦虑，并向自我（ego）报警，产生压抑，使这种冲动不能进入意识。当然，潜意识动机的主题是有变化的。如伴有某些婚姻问题的恐惧症患者，其恐惧行为被看成是表达或处理不满意婚姻关系的一个方面。

文献显示，单独使用放松训练对恐惧性焦虑障碍似乎无效。尽管结合暴露疗法可能会有较好的疗效，但不如与认知治疗合用的效果。

严格地说，并无一种消除恐惧情绪的药物。药物治疗的目的是：①缓解对恐惧情境的害怕情绪和认知；②减轻期待性焦虑；③减少恐惧性回避行为；④减轻警觉性增高和焦虑的自主神经症状和躯体症状；⑤改善患者的社会功能损害和生活质量。

三环抗抑郁药如多虑平、阿米替林、丙米嗪以及选择性5-HT再摄取抑制剂（SSRIs）对恐惧伴有焦虑的患者常有帮助。SSRIs通常是首选药物。对照研究发现，氟伏草胺、帕罗西汀、舍曲林以及氟西汀治疗SAD均有效。这些药物最长需要6周才可显效。通常需要服药9~12个月，如果较早停药，近半数患者可能会出现症状反复。如需减药，则应缓慢减量。有文献报道，丙米嗪对恐惧发作有时具有戏剧性效果。苯二氮䓬类药物可用于短期缓解症状，因其成瘾性而不宜长期使用。其主要用于减轻恐惧性焦虑症状。β受体阻滞剂，如普萘洛尔，对恐惧症的躯体症状效果较好，能减轻或消除自主神经反应、降低警醒水平。

临床研究发现，联合心理治疗和药物治疗是治疗恐惧性焦虑障碍的最佳方法。在药物治疗的同时，通常还需要结合能使患者反复进入引起恐惧和回避场景中进行练习的心理治疗。N-甲基-D-天门冬氨酸受体激动剂D-环丝氨酸与暴露疗法（包括传统的暴露方法和虚拟现实技术）联合治疗SAD获得了初步成功，有望成为一种有前途的联合治疗方法。

根据目前对于恐惧的病因研究，需要有针对性地进行预防，如更多地关注到早年可能引发恐惧的不利因素，减少童年、青少年期的不良心理刺激。对于社交焦虑障碍，由于其发病年龄较早，且往往存在一定的个性基础，因此在青春期前需进行心理教育，对于敏感人群进行早期识别，并针对性地进行社交技能的练习，指导某些社交技能欠佳的个体对某些重要场合的活动事先进行必要的准备，以减少预期的紧张。同时，还需要家人和社会的帮助鼓励和包容，待其在实践中克服因恐惧担心产生的焦虑，以及因此带来的回避行为。只有回归到日常生活工作当中，患者才能真正康复。

（曹玉萍）

第二节　认知行为治疗

一、恐惧性焦虑障碍的主要 CBT 理论

认知行为理论认为，恐惧性焦虑是通过恐惧的物体（即条件刺激）和创伤性经历（即非条件刺激）结合而获得的一种条件反射，恐惧情绪和行为表现的产生是习得性的适应不良行为，即最初对恐惧性境遇的应对采取了逃避等不适当的方式来获得安全感，从而逐级形成对某些境遇或物体的回避行为。恐惧性焦虑障碍患者往往存在一些特殊的认知图式或偏见，即将事件或物体看成是危险的或超出了个人的应对能力，将某些境遇或特殊物体"先入为主"地看成是一种威胁，从而在"身临其境"或即将要面对此境此物时，患者产生了情绪、生理和行为等一系列反应，而这些反应又可能进一步强化患者原有的认知偏见，形成恶性循环，使患者产生回避行为。由此看来，恐惧性焦虑障碍患者主要是存在生理的紧张、预期焦虑，以及回避行为这三方面的问题。由于患者回避，使得他们很难真正认识到哪些境遇或物体并非真正具有威胁性；由于患者有"先入为主"的想法或缺乏自信，使得恐惧情绪长期存在。因此，恐惧性焦虑障碍的治疗原则包括接触、暴露和不回避，督促和鼓励患者在不回避的基础之上，学会放松和自控，最大限度地接触令患者望而生畏的情景或物体。

认知行为治疗技术中的认知部分着眼于被扭曲了的信念，打破思维模式的恶性循环。不合理的信念和态度决定了患者对处境的感知和理解方式。而维持患者不合理的信念和态度常有3个因素：①选择性注意，患者通常会选择性地注意那些支持自己信念和态度的因素，而忽视其他相冲突的因素。例如，社交恐惧症患者会更注意他人的批评行为，而对赞许行为较少关注。②思维不合逻辑，如过度泛化，患者根据单个事例作出普遍性结论；选择性提取：患者多关注所处情境的不利方面，而忽视其有利方面等。③寻求安全行为，患者认为寻求保护行为能立即减少他们所面临的威胁，但这些行为的长期后果就是使症状持续。如社交恐惧者避免与他人的眼神接触。

行为治疗方面则是立足于行为环境与情感动机及其强化上。回避是恐惧性障碍常见的病情持续因素，它能阻止由情境诱发的焦虑反应。例如，逃离其恐惧的场景会使其焦虑降低，从而强化了恐惧性回避。过度关注则是行为的另一强化因素。

二、案例概念化（以社交恐惧症的认知行为治疗为例）

Clark 与 Well 在 1995 年建立了社交恐惧症的认知模型（图 7-1）。当患者进入令其恐惧的场景时，患者会产生消极的观点或者假设，或者将自己陷入僵化的社交规则。比如消极的观念有认为"我很笨""我很无聊""我不合群"等；消极的假设包括"如果我脸红，每个人都会盯着我看""如果我表现得很焦虑，那每个人都会对我失去信心"；僵化的社交规则包括"我必须表现得镇定自若""我一定不能表现得很焦虑""我必须表现得富有智慧"等。一旦产生这样的观点就会激活负面的自动思维并且通常会转移注意的方向；注意力

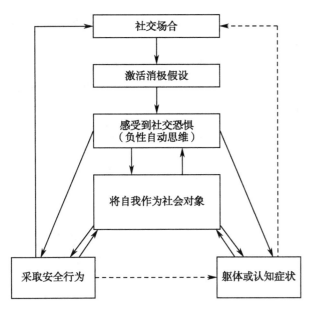

图 7-1　社交恐惧认知模型

将会集中在自我的感觉和症状上，并且大多数时候集中在周围人是如何看待自己的表现。这一印象通常会在其脑海中产生一幅从旁观者角度观察到的画面。在这幅画面中，患者的焦虑症状及失败的表现是显而易见的。如果患者自我加工的过程没有产生这一画面，也通常会表述体验到相关感受，比如自己引人注目或者表现奇特。这样的画面或感受通常被患者认为是自己客观表现的准确描写，但实际上是言过其实了。负性自动思维及消极的自我形象描述催生了在社交场合中的焦虑。

为了避免在社交场合产生想象中的消极结果及自我形象，患者通常会采取安全行为。比如，患者害怕汗水浸湿衣服因而穿更厚的衣物等。害怕与陌生人交谈的患者会在讲话前反复思考将要说的内容，详细计划该说什么，并且专注于如何顺畅流利的讲话，而不带一丝停顿。

在治疗伊始，建议治疗师识别患者在最近一段生活中感到社交焦虑的时间或场景。可以通过询问来判断焦虑的性质及其他症状。治疗师应逐步完善负性自动思维的内容、安全行为的性质，以及最终所形成的负性自我形象的内容。文献显示，按照表 7-4 所示顺序询问是获取各项内容的快捷有效方式，能够将当时的场景或维持因素概念化。表 7-4 描述了最基本的形成社交恐惧概念化所需的访谈提纲。按照表中的结构进行，治

表 7-4　社交恐惧案例概念化访谈提纲

介绍：我将会问你最近一次经历的社交恐惧的体验，会问到一系列的问题以了解事情发生的过程。

1. 你上一次在社交场合感觉到焦虑是在什么地方？
2. 当时你有什么样的体验？（你有什么样的躯体不适症状？有什么样的认知方面的表现，比如说记性差或者注意力高度集中？）
3. 当你有那些症状时你是怎么认为的？（试探：你是否想到可能发生不好的事情？当时你是否在想其他人会用什么样的眼光看你，或者会怎么想你？）
4. 当你有那些想法时，你是否做了什么样的事情去防止害怕的结果发生？你当时是怎么做的？
5. 当你处在当时的情况中时，你是否觉得难为情？（你对当时自己的表现有什么印象？别人是怎么看的？）
6. 你是否采取什么行动让自己看起来表现得好一点，或者采取行动掩饰焦虑？你是怎么做的？

探究模式

7. 关于你的社交能力，你有什么负面想法或者消极观念吗？
8. 你有什么自己的社交规定吗？比如说表现出焦虑很糟糕，或者你必须给别人留下美好的印象？
9. 你是否曾经认为你很无聊或者不合群？当时是怎么想的？

疗师需注意如何提问以获取充足的资料，以形成图 7-2 的基本信息。

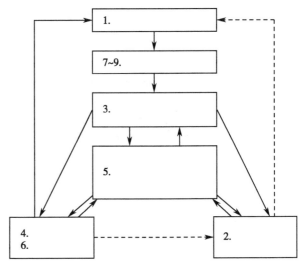

图 7-2　案例概念化访谈顺序

访谈举例：

以下访谈按照表 7-4 中的结构进行，形成了图 7-3 的基本信息。

治疗师：上次你在社交场合感觉到焦虑是在哪里？

患者：走在街上。

治疗师：当时你有什么感受？

患者：我感到不舒服，好像每个人都盯着我看。

治疗师：你当时有什么焦虑症状？

患者：我感觉到脸发热、出汗、肌肉紧张、口干、胃里翻江倒海。

治疗师：当你出现那些症状时你的脑海中有什么样的想法？

患者：当时我认为每个人都盯着我看，他们肯定发现了我很焦虑、脸红了。

治疗师：当你有那样的想法时，你采取了什么行动防止别人发现？

患者：我不敢看周围人，我低下头，并且加快步伐，赶紧往前走。

治疗师：还有什么行动吗？

患者：我尽量使自己的面部表情保持放松。

治疗师：在当时的情况下，你认为自己是什么表现？别人是怎么看待的？

患者：我当时肯定很难看，别人会觉得我这个人很奇怪。

治疗师：那当时是怎样的一种表情，你能向我描述一下吗？

患者：我嘴唇紧闭、眉头紧皱、眼神惶恐。

治疗师：你当时有没有尽量使自己看起来不那么紧张，或者你采取了什么方式掩饰自己的紧张？

患者：我尽量保持面部肌肉放松。

治疗师：你当时对你的社交能力有什么负面的想法吗？

患者：我想人们一定认为我很奇怪、很难看。这样的人别人是不喜欢与他交流的。

治疗师：你认为在所有社交场合中都是那样吗？

患者：是的。

治疗师：你认为如果你表现出焦虑会怎么样？

患者：如果人们看到我很焦虑一定认为我很笨很蠢。

三、治疗流程与方法

（一）治疗初期

治疗初期，在建立良好医患关系的基础之上，需要对患者的认知行为进行评估。其实，患者的这种认知行为评估需要贯穿于整个治疗始终。包括详细了解患者恐惧的对象、具体行为表现，当时的想法以及实际后果等。其目的在于：确定患者恐惧的性质和治疗可行性；明确治疗目标。通过案例概念化，使患者清晰地认识自身主要问题的形成与发展过程。

1. 确定恐惧的性质和治疗可行性　系统评估患者在恐惧境遇中的生理、行为反应和主观症状，以及有关的反应后果，包括患者的日常生活、工作和人际交往。详细了解患者的有关回避方式，如对哪些场合或物体采取何种方法进行回避等；详细了解使症状持续的因素。

2. 明确治疗目标　如果患者的恐惧对象为多种场景或物体，在治疗中可选择循序渐进的原则，即明确一系列需要克服或矫正的恐惧境遇或不合理想法，逐一解决。可以先处理一般性焦虑害怕的场合，后处理最担心、最恐惧的问题（逐级暴露）；也可以一开始便着手于让患者对恐惧的问题（冲击疗法）。当然，治疗目标的确定需要由治疗师和患者及其家属共同协商确定，这样有助于充分调动和发挥患者的参与意识和主观能动性，以提高疗效。

3. 评估恐惧焦虑的程度　对患者的恐惧焦虑情绪进行恰当评估有助于监察治疗进程和修正

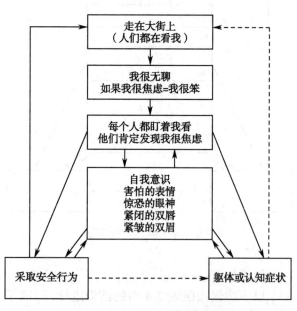

图7-3　患者的案例概念化模式图

治疗方案。通过简单的说明，让患者学会评估自己的焦虑程度，并尽可能给以一个相对恰当的评分。评分通常以5分制为度量单位。0分表示平静，1、2、3、4、5分焦虑依次递增，5分则表示极度焦虑不适。患者应学会熟练评估自己的焦虑程度，这是治疗的第一步，也是整个治疗过程中常作为家庭作业要求患者完成的，有助于患者学会识别成功应对和失败应对的差别所在。

有关恐惧症患者的认知评估尚缺乏公认的标准化工具，一般以临床询问检查为主。主要是了解患者对恐惧境遇的夸大、悲观和不现实的想法。记录下患者当时一些"大难临头"的认知想法，然后在实际暴露练习过程中验证是否会真正发生类似的后果。

4. 案例概念化　首先，治疗师对模型包含的主要成分进行了简要说明，将案例的主要内容形成概念化，也就是来访者对自己的问题形成独特的概念化模式图，更加明确清晰地认识自身焦虑问题的形成与发展过程。

（二）治疗中期

在了解了来访者相关问题，并形成其独特的案例概念化模式图后，按照每一成分的相应症状与表现进行认知行为干预。恐惧性焦虑障碍的认知行为治疗通常包括：放松训练、暴露疗法、认知矫正与重建，以及社交技能训练。

1. 放松训练　放松训练有助于患者在经历或想象恐惧事件时，学会控制其生理警觉的程度，从而减轻焦虑症状。同时，还可让患者认识到除了回避之外，还有其他方法可以帮助控制或处理自己的害怕和紧张情绪。患者通过练习不同的肌肉群学会放松，首先在治疗室训练，后作为家庭作业在家练习。放松训练的实施环境应光线柔和、气温适宜，周围不应有过强的干扰刺激。让患者靠在沙发上，全身各部位均处于最舒适的位置，可低声播放轻松、舒缓、柔和的音乐，患者集中注意于某一特定肌肉群，首先紧张5～10秒，然后放松，注意紧张与放松之间的不同感受，着重注意伴随放松出现的感觉。典型的训练是由16组肌肉群开始，随后训练放松较大的肌肉群，以获得快速的放松。患者应通过回忆放松时肌肉的感觉，学会审视自己的身体。另外，他们应学会暗示控制训练，如"放松"一词应反复与放松状态联系起来，然后在日常活动中通过暗示开始较快的放松。

放松训练对恐惧性焦虑障碍的治疗是十分必要的。在应用放松的过程中，患者首先要学会体会焦虑时的生理反应，学会在日常活动中迅速放松，然后学会在引起焦虑的场合运用放松技术。

2. 暴露疗法　暴露疗法的目的是帮助患者面对他们害怕的情境，并适当地使其心理反应维持一定时间，通过自然的条件作用过程使其害怕的程度降低（习惯化和消退）。恐惧症的认知与行为治疗中，暴露是治疗核心，它的实施不仅能有效缓解恐惧症状，还能让恐惧症患者通过现实检验感受自己的认知偏差，为治疗师的认知干预发挥最大效益提供良好的背景，进而为其成长提供动力。

根据认知行为评估中患者对恐惧焦虑程度的分级，治疗师和患者共同来对某一等级的恐惧境遇进行反复暴露练习。暴露疗法可以选择逐级暴露，也可以选择冲击疗法。逐级暴露，即根据患者所评估的恐惧焦虑程度，在能忍受的焦虑限度内，从引起最低级别的恐惧情境开始，逐渐增加难度并逐级脱敏。可以通过想象暴露（imaginary exposure），即由治疗师用言语诱导患者想象进入恐惧情境的社交或场所；也可以是实景暴露（real-life exposure），即现实生活中某境遇的暴露练习；还可以通过虚拟现实技术（virtual reality，VR）进行暴露，即由计算机生成的模拟环境系实时动态的三维立体逼真图像。在暴露过程中，患者必须使自己全身心投入害怕情境，也就是说全神贯注于情境之中，充分体验，允许不可避免的焦虑发生。但是由于焦虑的发生，使患者发现此方法实施起来有难度，他们可能采取善意的但不利于适应的方法应付他们的焦虑体验。例如，他们选择转移注意力，避免密切注意焦虑情景的细节。有的试图考虑其他事情而不是关注正发生在他们周围的事情。有研究资料表明，指导患者集中注意于恐惧情境可提高暴露技术的效果。

逐级暴露是将引起恐惧的境遇由轻至重逐步进行暴露，减少或避免了因冲击疗法而致患者发生强烈焦虑反应或心血管意外等危险性。

暴露疗法对各型恐惧性焦虑障碍起效快、疗程短、疗效显著，尤其对于社交恐惧和特定恐惧症。但也可导致患者恐惧和不适暂时加重。因此，暴露疗法需要患者有强烈的求治动机，或者帮助其树立治疗信心。有了这种动机，患者才可能使自己全心身投入恐惧情景之中，充分体验，不回避。

3. 认知矫正与重建 恐惧性焦虑障碍患者通常存在某种程度的认知偏见。大样本实验精神病理学研究结果发现，让患者审视自己恐惧的想法和信念是非常重要的。例如，社交恐惧症的认知行为模式表明，社交恐惧的发生基础是在社交场合会引起潜在危险的不合理信念，及害怕在社交场合出现负性评价；在场所恐惧症患者中，对恐惧本身的恐惧（如担心晕倒、死去或失去控制）。因此，在治疗过程中，治疗师需要识别并矫正患者的这些认知偏见。

（1）对过去经历的认知偏见：恐惧性焦虑障碍患者往往对过去某一不幸经历或结果"刻骨铭心"，因而对现实生活中的某些境遇表现出恐惧焦虑。治疗师可以采用苏格拉底式逻辑提问或比较方法，让患者认识到自己过去的相关经历并非均是失败，只是自己仅仅记住了那些失败的经历，而忽略了也曾有过的成功经历。可要求患者应用认知三栏技术（即自动想法、认知曲解类型、合理想法，尤其是成功或没有回避的活动，从而提高自信和学会现实地看待自己。

（2）对现实事件的认知偏见：一般包括高度警觉性和错误理解两方面。恐惧症患者往往对有关事物表现出高度敏感性，如飞行恐惧的患者会过分关注天气预报、空难新闻等，并认为"回避"是避免意外或消除恐惧的唯一有效方式。在治疗过程中，治疗师需要应用现实检验和逻辑性提问来帮助患者认识到自己存在相关的偏见或错误理解，从而动摇其原有的认知模式，并以更现实的想法取代。

鉴于此，从校正认知偏见入手是治疗恐惧性焦虑障碍的正本清源之举。认知矫正与重建的开展，可有效地提供一个能够更加真实地看待主观与客观世界的方式，还可有效降低焦虑与恐惧症状。

4. 社交技能训练 社交恐惧症患者往往存在一些行为缺陷，如不敢与人对视，缺乏会谈技巧，这些缺陷引起周围人的一些负性反应，继而

导致患者在社交场合感到疲惫和焦虑。患者常低估自己的社交能力。因此，侧重患者社交技巧的训练，找出社交技巧缺乏的靶行为，通过示范、强化演练和反馈等措施，可能帮助患者减轻恐惧症状。

常用的社交技能训练技术包括治疗师示范、角色扮演、纠正反馈、社会强化、布置家庭作业，以及指导患者在与他人交往过程中学会掌握交谈的内容、时间和具有较为准确的社交感觉。社交感觉是指让患者学会"找话题"、接纳他人，以及预计交往结果，同时学会表达自己、主动承担责任，以及拒绝不合理要求等。训练具体对象可包括如何与陌生人、朋友、家人和同事交往等父母的情境练习，并将有关社交技巧缺乏的问题一一列出，分成等级，然后从最容易的问题开始。

需要特别指出的是，如果这种训练能有效地减轻焦虑，也并不一定表示患者的社交缺陷已经得到纠正。社交技能训练带来的效果，主要源自训练（如社交恐惧行为的重复练习）、暴露（如直面恐惧情境）和在此过程中固有的认知因素（如对社交行为的纠正反馈）。社交技能训练也需要与其他技术（如认知重建和暴露技术）相结合。

（三）治疗后期与结束

在治疗后期则需要为治疗结束作计划。告知患者，每次治疗会谈的时间是有限制的，共同利用好这段时间需要双方一起努力。有限的治疗会谈时间，则可能让患者较快地谈出实质问题。通常在治疗后期和结束治疗前，治疗师与患者需要共同回顾治疗初期和中期所涉及的知识内容以及患者的改变历程，并对治疗目标和患者现状进行效果评估，让患者感受到自己的收获或进步，以利于激发患者的希望和信心。治疗师需向患者阐明，治疗结束后恐惧焦虑症状还有可能发生反弹，嘱患者需要对此做好心理准备，并且和患者共同讨论预防复发的具体措施。

四、注意事项

虽然业已证实认知行为治疗对恐惧性焦虑障碍的有效性，在临床实践过程中，需要注意以下几方面，以提高治疗疗效。

在认知矫正与重建过程中，应提示患者：①识别引起焦虑发生之前、发生过程中及发生之

后的负性想法；②评估这些想法是否正确；③依据获得的信息得到合理的想法。认知重建技术中包含有暴露疗法成分，但其暴露方法着重于信息的收集，这些信息可以校正患者对暴露于恐惧情境中的危险程度的判断。

在暴露治疗的操作过程中，需要注意：①每次暴露治疗的时间尽可能长些；②每次暴露治疗的间隔时间相对较短则疗效相对好些；③治疗间歇期鼓励患者面对恐惧的对象且不回避；④采用逐级暴露或是冲击治疗，宜因人而异，一般而言，前者的依从性更好些；⑤逐级暴露的治疗等级设置应根据恐惧焦虑的评估程度，与患者协商讨论可以接受的最大等级跳跃，过多或过少的等级跳跃均可能影响治疗效果和进程；⑥短时间暴露而未经历症状减轻过程，则可能是弊大于利的。

不同类型的恐惧性焦虑障碍，其CBT亦各有侧重。如：①对于场所恐惧症患者，主要通过改变患者对于恐惧场景的错误认知，或采取各种暴露手段达到降低焦虑反应，减少对场景的恐惧情绪等，以减轻场所恐惧症状。无惊恐发作的场所恐惧症患者适合使用暴露与反应预防（exposure and response prevention，ERP），而单纯认知治疗则有助于减轻焦虑和惊恐发作，而对场所恐惧可能无效。②对于社交焦虑患者的CBT，暴露疗法通常从较低焦虑人物开始，包括想象暴露和现实暴露；认知重建主要针对自我概念差、害怕他人的负性评价的患者，与暴露疗法联合使用为佳；社交技能训练旨在帮助患者学会适当的社交行为，减轻患者在既往恐惧社交场合中的焦虑。③特定恐惧症则以暴露治疗为主，可针对性地消除恐惧症状。暴露治疗可根据暴露于恐惧物体是"实景中的"还是"想象中的"，分为"真实暴露"和"想象暴露"。真实暴露包括患者在治疗中和实际生活中与恐惧事物的接触；想象暴露则是通过治疗师对恐惧刺激的描述以及患者对其想象的暴露。由于暴露过程中会诱发较为强烈的恐惧或焦虑体验，患者对于治疗会存在不少抵触情绪。为减少治疗中患者因难以耐受焦虑情绪导致治疗依从性差，应在治疗前对患者进行详细的解释，进行逐级暴露，从患者可接受的诱发焦虑程度（一般是中等程度的焦虑）的场景开始。

虽然有证据显示，团体CBT对于恐惧性焦虑障碍的疗效可能优于许多其他治疗方法，但英国NICE指南仍不推荐在能得到个体CBT的情况下，常规使用团体CBT治疗恐惧性焦虑障碍。同时，不建议常规使用计算机化的CBT（computerized CBT，CCBT）成人的特定恐惧症。

五、问题与展望

恐惧性焦虑障碍的病因尚未明确，目前认为，其发病与许多因素相关，包括遗传因素、环境因素、教养方式、父母影响，以及认知因素等。至今尚未能发现有相应的病理生理和解剖形态学上的变化，因而通行的纯生物医学模式尚无得力对策。CBT认为，恐惧性焦虑障碍系一种"适应不良行为"与认知偏见的交融，它的行为和正常行为一样，完全遵循学习规律，因而可以用行为治疗将其摒弃，加之认知偏见的矫正，使患者获得满意的疗效。已有不少研究证实，认知行为治疗对恐惧性焦虑障碍的急性期亦是有效的，同时，其作用较药物治疗更持久，远期复发率较低。

但是，CBT也有其局限和不足之处。CBT注重的是患者疾病所表现的适应不良行为，以及产生这些适应不良行为的认知模式，而难以涉及其遗传背景和生化改变等，因而只是对症治疗，症状易反复，颇有"头痛医头、脚痛医脚"之嫌。临床中亦不鲜见这样的恐惧症患者，经过系统的认知行为治疗之后，已经消除了对某物的恐惧，但不久之后，患者又可能出现了其他的恐惧对象。由此看来，扬汤止沸不如釜底抽薪。然目前恐惧症的病因尚不清，不知"薪"在何处，又如何去"抽"呢？目前的药物治疗大多也仅是对症治疗。所以，尽管CBT尚有许多不尽如人意之处，但仍不失为行之有效的心理治疗。

由于人类的心理问题及其复杂，患者的认知与行为受多种变量相互作用的影响，因而需要对患者进行多维评估与分析，干预也自然需要多层次的整体干预。因此，根据患者的具体情况，将CBT结合其他心理治疗方法，可能予恐惧性焦虑障碍患者以最大获益。

（曹玉萍）

第三节 其他心理治疗

一、基于 CBT 的指导性自助

NICE 指南提出，对于拒绝 CBT 并希望考虑另一种心理干预的成年恐惧症患者，可以提供基于 CBT 的支持性自助（CBT-based supported self-help）干预。这种支持性自助分为指导性自助和非指导性自助干预，两者的关键区别在于，是否有治疗师的帮助，以及治疗师对支持性自助有效结果的潜在影响。基于 CBT 的指导性自助（CBT-based guild self-help, GSH）干预被视为一种强化了的"单纯"自助治疗，它是在专业人员的支持之下，以"指导"患者使用自助干预或"健康技术"（例如手册或网站）的一种治疗方法。因此，指导性自助干预在以下方面存在相当大的差异：提供指导的专业人员的经验和类型、治疗师提供帮助的次数，以及所倡导的心理健康支持技术的性质。

有荟萃综述表明了 GSH 干预轻中度焦虑障碍的有效性，但对于非指导性自助干预的有效性目前尚无证可据。NICE 指南推荐 GSH 作为后续治疗方法之一，可以将患者之前所获得临床治疗效益最大化。

比如，对于社交焦虑症（SAD），已证实基于网络 GSH 的有效性。其理论仍是基于 Clark 与 Well 的 SAD 认知模型，主要内容包括以下 8 个方面（其中包括重复的注意力训练，以及思维记录日记）。共需要 12 周的治疗，每周一次，每次时长约 60 分钟。

（1）动力强化：即症状开始改变的原因、定义目标、记录困难的社交场合。

（2）心理教育：内容包括诸如负性信念、自我注意增强、安全行为等均系症状维持的因素，以及 SAD 发展的个人模式。

（3）认知重建：使用思维记录表认识和调整功能不良的假想。

（4）自我注意减少：采用诸如小的行为实验等多种方式来减少注意力集中于自我。

（5）行为实验：计划并执行一些实景暴露。

（6）总结与重复：总结某些治疗要素的重要性（如实施重复实景暴露的重要性）。

（7）健康生活方式与问题解决：知晓有益于疾病康复的健康生活方式（如体育运动与营养），掌握问题解决方式。

（8）预防复发：保持所学的技能与策略，为应对可能的症状复发做准备。

GSH 干预可以是个别的，也可以是团体的。个别治疗的患者需要定期接受治疗师通过邮件或其他平台给予的支持。治疗师每周至少与患者联络一次，以提供并强化结构化的治疗程序。而患者在需要时随时可与治疗师邮件联系。团体治疗中治疗师不接受患者单个的信息联络，而通常是六位患者一组，在同一时间通过网络接受进行 GSH 干预，在治疗师指导下进行相互讨论，包括治疗师与组内每位患者的自我介绍、治疗师鼓励患者相互分享自己的经验、问题与疑问，而且每一位患者均能参与这些交流。患者在网络交流中使用网名以保护各自的隐私。治疗师每周与小组成员交流一次，并定期发送信息以提供团体治疗的结构性与动力。治疗师在提供指导的过程中，亦删去了患者的真实姓名。研究显示，团体 GSH 干预具有其优势。通过网络进行相互交流、相互支持与学习，有助于患者进一步接受面对面的团体治疗，患者可以学习其他患者应对新挑战的经验。同时，团体治疗还可以使患者的成本 - 效益最大化，同时治疗多位患者，节省了治疗师的时间。

二、动力性心理治疗

（一）短程动力心理治疗

文献显示，动力心理治疗对社交焦虑障碍的有效性。对于拒绝 CBT 和药物干预的 SAD 成年患者，可考虑使用短程动力心理治疗（short-term psychodynamic psychotherapy, STPP）。研究显示，短程动力心理治疗的疗效与舍曲林相当，均能有效改善患者的社交焦虑症状。STPP 的疗效亦优于等待对照组（wait-list control group），但 NICE 指南指出，与 CBT、GSH 和药物干预相比，STPP 的临床效果更有限、成本效益更低。

SAD 短期动力心理治疗一般每次治疗 50 分钟，总共不超过 25～30 次，持续 6～8 个月。内容包括：

1. 关于社交焦虑障碍的教育；

2. 建立安全、积极的治疗联盟，以改善患者

"不安全"的社交接触；

3. 关注于"与社交焦虑症状相关的核心冲突"的主题；

4. 关注于羞耻感；

5. 鼓励患者在疗程之外走入社会接触令人不安的情景；

6. 支持患者建立自我肯定的内部对话；

7. 帮助患者提高社会技能。

（二）聚焦于恐惧情绪的动力心理治疗

高质量研究的荟萃分析显示，动力心理治疗中治疗师越是注重患者的情感经历与表达，患者的受益越多。因此，保持对患者情感的持续关注或许是提高动力心理治疗疗效的方法之一。McCullough（2003）将动力心理治疗中的重点置于患者的情感表达与经历之上，并称为"聚焦恐惧情绪的治疗"（affect-phobia therapy，APT）。APT秉承了由Malan概括的"冲突三角"（Malan's triangle of conflict）（图7-4），这也是动力心理治疗的基本结构。

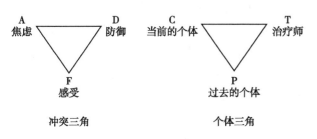

图7-4 Malan的两个三角

图7-4中的两个三角被Malan誉为"动力心理治疗的普适性原则"。"矛盾三角"（the triangle of conflict）中，D（defenses，防御）和A（anxiety，焦虑）能够抑制F（feelings，真实感受/情感）的表达；"个体三角"（the triangle of person）中，P（past persons，矛盾的模式始于过去的个体）被保持至C（current persons，当前的个体），但又能被T（therapist，治疗师）所改变。APT的特点在于，治疗师需澄清来访者的防御机制，帮助他认识与体验深层次的情感，同时帮助来访者减轻相关的焦虑。治疗结构包括三个主要的治疗目的：防御重建（认识和摒弃不良的防御方式）、情感重建（通过暴露于矛盾感受而使感受脱敏），以及自我/其他重建（改善自我与人际关系中的感受）。APT的主要目标在于帮助来访者体验和适应之前的回避行为。

有随机对照研究显示，APT能有效改善人格障碍的一般性精神症状，但除了个案研究和非对照小样本研究，目前尚未见APT对轴I中重要疾病的疗效研究。不过，该方法仍为恐惧性焦虑障碍的治疗提供了思路与方法。

三、人际关系治疗

由于SAD表现为人际不适和人际回避从而出现社会功能的受损，因此适合于人际关系治疗（interpersonal psychotherapy，IPT）。比如，SAD有受损的亲密关系、少有朋友、大多可能未婚、关系处理困难。这些人际困难可能始于儿童青少年时期，如被同伴忽视、拒绝、骚扰、戏弄或欺凌，一部分可能源于他们自我表达或陈述的困难。IPT观点认为，这些困难不仅系社交焦虑和回避的后遗症，而且这些因素间的相互作用使SAD得到了发展与维持。IPT适用于SAD，重点在于强调症状和人际关系问题是相互作用的，尤其是IPT治疗中的角色转换问题。Lipsitz（1999）首次运用IPT治疗SAD患者，选择9例近期没有危机事件（比如角色转换事件等）的患者，进行了为期14周的开放性实验。结果显示7例（78%）患者其临床总体评分与焦虑评分均有显著或非常显著的改善。

在一项开放研究和三项对照研究中，均显示IPT能减轻社交焦虑症状。这一结果并不足为奇，因为IPT治疗侧重于情绪与人际关系，有益于改善SAD症状。然而，与CBT的对照研究显示，不论对于门诊还是住院患者，IPT均无优势，而且一项门诊RCT研究显示，IPT的疗效不及CBT。尽管如此，IPT对SAD的疗效仍需要进一步实践研究。

社交恐惧症的CBT治疗案例报告

患者，女，25岁。不敢与人目光对视，回避社交5年。

患者自诉5年前的某一天在外散步，不经意看到路边贴有判处猥亵幼女罪犯的公告，突然回忆起儿时的某段经历，顿时感觉无地自容、心慌紧张、胃部不适，便匆匆回家。此后出门则感觉浑身不自在，觉得路人似乎在以鄙夷的眼光看自己。去单位办公室也觉得同事的目光与之前有些不同，为此局促不安，与同事交流渐少，特别是与男同事打交道甚觉窘迫，如同热锅上的蚂蚁。渐渐不敢上街、与人交流不敢目光对视，觉得大家在注视自己，觉得自己会脸红而尴尬，因此回避社交，见熟人绕行，担心他人知道自己曾经的"丑事"，回到家中则如释重负。但文秘工作尚能正常进行，自诉"感觉在辛苦地坚持"。

患者自幼性格内向，在家懂事乖巧、言行规矩谨慎，很受父母和亲戚朋友的喜爱。诉 8 岁时曾被邻居家叔叔轻轻抚弄过阴部几次，当时似有舒服的感觉，故未声张。9 岁随父母工作迁居至另一城市生活，便逐渐淡忘了此事。诉当时年幼无知，不知那是猥亵行为。读书成绩尚可，高考考取某专科学校，20 岁专科毕业后在现单位从事文秘工作。由于性格内向，少与同事们主动交往，但人际关系还不错，工作也认真负责，少出差错。近一年经人介绍一男友，但大多都是在网上聊天，见面则有不自然，但两人相处还可以。然男友每每邀请患者去见其父母均被托词拒绝。

CBT 治疗过程

1. 治疗初期

（1）建立良好的医患关系，进行案例概念化：患者为自己的表现甚感苦恼，主动求治。治疗师与患者及其家属解释 CBT 的治疗大致流程，希望患者积极主动参与。对患者进行症状与认知行为评估，详细了解患者恐惧的对象、具体行为表现、当时的想法以及实际后果等，并进行案例概念化，使患者清晰地认识自身主要问题的形成与发展过程。

（2）明确治疗目标：治疗师与患者及其家属解释并共同协商确定治疗目标。患者渴望能回归至正常的与人交流的状态，自觉过于紧张是没有必要的，并愿意采用循序渐进的方式来帮助她克服和矫正与人相处时的恐惧感，以及不合理的想法。

（3）评估恐惧焦虑等级：该步骤要让患者学会熟练评估自己的恐惧焦虑等级。最初，患者诉除了医生（指治疗师）以外，其他人均让她产生紧张恐惧感。后来，经过慢慢引导患者，让她仔细回忆，比较见到哪些人不太紧张，而见到哪些人会更紧张一些，并要求她根据紧张或恐惧程度试着给恐惧的对象计分。告知计分等级为 0～5 分，

相处自然、不紧张者记为 0 分，非常恐惧焦虑并极力回避者记为 5 分，其他不同程度的紧张对象由轻至重依次可记为 1、2、3、4 分，焦虑程度依次增加。逐个进行比较考虑之后，对她所接触或需要接触的人一一予以评分，每一个等级可罗列若干对象。然后，治疗师让她从每一等级中选出一两个最典型、最常见者作为代表。表 7-5 是患者的恐惧焦虑等级表。

表 7-5 社交恐惧症患者恐惧焦虑等级表

对象	恐惧等级	等级评分
母亲	不恐惧，自然	0
父亲	有点紧张	1
同学、同事	紧张，不自然	2
男友	紧张，有些回避	3
上司	恐惧并回避	4
男友父母	非常恐惧	5

2. 治疗中期

（1）放松训练：放松训练要让患者首先体会肌紧张的感觉，然后放松，体会两者之间的差别。治疗师采用 Jacobson 逐步放松法对患者进行放松训练。播放配有恬静优雅背景音乐的指导语：

（一段音乐从远处隐约传来）现在我们开始肌肉放松训练，因为全身肌肉放松能消除您的紧张和焦虑。首先，我们要知道什么是紧张、什么是放松。现在注意听我的口令。请用右手握紧座椅的扶手，要用劲。（停 2 秒）请注意手掌、前臂与上臂有什么感觉？（停 3 秒）请注意，不同部位的感觉是有区别的。手掌有触觉和压觉，前臂和上臂是肌肉紧张的感觉，请注意这种肌紧张的感觉。（停 5 秒）现在请握紧拳头，使劲握。体会到了吗？这就是紧张。（停 1 秒）好，请松开拳头，彻底松开，这就是放松。再来一次，看看紧张和放松有什么区别？（停 10 秒）现在练习头部的肌肉，请将眉毛往上抬，再把眉头皱起来。对！保持这个样子，记住，这就叫愁眉苦脸，这是烦恼的表情。好，放松，眉头放松，眼睛轻闭，好了，烦恼没有了，呼吸也均匀了。注意呼吸时的感觉。（停 2 秒）吸满一口气，（停 2 秒）再慢慢呼出来，要慢，要均匀，要注意呼吸放松的感觉，好像把沉重的包袱放下来了一样。（停 2 秒）好，现在咬紧你的牙，体验一下咀嚼肌紧张的感觉。（停 2 秒）

再放松，放松，完全放松后下巴是会下垂的。（停3秒）请将舌头用劲抵住上颌，体验肌紧张的感觉。（停2秒）好，将舌头放松，放松，放松后的舌头有膨大了的感觉，细细体味一下。（停3秒）现在训练颈部肌肉，不要靠在椅背上，笔直坐着，对啦，请注意背部和颈部的紧张感觉。（停2秒）现在放松背部肌肉，随意靠在椅背上。对！再放松颈部肌肉，让头部随重量下垂，前倾后仰都可以。对，就是这个样子，这就叫放松。（停3秒）现在练习抬肩，左边的，还有右边的，体验肌紧张的感觉。（停2秒）现在放松，完全放松，让双臂自然下垂。（停3秒）现在收腹，使劲收，好像有人向你的肚子击来一拳。（停2秒）现在放松，好像内脏在下坠。（停3秒）最后训练下肢。请把脚跟靠向椅子，努力下压，同时抬高脚趾。你会觉得小腿和大腿绷得很紧，这就是肌紧张。（停2秒）好，现在放松，完全放松。好，现在休息一会儿。（停1分钟）现在继续练习，你刚才做得很好，跟着我的口令再练习一次。现在紧握双拳，再紧皱眉头，咬牙，抵舌，耸肩，挺胸，昂头，直背，收腹，坚持住！再双腿下压，脚趾上翘。好！这就是紧张，全身紧张。（停5秒）现在逐步放松，松拳，舒展眉头，放松牙关、舌头，双肩下垂，靠背，垂首，送腹，再放松双腿。很好，深深吸一口气，（停2秒）慢慢呼气，随着空气的呼出，你已彻底放松。（停2秒）再来一次深吸慢呼……现在，你正在享受你肌肉完全放松状态的乐趣，这是你以前不曾体验过的……

患者可以听着录音，在家里进行自我放松训练，每天1～2次。嘱咐患者使用腹式深呼吸。掌握要领后，建议逐渐脱离录音独自训练，每次10～15分钟。

（2）暴露疗法：与患者及家属商量后，拟采用逐级暴露方法。结合放松训练，初次实施暴露过程如下：

治疗师：请你现在慢慢全身放松，闭上眼睛想象一个场景。可以是你经历过的，也可以是你任意想象出来的。要想得清晰一些，生动一些。

患者：好的……想好了。

治疗师：你继续闭上眼睛，能将想象的场景描述给我听吗？

患者：我在一个曲径通幽的地方漫步，脚下踩着鹅卵石，路旁是参差不齐的灌木，我走到了小路的尽头，前面是一片宽阔的湖面。水波荡漾，清风吹拂着我的脸庞。远处游来了几只白天鹅。

治疗师：能告诉我看清是几只天鹅吗？

患者：是5只。

治疗师：请你告诉我，此情此景，此时此刻，你紧张吗？

患者：不紧张。

治疗师：如果按照恐惧焦虑等级评分，评多少分呢？

患者：应该评0分。

治疗师：好。以下的问题你不要用口头回答，以手示意就行了。比如紧张焦虑的评分，0分就用拇指和示指构成一个环状；评1分你就伸出一个指头；评2分就伸出两个指头，依此类推。如果想象的图像清晰则点点头；不清晰则摇摇头。可以吗？

患者：可以的。

治疗师：现在请你闭上双眼。想象你正在同你父亲对话。（15秒钟之后）

患者：（点头示意）

治疗师：焦虑评分是多少？

患者：（伸出一个手指头）

治疗师：清除脑中的想象，全身放松。（1分钟之后）

治疗师：现在焦虑评分是多少？

患者：（示意为0）

治疗师：请继续想象你同父亲对话的场景。（10秒钟之后）

患者：（点头示意）

治疗师：现在焦虑评分是多少？

患者：（仍伸出一个手指头）

治疗师：清除脑中的想象，全身放松……

经过十几次想象-放松的反复交替训练之后，患者表示，想象在与父亲对话的情景中不再那么紧张了。第1次暴露治疗成功结束。告诉患者见到父亲时就不会像之前那样紧张了。万一还有一点不自然，就用这种接触-放松反复交替的方式。嘱其一定要找机会与父亲接触、交流，并反复实践，巩固疗效。

一周之后，患者告诉治疗师，她已经能够比较轻松自如地与父亲相处交流了。治疗师让她长时间地想象与父亲对话的情景,患者示意焦虑程度评分为 0 分。于是治疗师确认她已经完成了一级脱离,治疗可以向第二级暴露推进。

按照表 7-5 中患者恐惧焦虑的对象,如上述想象 - 放松反复交替的方法进行逐级暴露……

患者在第二级、第三级暴露中,进展顺利,每次 40 分钟左右便能完成暴露治疗,然后回家和办公室进行实践,效果甚满意。经过这两级暴露治疗之后,患者的精神状况大为改观,与同事、男友交流,以及普通人交流均不再像以前那样畏畏缩缩、脸红了。但在将暴露推进至第四、五级时,暴露难度较大,每一级均经过了 3 次以上的暴露治疗。

经过为期 2 个月 8 次放松训练和 12 次暴露治疗,患者称已不再回避任何人。治疗结束时,患者已能去男友的家中见其父母。诉:"虽然还有些提心吊胆和不自在,但还是能够克服了"。

(3) 认知矫正与重建:有关该患者的认知模式,一方面存在对过去经历的认知偏见。她对儿时遭遇过的"猥亵"行为"刻骨铭心",对自己当时"似有舒服的感觉"感到羞愧自责,并与现实生活中的某些场景进行无端联系,同时将其不良影响泛化至现今生活,因而害怕出门、担心别人在关注自己。治疗师首先采用心理教育的方式,让患者正确认识到当时的"舒服感"是一种正常的生理心理反应,并不代表自己"从小就很下流",从而消除患者的羞愧自责情绪;采用苏格拉底式逻辑提问,让患者认识到过去的经历并未影响到自己纯洁的为人本质,只是自己将那件事情灾难性地泛化了,以提高患者的自信,学会正确、现实地看待自己。

另一方面,患者对现实事件也产生了认知偏差。一是对周围人的过度警觉和对自身生理反应的过度关注。如患者将旁人的"偶尔一瞥"认为是"好像在盯着我看";将紧张时出现的正常生理

反应(如脸发热、出汗、肌肉紧张等)看成是自己"很奇怪""很难看",因而回避出门。二是对他人的错误理解。如患者认为"人们看到我很焦虑一定会认为我很笨很蠢",因而回避与人交往。在治疗过程中,治疗师运用现实检验和逻辑提问来帮助患者认识到,是自己存在的这些认知偏差和错误理解,让自己置身于痛苦之中而回避社交,从而动摇自己原有的不良认知模式,建立新的认知观念。同时,布置家庭作业,要求患者使用认知思维记录三栏表,记录自己的活动、当时的想法,以及情绪行为,尤其是成功没有回避的活动,以强化良性的认知行为。

以上的认知矫正治疗与行为暴露治疗一起或穿插进行。

(4) 社交技能训练:患者定期参加了门诊组织的人际交流训练,如进行自我介绍、相互问候、情感表达、做出评价等。同时鼓励其参加单位的集体活动。告知患者,如果出现一些生理反应(如脸发热、出汗、肌肉紧张等),均系正常反应,并立即进行自我放松训练。

3. 治疗结束　在治疗结束之前,治疗师与患者需要共同回顾治疗初期和中期所涉及的知识内容以及患者的改变历程,比如治疗之前的主要问题、成功的放松训练、暴露治疗后的现实联系与不回避、对儿时经历和现实经历的错误感知,以及鼓励参加集体活动等,让患者感受到自己的收获和进步,以利于保持患者的希望和信心。同时,亦向患者阐明,治疗结束后恐惧焦虑症状还有可能发生反弹,无须过于在意,坚持"不回避",学会从参与活动中体会快乐与自信。

治疗结束 2 个月后,患者在男友陪同下来访,诉近来出门虽然还有些"小心翼翼",但有以前从未有过的"轻松感",同时,在与男友谈婚论嫁了。

(曹玉萍)

参 考 文 献

[1] 徐俊冕,季建林. 认知心理治疗. 贵阳:贵州教育出版社,1999.

[2] 张亚林. 行为疗法. 贵阳:贵州教育出版社,1999.

[3] 李占江. 临床心理学. 北京:人民卫生出版社,2014.

[4] Leahy RL. 透视认知行为治疗的僵局. 谢碧玲,郑皓仁,译. 台北:心理出版社,2010.

[5] Coull G, Morris P G. The clinical effectiveness of CBT-based guided self-help interventions for anxiety and depressive disorders: a systematic review. Psychological Medicine, 2011, 41 (11): 2239-2252.

[6] Social anxiety disorder: recognition, assessment and treatment Clinical guideline [CG159]https://www.nice.org.uk/guidance/cg159. Published in May 2013.

[7] Pilling S, Mayo-Wilson E, Mavranezouli I, et al. Recognition, assessment and treatment of social anxiety disorder: summary of NICE guidance. BMJ, 2013, 346 (2216): f2541-f2541.

[8] Schulz A, Stolz T, Berger T. Internet-based individually versus group guided self-help treatment for social anxiety disorder: protocol of a randomized controlled trial. BMC Psychiatry, 2014, 14: 115-123.

[9] Moghadam MN, Atef-Vahid M, Asgharnejad-Farid A, et al. Effectiveness of Short-term Dynamic Psychotherapy versus Sertraline in Treatment of Social Phobia. Iran J Psychiatry Behav Sci, 2015, 9 (2): e228-e233.

[10] Johansson R, Björklund M, Hornborg C, et al. Affect-focused psychodynamic psychotherapy for depression and anxicty through the Internet: a randomized controlled trial. Peer J, 2013, 1: e102-e124.

[11] Diener MJ, Hilsenroth MJ, Weinberger J. Therapist affect focus and patient outcomes in psychodynamic psychotherapy: a meta-analysis. The American Journal of Psychiatry, 2007, 164 (6): 936-941.

[12] Markowitz JC, Lipsitz J, Milrod BL. Critical review of outcome research on interpersonal psychotherapy for anxiety disorder. Depress Anxiety, 2014, 31 (4): 316-325.

第八章 惊恐障碍

第一节 临床表现与治疗

惊恐障碍（panic disorder）是一种反复突然发作、不可预测的强烈焦虑体验，表现为心慌、气紧、出汗、震颤等强烈的自主神经功能亢进症状，常伴有濒死感或失控感。症状大多在发病10分钟内达到高峰，持续半小时至2小时，可自行缓解。在发作间期，患者因担心发作，常有预期性焦虑，出现回避行为，可导致场所恐惧症，使其社会功能明显受损。

惊恐障碍是常见的精神障碍，在普通人群的时点患病率可高达5%。本病初期多为发作性病程，随着病情的发展及共病的出现，有慢性化趋势，呈现波动性病程，症状时轻时重，在疾病后期，可合并多种精神疾病，如场所恐惧症、抑郁障碍、酒精滥用和其他焦虑障碍，导致个体社会功能明显损害，甚至自杀。一项6～10年的随访研究发现，30%的惊恐障碍患者经治疗痊愈，40%～50%症状有所改善但仍有残留症状，20%～30%症状持续不变或病情加重。病前社会功能良好，病程短的患者预后较好，缺乏充分的治疗、合并场所恐惧症、重性抑郁、物质滥用和人格障碍者预后较差。

与多数精神障碍类似，惊恐障碍的病因不明。已有研究表明惊恐障碍的病因涉及遗传因素、神经生化因素和心理社会因素。对惊恐障碍患者的家系研究发现，惊恐障碍先证者一级亲属中，本病的发病风险明显高于正常对照组一级亲属，提示本病具有家族聚集性。双生子的研究发现同卵双生子同病率高于异卵双生子，提示遗传因素对本病的发生有重要作用。近年来的基因组学研究发现了一些可能的易感位点，但尚未能证实是否具有明确的病因学因果联系。

神经生化的病因涉及对中枢神经递质、以蓝斑为主的脑区和乳酸盐的研究。近年来对中枢神经递质如去甲肾上腺素、5-羟色胺、多巴胺及γ-氨基丁酸等和大脑恐惧环路的研究是有关焦虑情绪研究的热点。动物实验发现，电刺激蓝斑可引起明显的恐惧和焦虑反应，还发现蓝斑神经冲动发放增加以及中枢性去甲肾上腺素更新加速。各种神经递质受体的拮抗剂和激动剂对蓝斑脑区引起的变化，如α_2去甲肾上腺素受体拮抗剂育亨宾直接刺激蓝斑核会引起害怕反应，而α_2去甲肾上腺素受体激动剂可乐定有抑制甲肾上腺素释放的作用，这些都提示惊恐障碍者有去甲肾上腺素调节障碍。在5-HT的15种受体亚型中，$5-HT_{1A}$受体在肺通气调节方面的作用与惊恐障碍可能直接相关，近年来临床上采用5-HT回收抑制剂治疗惊恐障碍的疗效，也提示5-HT系统障碍在惊恐障碍病因中的作用。

与其他焦虑障碍不同，在惊恐障碍病因学研究中，还涉及有关乳酸盐和二氧化碳的研究。从最早观察到患者血中乳酸盐含量高于正常对照，到给予乳酸盐滴注或吸入二氧化碳混合气体均可诱发类似于自然状态下的惊恐发作，提示该类物质在病因中的作用。因为二氧化碳浓度的升高和乳酸的增加皆可引起窒息的感觉。无论是乳酸分解为二氧化碳还是直接吸收，均可诱发惊恐发作，因此认为惊恐障碍者存在中枢血清素功能的异常，使其发出错误的窒息警报，可能与惊恐障碍的濒死体验有关。

早年的特殊经历和近期的应激事件可能也与惊恐障碍的病因有关。有证据表明，在儿童期和成人期经历创伤性事件或负性生活事件的个体患惊恐障碍的风险增加，而有惊恐障碍的患者比正常个体对创伤事件，特别是涉及分离和依恋关系破裂的创伤性事件更为敏感。临床发现，多数患者在发病前一年内曾经历应激性生活事件，提示近期的应激事件也是惊恐障碍发病的危险因素。因此，遗传和生物学的易感性与后天应激事件的相互作用是惊恐障碍的主要病因。

一、临床特征

惊恐障碍是指有反复发生而不可预测的惊恐发作或急性焦虑发作。惊恐发作（panic attack）是指突然发生的极度害怕或身体不适，可表现为以下多种躯体症状：心悸、或心率加快；出汗；震颤或发抖；气促感或窒息感；喉头哽塞感；胸部疼痛或不适；恶心或腹部不适；头晕、失去平衡感、头重脚轻、晕厥；现实解体（非真实感）或人格解体（感到脱离自己）；害怕失去控制或发疯；害怕即将死亡；感觉异常（麻木或针刺感）；发冷或潮热等。相对于其他焦虑障碍，惊恐发作具有持续时间短、突然发生，患者感到不可预测，症状在 10 分钟内达到高峰，很少超过 1 个小时。典型的惊恐发作除强烈的躯体不适外，还伴有强烈的精神体验，导致患者对发作非常恐惧，常见的精神体验有：①濒死感，患者突然感到胸闷气紧、胸部受压、窒息感，不能自主呼吸的恐惧紧张感，甚至感觉濒临死亡，恐惧万分，常大声呼救或拨打 120 寻求急救。②失控感，患者极度紧张，感到身体和精神不受自己控制。比如患者正在高速公路上驾驶汽车，突然感到外界变得很不真实，觉得身体和意识已完全不受自己控制，自己将要变疯，汽车要飞出公路，因而感到非常恐惧，不得不将汽车立即停下，寻求帮助。③精神崩溃感，部分患者还可体验到无法控制的精神崩溃感，觉得自己会发疯。患者的体验可能因人而异，但无论有哪一种体验，有过这种发作体验的患者常常对再次发作有极度的恐惧和担心。

需要注意的是，惊恐发作并不仅仅出现在惊恐障碍中，也就是说，有惊恐发作不一定就是惊恐障碍。研究发现，正常人群中也可偶尔有惊恐发作，多种躯体疾病或精神障碍可同时伴有惊恐发作。躯体疾病，如阵发性心律失常、二尖瓣脱垂、癫痫、哮喘、肺栓塞、短暂性缺血发作、库欣综合征、甲状腺功能亢进、低血糖反应、嗜铬细胞瘤等，皆可出现惊恐发作。在患有躯体疾病的同时，因紧张担心，可伴有惊恐发作，但不能诊断为

惊恐障碍。精神科的多种疾病，如抑郁障碍、社交焦虑障碍、广泛性焦虑障碍、强迫症、精神活性物质滥用或物质依赖、创伤后应激障碍、双相情感障碍、精神分裂症等，皆可出现惊恐发作。因此，诊断惊恐障碍不仅是有惊恐发作，还包括发作间期对再次发作的担心，对惊恐发作后果的附加焦虑，以及个体行为上的改变。对于惊恐发作的预期性焦虑，以及对发作灾难化的认知，及其随之而来的行为改变，是区分惊恐障碍和其他精神障碍的关键点，也是心理治疗的处理要点。

惊恐发作因其发作的突然性和不可预测性，以及发作时的濒死感和失控感，不少患者会将这种症状归因于严重的躯体疾病，频繁到医院急诊室就诊，但检查多无明显异常。随后又就诊于医院各个科室，试图发现器质性疾病的证据，但发现仍不能解释疾病病因，因而更加焦虑。因未得到及时治疗，常导致惊恐发作频繁出现。患者更加紧张，担心生命安全，如此形成恶性循环。如仍未能得出正确诊断并有效治疗，患者会出现明显的行为改变，如不敢到既往出现惊恐发作的环境中，特别是首次惊恐发作的环境，如人群拥挤的地方，以及其他一些患者感到难以迅速离开或让其尴尬的场合，如超市、公共交通工具等。患者担心再次出现惊恐发作，通常会采取"安全行为"（safety behavior），如随身携带药品以应对发作时的躯体不适，出发前打听好目的地附近的医院，寻找可靠的人陪伴，拒绝乘坐飞机、火车、公共汽车等公共交通工具，或干脆回避到某些地方等，进而发展成为场所恐惧症，严重影响患者的社会功能。因该病可严重影响患者的社会功能，导致患者不能正常工作和生活，在后期可继发抑郁障碍、酒精滥用等多种问题。

在 DSM-5 诊断中，惊恐障碍的诊断要点包括：反复出现不可预期的惊恐发作；在发作之后，出现持续地担忧或担心再次惊恐发作或其他结果，或显著的不良变化，持续 1 个月或更长时间；且这种障碍不能归因于某种物质的生理效应或其他躯体疾病；也不能用其他精神障碍来解释。惊恐障碍的患者常共病其他的精神障碍，如场所恐惧症、抑郁障碍、社交焦虑障碍、特定恐惧症、广泛性焦虑障碍、强迫症、精神活性物质滥用等，25%～60% 的患者同时符合人格障碍的诊断，多

为依赖性人格障碍和回避型人格障碍。在治疗中也需注意对上述共病的处理。

二、治疗

惊恐障碍的治疗包括药物治疗、心理治疗，以及药物和心理联合治疗。

（一）药物治疗

在国内，大多数首次就诊于精神专科的患者，患者更易接受到药物治疗，而且药物治疗比心理治疗起效更快，因此患者会选择药物治疗。用于治疗惊恐障碍的药物可分为以下几类：

1. 抗抑郁药　抗抑郁药，特别是具有抗焦虑作用的抗抑郁药被广泛用于惊恐障碍的治疗。临床最初采用三环类的抗抑郁药，特别是丙米嗪，治疗惊恐障碍。近30年来，对新型抗抑郁药SSRIs和SNRIs的研究和临床应用也证明了其对惊恐障碍的有效性。而且与三环类抗抑郁药相比，SSRIs和SNRIs药物在安全性和耐受性等方面的明显优势，使其成为治疗惊恐障碍的一线药物。因为惊恐障碍的患者常表现出对药物过多地担心，因此建议在使用之前，向患者讲明药物的起效时间及最初可能的副作用，增加患者服药的依从性，避免患者在治疗早期不能耐受药物的副作用而终止治疗。医生通常给予惊恐障碍患者比抑郁障碍更低的药物起始剂量。对于严重焦虑的患者，医生会加用苯二氮䓬类药物2~4周，待抗抑郁药起效后再逐渐停用。使用抗抑郁药治疗惊恐障碍需4~12周才能完全缓解惊恐发作，之后仍需要保持至少6个月足够剂量来减少复发。经过充分治疗后，可根据患者实际情况逐渐减少剂量进行维持治疗。

2. 苯二氮䓬类药物（BDZ）　苯二氮䓬类药物与抗抑郁药不同，BDZ在焦虑症患者中应用较为普遍，尤其是在治疗起始阶段，通常能快速控制患者症状。但苯二氮䓬类药物有引起依赖、过度镇静及对认知功能受损等不良反应，使其不能在临床长期使用。苯二氮䓬类药物一般只需治疗在开始的2~4周使用，待其他抗抑郁抗焦虑药物发挥疗效后逐渐减量至停用。常用的苯二氮䓬类药物有阿普唑仑、劳拉西泮、地西泮、艾司唑仑、氯硝西泮等，国外有文献建议氯硝西泮作为首选，因其作用时间长，服药次数少，且成瘾风险和戒断反应小，但该类药物都不宜长期使用。

3. 其他药物　肾上腺素能阻断剂，如普萘洛尔10~20mg，每天2~3次，临床上用于治疗有心血管躯体症状的患者，但需随机双盲临床试验证明其有效性。丁螺环酮是$5-HT_{1A}$受体激动剂，为非苯二氮䓬类抗焦虑药，研究提示对治疗焦虑有效，但还需进一步的研究证实在惊恐障碍中的疗效。

（二）心理治疗

惊恐障碍的心理治疗主要包括认知行为治疗、精神动力学治疗和支持治疗等。

1. 认知行为治疗　认知行为治疗理论认为，惊恐障碍的患者是把正常的躯体感觉赋予了灾难化的解释，患者把一些极端化的躯体感觉，如心跳加速，解释为"我的心脏病要发作了！"，因而诱发了急性焦虑发作。因此，治疗的重点是通过一系列治疗技术帮助患者进行认知重构，减少灾难化的认知，从而减少惊恐发作。行为治疗的技术也在治疗起到了重要作用。行为治疗的技术包括内感性暴露、呼吸训练、放松治疗、现场暴露等。有关使用CBT对惊恐障碍疗效的荟萃分析展示，CBT与药物治疗的疗效至少相当，甚至有研究证实其疗效超过药物疗效，因而使其成为惊恐障碍的一线治疗。

2. 精神动力学治疗　有关精神动力学治疗治疗惊恐障碍患者的循证研究不多。Milrod等设计了一种"聚焦惊恐的心理动力学治疗"（panic-focused psychodynamic psychotherapy，PFPP）。该治疗共有24次，每周2次，每次45分钟，一般在12周内完成。Milrod等人做了一项对比精神动力学治疗与放松疗法治疗惊恐发作的随机对照研究。研究提示，精神动力学治疗组在治疗结束时有效率优于对照组。临床实践显示，除了常用的药物治疗和CBT外，对于某些亚型的患者精神动力学治疗可能有效。对于在潜意识中有明显儿童期分离冲突的患者，成年后的每一次分离可能都会激活潜意识中的冲突，从而导致焦虑发作，因而对该类患者采用精神动力学治疗可能才是有效的治疗方法。此外，对于共病依赖性人格障碍和回避性人格障碍的患者，尽管其在接受治疗，但治疗常在某一时期停滞不前，精神动力学治疗则是除常用治疗之外的重要补充治疗。

（三）药物治疗联合心理治疗

Barlow 等人的多中心比较药物治疗和 CBT 的随机对照研究表明，在急性期，药物治疗和心理治疗（主要是 CBT）与安慰剂对照，疗效都明显优于安慰剂组，联合治疗的优势有限。在 6 个月的维持期治疗中，联合治疗的优势更为明显。在治疗结束后 6 个月的随访研究中，发现药物治疗组的复发率更高，而认知行为治疗组的疗效更持久。另一项研究表明，在最初药物治疗控制初始症状后，加入 CBT 可极大增加患者能够成功减量停药的可能性。Heldt 等人的研究显示，那些对药物治疗反应不足的患者，通过加入 CBT 后会有显著和持久的改善。在对基层医疗机构的研究中显示，加入 CBT 使患者的病情无论在统计学上和临床上都比单纯药物治疗有显著改善。Furukawa 等人的荟萃分析纳入了有 1 700 名患者的 23 项随机对照研究，发现联合治疗优于抗抑郁药物治疗和单纯心理治疗。然而，在急性期治疗结束后，联合治疗比单纯药物治疗有效，但和心理治疗疗效相当，这提示心理治疗有更为持久的作用。

因此，无论选择药物治疗还是心理治疗，或是二者的联合治疗，都必须结合患者的情况和喜好综合考虑，因为每一种治疗都有各自的优点和缺点。而且还需考虑治疗的可获得性和心理治疗师的流派等因素，才能使患者的治疗具有可行性。

（张 岚）

第二节 认知行为治疗

一、认知行为治疗理论

当今的认知行为治疗认为惊恐障碍的核心问题可简单地归纳为"对恐惧的恐惧"（fear to fear）。

"对恐惧的恐惧"是指对与首次惊恐发作相联系的躯体感觉的恐惧。恐惧感通常来自两个方面，其一是对内部线索恐惧的条件反射，即建立了内部线索（如躯体的不适）与强烈恐惧之间的联系，称之为"内部感觉条件作用"，其二是建立的对躯体感觉的错误评价或称之为错误认知，比如"心慌就是我的心脏病即将发作""开始出汗就是我要晕倒的前兆"。但患者有时并不能在意识层面上察觉到上述原因，因而患者常认为惊恐发作是没有任何原因突然发生的，这种突然性及不可预测性又进而加重了患者的恐惧。

因为患者常倾向于灾难性解释惊恐发作，并把过多地注意力投向躯体感觉，从而诱发了躯体的焦虑反应，形成恶性循环。个体的恐惧唤起了自主神经系统，进一步会加剧该系统的活动，从而使躯体症状更加明显，形成了恐惧与躯体症状的恶性循环。患者认为躯体感觉难以逃避，因而感觉不可控制。这种不可控制感和不可预测性使患者的焦虑水平和发作频率增加，也增加发作间期的预期性焦虑，使患者对躯体感受的注意力和警觉性明显增高，从而更增加了发作的可能。有些患者会发展出回避性行为，如不去特定的场所，或不进行剧烈的活动等，以避免惊恐的再次发作。采用回避行为的好处在于可在短期内降低恐惧或避免恐惧的出现，但长期的回避行为不仅会造成患者社会功能严重受损，也会增加患者再次面对恐惧源时的焦虑程度，从而引起更大的问题。

二、案例概念化

认知行为治疗认为，惊恐障碍是一个习得性感受，尤其是由自主神经过度唤起所引发的惊恐障碍。在对个案的治疗性访谈中，通常会发现惊恐障碍患者往往存在生理上的易感性和心理上的易感性。生理上的易感性可概括为自主神经的过度活跃，心理上的易感性是指患者认为焦虑反应是有害的，因而对焦虑反应过分敏感，以致在躯体出现焦虑反应的征兆时会引起过度的焦虑发作。

对焦虑，特别是对焦虑反应时的躯体症状过分敏感，可能和既往的负性经历有关。以下的因素皆可影响到患者惊恐障碍的发生：小时候家中父母对躯体健康问题过分关注，对患者过多保护，以致患者对躯体的细小变化非常敏感；家庭中的主要成员经历了重大疾病或死亡，患者目睹了亲人在其病重或死亡时表现出的痛苦情景；个人曾经遭受过的一些意外经历等，这些体验都可造成患者对躯体症状的过分关注，并对其进行灾难化的解释，形成负性认知。

从患者的首次惊恐发作中常可找到一定的诱因，包括多种应激因素，如连续工作数晚未能很好休息，疲劳后饮酒、沐浴，或发生在特定情境中的应激事情，如乘电梯时被关在电梯中。突如其来的躯体不适及焦虑或害怕的感觉使患者异常恐惧和尴尬，对患者的正常社会功能也有所影响，因而患者常担心下次发作，表现为对躯体出现的"异常"感觉过分关注，如心悸、呼吸困难等，从而产生"对恐惧的恐惧"。

首次惊恐发作后，对躯体线索的选择性注意和选择性感觉及安全行为是使症状得以维持的重要因素。惊恐障碍患者对躯体症状常具有高度的觉察能力，非常关注身体是否在此出现了"异常感觉"，一旦有这些感觉的蛛丝马迹，就将这些感觉贴上"威胁性"或"灾难性"的标签，从而诱发了惊恐发作。

个体反复经历惊恐发作，是因为他们持久地以灾难化认知解释众多躯体异常感觉，而这些被灾难化的感觉通常是正常焦虑的躯体反应，如心悸、气促、头晕等，而且最初这些感觉不一定是单纯由焦虑引发的。

灾难化的解释将某些正常的感觉理解为一触即发的身体或精神灾难，如将心悸认为是心脏病发作的证据，或将快速或不寻常的思维认为是思维要失控和随之而来的精神失常，导致患者对躯体的线索异常恐惧和担心，形成焦虑的恶性循环，使惊恐发作不断发生，愈演愈烈。

三、治疗假设与治疗计划

认知行为治疗认为基于患者特定的生物学基础、个人成长经历、家庭教育方式等因素，在应激背景上导致了患者的惊恐发作，患者特有的认知方式和应对方式使惊恐发作得以维持，形成"对恐惧的恐惧"，使症状日益加重，导致患者社会严重功能受损。

认知行为治疗的治疗关键是要帮助患者打破症状的恶性循环，改变其对躯体症状的灾难性认知，降低对躯体症状的敏感性，增加对躯体不适的耐受能力及对躯体症状的控制感，从而减少惊恐发作和回避行为，恢复其社会功能。

研究认为，对惊恐障碍认知行为治疗通常需要6～12次，共病其他障碍的患者则需要更多的治疗次数。

四、治疗的流程和方法

对惊恐障碍的认知行为治疗可包括以下几个阶段：

（一）治疗初期

在治疗初期重点在于进行有效的评估，建立良好的治疗关系和实施初步的治疗。

1. 建立治疗关系 惊恐障碍患者多经历了众多检查和数位医生，最后被转介给心理治疗师。患者对治疗将信将疑，通常不认为自己患有"心理问题"，而非常关注自己的躯体症状。治疗师此时的共情、倾听和理解将是决定治疗能否继续进行的非常重要因素。

2. 评估 惊恐发作可见于多种躯体疾病和精神障碍，惊恐障碍也可共病多种精神障碍，因此治疗前期的评估是决定治疗成败及预后的重要因素。

评估的内容包括以下几个方面：

（1）诊断性访谈：建议对每个患者在开始正式治疗之前都应进行诊断性访谈，无论患者是被专科医生转介而来，还是直接找治疗师寻求帮助。专业的诊断性访谈或采用结构化的定式检查是治疗的第一步，它们可以帮助进行较为全面的诊断评估，同时建立良好的治疗关系，也建立初步的认知行为治疗框架。虽然在治疗开始时会花些时间，但可避免后续治疗的方向出现太大的偏离。

（2）医学评估：必要的医学检查可有助于排出躯体疾病，如患者已在他处做过必要的检查，认真回顾检查的结果，有助于了解患者继往的诊治情况，也使患者理解进行心理治疗的必要性，有助于建立良好的治疗关系。

（3）症状日记和专业的量表：让患者记录每次惊恐发作情况以及发作间期的焦虑水平，症状日记可包括每次发作的诱因（线索）、发作时的恐惧程度，以及伴随的躯体症状。同时使用专业的量表动态评估疾病的严重性，可了解治疗的进展情况和疗效。

（4）行为功能分析：行为功能分析有助于帮助患者找到发作的外在和内在的线索，在认知、行为、情绪和躯体层面上的反应，以及行为带来的短期和长期后果，从而找到治疗的切入点，也可激发患者治疗动机。

3. 心理教育　惊恐障碍患者因为反复发作不可预测的强烈躯体不适四处就诊，但多项检查未发现躯体有明显异常，临床医生也未能很好地解释其病因，患者因此更加焦虑。在治疗前期的心理教育向患者介绍疾病的性质和治疗的理论就非常重要。通常心理教育包括以下几方面的要点：

（1）焦虑和惊恐是人的正常情绪反应，在焦虑或惊恐状态下的战斗-逃跑反应是人类的正常反应，交感神经和副交感神经在战斗-逃跑反应中可发挥不同作用，并表现出各种生理反应。焦虑在躯体、情绪、认知和行为层面可有不同的表现。

（2）正常焦虑和惊恐障碍的区别，为什么在没有实际威胁时会出现惊恐反应，可结合患者的实际讨论。

（3）讨论对患者症状的行为功能分析。

（4）介绍焦虑的恶性循环，并与患者讨论如何打断恶性循环。

（5）介绍心理治疗的原理和方法。

4. 呼吸训练和放松训练　多数惊恐障碍患者有过度换气的症状，通过呼吸训练可增加患者对呼吸的控制，从而减少惊恐发作频率。训练中治疗师可先要求患者进行过度换气，然后讨论这种体验同惊恐症状的相似程度，并向患者介绍过度换气的生理基础及躯体表现，帮助患者理解过度换气的后果。然后向患者教授呼吸控制技术，学习使用腹式呼吸而非胸式呼吸的方法，并要求患者反复练习这种技能，以增加对呼吸的控制感。

患者还可学习放松训练，多采用渐进性肌肉放松的技术。渐进性肌肉放松训练是基本的行为治疗技术，通过对该技术的掌握，应对不同程度的焦虑反应，也可增加患者对躯体的控制感。

（二）治疗中期

在建立了良好治疗关系，并进行初步治疗的基础上，可进一步实施以下治疗技术：

1. 认知重构　惊恐障碍患者主要的认知问题是对躯体反应进行了灾难化的解释，从而诱发了焦虑反应。这种想法将对外界或内在的一些常见的线索误认为是具有威胁性或危险的线索，比如心跳加快，呼吸略显急促、细小的颤抖，患者都可能判断为是某种严重躯体疾病（如心脏病）发作的前兆，从而诱发了焦虑反应。认知重构包括训练患者识别对躯体感觉的灾难化解释，形成对躯体感觉可替代的、非灾难化的解释，通过讨论以及行为实验检验灾难化与非灾难化解释的准确性等。认知重构与暴露治疗等行为治疗可同时进行，常相辅相成。除常规的认知治疗技术外，成功的行为实验、暴露治疗皆可逐步改变患者不良的认知。

2. 内感性暴露　内感性暴露是惊恐障碍治疗中较为特别的治疗技术，已有研究证明内感性暴露独立于其他治疗方法以外的疗效。内感性暴露的目的是通过反复的对某些躯体线索的暴露，减少患者对它们的恐惧，也可改变对内感性暴露的错误认知。如对于发作时有心慌等心血管症状的患者，通过跑步、爬楼梯等运动来增加心率，通过过度换气制造胸闷气紧，通过坐在椅子上旋转产生头昏的感觉等。经过一系列标准化练习，让患者体验并学会耐受躯体的不适，并改变以前对躯体细微感觉的灾难化思维，如以前认为心跳加快就是心脏病要发了，经过训练后发现心跳加快不一定心脏病要发了，运动后心跳也会加快，这是身体健康的表现，从而可以减少躯体线索带来的焦虑和恐惧。内感性暴露最初是在治疗室进行，之后可拓展到患者的日常生活中反复练习，如上班时爬楼梯、洗桑拿浴，从座位上快速站起来等。

3. 现场暴露　对于伴有场所恐惧的患者还应进行现场暴露治疗。现场暴露治疗是指反复系统地暴露于患者所害怕的场所中，从而减少患者对特定场所的恐惧和回避行为，使其社会功能恢复。现场暴露可采用逐级暴露或大量暴露的形式，也可采用治疗师指导的现场暴露或自我指导的暴露。根据暴露的频率可分为高强度的暴露和间隔时间较长的暴露。迄今已有不少关于不同现场暴露方法疗效的研究。暴露治疗之前应向患者讲明治疗的原理，清除安全行为或线索：如药片、手机、某个特殊的人等，唤起患者足够的焦虑水平并给患者足够的时间进行习惯化，并注意让患者保持注意力的高度集中等。治疗时需注意关注患者在治疗前后认知的变化，并给以及时强化。

（三）治疗后期

治疗后期的重点是逐渐增大治疗间隔，反复训练，巩固治疗效果，并教会患者预防复发的策略。如与患者讨论复发的一些早期线索，及应对方法，鼓励患者成为自己的治疗师。

五、注意事项

虽然对惊恐障碍的CBT是相对简单而且结构化的治疗，但实际操作起来仍需要较多实践经验。临床上的每个患者也许尽管有相同的诊断，但其背后的故事却非常不同，因此仍需根据患者的特点，理解症状的成因、维持和缓解因素，采取方法灵活实施治疗。

已有研究表明，治疗关系是决定惊恐障碍的认知行为治疗成败的重要因素之一。在治疗中，能否建立治疗同盟，使患者积极参与治疗，并勇于尝试，都是对治疗师的挑战。

惊恐障碍常合并其他的精神障碍，从而影响治疗的实施和疾病预后，良好的评估及对共病的治疗也是决定治疗成败的重要因素。当察觉治疗走入困境，不再进步，通常需要对疾病诊断、治疗关系等因素重新审视，也许会有新的发现。

由于药物治疗的易获得性及快速起效，使其多数患者在接受心理治疗之前已接受药物治疗，其结果对心理治疗有利有弊。研究认为，心理治疗联合药物治疗可能对认知行为治疗产生不利影响，主要有以下几个方面：①接受药物治疗的患者易将疗效归功于药物治疗，对药物过于依赖，一旦停药之后，缺乏对自身症状的控制能力，导致复发；②药物成为患者新的"安全行为"，以致不愿停药；③药物阻碍了对躯体焦虑的唤起，不利于对患者进行暴露治疗；④如果患者在服药期间进行心理治疗，也很难将在此期间获得的心理治疗经验用于停药之后的生活，使其在停药后感到很难控制，从而导致复发。因此，治疗师在心理治疗中应保持清晰头脑，既不因药物治疗带来的迅速改善而沾沾自喜，也不为停药之后的反弹而垂头丧气。

六、问题与展望

认知行为治疗对惊恐障碍治疗的有效性已被大量的研究所证实，使其成为惊恐障碍的一线治疗。但像大多数治疗一样，CBT并非对所有患者有效。有研究表明，有50%的惊恐障碍患者在治疗开始时有效，但最后依然保留有症状，特别是那些患有严重场所恐惧症的患者。因此，研究CBT对惊恐障碍的有效预测因素仍是一个有意义的课题。

随着科技的发展，使用互联网及智能手机开展CBT已成为可能。Lindner等人2013年开始评估使用智能手机治疗惊恐障碍的疗效，并得到了初步的阳性结果。这一结果无疑为未来，采用比传统治疗方式更为便捷的手段治疗惊恐障碍等焦虑障碍患者提供了新思路。

目前包括惊恐障碍在内的众多精神障碍的病因不清。近10年来，神经影像学的发展及其在精神障碍中的应用，有助于我们进一步了解惊恐障碍的病因学机制，也有助于更好地理解心理治疗真正起效的脑机制，这些都最终有利于在临床上更好地帮助和治疗患者。

惊恐障碍认知行为治疗案例报告

来访者基本信息： 女性，32岁，本科学历，商人，因"反复发作性气紧、心慌1年"由门诊医生转诊来接受心理治疗。

现病史： 来访者1年前进食时突然出现呼吸困难，心慌难受，遂被人送至医院急诊，经检查后未见明显异常，输液后自行缓解。此后来访者常常突感呼吸困难，气紧，心慌难受，出冷汗，有要死去的感觉，数次被送到医院急诊室，但事后常能自行缓解。曾反复在多家医院的心脏内科、呼吸内科等科就诊，未见明显异常。因来访者担心自己会突然发作死掉，不敢去人多、密闭的地方，不敢独自离家，只能在医院附近活动，对工作和生活影响明显，由内科医生转诊来心理卫生中心就诊。

病前性格： 外向，活泼，爱交际。

既往史： 躯体状况良好。

家族史： 父母两系三代无其他精神异常者。

成长经历： 家中独女，父母经商，家中经济条件好。从小父母工作繁忙，且爱玩，来访者主要由外婆抚养和照顾。来访者从小聪明懂事，好强，学习成绩好，大学毕业后工作勤奋努力，目前自己开了一公司。3年前结婚，正计划怀孕。

诊断： 按照《精神障碍诊断与统计手册》（第5版）（DSM-5），该来访者有反复不可预期的惊恐发作，发作时出现了心慌、气短、出汗及濒死体验。在发作间期持续性担心惊恐再次发作，并在行为方面（如不敢出差，只敢在医院周边活动等）

有明显变化并持续 1 个月以上, 且已排除相关器质性疾病可能, 可以诊断为惊恐障碍伴场所恐惧症。

治疗方案: 因来访者准备怀孕, 不愿服用药物, 希望能接受认知行为治疗。治疗的主要内容有: 心理健康教育、放松训练、暴露治疗、预防复发等内容。

治疗设置: 本案例共治疗 12 次, 每次 45 分钟, 每两周一次。总体分成 3 个阶段, 在治疗前及治疗结束时各进行一次量表评估以观察来访者的变化。

评估工具

1. 90 项症状清单 (SCL-90) SCL-90 提示: 躯体化 (2.43), 强迫 (1.97), 人际关系 (1.20), 抑郁 (1.89), 焦虑 (2.99), 敌对 (1.99), 恐怖 (2.59), 偏执 (1.83), 精神病 (1.92), 可见该来访者在焦虑、恐怖、躯体化等因子分数较高。

2. 明尼苏达多项人格测验 (MMPI) 疑病量表 86.49 分, 抑郁量表 69.05 分, 癔病量表 71.99 分, 精神病态量表 78.56 分, 男性化 - 女性化量表 59.92 分, 偏执量表 71.34 分, 精神衰弱量表 79.71 分, 精神分裂量表 76.65 分, 轻躁狂量表 56.51 分, 社会内向量表 60.03 分。可见该来访者在疑病量表处有最高的得分, 在抑郁、癔病、精神病态、偏执、精神衰弱、精神分裂量表处得分也较高。

治疗过程

1. 初期阶段 (第 1~4 次) 包括搜集资料、实施评估、建立治疗关系、激发治疗动机和实施初步治疗等内容。

全面收集来访者的基本信息, 包括疾病和诊治经过、症状表现等病史资料, 特别关注来访者首次发作时的情况, 了解到来访者在首次发作时是因为进食时讲话, 被食物卡住了喉管, 出不了气, 觉得自己很快就要死了, 非常恐惧, 进而引起了惊恐发作。在初次访谈时, 建立良好的治疗关系, 发展积极的治疗联盟, 给予来访者足够的理解、共情和支持。治疗时, 来访者常表达出对未来发作的担心, 治疗师给予共情和理解, 并教授呼吸训练以帮助来访者应对发作时的呼吸困难等躯体症状。

治疗师与来访者讨论协商后, 共同制订的短期目标是: 减少来访者在躯体症状出现时惊恐的

体验感以减轻躯体症状的恶化; 降低其预期焦虑的水平; 减少对特定场所或事物的回避行为; 改善来访者失眠、烦躁、心慌等症状和社会心理功能, 减少病情复发。长期目标为增强来访者心理承受能力, 促进人格发展。请来访者将治疗目标记在笔记本上, 在惊恐发作时可以拿出来看, 以减缓焦虑、增加治疗信心。

介绍认知行为治疗的基本工作原理和对惊恐障碍疾病的良好效果, 说明其与来访者既往接受的治疗有何不同, 增强来访者对治疗的信心。与来访者分享关于焦虑情绪的心理教育, 并使用正常化技术。"头痛、失眠、心慌、胸闷及烦躁等, 是目前焦虑所带来的", 引导来访者认识到惊恐与躯体感觉的恶性循环, 并与来访者讨论如何打断这种循环, 如"焦虑和惊恐是人的正常情绪反应, 但为什么在没有实际威胁时会出现惊恐反应"。

引入放松训练, 通过训练, 增加来访者对躯体的掌控感, 从而增加治疗信心。针对来访者整日忧心忡忡, 时常惧怕会再次出现惊恐发作的问题, 教会来访者学会放松训练。本治疗选用了肌肉渐进性放松作为来访者的放松训练方式。在治疗室学会后, 回家每天练习。

2. 中期阶段 (第 5~8 次) 使用认知重构、内感性暴露、现场暴露等技术对该来访者进行干预。

(1) 认知重构: 引导来访者认识到造成这种情况的主要的认知问题是对躯体反应进行了灾难化的解释, 从而诱发了焦虑反应, 这种想法将对外界或内在的一些常见的线索误认为是具有威胁性或危险的线索, 从而诱发了焦虑反应。训练来访者识别对躯体感觉的灾难化解释, 比如"心跳加快, 呼吸略显急促、细小的颤抖, 这些都是身体患了重大疾病的前兆", 使来访者形成对躯体感觉可替代的、非灾难化的解释。

(2) 内感性暴露: 与来访者一起爬楼, 体验气紧、心慌的感觉。与来访者讨论爬楼时气紧、心慌的可能原因, 帮助来访者打断躯体感觉与灾难化解释的联系, 即"以前认为心跳加快就是心脏病要发了, 经过训练后发现心跳加快不一定是心脏病要发了, 运动后心跳也会加快, 这是身体健康的表现", 从而可以减少躯体线索带来的焦虑和恐惧。

(3) 现场暴露: 因来访者还伴有场所恐惧症,

在治疗中还安排了逐级的现场暴露，以减轻来访者对特定场景的恐惧。

3. 后期阶段（第9~12次） 逐渐增大治疗间隔，鼓励来访者反复训练，讨论新遇到的问题，巩固治疗效果，并教会来访者预防复发的策略。

结束治疗时，与来访者简要回顾整个治疗过程，强化治疗要点。了解该来访者在治疗过程中习得的应对焦虑症状技能的情况，包括内感性暴露和放松训练的熟练程度，能否运用自如。对一些没有完全掌握的技能再进行强化，促使来访者使用自助式的预防复发的策略，并逐渐增大治疗间隔，反复训练，巩固治疗效果。来访者担心将来病情会反复，向其指出即使出现波动也是正常的，但只要努力运用从治疗中学到的内容，复发概率就会大大减少。与来访者讨论复发的一些早期线索，及应对方法，鼓励来访者成为自己的治疗师。

治疗效果评估：在整个治疗过程中，来访者未服用药物。

量表评估显示，12周后，SCL-90 评分：躯体化（1.30），强迫（1.60），人际关系（1.00），抑郁（1.62），焦虑（1.91），敌对（1.87），恐怖（1.78），偏执（1.88），精神病（1.66）。提示：经过 CBT 治疗，来访者的焦虑和恐惧情绪明显减轻，惊恐发作的程度及次数明显减少，非理性信念部分纠正，社会功能提高。

来访者自诉：对于突发性胸闷气紧等不适，自己已经知道没有必要担心，压力大大减轻，经过放松训练等方法已经可以减轻并阻止突发性不适的发展，平时对急性焦虑发作的担心也明显减少，随着症状的减轻，自己的自信心在逐步恢复，现已可以独自外出，恢复了工作，并且能更好地平衡工作和生活。据来访者丈夫反映，来访者心情明显好转，生活的重心也逐渐远离身体的不适以及担心健康，前段时间两人也尝试了外出旅游，期间虽偶有不适出现，但来访者可以克服。

经验总结：在本案例中，治疗师在充分了解给予来访者症状和就诊经历的基础上，给予了来访者共情、理解和支持。有的放矢地进行心理教育，增加其对疾病知识及自身健康的了解；采用认知重构、内感性暴露、放松训练等方法，让来访者在出现症状时有相应的处理方法，并逐步纠正了来访者对焦虑症状的非理性信念，使其焦虑情绪逐级降低；鼓励来访者恢复正常的社会生活，不断地从点滴生活中找回自信；从来访者的个人经验出发，归纳惊恐发作的模式，反复训练应对突发不适的方法。本案例中的来访者经过 CBT 治疗，取得了比较满意的效果，焦虑症状及惊恐发作的次数及程度减轻，非理性信念水平下降，不良情绪改善，社会功能增强。

（张 岚）

参 考 文 献

[1] Vickers K, Jafarpour S, Mofidi A, et al. The 35% carbon dioxide test in stress and panic research: overview of effects and integration of findings. Clin Psychol Rev, 2012, 32(3): 153-164.

[2] Andrisano C, Chiesa A, Serretti A. Newer antidepressants and panic disorder: a meta-analysis. Int ClinPsychopharmacol, 2013, 28(1): 33-45.

[3] Meuret AE, Wolitzky-Taylor KB, Twohig MP, et al. Coping skills and exposure therapy in panic disorder and agoraphobia: latest advances and future directions. Behav Ther, 2012, 43(2): 271-284.

[4] Roshanaei-Moghaddam B, Pauly MC, Atkins DC, et al. Relative effects of CBT and pharmacotherapy in depression versus anxiety: is medication somewhat better for depression, and CBT somewhat better for anxiety? Depress Anxiety, 2011, 28(7): 560-567.

[5] Gloster AT, Klotsche J, Gerlach AL, et al. Timing Matters: Change Depends on the Stage of Treatment in Cognitive Behavioral Therapy for Panic Disorder With Agoraphobia. J Consult Clin Psychol, 2014, 82(1): 141-153.

[6] Gloster AT, Hauke C, H fler M, et al. Long-term stability of cognitive behavioral therapy effects for panic disorder with agoraphobia: A two-year follow-up study. Behav Res Ther, 2013, 51(12): 830-839.

[7] Gallagher MW, Payne LA, White KS, et al. Mecha-

nisms of change in cognitive behavioral therapy for panic disorder: The unique effects of self-efficacy and anxiety sensitivity. Behav Res Ther, 2013, 51 (11): 767-777.

[8] Meuret AE, Wolitzky-Taylor KB, et al. Coping skills and exposure therapy in panic disorder and agoraphobia: latest advances and future directions. Behav Ther, 2012, 43 (2): 271-284.

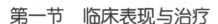

第九章　广泛性焦虑障碍

第一节　临床表现与治疗

广泛性焦虑障碍（generalized anxiety disorder, GAD）又称慢性焦虑障碍，是一组以缺乏明确客观对象和具体内容的提心吊胆、紧张不安为主要临床表现的焦虑障碍，并伴有明显的自主神经症状、肌肉紧张及运动性不安。美国 GAD 的终生患病率为 4.1%，我国 GAD 的 12 个月患病率为 0.2%（2012 年中国精神卫生调查）。

一、临床特征

根据 ICD-10 诊断标准，GAD 基本特征为泛化且持续的焦虑，不局限于甚至不是主要见于任何特定外部环境。GAD 的主要临床表现包括恐慌（为将来的不幸烦恼，感到"忐忑不安"，难以集中注意力等）；运动性紧张（坐卧不宁、紧张性头痛、颤抖、无法放松）及自主神经活动亢进（头重脚轻、出汗、心动过速或呼吸急促、上腹不适、头晕、口干等）。

WHO 最新发布的 ICD-11 诊断标准，将患者对日常生活等多方面的担忧作为另一个基本特征；在临床表现方面，增加了易怒、睡眠障碍等症状；在症状持续时间方面，由原诊断标准中的"至少数周，通常为数月"修订为"至少数月"。此外，ICD-10 更多地将 GAD 作为排除性诊断，当出现抑郁发作、恐惧性焦虑障碍、惊恐障碍或强迫症时不做出 GAD 的诊断，但 ICD-11 中 GAD 与其他焦虑恐惧相关障碍及强迫症可以共存，此修订提议与 DSM-5 取消类似的排除原则一致。

从心理学的角度来讲，GAD 的主要症状分为：认知的（过度担忧、预感会发生最坏的情况、注意力集中困难、易忘事）、情绪的（烦躁、紧张感、易激惹、紧张、惊恐反应、恐惧等）、生理的

（难入睡、睡眠中断、睡眠不足或醒后感觉困乏、紧张性头痛、头晕目眩、面色潮红或苍白、口干、呼吸困难、呼吸不畅、嗳气、腹胀腹泻、尿频尿急、肌肉紧张感、颤抖、易出汗、疲劳感等）以及无标志性的回避行为，突出表现为运动性不安，如坐立不安、来回走动、皱眉、绷脸等。

GAD 的特点是担心现实存在的危险，这种担心往往是过度的，可能高估事件本身的消极后果。这种担心可以涉及日常生活中很多方面，尤其会担心自己的亲人或身边的人，如亲人出车祸等。担心通常会导致防御和逃避行为，比如回避外出、旅游、社会交往等。如果 GAD 不及时诊治，病情多会迁延不愈。目前，大多数患者都在出现症状 6～12 年后才被正确诊断为 GAD，仅有少数患者能够及时诊断，恰当治疗。

二、治疗原则与方法

目前，GAD 的主要治疗方法包括心理治疗、药物治疗或者两者联合治疗。心理治疗主要包括认知行为治疗、行为治疗及其他的心理治疗方法。药物治疗主要是抗抑郁药物和抗焦虑药物。药物治疗遵循急性期、巩固期和维持期全病程治疗原则。一般在药物治疗有效后，维持治疗 9～12 个月以上。

（一）心理治疗

1. **认知行为治疗（CBT）**　CBT 治疗 GAD 的疗效与 GAD 认知模型或者情绪模型有关，这些病理心理机制的解释有助于理解患者症状产生的过程，并由此利用认知和行为策略来进行治疗。通过研究发现，GAD 患者的病理心理机制中存在认知回避，因此可以采取担忧暴露的方法进行治疗。

有研究显示，CBT 治疗 GAD 的有效率为 47%～75%，可以缓解症状和恢复正常的社会功能。荟

萃分析发现，CBT 可以有效降低 GAD 患者过度的和灾难化的担忧，在治疗后和随访期，GAD 患者的 Penn 状态焦虑问卷（Penn State Worry Questionnaire，PSWQ）评分均降低至正常范围，6 个月末和 12 个月末 PSWQ 分数继续得到改善。

应用团体 CBT 治疗 GAD 时，其目的是通过重新评价关于担忧的信念、解决问题的训练和认知暴露来增强患者忍受不确定性的能力。结果表明，团体 CBT 对 GAD 各方面的症状均有改善，而且在两年的随访中疗效依然稳定。

2. 行为治疗　行为治疗的基本原理是人们对症状的反应是焦虑情绪的维持因素之一，即通过回避引起焦虑的情境从而降低焦虑。由此可以推断出通过学习如何控制对症状的反应而使焦虑情绪得以缓解，减少回避行为也是缓解焦虑的方法之一。因此，行为治疗提出了通过逐级暴露的方法，使患者建立信心并且结合具有愉悦感和有奖赏的活动来巩固治疗效果。

渐进性肌肉放松是治疗 GAD 最为常用的行为治疗方法之一。最初由 Bernstein 和 Borkovec 在 1973 年用于 GAD 的治疗，首先通过播放录音带将渐进性肌肉放松的方法教给几位治疗师，然后再由治疗师教给患者。治疗师教会患者适当运用渐进性肌肉放松，当患者感到中等程度的焦虑时使用该方法，从而使症状不至于发展得非常严重，并且治疗师也鼓励患者进行系列的放松活动，并在日常生活中多采取放松的方法。

对 GAD 患者分别进行 CBT 和 BT 的研究发现，CBT 对于 GAD 的疗效明显优于 BT，主要原因可能是 CBT 能够更好地处理焦虑之外的抑郁、社交恐惧、紧张及缺乏自信等问题。

3. 其他心理治疗方法　包括支持性心理治疗和动力性心理治疗等。一项针对 GAD 的荟萃分析发现，支持性心理治疗对于 GAD 患者有效，且在治疗后，支持治疗组和 CBT 组之间的临床反应没有显著差异。但也有研究表明，在改善焦虑抑郁症状方面，CBT 显著优于支持性心理治疗。有文献表明，新兴的通过互联网开展的动力性心理治疗也能够显著改善 GAD 患者的临床症状。对 CBT、支持性心理治疗和动力性心理治疗的荟萃分析发现，CBT 可以在短期内有效缓解焦虑症状，而且研究的异质性较另两种心理治疗小，这

可能与 CBT 对 GAD 的症状会采取更有针对性的干预技术有关。

（二）药物治疗

药物治疗 GAD 的有效率为 44%～81%，FDA 批准用于治疗 GAD 的药物包括选择性 5- 羟色胺再摄取抑制剂（SSRIs），如艾司西酞普兰（10～20mg/d）、帕罗西汀（20～50mg/d）；5- 羟色胺和去甲肾上腺素再摄取抑制剂（SNRIs），如文拉法辛（75～225mg/d）、度洛西汀（60mg/d）。苯二氮䓬类药物（BZDs）类抗焦虑作用显著，但是由于长期使用会增加成瘾的风险，所以建议在短期内控制症状后尽快减量或停止，一般连续使用不超过 1 个月。

SSRIs 一般耐受性良好，但是也存在一些不良反应，主要有激动、紧张、焦虑、胃部不适、恶心和症状恶化等，症状轻者可在几天后消失，有的患者较长时间服用后可能会出现性功能障碍。SNRIs 的不良反应主要有恶心、激惹或睡眠障碍等。由于 SSRIs 和 SNRIs 药物治疗起效时间一般在 2 周以上，所以 GAD 治疗开始的 2～4 周内，常使用抗焦虑药物联合治疗以缓解症状。

（三）心理治疗与药物治疗的关系

药物治疗与心理治疗联用是治疗 GAD 的有效措施，其目的在于矫正 GAD 患者普遍存在的心理社会问题。在临床实践中，对中重度 GAD 首先使用药物治疗，同时对患者及其亲属开展相关知识教育并给予一般性心理社会支持，经药物治疗，急性症状得到初步缓解后再开始正规心理治疗。在 GAD 患者的维持治疗期，心理治疗的目的与药物治疗一致，即让患者保持基本正常状态，减少或消除导致 GAD 产生波动的持续因素，以降低 GAD 患者的复发风险。药物治疗与心理治疗的联用方案应是有机的整合而非简单的相加，这样才能达到最大的治疗效应。

（汤艳清）

第二节　认知行为治疗

一、GAD 的认知行为治疗理论

Borkovec 等人最早提出"过度担忧"在 GAD 的症状中起着核心作用。担忧主要指思想上的内

容，并伴随着躯体感觉，其功能是促使个体回避情绪上的想象。正常的担忧促使个体寻找应对可能发生威胁性事件的解决方法，进而降低不良后果发生的可能性。GAD 的过度担忧可能是正常的担忧在某种情况下被恐惧情绪或回避行为强化后产生的。

（一）GAD 认知模型

Dugas 等人的 GAD 认知模型主要包括以下四种成分：

1. **无法忍受不确定性（intolerance of uncertainty）**　是本模型的核心，指一种人格上的特质。GAD 患者对"不确定性"信息抱有负性信念，当遇到不确定的回答以及模棱两可的信息时，会产生强烈的焦虑和紧张感。为了回避不确定性，GAD 患者会反复检查、过度信息搜索、拖延以及回避新环境。

2. **对担忧的正性信念（positive belief about worry）**　GAD 患者认为担忧有助于激发动机、解决问题、预判威胁或防止负性结果的发生。然而，患者对担忧的正性信念会进一步导致焦虑情绪的持续存在。

3. **负性的问题解决倾向（negative problem orientation）**　尽管 GAD 患者面对问题时内心知道该如何解决，但由于不自信，往往对自己是否能够成功地解决这些问题持有负性的预期。

4. **认知回避（cognitive avoidance）**　可以表现为隐性的行为策略。Borkovec 的回避理论提出，焦虑的心理过程是通过语言（而非画面）来进行心理表达的，这会抑制威胁性画面引起的躯体反应激活，从而通过回避威胁性画面强化了焦虑。

（二）GAD 元认知模型

Wells 根据元担忧的概念提出了有关 GAD 的元认知模型。该模型假设，GAD 患者同时存在担忧的正性信念和负性信念。该模型包括两种担忧：Ⅰ型担忧和Ⅱ型担忧，Ⅰ型担忧是人类普遍存在的一种思维现象，是健康、正常的担忧，关注的是外部问题和内部的非认知性问题，如社会和健康问题；Ⅱ型担忧即元担忧，是 GAD 真正致病的因素，其关注的是对自身认知问题的负性评价。

该模型指出，当刺激情境出现后，GAD 患者首先对担忧产生正性信念，认为担忧可以避免焦虑等不良情绪，因此他们不会主动去阻断担忧，并

倾向于用担忧作为处理问题的策略。Ⅰ型担忧会使焦虑减轻，因此，GAD 患者很少尝试去阻断担忧，这样担忧作为一种应对策略就一直被保持下来并达到一种自动化思维的程度，在刺激情境再次出现时，他们就会立即担忧。久而久之，他们越来越相信自己不能控制这种担忧，担忧会给其带来更大的危险。当产生这种负性评价时，Ⅱ型担忧便产生了，个体倾向于以一种消极的方式来评价担忧，并试图以一种特定的方式来控制焦虑。

（三）GAD 情绪理论模型

Mennin 等人提出的 GAD 情绪失调模型，主要包括述情障碍、情绪强度提高、对情绪的负性反应和管理情绪困难。述情障碍，是指辨别描述和澄清自己的情绪体验困难；情绪强度提高，是指更强的情绪体验和更明显的负性情绪表达；对情绪的负性反应，是指对情绪持有灾难化的想法；管理情绪困难，是指体验到负性情绪后很难缓解这种情绪。也有学者提出 GAD 存在回避情绪体验，这是内心痛苦、愉悦感失常及一些无意识活动的主要发展和维持机制，并且可能是导致认知回避的主要原因。

（四）焦虑情绪担忧模型

1988 年 Barlow 等人提出焦虑情绪担忧模型，该模型把担忧视为一种指向未来的期待性情绪，个体从时刻准备着去应付那些令人担忧的事件，到坚信所有事件都存在危险。长期处于担忧情绪状态下，个体会出现消极情感、过度唤醒、失控感及高度敏感等表现。

（五）病态担忧模型

20 世纪 90 年代初，Borkovec 等人提出病态担忧模型，该模型强调认知加工过程，认为 GAD 患者倾向于选择担忧这种思维方式分析解决问题，并在口头、语言及思维上都努力逃避所厌恶的情景和消极事件，过多地体验消极情感和失控感。

（六）GAD 的认知特点与躯体症状的关系

GAD 患者的认知特点可能与躯体症状存在一定关系。有研究显示，担忧、思维反刍和对应激的预期与心血管系统及内分泌系统等症状有关。有学者认为 GAD 患者在担忧的情况下，心脏迷走神经的控制下降，导致了心脏方面的症状。GAD 患者的自主神经功能失调主要与其担忧有关。通过对心率、皮肤电导、呼吸的监测发现，在焦虑条

件下自主神经适应性下降。这可能由于焦虑升高后信息处理过程失调，无法区别焦虑相关的信息和中性信息。除了自主神经系统的症状外，肌肉紧张在 GAD 中也比较常见，有学者则认为肌肉放松训练可以从认知上分散一部分注意力，从而降低焦虑。

二、案例概念化

GAD 患者的案例概念化可以从以下几个方面进行解析：

（一）症状层面

患者担忧的想法、焦虑等负面情绪、自主神经紊乱等生理现象以及回避等行为是什么；这些症状表现对患者的社会交往和人际关系等产生了怎样的影响。

（二）诱发因素与维持因素

有时患者会意识到诱发焦虑的事件，但是由于 GAD 患者往往存在特质焦虑的性格基础，焦虑相关症状的出现和加重往往经历了一个漫长的过程，诱发因素并不显著，这就需要在治疗过程中，治疗师与患者一起找到具体的能够令患者焦虑的事件。有些事件如家庭矛盾、工作中的人际矛盾不仅是诱发因素，也有可能成为焦虑症状的维持因素。

（三）与焦虑认知模型有关的问题

患者对不确定性的忍受程度如何；患者的担忧内容是什么；对担忧的态度和应对的内部策略、认知回避、问题解决的能力等进行了解。

（四）其他问题

引发患者担忧的中间信念和核心信念是什么；在以往生活中，患者是否已经存在焦虑的症状并且已利用外在的策略来应对；导致患者焦虑症状的维持并且加重的因素是什么；促使患者来寻求帮助的原因是什么。

三、治疗目标和治疗计划

治疗目标要根据患者的具体情况设定，即目标要尽量具体明确并且现实可行。治疗师要引导患者去选择、设定他们最为关注的问题，以此作为治疗目标，而不能将治疗师自己的想法强加于患者。要避免设定模糊的、抽象的、难以下定义或难以达成的目标，例如让患者消除焦虑，这样

的目标往往难以实现，也有可能让患者或治疗师丧失治疗信心，影响治疗效果。治疗师要根据患者的个体情况，制订出个体的治疗计划，切入点要侧重在焦虑相关症状的处理，比如减少过度担忧、缓解烦躁、紧张、易激惹等负性情绪，缓解肌肉紧张感、疲劳感、自主神经功能亢进等症状，并能够接受一定程度的躯体不适感觉。

四、治疗的流程与方法

根据 GAD 案例概念化的结果，与患者商定治疗的近期目标和远期目标，针对治疗目标选择相应的技术。治疗的总体目标包括：减少过度的和难以控制的担忧，增强患者对担忧内容的自我调控能力；对患者存在的歪曲的自动思维和信念进行认知重建；教会患者一定的放松方法。治疗的一般过程分为初期、中期和后期三个阶段，每个阶段有不同的重点。

（一）初期治疗

搜集资料、建立良好的治疗关系、对患者存在的主要问题（包括症状）和次要问题进行评估、进行案例解析、明确治疗目标及制订治疗计划。根据情况适当采用关于焦虑的心理教育和正常化。心理教育和正常化的内容主要涉及 GAD 的认知模型、焦虑症状、对担忧的理解、对焦虑等负性情绪的理解及对躯体异常感觉的理解。治疗师首先要对以上内容深入理解，然后在治疗中通过简明、可理解的言语对患者进行讲解。

1. **关于 GAD 认知模型的教育** 让患者了解 GAD 的认知模型，并且让患者了解自动思维的概念，焦虑预期的情境特异性，歪曲的认知会导致焦虑症状的持续存在。

2. **关于几种担忧的教育** 正常的担忧是遇到问题、困难、突发事件等出现担心、恐惧，是正常的心理现象，人人都会出现，但是经过思考、问题解决等可以缓解；过度担忧指无论遇到大事、小事，均会担心、害怕、恐惧、紧张、烦躁等，克制不住，并且由此引起身体上的不适反应持续存在并造成困扰；担忧行为指由于担忧而进行的缓解焦虑的行为，如担心家人出意外而反复打电话。

3. **关于焦虑症状的教育** 焦虑是每个人都会有的自然的情绪状态，是每个人想到一些糟糕的事或威胁性事件时都有的一种反应。引起焦虑

的刺激或威胁包括疾病、事故或死亡，社交上的尴尬、排斥或嘲笑，精神失常、失控等。在面对这些刺激或威胁时，焦虑是我们的应对方式，帮助我们做好准备免受伤害。而 GAD 是正常焦虑的严重程度发生了变化。因此，不是所有的焦虑都是消极的，一定程度的焦虑对于学习、工作、生活等方面是有帮助的。

4. 关于负性情绪的教育 GAD 常伴发明显的负性情绪，如烦躁、紧张感、易激惹等。对 GAD 负性情绪调节的研究发现，在担忧的情况下，GAD 患者会体验到更加强烈的抑郁情绪并对情绪的敏感度增高，更多采取负性的反应，这可能会导致缓解情绪困难。因此，对患者进行负性情绪的教育可以在一定程度上提高 GAD 患者对负性情绪的识别能力。

5. 关于躯体感觉异常的教育 使患者了解 GAD 的躯体性焦虑症状可以导致自主神经系统功能亢进，表现为血压升高、心跳加速、皮肤苍白、口干舌燥、瞳孔扩大、手掌及脚趾等部位出汗增多等。对患者进行躯体感觉异常的教育，可以让患者接受一定程度的躯体不适感。

（二）中期治疗

主要是对患者不合理的认知进行认知重建。采用认知策略和行为策略对患者的主要问题（包括症状）和次要问题进行干预。可使用的技术包括暴露、问题解决、担忧行为阻止、时间管理、放松训练等。中期治疗期间，也可以继续使用心理教育和正常化的技术。

1. 担忧暴露 按照 GAD 的认知模型，GAD 患者存在大量的认知回避，常采取回避行为来应对焦虑。尽管回避行为会带来片刻的缓解，但问题始终存在。所以当患者非常焦虑并存在明显的回避时，治疗师可以提供暴露技术来帮助患者降低焦虑。暴露治疗可以是快速的，但治疗 GAD 普遍采取的是一种渐进的方式即逐级暴露。暴露可以在现场进行，也可以进行想象暴露。治疗师尽可能帮助患者于真实生活情境中进行暴露治疗，首先帮助患者识别出一项具有低到中度不适感的活动并邀请患者每天都进行这项活动，如若可行甚至可一天多次，直至患者焦虑明显改善。然后再识别出一个更困难的新情境，鼓励患者进行频繁暴露，直到他们能较容易地完成为止。

在很多临床环境下，利用想象暴露进行系统脱敏更具有优势，该技术主要操作方法如下：第一步，教会患者掌握放松技巧。在安静的环境里，患者将会在被动及放松的状态下不断进行肌肉紧张和放松练习，同时学会深度和规律的呼吸。继而通过联想令人愉悦的情景，进行想象训练，令其放松。第二步，协助患者构建焦虑等级。确定并记录患者两个或三个主要的焦虑方面，按焦虑等级排序，共同设计出一个由轻到重的焦虑等级表。第三步，帮助患者开始脱敏训练。通过让患者将注意力集中于焦虑相关的认知，并且按照之前制定的焦虑等级表想象最轻的刺激事件或情境，唤起患者的焦虑；当患者能够在想象中生动地引发焦虑情境之后，介绍脱敏技术的关键，即引发了这些想象焦虑情境之后，让它们在脑海中清晰地保留 30 秒左右，之后让患者停止想象并全身放松。待患者平静后重复上述过程，直至患者不再感到紧张焦虑为止，此时算一级脱敏。如此逐级而上，直到焦虑患者对最高等级的刺激脱敏。逐渐地，还可以让患者暴露于日常真实生活情境中来进一步管理自己的焦虑，以此巩固疗效。

2. 问题解决 GAD 患者常用泛泛的、模糊的、灾难化的方式看待问题，不能找到有效解决问题的办法。问题解决技术是鼓励患者提出可能出现并引起他们痛苦的问题或者日后他们预料到会发生的问题，并鼓励患者找到针对问题的解决方法。对于缺乏问题解决技能的患者，治疗师可以给出一些可能的解决方法，如可以帮助患者把问题明确化，将整个问题分解为多个可以掌控的小问题来解决。

3. 担忧行为阻止法 担忧行为包括经常给正在工作的家人打电话、查找和自己担忧相关的各种资料等。一般患者可能无法觉察这些行为对于维持焦虑的作用。因此，在对 GAD 患者进行"担忧行为"的教育后，可以帮助患者减少这种行为。

4. 时间管理 有些 GAD 患者不能较好的安排日常的琐碎事件、各种各样的工作任务等，常导致拖延的问题，因此，教会 GAD 患者时间管理和任务设定的技巧，可以帮助患者把注意力集中于完成当前的任务，而不是去担忧，也可以教会患者利用时间管理表格对事情进行分类，帮助患者解决拖延问题（表 9-1）。

表 9-1　时间管理表格

A 类事情	B 类事情	C 类事情
必须马上去做的事情	可以现在做也可以过一段时间做的事情	可以不做的事情
准备明天开会的稿子	收拾书架	看电影

5. 放松训练　放松训练是通过机体的主动放松使个体体验到身心的舒适，以调节因紧张反应所造成的紊乱心理生理功能的一种行为治疗，它可用于缓解 GAD 的躯体症状，常用的放松训练包括渐进性肌肉放松、自主训练、冥想和瑜伽等。

（三）后期治疗

了解 GAD 患者在治疗中习得的、应对焦虑技能的掌握情况，哪些技能使用起来存在实际困难，对一些没有完全掌握的技能再进行强化，预防复发。

五、注意事项

治疗师需要在结束治疗后对案例进行回顾，包括患者的治疗计划是否合理，所设定的目标是否实现，所使用的技术是否规范，也包括对 GAD 复发的预防以及患者对治疗技术的接受程度等。GAD 患者在治疗过程中受焦虑情绪的影响会出现很多躯体不适的表述，可能在某种程度上引起治疗师的焦虑和烦躁情绪，治疗师本人要对此有意识并随时进行调整，及时发现自己产生负面情绪时的自动思维并进行积极的修正，保持相对平稳的情绪，理智地处理患者的问题。

六、问题与展望

CBT 是国外治疗 GAD 的主要手段之一，欧美的临床指南将其作为一线治疗方法。CBT 起效相对较快、可操作性强、易于规范、便于研究，与药物联合应用可减少药物使用剂量、延长疗效、预防复发。在对 GAD 患者核心症状的干预上，许多研究一致发现，CBT 在治疗 GAD 患者的焦虑症状方面具有优势，而且疗效比较稳定，在治疗结束后的 1 年随访中，患者的症状有明显改善。

对不同年龄段 GAD 患者的荟萃分析发现，CBT 可以有效地控制老年患者和年轻患者的病理性担忧；对老年和青少年 GAD 患者的 CBT 疗效的研究发现，治疗后患者的 GAD 严重程度、焦虑、抑郁程度均有所减轻，生活和睡眠的精神健康质量均有所改善，并且 CBT 的作用在 6 个月和 12 个月的随访中持续有效。可见，CBT 对改善不同年龄人群 GAD 患者的疗效是肯定的。特定的 CBT 技术也与 GAD 的治疗疗效有关。Ladouceu 等人对 GAD 患者的治疗中，使用了意识训练（awareness training）、重新评价对担忧的正性信念、问题解决训练（problem solving training）和认知暴露（cognitive exposure）四种主要技术，研究结果显示，GAD 症状的缓解率为 77%，并且患者对不确定感的耐受性增强。Dugas 等人使用相同的技术进行团体治疗，治疗结束后，CBT 组的患者在不确定感的耐受性、焦虑、抑郁和社会适应方面有了很大提高，而且在治疗结束后的两年随访中，疗效稳定。有学者对 GAD 的病程与 CBT 技术之间的关系进行研究，发现病程越长，疗效与治疗所使用的技术关系越大。

有些 GAD 患者在接受传统 CBT 后，并没有得到显著、持久的疗效。因此，也有很多学者尝试在传统 CBT 基础上，根据 GAD 的病理心理机制，增加一些独特的技术，如聚焦情绪的技术、人际问题处理技术、正念和觉知、针对无法忍受不确定性的技术、改变注意偏向的技术和动机访谈技术等。

20 世纪 80 年代，兴起的 CBT"第三浪潮"，超越了传统认知行为治疗的范畴，创造性地运用正念、接纳、冥想、认知解离等技术，不仅有助于缓解患者心理痛苦，也适用于个体解决自身的心理问题。典型的方法包括正念认知治疗、接纳与承诺治疗等。MBCT 基于东方禅修，核心是帮助 GAD 患者把注意力集中于当下的体验状态，以开放、友好、接纳和非评判的态度观察和接纳自身的内在体验，使 GAD 患者从担忧与自身的联系中抽离出来，消除与过去和未来相关的痛苦和限制性信念，从而缓解焦虑情绪，建立真实的身心连接，增强正能量的作用。研究显示，MBCT 可改善 GAD 患者的焦虑情绪，有助于提高患者的生活质量及社会支持度。ACT 在认知行为治疗的基础上，更多的融合东方哲学，通过接纳、认知解离、体验当下、以自我为背景的觉察、明确价值和承诺行为这六个核心过程来提高 GAD 患者心理的灵活性，将焦虑看作一种情绪不去阻抗，避免控制担忧的想法及不舒适的躯体感觉，鼓励GAD患者有意识地注意当下所处的环境及心理活动，不做评价，完全接受，进而减少回避。研究表明，ACT合并药物治疗比单纯的药物治疗能更好地改善GAD患者的生活质量。

尽管CBT治疗GAD已显示出明显的优势，但还存在一定的局限。一些GAD患者在治疗后仍会持续体验焦虑症状，可能是CBT在治疗时忽略了一些维持因素，如回避情绪，如果在治疗中增加一些情绪处理技术则可以减少慢性担忧，促进疗效维持。另外，GAD患者存在的人际关系问题可能是复发的一个主要原因。由于GAD患者的非适应性依恋关系，导致患者在人际互动中存在认知偏差、人际关系的处理缺乏技巧，如果治疗师在治疗过程中，及时发现和纠正患者的认知偏差或教会患者处理人际关系的技巧，可能降低这一类患者的复发风险。

（汤艳清）

第三节　其他心理治疗

一、动力性心理治疗

弗洛伊德与其后的现代精神分析取向的各种疗法，统称为心理动力学治疗。焦虑是心理动力学的重要研究内容，既是心理障碍产生的根源，同时也是解决各种心理及精神疾患的关键点，从经典的精神分析到后来的新精神分析以及现代的精神分析都很重视对焦虑的解决。

（一）GAD的精神分析理论

1. 经典的精神分析　焦虑与自我防御机制理论是弗洛伊德精神分析学（psychoanalysis）的重要组成部分，也是保持心理健康、矫治心理疾患的重要方法。焦虑是弗洛伊德关于本我、自我与超我之间协调不一致所导致心理紧张、不安、忧虑、担心和恐惧的理论。自我防御机制是弗洛伊德关于解决个人心理冲突、保持心理平衡所采用的心理策略的理论。两者相互交织，互为因果。GAD促使患者采取相应的防御机制，但不当的防御机制又会使个体形成新的焦虑性神经障碍。两者不仅有明显的区别，而且又有内在的联系。在一定意义上焦虑是自我防御机制的开始和对象，而自我防御机制又是解决焦虑的方法和手段。经典的精神分析认为，由于潜意识、本我、本能追求满足的强大的心理能量，常常与超我的控制相冲突，又同外界现实相矛盾，产生内在的张力，如果这种压力得不到释放或完全释放，这种压抑与抵抗之间的矛盾就会演变为GAD。弗洛伊德最初提出本我焦虑学说，认为焦虑来源于两个方面，一方面是受到压抑的力必多（libido）。力必多受到压抑，就转变成焦虑，或以焦虑的方式得到发泄；另一方面则是神经症是焦虑的原因，即神经症首先出现为因，而焦虑后再出现为果。弗洛伊德最初把焦虑视为神经症的基本现象和关键因素，认为焦虑主要是对不可发泄的性冲动的一种有害反应。后期，弗洛伊德否定了其之前提出的本我焦虑学说，而提出了自我焦虑学说。在后期的学说中，弗洛伊德认为自我是焦虑的根源，焦虑为自我发出的信号，即自我在认识到危险情境前（包括现实与非现实的危机），不能让自己总处在紧张与兴奋的极限状态；为了避免陷入真正最大危险时自己反而无能为力，因此就应当在平时让自己放松。在发现威胁性事件时，自我发出的危险信号就是焦虑。

2. 客体关系理论　客体关系理论是在20世纪40年代发展起来的，是精神分析学中非常具有活力的一个理论分支。对于GAD而言，该理论的关键点主要是对精神分析的理论框架中的人际关系，尤其是婴儿与母亲的关系是如何影响个体的精神结构以及个体的成长这一方面进行探讨。人们总是沿袭早年形成的"客体关系"在生活中寻找符合这种观念的人和事，以此建立人际关系。婴儿期的个体常把客体分成全好或全坏，进而会把爱与恨这两种矛盾情感指向同一客体，引发婴儿产生焦虑。另外一个与GAD有关的客体关系理论是儿童心理发展的依恋理论，在婴儿出生的最早几天或几个星期里，婴儿完全依恋母亲，甚至不知道母亲在照顾自己。随着自我意识的发展，婴儿开始意识到自己是依恋着母亲的，这时作为GAD的焦虑雏形，婴儿最原始的焦虑产生了。接下来的阶段非常重要，婴儿的重要照料客体过度的关心或漠不关心，对于婴儿焦虑的解决都是非常不利的，这样会大大增加成年以后GAD的可能性。

3. 自体心理学精神分析   自体心理学是由美国精神分析学家海因兹·科赫特（Heinz Kohut）所发展的。科赫特把精神分析的研究重点从本能驱力或自我转移到自体之上，自体在人格结构中占据了非常重要的作用，远远胜过无意识冲突和自我的发展，其他都是从属于自体的，是第一性的。自体的不完整、自身解体是 GAD 产生的重要的基础。焦虑不是对于本能压倒自我的恐惧，不是对力必多危险的恐惧，而是一种对自身破裂的预期。

（二）治疗假设与治疗计划

根据 GAD 的精神分析理论，治疗的关键点在于重建心理发展的连续性，修通以往生活经历中导致心理发展受到阻碍的心理动力冲突，治疗主要通过解决关键的冲突使患者的整个成长和发展过程发生改变，从而达到缓解病态焦虑的目的。治疗频率为 1～2 次 / 周，总治疗次数小于 25 次称为短程动力学治疗，超过 25 次称为长程动力学治疗。

1. 治疗初期   对于 GAD 患者的精神分析治疗，在开始阶段的主要任务是进行心理评估，使患者和治疗师共同确立目标、确定设置，并建立治疗联盟。GAD 患者在治疗的初期，容易产生"蜜月"反应，把治疗师当成是救命稻草，这时焦虑表面看起来会好转，尽管这种好转是表面化的，但这是动力治疗的一个重要基础，更是移情产生的重要条件，毕竟动力性治疗的关键不是否定移情，而是在解决移情的过程同时解决了症状。在这个时期，从动力学的角度让患者清楚产生问题的原因，并且根据患者情况制订相应的治疗计划。治疗初期的关键点在于建立关系和评估合适的GAD 治疗对象，首先患者至少能够察觉到自己有心理冲突，并且为此冲突而苦恼。其次患者有能力从感情关系上、从人际关系上理解思考冲突。此外，患者在生活中至少能与一个人建立密切的关系，这意味着在治疗中就可能与治疗师建立治疗关系，因为在动力治疗中会因为早年创伤和冲突的暴露，产生更多的焦虑，与治疗师良好的治疗关系会帮助患者战胜和解决焦虑。伴有严重抑郁和精神病性症状的患者不宜作为治疗对象。

2. 治疗中期   这是 GAD 动力学治疗最繁琐、最艰苦的一个时期，对于 GAD 治疗来讲，重点要解决下面的问题：

（1）识别防御机制：自我防御是精神分析当中自我缓解焦虑的一个重要手段。自我防御机制通过自我应对本我的冲动、超我的压力和外在现实的要求的心理策略和防御手段，以减轻和解除心理紧张，达到减少焦虑的目的。因而防御机制可以保护个体不受焦虑困扰，尽管有时自我防御是逃避真实，甚至是歪曲的。常见的与 GAD 相关的自我防御机制有压抑、抵消、合理化、认同和退化。

1）压抑（repression）：自我把意识不能接受的欲望、意念、冲动、情感和记忆排斥到潜意识中去，阻止这些有威胁的情感进入意识水平，通过这种方法减少焦虑。压抑是最基本的防御机制，也是所有自我防御机制的基础。比如治疗师可能无法提取 GAD 患者早年很多痛苦的事，但它就在潜意识里影响患者现在的行为。

2）抵消（undoing）：指用象征性的对抗活动来消除不安或内心罪恶感，求得精神上的宽慰和安宁。希望通过这些做法能抹杀原来的不良结果，甚至达到没发生一样。比如 GAD 患者会盲目的通过一些迷信的方法或仪式以期望由此减轻焦虑，但往往适得其反，患者可能会在这一过程中产生新的焦虑。

3）合理化（rationalization）：又称为"文饰作用"，指对不合理的、不能接受的行为给以合理解释，编造貌似合理的"好理由"为自己不可接受的行为辩护，通过这种方式来得到超我的认可，自我的接纳。比如 GAD 患者在考试和事业失败时会产生"本来这件事就是微不足道，没有也无所谓"的想法，这样，短时间会缓解当前的焦虑，但从长远来讲，患者一直没有面对现实，会使漂浮性的焦虑增加，更加惶惶不可终日。

4）认同（identification）：又称"表同""同一化作用"，指自我潜意识地向某一对象模仿与等同的历程。比如 GAD 的患者往往有一个同样焦虑的父亲或母亲，但在成长过程中，为了消除父亲或母亲比自己更强大的由俄狄浦斯情结所带来的阉割焦虑，女孩往往会向母亲认同，男孩会向父亲认同。

5）退化（regression）：指一个人因遭遇挫折而倒退到早期的、更原始的或更为儿童般的行为模式。例如 GAD 的成年患者可能会表现出与年龄不符的幼稚，本来可以单独解决的问题自己却像是热锅上的蚂蚁无所适从，有的会像孩子一样寻求其他成人的保护。

（2）识别焦点冲突：以下几个方面可以用来揭示冲突的线索，如起病诱因、早年心理创伤、重复行为等，或通过梦来揭示现实冲突和幼年冲突的联系也是发现焦点冲突的途径。比如一个面临毕业考试的学生产生了 GAD，这时冲突的起源可能来自成长当中的分离焦虑，因为学业的完成，意味着与学校的分离，而通过诱发事件可以挖掘出早年的冲突和失调的客体关系。有时候患者的冲突可能存在几个阶段甚至是好多个冲突的集合，治疗师要针对每一个具体的冲突进行区分和解决，冲突越易发现，发现越多，就越可能在接下来的治疗中加以修通，也越可能有效的治疗 GAD。

（3）重建防御机制和内在冲突外在化：通过精神分析、客体关系和自体心理学治疗的程序和技术（详见动力性治疗相关章节），包括自由联想、梦的阐释、移情和阻抗的处理、允诺参与、投射认同以及面质，帮助 GAD 患者学会接受自己和他人的弱点和局限性。积极地面对生活中的问题，完善和整合自我功能，从而消除病理性焦虑、保持人格独立和完整、维持心理健康。

3. 结束阶段　对于 GAD 患者而言，当其病理性的体验消失，对自己的防御机制有了正确的认识，能够理解并识别自己的移情反应，将早年不当的亲密客体关系功能化，自我同一性得到充分统一，这时该是治疗的结点。但在这个时期，患者可能会出现新的以往体验过的分离性焦虑，这时的关键点在于与患者一起用获得的新体验来对待分离，这同时也是对患者新的激励与成长。

（三）问题与展望

动力性心理治疗理论对于 GAD 的解决是在对人格结构的分析和早期人际关系的基础上建立和发展起来的，而关于无意识和客体关系的概念被大多数心理学家和心理治疗师所接纳，并且越来越多的心理治疗师开始关注治疗设置、自身的反移情以及对深度退行患者持小心谨慎的态度。而在自体心理学理论的推动下，关于 GAD 的治疗也出现了一些短程治疗的范式，这都给我们带来了新的思路和思考。但是，弗洛伊德的焦虑理论主要是建立在生物学基础上，具有强烈的生物学色彩。过分重视本能在焦虑产生过程中的决定作用，把所有焦虑都归结为与本能有关的生物、化学过程，否认了焦虑的认知因素以及社会性因素的影响。客体关系和自体心理学治疗观也有一些不足之处，比如治疗师缺少对父亲角色的关注，而更关注母亲的养育罪过，这样会在某种程度上对父亲的罪过视而不见。因此，治疗师应多分析患者的体验中缺乏哪种类型的人际关系，并设法让患者从情感上接受，使患者意识到早年生活中缺乏什么与拥有什么同等重要，这样才能使患者获得先前未曾意识到和不具有的人际关系能力，从而获得真正意义上的人格完善和心灵成长。

二、家庭治疗

家庭治疗是以家庭为干预单位，通过会谈、行为作业及其他非言语技术消除心理病理现象，促进个体和家庭系统功能的一类心理治疗方法。

家庭治疗有很多源流，有来自系统论、控制论及一些社会、哲学思潮的理论，也有来自精神分析、行为治疗、人本主义治疗等多种流派的理论和技术。目前，这些流派和分支之间相互融合、共同发展。其中，系统式治疗是家庭治疗的一个分支，后来，系统思想作为一种基本思想，被接纳进入其他治疗方法中，系统式家庭治疗则是其中的方法之一。

国内外研究结果表明，系统式家庭治疗对焦虑障碍具有良好的疗效。家庭中缺乏互动联结，家庭亲密度低，父母之间存在长期的冲突都会导致孩子的焦虑。有研究显示，家庭功能缺陷和父母过度保护是 GAD 发病的预测因素。患者的焦虑表现可能代表了其个人的焦虑，也可能是其所在家庭的焦虑。

在家庭系统中，当患者试图改变自己在家庭系统中与他人的关系时，家庭系统则会产生压力（焦虑和情绪压力），当患者无法减轻焦虑和情绪压力时，可通过躯体焦虑症状表现出来。此时，系统式家庭治疗的目的就是找到家庭系统引起患者焦虑的过程，帮助家庭及其成员解决焦虑问题。

（一）系统式家庭治疗理论

系统式家庭治疗作为家庭治疗的一种模式，

具有其独特的治疗理念和方法。系统式家庭治疗把家庭看作整体，以患者及其家庭为治疗对象，常常是患者的"家庭"成员都在场并直接参与治疗，针对系统进行的特殊工作形式，关注人际系统中的互动性联系，重视个体与环境的交互作用，通过当下发生的事情去探索行为、经历及症状的意义，强调以发展的、全面的、积极的、多样化的视角看问题。

1. 系统 系统是自我组织、自我生成、自我修复、自我复制的生存单元，也是相互联系、相互作用的诸元素的综合体。它不仅是指由物理、化学过程构成的生命体，也包括由互动和交流构成的社会系统，社会系统内各个成员之间的相互交流，以及由这些交流所引发的生理、心理过程及其后果。系统的特征是整体大于部分之和。

2. 互动意识 系统思维强调环境对个体的影响，从而把治疗的焦点从个体延伸到家庭关系背景甚至其他社会系统之中。家庭成员的情绪、行为问题是在家庭系统互动关系中产生的，个体的行为是系统互动的结果。家庭本身才是"患者"，应将整个家庭当做一个系统，症状体现了家庭系统中功能不良的互动和交流模式，而人与人之间的矛盾是相互的，症状是未解决的矛盾的结果，因而改变病态现象要以整个家庭系统为对象，通过会谈和行为作业，扰动家庭固有的结构、情感等级、行为模式，帮助家庭扩大沟通，建立有效的互动方式，降低内部张力，从而促进家庭功能。

3. 循环因果 循环思维尝试将一个系统中相互联系的交流行为用环路来描述，使得这些行为的关联性显现出来，以便理解交错的系统中的相互作用。系统思维假设，人是关系取向的生物，个体行为导致互动发生，每个行为既是原因又是结果，故家庭成员的互动过程及相互的影响不能用简单的线性因果描述，而应该用循环因果描述。系统式家庭治疗在于帮助家庭生命系统改变其关系模式，以便找到对于健康和康复有利的边界条件。

4. 资源取向 家庭治疗以积极心理学为价值取向，认为每个系统都具备解决其自身问题所需的一切资源，把患者看作是解决问题的专家，只是他们目前未能充分利用解决问题的资源。家庭治疗强调和发掘患者的优点、能力和社会资源等，扩展问题之外的视野，为个体和家庭提供全新的和多样化的视角。

（二）治疗假设与治疗计划

系统式家庭治疗有以下假设，个体的问题性（焦虑）行为可能存在某种与其家庭相关的联系；家庭生活可能在无意识间维持了个体的问题性（焦虑）行为；可能是家庭系统，尤其在发展的过渡期无法正常运转的体现；可能是家庭一代一代流传下来的机能不良的模式。

1. 建立工作关系、澄清转诊背景 首先，家庭治疗师要故意淡化患者的角色，要以平等、尊重的态度与患者及家庭成员建立治疗关系。同时，采取中立或多方结盟的立场，鼓励每一位家庭成员参与和表达各自不同的看法，促进成员之间的沟通，引导成员相互满足不同的心理需要。示例：日常寒暄，治疗师简单的介绍自己和工作机构，本次治疗的总框架（一次会谈的时间框架、会谈间隔、总的工作平均时间、费用、保密任务），认识每一位家庭成员，对未出席的家庭成员表示关切等，如"你们到这来的路上情况如何""很容易就找到了我们吗"。

其次，澄清转诊背景，了解家庭对 GAD 患者目前问题的定义和解释，对本次求助的看法，本次来诊治的动机与期待（不同参与者的期待可能大有不同），既往的求助经历和结果，由什么渠道转诊而来。示例："你们是怎么找到我们这里的""来这里寻求帮助是谁的主意""谁最愿意来这里（治疗室）""谁最不愿意来""你（患者）自己想不想来呢""最愿意来的那个人为什么最想来呢""你们希望我能为你们做些什么""以前有过治疗的经验吗"。

2. 观察、诊断家庭动力学特征 Essen 描述了焦虑的动力学特征和家庭模式之间的联系，即焦虑患者的原生家庭或个人生活中早年的或重大的丧失，如背井离乡，近亲的早逝或家庭暴力；个体由于生活所迫，过早独立，其焦虑的产生往往与内在的或外在的要求过高、难以胜任有关；焦虑患者对父母双方都有强烈的忠诚，既是对双方深深的联结又是冲突的内心体验。要观察、诊断家庭动力学特征需重点了解：

（1）家庭的社会文化背景：如家庭成员的受教育程度、工作情况等。

（2）家庭的交互作用模式：如家庭成员间相互交流的方式与倾向；家庭与外部世界的关系等。有研究表明，焦虑症状可以调节家庭成员之间的关系，比如一个长期不在家的丈夫，因为妻子的 GAD 要多花时间在家中陪伴她。

（3）家庭所处生活周期的位置：如子女成年，离家求学、就业、结婚等。

（4）家庭的代际结构：如夫妻源家庭的结构，夫妻在各自原来家庭中的地位与体验；目前家庭的结构与交流受源家庭代际关系影响的程度等。

（5）家庭成员各自对焦虑的看法和定义，以及家庭对焦虑起到的作用；家庭与焦虑的减轻或加重有何关系；在焦虑的消长变化中，家庭起到了什么作用等。这是会谈提问占时间较多的环节，以此对焦虑问题进行"细致化"或"情景化"。

（6）家庭解决焦虑问题的方法和技术：如家庭成员针对焦虑问题所采取的方法、策略及其效能；是否存在不适当的防御机制等。

（7）绘制家谱图：采集详细的家庭信息用于建立治疗关系、规划治疗、评价效果。

3. 规划治疗目标和任务 可通过循环提问、积极赋义和改释等言语性干预技术以及家庭作业等非言语性干预技术帮助家庭认识和理解焦虑症状产生的背景，并充分利用家庭内在资源，改变家庭成员看待问题和行为的固有观念和方式，为家庭提供新的思路新的选择，建立功能良好的家庭互动模式，使焦虑症状消除。

循环提问示例："在你焦虑之前，有发生过什么事吗""家里谁最了解你的病情""当你焦虑时，家人做些什么可以缓解你的焦虑""家人如何看待你的焦虑情况""谁和你的看法相同，谁和你的看法不同""当你焦虑后，家里发生的最大变化是什么"。

积极赋义和改释是对当前的症状系统从积极的方面进行重新描述、定义。示例："你们是团结有力量的一家人，彼此关心也很为对方着想。每个人都不惜余力的为对方付出，丈夫牺牲自己的事业，全身心地陪伴妻子，妻子又很怕麻烦到丈夫，也想通过自己的努力来减轻丈夫的负担，只是更愿意用情绪和身体上很微妙的变化让对方觉察到，你们都愿意为这个家做贡献"。

家庭作业目的是使治疗师的干预信息通过行动或隐喻，将干预效应延续至访谈后，使家庭成员能利用自身的资源，实现家庭关系的良性互动。治疗师郑重要求家庭在会谈后至下次来访前完成一些治疗性作业。有的家庭作业显得有悖常理，但却意味深长，有的作业出其不意，直接指向靶症状，有的作业则似乎与当前问题没有直接关系，但却通过影响家庭的认知、互动行为而间接起作用。需要注意的是，布置这些扰动作用强大的作业需要治疗师与家庭具有良好的治疗关系，否则容易引起阻抗及治疗关系中断等。

家庭作业的常见类型如下：

（1）记秘密红账：令患者和父母秘密记录彼此的进步和良好表现，不准记不良表现和症状，直到下次会谈时才由治疗师当众宣读。这项作业主要针对临床上常见的缺陷取向现象。

（2）悖论（反常）干预与症状处方：要求患者故意保持或"加重"焦虑症状。这项技术往往可以迅速控制适应不良行为。

4. 终止治疗 如果家庭中维持焦虑症状的动态平衡已被打破，即可结束针对焦虑症状的家庭治疗。

（三）问题与展望

家庭系统化的观点对传统的、将个体问题及其形成过程归于个体内部的理论框架提出了挑战。家庭治疗提供的是一种系统的理论思维方式，是一种新的临床思维、概念和理论框架，有普遍适用性，可用来处理很多临床问题。医生、治疗师在疾病的诊治过程中除关注生物学因素外，还可以认识到其他与疾病发生、发展、预后有关的社会心理因素，并给予相应的处理。

系统式家庭治疗将个体置于多个系统中来理解个体，其优势在于个体将不再被视为家庭中的"坏人"，而是被当做问题的"替罪羊"，这样整个家庭则有机会审视家庭内部的交流模式和多重观点，共同协作寻找问题的解决办法。随着系统式家庭治疗在 GAD 患者家庭中的应用，使得对 GAD 患者家庭特点也有了更丰富和全面的了解。研究结果显示，系统式家庭治疗能显著改善父母的教养方式，改善青少年与父母的沟通方式，显著提高患者的生活质量，显著改善焦虑症状，尤其在远期疗效上作用更显著，这对提高青少年心理健康水平，预防和治疗焦虑症等具有指导意义。

目前对于 GAD 的病因学了解仍不足。现代理论更强调生物学因素和环境因素的交互作用。家庭治疗的重点是促进青少年的独立性，增加父母对青少年自主性的宽容，挑战父母对安全和能力的信念，改善沟通和解决问题的技能，以及减少与养育子女有关的婚姻冲突。有研究认为，家庭治疗可以有效减少青少年的焦虑症状；家庭治疗的疗效不逊于个体或其他的治疗方案，甚至效果更好。

但是在系统式家庭治疗发展的早期阶段，治疗师往往会在对"系统"的探讨中迷失自己，有些治疗师往往只关注整个家庭的机能而忽视了家庭中的个体，甚至时常出现不了解个体的情况。因而治疗师应该意识到，针对不同疾病和不同的患者，家庭治疗使用的技术应因病、因人而异；在疾病的发生、发展过程中，当家庭因素起主要作用时，家庭治疗应作为主要的治疗方法。此外，中国家庭治疗的本土化问题尚待解决，将家庭治疗的理论和方法与中国国情相结合将是可行之道。

广泛性焦虑障碍认知行为治疗案例报告

患者基本信息：女性，40 岁，已婚，外企工作。担心、烦躁 1 年，加重伴头痛、失眠 2 个月。

现病史：1 年前患者因工作不顺，并与同事发生矛盾，整日忧心忡忡，时常惧怕工作不会再有起色。有时想到虽然现在夫妻关系尚可，但自己即将进入更年期，而丈夫作为成功男士，一旦爱上年轻貌美的女人，很可能会离婚再娶。又想到儿子大学毕业后要面临择业和娶妻生子等诸多问题，自觉心烦、担心自己应付不了。近 2 个月，患者出现头痛、失眠、心慌、胸闷，夜间多梦大汗。入睡困难、睡不着时就在房间内踱步，但又怕影响家人及邻居。工作时不能集中注意力，难以完成工作任务。以前不抽烟，现在烦躁时吸烟较多。曾于医院就诊，未查及确切躯体疾病，自服安定后感觉不那么烦躁了，睡眠也有所好转，但又怕长期服药成瘾，故自行停药。躯体和神经系统检查未见明显异常。精神检查：一般情况良好，意识清楚，思维正常，有明显焦虑情绪，意志和行为减退，自知力完整，主动求治。

病前性格：内向。

既往史：平素体健，躯体状况良好。

家族史：无阳性家族史。

诊断：根据 ICD-10 诊断标准，该患者具有广泛性焦虑障碍的特征性症状，主要包括泛化的忧虑或担心负性事件会发生于工作及家庭中，并伴有头痛、失眠、心慌、胸闷、夜间多梦大汗等躯体症状，主观体验到不安、烦躁以及睡眠障碍。躯体和神经系统检查未见明显异常，可排除由器质性疾病或某种物质使用引起的焦虑障碍。综合患者病史及精神检查，可以诊断为广泛性焦虑障碍。

心理评估结果：HAMA 得分 28 分，SAS 得分 54 分，SDSS 得分 5 分。

治疗设置：治疗师为精神科医师，具有丰富的认知行为治疗经验。本案例共治疗 12 次，每次 45～60 分钟，持续 12 周。总体分成 3 个阶段，第 1～2 周，每周 2 次；第 3～8 周，每周 1 次；第 9～12 周，每 2 周 1 次。为了保证治疗效果，治疗师每周接受 1 次同伴督导，每 2 周接受 1 次专家督导。在治疗前、治疗 6 周与治疗 12 周后，分别进行量表评估以观察患者的变化。

治疗过程：治疗的一般过程分为初期、中期和后期三个阶段，每个阶段有不同的重点。

1. 初期治疗（第 1～4 次） 搜集资料并建立良好的治疗关系，明确治疗目标并制订治疗计划，心理教育和正常化。

全面收集患者的基本信息、疾病经过、症状表现等病史资料，以及成长经历、家庭环境、人际关系、教育经历、病前性格等心理资料。过程中注意与患者建立基本的信任和默契，发展积极的治疗联盟，给予患者足够的理解和支持，比如"我想要了解你正在经历的事情并帮助你"。初次接触时，患者常表达出对未来的担心，治疗中穿插积极的鼓励和适当的解释以减轻患者的焦虑情绪，比如，"现代人生活压力很大，很多人都会出现焦虑的问题""我帮助过很多像你这样的焦虑患者，认知行为治疗会对你很有帮助"。

本案例治疗短期目标为改善患者失眠、烦躁、心慌等症状和社会心理功能，改善和同事之间的关系并维系好良好的夫妻关系；长期目标为促进人格发展。

根据情况适当采用关于焦虑的心理教育和正常化。使用其自身的例子来讲解自动思维，帮助患者识别自动思维,让其认识到歪曲的认知会导致焦虑症状的持续存在。加强对焦虑等负性情绪及对躯体异常感觉的理解,启发患者认识心理因素和身体症状之间的关系,比如"焦虑是我们每个人想到一些糟糕或威胁性的事情时都有的一种反应,在面对这些刺激或威胁时,焦虑是我们的应对方式,它帮助我们做好准备免受伤害""头痛、失眠、心慌、胸闷及烦躁等,是目前焦虑所带来的"。

2. 中期治疗(第5~10次) 使用问题解决、担忧行为阻止、放松训练方法对该患者进行干预。

(1)问题解决:治疗师鼓励患者说出一周内出现并引起他们痛苦的问题或者日后预料到会发生的问题,如虽然现在夫妻关系尚可,但自己即将进入更年期,丈夫作为成功男士,一旦爱上貌美年轻的女人可能会离婚再娶,又想到儿子大学毕业后要面临择业和谈婚论嫁等诸多问题。通过访谈了解到,该患者缺乏解决焦虑问题的技能,治疗师可帮助患者把问题明确化,将整个问题分解为多个可以掌控的小问题来解决,如"你觉得丈夫会离婚吗""如果会,你将如何解决,怎么面对""如果不会,你又会怎样想"。

(2)担忧行为阻止法:该患者失眠、入睡困难,睡不着时,经常在房间内踱步,治疗师要对该患者进行"担忧行为"教育,使患者了解重复的担忧行为可能会强化焦虑症状,从而帮助患者减少这种行为。

(3)放松训练:针对患者整日忧心忡忡,时常惧怕工作不会再有起色等诸多问题,教会患者学会放松训练。首先治疗师要熟悉掌握放松训练指导语,具体过程如下:

在安静环境中,指导患者采取舒适放松的坐位或卧位,做3次深呼吸,每次呼吸持续5~7秒。然后按指导语以及规定的程序进行肌肉的"收缩-放松"对照训练,每次肌肉收缩5~10秒,然后放松30~40秒。"现在,伸出你的前臂,用力握紧拳头,注意你双手的感受(5~10秒)。好,现在请放松,彻底放松你的双手,体验放松后的感觉,感受双手沉重、轻松、温暖的感受,请你注意这些感觉(30~40秒)"。然后用缓慢的速度交替逐一收紧和放松身体各处的肌群。首先从手部开始,然后依次是前臂、上臂、头颈部、肩部、胸、背部、腹部、臀部、大腿、小腿、脚部。每进行某一部位的收紧和放松时,同时让患者体验紧张和松弛的感觉差别。经过反复训练,当患者学会了通过对简单的肌群放松感觉的回忆就能自动放松全身时,上述紧张放松训练即可逐渐停止。此后,患者可以在任何情况下凭个人对放松的感觉,反射性地使自己放松。

3. 后期治疗(第11~12次) 预防复发、结束治疗。

了解该患者在治疗过程中习得的应对焦虑症状技能的情况,包括放松训练的熟练程度,能否运用自如。还有哪些技能使用起来存在实际困难,对一些没有完全掌握的技能再进行强化,促使患者使用自助式的预防策略,从认知行为方面带来持久的改变,从而帮助患者成为自己的治疗师,并预防复发。

治疗效果评估:量表评估显示,该患者在治疗前HAMA得分28分,治疗后得分4分;治疗前SAS得分54分,治疗后得分28分;治疗前SDSS得分5分,治疗后得分1分。提示:经过CBT治疗,患者焦虑症状减轻,歪曲信念部分纠正,社会功能提高。

患者自诉:对于生活、工作上的一些可能发生的不良后果基本能够坦然接受,压力大大减轻,偶尔还是会多想,但基本能够控制。心慌、胸闷、失眠等症状有很大改善。生活规律,吸烟减少,人际关系改善,并能够静下心来完成一般的工作任务。

(汤艳清)

参 考 文 献

[1] 阿里斯特·冯·施利佩,约亨·施魏策. 系统治疗与咨询教科书. 史靖宇,赵旭东,盛晓春,译. 北京:商务印书馆,2018.

[2] 郭念峰,虞积生. 心理咨询师. 北京:民族出版社,2015.

[3] 韩雪. 广泛性焦虑障碍的元认知理论. 四川精神卫

生, 2008, 21 (1): 58-60.

[4] 江开达. 精神病学. 3 版. 北京: 人民卫生出版社, 2015.

[5] 马辛, 赵旭东. 医学心理学. 3 版. 北京: 人民卫生出版社, 2015.

[6] 史靖宇, 赵旭东. 焦虑障碍的系统式家庭治疗. 医学与哲学, 2014, 35 (10B): 74-79.

[7] 吴文源. 焦虑障碍防治指南. 北京: 人民卫生出版社, 2010.

[8] 姚树桥, 杨彦春. 医学心理学. 6 版. 北京: 人民卫生出版社, 2016.

[9] 杨建中, 赵旭东, 康传媛. 家庭心理治疗在精神障碍治疗中的应用. 国外医学 (精神病学分册), 2002, 29 (2): 74-79.

[10] 姚峰. 家庭治疗在中国应用的本土化反思和建议: 多元文化的视角. 医学与哲学, 2018, 39 (07): 68-72.

[11] Gerald Corey. 心理咨询与治疗的理论及实践. 谭晨, 译. 北京: 中国轻工业出版社, 2017.

[12] H.Thompson, Douglas T Brown. 儿童青少年心理咨询和治疗. 北京: 中国轻工业出版, 2002: 443-467.

[13] Judith S. Beck. 认知疗法基础与应用. 张怡, 孙凌, 王辰怡, 译. 北京: 中国轻工业出版社, 2019.

[14] 王敬, 何厚健, 胡茂荣. 接纳与承诺疗法的功能性语境主义解读. 医学与哲学, 2016, 37 (8A): 43-45.

第十章 强迫障碍

强迫障碍（obsessive-compulsive disorder，OCD）是临床上常见且难以治愈的精神障碍之一，具有起病早、病程迁延、易复发、易致残的特点。OCD是以存在强迫思维和/或强迫行为为特征。强迫思维是反复的和持续的想法、冲动和表象，被感受为不需要的和侵入性的；强迫行为是重复的行为或精神活动，个体感到受驱使而对强迫思维作出反应，或必须非常机械地遵守规则。

全球OCD的终生患病率为0.8%～3.0%，年患病率为0.7%～1.0%。在亚洲国家终生患病率相对较低，为0.5%～0.9%，我国大陆OCD的终身患病率为3.17‰，年患病率为1.63‰（2017年）。OCD的首次发病年龄多在青春期或青春期前后。约75%的患者在12～18岁发病，只有15%的患者在35岁之后发病。成年人无明显的性别差异，在青少年则男性多于女性。OCD具有较高的共病率，56%～83%至少共患一种其他的精神障碍，如与抑郁症的共病率为67%，与社交恐惧症的共病率为25%，与抽动秽语综合征的共病率为5%～7%。心理社会因素和神经生物学因素都与本病的发生有关。OCD患者常具有内向、胆小、认真、优柔寡断、严肃、刻板、循规蹈矩、十全十美等人格特质。

在ICD-11和DSM-5诊断标准中，强迫及相关障碍是新的独立疾病分类，包括OCD、躯体变形障碍、囤积障碍、拔毛障碍等。这些疾病具有非己所欲的持续性、闯入性的强迫性思维，先占观念和重复的行为等相同的临床特征，以及相似的病理生理基础和治疗手段。本章主要介绍OCD的临床表现与治疗。

第一节 临床表现与治疗

一、临床特征

OCD的主要临床表现有强迫思维、强迫动作或仪式，常伴有焦虑、抑郁情绪和回避行为。大约70%的OCD患者同时具有强迫思维和强迫动作，只有强迫思维的OCD患者约25%，仅出现强迫动作的病例少见。

（一）强迫思维

强迫思维（obsessions）是以刻板形式反复闯入患者头脑中的观念、表象或冲动意向。强迫思维是不愉快的，非自愿的，在大多数患者身上导致显著的焦虑和痛苦。患者试图压抑或忽略这些强迫思维，或用其他的动作、想法中和它们，但往往不成功。

1. 强迫思维的表现形式

（1）强迫观念：主要有强迫性怀疑、强迫性穷思竭虑、强迫联想（包括强迫性对立思维）和强迫性回忆（对过去的经历、往事等的反复回忆）。

（2）强迫表象：反复出现在患者头脑中的形象内容，这些内容是鲜明、具体、逼真的。

（3）强迫冲动意向：是一种强有力的内在驱使，使患者有要去做某种违背自己意愿事情的冲动。

2. 强迫思维的内容 强迫思维在内容上涉及范围很广，但多是令人苦恼的或厌恶的。较为常见的有怕脏、怕细菌或污染、怀疑事情做得不到位、不对称、不精确、不正确等。也有的患者害怕伤害自己或他人、死亡或疾病，性或猥亵的，担心攻击他人，说出被禁止的想法等。以强迫怀疑和怕脏最为常见。

（二）强迫动作或仪式行为

强迫动作或仪式行为（compulsive acts or rituals）是为减轻强迫思维带来的痛苦，患者有意识的采取一定的动作或行为。强迫行为常常作为对强迫思维的反应而实施，其目的是减少被强迫思维所激发的痛苦，或者是为了防止所担心的事情发生。但是，患者的强迫行为与所担心的事件之间并没有现实的关联。强迫行为可以缓解患者的焦虑和痛苦，但是这些不能给患者带来愉快，也无助于完成有意义的任务。强迫动作或仪式行为可以是外显的，也可以是内隐的。外显性强迫动作或仪式表现有清洗、检查、重复、触摸、收藏或囤积、保持有序和整洁、询问等。内隐性强迫动作或仪式表现为计数、祈祷、默默地重复字词等。最常见的强迫动作或行为有为了缓解怕脏或污染、怀疑等强迫观念所引起的苦恼而出现的强迫性检查、强迫性洗涤、强迫性计数和强迫性仪式行为。

1. 强迫性检查 表现为反复检查，反复检查门是否锁紧，水、煤气开关是否关好，做过的事情是否完美、精准，自己的穿戴是否整齐，反复检查、核对几遍或几十遍仍不放心。

2. 强迫性清洗 患者担心或认为自己的身体、衣服、床单等物体不干净，被污染，反复清洗患者认为污染的地方。反复几遍、几十遍，直到确定自己做完为止。

3. 强迫计数 患者反复地、不能控制地点数电杆、阶梯、楼层、地砖等。有些患者在做某件事情之前，一定要默默计数，并且要达到一定的数字或遍数，才能开始做事情，否则内心不安，患者为此痛苦不堪。

4. 强迫性仪式行为 患者做某些事情总是要按照自己设定的程序来进行，否则内心就会不安，焦虑紧张。如果程序稍有变化或受到干扰，必须重新进行，直到自己满意为止。

5. 强迫性询问/陈述 患者担心自己没有表达明白或害怕别人没有听清楚，反复询问或陈述同一个问题；还有一些患者自己不能确定生活中的某件事情，总是反复询问他人，直到得到肯定的回答。

强迫思维和强迫行为必须是耗时的，例如，每天超过1小时。同时，也给患者带来明显的焦虑、紧张、痛苦不安，给自己的生活工作带来很大的影响。

（三）继发症状

1. 情绪症状 由于OCD患者意识到自己的强迫观念或行为是没有必要的、不现实的，但自己又无法控制，为此担心自己失去控制，所以患者感到苦恼、焦虑或恐惧。由于强迫症状具有隐蔽性，患者不愿让别人知道，尽量避免与人接触，且在强迫行为上浪费大量的时间，造成患者的社会隔离、功能受损而继发抑郁情绪。焦虑和抑郁情绪反过来又会加重强迫症状，以致形成恶性循环。

2. 回避行为 OCD患者常常回避那些能够激发令人生厌的强迫思维出现或导致费时费力的强迫动作或行为的情境。如怕脏的患者往往避免使用公共厕所；怕细菌污染的患者避免进入医院等。有的患者疾病严重时，回避行为可以成为OCD患者的主要特征。但也有部分患者随着病程延长，对强迫症状的抵抗下降，甚至消失，并没有明显的焦虑和抑郁情绪，而与强迫症状和平共处。

3. 病态的人际关系 有些患者在屈从于自己强迫症状的同时，要求家人容忍其症状，甚至要求家人也要按照自己强迫症状的要求来做。因此，会带来家庭成员之间的人际关系紧张。病态的人际关系也会加重或持续患者的强迫症状。

（四）其他症状

有些患者停留在某一动作上，持续进行数小时以上，这种现象称为强迫性迟缓。其实质是一种隐蔽性的强迫仪式。为了确保精准、万无一失，患者从事洗脸、刷牙、穿衣服等活动时，动作进行十分缓慢。为此，患者上学、上班经常迟到。

大多数患者能够认识到强迫症状是不合理的，没有现实意义的，患者感到痛苦，能主动求医，所以自知力是存在的。但是，约有5%的患者不能认识到自己的强迫症状的不合理性，自知力并不完整。在DSM-5中归为缺乏自知力/妄想信念OCD亚型，应与精神分裂症相鉴别。

二、治疗原则与方法

OCD的治疗包括药物、心理、物理、精神外科等治疗。OCD治疗最常用的药物是抗抑郁药，其中TCAs类药物氯米帕明和SSRIs药物比较常用。SSRIs 药物不良反应较氯米帕明少,目前在临床上是治疗 OCD 的一线用药。一般来说,OCD 的药物治疗所需剂量较大,且显效较慢。一种药物治疗是否有效必须经过足量、12 周以上的治疗才能确定。药物治疗有效后需要维持治疗 1 年以上。最常用的心理治疗是认知行为治疗(CBT)。CBT 治疗 OCD 的核心技术是暴露与反应阻止、认知重建等。其他主要心理治疗方法有家庭治疗、动力性心理治疗等。对于难治性 OCD,经过系统药物和心理治疗后症状仍然严重影响其社会功能的患者,可以考虑深部脑刺激(DBS)或脑立体定向手术治疗。

(一)药物治疗

OCD 的治疗药物主要以 5-HT 再摄取抑制剂为主。常用的药物有 SSRIs 药物,如帕罗西汀、舍曲林、氟伏沙明、氟西汀及西酞普兰,其中舍曲林、氟西汀和氟伏沙明可用于治疗青少年 OCD;三环类的抗抑郁药物,如氯米帕明等。这些药物治疗对 50%~70% 的 OCD 患者有效,但是不能完全消除强迫症状。

对多数 OCD 患者,SSRIs 可以显著控制急性症状,其长期疗效也很好,可以有效预防症状复发;而且其抗胆碱能和心血管的副作用较小,又很少诱发癫痫。氯米帕明是一种三环类的抗抑郁药,具有抗 5-HT 的作用,对治疗 OCD 有效。其抗胆碱能和抗肾上腺素能的副作用较明显,尤其是抗胆碱能作用,如口干、震颤、排尿困难、男性不能射精等,使许多患者不能耐受而终止治疗。该药具有潜在的心脏毒性,当过量服用时,可出现严重中毒反应。因此,氯米帕明不适用于有自杀企图和心脏疾病的患者,现在一般不作为治疗 OCD 的首选药物。

OCD 呈慢性病程,容易复发,因此其治疗原则是全病程治疗。急性期治疗 10~12 周,药物从推荐的一线药物中选择,足量足疗程开始。大多数 OCD 患者治疗 4~6 周后会有显著效果。若 OCD 患者换用 3 种不同种类药物系统治疗后仍无足够的疗效,可考虑联合治疗。当 OCD 患者出现明显的焦虑、紧张不安时,可短期合并使用苯二氮䓬类药物,如氯硝西泮等。氯硝西泮作用于 GABA 和 5-HT 系统,与氯米帕明或 SSRIs 药物联用可以增强抗强迫的作用。对于 OCD 疗效欠佳、症状比较荒谬、自知力不完全者,可以合用低剂量高效价抗精神病药物治疗,如利培酮、奥氮平、阿立哌唑等。作为增效剂,它们可能与其色氨酸能和多巴胺能受体结合。对难治性 OCD 患者,也可以联合使用 rTMS、DBS 等治疗。维持期治疗推荐在 1 年以上,维持剂量一般是治疗剂量的 1/3~1/2。完成维持期治疗的 OCD 患者,经系统评估后可考虑逐渐减药。突然停止药物治疗,90% 的患者会复发。

(二)心理治疗

1. 认知行为治疗 短程、可操作性强的 CBT 是目前公认对 OCD 最有效的治疗方法之一,该治疗基于认知理论采用认知及行为技术,针对患者的歪曲认知进行工作,有 50%~70% 的 OCD 患者可获得疗效。CBT 的核心是暴露与反应阻止(exposure and response prevention,ERP)以及认知重建。1966 年,Meyer 报道 ERP 能显著缓解强迫症状。此后,OCD 的治疗得到显著进步。ERP 有效性的临床研究显示,ERP 有效率为 60%~85%,有 25% 的患者拒绝 ERP,3%~12% 的患者脱落,且有部分患者仍存在残留症状。20 世纪 80 年代后,OCD 的认知治疗(CT)也开始得到关注和发展,主要通过识别和矫正患者的歪曲认知来达到治疗效果。认知治疗的目标在于识别、挑战和矫正对闯入性想法的功能不良解释,聚焦于改变患者对强迫思维的解读加工处理,便于有效开展 ERP。

目前关于 CBT 对 OCD 产生疗效的神经生物学机制还不明确,一些学者认为 CBT 能减轻患者的思维反刍等认知歪曲,这些认知过程更多的是与眶额回、前扣带回、背外侧前额叶有关,而 SRIs 药物是通过压抑边缘系统,基底节如尾状核、壳核、丘脑等脑区的活动来调节情绪。CBT 治疗会先作用于与认知控制相关的脑区,影响静息状态下眶额回、前扣带回、背外侧前额叶的活动;而 SRIs 药物则会先作用于与情绪相关的脑区,影响静息状态下基底节、边缘系统的活动。

与传统 CBT 不同,以接纳的态度面对来自内心或外界的负性体验,而不是试图竭力改变它们,被称为第三代 CBT,包括接纳承诺治疗(ACT)、辩证行为治疗(DBT)、正念认知治疗(MBCT)。一项基于 79 例患者的随机单盲研究提示,ACT

较放松治疗能更有效地改善患者强迫症状。1 项 12 例 OCD 患者的小样本研究初步提示：MBCT 可改善 OCD 患者的临床症状。第三代 CBT 近年来才开始在 OCD 中应用，治疗方式较 ERP 温和，更易被患者接受。但现有研究的证据级别较低，疗效尚不明确。

2. 动力性心理治疗 以潜意识理论为基础，强调患者童年的创伤和潜意识的动机在 OCD 中的作用。弗洛伊德认为 OCD 的症结是在排便训练的肛欲期留下的，OCD 有幼年的根源，因此他强调幼年经验的重要性，重视挖掘领悟幼年情结。精神分析治疗主要通过自由联想、释梦、积极想象和对移情反移情进行工作等技术，寻找患者的潜意识动机，以及所遭受的精神创伤。通过合理解释让患者体验和感受症状的幼稚性和不合时宜性，调整精神活动，建立新的行为模式。OCD 的动力性心理治疗聚焦于治疗过程中的人际维度，治疗关系是治疗的前提，动力性心理治疗更关注 OCD 患者的移情和反移情反应。有关 OCD 的动力性心理治疗效果的随机对照研究非常缺乏，其实证依据主要来自案例报道，提示动力性心理治疗疗效不一。目前，尚缺乏符合 Chambless 和 Hollon（1998）严格标准的运用手册化的动力性心理治疗对 OCD 进行的随机对照研究。

3. 森田治疗 森田治疗的宗旨是"顺其自然，为其所当为"。森田正马认为，神经质的治疗要点是陶冶神经质素质和破坏精神交互作用。森田治疗是基于人本性的一种心理治疗，它强调治疗过程中 OCD 患者的"自动性萌动"，悟到对症状采取"顺应自然"的态度时便可放弃症状。国内外报道的研究表明，门诊、住院森田治疗不仅能减轻 OCD 患者的强迫症状，而且能改善焦虑症状，增强社会功能，提高生存质量，长期应用疗效显著。森田治疗强调人格因素是造成 OCD 的主要原因，因此，在治疗的过程中强调患者的"自动性萌动"，对强迫症状采取"顺应自然"的态度。对于 OCD 患者而言，森田治疗更适合于改善患者的强迫观念，而不适应于阻止患者的强迫动作。目前森田治疗多与药物治疗（如 SSRIs）联合治疗 OCD。

4. 支持性心理治疗 对 OCD 患者进行耐心细致的解释和心理教育，使患者了解 OCD 疾病的性质，帮助患者分析其性格特点，找到发病的可能诱因及维持因素，鼓励其树立战胜疾病的信心，可有效地缓解患者恐惧、焦虑情绪。在倾听、共情、解释和鼓励的基础上，指导患者逐步将注意力转移到日常的工作、学习中去。同时，还需要对患者的亲属进行心理辅导，使其认识到此为一种疾病，在患者出现强迫行为时不责备、不惩罚，并积极参与到对患者的治疗中去。在实际应用中，支持性心理治疗常与各种心理治疗相结合，通过支持性心理治疗，治疗师与患者建立良好的合作关系，是进行各种心理治疗的前提和基础。

（三）其他治疗

1. 重复经颅磁刺激（rTMS） 是在大脑特定部位给予非侵入性的刺激，通过流经线圈的变化电流产生磁场刺激大脑皮层，改变皮层兴奋性和局部血液供应；刺激皮质细胞，引起细胞膜去极化，修复并调节神经递质合成、释放以及应激时下丘脑 - 垂体 - 肾上腺皮质系统的活动功能，从而改善情绪和行为。Dunlop 等（2016）采用 rTMS 刺激 OCD 患者背内侧前额叶，可有效降低皮质与纹状体之间的功能连接，进而改善强迫症状。rTMS 是一种具有潜在治疗效果的新技术，已有多项证据表明这项新技术在 OCD 领域中大有前景。但目前 rTMS 治疗 OCD 的研究仍存在各种不足。如一些试验的被试混杂了服药与不服药的患者，导致试验结果受到药物的干扰；不同的伪刺激手法是否真的毫无治疗意义，靶刺激部位的定位是否精确，都会影响试验结果的真伪。目前的研究多使用经验性地设置参数，而针对 OCD 的最佳参数，如特异的刺激部位，安全有效的刺激强度、频率及治疗疗程等，仍需在未来的多中心、大样本的试验研究中继续探索。

2. 改良电痉挛治疗（MECT） 电痉挛治疗（ECT）是以一定量的电流通过大脑，引起意识丧失和痉挛发作，从而改善患者的临床症状，达到治疗的目的。MECT 是通电前给予麻醉剂和肌肉松弛剂，通电后不发生抽搐，更为安全。MECT 对伴有严重抑郁症状、精神病性症状，或共病抽动秽语综合征等其他精神障碍的 OCD 患者有较好的疗效。常见不良反应有循环系统不良反应和认知功能障碍，其中，认知功能障碍可以在治疗后 6 个月内基本恢复。目前，由于缺少随机对照研究的循证证据，关于 MECT 治疗 OCD 是否有效仍存在较大争论。

3. **深部脑刺激（DBS）** DBS 是利用立体定向技术，将电极放置于深部脑组织的目标区域，为特定脑区提供连续脉冲刺激。2009 年，美国 FDA 正式批准 DBS 治疗慢性严重的强迫症。研究证实，DBS 对难治性强迫症存在确切疗效，刺激部位多为内囊前肢、伏隔核、腹侧内囊/腹侧纹状体、丘脑底核、丘脑下脚。纤维追踪研究发现：采用 DBS 刺激伏隔核/内囊前脚，刺激部位和右侧背外侧前额叶之间功能连接的程度与治疗疗效相关，达到预测治疗疗效的目的。DBS 刺激电压、频率、脉冲可调，具有不毁损靶目标的优势以及广阔的发展前景。但 DBS 治疗强迫症依然存在较多问题。如 DBS 用于强迫症的治疗需要数周甚至数月才能起效；当刺激电流关闭后，减轻的强迫症状可能会在短时间内快速复现，因此，DBS 临床治疗的有效性仍存质疑。

4. **迷走神经刺激（VNS）** VNS 也是治疗 OCD 的一种物理方法，在胸腔植入一个类似起搏器的脉冲发生器，并连接到一个位于颈部迷走神经处的刺激电极。VNS 治疗 OCD 具有一定的潜在价值，有研究者尝试应用 VNS 治疗 OCD，但循证证据不足。目前，VNS 能作为 OCD 治疗的辅助疗法，或对于疗效不佳者的探索性治疗。VNS 治疗 OCD 的作用机制及疗效目前尚无定论。

多数研究提示，无论是心理治疗、药物治疗，还是物理治疗，没有一种治疗方法可以对所有 OCD 患者都有效，许多研究均显示 CBT 联合药物治疗是 OCD 的理想治疗模式。当单独使用 CBT 或药物治疗无效时，联合治疗可以使大约 25% 的患者取得良好的治疗效果。

（李　平）

第二节　认知行为治疗

以 ERP 为主要技术的 CBT 治疗被视为 OCD 的一线的心理治疗方法。系统的荟萃分析及随机对照研究显示，单纯 CBT 治疗的效果优于单纯药物治疗，与药物联合 CBT 治疗的疗效相当。CBT 可以使 OCD 患者的临床症状得到明显的改善；与药物相比较，具有较低的复发率。治疗 OCD 的 CBT 技术主要有：心理教育与正常化、案例解析、饼图法、序列事件概率分析、成本-效益分析、普适性分析、检查证据、行为实验、暴露与反应阻止等。CBT 的治疗次数及时长因人而异。一般认为 CBT 的频率为每周至少 1 次，每次 90～120 分钟，共 13～20 次。如果 CBT 治疗有效，维持治疗 3～6 个月，较严重 OCD 患者可能需要更长的时间和更多的次数。CBT 的治疗形式主要有个体治疗、团体治疗、家庭治疗及伴侣协助治疗。

一、OCD 的认知行为治疗理论

（一）OCD 的认知理论的有关概念

1. **闯入性思维（intrusive thought）及认知评价** 闯入性思维是当个体处于某种情境时大脑中涌现的想法、想象、冲动意向，主要与污染、肮脏、性、暴力、错误、背叛、宗教等有关，影响人的情绪和行为。正常与病态闯入性思维的区别是闯入性思维出现的频率及持续的时间，而不是其内容。

对闯入性思维赋予了什么样的重要性？如何看待闯入性思维的内容或闯入性思维的发生？如何评价闯入性思维，往往与患者的既往经历、条件假设、核心信念及目前的关注有关。对于 OCD 患者而言，与危险、责任、道德等有关的闯入性思维更容易被赋予重要的个人意义。这些负面的认知评价往往促发患者的焦虑情绪和安全行为，导致 OCD 发生和维持。

2. **认知歪曲** OCD 患者常见的认知歪曲：夸大危险（overestimated threat）：任何差错都会导致灾难性的后果，"假如我不消除我的强迫思维，那我将会越来越焦虑""消极的想法将给我带来糟糕的运气"。不能忍受不确定性（intolerance of uncertainty）：如"我应该消除一切可能的风险，必须 100% 确定""我只有百分之百确定了，才能停止强迫行为"。完美主义（perfectionism）：如"我应该是完美的""不完美意味着失败"。不能忍受焦虑（intolerance of anxiety/distress）：如"焦虑太可怕了""如果我不消除焦虑，那么我将会发疯、失去控制"。

（二）OCD 的认知模型

1. **责任模型（responsibility model）** 责任感

膨胀（inflated responsibility）是指人有能力阻止危险或不好事情的发生；"不竭尽全力去阻止可能发生的危害"等于"给自己或他人带来危害"。Salkovskis（1985）的责任模型认为，一旦将脑海中出现的闯入性思维曲解为代表个人的责任、需要个人为此负责的信号，那么将会出现下列情况：情绪反应（不舒服、焦虑、抑郁）；闯入性思维以及相关想法变得很显著；更加关注闯入性思维以及与之相关的情景；为了减轻责任感将采取中和策略，如回避、安全行为、精神上或行为上的强迫动作等。

2. 思想过重模型（mind overload model）

Rachman（1997）提出思想过重模型，认为 OCD 患者常常会将闯入性思维灾难性解释为是对个人有重要意义，将会产生危险后果的信号，夸大思维的重要性，并常常将思维与行为融合（thought-action fusion，TAF），认为"出现不可接受的负性想法后，负性想法变成事实的可能性增加"（TAF-可能性），"有不符合道德标准的想法就等于发生了不符合道德标准的行动"（TAF-道德），"有这样的想法意味着我是不正常的""想法的出现意味着我必须阻止想法变成事实"。

3. 控制想法模型（control thought model）

Clark 和 Purdon（1999）提出控制想法的认知模型，该模型认为"完全控制想法是可能的""不能控制想法是心理脆弱和无能的表现""对想法的控制失败意味着丧失了对所有事物的控制能力"。

这些不同的认知模型都认为负性评价是 OCD 的核心问题，强迫行为不是由于强迫思维引起的，而是取决于患者如何评价强迫思维。他们往往将强迫思维的出现及其内容解释为是一个要对自己或他人造成伤害，要负责任的征兆，正是这种负性评价使强迫思维成为一种痛苦体验，成为一种要采取行动的指令，接着就寻求和实施强迫行为、回避等，对患者来说可以暂时减轻需要负责任的感觉、焦虑，但这将使强迫症状得以长期维持。

二、案例概念化

OCD 的认知行为治疗的案例概念化包括横向和纵向解析，横向概念化主要是根据具体的情景，从思维、情绪、行为三个方面进行解析；而纵向概念化则是结合患者的成长经历、中间信念及核心信念进行纵向解析，将患者的主要问题和童年经历、家庭环境、重要的人际关系、社会支持、自动思维、潜在的核心信念等因素连接起来，对 OCD 的起因与形成进行解析。要明确患者目前存在哪些症状（如反复清洗），这些症状的严重程度给患者带来的痛苦水平。患者如何发展出这些症状（如怕脏，担心受污染），甚至于用时间线来描述，在这一发展过程中患者经历了哪些重大的生活事件、经历及其相互作用是什么（如早年被狗咬伤）？这些症状是如何维持下去的（如患者的人际关系、家庭环境、核心信念等）？治疗早期，纵向解析可能只是一个纲要或略图，在治疗进行时，需要持续的评估，收集治疗过程中涌现的新资料，不断修正和提炼出更为个人与精细的概念化。用易于理解的方式，如语言、图画等一起和患者共享案例概念化。

与患者讨论和分享案例概念化可以使目前患者适应不良的问题正常化，减轻患者的压力；搭建起治疗师与患者间互相理解的平台，有助于建立治疗联盟；案例概念化是治疗中的路线指示图，通过案例概念化后可预测治疗中可能出现的阻碍，找到目前的主要问题、症状的维持因素和易感因素等。

三、治疗假设与目标计划

治疗师可根据案例概念化来形成工作假设和治疗计划。通过收集患者的成长经历、目前的境况、人际关系、积极资源、躯体及生物学因素、具体的负性评价和情绪行为、中间信念、核心信念等信息，明确患者目前的主要问题，找到与主要问题相关的易感、诱发和维持因素，形成工作假设。治疗师再根据工作假设来制订阶段性的治疗计划和总治疗计划。

治疗目标不是像有的患者所希望的去消除强迫思维或焦虑，而是改变患者对强迫思维或焦虑的看法，并形成可替换的、功能适应良好的合理认知和应对方式。短期治疗目标是通过 2～4 次治疗所能达到的治疗目标；中期治疗目标是治疗结束时能达到的目标；长期目标是指患者未来几年的长远打算，不仅局限于症状的缓解，更强调积极改变和个人成长。

四、治疗流程与方法

OCD 的 CBT 治疗是应用认知治疗的方法和原理,结合 OCD 的症状和疾病特点,在全面分析病例基础上采用认知矫正、ERP 技术、应对方式训练等方法纠正患者的不良情绪、减轻 OCD 患者的痛苦。CBT 治疗 OCD 的主要目的是减轻患者的临床症状,缓解其不良的情绪。OCD 的 CBT 治疗在临床应用中,由于治疗师受训背景不同,在行为技术和认知技术的应用比重和侧重点会有不同。一般认为认知技术的使用,有助于患者接受行为干预技术,而行为干预技术的成功应用反过来也促进患者的认知改变。

(一)治疗初期

在治疗初期应建立良好的治疗联盟;在此基础上,需要对 OCD 患者的认知和行为进行评估;进行横向的案例解析,使 OCD 患者清晰地认识强迫行为的原因;制订治疗计划(包括治疗目标和主要技术)。

1. **收集信息与临床评估** 围绕患者的主要问题收集资料:包括患者工作状况、目前家庭情况及社会交往、早年生活经历及疾病的诱发因素和保护因素等。

(1)闯入性思维的评估:诱发闯入性思维的情景或刺激;面对情景或刺激时的情绪反应(0~10 分);闯入性思维的内容;OCD 患者对闯入性思维的负性评价及坚信程度(0~10 分);对闯入性思维采取的行为措施。

(2)强迫行为(外显和内隐的强迫行为)的评估:引发强迫行为的情景或刺激;强迫行为的频率及其所花费的时间;缓解焦虑的程度;OCD 患者对强迫行为的看法。

(3)安全行为的评估:识别安全行为;评估安全行为缓解焦虑的程度(0~10 分);评估 OCD 患者对安全行为的看法。

(4)治疗动机的评估:了解 OCD 患者对治疗的态度和期望。

2. **心理教育和正常化** 结合 OCD 患者的强迫症状进行闯入性思维介绍,正常化闯入性思维;对焦虑进行正常化,并对焦虑进行利弊分析;利用苏格拉底式提问向患者解释暴露的合理性。

3. **案例解析** 结合 OCD 患者的症状,根据具体的情景,从思维、情绪和行为三个方面进行解析,即强迫症状的认知行为横向解析。治疗师和 OCD 患者一起探讨通过哪些可能的反应、动作行为使闯入性思维变得持久和令人沮丧,及强迫行为变得越来越多的原因。通过横向的案例解析可使 OCD 患者认识到强迫症状形成的根源,让患者意识到强迫症状一直持续存在的影响因素以及安全行为的利弊。

纵向案例解析是结合 OCD 患者的成长经历、核心信念及中间信念进行纵向解析。将患者的主要问题和童年经历、家庭环境、重要的人际关系、社会支持、自动思维、核心信念等因素连接起来,对 OCD 的起因与形成进行解析。纵向的案例解析需要不断的修正和提炼。

4. **治疗目标** 治疗师与 OCD 患者一起讨论治疗目标。治疗的目标是改变 OCD 患者对强迫思维和焦虑看法,并形成可替换的、适应良好的合理认识和应对方式,而不是消除强迫思维或焦虑。治疗目标可分为短期(通过 2~4 次治疗所能达到的)、中期(治疗结束时能达到的)和长期(患者未来几年的长远打算)目标。

(二)治疗中期

治疗师对患者的家庭作业、情绪(焦虑、抑郁等)、治疗动力进行评估;继续识别患者对闯入性思维的负性评价,采用认知重组技术进行认知干预;识别和挑战关于强迫思维的中间信念和核心图式;计划和安排行为实验矫正患者的负性评价;纵向的案例解析;家庭作业:继续监测强迫症状;暴露练习,并在暴露过程中运用新的、符合现实的想法。

1. **认知重建** OCD 患者常常有夸大责任的歪曲认知,可以利用饼图法使患者了解到事情的多种可能性,理解责任的分配,挑战患者非黑即白的思考方式;采用成本-效益分析 OCD 患者追求确定性、完美、承受焦虑、仪式行为等的利弊;通过检查证据来检验 OCD 患者想法的真伪,动摇其对不合理想法的相信程度;通过"骆驼效应"让 OCD 患者明白中和或其他控制思维的策略是没有用甚至适得其反的;通过苏格拉底式提问矫正 OCD 患者"思维-行为混淆"的歪曲认知。通过细致的讨论和计划行为实验来验证 OCD 患者的预测是否正确,从而矫正 OCD 患者的歪曲认知或负性评价；采用认知连续体技术挑战 OCD 患者不良的核心信念。

2. 实施 ERP

（1）介绍 ERP 的原理及治疗过程。

（2）建立症状清单，识别安全行为和相应的歪曲认知，帮助患者列出强迫思维或引起患者焦虑、惧怕的物体或情景的症状清单，并分别进行焦虑的主观不适感（subjective units of discomfort, SUDs）评定（0～100%），按照 SUDs 从轻到重的排列，形成强迫情境的焦虑等级清单。

（3）实施暴露：遵循与患者协商的原则，根据症状清单，选取某一能诱发中等程度焦虑的情景/症状，然后治疗师与患者一起暴露于该情景中，并放弃既往使用的安全或强迫行为。暴露过程中需多次评估患者的情绪和想法，以检验患者暴露前的歪曲认知是否符合现实，找出可替换的、符合现实的想法。

认知重组和 ERP 是治疗中期的重要技术，认知重组可以为行为干预提供铺垫，使用 ERP 的同时进行认知矫正其中间信念或图式，也利于 ERP 的成功实施。

（4）其他行为技术：包括渐进性肌肉放松和定期有氧运动。前者的目的是使 OCD 患者感觉到能自我掌握和控制自己的情绪，但对于逃避情绪或控制感强烈的患者应避免使用放松技术；后者是一种很好的干预焦虑和抑郁情绪的方法，制订活动时间表有助于提高活动积极性。

（三）治疗后期与结束

在治疗后期，治疗师和患者会谈的间隔延长到 3～4 周，为结束治疗做准备。在后期，治疗重点在复习和评估患者对治疗中习得的认知行为方面的技能的掌握情况；巩固等级暴露和认知矫正的方法；练习运用在治疗中习得的认知行为方面的技能。对整个 CBT 的治疗过程进行回顾，目的是使 OCD 患者了解自己的强迫症状是如何形成发展的，如何维持下来成为疾病，自己如何努力，用了哪些方法让这些强迫症状减轻，甚至消失的。同时，针对 OCD 在什么情况下会复发，不断演练治疗中学到的方法，成为自己的治疗师，就会减少 OCD 的复发。当患者强迫症状痛苦明显减轻，社会功能基本恢复，且能较熟练地应用 CBT 技术缓解自己的强迫思维和行为时，可以考虑结束治疗。当治疗快结束时，医生应鼓励患者做一张关于复发的应对卡，让患者清楚当症状复发时，他/她能做什么。

五、注意事项

对 OCD 患者实施 ERP 时，要向患者说明治疗方法的功效，ERP 不是万能的，不可能对 OCD 患者所有的问题都有效。另外，OCD 患者要进行的暴露练习是离不开治疗师指导的，暴露练习会给患者带来焦虑和痛苦，要减轻暴露练习带来的焦虑和痛苦，良好的治疗关系非常重要。因此，应当在治疗关系良好的基础上进行 ERP，不宜过早地进行此技术。再次，应把想象暴露与现场暴露相结合。研究发现：想象暴露与现场暴露和仪式行为阻止的治疗方法联合，比单独的现场暴露效果要好。

共病精神分裂症、抑郁障碍、双相情感障碍和人格障碍的 OCD 患者，CBT 的治疗效果要差一些，严重的精神病性症状、抑郁的情绪会削弱 CBT 的治疗效果。对于这些共病的患者，应积极采用药物进行对症治疗。

此外，治疗师还应理解 OCD 患者发病的背景、原因及临床症状的发展动向，如 OCD 的症状往往会随着时间的推移而改变，患者的症状可能会从污染恐惧和清洗冲动转变为伤害和检查仪式。治疗师在工作中要使用共情这一情感共鸣性思考方法，使 OCD 患者能接受治疗师，以良好的心态接受 CBT 治疗；而且要经常评估患者的临床症状及其严重程度，引导患者使用既往有效的 CBT 技术处理当前的症状。

治疗师与 OCD 患者合理商量家庭作业的内容，遵循平稳渐进的原则。很多 OCD 患者有完美主义倾向，注意不要让家庭作业成为患者的负担。因此，应每次询问 OCD 患者完成家庭作业时遇到的困难，以及所花费的时间。

六、问题与展望

在临床实践中，由于 SRIs 大范围的使用，合格心理治疗师的匮乏使很多 OCD 患者得不到 CBT 的干预。即使接受心理治疗，也没有得到真正的 CBT 治疗。一项研究显示，60% 接受 CBT 治疗的 OCD 患者没有达到充分的 CBT 治疗。在临床治疗中,治疗师是否运用了 CBT 技术,每次治疗的时间、疗程是否达到了 CBT 规定的标准,OCD 患者是否真正接受了 CBT 治疗,其疗效是归功于 CBT 还是药物?这些都是非常重要的。

目前,OCD 的 CBT 手册均是单纯针对 OCD 展开的。但在临床实际中,OCD 患者的共病率较高,可能合并重性抑郁障碍、社交恐惧症、心境恶劣、精神分裂症等精神疾病。共病会降低 CBT 治疗的依从性和有效率。对于这样的患者,如何制订针对性更强的 CBT 手册,寻找有效的 CBT 治疗途径,使 CBT 更符合临床实际,需要在今后的研究中进一步探讨。OCD 患者具有临床异质性高的特点,不同亚型的 OCD 患者存在不同的临床症状和病理心理发病机制,治疗的程式并不适用于所有的 OCD 患者。如何实施个体化的 CBT 治疗方案,也是我们需要不断探索和验证。另外,OCD 患者的年龄、文化水平、病程的长短、既往治疗的疗效、个人的意愿、社会支持、与治疗师的关系、个人的努力程度等都会影响治疗的疗效。

OCD 患者常伴有焦虑、抑郁症状。临床研究初步表明,神经科学的 CBT(neuroscience informed cognitive behavior therapy, n-CBT)可以帮助 OCD 患者提高对自己生理反应的关注和理解,促进焦虑、抑郁问题的改善。现有的 n-CBT 实践主要在个案的概念化中纳入了基于神经科学的证据,缺少针对 OCD 个体认知神经功能改善的干预技术,在未来的 n-CBT 临床实践中,亟待与现有改变 OCD 个体认知神经功能的技术(如正念、生物反馈、神经反馈、系统脱敏等)整合,进一步提升 OCD 的临床干预疗效。

其他的心理治疗,如 DBT、ACT、正念治疗等,都在不断被整合到 CBT 的治疗中,来改善 OCD 的症状;另外,计算机辅助 CBT 治疗,也在不断地被检验和成熟起来,通过网络给 OCD 患者带来很多便利。随着神经影像学及神经生物学技术的快速发展,OCD 的病因和疗效机制的研究也在不断深入。个体化治疗和精准医疗模式势必推动 CBT 治疗 OCD 的进展。一项 4 周强化 CBT 对 OCD 强迫症患者干预前后的静息态 fMRI 研究,采用机器学习数据驱动模型评估预测疗效的功能连接模式发现,视觉网络和默认网络的功能连接模式能显著预测 CBT 疗效。CBT 干预 OCD

的机制在于不同脑网络的功能整合,包括皮质 - 纹状体 - 丘脑 - 皮层环路,也包括小脑 - 纹状体和前额叶脑区。此外,研究还发现静息状态下杏仁体与腹内侧前额叶之间降低的功能连接可能是 CBT 干预 OCD 的神经影像学标记。借助先进的研究手段和分析方法,采用标准化 CBT 流程,发挥国内大样本的优势,期待在个体水平上找到预测 CBT 治疗 OCD 有效疗效的神经生物学指标,以指导临床实践。

(李　平)

第三节　其他心理治疗

一、动力性心理治疗

动力性心理治疗(psychodynamic psychotherapy, PDPT)源于弗洛伊德 1893 年以来所创立的精神分析,动力性心理治疗不仅仅关注症状本身,同时更看重症状下潜意识的冲动、情绪、需求等不同力量之间的相互作用。动力性心理治疗的目标是让潜意识意识化,帮助患者理解其潜意识的想法、情感、冲动,让其更好地理解并接受完整的自我,从而发展出比症状更为成熟的解决冲突的途径;在此过程中,患者也能更好地认识并面对现实,化解早年发展的各种固着,构建更为成熟的人格。

(一)治疗理论

OCD 是弗洛伊德早年研究较多的病种之一,最为著名的便是其"鼠人"(rat man)案例,在此文中,弗洛伊德非常清晰地展示了强迫症状的发展、动力以及意义,提出了 OCD 的一些重要的动力学概念和观点:矛盾性(ambivalence),从未解决的俄狄浦斯冲突退行到以控制为特征的肛欲 - 施虐(anal sadistic)阶段,以反向形成、理智化、隔离、抵消为代表的重要防御机制以及魔幻思维(magical thinking)的重要性。弗洛伊德认为,OCD 是因面临俄狄浦斯情境的焦虑导致其退行到肛欲期的一系列防御机制,是儿童发展固着于肛欲期所致。

弗洛伊德(1909)在对"鼠人"这一强迫症病例的注释中,针对强迫症的一些特殊驱力如施虐性驱力和防御机制(如情感撤退),进一步发展了早年力比多理论。同样,他也强调了对症状意义进行言语性解释的必要性,指出当"患者本身不知道用言语表达其强迫观念时",强迫观念"是原始用词的变形形式,是初期防御斗争的痕迹"。这种观点的核心是坚持认为强迫症状只是在表面上无意义,其实"在强迫行为中,一切都是有含义并能够被解释的"。强迫行为"最后可以根据病史或象征意义得以解释"。

弗洛伊德(1926)在其《抑制、症状和焦虑》一书中,开始建立结构模型,进一步阐述了其对于 OCD 的观点。他提到了超我的"严厉"和"不友好"的特性,指出"自我和超我在强迫症状形成过程中有重要作用"。当自我在防御对抗俄狄浦斯情结的力比多要求时,它只能退行到较早的施虐性的肛门期水平。虽然,强迫思维是意识层面上的,但它们却是"被防御掉的潜意识冲动的一种伪装和变形了的替代物"。Abraham(1924)将 OCD 看成是力比多肛欲-施虐结构的某种变异形式;Weissman(1954)对强迫性格和 OCD 中的超我特点进行分析。他进一步区分了强迫症中更为原始、"古老"的超我,以及正常人和强迫性格中"成熟"的超我。在面对"古老"超我的时候,力比多退行到肛欲期导致神经症;而在面对"成熟"超我的时候,同样的力比多退行则导致强迫性格形成。与此同时,强迫症的自我退行比强迫性格更明显。安娜·弗洛伊德(1966)对之前精神分析关于 OCD 的经典观点进行回顾和总结,她支持强迫性格和 OCD 之间具有连续性的说法,赞成生殖器前期-施虐阶段冲动在 OCD 发病中所起的重要作用,以及 OCD 常见的一系列防御机制。Kulish(1988)提出自我的早熟必然会对处于发展中的内在世界的客体、自体及防御机制造成影响,对以父母为代表的客体的幻想易破灭,从而过早导致愤怒、无望和抑郁,这是 OCD 发病的一个重要因素。

Sullivan(1953)强调客体关系在强迫症发病中的重要作用。Barnett(1965)利用 Sullivan 纯粹从人际角度去理解 OCD 的观点,描述了 OCD 患者典型的家庭动力。他把焦点从自我的"早熟"转移到这些患者的"认知障碍"上,即他们无法以正确的思维去理解并对家庭的人际事件作出正确的判断。Salzman 和 Mallinger(1984)指出,

OCD 患者在生活的所有方面都需要"控制","强迫的动力是为了防御那些可能产生羞耻、自卑或脆弱的任何情感或想法,不管这些情感是攻击性的、与性有关的,或其他什么"。而这种控制的需要可能是早年儿童为了应对"人际危险",如父母的反复无常、不可靠,以及各种外部危险的结果。Hermann Schultz(2013)认为,在 OCD 的症状里,可以看到"不合理"冲动与"合理"态度之间神经症性冲突的表达,亦即:一方面,冲突源于攻击、叛逆的冲动;另一方面,又希望能够按照通常人们所希望的规则和角色去恢复秩序、整洁、理性以及传统的行为。

(二)治疗方法

尽管有了药物和 CBT 治疗,动力性心理治疗仍然非常重要,因为它的目标不仅是缓解症状,还有通过患者与治疗师的关系,改善其情感冲突和人格模式。一般来说,尽管药物和 CBT 治疗的目标是症状缓解,而精神动力学方法通过建立更满意的人际情感体验,从而有助于改变患者的人格结构和态度。

精神动力学方法治疗 OCD 常用的技术有:

1. **自由联想** 让患者对自己脑海中产生的任何想法,不加评判地报告给治疗师,该技术可以帮助患者了解自己的想法和感受是如何运作的,从而更多地洞察自己无意识的心理内容。

2. **解释** 把患者的外在表现如临床症状、情感行为表现与其无意识的动机和愿望联系起来,治疗师可以把对个体心理发育的材料和存在的移情结合起来解释。

3. **宣泄** 患者的各种情感,如恐惧、悲伤、愤怒、失望、羞耻等,在治疗情境中呈现、表达和流淌。

4. **释梦** 弗洛伊德认为,梦是无意识愿望的表达,梦通过幻想性思维、置换、象征和凝缩的方式进行工作。通过对梦的解释,可以让患者了解自己无意识的心理内容。

5. **阻抗分析** 阻抗是指在治疗过程中患者出现的各种阻止治疗的表现。阻抗具有调节张力和自我保护的功能,治疗师应接受并理解阻抗。

6. **移情与反移情** 患者把其生活史中的重要人物或幻想中的重要人物的情感投射在治疗师身上称为移情;反移情则是治疗师在与患者互动

过程中对患者产生的各种情感和幻想。作为移情的客体，治疗师与患者的创伤或内心冲突联系起来，是理解患者无意识心理内容的重要途径。

7. 共情与镜映 共情是指治疗师在患者的立场上体验并理解其感受；镜映是指治疗师能够像镜子一样照出患者的样子。治疗师要把共情的内容通过合理的方式（镜映）反馈给患者。

Sifneos（1966）提出 OCD 患者短程动力性心理治疗的五大重要因素，包括正性移情、理解防御机制、持续对冲突领域进行干预、治疗时间，以及治疗师的反移情。Sifneos 认为患者能否对治疗师产生正性移情影响着治疗和预后。由于 OCD 患者的早期移情充满着矛盾性，治疗师必须充分利用其正性部分以建立治疗关系。然后，再对患者的矛盾情感和阻抗进行分析，指出其对治疗师的这些情感往往是早年对其他重要客体情感的重复。治疗师须努力去理解患者用以逃避焦虑的防御机制，将潜藏在强迫症状底下的冲突反复展示给患者，尽管刚开始可能会增加患者的焦虑，让其意识到现如今的症状和问题与过去的冲突密切相关。每当患者回避冲突的时候，治疗师可持续进行干预，指出他正在回避自己的攻击性情感。治疗持续的时间也很关键。在恰当的时机结束治疗非常重要，随着治疗的进展，患者症状逐步消失，病情好转，可能会开始讨论结束治疗。

（三）问题与展望

动力性心理治疗方法在治疗 OCD 上也存在一定的分歧。有些强调过去，而有些则更看重此时此地。前者信奉的是潜意识动力冲突的解决，后者则认为强迫症患者难以处理强烈的情感，而过去充满太多不确定性了。但不管何种形式的治疗，重要的是减少其完美、全能和夸大的需要，以及控制的需要。

动力性心理治疗可以改善 OCD 患者的人格、人际关系等问题，但目前对于动力性心理治疗 OCD 的系统循证证据较少。药物和 CBT 治疗起效较快速，OCD 的动力性心理治疗往往耗时较长，且较难取得临床症状的彻底缓解，需要与其他治疗手段，如药物和行为治疗等结合起来使用，疗效更好。而且，动力性心理治疗的实施对治疗师有较高的要求，需经过系统的动力性治疗培训方能进行，而这非朝夕之功。

二、森田治疗

OCD 的显著特点是强迫与反强迫同时存在，并尖锐对立。其结果越是控制，越强化症状。森田治疗是基于人本性的一种心理治疗，其理论基础是强调治疗过程中 OCD 患者"自动性萌动"，领悟到强迫症状，并采取"顺应自然"的态度对待强迫症状，任其自然发展，忍受这一过程，症状就会逐渐消失。

森田治疗治疗 OCD 可分为 4 个阶段：

（1）绝对卧床：治疗开始的第一周，让 OCD 患者在一个安静的房间卧床，禁止会客、读书、谈话、听广播、看电视、用手机等一切活动，除吃饭、洗漱和大小便外，保证绝对卧床。此阶段要求 OCD 患者允许强迫思维的出现，可以想自己的一切，但必须忍受一切痛苦，不能采取任何措施。同时指出一些认识上的错误，纠正歪曲观念。此期的主要目的是从根本上解除 OCD 患者精神上的痛苦，让 OCD 患者顺其自然地安静修养，通过情感的变化规律使烦恼和痛苦自然消失。

（2）轻微作业期：主要是相对隔离治疗，为期10天。此期仍不允许患者过多地与别人交谈，禁止游戏和交际等活动。每天必须保持 7～8 小时卧床时间；户外散步 2～3 小时，接触阳光和空气；晚上记日记以确定 OCD 患者精神状态及对治疗的体验。让患者从事一些简单的劳动，恢复精神上的自发性活动。此期要求 OCD 患者带着强迫观念坚持工作，尽量抑制强迫行为。

（3）普通工作期：此期主要从事重体力劳动，如挖地、除草、栽树等，仍要求 OCD 患者不与别人谈论症状，只关注于当前的工作和生活，为期10天。晚间可看一些一般性读物，后期可阅读有关森田治疗理论的读物。鼓励患者参加文体活动，与他人交往，其目的是让患者学会对强迫症状置之不理，以积极有益的活动代替强迫思维和强迫行为，自然消失强迫症状。

（4）回归社会期：此期主要是 OCD 患者为恢复其实际生活作准备，为期8天。患者可以外出、回家、参加集会和文娱活动等，每天坚持写日记。主要目的是让 OCD 患者适应外界的变化，恢复原来的社会角色。治疗前后要评估 OCD 患者的临床症状，并进行量化比较。

临床研究发现森田治疗治疗 OCD 有较好的疗效，可以明显改善 OCD 患者的强迫症状以及焦虑和抑郁情绪。但其治疗过程不易坚持，顺从性差，且不适合门诊 OCD 的治疗。森田治疗多与药物治疗（如 SSRIs）联合治疗 OCD。

三、家庭治疗

一些 OCD 患者在屈从于自己的强迫症状的同时，要求家人容忍其症状，甚至要求家人也要按照自己强迫症状的要求来做。家庭妥协即让家庭成员协助或参与强迫行为，在症状严重的 OCD 患者中尤其多见，成为 OCD 症状的维持因素。特定家庭结构的 OCD 患者，如高控制型或拒绝型的父母教养方式，家庭成员情绪高表达，斥责、家庭结构僵化等，需要接受家庭 CBT 或者其他形式的家庭治疗。

OCD 症状内容通常与日常生活（如洗澡、吃饭、和家人在一起）有关，大多数关于家庭过程与 OCD 关系的研究都集中在家庭症状的调节上。改变家庭成员的行为，以试图预防或减少患者与 OCD 症状相关的痛苦，或者减少与仪式性行为相关的时间。家庭纳入性治疗（family inclusive treatment，FIT）的治疗形式可以分为使用个体家庭治疗方法和群体治疗方法，前者允许心理治疗师专门处理特定家庭的特定问题，而后者主要是为患者和家庭建立社会支持和群体反馈的机会。

OCD 家庭治疗的不同模式，其治疗内容也不相同。如一些治疗方案向家庭提供关于 OCD 的健康教育和 CBT 的内容，而另一些治疗方案则向家庭成员提供更有针对性的信息或专门针对家庭互动的技能培训。其共同目标是通过家庭合作减少 OCD 患者的症状。一项荟萃分析结果显示，家庭治疗可以显著提高 OCD 患者的社会功能，改善强迫症状。

强迫症认知行为治疗案例报告

患者基本资料：男，30 岁，汉族，本科毕业。曾做专业技术人员，现休息在家。独生子。患者小学在农场长大，父亲是军人，母亲从小带自己，父亲调到哪里上班，母亲就带着自己到哪里，记忆中自己总是在搬家，父亲不在家时，自己和母亲在家很害怕。父亲对自己要求很严。在校及

工作情况：在小学时与同学接触较少，比较孤僻。中学高中时与同学老师的关系比较好。做文案工作，稿件校对时需要反复检查，工作认真，基本上没出现什么差错。与同事的关系较融洽，与领导的关系一般。2008 年与妻子结婚，妻子是一名教师，对患者很好，夫妻之间的关系也很好，妻子经常安慰患者。2005 年开始在北京工作，在北京的朋友特别少，与同事关系一般。

现病史：2010 年 8 月患者无明显诱因下出现情绪激动，常常因小事不分场合的发脾气，控制不住自己的情绪。脑子里总想过去发生的事情，总觉得做事情没有达到自己的标准，常感到后悔。2012 年患者病情逐渐加重，总是想控制自己别去担心不好的事情发生，想让别人按照自己的想法去做事情，如厨房的东西要求母亲按照自己的方式来摆放。患者做完事情后就会去洗手，每次至少洗 3 遍；出门时要反复检查门窗是否关好，盯着门窗看，拉门 6～7 次才放心，否则就会觉得家里的东西会丢，会进来小偷。忌讳"死""烧"等字，平时生活中尽量避免这些字，觉得写上这些字，就会发生不好的事情，如妈妈会死去等。扔垃圾时，担心垃圾袋里有重要的东西（钱、支票等），反复检查。患者常对这些想法及行为感到十分痛苦。每次一有担心的事情，就要给妻子打电话，直到妻子告诉他"没事"，自己才放心。总是处于矛盾之中，如回家的路有两条，选择了其中一条后，就会后悔为什么没有走另外一条路，认为自己不管做什么都会有不好的结果。患者经常感到胃部痛，身体很不舒服，时常心慌，曾前往综合医院就诊，未见异常。家人恐其病情加重，故来求治。初步诊断"强迫障碍"。

病前性格：孤僻、内向，敏感、心细。

既往史：躯体状况良好。

家族史：父母两系三代无其他精神异常者。

诊断：按照 DSM-5 诊断标准，诊断为强迫障碍。

治疗方案：参照《强迫障碍的认知行为治疗指南》，对患者实施系统规范化的治疗。程式的主要内容有：强迫障碍 CBT 基本理论；案例解析，针对闯入性思维、重复行为的 CBT 技术，提高治疗依从性和预防复发；治疗中的问题和注意事项。

治疗设置：治疗师为精神科医师，具有硕士

学历和 4 年的认知行为治疗经验。本案例共治疗 12 次，每次 45～60 分钟，持续 12 周。总体分成 3 个阶段，其中，第 1～2 周每周 2 次，第 3～8 周每周 1 次，第 9～12 周每 2 周 1 次。为了保证治疗效果，治疗师每 1 周接受 1 次同伴督导，每 2 周接受 1 次专家督导。在治疗前、治疗 6 周与治疗 12 周后各进行一次量表评估以观察患者的变化。

治疗过程

1. 初期阶段（第 1～4 次） 收集资料并进行临床评估；建立治疗联盟；制订目标；引入治疗。

具体过程：①初始访谈时，给予患者温暖和支持，建立治疗关系。②收集资料并进行评估，全面收集患者的基本信息、疾病经过、症状表现等病史资料和成长经历、家庭环境、人际关系、病前性格等心理资料；收集有关强迫症状的内容：强迫思维／行为、回避等安全行为、强迫症状所涉及的家庭成员。③正常化闯入性思维和焦虑，识别患者对闯入性思维的负性评价，对焦虑进行利弊分析。④制订具体、可评估的治疗目标：减少过分的担心（从 9～10 分减少到 2～3 分）；减少强迫动作和反复的想法（从 9～10 分减少到 2～3 分）；减少自责（从 9～10 分减少到 2～3 分）。⑤引入认知行为治疗，介绍其基本工作原理和对 OCD 的良好效果，增强患者对治疗的信心。强调患者在治疗过程中的作用。⑥围绕 OCD 的认知行为模型展开评估和治疗，形成横向案例解析（图 10-1）。

2. 中期阶段（第 5～10 次） 对患者的强迫思维、强迫行为进行干预；形成纵向的案例解析，挑战中间信念和核心图式。

针对强迫思维：治疗师通过苏格拉底式提问动摇患者的热点闯入性思维"我妈妈会死"的歪曲认知，引导患者进行行为实验，验证想法是否符合现实（如让患者给妻子发短信时，写上"今天累死了"，看看会发生什么不好的事情）。通过苏格拉底式提问和行为实验产生新的符合现实的认知，如"我感觉会有不好的事情发生，但感觉未必是现实，我可以去验证一下"。患者担心自己会给别人带来麻烦，讨论患者自己的责任，应用饼图法来分析自己的责任。

针对强迫行为：主要采用 ERP 技术。具体过程：①介绍暴露的原理及过程。②建立症状清单，识别安全行为和相应的自动思维（表 10-1）。③以家庭作业的形式来实施现场暴露。④治疗师与患者协商后选取"离家出门前"的情景进行首次暴露，在暴露过程中坚持不采取安全行为——"反复检查门窗"，并观察和记录患者的情绪和想法的变化。

形成纵向案例解析（图 10-2）。尝试挑战核心信念"我是不安全的"——寻找"我不安全"支持的证据和反对的证据。

3. 后期阶段（第 11～12 次） 巩固治疗效果、准备结束治疗、预防复发。

与患者简要回顾整个治疗过程，强化治疗要点，重点复习横向案例解析、反馈暴露的体会，尤其是暴露过程中习得的新认知和经验，同时讨论如何识别复发的征兆及应对措施。

治疗效果评估：在整个治疗过程中，患者没有服用任何精神科药物。

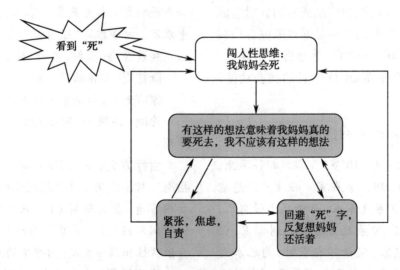

图 10-1 横向解析图

表 10-1　患者的症状清单

情景	焦虑程度 (0~10分)	行为反应	自动思维
关抽屉时	3	反复关抽屉3次,来回拉抽屉门数次	如果我只关1次,一定会关不好,不安全,会丢掉重要的东西
外出回家	3	洗手3~4遍;外面穿的衣服,不能在家里穿	会有很多细菌、病毒在手上,身上,如果不反复洗手,换洗衣服,会把细菌传给家人
离家出门前	5	逐一检查门窗是否关好,盯着门窗看;拉门6~7次才放心	如果不反复检查,家里进了小偷怎么办?
关电源	6	盯着电源插座看10分钟	如果电源插座没有拔掉,会引起火灾
看药物说明书	6	必须看3遍	如果不反复看药物说明书,吃错药,就会死人的
扔垃圾	6	反复检查是否有重要的东西在垃圾袋中	如果不反复检查,就会丢掉重要的东西(钱、支票等)
看到"死"字	7	抹去"死"字,回避	妈妈会生病,死去

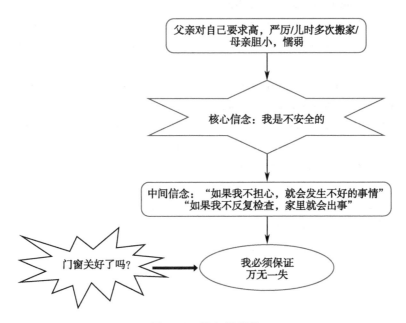

图 10-2　纵向解析图

量表评估显示:治疗前,患者 YBOCS 总分 26 分,HAMD 总分 12 分,HAMA 总分 16 分;6 周后,YBOCS 总分 19 分,HAMD 总分 7 分,HAMA 总分 11 分;12 周后,YBOCS 总分 13 分,HAMD 总分 6 分,HAMA 总分 8 分。提示:经过单一 CBT 治疗,患者的强迫症状、抑郁和焦虑情绪有所减轻。随访半年表明,治疗效果持久,患者的社会功能进一步提高,中间病情虽有反复,但患者能够运用所学的 CBT 技能,进行有效应对。

患者自诉:虽然还会有闯入性思维出现,但对其有正确的认知;虽然还会有担心怕脏、怕污染和一些重复的行为,但程度大大减轻。能尝试进行工作。

经验总结:在本案例中,治疗师与患者建立了一种真诚温暖、互相尊重、共同努力的治疗关系。采用教育与正常化、利弊分析法、可能性分析法、概率分析法、寻找替代性想法、饼图法、担心暴露、行为实验及 ERP 技术等方法改善了患者的强迫症状,减轻了患者的焦虑抑郁情绪。

本案例采取了"认知重建与暴露"结合的治疗策略,取得了不错的治疗效果,达到治疗目标。总结成功经验:①治疗关系在整个治疗过程中起着非常重要的作用;②与患者一起制订具体的、可行的治疗目标;③行为实验是挑战患者"担忧"的可行性技术;④ERP 技术在强迫障碍患者的行为阻止中起着重要作用。

不足之处：①案例解析（特别是纵向案例解析）不够充分深入，对患者的核心信念少有触及；②患者练习 ERP 的时间较短，而且大部分是在家庭作业中进行 ERP 训练。今后的治疗中应增加在治疗师现场指导下的 ERP 训练。

（李 平）

参 考 文 献

[1] 司天梅，杨彦春.中国强迫症防治指南.北京：中华医学电子音像出版社，2016.

[2] 王振，张海音.中国强迫症防治指南 2016 解读：心理治疗.中华精神科杂志，2017，50（4）：253-256.

[3] Reggente N，Moody TD，Morfini F，et al. Multivariate resting-state functional connectivity predicts response to cognitive behavioral therapy in obsessive-compulsive disorder. Proceedings of the National Academy of Sciences of the United States of America，2018，115（9）：2222-2227.

[4] Baldermann JC，Melzer C，Zapf A，et al. Connectivity Profile Predictive of Effective Deep Brain Stimulation in Obsessive-Compulsive Disorder. Biological Psychiatry，2019，85（9）：735-743.

[5] 罗佳，李占江，杨祥云，等.认知行为治疗对未服药强迫障碍患者的大样本病例研究.中国临床心理学杂志，2017，25（2）：299-303.

[6] 李占江，张宁.认知行为治疗在精神科临床研究中应注意的几个问题.中华精神科杂志，2015，48（6）：321-323.

[7] Moody TD，Morfini F，Cheng G，et al. Mechanisms of cognitive-behavioral therapy for obsessive-compulsive disorder involve robust and extensive increases in brain network connectivity. Translational Psychiatry，2017，7（9）：e1230.

[8] Key BL，Rowa K，Bieling P，et al. Mindfulness-based cognitive therapy as an augmentation treatment for obsessive-compulsive disorder. Clinical Psychology& Psychotherapy，2017，24（5）：1-12.

[9] Ost LG，Havnen A，Hansen B，et al. Cognitive behavioral treatments of obsessive compulsive disorder：a systematic review and meta-analysis of studies published 1993-2014.Clin Psychol Rev，2015，40：156-169.

[10] 柳娜，张宁，周萍.强迫症的非药物治疗研究进展.中华精神科杂志，2018，51（5）：293-297.

[11] 李占江.临床心理学.北京：人民卫生出版社，2014.

[12] Clark，David A. Cognitive-Behavioral Therapy for OCD and Its Subtypes（Second edition）. New York：The Guilford Press，2020.

第十一章 创伤后应激障碍

暴力、伤害和死亡的报道每天都会出现在头条新闻上。全球超过 70% 的成年人在一生中的某个时期会经历过创伤性事件，31% 的人经历过四次或四次以上的事件。创伤后应激障碍（post traumatic stress disorder，PTSD）是暴露于创伤事件后最常见的精神病理学后果，在 1980 年修订的《美国精神障碍诊断与统计手册》（第 3 版）（DSM-III）中首次出现。目前在 DSM-5 中，PTSD 是创伤和应激相关分类中的一个独立的精神障碍。诊断中，回避被增加为必要的诊断族群之一，负面认知得到进一步强调，而创伤事件不再由最开始出现的害怕、恐惧或无助的反应来定义。相比而言，WHO 所发布的 ICD-11 则保留了原有的六个特定症状，而消除了与其他疾病所共有的症状。有研究表明，PTSD 的终生患病率因社会背景和居住国而异，范围为 1.3%～12.2%，1 年患病率为 0.2%～3.8%。对四川 5·12 汶川特大地震后极重灾区的社区居民的研究表明，2 个月后 PTSD 的患病率为 12.4%。在社会弱势群体、年轻人、女性、军人、警察、消防员以及灾难和大规模创伤的第一响应者中，PTSD 的发病率更高。而且 PTSD 的发生概率也因性别和创伤类型而异。高收入国家民众发生 PTSD 的可能性要高于低收入国家。这些差异可能反映了性别、社会和情境因素在 PTSD 症状的发展、表达和持续过程中的作用。

第一节 临床表现与治疗

PTSD 发生的必备条件为异乎寻常的精神创伤性事件。这类事件几乎能使每个人产生弥漫的痛苦。

目前认为，创伤性事件的致病性不但与事件本身的强度有关，更重要的是与个体对创伤性事件的主观体验程度有关，只有其强度与主观体验超出个体的耐受能力时，才会成为 PTSD 的致病因素（表 11-1、表 11-2）。

表 11-1 创伤性事件类型

创伤性事件	
自然灾害	地震、洪水、海啸等
意外事故	矿难、交通事故、火灾等
威胁生命的突发事件	战争、恐怖事件等
人为事件	被强奸、受到严重躯体伤害等
丧失性事件	亲人突然死亡、突然失去自由等

表 11-2 个体易感因素

内在易感因素	外在易感因素
女性	社会支持系统差
儿童	不稳定家庭环境
文化程度低	童年期性虐待史
易焦虑	童年期躯体虐待史
精神障碍家族史	创伤前后其他负性生活事件叠加
精神障碍既往史	
躯体健康状况差	
不良的心理应对方式	

一、临床特征

PTSD 多于精神创伤性事件发生后 6 个月以内发病，病程多持续 1 个月以上，可长达数月或数年，症状的严重程度可有波动性，主要临床表现为闯入性再体验、警觉性增高、回避以及认知和情感的负性转变。

（一）闯入性再体验

对创伤性事件的不断重新体验是 PTSD 最常见也是最具特征性的症状。它是指患者反复出现闯入性的回忆或脑海里重现创伤性事件，在睡眠中反复出现与创伤事件有关的噩梦。许多患者报告说当他们闭上眼睛时，许多创伤的画面便会闯入脑海。

"闪回"（flashbacks）也是反复体验的一种表现形式。此时患者处于意识分离状态，持续时间从数秒到几天不等，患者仿佛又完全亲临创伤性事件发生的情境，重新表现出事件发生时所伴发的情绪和行为反应。但要注意的是，闪回和闯入性回忆并不一样。处于闪回的状态时，患者相信创伤性事件在真正发生（或至少在行为上表现得如此），患者重新体验了创伤性的事件，不仅仅是回忆。

另外，患者会对创伤性事件有关的事件、场景、任务等触景生情。如看到电视屏幕上的类似情况、接触象征该创伤性事件的刺激。许多触发反复体验的刺激和创伤事件并没有强烈的有意义的联系，而只是和事件有关的简单线索。

（二）回避

患者表现为长期或持续性极力回避与创伤经历有关的事件或场景，拒绝参加有关的活动，回避创伤的地点和与创伤有关的人或事，可分为有意识回避和无意识回避。

有意识回避包括：①不去想有关创伤性经历的人与事；②避免参加能引起痛苦回忆的活动；③避免参加能引起痛苦回忆的活动。

无意识回避包括：①创伤性事件发生后拼命工作；②停止工作后出现"闪回"；③回避的同时，患者可出现情感麻木；④对周围的环境刺激普遍反应迟钝；⑤疏远周围的人。

（三）警觉性增高

患者会表现出过度警觉，惊跳反应增强。可伴有激惹性增高，焦虑或抑郁情绪以及心慌、出汗、头痛等躯体症状；过度警觉使得个体会花费很多时间和精力去寻找环境中的威胁信息，这会扰乱个体的正常生活。另外，患者会感觉到难以入睡、睡眠不深或易醒。

（四）认知和情感的负性转变

患者在与创伤事件有关的认知和情感上表现出许多负性转变。患者不能回忆起创伤时的经历；感到似乎难以对任何事情发生兴趣，过去热衷的活动同样兴趣索然；感到与外界隔离，甚至格格不入；对什么都无动于衷，难以表达与感受各种细腻的情感；另外，患者可能会产生对自己、他人和世界持续而且夸大的消极信念，表现出内疚和羞耻的情绪反应。比如"我太糟糕了""没有

一个人是值得信任的"；患者还会持续且扭曲的责备自己或他人，认为自己或他人应该为创伤性事件的原因或结果负责。

二、治疗原则与方法

（一）治疗原则

1. 治疗前首先应该确定患者所有疾病诊断及收集所有必要的相关背景信息，制订个体化的治疗方案。

2. 在最大可能远离创伤源的安全环境前提下，尽量在患者创伤性事件前熟悉的社会文化和家庭环境气氛下开始治疗。

3. 病情严重，又缺乏社会支持系统的患者，即使没有自杀的可能性，也要考虑建议住院治疗。

4. 早期的心理治疗已证实对急性创伤个体有所帮助，治疗过程中应保持良好的治疗关系，宜选择药物治疗与心理治疗相结合的综合治疗模式，并遵循各自的治疗原则。

（二）方法

1. **心理治疗**　各种形式的心理治疗在PTSD都有应用的报道。对于急性PTSD主要采用危机干预的原则与技术，侧重于提供支持，帮助患者接受所面临的不幸与自身的反应，鼓励患者面对事件，表达、宣泄与创伤性事件相伴随的情感。慢性和迟发性PTSD治疗中除采用特殊的心理治疗技术外，为患者及其亲友提供有关PTSD及其治疗的知识也很重要，还需要注意动员患者家属及其他社会关系的力量，强化社会支持。（图11-1）

循证证据显示，创伤认知行为治疗（trauma-focused cognitive behavioral therapy，TFCBT）、眼动脱敏与再加工治疗（eye movement desensitization and reprocessing，EMDR）是有效的，其他的一些非以创伤为焦点的心理治疗几乎不能有效减轻或减少患者的PTSD症状。对创伤事件发生后2~5个月内出现的PTSD，TFCBT、EMDR更有效。到目前为止，动力性心理治疗对于PTSD的治疗尚缺少随机、对照的研究。尽管如此，临床上仍较为一致地认为精神动力性心理治疗能使患者将过去的创伤整合成适应性或建设性的应对方式，由此减轻PTSD的核心症状。

2. **药物治疗**　药物治疗是PTSD的重要治疗手段之一。理想的药物治疗能够消除PTSD的

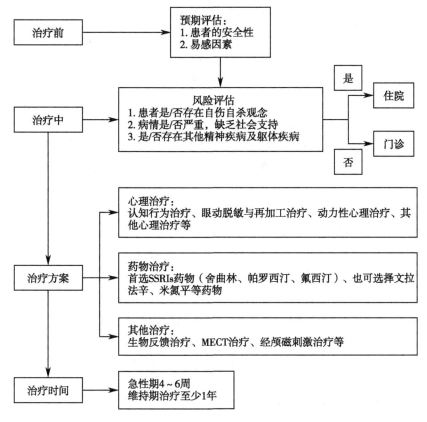

图 11-1 PTSD 的治疗流程图
（李凌江，于欣. 创伤后应激障碍防治指南，2010）

三大核心症状，但目前尚无药物对 PTSD 的各组症状都能产生满意疗效。药物治疗至少有三种潜在的好处：改善症状、治疗共患疾病、减轻那些干扰心理治疗和 / 或日常功能的相关症状。

选择性 5- 羟色胺再摄取抑制剂（SSRIs）抗抑郁药疗效和安全性好，不良反应轻，能减轻闯入性再体验和回避症状，推荐为一线用药。目前舍曲林、帕罗西汀、氟西汀的临床证据较多。起始剂量可较低（舍曲林 25mg、帕罗西汀 10mg、氟西汀 10mg），低起始剂量一般更适用于对躯体化症状较为敏感的患者。单胺氧化酶抑制剂（MAOIs）和三环类抗抑郁药（TCAs）疗效肯定，但不良反应较多，应用要谨慎。由于 PTSD 的迁延性与反复发作性的特点，并且 50% 患者在停药后症状出现恶化，建议药物治疗至少持续一年。

抗惊厥药物可改善过度警觉、闯入性回忆等症状。部分抗焦虑药物对 PTSD 的治疗也有一定的作用，例如苯二氮䓬类抗焦虑药能降低警觉程度、抑制记忆的再现过程而用于 PTSD 的治疗。越来越多的证据表明，非典型抗精神病药物对创伤后应激障碍的辅助治疗有效，因此应该对此类药物有所重视。

当 PTSD 患者的抑郁和 / 或焦虑症状非常严重时，首先要用药物进行抗抑郁和 / 或抗焦虑治疗。因为在此刻，任何心理治疗的方法都不会奏效，其原因在于患者本身难以与心理治疗师合作开展心理治疗，当患者的抑郁和 / 或焦虑症状明显减轻后，心理治疗的方法才会有疗效。

（西英俊）

第二节　认知行为治疗

PTSD 的 CBT 治疗主要采用心理教育、暴露、认知重建、焦虑管理训练等治疗方法，聚焦于修正患者对于创伤相关信息的负性认知，发展适宜性应对策略，从而缓解和减轻 PTSD 的临床症状。该治疗强调患者积极参与具有指导性和针对性的短程治疗。通常每周 1 次治疗，每次会谈 60～90 分钟，持续 12 周，已被循证研究证实是治疗 PTSD 的有效方法之一。

一、PTSD 的认知行为治疗理论

针对 PTSD，比较有说服力和影响力的认知与行为理论假设包括以下几种：

（一）学习理论

PTSD 的学习理论（learning theory）源自行为理论学派的学者 Mowrer 1960 年所提出的双因素理论（two factor theory）。Mowrer 采用经典条件反射和操作条件反射相结合的双因素理论解释 PTSD 的发生，其中经典条件反射可解释恐惧产生的基本过程，操作条件反射可解释回避行为的发生发展以及恐惧的维持。Mowrer 认为，创伤记忆及其相关因素（条件刺激）能诱发焦虑和恐惧（条件反应），有创伤体验的个体通过回避行为使得焦虑恐惧水平下降，但是回避行为阻止了创伤事件与焦虑之间联系的消退，而得到负强化。例如，早年曾被性虐待的 PTSD 患者，施暴者在酒后强奸了该患者，其临床表现为闻到酒精的味道就会引发恐惧反应，患者通过回避接触酒精而缓解恐惧。暴露疗法和系统脱敏疗法则是根据学习理论的假设治疗 PTSD。

（二）情绪加工理论

基于 Lang（1977）的情绪加工理论（emotional processing theory）对焦虑发生的解释，Foa 与 Rothbaum（1998）提出将内在记忆结构的语义网络模式用于解释 PTSD，认为经历创伤后，记忆中形成了一个恐惧网络，这个网络包括以下三种讯息：创伤事件的刺激信息；创伤在认知、行为和生理上的反应信息；刺激与反应联系起来的信息。与创伤事件相关的诱发性刺激会激活恐惧网络，相关信息就会进入意识层面，创伤记忆难以被有意识、有组织地进行加工储存，记忆的顺序混乱，缺乏条理，以知觉加工为主，如创伤时的声音、形象、气味、肢体感觉等，患者体验到现实存在的威胁感，从而出现闯入性体验、警觉性增高及回避、隔离、压抑等适应不良性行为。

（三）认知理论

Ehlers 和 Clark（2000）提出了 PTSD 的认知行为模型，认为个体在头脑中原本存在一系列对于自我、周围环境和世界的信念，如："死亡和疾病不会降临在我的身上""我生活的环境是很安全的""我有能力实现生活目标"等。经历创伤事件之后，产生了与这些信念不一致的信息，PTSD 之所以发生和维持，是个体对创伤及其后遗症的认知与评价对创伤后适应有很大影响，个体用某种方式将过去的创伤性事件加工为现实存在的威胁感，这种威胁感导致：①对于创伤事件及相关信息的过度负性评价，夸大事件的不良后果和消极反应。②对创伤记忆无法具体阐述和语境化，并有极强的联想记忆和知觉加工。患者体验到"现实存在的威胁感"时，以各种适应不良性行为模式进行应对，如果其策略不能有效地解决这些威胁，PTSD 症状就会长期维持。

随着认知行为治疗理论的不断发展，对于 PTSD 的理论假设日趋增多，这些理论假设有时彼此互补，有时又相互排斥，是否都应被涵盖在认知行为治疗的框架之下，仍存在争议。在临床实践中，大多数治疗师会整合各种理论假设及治疗方法进行应用。

二、案例概念化

PTSD 认知行为治疗的案例概念化，通常以 Clark 的认知行为模型为依据，从认知和行为两个层面进行分析评估。

1. **认知层面** 经历创伤事件前，大部分患者对于自我、周围环境和世界持有的认知是："生活是可以预期的""我能够掌控生活""生活是公平的""自我是有价值的""危险离我很远，那都是别人的事情"；经历创伤后对创伤事件本身的认知是："灾难发生了，现在哪里都不安全了""我是最倒霉的"；对自己在灾难中的表现的认知是："我本应做得更好""我会被别人看不起"；患者对 PTSD 症状的认知是："我的情绪完全失控了""我快要疯了"；患者对他人的反应的认知是："他们觉得我太弱了才会这样照顾我"。所有这些负性认知都会给患者增加现实中存在的威胁感。

2. **行为层面** 需要了解和评估患者针对创伤相关事件有哪些适应不良性行为。通常无效的认知策略包括：努力地不去想这个创伤；不和别人谈起自己的创伤；让大脑时时刻刻都在忙别的事情；压制自己的感受。通过对认知和行为两个层面的分析评估，引导患者认识到这两个因素与 PTSD 的临床症状之间如何相互影响，形成恶性循环，使得症状发生并维持存在。具体的认知行为模型见图 11-2。

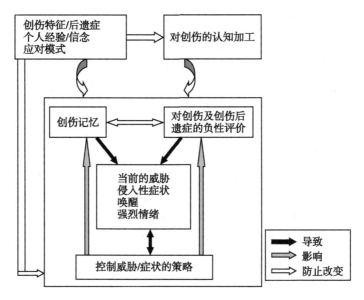

图 11-2　PTSD 的认知行为治疗模型

三、治疗假设与治疗计划

PTSD 的认知行为治疗一般均为短程，通常 8～12 次个别治疗会谈，每次会谈持续 60～90 分钟，治疗频率每 1 周或两周 1 次。急性期治疗之后，通常还会继续维持 3 个月的后续支持性治疗。有一些研究显示，1～4 次的治疗会谈也会明显改善其临床症状。如果有复杂性创伤、严重共病或慢性疼痛问题的患者可能需要长程治疗。

针对 PTSD 的治疗主要是整合破碎的创伤记忆；修正对于创伤事件及相关因素的负性认知；改变适应不良性的行为模式。治疗通常分为三个阶段：治疗初期是稳定化的阶段，信息收集与评估，帮助患者获得安全感，缓解临床症状，增加自我调整的能力。治疗中期是回顾和暴露创伤记忆，并对其进行认知重建。可使用暴露治疗、应激免疫训练、认知重建等技术提高情绪管理技能，提高耐受痛苦技能。治疗后期与结束阶段是进一步维持巩固疗效。

四、治疗流程与方法

（一）治疗初期

治疗初期的主要内容是采集个人史，建立治疗关系，对患者进行必要的心理教育。治疗初期尽可能构建一个安全信任的治疗氛围，从生理、心理、社会功能等各个层面进行稳定化。

第一，收集资料。认知行为评估经历创伤事件是诱发 PTSD 的主要原因，但不是全部因素。创伤事件之后只有少数人会患上 PTSD。患者的人格特点、既往经历、应对方式、认知模式也是重要的影响因素。认知行为评估通常从询问创伤性事件开始，以一种开放、结构化、非评判的方式澄清问题，需要收集的资料包括：创伤事件；发生的时间地点（识别扳机）；症状的表现形式及其严重程度；病程变化；采取了哪些策略；创伤事件对患者认知与行为的改变，对生活质量和社会功能的影响等。

询问创伤的经历对 PTSD 患者来说，可能会激活创伤记忆，或有很多对于创伤体验的耻辱感，患者倾向于回避或者拒绝回忆和描述创伤事件的相关信息，需要注意提问的方式。

第二，心理教育。心理教育是温和的导入技术，有助于建立安全信任的治疗氛围。治疗师首先需要向患者提供有关创伤事件及 PTSD 的相关资料和正确知识，使其认识到自己的症状是经历突发应激事件后的正常反应，大部分人都会有类似的想法、感受和体验，通过正常化技术让患者更好地理解和接纳现在的自己，修正患者认为自己懦弱或无能的歪曲认知；其次，向患者解释 PTSD 的侵入性症状其实是一些孤立的记忆碎片，它们没有被很好地整合，所以很容易被外界刺激所启动，好像一个杂乱无章的柜子塞满了很多东西，稍微一开门，里面的东西就会噼里啪啦掉出来，患者很容易被与创伤相似的扳机线索所激活，从而再体验创伤。因此在治疗中鼓励他们尽可能具体、清晰地描述自己的想法、情绪和感受，以此来整合头脑中孤立的记忆碎片。

第三，向患者介绍本治疗方法的理论。理论基础和依据是什么，治疗的设置、安排等，以及如何评估治疗效果，激发其对治疗参与的动机。

第四，加强对适应不良性行为的自我监测，鼓励患者增强积极的应对策略。适应不良性行为包括吸烟或者吸毒、自我封闭、回避和压抑创伤、暴力行为、不健康的饮食行为、自伤自杀等。积极的应对策略包括：增强与他人的交流、学习有关 PTSD 的知识、增加转移注意力的积极活动、积极寻求治疗或专业帮助、加强体育锻炼等。

（二）治疗中期

治疗中期是回顾和暴露创伤记忆，并对创伤记忆及相关信息进行认知重建。主要采用以下技术：

1. 暴露治疗 根据信息加工理论，个体在安全的环境中，被反复暴露出能够引发个体创伤性体验的记忆。由此个体就会对创伤性记忆习惯化，最终修正恐惧图式。暴露治疗是指让患者在安全、信任的治疗氛围下，面对能体验到恐惧但事实上安全的刺激，即暴露于想象的、体内的、延时的、特定的恐惧情境，持续体验焦虑恐惧症状直至缓解，从而阻断患者对创伤相关的想法和情感加以回避而维持的负强化，促进"习惯化"，缓解和创伤记忆相关的焦虑恐惧情绪。

暴露治疗最常用的是想象暴露和现场暴露。想象暴露指让患者通过反复回忆和想象来"再体验"创伤性事件的相关情境，暴露程度相对较轻。现场暴露是让患者暴露在实际情境中，通过由浅到深的现实情境逐步暴露来消除恐惧与不良反应。每次治疗的时间 45~60 分钟。一次想象暴露需要持续到患者的主观困扰程度或者情绪指数至少下降到 50% 方能停止。

在运用暴露治疗时，治疗师鼓励患者尽可能生动具体地回忆和描述创伤事件，并密切观察患者的反应，掌握刺激情境暴露的程度，允许患者按照自己适应的速度进行循序渐进的暴露，以免造成患者在接受刺激情境之后应激水平回升，反使症状加重。通过暴露治疗，有助于修正患者"只有减少和回避对创伤事件的回忆才能不让自己焦虑和恐惧"的错误认知。需要注意的是，在暴露的过程中绝对不要使用放松技术，而是直面和体验恐惧。

2. 应激免疫训练 应激免疫训练（stress inoculation training）最初被用于压力与情绪管理，之后也被用于 PTSD 的治疗。

第一阶段是准备阶段。教给患者关于 PTSD 的基本知识，并采用社会学习理论来解释 PTSD 症状产生的过程，使其理解自己焦虑和恐惧的来源。焦虑和恐惧被认为是在这三个通道中的反应：生理或自主神经系统的通道；行为或运动系统的通道；认知通道。针对每个通道举具体实例说明，确定自己在每个通道中的反应，最后说明并讨论三个通道之间的联系。

第二阶段是教授应对策略。针对每个通道，教给患者至少两种应对策略。患者首先确定自己希望缓解的三个目标恐惧，然后评估其"情绪温度"，即评估恐惧程度和快乐程度，每天评估 3 次。针对每个应对策略的教授形式基本相同，包括：应对策略的定义；理论依据；作用机制；具体操作；试用于与目标恐惧无关的问题上，回顾和分析其如何起作用；再应用于处理某个通道的目标恐惧。

应对技巧中，肌肉放松和呼吸调节是应对生理通道恐惧最常用的应付方式；潜在矫正（covert modeling）和角色扮演是处理行为通道最常用的应付方式；思维阻止（thought stopping）是打断患者沉思默想的有效方法；自我对话训练（guided self-dialogue）是让个体学会注意其内部的语言，把那些非理性和非适应的自我语言贴上标签，用更具有适应性的自我语言代替。

第三阶段是指导患者如何将治疗中学习的技能应用于自己的实际生活中，以更好地适应创伤经历后的生活。既往研究显示，应激免疫训练有助于缓解创伤相关的焦虑恐惧等负性情绪和生理反应。

3. 认知重建 认知重建旨在教给患者识别自己认知模式中的逻辑错误，将不合理的核心信念转换成理性、不带有批评与攻击的信念，降低自责感与罪恶感，从而缓解焦虑恐惧情绪。主要技术包括识别自动思维、认知歪曲以及核心信念、寻找证据、现实检验、行为实验、角色扮演、认知连续体等。

PTSD 患者的负性认知通常有自我价值 / 羞耻"我是不可爱的""我是没有价值的 / 不重要的 / 渺小的""我不值得被爱""我是有缺陷的"。安全感"我不安全""我处于危险中",控制感"我感到无助 / 无力"。

如针对"世界太危险了,随时会发生灾难"的非理性认知,引导患者计算灾难事件发生的概率,是否随时会发生灾难;做关于高警觉 / 逃避行为模式的成本 - 效益分析;如何做好预防措施,提高应对策略。如一位女性因为其儿童时期受到的身体虐待,其在社交场合中感到焦虑,无助。其负性认知是"我是没有价值的""被打都是我的错"。对此运用"饼图"技术,理性分析谁需要为该事件的发生承担责任,是否都是我的错误?自己的错误在这张饼图里到底占多大比例?有什么支持 / 反对的证据?当你想到这个画面时,你希望自己是什么样的?谁需要为你的挨打负责?引导患者从成人的角度来看待这件事情,促进理性认知。

4. 自我指导训练 几乎所有的 PTSD 患者都需要学习情绪调节的技巧,提高情绪耐受性,增进情绪调控能力。自我指导训练是认为个体的情绪和行为受自我指导性语言的控制,通过学习新的指令,采用想象技术来治疗情绪和行为障碍。治疗的具体步骤包括:指导患者明确自己的非理性认知;由治疗师示范其适宜性行为,口头陈述有效的应对策略;让患者口头陈述,自导自练,再通过想象,在内心重复演练。例如,对于性虐待的患者进行自我引导训练:"我现在是安全的,那件事情已经过去了"。自我指导训练法能显著缓解 PTSD 的闯入性闪回和回避行为,其短期疗效已得到研究证实,但远期效果要逊于暴露治疗。

5. 创伤叙事 Deblinger 及 Meichenbaum 等学者(1990)最先提出了创伤叙事的治疗方法,其聚焦于个体对于其经验及结果所持有的个人看法,强调将叙事看作一个整体,帮助患者界定主题,建构方式或叙事式的记忆,通过反复阅读、书写,以及认真回忆所发生的创伤事件,将思维、暗示或对创伤事件的讨论与严重的恐怖、焦虑、无助、羞耻等负性情绪分离开来,引导患者以更具弹性和较少惩罚的风格来理解和诠释自己的创伤经历,通过重复的叙事来产生改变。主要内容是鼓励患者尽可能详细地描述创伤事件发生前后的情节,以及在此过程中体验到的情绪、想法和感受。在治疗过程中,治疗师应谨慎地把握治疗进程,引导患者把自己放回到创伤情境中,回忆所有的细节,好像正在发生一样,通过逐步暴露于创伤体验中,降低对于创伤体验的过度唤醒,缓解 PTSD 的临床症状。

创伤叙事被证明有三个作用:识别并讨论可能引起特殊创伤反应的扳机性事件和刺激;对那些相信自己一旦讨论创伤就会发疯的患者,创伤叙事提供了反例;促进对创伤记忆的认知加工,将与创伤有关的思维、情绪整合到自己的人生经历中。研究显示,叙事结构的改变和创伤症状的缓解有相关性。

（三）治疗后期与结束阶段

治疗结束阶段的主要内容为回顾和总结治疗的收获与不足,维持和巩固疗效,帮助患者应用新的技能理解、接纳、适应自己及其创伤经历,强化专业的支持和日常的社会支持系统,并制订后续的治疗计划。对于部分患者需要进行为期 3 个月左右的后续支持性治疗或维持巩固治疗。

五、注意事项

安全的治疗关系是任何一种心理治疗流派的基石,对于 PTSD 的治疗尤为重要。患者经历过创伤体验,治疗师要在治疗初期作更多的准备,尽可能创建安全的治疗氛围,对患者表达应有的尊重,以及对其处境和遭遇的共情,但是又不能表达过分的共情,否则会耗竭治疗师的积极情感。一些患者能够建构起对创伤经历的叙述,但是可能会将很多重要的信息摒弃在外,回避面对和再体验创伤,因为这个过程是痛苦的,但恰恰是这些被摒弃的重要信息最容易出现在闪回、噩梦和行为反应中。

在创伤的心理治疗中,理想的创伤治疗工作进程是建立治疗关系→稳定化→创伤暴露→稳定化→创伤暴露,稳定化不仅仅是治疗开始的一部分,而是贯穿于治疗的整个进程。

六、问题与展望

既往大量循证研究证明,CBT 是对急性和慢性 PTSD 核心症状的有效治疗方法之一。CBT 被广泛应用于暴力袭击、恐怖袭击、交通事故、战争、地震等突发事件中的受害者以及相关人员的心理干预,不仅能缓解 PTSD 的临床症状,而且能改善患者的焦虑、抑郁、行为问题、创伤相关的耻辱感、人际信任、社交能力。

Bisson 等人(2005)进行的荟萃分析显示,创伤的 CBT、暴露疗法、压力管理训练、团体 CBT 对于 PTSD 均有效,但是其他未聚焦于创伤的心理治疗方法无效。Resick 等学者(2000)研究发现,针对经历被强奸后患有 PTSD 及抑郁症的个体,认知治疗优于暴露治疗,但是对于仅有 PTSD 的个体,二者效果相当。Taylor 等人(2003)对暴露疗法、放松训练、EMDR 治疗 PTSD 的疗效进行比较研究发现,三种疗法对缓解 PTSD 症状均有效,在治疗依从性、临床症状缓解方面疗效无差异,暴露疗法在回避和重新体验症状方面改善更明显,对回避症状起效快。

暴露治疗、认知治疗、应激免疫训练被推荐用于 PTSD 的一线治疗,尤其暴露治疗是治疗师治疗 PTSD 首选的治疗方法。获得实证研究支持治疗 PTSD 最多的心理疗法是暴露疗法。来自不同国家、研究小组,针对不同性质创伤致 PTSD 的研究均支持该疗法的疗效。在认知的重建上,暴露疗法可以与 CBT 相媲美。但是 Foa 的研究发现,暴露治疗具有长期疗效,但其短期效果不明显。由于 PTSD 患者的高回避行为,导致需要制定许多暴露治疗等级,这降低了暴露治疗的效率。另外,团体暴露治疗尚未被足够的研究证据证明其治疗的有效性。

近几年,逐步发展出聚焦于创伤的认知行为治疗(TF-CBT)。该方法融合了 CBT、依恋理论、人本主义以及家庭治疗模式,专门针对儿童和青少年 PTSD 患者,是由患者、父母和治疗师共同参与的短程心理治疗方法,通常进行 12 次治疗访谈,持续 13~18 周,主要包括针对患者及其父母的心理教育,指导患者及其家属积极应对策略,如放松技术,认识到认知、情绪和行为的联系;指导父母或监护人如何帮助患者康复,强调家庭治疗的重要性;采用创伤叙事的方式进行认知重建。既往多个不同国家和地区的研究均证明其有效性。

放松训练、生物反馈、自信心训练、辩证行为治疗(DBT)、接纳承诺治疗(ACT)等技术虽然用于某些 PTSD 患者的具体问题时作为辅助干预有效,但没有获得足够的循证证明其治疗 PTSD 的有效性,并未被推荐用于 PTSD 的一线治疗。

目前我国对于急性应激障碍和 PTSD 的临床实践与研究,与西方国家仍有很大差距,PTSD 的治疗多采用药物治疗,仅有小部分患者能有机会接受系统的心理治疗。临床研究中试验设计存在很大不足,对于 PTSD 认知行为治疗的试验研究条件不具备,在试验中很难操作;被试样本大多来自方便样本,有可能导致反应偏差;有部分研究未设置对照组,只是进行治疗前后的比较,研究结果可信度低;有些研究的效果评估方法未采用盲评;目前研究尚未针对不同类型和特点的个体,制订相应的治疗方案。

(西英俊)

第三节　眼动脱敏与再加工治疗

眼动脱敏与再加工(EMDR)治疗是一种针对 PTSD 的综合性治疗方法。1987 年,心理学家弗朗辛·夏皮罗(Francine Shapiro, 1948—2019)创立了眼动脱敏与再加工的心理疗法,用于治疗 PTSD 患者。

然而,在学术界,当 EMDR 作为一种新兴疗法应用于 PTSD 治疗时,曾经饱受质疑。质疑的焦点主要在三个方面:眼球运动的效用、EMDR 疗法的作用机制以及与其他疗法的比较。以严格方法学——随机对照试验为指导的多个临床研究以及相关的元分析研究表明,EMDR 是一项有效治疗 PTSD 的心理治疗方法。基于研究的证据,EMDR 一直被许多组织的临床实践指南推荐为针对 PTSD 的一种早期干预治疗方法,其中包括美国精神病学协会、法国国家健康与医学研究院和英国国家临床优化研究所(NICE)。

一、眼动脱敏与再加工治疗理论

尽管 EMDR 目前在临床上得到广泛使用,但对其效用的争论一直存在,主要原因是缺乏一种实证有效的模型来解释 EMDR 方法的有效性和双侧刺激方式的工作机制。目前已得到研究证实的是,眼球运动导致更少的逼真和不愉快的记忆，此外，还发现眼球运动能够减少心理生理唤醒水平，并能增加有 PTSD 症状人员的副交感神经活动。

EDMR 理论家认为 EMDR 是一种由多种不同概念构成的综合性治疗方法，所涉及的加工过程有正念、躯体意识、自由联想、认知重组和条件反射，这些加工过程相互作用从而导致积极的改变。目前一系列相关的研究主要集中在解释双侧刺激的工作机制以及适应性信息加工（adaptive information processing，AIP）模型所假设的处理自身系统的工作机制。假设认为，EMDR 诱发出类似快速眼动睡眠的状态，占用工作记忆资源，并激活大脑两半球的交流或者放松。EMDR 理论包括以下几个关键要素：

（一）理论假设

适应性信息加工假定，功能失调的知觉、反应、态度、自我概念和人格特质都是未经加工的记忆症状，这种不能加工的记忆在重大事件发生时，不能在正常神经网络系统中同化新的经验而得到再加工，因此创伤使个体承担生理和心理过程的干扰，这些过程一般也能增加人们对创伤记忆的适应。创伤记忆能从更宽广的语义情感网络部分脱离并表现为一种"状态依赖性"形式，这就导致知觉、情感和反应的畸变。因此，错误的负性信念、知觉、情感和反应的畸变并不是功能失调的原因，而是未经加工记忆的症状。所以，与认知行为治疗不同，EMDR 并不直接挑战这些负性信念，而是确认这些核心的、非理性的、负性的信念，并把这些信念提取到记忆中来。但是，并不是知道了拥有这种信念就能停止它，而是需要在认知、情感和躯体层面进行再加工。

（二）工作记忆资源竞争

在回忆状态中，情绪记忆变得很不稳定，情绪记忆的重新整合会受到回忆过程中经验的影响。回忆某个情节依赖于有限的工作记忆资源，如果在回忆过程中，二级任务的操作也需要工作记忆的参与，就会有更少的工作记忆资源参与到情绪记忆中，这种情绪记忆就被体验成更少生动性和更少情绪性。而眼球运动可以作为这样的二级任务来占用工作记忆资源。有趣的是，情绪记忆不仅在眼球运动的过程中，而且在眼球运动之后立即的回溯中也受到影响，甚至在 1 周后还受

到影响。正是基于这种工作记忆的解释机制，不仅传统上眼球水平运动能起作用，眼球垂直运动也有同样的效果，以及其他活动，如听觉遮蔽，画一幅比较复杂的图形，或者是计数等需要调用工作记忆的任务，而那些过于简单的任务，如简单的手指敲击并不能起效。但如果在眼球运动时有更多的任务参与并不能使患者从中获益。然而，工作记忆中的三个成分，中央执行系统、视觉空间模板和语音回路中的哪一个成分在起作用，仍是争论的焦点，也是未来研究需要探讨的问题。

（三）交互抑制理论

研究发现，EMDR 所诱导的眼动通过影响大脑活动的变化，减少生理唤醒，降低皮肤电导进而影响后续的认知加工过程，如增强情景记忆的检索，提高回忆准确性，认知和语义灵活性，并能促进注意定向。EMDR 的这种工作机制是通过交互抑制的去条件化而实现的。交互抑制的理论指出，两个不一致的反应（如放松与焦虑）不能共存。在 EMDR 中的眼动阶段，在患者思索创伤性记忆的同时诱发出患者的定向反应（生理反应），而这种生理反应是患者生理上放松的，所以一个放松反应搭配的是与创伤记忆相关的痛苦；反过来，创伤性记忆与痛苦反应间的联系就减轻了。然而，很少有实证研究检验 PTSD 患者在治疗前后心理生理的变化。

（四）正念体验状态

在 EMDR 治疗中，告诉患者，"无论发生什么，让它发生，仅仅只是注意。"，这种态度实际上培养了患者的内在观察力。眼动让患者从沉浸于情绪之中跳出，诱发了"正念体验或存在"状态，患者能够整合认知 - 情绪的矛盾，展开内在探索，使用当下的感受来形成问题解决策略，并且对当下的主观体验采取非评价的觉知态度。在这种模式中，情绪、感觉、想法能够作为主观体验被直接感知，从而让患者能够采取一种非评价的观察者姿态对待各种身心反应。

总之，EMDR 通过双侧刺激眼动（可选刺激还有交替击双手、交替的滴答声等）来激活存在于大脑内的适应性信息加工系统，使患者在过去的创伤中形成的非适应性的或功能障碍的信息的各个方面（表象、情绪、认知、躯体不适）转化为适应性的解决方式，形成健康的应急反应模式，接

受并适应随之而来的丧失，重新建立同环境的社会和情感联系。

二、EMDR 治疗方法

EMDR 治疗需要患者识别创伤记忆的多个方面，包括事件相关表象、情感和生理反应因素、创伤经历引发的消极自我表现和希望得到的积极自我表现。在治疗过程中，患者被要求回忆痛苦的场景，同时目光随视野中治疗师的手指运动，从而将负性认知、躯体的敏感性与创伤回忆联系起来，重复上述操作，直到患者对创伤记忆的敏感性降低，而负性认知随之慢慢减弱，重建正性的认知、积极的应对策略和适应行为的过程也是采用上述方法。在临床实践操作中，EMDR 使用一个由八个阶段组成的三管齐下的治疗方案。三个方面分别是：过去，导致当前症状的过去经验；现在，当前触发激活的认知、情感和躯体症状；未来，建立所期待的状态和行为的模板。

八个阶段分别是：

（一）病史和治疗方案

在这一阶段，治疗师需要对患者进行全面而详细的评估，包括患者的准备状态、患者的躯体和心理是否足够稳定、治疗障碍、功能障碍行为、症状和疾病等特征，这样才能处理在后续治疗过程中出现的强烈感情变化。随后，治疗师会鉴定合适的创伤标记（目标）来作为治疗的焦点。如面对的是儿童，治疗师需要同时对儿童与监护人进行评估，通过这种方式，关于创伤的细节问题才能发现，之后，还需对儿童进行单独的访谈。通过这两个过程，把监护人（一般是父母）的权威移到治疗师身上，并使儿童感觉到自己是特别的。并且还可以帮助监护人和儿童共同克服最初的焦虑情绪，与治疗师共同建立密切的关系。

（二）准备

在这一阶段，主要用来建立信任的治疗关系，提供创伤相关训练，用合适的语言使患者了解 EMDR 原理，教授特殊的创伤相关素材的处理应对技巧，特别是对回忆中可能触发情绪的不稳定性，事先计划一些稳定情绪的措施，以及帮助患者学会在面对创伤再激活时保持洞察力。在此阶段，弗朗辛·夏皮罗建议治疗师需要采取以患者为中心的治疗取向，给患者传递无条件的积极关注和对患者安全需要的支持。对于儿童来说，此阶段是为他们建立一个安全基地，所以，如果有必要的话，可以对儿童指导放松，引导他们回忆当他们感到可以控制、快乐、自信时的状态，同时想象自己在这个时间和空间里，身体看起来和感受起来怎么样。总之，在此阶段，患者需要对治疗师建立信任关系，并理解其对自己的进展给予真诚反馈的重要性。

（三）评估

在这一阶段，要求患者以结构化的形式将创伤记忆综合在一起。此过程包括：①在记忆中识别出一幅痛苦的创伤性图像；②识别出相关的消极认知对象；③识别出一个可替代的积极认知对象；④建立 7 分标准的积极认知可靠性评分（validity of the positive cognition，VoC）；⑤识别出与创伤记忆有关的情感；⑥建立 11 分标准的主观痛苦单位（SUD），0 表示"我知道这事曾发生过，但它对我不再痛苦了"，10 表示"这是我能想象的最大的痛苦"；⑦识别出创伤相关的物理感觉及其身体定位（如胃蠕动）。

对于儿童来说，可以让儿童完成一幅事故中最糟糕部分的图画，这幅画可以作为他们创伤的目标记忆，比如，有儿童画了一朵黑色的云作为他对创伤的目标记忆。儿童的负性认知可以通过问这样的问题，"当你看着你的这幅画或者想到事故中最糟糕的部分时，你会用什么词呢？"或者"你觉得这幅画在说些什么呢？"。积极认知也可以使用同样的方式。对于儿童建立 VoC，可以这样问儿童，"如果你对自己说'我爱爸爸妈妈'，你会感觉有几分真诚呢？"，可以多问一些这样的问题，如我喜欢学校等，让儿童理解 VoC 的意义。同样，对于 SUD 量表，也需要多问一些日常问题帮助儿童理解量表的意义，如"你想象在家，在沙发上看电视，你感觉有多不舒服啊？"或者"想象一下，你在班上做一个演讲，会感觉有多不舒服啊？"之类的日常问题。

例如，患有 PTSD 的性侵害受害者可能会产生有关性侵害的、不愉快的心理影像，并认为"这是我的缺陷所在"；接着，患者可能辨别出一种替代的积极认知，如"这是在那种环境下我所能做的最好的"；然后，患者将感觉到的积极认知的"真实"进行 VoC 评分；接着，患者可能会感受到害怕和气愤的情感。由目标记忆得出的这些和其他情感的强度将被 SUD 量表评估；最后，患者可能会注意到心悸和窒息的感觉是和创伤记忆有关的最初的感觉。在准备阶段的技巧培训过程中，患者可能会发现，更加会说"不"将帮助她避免未来的危险处境。

（四）脱敏和再加工

这是眼动脱敏再加工治疗的关键阶段，患者一开始被要求记住烦扰的影像、消极认知和与创伤记忆相关的躯体感觉。治疗师在患者面前约 30 厘米处左右移动自己的手指，同时患者的眼神随手指移动。这种使用眼动的程序性替代疗法还包括其他刺激，如作用于听觉的音调等。

在使用时，需要用适当的语言给患者以必要的解释，可以这样对他们说，"有时候，在你看着我的手之后，也许你会感到对那次事故有不同的思考了。我会问你此时有什么感受或者想法，如果你没有任何感受或者想法，也没有关系。记住，你只需告诉我所发生的任何东西，不管它是什么。"这种指导可以降低患者的焦虑、困惑和要求特征。同时，在此过程中，治疗师需要认可患者的努力，轻轻地鼓励患者，对于那些总是不确定自己是否做得正确的患者而言，这样会使他们安心。

由于有些儿童很难对手指进行眼球运动，可以使用墙上的彩点、卡通人物或者漫画英雄。为了保持儿童的注意力，在眼动时可以哼唱一支小调，或者上半身做有节奏的运动。

大约 20 次眼动后（对于儿童，可以适当减少），治疗师停止并让患者深呼吸，反馈他们在影像、躯体感觉、情感或有关自己的想法方面的任何变化，患者常常会报告出现新的记忆、情感、感觉或认知。每次眼动刺激（或其他刺激）后，取决于患者的反应，治疗师都会指导患者下一步该做什么。通常推荐患者最少指出的方向。

（五）装备积极的认知

当 SUD 评分减小到趋近于 0 时（没有不适感），阶段（三）中描述的积极认知会再次用 VoC 评分来评估。指导患者来想象目标表象，同时暗地里预演积极认知。另一轮眼动程序完成后，接着进行另一次积极认知可靠性评分，这种循环一直重复，直到 VoC 评分尽可能地达到 7 分（完全

有效）。特殊的对抗技巧可用来应对过去的记忆和现在的情感，而且应对未来形式的优化行为，也可以在 EMDR 框架中预演。

（六）躯体扫描

在此阶段，患者被要求对残留的物理紧张或不适的任何标记进行检查。如果有此类报告，这些标记将作为不完全创伤过程的指示，相应患者也会被要求在进行眼动程序的同时进行物理感受程序。在此阶段，如果有必要，还需进行安全基地的放松。

（七）关闭

此阶段被设计用来为患者脱离每个程序做准备。因为激活创伤记忆能激起强烈的情感波动，所以放松或想象等技术手段会偶尔用来帮助患者到达关闭状态。患者被鼓励在每次治疗间期记录关于创伤的感觉、想法和梦境的日志，并且利用自我控制技术。

一般而言，在此阶段结束后，需要给患者一些解释，也给患者机会提问或者发表意见。对于儿童而言，需要在他们在场时，与他们的父母有一些简短的讨论。

（八）再评估

为了鼓励正常化的最佳水平和维持治疗效果，治疗师应该确保：①治疗目标得到解决；②被原目标所激活的相关内容得到解决；③过去或现在可能阻碍正常化的其他额外内容得到解决；④治疗是否是在足够的社会或家庭支持下进行的。对以上四个方面的评估分别在治疗后、治疗后 3 个月和治疗后 12 个月继续进行。

三、问题与展望

EMDR 是一种有效治疗 PTSD 的临床方法，得到多个随机对照试验研究的支持，因此，国际创伤应激研究学会（International Society for Traumatic Stress Studies，ISTSS）和美国退伍军人事务部和国防部认定 EMDR 为 A 级治疗选择。A 级意味着在已有的 7 项公开发表的随机对照足够样本量的研究中，这种治疗方法的治疗效果优于不治疗、普通护理和其他一些有效的治疗方法。多个组织强烈推荐临床治疗师运用 EMDR 疗法对合适的患者进行早期创伤干预。

然而，从 EMDR 提出至今，其争议一直不断，

主要还是其理论基础薄弱，在早期被许多研究者认为是伪科学。随着研究的深入，借用多个理论模型解释其疗效的嫌疑仍然存在。因此，未来的研究需要直面 EMDR 的理论问题，在现有研究的基础上，借助神经生理和认知科学的研究范式，采用严格的随机对照大样本试验设计，区分不同被试的单事件创伤与多重创伤，进行合理的分解式研究，为 EMDR 提供有科学实证支持的理论基础。

（西英俊）

第四节　动力性心理治疗

对 PTSD 患者而言，动力性心理治疗以精神分析为基础帮助患者重建正常的适应机制。它通过对创伤事件心理过程的暴露达到治疗目的，是对患者愿望、幻觉、恐惧以及防御的筛选和整理过程。

一、PTSD 动力性心理治疗理论

动力性心理治疗理论一直关注创伤的心理影响，虽然多个理论分支中没有明确提出针对 PTSD 的治疗，但关于创伤的思想则早已存在。

（一）经典动力学对创伤的理解

早在 1895 年，约瑟夫·布洛伊尔（Josef Breuer，1842－1925）和弗洛伊德就在《癔症研究》中提出精神障碍有时是源于心理创伤的观点。在其后的临床实践中，弗洛伊德假定患者压抑着对创伤的记忆，这种压抑是一种自我防御机制。随着时间的进展，弗洛伊德认识到，分析防御机制与寻找创伤记忆同等重要，前者需要彻底、反复地探寻和分析症状形成，而这个动态的过程被称为修通。

弗洛伊德的弟子奥托·兰克（Otto Rank）很重视在出生过程中的生理创伤，并视之为所有个体分离、个性化和发展的隐喻。兰克认为，应积极给患者赋权，让他们表达其意愿和想法，依赖、分享和相互之间的关系对任何治疗而言都是核心的主题，尤其是有创伤经历的患者，需要纳入到整个治疗体系中。

而弗洛伊德的另一名弟子费伦茨（Ferenczi）认为儿童期的剥夺和冲突导致了神经症，因此，

积极主动的治疗能够补偿患者早期经历的失败。他倡导积极主动和灵活的干预，他认为，治疗师的真诚以及安全和信任的治疗关系对有创伤经历的患者特别重要。

（二）对患者创伤后防御机制的理解

巨大创伤驱使自我启动原始的自我防御机制——如解离否认、淡化与投射式的否定。受害时的狂怒感经常被投射到其他人身上，使得有些创伤后的幸存者会过于警醒，努力保护自己不受到所感知的、来自周遭的侵犯。

在 PTSD 患者中，虽然解离的防御机制可以被启动，用以避免强烈而痛苦的情绪进入知觉中，然而，创伤经验的独特记忆会使他们一直维持在高度的认知活化状态，也因此，认知和情感因素可能会彼此冲突矛盾地交互运作，而导致记忆不断地在闯入与遗忘之间摆荡。创伤中的幸存者通常无法使用情感作为讯号，因为任何强烈的情绪都被认为是一种威胁，使过去的创伤可能重现，因此，这些患者会将情感身体化，或者滥用处方药物。这点也多少可以说明，在创伤之后立即让当事人表达，其效果往往是令人失望的，没有表达的患者比起有表达的患者，或许还显现出较多的进步，这是由于 PTSD 患者只能经历到情绪所带来的生理变化，而没有将这些感觉记录在心理层面，所以会更进一步地使他们的身心功能失调。

（三）客体关系和自体心理学对创伤的理解

客体关系理论注重理解内心活动与结构是怎样在个体的经历中发展的，可以更好地理解当一个人自我的结构、人际关系以及社会支持遭到破坏后是怎样发展到病理状态的。温尼科特（Winnicott）认为，儿童会寻求一种稳定环境，这种稳定环境可以帮助他们克服身体和心理刺激所带来的焦虑和恐惧，慢慢地他们会发展其自主性，这为解释成年人是如何在创伤事件打击下出现心理失衡提供了一种思路。费尔贝恩（W.R.D.Fairbairn，1889－1964）认为，创伤的心理反应会被压抑并被纳入"不好的客体"中，而一个引起个体"恨"与"恐惧"的客体也是生存所必需的，尽管个体内心会因此变得非常焦虑，基于此，治疗的重点应该是重新帮助患者建立起其依赖性与外来刺激的平衡能力。科胡特（Kohut）的自体心理学也被应用到创伤心理病理的研究中，该理论认为，正常的

自恋期会建立一种稳定的自体感觉，但是这种稳定的感觉会被与自体密切相关的创伤所打乱甚至击垮。客体关系理论与自体心理学对创伤的观点有助于建立稳定的治疗联盟和理解有创伤经历患者的特殊关系模式。很多患有复杂 PTSD 的患者，其受损的自理能力和低自尊可以用内化的客体关系理解。

（四）依恋理论对创伤的理解

根据约翰·鲍比的依恋理论，个体有依恋亲附于另外一个个体的本能，去建立和维持有意义的关系。当危机发生时，个体向他们认为重要的客体寻求照顾和情感上的亲近。在这个过程中人际交流是本能的，如果个体不能有效寻求照顾，并且没有得到他们所需要的躯体和精神上的照顾时，将会导致痛苦。如果人际支持不足或者在应激时缺乏支持，个体则不能很好地处理危机并倾向于发展为症状。Bowlby 最初描述了三种依恋模式：安全依恋模式、焦虑矛盾依恋模式和焦虑回避依恋模式。有安全依恋的个体在面对应激时，能在问题发展中得到相应的保护。研究显示，安全依恋可以作为 PTSD 的缓冲器。焦虑矛盾个体经常有不安全的人际关系，在面对危机和创伤事件时对人际应激非常脆弱。而焦虑回避个体在危机和创伤事件时回避寻求帮助，这使他们更容易遭遇困难，这类个体在遭受重大创伤事件后更容易出现解离症状。对 PTSD 患者而言，治疗目标是矫正从孩童时起的内部工作模式体验，发展出安全依恋的能力。

二、案例概念化

动力性心理治疗的主要观点可总结为当个体体验到应激、创伤事件时，无可避免地会唤起幼年时遗留下来的伤痛与冲突，早期与他人的依恋体验极大地影响到个体遭遇创伤事件之后的反应，成年后创伤是否导致严重的心理症状，一部分决定于这些创伤事件当事人是否在成年后的亲密关系中得到理解和关怀，另一部分则决定于创伤事件当事人内在心理结构的状况和韧性。

三、治疗假设与治疗技术

动力性心理治疗认为，创伤事件对于患者的冲击，唯有通过深入了解事件对患者所具有的个体化意义，才能够理解与处理，治疗帮助 PTSD 患者重新获得价值感和尊严、关系中的安全感、对日常生活的影响力和控制力、建立意义和联结感以及个人历史的连续性。

在临床中与所采用的技术相关的元素通常包括防御、冲突、症状的隐含意义、意识和潜意识水平的精神活动、移情、反移情、治疗关系等动力学的基本元素。总的来说，建构坚实的治疗联盟关系，使患者觉得安全，是治疗成功关键的一步，教导患者关于创伤的一般反应，可以加速联盟的形成。

治疗中经常出现四种移情作用：一是将创伤事件中出现的人物移情到治疗师身上；二是将创伤事件中被否定掉的特定记忆，转移到治疗的场景中；三是将已经被创伤所破坏的内在心理功能移情到治疗师身上，同时，还希望因为如此做而能够恢复健康的功能；四是将全能而睿智的角色移转到治疗师身上，这样治疗师就能够帮助患者理清过往的事件，以恢复个人的意义感。

所有的移情作用，当然也会引发相对应的反移情作用，因为企图将患者从所经历的恐怖创伤经验中拯救出来，治疗师可能因此而产生无所不能的幻想。或者，在患者似乎抗拒走出创伤的时候，治疗师会感到不可抑制的愤怒及无助。当患者固执地紧抓创伤回忆不放时，治疗师可能会变得漠不关心或绝望。

四、治疗的流程与方法

（一）针对简单 PTSD 的动力性心理治疗

克鲁尼克（Krupnick）针对简单 PTSD（受单一创伤事件，如丧亲之痛、受到攻击或由于手术失去身体的某个部分等）的治疗提出一种 12 次短程动力性心理治疗方法。这种疗法使用支持性治疗，特别关注个体当前的反应阶段以及回避危险信息的典型方式，探索个体早期发展经验与当前创伤的联系，寻求帮助个体重建生活的意义和连续性。需要说明的是，此种短程动力性心理治疗方法不适合长期或复杂 PTSD 的治疗。此疗法可以分成三个明显的阶段，每个阶段有各自的任务和目标。在正式治疗前的预处理评估阶段，其任务是确定短程动力治疗对患者是否有改善的可能，为后续干预提供一个初始的框架，在此阶段，治疗师可以采用结构化的量表，如 DSM 诊断结构式临床会谈指导手册（SCID）、PTSD 临床诊断问卷（CAPS）等作为诊断工具。

1. 初始阶段（1～4 次） 任务是建立安全感和稳定的治疗联盟，患者在此阶段可以讲述他的创伤经历。与患者所处环境不一样的是，治疗师在听到创伤经历的细节时既不会厌烦也不会惊吓过度。治疗师不会要求患者设法把侵入式思维抛弃，而会鼓励患者讲述创伤事件，这样就带给患者一种有力的信息，创伤是可以被探索的，同时还不会伤害到自己或者治疗师。创伤经历确实是危险的，但治疗师的关心、同情和不带评价的态度带给治疗联盟的安全感足以抵消这种危险。治疗师不会强迫患者超过其容忍度而走得过快或过深。在此阶段，传统动力学技术如探索、澄清、提供支持等都能够用来建立治疗联盟。治疗师对患者 PTSD 的症状需要特别关注，可以建议使用抗焦虑或抗抑郁药物帮助患者处理睡眠和情绪控制问题。总之，在初始阶段，治疗师需要温和地、一步一步地探索和安慰。

2. 中间阶段（5～8 次） 治疗的修通阶段。随着症状逐渐消退，治疗师和患者可以更多地关注底层的信念、态度和相关的主题内容，正是这部分使得患者不能整合某些特定的创伤。在此阶段，治疗师根据时机，采取表达性动力技术，修复防御处理创伤事件，探索由于创伤经验而导致的自我形象和人际关系适应不良的模式。例如有的患者因为受到暴力攻击后不能控制自己的软弱，而把自己看成是软蛋。治疗师需要帮助患者修正他们在这种情境下的期望，并向患者澄清，治疗师以及绝大多数人都不会对这种行为采取批评的态度，以此来帮助患者重新审视其严厉的自我要求，并联系患者早年发展经验，指出患者对当前创伤事件的反应是基于其早期经验的，以此减少患者夸大的羞耻感或愧疚感，帮助患者澄清事件发展的序列，给患者以控制感和自身经验的连续性。

3. 最后阶段（9～12 次） 主要关注由于治疗的终结所激活的在任何创伤情境中都内含的丧失。无论是患者失去了一个重要的人，身体的某个部分，还是之前所坚持的某种不会受伤的幻觉，悲伤和丧失都是每个 PTSD 患者必须面对的部分。然而，与由于创伤事件而引起的丧失不同，治疗的丧失是可以预期的、计划的。患者和治疗师可以回顾在一起的时间内所获得的，以及治疗结束后患者在未来所需要保持的，所需要继续探索的以及所需要矫正的部分。鼓励患者表达在治疗中感到失望的部分，以及由此带来的愤怒和悲伤，也鼓励患者继续探索最初在治疗中所探索的主题。在此阶段，也会把终结所带来的丧失与创伤、早期的分离等相联系，并帮助患者在治疗结束之后哀悼这段丧失。

（二）针对复杂 PTSD 的动力性心理治疗

2012 年，沃尔夫冈·沃勒（Wolfgang Wller）等人在 20 多年的治疗研究基础上，提出一个复杂 PTSD 的动力性心理治疗方法。该治疗方法基于自我心理学和客体关系的一般理论以及与 PTSD 相关的特定理论，整合了依恋理论、心理弹性研究等多个研究领域的成果，充分考虑了复杂 PTSD（更多与儿童期受虐待相关）所具有的自我功能受损严重和共病性高的特点，特别是情绪和人际关系调节方面。

整体治疗可以分为三个阶段，稳定化、创伤处理和重新整合阶段。同样，在治疗之前的诊断阶段也是必须的。稳定化阶段是为了建立一个稳固的治疗联盟，提高情绪调节能力，增强应对能力。对那些处于家庭暴力或性骚扰这种不安全情境下的患者而言更为重要。对于严重的创伤患者，治疗的焦点应该是提供完全的支持，发展其安全感。特别强调地是，一定不能逾越这个阶段。在稳定化阶段，需要关注的问题有：①与患者沟通障碍与治疗的信息（特别提醒患者过早暴露创伤的危险）；②提供安全感（治疗关系）；③给予患者控制感；④鼓励患者寻找资源；⑤治疗师的风格更需主动，以支持性治疗为主；⑥识别和处理移情；⑦识别和处理反移情；⑧激活内部资源提高情绪调节能力；⑨处理抑郁；⑩促进自我保护；⑪发展心智化能力；⑫防止替代创伤。

创伤处理阶段旨在通过创伤记忆的处理恢复患者表征创伤经验的能力，并把病理性重现的侵入性记忆碎片转化成连续性记忆表征，把分裂和扭曲的自体表征与客体表征转化成对自体和重要他人的现实表征，培养现实检验力和现实感。在此阶段的一个重要技术是"屏幕技术"，这种技术需要一个环境，治疗师和患者并排坐在一起，看着痛苦的童年就像看一个老电影的场景。因为严重PTSD患者会被创伤记忆所吓倒，所以只能在"彼时彼地"对创伤经历进行小剂量的情绪加工。重复观察场景和治疗师的共情给患者一个空间，能够一步一步地把碎片化的创伤记忆形成一个连续性的象征性表征，并慢慢整合。一般而言，对创伤的处理从最近的创伤开始，逐步过渡到童年创伤。此阶段治疗师需要特别谨慎，要确保治疗关系是稳定和安全的，患者的日常生活功能是完好的（没有抑郁症或物质滥用等），创伤记忆是清楚的，患者的情绪调节技术已经掌握等，只要以上这些没有满足，创伤处理就要延后以免再次伤害患者，对于有解离症状的患者尤其需要小心，因为即将到来的创伤记忆是无法控制的洪水。在此阶段的另一个重要技术是"内部儿童"技术，此技术指治疗师与患者的成人自我结成治疗联盟，用于治疗内部受到创伤的儿童，鼓励患者想象创伤发生时他需要父母什么样的支持和安慰，这样患者的成人自我能够涵容内部儿童的创伤，并提供矫正性情绪体验。这种技术通过自我重塑修正患者的自我表征。

重新整合阶段是指在创伤记忆经过处理之后患者所必须面对的各种冲突。在此阶段，解释干预会更多，移情解释也会大量使用。

五、注意事项

在治疗的过程中，会在不同阶段应用不同的治疗技术，针对不同的创伤群体，治疗中所应用的技术也并不完全相同。在整合被分裂开来的创伤经验过程中，必须衡量患者个人的能力，随时小心调整，治疗师必须涵容创伤者自我的投射，直到患者准备好重新整合它。基于上述内容，动力性心理治疗治疗PTSD务求在两端取得平衡，一方面以旁观及疏离的姿态使患者能够克制悲痛的回忆，另一方面同时以温和的立场给予鼓励，帮助患者重建关于创伤的完整图像。

六、问题与展望

尽管在临床中得到很多应用，但在循证医学时代，动力性心理治疗所遭受的最大诟病就是缺乏经过严格检验的临床证据，所以，国际性组织的指南不会推荐动力性心理治疗用于PTSD的治疗，而会推荐有更多实证证据的CBT和EMDR。

然而，在针对复杂PTSD治疗时，需要非常小心谨慎。现有CBT和EMDR的研究证据发现，治疗中的退出率很高（20%～25%），而临床观察发现有严重共病性的PTSD患者，在没有稳定化和提高自我功能的前期工作的基础上进行治疗，情况会更加恶化。有研究表明，治疗简单PTSD，暴露疗法、CBT和EMDR的效果甚至会优于动力性心理治疗，而复杂PTSD的治疗，动力性心理治疗似乎更加适用。

（西英俊）

参 考 文 献

[1] Ehlers A，Grey N，Wild J，et al. Implementation of cognitive therapy for PTSD in routine clinical care: effectiveness and moderators of outcome in a consecutive sample. Behav Res Ther，2013，51（11）：742-752.

[2] Benjet C，Bromet E，Karam EG，et al. The epidemiology of traumatic event exposure worldwide: results from the World Mental Health Survey Consortium. Psychol Med，2016，46（2）：327-343.

[3] Scheeringa M S，Weems C F，Cohen J A，et al. Trauma-focused cognitive-behavioral therapy for posttraumatic stress disorder in three-through six year-old children: a randomized clinical trial. Journal of Child Psychology and Psychiatry，2011，52（8）：853-860.

[4] Shapiro F. EMDR therapy: An overview of current and future research. Revue Européenne de Psychologie Appliquée/European Review of Applied Psychology，2012.

[5] Hoge CW，Yehuda R，Castro CA，et al. Unintended consequences of changing the definition of posttraumatic stress disorder in DSM-5: critique and call for action. JAMA Psychiatry，2016，73（7）：750-752.

[6] Smoller JW. The genetics of stressrelated disorders: PTSD，depression，and anxiety disorders. Neuropsychopharmacology，2016，41（1）：297-319.

[7] Judith A. Cohen, Anthony P. Mannarino, Esther Deblinger. 心理创伤与复原——儿童与青少年心理创伤的认知行为疗法. 耿文秀, 译. 上海: 华东师范大学出版社, 2009.

[8] Anke Ehlers, David M. Clark. A cognitive model of posttraumatic stress disorder. Behav Res Ther, 2000, 38(4): 319-345.

[9] Lee DJ, Schnitzlein CW, Wolf JP, et al. Psychotherapy versus pharmacotherapy for posttraumatic stress disorder: systemic review and meta-analyses to determine first-line treatments. Depress Anxiety, 2016, 33(9): 792-806.

[10] Shalev AY, Ankri Y, Gilad M, et al. Long-term outcome of early interventions to prevent posttraumatic stress disorder. J Clin Psychiatry 2016, 77(5): e580-e587.

[11] Metcalf O, Varker T, Forbes D, et al. Efficacy of fifteen emerging interventions for the treatment of posttraumatic stress disorder: a systematic review. J Trauma Stress, 2016, 29(1): 88-92.

[12] Xi Y, Chen R, Yan F, et al. Low post-traumatic stress disorder rate in Chinese in Beijing, China. Asian Journal of Psychiatry, 2017, 30: 79-83.

[13] Solomon R.G., & Shapiro F. EMDR and the adaptive information processing model. Journal of EMDR Practice and Research, 2008, 2(4): 315-325.

[14] Engelhard IM, van den Hout MA, Janssen WC, et al. Eye movements reduce vividness and emotionality of images about "flashforwards". Behaviour Research and Therapy, 2010, 48(5): 442-447.

[15] 李占江. 临床心理学. 北京: 人民卫生出版社, 2014.

第十二章 分离（转换）障碍

分离（转换）障碍[dissociative（conversion）disorders]，又称为分离障碍，旧时称为"癔症／歇斯底里症"。自从 ICD-10 使用以后，"癔症／歇斯底里症"的概念已经逐渐被废弃，代之以分离（转换）障碍。使用"分离"一词将过去称为癔症的分离和转换障碍归在一起的主要原因是罹患各种分离和转换障碍的患者常具有数种相同的特征。分离（转换）障碍在不同诊断系统当中，疾病亚型分类存在一些差异。表 12-1 列举出在 DSM-Ⅳ-TR、DSM-5 及 ICD-10 诊断系统中分离（转换）障碍的不同亚型。目前国内临床使用 ICD-10 诊断系统，故本章节采用 ICD-10 诊断标准进行分类介绍。

分离（转换）障碍是一类由精神因素作用于易感个体引起的精神障碍。一部分患者表现为分离性症状，另一部分患者表现为转换症状，即各种形式的躯体症状，其症状和体征不符合神经系统的生理解剖特点，缺乏相应的器质性损害的病理基础。这些症状被认为是患者无法解决的内心冲突和愿望的象征性转换。

分离症状表现为精神症状，是指主观上感到麻木，与外部世界脱离、对周围环境的觉察能力降低（感到茫然）、记忆成为片段或缺损、现实解体和人格解体。转换症状表现为躯体症状，通常不能反映可理解的生理或病理机制。他们常常具有高度的暗示性，其症状可针对其他人尤其是医生的评论而发生巨大的变化。有些措施会"强化"症状，如给行走困难的患者提供轮椅。

表 12-1 不同诊断系统中分离（转换）障碍的不同亚型

DSM-Ⅳ-TR	DSM-5	ICD-10
分离障碍	分离障碍	分离性遗忘
分离性遗忘	分离性遗忘症	分离性漫游
分离性漫游症	（是否伴分离性漫游）	多重人格障碍（分离性身份障碍）
分离性身份障碍	分离性身份障碍	出神与附体
人格解体障碍	人格解体／现实解体	分离性木僵
未定型分离性障碍	其他特定的分离障碍	混合型分离（转换）障碍
相关障碍		其他分离（转换）障碍
分离性出神		Ganser 综合征
急性应激障碍		
转换障碍（属于躯体形式障碍疾病分类亚型中）	转换障碍（功能性神经症状障碍）（属于躯体症状及相关障碍疾病分类亚型中）	分离性运动障碍
伴有运动症状或缺损	伴无力或麻痹	分离性抽搐
伴有感觉症状或缺损	伴不正常运动	分离性感觉缺失
伴有痉挛或抽搐	伴吞咽症状	
伴有混合性表现	伴言语症状	
	伴癫痫样发作或抽搐	
	伴麻痹或感觉丧失	
	伴特殊的感觉症状	
	伴混合性症状	

第一节　分离(转换)障碍临床表现与治疗

一、分离(转换)障碍临床表现

(一)分离性遗忘

表现为突然出现不能回忆自己重要的事情，特点是记忆的丧失是片段性的，记忆丧失的时间长度不等，丧失的记忆内容一般是创伤或应激性质的。这种遗忘不是由器质性原因所致，也不能用一般的健忘或疲劳加以解释，因此必须与有医学原因的遗忘进行鉴别。

(二)分离性漫游

指患者在觉醒状态下突然从家中或工作场所出走，往往离开的是一个不能耐受的环境，进行无计划、无目的的漫游。此时患者意识范围缩小，但能进行日常的基本生活和简单的社交接触。有的患者忘掉了自己既往的经历，以新的身份出现。漫游可持续几十分钟到几天，有的可以更持久。这种发作突发突止，清醒后患者对病中的经历不能完全回忆。

(三)分离性木僵

患者的行为符合木僵的标准，检查也不能发现躯体疾病的证据。通常发生在一定的生活事件之后，患者在相当长的时间内保持一个固定的姿势不动，对外界的刺激完全或几乎没有反应，完全或几乎没有言语及自发的有目的的运动。但患者的肌张力、呼吸运动均存在，有时可有睁眼及眼球的协调运动。患者能够察觉到周围的环境。

(四)出神与附体

本症表现为暂时性的同时丧失个人身份感和对周围环境的完全意识。患者的意识范围明显缩小，注意和意识仅局限于或集中在密切接触的环境的一二个方面，只对环境中的个别刺激有反应。常有局限且重复的一系列运动、姿势、发音。此种情况不能被患者的文化或宗教背景接受为正常，从而导致临床上显著的痛苦或功能缺损。如果在发作期间患者的身份被鬼、神、或死亡之人所代替，新身份控制了患者的行为，则被称为分离性附体障碍。发作过后患者对过程全部或部分遗忘。

(五)分离性运动障碍

表现为一个或几个肢体的全部或部分运动能力丧失。常见的形式有肢体瘫痪、肢体震颤抽动或肌阵挛、起立或行走不能、缄默症、失音症、协调或平衡功能受损、吞咽困难、尿潴留等，检查不能发现神经系统损害的证据或损害与症状表现不符。瘫痪可为部分性的，即运动减弱或运动缓慢；也可为完全性的。共济失调可为各种形式和不同程度，尤以双腿多见，引起离奇的姿势或不借扶助站立不能。也可有一个或多个肢端或全身的夸张震颤。

(六)分离性抽搐

分离性抽搐(假性癫痫发作)是一种类似于癫痫发作的状态，但没有癫痫的临床特征和脑电生理改变，咬伤舌头、严重摔伤、大小便失禁等表现在分离性抽搐中很罕见，也不存在意识丧失，而代之以木僵或出神状态。发作前常有明显心理事件为诱因，抽搐发作无规律性，没有强直及阵挛期，常为腕关节，掌指关节屈曲，指骨间关节伸直，拇指内收，下肢伸直或全身僵硬，呼吸阵发性加快，脸色略潮红，发作时瞳孔大小正常；角膜反射存在，有时甚至更敏感，发作后期肢体不松弛。受暗示后抽搐可暂停，一般发作可持续数分钟或数小时之久。

(七)分离性感觉障碍

可表现为局部或全身皮肤感觉麻木、缺失、过敏或异常，患者感觉障碍区域的边界与神经解剖不符，它更接近患者关于躯体功能的概念。此种感觉障碍也不能用神经系统疾病进行解释。感觉丧失的患者还可伴感觉异常的主诉。其他特殊感觉障碍，还包括幻觉、视觉或听觉障碍。转换障碍的幻觉症状与精神病性的幻觉症状在诸多方面存在差异。典型的转换障碍幻觉不伴有其他精神症状。患者往往对幻觉有自知力，认为其不是"真实的"。转换障碍的幻觉经常涉及多种维度，而精神病性障碍的幻觉一般只有一种维度(最常见的是听觉，其次是触觉)。视觉障碍多表现为丧失视觉敏锐性、整个视野模糊或同心性视野缩小、单眼复视、弱视、"管状视野"或完全失明。常突然发生，也可经治疗突然恢复正常。患者虽有视觉丧失的主诉，却常惊人地保留着整个活动能力与运动表现。视觉诱发电位检查正常。听觉障碍多表现为突然听力丧失，电测听和听诱发电位检查正常，也没有声带、舌、喉部肌肉麻痹，咳嗽时发音正常，还能轻声耳语。"癔症球"是主观上有某种说不清楚的东西或团块在咽底部环状软骨水平处，引起胀满、受压或阻塞等不适感。相关医学检查不能发现与症状相匹配的器质性异常。

（八）混合型分离（转换）障碍

指上述各种形式的分离（转换）障碍的混合形式。

（九）其他分离（转换）障碍

1. Ganser 综合征 为分离（转换）障碍的特殊类型，是一种非常罕见的情况。这一综合征首先被 Ganser（1898）用于描述被拘禁的因犯中出现的一组现象，但并非仅限于他们。这种综合征具有四个特点：对于智能测定的问题给予"近似回答"、心因性躯体症状、幻觉以及明显的意识混浊。"近似回答"一词是指对（简单）问题给出明显错误的答案，但又显然与正确答案有关，提示知道正确答案。例如当问到 $2 + 2 = ?$，患者回答 5。此综合征常伴有其他几种分离性症状，其发生背景提示有心理原因存在。

2. 多重人格障碍 又称分离性身份障碍，表现为同一个体具有两种或更多完全不同的人格，但在某一时间，只有其中之一明显。每种人格都是完整的，有自己的记忆、行为、偏好，有相对持久的感知模式及对环境和自身的观念，可以与单一的病前人格完全对立。相对常见的形式是双重人格，通常其中一种占优势，但两种人格都不进入另一方的记忆，几乎意识不到另一方的存在。从一种人格向另一种的转变，开始时通常很突然，与创伤性事件密切相关；其后，一般仅在遇到巨大的或应激性事件、接受放松、催眠或发泄等治疗时，才发生转换。

二、分离（转换）障碍的治疗原则

分离（转换）障碍的症状是功能性的，因此心理治疗占有重要的地位。治疗中，注意以下几点：①建立良好的治疗关系，给予适当的保证。②辅助检查及实验室检查尽快完成，需进行必要的检查，以明确患者有无器质性损害。③以消除症状为主。主要采用个别心理治疗，包括动力性心理治疗、暗示治疗、催眠治疗、认知行为治疗

等，其他治疗还包括药物治疗及物理治疗。

（一）心理治疗

几乎适用于所有分离（转换）障碍患者。在建立良好治疗关系的基础上了解和理解患者的个人成长史、家庭关系、人格特征、社会环境状况、重大生活事件等，共情患者的情绪，给予一定的支持，和患者共同探索其患病的原因与过程。治疗中让患者表达、疏泄内心的痛苦、积怨和愤懑。治疗师要倾听，并稍加引导。切忌一味挖掘患者的童年创伤而不予以相应的共情和支持，造成对患者的二次伤害。

1. 动力性心理治疗 对分离性身份障碍患者，主要运用动力性心理治疗。目的在于帮助患者将不同的身份整合为一个牢固的自己。一旦患者信任治疗师，他们会有不同的身份进入治疗。这样一来，可以了解每种身份的特点和各自所关心的内容。通常，各个身份之间相互存在冲突，这些冲突在治疗过程中可被修通。所有身份的重新整合可以突然出现或逐步形成。一旦其整合后的身份保持稳定，患者便可以结束治疗。对于分离（转换）障碍的其他类型，同样可以使用动力性心理治疗，通过探究症状的潜在心理症结和患者的无意识动机，了解人格结构和童年经历，建立心理动力学模式，从而进行修通，最终使症状缓解。

2. 暗示治疗（suggestive therapy） 是治疗分离（转换）障碍的经典方法，可用于急性发作而暗示性又高的患者。在治疗开始时向患者简单解释其疾病是一种短暂的神经功能障碍，通过即将实施的治疗即可逐渐恢复甚至痊愈。针对运动和感觉障碍的患者，可以使用10%葡萄糖酸钙静脉注射或用感应电刺激患病部位，同时配合言语暗示进行治疗，使患者相信在治疗的帮助下，失去的功能正在恢复或已经完全恢复，并进一步鼓励患者进行相应的功能活动。

3. 催眠治疗（Hypnosis therapy） 催眠有助于触及在其他情况下难以企及的记忆和身份的信息。治疗开始前先进行催眠感受性检验，检验的方法有多种，可选择其中1～2种以确定患者是否适于语言催眠，例如让患者双足并立，背向治疗师，头部后仰，治疗师以手托其枕部，然后告诉患者，手拿开后，他应会向后跌倒。如果患者在治疗师的手拿开后立即向后倾倒，即表示患者具有

一定催眠感受性，可选用语言催眠。如果患者催眠感受性不强，或治疗师对语言催眠缺乏经验，则可选用镇静催眠药物如 2.5% 硫喷妥钠、异戊巴比妥钠或劳拉西泮缓慢静脉注射，使患者进入轻度意识模糊状态，然后按上述觉醒时暗示的方法，用语言进行暗示或配合电刺激、按摩、被动运动等方式进行暗示。催眠治疗除用于增强暗示感受性，消除转换症状外，尚可用于治疗分离性遗忘症、多重人格障碍、缄默症、分离性木僵患者。在催眠状态下，可使被遗忘的创伤性体验重现，受到压抑的情绪获得释放，患者需要接受心理治疗来帮助其将这些记忆和相关影响整合到意识之中，从而达到消除症状的目的。

4. 认知行为治疗 认知行为治疗是目前具有研究证据较多的心理治疗方法。对于分离（转换）障碍的患者，认知行为治疗不仅努力寻找是什么事件导致了分离（转换）障碍患者的思维、情绪和行为问题，协助患者克服认知盲点、模糊知觉、自我欺骗、不正确判断及改变其扭曲认知或不合逻辑的思考方式，并且通过一系列的训练改变患者适应不良的行为方式，如系统脱敏治疗，指导患者学习与当前问题直接有关的具体解决问题的技能。这种治疗方法用于存在非常明确的诱发因素并且患者理解诱发因素与目前症状存在关联的患者更为合适。

（二）药物治疗

目前尚无治疗分离（转换）障碍的特效药物，主要采用对症治疗。临床中发现分离（转换）障碍患者常有焦虑、抑郁、失眠、疼痛等症状。药物治疗可针对这些症状进行治疗，从而改善患者的情绪，减轻患者的躯体不适感。SSRIs 可用于改善情绪，BZD 类药物可减轻焦虑及改善睡眠。如果合并精神病性症状，可采用抗精神病药物治疗。但药物的剂量应以中、小剂量为宜，疗程也不应过长。

（三）物理治疗

针刺或电兴奋治疗对分离转换性感觉和运动障碍如瘫痪、耳聋、失明、失音或肢体抽动等功能障碍，都可有良好效果；但应注意配合语言暗示进行。处于分离性木僵状态的患者，强刺激的针刺或电兴奋治疗，可促使患者意识状态恢复正常。

（仇剑崟）

第二节　催眠和暗示治疗

一、理论

（一）催眠治疗

所谓催眠，是指催眠师诱导受试者进入一种特殊的意识状态的技术。这种类似睡眠的特殊意识状态被称为催眠状态。在催眠状态中，被试者可以随着催眠师的指令产生感觉缺失或感觉增强；产生幻觉或视物不见、充耳不闻的负性幻觉；甚至去从事某种并非自己愿意或对自己有害的活动。催眠治疗是指利用催眠的方法使患者的意识范围变得极度狭窄，借助催眠师的暗示性语言，以消除或减轻病理心理和躯体障碍的一种心理治疗方法。

催眠现象长久以来被蒙上了一层神秘色彩，但人们对它的研究却始终没有停止。治疗历史上的重要人物之一是奥地利治疗师弗朗兹·安东·麦斯默（Franz Anton Mesmer，1734—1851），他认为整个宇宙充满了带磁性的液体，人生病就是因为体内这种磁力分配不均衡，而治疗方法就是用含铁的用具使之平衡，即磁治疗。之后，英国治疗师詹姆斯·布雷德（James Braid，1795—1860）首次提出"催眠"一词，认为催眠的发生源于眼睛长时间凝视某物体后出现的视神经疲劳，从而引起不自然的睡眠状态，他开始了用实验方法研究催眠，促进了人们对催眠的接受，对催眠的研究转到了生理学和心理学层面。而著名的神经病学家让-马丁·沙可（Jean-Martin Charcot，1825—1893）则认为，催眠是一种病理状态，是一种实验性的神经症，与癔症的发病过程类似。

到 20 世纪初，精神分析学的鼻祖弗洛伊德给埃米·冯·N 夫人进行了治疗，这个病例具有十分重要的意义，因为在这个癔症病例中，弗洛伊德第一次想通过催眠来达到宣泄的目的。这可以看作是精神分析在治疗理论上的第一个假设，即：当我们能使患者把激发癔症症状的事件及其所伴发的情感清楚地回忆起来，并尽可能详细地描述这个事件，而且能用言语表述这种情感时，则癔症症状就会立刻和永久地消失。不带情感的回忆则几乎不产生这种效果。弗洛伊德在一开始就把处理情感放在了重要的位置上。他认为,创伤性事件必定伴发有相应的创伤性情感,宣泄并不是单纯的记忆再现,而必须要包括与其相伴发的创伤性情感才会有效。

在现代催眠治疗中影响力最大的人物是艾里克森(Milton H. Erickson,1901—1980)。艾里克森式催眠方式与其他催眠方式相比,在催眠关系方面有很大不同。传统的催眠方式中,催眠关系往往是权威式(更强调治疗师,关系是不对称的,催眠师控制一个被动的人,其权力在催眠中占主要作用)或标准化式(更强调患者,催眠师不那么重要,患者的催眠感受性程度很重要,催眠感受性高的患者将接受标准化的、结构化的沟通)。艾里克森式催眠方式则更强调催眠师和患者之间的合作关系及交流。它有很多技术促进这种催眠关系,并且认为如果催眠关系好,理论上每个患者都是可催眠的。催眠感受性是良好催眠关系的体现。

(二)暗示治疗

所谓暗示,是指个体处于某种特定的环境及情绪背景下,对外界的影响或观念无条件的接受。暗示治疗是指将言语或非言语的信息以不明显的方式传递给患者,使之无意中受到这些信息的影响,不加主观意志地做出改变,以消除某种症状或加强某种治疗效果的心理治疗方法。正常人均可接受暗示,但不是每一个人都具有高度的暗示性,接受暗示的能力因人而异。只有易接受暗示的人,应用暗示治疗才能起到治疗作用。患者接受治疗师的暗示过程,就是内心的逻辑活动过程,结果改变了原有的病态感觉和不良认知,达到治病的目的。运用暗示治疗有直接和间接两种方式。直接暗示治疗主要是指言语暗示,即通过语言的形式,将暗示的信息传达给被催眠者,从而产生影响作用。间接暗示治疗则是借助于某种刺激或仪器检查的配合,再结合治疗师语言强化来进行的暗示治疗,可以分为:操作暗示(通过对患者的躯体检查或使用某些仪器,或实施一定的虚拟的简单手术)、药物暗示(让患者结合使用某些药物)、环境暗示(使患者置身于某些设置的特殊环境)等。

暗示治疗与催眠治疗有着非常密切的关系,在某种意义上,催眠是暗示的一种形式,即不是在清醒状态下,而是在催眠状态下对患者进行的暗示。临床上两者往往结合使用。催眠和暗示治疗的主要适应证为神经症和某些心身疾病,分离(转换)障碍是催眠和暗示治疗的适应证。对各种形式的发作,有时可起到立竿见影的效果。古代人就掌握了如何应用暗示来治疗该类症状,虽然当时还不能给予科学的解释,为其蒙上了一层迷信和神奇的色彩,但是作为治疗疾病的一种方法,已经为人们所接受。现在,关于分离(转换)障碍的病因学研究认为,这些患者人格特点多表现为喜夸张,富于幻想性,感情用事和自我中心等,并且具有高度的暗示性,很容易受别人的语言、态度、行为和观念的影响。因此,患者的症状与暗示有密切关系,各种躯体不适都可以成为自我暗示的基础。他们可因暗示而发病,往往也可因接受暗示而治愈。催眠及暗示心理治疗的原则大致相同,皆需要治疗师对患者给予权威性的说明和解释,让患者对疾病的原因、性质和转归有所了解,加上治疗师的鼓励和指导,增强患者治愈的信心,从而解除焦虑恐惧的心理状态。如果治疗师取得了患者的充分信任,催眠暗示就很容易发生,且十分显著。如果对治疗师不信任,甚至反感,那就会变得难以接受暗示。治疗师对于患者要有关切的态度,但也不要过于紧张或过分关心,以免给患者造成不良暗示。

二、方法

(一)治疗目标

1. **激活想象** 视觉的、听觉的和身体感觉的想象可以引发意识上的运动、感觉和情感过程,这些过程与外界的刺激相对应,使得这些刺激在治疗环境中经过大脑的加工(开通思维渠道、分离、联想等)变得更加容易。

2. **改变生理过程** 暗示、恍惚状态和被激活的想象可以改变肌肉组织、血液循环和神经系统的功能,甚至对免疫系统和内分泌系统产生影响。

3. **改变感觉和时间观念** 人们对疼痛的强度和持续时间的感觉可以是不同的。催眠师可以在恍惚状态下针对患者对疼痛的强度和持续时间的感觉进行暗示,可以使其感到疼痛但不那么难以忍受。

4. **开发利用资源** 因为患者对于某些事物

的片面的评价,使得一定的生活经验被隔离了,通过退行可以使这些经验在处理问题时重新被利用,使问题和经验重新结合起来。

5. 促进和激发寻找过程　创造性的思维能让人突破习惯性的感觉、情感和思维的框架,找到解决问题的方法。恍惚状态会令创造性思维的出现变得容易。

6. 打破习惯性的模式　思维、感觉和行动的习惯应该在关键的地方被打破。

7. 去联结和联结　一些有害的经验细节(例如,一个话语的强度)可以被削弱,一些缺乏的经验可以通过联想(第三者的话语和思想)被补充。

8. 转移(重新评价)　人对经验的主观释义可以被赋予新的功能,使它对患者变得有意义。

(二)治疗原则

1. 利用　被催眠者的所有个人特点,如归因方式、与人冲突的互动模式,包括症状和阻抗,都可以为催眠师用来引出变化。

2. 去固定(稳定)化　打破患者已固定、僵化的模式,让患者的思想能够重新变得灵活,从而找出解决问题的方法,至少使接受暗示变得更加容易。

3. 不经意性　为了避免阻抗,有很多交流办法可以用来把要传递的信息间接地告诉被催眠者。比如插入关键词技术、暗示、位置的代理人、否定之否定、跟和领的技术。

4. 阶梯式小变化原则　即把大目标换成一系列小目标,在不被催眠者注意的小地方进行干预,在没有准备的情况下对方却被影响了。虽然是小地方,但患者的固定模式还是被打破了,重新结构化了。很多小的量变之后会产生质变。

5. 保护无意识　恍惚状态下无意识加工的内容,或者在此状态下找到的解决办法,也可能是被催眠者意识层面不能接受的或者不符合日常生活中的合理性的,往往被意识视为荒唐、不合理的,但它有创造性。这时一个暂时的或者部分的失忆就非常有用,通过引开注意力、内容的嵌套、失忆的暗示来完成无意识的保护,直到个体意识能接受。

(三)治疗过程

治疗前,要向患者说明治疗的性质和要求,把治疗目的和步骤讲清楚,以取得患者的同意和充分合作。也应向患者的亲属或同事说明,取得他们的配合,否则可能因他们不恰当的暗示使治疗失败。治疗应有一个安静的环境,与治疗无关的人员应离开治疗室,以免因环境杂乱或人们的惊慌态度或过度关注而增加治疗的困难。要认真详细询问病史,充分了解患者的心理状态,消除那些可能引起患者对催眠暗示治疗产生阻抗作用的不利因素。鼓励患者对于治疗的信心,激发患者的治疗动机。进行言语暗示的同时,可以针对患者的具体症状采取相应的药物、针刺、注射和理疗等辅助医疗措施,这些措施都不具有特异性。其目的也是加强治疗的效果。

1. 催眠治疗　进行催眠治疗前要测试患者的催眠感受性程度,这是预测患者能否进入催眠状态的关键。测试催眠感受性的方法大致有对嗅觉灵敏度的测查、对平衡功能的测查、对记忆力的测查和对视觉分辨力的测查等几种,然后对测试的项目进行量化,分数越高,被催眠的可能性越大。治疗时,房内光线要暗淡,温度适中,被催眠者选择舒适的体位(坐卧均可)调整呼吸,放松全身肌肉。

诱导患者深入催眠状态有很多种方法,常用的是凝视法,是让被催眠者聚精会神地凝视近前方的某一物体(一光点或一根棒等),数分钟后,催眠师使用单调的暗示性语言开始进行暗示。"你的眼睛开始疲倦了……你已睁不开眼了,闭上眼吧……你的手、腿也开始放松了……全身都已放松了,眼皮发沉,头脑也开始模糊了……你更放松……更舒服……"。如患者催眠感受性高,则很快进入催眠状态;如患者的眼睛未闭合,应重新暗示,并把凝视物靠近患者的眼睛以加强暗示,使两眼眼皮变得沉重。也可以采用言语暗示加听觉刺激(节拍法),让患者闭目放松,注意倾听节拍器的单调声或水滴声,几分钟后,再给予类似于上述的言语暗示,同时还可以加上数数,如"一、一股舒服的暖流流遍你全身……二、你的头脑模糊了……三、你越来越放松了……四……五……"将暗示施加于皮肤也可以起到深化催眠程度的作用,催眠师首先在患者面前把手洗净、擦干和烤热,然后嘱咐患者闭目放松,用手略微接触患者皮肤表面,从额部、两颊到双手,按同一方向反复地、缓慢地、均匀地慢慢移动,同时配以与上述类似的言语暗示。有时也可不用言语暗示，仅用诱导按摩。这种按摩还可采取不接触到患者皮肤的方法，只是靠双手的移动而引起温热空气波动，给皮肤温热感而达到诱导性催眠按摩的目的。

治疗过程应灵活，针对病症施行正确的暗示催眠引导语。例如，对分离性感觉障碍导致失明的患者，可以采用以下催眠暗示引导语，"你感到身体发热了……你的热气在体内上升了，热气上升到眼内时，那里的血管便能打通了……眼内的血管打通了，你的眼睛睁开，你发现双眼看东西慢慢变得清晰，你能看到东西了。"将患者导入催眠状态后，花 30 分钟时间让其反复接受指令、体验感觉。经过多次治疗后患者视力逐渐恢复。对于手套样或袜套样感觉缺失，用催眠暗示可以从一只手（或一只脚）转移到另一只手（或另一只脚）或使之消失。著名心理学家威廉·麦独孤（William McDougall, 1871—1938）曾经诊治了一名双腿麻木的士兵，心理学家向这位士兵施以催眠暗示："这种疾病可以逐渐消退，像脱袜子一样。"以后每天早上在催眠下在士兵腿上画一条线，告诉士兵麻木已消退至此界线，如此逐渐消退，数天后这位士兵的双腿就恢复了正常。

针对分离（转换）障碍的不同发作形式可以采用不同的治疗方法。如分离性抽搐或分离性运动障碍，如瘫痪，多采用针灸强刺激；分离性感觉障碍，如失明，可采用静脉注射葡萄糖酸钙治疗。上述各种治疗均是在语言暗示下发挥作用的。使用药物可以增强催眠效果，治疗时让患者躺在安静环境中，四肢放松，然后缓慢静脉注射 0.25%的阿米妥钠或硫喷妥钠，边注射边与患者谈话，或让患者数数，待患者言语缓慢，含糊不清时，即意味着进入催眠状态。此时治疗师可按拟定的治疗方案进行治疗，或诱导回忆往事，或让其尝试发音等。患者进入催眠状态后注射药物速度要减慢，以防其入睡。终止治疗时，可继续推注药物，让其进入睡眠，休息片刻，醒后一切恢复正常。在治疗瘫痪症状时，治疗师可用电刺激肌肉，同时以均匀有力的语调，用预先备好的暗示语句，如"你的肢体已通电，神经电流已逐渐畅通，肌肉开始逐渐有力"等，对患者进行积极的暗示，从而取得良好的治疗效果。

对于分离性遗忘患者，催眠有助于触及在其他情况下难以企及的记忆和身份的信息。大多数分离性遗忘患者在正式试验中都具有高度的可催眠性，这就使得我们可以轻而易举地利用一些催眠方法如返童记忆（年龄退行法）来进行治疗。在此过程中，患者将被催眠，并被引导着度过一段在失忆发生之前的时光，即让患者觉得那段时间恍如当世。然后，患者将在催眠状态下重新定向并再次经历那些发生在失忆期间的事情。催眠可以使此类患者暂时重新定向，从而触及那些在其他情况下被分离的记忆。假如被禁锢的记忆有创伤性内容，而这些记忆又被唤起时，那么患者可能会出现发泄现象（也就是说，表达强烈的情感），这样的话患者就需要接受心理治疗来帮助其将这些记忆和相关影响整合到意识之中。分屏技术（split screen）是一种可以将此类记忆整合到意识之中，并调节相应情感反应的方法。在这种方法中，患者在催眠状态下好像通过观看一个想象的电影或电视屏幕来重温创伤性事件。这种方法对那些在目前状态下不能重温创伤事件的患者常常有效，他们不能直面创伤或是由于创伤过程太过于烦重或因为缺乏足够的可催眠性从而不能进入催眠的年龄退行状态所致。分屏技术还可以被用来对记忆再现的心理和躯体方面进行分离。个体可以被诱导进入一种自我催眠状态，并被指引着使其身体处于一种漂浮性的舒适和安全状态。患者将被提醒到，无论其在屏幕上看见什么东西，其身体将会很安全和舒适。

2. **暗示治疗** 单纯的暗示治疗不需要进入催眠状态，通常结合某些辅助手段以提高疗效，常用葡萄糖酸钙静脉注射（或蒸馏水皮内注射）。在治疗开始之前，应首先取得患者的信任，然后告之要为他注射一种贵重但有特效的药物，只要配合，就一定能够获得治愈，勿告诉患者本人药物的名称（可告患者家属，并向他们解释和说明暗示治疗的重要性，嘱咐协助治疗）。随后将 10% 葡萄糖酸钙注射液 20ml 及 5% 葡萄糖 20ml 抽入 50ml 注射器中，然后边注射边关注患者的反应，询问是否有发热感，在患者感到身体发热时，可用坚定、温和的态度告之药物已在起治疗作用，该药有特效，并让患者体会一下病情肯定好转了，鼓励患者做相应的动作，如抬腿活动、发音、睁眼等动作。随之暗示症状在逐步减轻，同时肯定患者的进步，如此反复多次，如未治愈可再次进行。

三、问题与展望

催眠治疗更多是一种治疗技术，在许多心理治疗方法中都有所使用，如行为治疗、认知治疗、精神分析、家庭治疗等。其适应证广泛，除适用于常见的精神障碍之外，还适用于吸烟行为、酒精依赖和进食障碍等对生活习惯的控制、性障碍、疼痛、失眠、神经性皮炎、瘙痒等心身疾病。

尽管催眠治疗有着广泛的适用范围，但也有其局限性，催眠治疗不适用于精神分裂症、边缘型人格障碍者（因为治疗师和患者之间的确定的信任关系很难建立）、重性抑郁症患者（带有自杀倾向的严重抑郁，催眠有时会加重抑郁）。弗洛伊德也曾对催眠提出过批评，他认为催眠与治疗效果并没有因果关系；并非所有患者都能被催眠，因此没有广泛的应用性；他在催眠中发现了阻抗和移情两个现象，认为催眠实际上就是让患者更依赖治疗师，从而使治疗变得更加困难。在现代心理咨询和心理治疗中，催眠术受到"攻击"的另一个重要理由便是，患者没有发挥自身的努力，而是被动地接受外来的治疗。这样，就不能充分开发患者自身的心理潜力和增进患者主动改变的自信心。另外，被催眠者对催眠师的信任程度、被催眠者的催眠感受性、催眠师的专业素质与专业技能等因素也会对治疗能否取得成功起到很重要的作用。

（仇剑崟）

第三节　动力性心理治疗

一、理论

（一）动力性心理治疗的特点

动力性心理治疗发展至今已有100多年的历史，它与精神分析一样起源于弗洛伊德的学说，与精神分析理论密切相关。动力性心理治疗运用的理论基础包括：潜意识理论、冲突与客体关系心理学、自体心理学、移情与反移情及在治疗中的运用、心理防御机制理论及其运用（阻抗）、退

行、治疗联盟等。动力性心理治疗的焦点是患者过去的体验对现在的行为（认知、情感、幻想和行动）的影响，通过处理那些反复出现的、对个体造成困扰的认知模式、人际互动模式来发挥治疗作用。其治疗目标是理解在治疗关系中出现的患者的防御机制、移情反应。治疗师可运用治疗联盟、自由联想、防御和移情的解释等技术，定期、有规律地会面，从而达到治疗目标。一般治疗的时程约为数月至数年。

（二）对分离（转换）障碍的心理动力学理解

罹患分离（转换）障碍的女性在性心理发展过程中的两个阶段存在困难：在口欲期体验到母爱的剥夺，对母亲充满了失望，且这种失望还会影响之后的发展阶段。在性器阶段，俄狄浦斯冲突全面爆发，小女孩在面对不能像父亲一样拥有母亲这样的事实时达成了妥协。认识到生殖器差异带来的自恋伤害使得小女孩在俄狄浦斯期将力比多能量从母亲身上转移至父亲身上。

一些分离（转换）障碍患者不能进行这种转移，她们仍然持续潜意识地依恋着母亲。通过保持这种依恋，她们避免了由自己的不充分感带来的自恋性伤害。因此患者通过正性的、甚至理想化的依恋于母亲来防御对母亲的愤怒和失望。这种发展的最终结果是明显的异性恋女性继续将母亲看作是一个潜意识的（同性恋的）爱的客体。她在与男性的关系中缺少真实的投入，因为没人能与她潜意识依恋的母亲竞争。这些患者具有相对好的自我功能，但是，由于她们不能将对母亲的依恋转换为对父亲的俄狄浦斯依恋，她们因而缺少清晰连贯的性身份，因此她们的潜意识自体表象是不充分的。

其他的分离（转换）障碍患者能够进行这种转换，但之后她们不能让父亲离开。像小女孩一样，这样的女性常常将她们的父亲理想化，可能会将他作为唯一值得拥有的男人。这种强烈的依恋导致对母亲的竞争感和想要替代母亲的愿望。在治疗或分析过程中，许多分离（转换）障碍患者呈现出这种先前被压抑的幻想。如果她们认为她们的兄弟由于其男性性别而被父亲授予特殊的地位，那么她们也会对他们有深深的愤恨，并且会变得和男性拼命竞争。

在分离（转换）障碍患者身上常常会发现的

性高潮障碍也可能部分和患者的潜意识愿望有关，她们在潜意识中希望通过性行为来获得胜过男性的力量。或者，因为对父亲的俄狄浦斯依恋，所有的性都带有乱伦的含意。这些女性也会选择不合适的伴侣来进一步表达不愿放弃俄狄浦斯欲望。然而这些动力常常是潜藏的，只有经过仔细地评估后才会变得明显。而有些患者可能会对她们的父亲有意识的、公开的依恋。她们对父亲的意识体验可能带有生气的色彩，以此来防御她们潜藏的渴望。相似的，她们可能不知道自己对母亲的竞争感，在意识上她们是爱她们母亲的。从女性患者持续的三角关系模式可获得她们的心理动力证据，如她们常常会爱上已婚的男性；或从她们移情中缓慢出现的成长也可获得她们的心理动力证据，如对其他女性患者的强烈竞争感。这种动力是否会被压抑则取决于父亲对女儿的俄狄浦斯欲望的反应。如果他把这些情感看作是不可接受的，他会把这个态度传递给女儿，然后女儿会感觉到必须压抑这些情感。

对女性分离（转换）障碍患者的发展动力概况也相似地适用于男性患者。男性分离（转换）障碍患者也会体验到母爱的剥夺并会向父亲寻求哺育照顾。如果父亲是缺失的或情感上是不可得到的，那么小男孩就面临了两种选择：他可能会模仿母亲并发展出一个被动的、女性气质的身份，或（在缺少真实的男性角色模型时）他会模仿各种文化中过度男性气质的固定原型，以此来逃离女性气质带来的焦虑或抵消其变得像他的母亲的那种攻击性吸引力。男性患者变得像他的女性副本，在这个副本中他进入到性器期并紧密地依恋于他的母亲。当与他的父亲或其他成年男性比较时，他也体验到生殖器的不充分感。觉察到有更强大的生殖器所带来的自恋型伤害妨碍他进入竞争性的俄狄浦斯竞技场。他持续依恋于母亲并通过认同而变得被动和女性气质。他不会变成同性恋，但他的异性恋关系很大程度上与其努力消除生殖器不充分的疑虑有关。他一直对女性失望，因为她们没人能和他母亲媲美。一些具有分离（转换）障碍特质的男性会选择独身主义的生活方式，如成为神职人员，从而潜意识地对他们的母亲保持着坚定的忠诚。其他的男孩会通过沉溺于过度男性化的活动，如健身和强迫性引诱女性，来处理他们察觉到的生殖器不充分感。因而他们能确保自己是"真正的男人"，没有任何逊色的地方。

在讨论女性分离（转换）障碍时没有提到乱伦和儿童期的引诱终究是不全面的。弗洛伊德最初相信他的很多女性分离（转换）障碍患者是受到了她们的父亲的引诱，因为他常常听到他的患者报告这种情况。后来他确信许多这样的报告是根植于俄狄浦斯愿望的幻想。我们现在知道很多小女孩是现实的乱伦性关系的受害者，可能是他们的父亲、继父或其他男性亲戚。然而有些受乱伦侵害的女性事实上存有强烈的渴望受乱伦侵害的幻想。甚至从未受到父亲冒犯的女性可能仍然会有强烈的对父亲的意识或潜意识的性愿望。最后，有一个相对中间的观点，即发生色情意味的互动并不导致明显乱伦，但确实会鼓励这种幻想。

高水平的分离（转换）障碍患者更少可能存在明显的乱伦史，但可能与父亲间存在她认为的特殊的关系。患者常常会有这样的父亲：与妻子之间不开心并转而向患者寻求不能从婚姻中得到的满足。患者可能会接收到一个隐含的信息，即她必须永远保持对父亲的忠诚，以此把父亲从不幸福的婚姻中营救出来。当女儿显示出对其他男性的兴趣的时候，父亲会给出隐约的或甚至是明显的反对信号。在这种情景下，患者会发现她们自己被类似于乱伦的动力所包围。具有这种动力和家庭的患者发现她们不能放弃自己对父亲的依赖，也不能继续过自己的生活。

另外，弗洛伊德的压抑理论假设分离症状是遗忘在无意识中的内容被激活的结果。在压抑理论中，被压抑的信息被假定为按时间先后顺序不同层次排列，因而各个成分进入意识层面的机会不均等。被压抑的信息可能是一些散在的各不相同的经历、恐惧或愿望。压抑是对无法被外界接受的恐惧、愿望或其他活动性冲突的一种回应。被压抑的信息通常是经过伪装和分割的。因此，即使被压抑的信息进入意识层面，其真实含义也是被隐藏的。揭开被压抑的信息则常常需要通过强化的提问来反复回忆、心理治疗或伴后续解释的精神分析（也就是梦的解析）等方式进行。对压抑的经典心理治疗是解释，包括解决移情问题。

二、方法

动力性心理治疗的过程主要包括三个阶段：评估、治疗和结束阶段。评估阶段需要治疗师创造出安全的治疗氛围，动力性地聆听患者，从而判断患者是否合适进行动力性心理治疗，并对患者做出心理动力学诊断。在治疗阶段，治疗师需要与患者建立良好的治疗联盟，识别和利用移情和反移情，并对患者的防御机制和阻抗做出识别和解释。在这个过程中，对梦的分析是一个重要和有效的途径。在结束阶段，治疗师需要找到合适的结束时间，对治疗进行回顾，并在此阶段再次利用移情和反移情识别和处理此阶段特有的问题。

(一)技术原则

在表达性治疗中有一条重要原则就是：在试图解释患者潜在的内容之前先处理阻抗。对于分离(转换)障碍患者，这条公理意味着必须先处理她们的认知模式，因为患者的防御模式与此紧紧捆绑在一起。分离(转换)障碍患者常常是带着一个潜意识期望开始治疗的，这个期望就是：没有患者内心世界的细节信息治疗师就应该能够直觉地、无需语言地、全面地理解她们。治疗师需要面对患者的这种期望，必须实事求是地让患者知道，患者详细地描述她们自己的内心体验是让治疗师理解患者的唯一方式。因而最初的方式是引导患者提供尽可能多的细节信息。

一旦治疗师建立了对细节的需求，患者就可能要为依从性这个问题做斗争了。分离(转换)障碍患者不习惯于思考这些，治疗师可以预料到患者常会以"我不知道"来反应。对于治疗过程中的这一点，治疗师可以用一些评论来温和地鼓励患者，如"我们不要接受这个'不知道'，让我们看看当你思考它时你的脑海中出现了什么。"一遍又一遍地这样做，治疗师必须帮助患者学会怎样进行思考，而不是简单地报告印象中的感受。治疗师可以让患者注意到其想法的模糊性，并向患者解释其不想全面认识某些想法或感受的防御性原因。

分离(转换)障碍患者的内心体验就像风中的叶子，常受到强烈的情感状态的击打。将两个感受连接起来的某些想法可能会被完全压抑。在鼓励患者去详细反思和关注其内在世界和外部现实的过程中，治疗师帮助患者去追忆两个感受之间的意念性连接。这个过程也要教会患者去更深、更真实地感受。表面的和浅显的感受是防御更困扰、更深的情感体验。随着患者对这些更深的情感状态的容忍性增高，其对细节的关注能力也会增加。

当分离(转换)障碍患者能识别出她们的感受、态度和意念状态，她们在与环境的主动互动中会发展出更好的自体感，这种自体是一个有功能的结构而不是被动的环境受害者。患者常常体验到生动的视觉形象和幻想，但她们不能将其转换成词汇，除非在这个过程中得到治疗师的帮助。因而，治疗师需要帮助患者识别出她们想要的东西和感受到的东西。患者也认识到具有某些想法或感受并不是一件危险的事情。

当威胁性的想法和感受出现时，分离(转换)障碍患者会频繁地表达想知道治疗师全部生活的愿望。她们具有高度暗示性，如果治疗师分享许多自己的生活和信念，那么患者会快速地采用相似的特质，以此取悦治疗师，患者因而也可以避免触及自己的感受和信念。治疗分离(转换)障碍患者的一个主要原则是挫败而不是去满足患者想了解治疗师个人信息的愿望。满足这种愿望是没有底的。想了解治疗师个人信息的愿望可以被解释为患者想回避自我暴露相关的焦虑而采用的一种防御性策略。治疗师也应该避免给予患者建议，她们需要认识到她们自己拥有相当的资源并可以用这些资源去解决她们的问题。

接受长程治疗的患者会发现，修正她们的认知模式的过程也会导致她们的客体关系的修正。当患者开始更多关注自己和他人人际互动中的细节时，她们也就发展了新的感知人际关系的模式。不再一味地将自己看作是他人的受害者，取而代之的是，她们理解到在持续某种模式中她们扮演了主动的角色。她们开始有能力比较人际状况中的现实因素和叠加于外部状况中的内在模式。最终，"被动的孩子"这个分离(转换)障碍患者典型的自体表象被一种具有活力和性的特质的、更成熟的自体表象所取代。然而，这种转换也许要历经数年，因为患者会不断地将丢弃原有的认知模式体验为对基本身份感的一种威胁。

(二) 处理色情移情

术语色情移情也可称作移情性爱。它指患者对其治疗师体验到的温柔的、色情性的感受的某种混合，也是正性移情的一部分。分离(转换)障碍患者的色情移情通常是逐步发展的，并且带有相当的羞耻和困窘色彩。对治疗师的性渴望常常被患者体验为自我失谐的，而且患者知道满足这些愿望是不恰当的。

色情移情被描述为既是"金矿"又是"雷区"。其"金矿"方面是指：它是患者的过去关系在当前移情关系中的鲜活再现。这样的患者向治疗师呈现出其治疗之外的类似关系中的某些东西。患者在一个安全的、不被剥削和虐待的关系中发展出的有关性和爱的问题可被检验和理解。去挖掘金子而不被雷区破坏需要治疗师遵守四条技术准则。

1. 检视反移情感受　对患者的色情移情感受治疗师会产生反移情反应，它包含两个层面的理解。狭义的来说，它是治疗师过去关系的再激活；广义来说，它是对患者投射的东西的认同；或者是两者的混合。患者可以代表着治疗师过去的一个被禁止的、但有性唤起的客体，但也可将治疗师对患者的性愿望联系到患者俄狄浦斯期的父母现实的乱伦愿望。因而，对治疗师来说，动力学治疗中监管反移情的第一步就是评估反移情中来自于自己部分的权重以及患者部分的权重。没有经过自我分析的治疗师去处理高频度心理治疗中的色情移情是非常困难的。

2. 非剥削性将色情移情接受为重要的需被理解的治疗材料　在治疗师小心地检视反移情感受之后，下一步就是要传递给患者这样的信息：性或爱的感受是可接受的治疗体验。治疗师可以给予教育性的评论，如"在心理治疗中你可能会体验许多感受——恨、爱、嫉妒、性的唤起、恐惧、生气、愉悦等，所有的这些感受都是可以进行讨论的主题，它们也会带给治疗重要的信息。"确实，色情移情可以是一种阻抗，使治疗中其他材料不出现，但如果立刻解释色情移情感受为阻抗却是治疗中的一个技术错误。要去理解过去的什么东西在重复，必须要允许色情移情足够发展。

如果患者坚持要治疗师满足其移情愿望，那么治疗师可以指出不满足这些愿望可以更好地理解在患者的其他关系中所发生的东西。治疗师应该记住：色情移情对患者来说可能是非常不舒服的(对治疗师也是这样的)，不仅因为它会带来挫折，也因为它是令人尴尬的。治疗师对患者的羞愧可以给予共情性的理解"我知道对你来说具有这样的感受又不能得到满足是非常痛苦的，但如果我们一起对此进行探索，那么会有助于你更好地理解导致你来这里的问题。"

3. 评估移情作为阻抗的多重意义来加深治疗过程　色情移情作为阻抗的意义是：有些东西在被重复而不是被记住并被言语化。然而，阻抗并不等同于"一些坏的、必须被马上移除的东西"。正如之前提到的，色情移情也是一种重要的交流，并需要被理解。如其他精神现象一样，色情移情也是由多重功能决定的。不能仅仅考虑它的表面价值，更需要通过患者的联想、梦和记忆来探索它的多重意义，有些意义是潜意识的。例如，一个男性患者对女性治疗师的色情移情可能代表了患者被动的同性恋愿望，即使治疗师是异性恋者。因为要去理解色情移情必须将其放置于治疗中的特殊时刻中去理解它的功能，所有治疗师必须评估在它发展之前有些什么，在它鼎盛之后又有些什么。如有些色情移情是患者用来防御其对治疗师的嫉妒感，有些是防御哀伤与分离等。女性患者与女性治疗师之间的色情移情有时是为了防御与治疗师共生融合的愿望。

4. 阐释移情与患者的过去及当前关系之间的连接　对色情移情的正确解释常常可以减少患者潜藏于这种移情之下的渴望和阻抗。为了避免不成熟的解释，治疗师可能需要在向患者解释之前先利用反移情来解析出对此的理解。移情解释的时机是一个需要判断的问题，但主要的一条原则就是在移情成为阻抗前不要对此进行解释。另外一种原则就是：在过去关系和当前关系之间的潜在连接尚未被意识到之前，不要进行移情解释。治疗师可以建构患者的移情感受和过去关系之间的联系、移情和现在的移情之外关系之间的联系。治疗师可指出爱的移情是过去某些东西的重复，并询问患者过去是否有相似的情形，这样，治疗师就为移情解释打好了地基。

(三) 处理创伤性移情

对于那些受到过躯体伤害和性虐待的患者，

移情具有特殊的意义。这些患者已经将照料者假定为一种剥削者，有时甚至是施虐者的角色。这些患者从而希望从治疗师那里得到相同的待遇。虽然这些患者具有良好的现实检验能力，并足以感受到别人对其真诚的关爱，但是他们或者希望治疗师剥削他/她，因为患者将创伤性记忆看作是治疗师再次将创伤加于其身，并且治疗师还从患者的痛苦中得到了施虐者式的快乐；或者希望治疗师过分被动，因为患者将治疗师看作是对其缺乏爱心的某些家庭成员，后者知道了患者受虐待的事情，但是对虐待一事很少作为或不作为来阻止其发生。治疗师应该在使用心理治疗过程中将这些事情铭记于心，并且经常与患者讨论这些话题，这是很重要的事情。对这些问题的关注可以分散但不能消除创伤性移情对治疗关系的歪曲。

（四）分离性身份障碍的动力学治疗

关于分离性身份障碍（dissociative identity disorder，DID），艾拉·布伦纳（Ira Brenner）假设分离可能是一种复杂的防御机制，而 DID 则可能是一种"轻度的分离"。此外，Brenner 提出了一种理论，他认为 DID 患者有一种独特的精神结构——"分离性自我"，其功能是在否认的影响、记忆、幻想及欲望中创造出"转变的人格"的结果。根据他的理论，这种"分离性自我"必须被溶解，从而整合"转变的人格"，我们有可能通过一些方法来帮助 DID 患者控制其症状之下的分离过程。心理治疗的基本立场是要在以下两者之间寻找平衡，即既要承认患者体验到自身是片段的，又要认识到问题在于患者对不同记忆和自身不同方面的整合失败。因此，治疗目标是促进不同成分的整合。因为 DID 患者的记忆丧失是复杂的和慢性的，所以它的恢复同样也是一个更长的过程，同时也是心理治疗的主要部分。心理治疗就变成了整合不同人格之间公共信息的过程。在将 DID 定义为一种慢性创伤后应激障碍时，心理治疗的策略除了控制分离之外，主要在于解决创伤性记忆。对记忆的可控触及极大地促进了心理治疗。正如在分离性遗忘的治疗过中，许多策略都可以被用来帮助 DID 患者打破记忆的障碍。使用催眠让患者通过想象来达到那种境界，并且要求一个或多个人格之间进行互动，这是一种行之有效的方法。一旦这些早年创伤性经历进入了意识层面，那么治疗师应该帮助患者解决痛苦的情感、不恰当的自责及对这些记忆的其他反应，这是心理治疗的关键步骤。从而减少他们将分离作为一种手段的需求，即通过分离把这些记忆排除在意识层面之外。对 DID 患者的心理治疗可以是一种耗时和情感重荷的过程。"三分法"是一种有用的指南。治疗师应该将治疗期的前 1/3 的时间用于评估患者目前的精神状态、生活问题和定义一个问题领域，而该领域可以从记忆的恢复及处理中获益。治疗师将中间 1/3 的时间用于评估恢复的记忆和处理。治疗师将最后 1/3 的时间用于帮助患者同化这些信息。在最后 1/3 的时间里进行事后解说，帮助患者重新定向，尝试整合这些新的信息，在不同人格之间传递信息，并准备结束治疗。

三、问题与展望

一百多年前，奥地利医生约瑟夫·布洛伊尔（Josef Breuer，1842—1925）对癔症患者安娜·欧进行了催眠治疗，他和弗洛伊德合著的《癔症研究》的发表标志着精神分析理论开始萌芽。由弗洛伊德开创的精神分析疗法主要是把引起患者问题的无意识原因带入意识中。这一治疗方法被用于那些具有内部冲突，如因性幻想或其他不容于家庭、社会法则的欲望不能表达而发展为症状的患者身上，这些症状在如今被视为"转换"性障碍或各种神经症。

动力性心理治疗是在精神分析基础上发展出来的心理治疗方式。相较于经典的精神分析，动力性心理治疗更聚焦，更以此时此地为导向。对分离（转换）障碍患者的心理动力学治疗更多地关注到儿童期受到的干扰或创伤、患者的人格特征、在治疗早期建立起来的良好治疗关系。有时限的动力性心理治疗有效地解决了传统精神分析治疗长期被诟病的一些现实问题，如治疗时间、花费、适宜患者人群的局限性等。总体来说，分离（转换）障碍具有易复发的特点。由于动力性心理治疗不仅仅着眼于消除症状，更从患者的内心冲突、防御方式、人格结构等方面进行工作，因而其治疗效果能够更加持久。

尽管动力性心理治疗适用于大部分分离（转

换）障碍的患者，但仍有一部分患者无法从这种治疗中获益。动力性心理治疗的理论基础较多强调童年期经历对分离（转换）症状形成的影响，可能忽略了童年之后的经历及社会文化因素的影响。分离（转换）障碍中的一些类型，其症状具有明显的社会文化色彩，如出神附体障碍等，因此动力性心理治疗并不能治疗所有的分离（转换）障碍患者，其仍具有一定的局限性。

（仇剑崟）

第四节 认知行为治疗

一、理论

认知行为治疗（CBT）治疗分离（转换）性障碍主要基于"恐惧回避"模型。以分离性抽搐发作为例，分离性抽搐发作是一种当患者面对令其恐惧的环境时所激发的分离反应。环境造成的压力通常是患者主观上无法消除的，因此患者通过把注意力从担忧的事情上转移开，从而回避压力，然而认知上的回避并没有提供一个实质性的应对措施。这一反应中认知和情感共同作用，最终抽搐本身对于患者及其家人成为一种压力性事件，对患者的过度保护和过度关注又对抽搐造成强化作用，使得患者一次发作之后就陷入行为、认知、情感、生理及社会多方面组成的一个恶性循环。这一模型中的关键因素是恐惧和回避，由于抽搐的发作，患者逐渐改变原来的活动及行为方式，或者避免一些活动或行为，当生活中的恐惧、负面刺激、抽搐发作不断影响其生活时，患者的注意力逐渐集中到抽搐本身。例如，一名分离（转换）障碍的患者，当其处于工作或家庭压力、人际关系冲突、曾经的受虐经历，甚至家人的一次争吵这样的诱发因素时，患者出现一些自动思维，可能是"天呐，如果这样事情现在发生我该怎么办？"或者"我有一种不好的预感。"或者"我简直不能控制我自己了，我必须赶紧躺下。"在这样的思维下，患者会采取行动，比如躺倒、哭泣或者大喊大叫，同时，患者生理上也会发生一些改变，如心率加快、头晕、视力模糊、手脚乏力等，此时患者的情绪也会随之改变，产生相应的焦虑、恐惧或者紧张情绪，而这些情绪的产生又会影响患者的思维，这样就形成了一个由诱发因素、思维、行为、生理反应及情感反应组成的恶性循环，并最终导致患者发病。CBT 不仅努力寻找是什么事件导致了分离（转换）性障碍患者思维、情绪和行为问题，协助患者克服认知盲点、模糊知觉、自我欺骗、不正确判断及改变其扭曲认知或不合逻辑的思考方式，并且通过一系列的训练改变患者适应不良的行为方式，指导患者学习与当前问题直接有关的具体解决问题的技能。

二、方法

（一）治疗计划

分离（转换）障碍 CBT 治疗需要每周一次、共计 10~12 次的治疗，每次治疗时间约为 1 小时。治疗团队主要包括心理治疗师、理疗医师以及医务人员，全备的治疗人员可以使患者感到自己的症状被医护人员和心理治疗师所重视。在上述治疗模型基础上的治疗原则是要将过去患者一些零碎的经历、情感和自己的部分人格进行整合，一步步地发现过去以及现在面临的问题，然后找到处理这些问题的办法，通过一系列心理治疗技术使患者能够自觉地处理应激性事件或内心冲突。治疗的基础是在治疗师和患者相互信任的治疗关系下，让患者慢慢认识到过去一些导致其产生情感和认知回避的痛苦经历。主要任务有以下几点：

1. **行为、认知评估及功能分析** 主要包括每次发作时的细节，如诱发因素、认知、情绪、回避行为、改变因素、短期影响、长期影响（包括对于家庭、工作、人际关系的影响）及对治疗的态度。

2. **关于认知和情绪回避的讲解以及对于治疗干预方式的选择** 主要让患者理解分裂（转换）症状对于情绪和认知回避起到的作用，协商可能的干预方法。

3. **分离（转换）症状的管理** 主要侧重于患者发病的诱发因素及缓解因素。

4. **诱发因素的处理** 避免或控制诱发因素。

5. **行为的改变** 主要有放松训练、呼吸控制、暴露疗法、技能训练，有效地解决问题训练。暴露于诱发环境、始发症状、创伤性记忆（通过想象、角色扮演等）。可以将应激性事件与患者的生理反应分离，然后再进行处理。

6. **将生活中重要事件与改变重新整合** 主要包括对自己及他人的需求,生活中的冲突与伤害,环境中的压力,自身内在的矛盾与向往。

7. **面对冲突和伤害时的情绪管理** 主要包括患者面对生活中的冲突和伤害时的情绪应对技巧,以及重大情绪危机的救助方式。

8. **认知重建** 发现和识别功能失调性思维,重建合理认知。

（二）治疗过程

1. **初期治疗** 治疗初期主要侧重于行为的评估、发作日志的解释,以及介绍治疗的基本原理。第一次治疗需要留给患者足够的时间来讲述自己的症状是如何开始的,以及这些症状如何影响到其生活。患者反映的这些信息可以运用到五项评估模型中,使患者感到这是对自己目前问题合理的概括,并且同意参加第二次治疗。治疗师通常会要求患者在接下来的一周里完成一个活动或想法日志,日志包括患者每天每个小时所做的活动以及做每项活动时的愉悦感和成就感水平,在早期为患者布置家庭作业有助于患者习惯CBT的治疗模式。治疗中重要的一点是要鼓励患者停止到处求医以及一旦发作就到急诊或医院的行为,这些行为很可能对患者的发作起到强化作用,患者的家人则需要为患者发作时提供相对安全的环境以及应对措施,很多时侯患者家属对患者的症状比患者本身还要感到担心害怕,因此要说服他们并非易事,他们竭力寻找患者症状的生理学解释,而相对抵触对患者的精神病学诊断,这些行为延误了患者的治疗,并且使家人和患者对发作时的症状过分担心害怕。

2. **治疗中期** 治疗中期的主要目的是转移患者的注意力[例如,将患者对分离(转换)症状的注意力转移到其他生理和心理活动上或者外界的环境中],患者需要练习控制呼吸以及放松训练,以便在快要发作以及发作时能够使用这些技术,治疗师还需教会患者如何识别发作的一些信号,以便在最佳时机使用这些技术,使患者意识到发作时自己可以采取措施控制那些症状。其次,让患者逐渐暴露于容易发作的场所以及活动中,这项措施是每次治疗期间的一项家庭作业,在治疗中需鼓励患者向治疗师诉说自己在生活中遇到的问题,并且学习解决问题的技能。治疗师

与患者对于治疗目标达成一致,使患者认识到自己消极的行为与症状及生活形成一个恶性循环,因此治疗的目的主要就是打破患者的这一恶性循环,例如减少检查或者浏览症状有关的网站等。并且每次治疗开始前要复习上次的家庭作业完成情况以及为接下来的一个星期布置家庭作业。处理家庭作业过程中,患者常常为没有完成的日志而感到焦虑,此时首先需要安慰患者不必做得完美,之后与患者一同查看日志,发现患者的行为方式,包括积极的行为和消极的行为,此时就能清楚地看到特定的行为模式活动与情绪及躯体症状的密切关系,而这一点往往是患者之前没有注意到或意识到的。认知重建的重点是指导患者识别适应不良的思维方式,包括不相信自己、对于未来悲观消极以及认为分离(转换)症状发作时自己失去控制等,向患者介绍针对错误想法的认知技术,此时患者基本已经可以完成认知日志,并且能够识别一些错误的认知,如完美主义以及不切实际的期望等。然后指导患者学习重新构建认知,寻找正确的认知和思维方式。在这一过程中,关于应对创伤性事件以及内心冲突的方法也会被介绍,治疗师常使用想象技术来使患者在想象中采取更适当的方式解决那些应激性事件。在治疗过程中要回顾之前的治疗内容,以及确定接下来需要解决的问题,患者家属亦可参加,共同讨论患者已取得的进步,并且帮助其明确在接下来的治疗中要解决的问题。

3. **治疗后期** 治疗后期的主要目的是巩固患者在认知和行为方面已取得的进步,预防复发以及为治疗的结束做准备。患者需要写下对将来详细的计划、可能遇到的问题,以及自己将要如何解决这些问题,并且回顾在治疗中学到的知识以及技能。在最后一次治疗中再一次邀请家属讨论将来如果患者复发应该如何应对。此时也是练习沟通技术的最佳时期。治疗结束后的6个月还可以安排一次会谈,请患者对自己的近况进行反馈,并且处理患者在工作场所和其他社会环境中遇到的问题,此时其他常见的心理问题也会被讨论并且解决。

（三）注意事项

治疗围绕五个要素进行,即环境(包括人际关系、资源)、实际问题和症状、行为、想法和感

受，从五个方面关注患者的经历有助于深入地了解患者的症状。其次，治疗中使用患者自己的语言可以增进对症状的理解，身体的感受往往难以描述，患者常常使用类比的方式来描述自己的症状，治疗师需意识到这点，在和患者谈话时可以使用患者所使用的语句。这样可以使患者感受到自己的所有感受都被治疗师所重视，有助于治疗师和患者建立良好的关系。

治疗过程中重要的一点是将患者的行为以及一些事件充分地利用。例如，关于完成家庭作业而产生的焦虑正反映了完美主义者的特质，觉察这一问题有助于揭示患者潜在的核心信念和错误的想法，并且可以成为以后的一项干预目标。治疗过程中，患者缺席或者未完成约定的家庭作业都是较难解决的问题，此时治疗师可以针对这些问题与患者一起探讨原因。实际行为的干预是一种能使患者看到自己进步的有效方法，治疗师需要与患者一起讨论治疗目标，并且要确保这些目标是可行的，每次实际练习的难度逐步增加，并且每次治疗中应预留一部分时间给患者对练习做出反馈，如对练习的感受，从此项练习中学到了什么等。练习中遇到的任何困难都应被讨论解决，必要时对练习内容进行调整。此外，分离（转换）障碍患者的认知行为治疗需要强调家庭作业。在每次治疗中，治疗师需要查看患者的家庭作业完成情况，帮助患者解决在完成作业过程中遇到的问题。

三、问题与展望

目前对于分离（转换）障碍的心理治疗研究为数尚少，也无对分离（转换）障碍的心理治疗方法之间的对比研究。相比于分离（转换）障碍的其他心理治疗，CBT的重要优势是短程有效、结构化、操作性强等。作为认知行为治疗取向最新的分支，认知分析治疗（cognitive analytic therapy，CAT）和辩证行为治疗（DBT）均可以作为针对DID患者的辅助或主要的治疗，并都具有一定疗效。在CAT中，可以通过患者源于童年的一系列自我-其他模式（就是说，交互角色关系）来理解治疗的多样性。根据不同的情形（就是说，情境的多样性），这些模式可以轮流决定患者的体验和行动。这些模式可能会受到不良的儿童期经历的限制（就是说，多样性减少），并且严重的被剥夺或虐待可以导致定式的自我过程的分离（就是说，病理性多样性）。在CAT的工作中，治疗师和患者在治疗伊始就会对关系模式的功能失调与它们之间的转换进行描述，并在治疗过程中一直应用。在一项关于CBT的研究中，Braakmann等人发现，在干预前分离症状最严重的患者的症状在接受干预后改善最明显。这些结果可以用CBT的治疗框架来解释，后者包括心理教育和针对分离行为的治疗。虽然初步的研究显示出CBT治疗对于分离（转换）障碍治疗的有效性，然而我们依然可以看到治疗的局限性。研究显示，对于分离（转换）障碍患者的治疗应该是一个长期的过程，而不是短短几个星期就可以让患者完全康复，因此对于患者后期的认知行为治疗依然需要心理工作者们继续探究。在患者的评估方面，除了DSM以及ICD-10的诊断系统之外，治疗师大多使用对抑郁、焦虑情绪以及创伤性应激事件的评估，较缺少能够系统评估分离（转换）症状的方法。目前有更多的患者需求更灵活的治疗，在面对面的CBT治疗中流失率高达40%，在分离（转换）障碍患者的CBT治疗中也同样面临患者脱落率较高的问题，需要治疗师去应对。因此，治疗师尚需在大量对照试验及临床实践的基础上为分离（转换）障碍患者设计出更为严谨、详尽的评估及治疗方案。

（仇剑崟）

参 考 文 献

[1] 李占江. 临床心理学. 北京：人民卫生出版社，2014.

[2] Gelder M，Mayou R，Cowen P. 牛津精神病学教科书（中文版）. 刘协和，译. 成都：四川大学出版社，2004.

[3] Hales.R.E，Yudofsky S.C，Gabbard G.O. 精神病学教科书. 5版. 张明圆，肖泽萍，译）. 北京：人民卫生出版社，2010.

[4] 美国精神医学学会. 精神障碍诊断与统计手册. 5 版. 张道龙, 译. 北京: 北京大学出版社, 2016.

[5] 世界卫生组织. ICD-10 精神与行为障碍分类临床描述与诊断要点. 北京: 人民卫生出版社, 1993.

[6] Shabb O. Considering psychoeducation on structural dissociation for dialectical behavior therapy patients experiencing high-risk dissociative behaviors. J Trauma Dissociation, 2016, 17(1): 55-66.

[7] O'Neil J.A. Hypnosis and Psychoanalysis: Toward Undoing Freud's Primal Category Mistake. Am J Clin Hypn, 2018, 60(3): 262-278.

[8] Ford J.D, Gómez J.M. The relationship of psychological trauma and dissociative and posttraumatic stress disorders to nonsuicidal self-injury and suicidality: a review. J Trauma Dissociation, 2015, 16(3): 232-271.

第十三章　躯体症状及相关障碍

躯体症状障碍及相关障碍是 DSM-5 中提出的新的疾病谱系，包含 4 种躯体症状障碍，突出特征就是患者存在明显的对躯体健康的担心，他们更倾向去医疗机构而不是寻求心理健康服务，寻求帮助的目的也主要是试图解释躯体不适。

这一谱系疾病名称虽新，但疾病本身存在历史久远，如"转换障碍"，过去被称为"癔症"，更是被称为精神病学中最古老的病名之一。从古希腊希波克拉底的子宫游走学说到中世纪欧洲人认为的魔鬼附体，再到 19 世纪法国的沙可（Charcot）认为心理因素与神经系统的器质性缺陷联合作用等，及弗洛伊德的精神分析学说，认为该疾病是由于幼年时代性本能被压抑，这种压抑被转换成躯体症状。总的来说，随着神经认知学研究的深入和心因学的发展，功能性疾病和器质性疾病的分离日趋明朗化，也更加重视心理社会因素在疾病中的作用，躯体症状障碍及相关障碍诊断时就更强调这类障碍的心理标准。比如疾病焦虑障碍的主要问题是持续担心生病（或将要生病），这种担心比任何轻度的躯体症状更损害日常生活；做作性障碍的个体知道自身并不存在躯体问题，但仍会以躯体不适为主诉寻求帮助，或掩盖他们故意引起躯体问题的事实等。治疗躯体症状及相关障碍要以良好的医患关系为基础，通过认知行为治疗或团体治疗帮助个体理解此类疾病的信念和行为，抗抑郁药和抗焦虑药可以缓解患者的疼痛、焦虑、易激惹、恐慌心境。

第一节　临床表现与治疗

躯体症状障碍和其他有突出躯体症状的障碍是 DSM-5 中的一个新分类，被称为躯体症状及相关障碍，包括躯体症状障碍、疾病焦虑障碍、转换障碍（功能性神经症状障碍）、影响其他躯体疾病的心理因素、做作性障碍、其他特定的躯体症状及相关障碍，以及未特定的躯体症状及相关障碍的诊断。所有的障碍共享一个共同的特征，即与显著痛苦和损害有关的突出躯体症状。有该障碍并伴有突出躯体症状的个体通常就诊于基本医疗和其他医疗场所，较少到精神科或其他精神卫生服务场所就诊。由于这些重新概念化的诊断是基于对 DSM-Ⅳ 中躯体形式障碍诊断的重组，识别躯体形式障碍很有必要。

躯体形式障碍（somatoform disorders）是指患者反复陈述躯体不适症状，不断要求给予医学检查，因这些症状反复就医，尽管各种医学检查结果都正常，医生反复说明和解释，均不能打消患者的疑虑。对患者来说，尽管症状的出现和持续与不愉快的生活事件、困难处境或心理冲突密切相关，但患者常常拒绝探讨心理病因，多为慢性波动性病程。躯体形式障碍曾有多个名字。古代埃及人曾把"癔症"诊断为躯体形式障碍。1859 年，Briquet 在巴黎的一所医院观察了 430 例以多种躯体症状为主诉的患者，将其诊断为癔症。后来美国圣路易斯的精神病学家们建议把一组查无实据的躯体化症状以 Briquet 的名字命名。1980 年 DSM-Ⅲ 出版，躯体形式障碍取代了以 Briquet 命名的疾病名称。至 1985 年，Slavney 和 Teitelbaum 提出描述性用语"医学难以解释的躯体症状"（medically unexplained symptoms，MUS），MUS 在临床各科中常见，MUS 的含义是未能用生物医学的病理结构改变和病理生理异常给予合理解释的躯体症状。MUS 在生物医学和心理医学领域中沿着两道轨迹发展，在生物医学领域出现以肠易激综合征、纤维肌痛、慢性疲劳综合征为典型代表的"功能性疾病"术语，在心理医学领域描述为"疑病症""躯体形式障碍"（ICD-10、DSM-Ⅳ）；"躯体症状障碍""疾病焦虑障碍"（DSM-5）。DSM-5 删去了"医学无法解释症状",对以躯体症状为主要表现的心理障碍定义做出了调整,将 DSM-Ⅳ中的躯体形式障碍等几个相关障碍合并为躯体症状障碍(somatic symptom disorder,SSD),对 MUS 做出了更好的诠释。

躯体症状障碍指出现痛苦的或导致严重功能损害的躯体症状,并伴有过度的、与疾病症状不相符的担忧、感受和行为(以上症状至少持续 6 个月)。引人注目的修改在于:第一,诊断不再需要"医学无法解释症状";第二,在躯体症状之外,加入一系列心理和行为特征的阳性标准。新诊断标准用患者自己的心理状态代替了原本看似客观的"医学无法解释症状"。这类障碍的患者在认知方面的表现是一个重要的改变,这一标准从本质上反映出患者在长期躯体痛苦的同时,思维、感受以及行为方面受到的困扰。MUS 慢性化后按照不同诊断系统可诊断为躯体形式障碍或者躯体症状综合征等。

ICD-11 将既往的躯体形式障碍分解为躯体变形障碍,分为躯体变形障碍伴一般或良好自知力、躯体变形障碍伴较差自知力或缺乏自知力和躯体变形障碍(未特指的),以及疑病症,分为疑病症伴一般或良好自知力、疑病症伴较差自知力或缺乏自知力、疑病症(未特指的)。同时还分解到躯体不适或躯体体验障碍,分为轻度躯体不适障碍、中度躯体不适障碍、重度躯体不适障碍、躯体不适障碍(未特指的)、身体一致性烦恼、其他特指的躯体不适或躯体体验障碍,躯体不适或躯体体验障碍(未特指的)。

一、临床特征

(一)躯体化障碍

躯体化障碍(somatization disorder)又称为 Briquet 综合征,是一种以多种多样、反复出现、时常变化的躯体主诉为主要特征的疾病,病程至少 2 年,未发现任何证据的躯体疾病以解释主诉症状;虽经多名医生关于其症状没有躯体依据的解释、忠告与保证,仍不能消除患者的疑虑,专注于使用消除症状类药物,部分患者可能出现药物依赖或滥用(多为镇静剂和镇痛剂)。症状丰富可涉及身体的任何系统或任一部位,常见症状是胃肠道症状(疼痛、呃逆、反酸、呕吐、恶心等),异

常的皮肤感觉(痒、烧灼感、刺痛、麻木感、酸痛等),性及月经方面的主诉也常见;常常存在明显的焦虑和抑郁。病程多为慢性波动性。常伴有家庭、社会或人际关系等社会心理行为方面的严重障碍。

(二)未分化躯体形式障碍

未分化躯体形式障碍(undifferentiated somatoform disorder),常诉述一种或多种躯体症状,症状具有多变性和持续性,临床表现类似躯体化障碍,但又不足以构成躯体化障碍的典型表现,其症状涉及的部位不如躯体化障碍广泛,临床表现也不怎么丰富,或者完全不伴发社会和家庭功能损害,心理因素可有可无,病程常在半年以上,但不足 2 年。

(三)疑病障碍

又称疑病症(hypochondriasis),特征是患者持续存在的先占观念,坚持认为自己可能患有一种或多种严重进行性躯体疾病,正常感觉与外观常被患者视为异常,患者非常苦恼,患者把注意力集中在躯体的一个或两个器官或系统,患者可能对所担心的躯体障碍或形象改变自行命名,但即使如此,患者对患病的坚信程度以及对症状的侧重,在每次就诊时往往有所不同。常伴有明显的焦虑和抑郁;患者常拒绝接受多位医师关于其症状并无躯体疾病的忠告和保证,频繁更换医师并寻求保证。

持续存在身体畸形的先占观念,认为有畸形或变形(又称躯体变形障碍,body dysmorphic disorder)也属于本症。

本障碍男女均可发病,但 50 岁以后首次发病者较为少见,病程常为慢性波动性。很多患者,特别是轻症患者,多就诊于基层保健机构或非精神科专门医疗机构,转诊精神科常招致患者不满。伴发残疾的程度变异较大。某些患者用症状左右或操纵着家庭及社会关系;少数患者的社会功能良好。

(四)躯体形式的自主神经功能紊乱

躯体形式的自主神经功能紊乱(somatoform autonomic dysfunction)的特征为患者有明确的自主神经功能紊乱症状,临床症状通常有两种类型:作为主要诊断依据的第一种类型症状的特点是,其主诉以自主神经兴奋的体征为基础,如心

悸、出汗、脸红、震颤;第二种类型是更具个体特异性和主观性,如部位不定的疼痛、烧灼感、沉重感、紧束感、肿胀感。但任何一种临床表现都不能证明有关器官和系统存在躯体疾病。患者坚持这些症状归于某一特定器官或系统患了严重疾病,并因此而感到痛苦。

患者表现的症状常常是由于受自主神经支配与控制的器官或系统功能紊乱所致,即心血管系统、消化系统、呼吸系统及泌尿生殖系统等。最常见最突出表现是累及心血管系统(心脏神经症)、呼吸系统(心因性过度换气和呃逆)和消化系统(胃神经症、肠激惹综合征和神经性腹泻)。也可出现心因性尿频和心因性排尿困难等。

(五)持续的躯体形式疼痛障碍

持续的躯体形式疼痛障碍(persistent somatoform pain disorder)是一种持续的、严重的、令人痛苦的疼痛,不能用生理过程或躯体障碍加以解释。疼痛的发生与情绪冲突或心理社会问题有关;医学检查不能发现疼痛部位有相应的器质性变化,病程有慢性波动性特点。常见的疼痛部位是头痛、心因性腰背痛和躯体形式疼痛障碍,疼痛可位于体表、深部组织或内脏器官,性质可为钝痛、胀痛、酸痛或锐痛。患者常以疼痛为主诉反复就医,滥用多种镇静催眠药物,有的甚至导致药物依赖,通常伴有抑郁、焦虑和失眠,社会功能明显受损。临床上务必周密检查,以免疏漏躯体器质性疼痛、中枢神经系统病理变化致疼痛及牵涉性疼痛等。

(六)其他躯体形式障碍

其他躯体形式障碍患者不适的主诉集中在身体特定部位,如肿胀感、皮肤蚁行感、麻木感、癔症性吞咽困难、心因性斜颈、心因性瘙痒、心因性痛经、磨牙等也属于此类障碍。

总之,躯体症状及相关障碍是以躯体症状为主体表现,如对躯体症状过分担心(严重性与实际情况明显不相称);对身体健康的过分关心,如对通常出现的生理现象和异常感觉过分恐惧;虽经反复就医或要求医学检查,但检查结果阴性和医生的合理解释均不能打消其疑虑,严重影响患者的社会功能。该病起病较早,女性多见,常为慢性波动性病程,预后欠佳。

二、治疗原则与主要方法

(一)治疗原则

对躯体症状及相关障碍患者可采用:

1. **支持性原则**　是指治疗者在充分了解患者躯体症状的形成、发展之后,无条件积极关注和有效交流中给予其精神上的支持和鼓励,使患者建立起治愈疾病的信心。交流内容包括科学解释该疾病的病因与发病机制,使其了解躯体症状的出现在其心理问题或疾病上的功能,并提出正确的解决方式及可治愈性,以此给予患者治疗信心,促其康复。

2. **接纳性原则**　无条件积极接纳,同理患者的痛苦,不以个人价值标准判断患者的倾诉内容,保持中立态度。接纳是建立良好治疗关系的基础,积极接纳本身也具有治疗效果。

3. **连续医学评估**　需要注意的是,就诊初期要高度重视并做相关的全面医学评估和必要的检查。对结果的解释,既不能加重患者对躯体不适体验灾难化的推论,也不能完全否认患者的躯体问题,为未来的解释及治疗奠定基础。在疾病治疗过程中,如果患者躯体症状加重或出现新的症状,需及时进行相关的检查和评估而排除器质性障碍。

4. **心理和社会因素评估**　明确患者躯体症状的生物学因素比重后,及时引入心理和社会因素的评估。治疗师全面了解疾病的成因及发展后,尽早地选择时机和患者讨论心理社会因素与其躯体疾病的关系,使患者认识到他们的疾病是涉及躯体、心理和社会因素的疾病。另外,要避免无选择的以患者意愿安排过多的检查,强化患者的疾病行为。还应对家庭成员进行相关疾病知识教育,减少因家庭成员过分关注而强化患者的疾病行为的情况。

(二)治疗方法

1. **心理治疗**　目前对躯体症状及相关障碍常用的心理治疗方法有支持性心理治疗、认知行为治疗、动力性心理治疗、家庭治疗、催眠暗示疗法等。

(1)支持性心理治疗:支持性心理治疗(supportive psychotherapy,SP)是最普遍使用的心理治疗,但研究较少。经常被用作治疗的初始形式，在治疗师转向一种更有结构和复杂的心理治疗形式之前。Dewald（1994）将 SP 定义为一种通常以症状缓解和显性行为改变为目标，而不强调修饰人格或解决无意识冲突的疗法。温斯顿等人（2004）将 SP 定义为一种采用直接措施改善症状并维持、恢复或提高自尊、自我功能和适应技能的二元治疗。躯体症状及相关障碍患者多有漫长并四处就医的诊疗经历，紧张、焦虑、恐惧、抑郁等情绪及多种躯体不适的症状并存，SP 适用于该疾病的治疗，Sandeep Grover（2020）的 SP 临床实践指南给出具体的操作方法。在治疗效果上，较早的评估 SP 疗效的研究发现，与等待列表的对照相比，SP 对多种适应证都很有用，但针对躯体症状及相关障碍患者的研究尚未有文献提及。

（2）认知行为治疗：CBT 是对躯体形式障碍患者最有循证依据的治疗方法之一。计划接受 CBT 的患者需要评估其认知错误（扭曲）、严重程度和痛苦的性质、适应不良行为模式（回避行为）以及社会和人际障碍。从心理治疗的观点来看，对其他几个可能有用的心理因素的评估是：归因方式、应对技巧和感知压力。CBT 的主要目标是协助患者克服认知盲点、模糊知觉、自我欺骗、不正确判断及改变其扭曲或不合逻辑的认知模式。研究显示，CBT 可以改善患者有关健康的焦虑、不正确的信念、对疾病的过度关注和受损的社会功能，同时可减少患者的就诊次数。Warwick 等（1996）随机把 32 名疑病症患者分为两组，一组进行 CBT，另一组为暂时不作治疗的对照组。结果治疗组 76% 的患者有所好转，而对照组仅有 5% 好转，这种好转至少保持 3 个月。Hedman 等人 2011 年对严重的健康焦虑疑病症患者进行认知行为疗法，结果显示互联网 CBT 组有明显的治疗效果。2016 年荟萃分析结果显示，CBT 身体畸形恐惧症效果优于等待对照组和心理安慰剂；2017 年的两项荟萃分析提示，CBT 心理干预健康焦虑优于常规护理、药物治疗和其他心理治疗，CBT 医学上无法解释的症状比常规治疗或强化常规治疗更有效；2019 年荟萃分析结果指出，CBT 对躯体形式障碍的躯体症状、焦虑和抑郁症状有效。

（3）动力性心理治疗：动力性心理治疗理论认为，躯体症状及相关障碍相关症状的存在是潜意识活动的结果。动力性心理治疗一般通过自由联想、克服阻抗、移情分析、梦的分析和解释等方法进行。虽然精神动力学疗法揭露潜意识里的冲突被广泛运用于治疗临床实践中，但其对躯体症状及相关障碍的疗效如何少有报道。Peter Fonagy（2004）就提到"精神分析疗法的证据基础仍然很薄弱。Ladee 等人对疑病症的研究报告中提到，23 个患者中仅 4 人看起来有些疗效。Leichsenring 对 1960 年至 2004 年发表的有关精神动力学精神分析治疗精神疾患的论文进行分析，按循证医学的评价观点，有 4 个随机对照试验证明精神动力学治疗躯体症状及相关障碍有效。在最近的一项研究更新中，Fonagy（2015）发现精神动力疗法在多种情况下都有支持，但几乎都与短期心理动力性心理治疗有关。这种短程治疗有很好的证据，疗效可与 CBT 相媲美。但是，将这种简短疗法与经典的精神分析混为一谈是一种误导。经典精神分析的成本导致其治疗有效性缺乏好的证据，也致使它的市场份额降低了。

（4）环境及家庭治疗：环境及家庭治疗认为，调整躯体症状及相关障碍患者所处的环境对矫正疾病行为、发展健康行为至关重要。协助患者增强对社会环境和家庭的适应能力，鼓励患者学会自我调节，并建立积极、关爱、互助的家庭气氛。有研究表明，短期或长期的家庭治疗对改善患者的人际关系非常有效，但目前对躯体症状及相关障碍患者相关环境及家庭治疗的疗效研究较少。

（5）其他心理治疗：其他心理治疗方法种类繁多。针对躯体症状及相关障碍患者，临床研究表明，在躯体检查的基础上反复告知强化患者无严重躯体问题对患者是有效的。例如疑病症患者的顾虑和担心往往不能被关于他们健康状况的医学诊断所消除，如果心理治疗师能提供有效的针对性的解释，并且有足够时间去解释患者所有的症状，找出躯体化症状可能的"含义"（如可能是患者心理应激引起），则可能产生一定的效果。在 Fava 等（2000）所进行的研究中，研究者将 20 名符合疑病症诊断标准的患者随机分为两组：研究组接受解释疗法（类似支持性心理治疗），精神科医生对患者躯体不适原因进行详细的解释。于治疗后及 6 个月随访时，对患者的病情情况进行评估；对照组在 6 个月中不作处理，6 个月后才开始解释疗法。所有患者在此期间均接受医生的对症治疗。结果两组患者中接受解释疗法后，疑病恐惧及错误观念均明显减少，就医的次数也显著减少，并且在随访期间一直保持疗效。对于对照组而言，这种疗效是在患者开始接受治疗以后出现，说明这种疗法是有效的。另外，参加某些互助团体，患者也可以得到对自身躯体状态的正确认识。目前有关躯体症状及相关障碍患者的催眠暗示疗法报道较少，催眠暗示治疗对某些暗示性较强的躯体症状及相关障碍患者有短暂疗效。研究认为，单用催眠暗示治疗效果欠佳，疗效不持久。

2. 药物治疗 药物治疗的目的在于缓解躯体症状及相关障碍患者伴发的焦虑、抑郁等负性情绪。患者常因躯体上的不适伴发焦虑、抑郁、失眠等症状，这些精神症状与躯体症状互为因果，形成恶性循环。如果单纯采用心理治疗起效比较慢，因此可以考虑尽早使用抗焦虑、抗抑郁药。另外，该类患者对药物副作用表现非常敏感，并一直超敏化地关注自己身体的感受。因此，应尽可能减少药物治疗的种类，通常需要从低剂量开始用药，以减少药物的副作用，然后再逐渐加量到可以耐受的治疗范围。目前药物治疗主要使用各种抗抑郁、抗焦虑、情绪稳定剂等药物，如可用苯二氮䓬类、三环类抗抑郁药（TCAs）、选择性 5- 羟色胺再摄取抑制剂（SSRIs）、5- 羟色胺及去甲肾上腺素再摄取抑制剂（SNRIs）、去甲肾上腺素及特异性 5- 羟色胺受体拮抗剂（NaSSAs）以及对症处理的情绪稳定剂丙戊酸盐等。大量研究发现，新一代抗抑郁药，如：SSRIs、SNRIs 同 TCAS 类抗抑郁药比较，疗效基本相当，但 SSRIs 及 SNRIs 起效较快，无论在治疗初期，还是后期，各种副作用均明显低于后者，患者的依从性更好。但也有研究认为，新一代抗抑郁药较为昂贵，也有一些副作用，如头昏、血压升高、失眠等，临床使用时应根据患者的不同情况灵活选用。

另外，对偏执倾向者明显的病例可以使用小剂量非典型抗精神病药物，如奥氮平、喹硫平、利培酮等，以增加疗效。

3. 心理治疗与药物治疗的关系 文献资料表明，针对躯体症状及相关障碍的心理疗法和药物疗法都能起到一定的效果。如有的研究结果显示，没有发现 CBT 和抗抑郁药的疗效之间存在差异，但 CBT 合并抗抑郁药物比单独使用药物治疗更有效。临床研究证明，CBT 是行之有效的心理治疗方法。Ehlert 等人采用病例对照研究发现，21 名持续接受药物合用 CBT 治疗，另外 21 名只用药物治疗，合并 CBT 治疗的患者躯体症状和负性情绪明显减少，自知力改善，有继续治疗的动机。有研究表明，CBT 与 SNRIs 抗抑郁药联合比单用药物或单用认知行为治疗更有效。临床上决定是否要对躯体症状及相关障碍患者使用心理治疗、药物治疗或两者合并治疗应考虑以下因素：患者的病情的严重程度、患者的偏好、对药物反应的敏感程度、药物起效时间，以及心理治疗的可行性及治疗师的资质和治疗技巧等。

（杨世昌）

第二节 认知行为治疗

认知理论认为，躯体症状及相关障碍是由一种放大正常的躯体感觉或对轻微不适做出灾难性解释的认知模式导致的。在该认知模式下，患者把细微的生理变化曲解为严重的健康问题，从而增强了患者对生理变化的感受性，反复恶性循环就引起了躯体症状及相关障碍。CBT 被认为是目前对躯体症状及相关障碍有效的治疗方法。目前治疗技术种类较多，常用的有以下几种：理性情绪疗法、自我指导训练、应对技巧训练、内隐示范、问题解决疗法等。其主要目标是协助患者克服认知盲点、模糊知觉、自我欺骗、不正确判断及改变其扭曲认知或不合逻辑的思考方式。治疗师的角色是合作性指导者或训练者，协助患者探究和纠正思维中非理性的观念。Tazaki 等认为，认知行为治疗包括：①对来访者的评估；②治疗理论的选择；③设置治疗程序；④对治疗过程的实时评价；⑤评价治疗效果。并认为评估阶段的功能性分析是治疗成功的关键，即确定特殊刺激与结果间的联系。认知行为治疗不仅努力寻找哪些事件导致了思维、情绪和行为问题，而且通过训练那些与当前问题直接有关的具体技能进行学习。有研究显示，认知行为治疗可改善患者与健康有关的焦虑、不正确信念、对疾病的过度关心和损害的社会功能，同时减少患者就诊的次数。

一、躯体症状及相关障碍的CBT理论

（一）Asmundson等的健康焦虑认知模型

1. **健康焦虑的触发因素（triggers）** 一般常见的健康焦虑的触发因素有以下几种：①久不进食导致的头晕、虚弱、心跳急促；②进食富含碳水化合物食物后心跳急促；③以一种姿势坐或站立太久后导致的手臂、下肢及关节不适；④过饱、饮食不规律或消化不良导致的胃部不适；⑤日晒太久导致的头痛；⑥长时间锻炼导致的肌肉疼痛等。以上因素会引起个体对健康的强烈焦虑和紧张感。

2. **健康焦虑的中和策略（neutralization strategies）** 疑病障碍患者认为对健康的担忧对他们是有益的，有助于他们找到保持健康的途径，以激发他们去做他们认为对身体有益的事情；担忧也能帮助他们暂时缓解内心的负性情绪，为防止躯体的不良结果发生做好准备，常见的中和策略有：①寻求医学保证，反复询问他人，尤其是医生，以确认他们没有生重病。②上网查询相关内容。③反复及过度地检查身体：检查躯体"可疑"信号，检查"内脏"、腹部触诊、关注腺体及反复吞咽。④采用安全信号：戴医疗警报手链、在手机上设置医生呼叫、购买保健及治疗仪器。⑤回避疾病相关情境：回避医院、献血、常规体检等。

3. **影响健康焦虑强度的因素** 影响健康焦虑强度的因素有以下两点：①对躯体不适的放大及感知将要发生疾病的可能性，如感知将要发生躯体问题的可怕程度，以及疾病对自身、家庭及他人造成的负担等，都可以使患者感到更加焦虑；②个体感知疾病的应对能力，如救助因素，感知外部因素可提供帮助的程度，可以减轻患者的焦虑。治疗师的任务之一就是动员和强化患者积极的感知疾病的应对能力。

4. **健康焦虑发展的认知模型** 影响躯体健康焦虑发展的因素：①关键诱发因素，如上述的健康焦虑触发因素；②个体疾病的既往经验和就医经历等因素，可以引起患者对健康顽固的负性假设和负性解释，最终出现对健康的过度担心、焦虑不安的负性情绪，从而出现相应的躯体不适症状。具体健康焦虑的交互作用因素（图13-1）（Asmundson，Tayior，& Cox，2001年）。

（二）Warwick等的认知整合模型

根据疑病障碍的特点，Warwick等人提出了另一种认知整合模型。疑病障碍的特点是对某种严重躯体疾病的焦虑或恐惧，因此患者最基本的问题是焦虑，但疑病障碍的临床表现与焦虑障碍不同。疑病障碍患者的焦虑集中于躯体症状方面，并将这些症状看成严重躯体疾病的征兆。几乎所有的躯体不适都可能成为疑病障碍患者焦虑的基础，有些患者对正常的生理现象（如呼吸、心率、出汗等）过分关注；另一些患者则对非常轻微的躯体不适（如头昏、咳嗽等）十分关注。患者常常诉疼痛、乏力、全身不适等含糊不清的症状。疑病障碍另一特征是，即使医生认为他们非常健康，也不能打消患者的顾虑，或者仅能起短时间的效果。

疑病障碍的病因，一般认为疑病障碍的核心

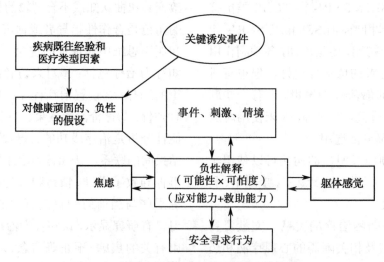

图13-1　Asmundson健康焦虑发展的认知模型

部分是对躯体不适的错误解释，并将其看成是严重疾病的证据。所以，从根本上讲是一种有强烈情感因素的认知性或知觉性障碍。尽管疑病障碍患者经历与正常人一样，但疑病障碍患者会很快把注意力集中在他们细微的感觉上。这种过分关注的注意可以导致感觉比通常更灵敏，而且会感受到刺激强度似乎比实际更大。这种敏感个体一旦把这种感觉解释为某种疾病的症状，个体的焦虑水平就会进一步增高，而增长的焦虑会使那些异常躯体感觉更加明显，从而进入恶性循环。详见 Warwick 等疑病障碍的认知整合模型。（图 13-2）（Warwick & Salk-oviskis，1990 年）。

（三）躯体症状及相关障碍 CBT 理论基础

CBT 的基本原理是，非理性的认知过程和观念是导致不良情绪和行为问题的根源，认知过程决定情绪和行为的产生；同时情绪和行为的变化也可引起认知改变。在躯体症状及相关障碍患者认知行为治疗的过程中，治疗师扮演着诊断和治疗的双重角色，当然患者与治疗师的沟通和互动对治疗关系的建立非常重要；治疗师多采用主动和指导性的沟通技巧，患者积极主动参与才能使心理治疗顺利进行。因此躯体症状及相关障碍患者认知行为治疗的关键点是治疗师重视来访者的潜能，引导患者充分调动和发挥潜能，使其逐渐掌握辨认不合理信念的方法，学会识别、观察和监督自己的非理性观念和假设，尤其是那些消极的自动思维。患者通过对自己认知过程的反省，逐渐用理性信念代替非理性信念，使认知和行为建立起一种良性循环的过程。

二、CBT 案例概念化

CBT 案例概念化是指心理治疗师依据认知行为治疗理论对患者的问题进行理论假设，是CBT 治疗的重要环节。对患者的问题进行概念化是评估与干预之间承上启下的重要步骤，既是对评估获得信息的整合，又是进一步干预的基础。治疗师对案例形成的概念化对评估内容和干预策略的选择具有重要的指导作用。总之，对躯体症状及相关障碍患者的 CBT 案例概念化有以下几方面的意义：①有助于促进共情，共情要求治疗师能够进入患者的精神世界，就如同是自己的精神境界一样，只有这样才能真正理解患者；治疗师对个案进行正确的概念化是与患者建立良好治疗关系的决定性因素，有助于治疗师与患者之间产生共鸣，促进患者参与治疗进程。②正确的案例概念化是治疗师把握患者核心冲突的关键，形成概念框架有助于治疗师选择适当的切入点，教会患者对症状的替代性解释。③有利于促进患者对功能失调性信念的挑战，并据此选择适宜的干预策略和干预技巧，不仅可以使 CBT 工作更为有的放矢，技术得到更好的应用，还可以提高干预的效果。

躯体症状及相关障碍患者 CBT 案例概念化重点要把握三个层面的内容：①核心信念，就是从童年起，人们对自我、他人和世界形成的刻板的、普遍的信念中最中心的、最根深蒂固的那部分。即使这种信念连患者本人都无法清晰表达，但是患者却认为这种信念是绝对真实正确的，核

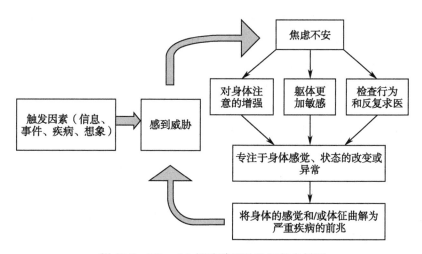

图 13-2　Warwick 疑病障碍的认知整合模型

心信念是整体的、僵硬的、过度泛化的信念，例如"我对疾病是无能为力的"。这些信念可能来自父母、老师或童年体验等。②中间信念，是建立在核心信念之上，包括一些假设、规则和态度，假设往往是如果那么的句型，如"如果没有能力太可怕了，所以我必须保持健康努力工作"，或"如果我身体上没有不适，那么我就不会受到伤害"。③自动想法，是经过一个人脑子的一些实际的词句和／或形象。这是最为表层的认知，患者对此可能意识到，也可能意识不到。比如"对我来说疾病太可怕了，也许我不应该尝试外出活动"或"我身体不好，我是个倒霉的人"。心理治疗师可尝试以下步骤：

1. 描述既往相关体验、历史和关键事件 包括所有相关的人口统计学信息：如年龄、性别、种族、婚姻状况、教育程度、居住环境、着装风格、身体外观及自我介绍等；既往生活经历及相关体验；列出躯体症状及相关障碍患者的重要问题及关键事件，例如在出现担心躯体问题之前或之后有没有特别的事件发生？问题出现多长时间了？以前曾经出现过吗？当时是什么情形？

2. 列出触发健康恐惧的情境 治疗师根据患者的具体问题对其躯体症状及相关障碍发生发展的过程进行分析，逐步列出触发健康恐惧的情境、事件及刺激因素，并结合健康焦虑认知模型反馈给患者，向患者解释其患躯体症状及相关障碍的原因；躯体化问题形成的易感因素（性格问题、幼年发育、亲子关系、教养方式及家庭环境等）、诱发因素（负性生活事件）、维持因素（性格缺陷、亲子关系不良、家庭环境问题、应对方式不良及缺乏社会支持等）有哪些，患者的思维、情绪、躯体感知和行为之间的相互影响。

3. 列出相关的功能失调性和灾难化的错误信念 CBT模式认为，患者的症状和问题的主要来源与功能失调性思维和灾难化的错误信念有关，而不是来自情景和环境。因此，如果功能失调性思维能够被纠正，患者就会改善。例如一个认为自己躯体不适的人可能就会感到焦虑，以至于反复就医。通过案例概念化教育患者，可以逐渐纠正患者功能失调性思维，从而改善情绪症状，如对躯体的焦虑或恐惧等；改善行为，如减少就医行为，做出比较现实的努力，在工作和生活上

获得成功；改善躯体健康，如睡眠、食欲改善等。

4. 列出安全行为和回避行为 通过功能失调性信念和患者所采取的应对策略的评估列出患者寻求的安全行为和回避行为。例如，一个患者认为自己对疾病无能为力可能感到焦虑恐惧，也许不尝试外出活动以免感冒，从而出现封闭自我和社会隔离。

5. 列出处于健康恐惧核心的躯体感知 通过案例概念化对躯体症状及相关障碍患者的人际风格，例如躯体症状及相关障碍患者对待他人通常是什么、患者最典型的人际关系特点是什么？是顺从、控制，还是退缩？在心理治疗关系里患者对治疗师的倾向性如何？生活环境，如在环境中有哪些要素对躯体症状及相关障碍患者来说是应激源？有哪些要素具有支持性功能，例如朋友、家庭、娱乐活动或经济条件等？人格因素，包括患者的认知因素、情感因素、行为因素，其中认知因素指洞察水平、判断能力等；情感因素指会谈中的情绪状态；行为因素指身心症状、行为模式、性功能、进食习惯及睡眠模式等方面。对相关的功能失调性问题进行评估，最后列出处于健康恐惧核心的躯体感知（认知、行为、情绪、生理）等。

总之，通过对躯体症状及相关障碍患者CBT案例概念化，将收集到的患者信息进行归类，划分为有意义的组群，思考这些主题是如何影响患者的生活、健康以及主观体验的。主要问题包括：躯体症状及相关障碍患者诉说的问题可分为几个方面，这些不同方面的问题有哪些的联系，对其学习、工作和生活造成了哪些影响，躯体症状及相关障碍患者目前的问题与过去的生活经验有怎样的关系等。以CBT理论统合和解释躯体症状及相关障碍患者的问题，治疗师与患者协商提出明确的问题，以此为基础确定心理治疗目标，选择适当的方法和技术，最终制订躯体症状及相关障碍CBT计划。

三、CBT假设与治疗计划

当从CBT的观点来理解躯体症状及相关障碍患者时，应注意以下几个问题：患者是如何发展出躯体不适症状的？有什么重要的生活事件、经历以及相互作用与此有关？患者关于自我、他人以及这个世界的基本信念（核心信念）是什么？

患者的假设、期望和规则（中间信念）是什么？患者应对这些消极信念的策略是什么？有什么自动想法以及它是如何维持躯体化症状的？患者的信念如何与生活情境相互作用，使得其容易患躯体症状及相关障碍？患者当前的生活发生了什么，他们是如何对待的？通过躯体症状及相关障碍患者 CBT 案例概念化，治疗师不断地检验治疗假设，修正结论，并相应地对治疗的重点做出调整。

根据躯体症状及相关障碍患者 CBT 案例概念化的结果，与患者商定治疗的近期和远期目标，并针对治疗目标选择相应的 CBT 治疗技术。患者总的 CBT 治疗原则包括减少过度的和难以控制的对躯体健康的恐惧和担忧，增强患者对躯体担忧内容的自我调控能力；对患者歪曲的自动思维和信念进行认知重建，并教会患者相应的放松技术。制订治疗目标时要根据患者的具体情况设立，即目标要尽可能具体、明确、便于操作。治疗师要根据患者的具体情况，制订出每个个体的治疗计划。在制订个体治疗计划时，治疗师应注意引导患者去选择、设定他们最为关注的问题，如减轻患者的安全寻求行为、减少患者对健康恐惧线索的回避、减少患者对死亡和垂死主题的不安感、建立患者生活满意度和预防复发等作为治疗目标，而不能将治疗师自己的想法强加在患者身上。制订治疗计划和目标时，首要侧重对症状的处理，目标为减少对躯体健康的过度恐惧和担忧，缓解焦虑、烦躁、紧张等负性情绪，缓解心慌、气喘、多汗等自主神经功能紊乱等症状，并能够逐渐接受一定程度的躯体不适感觉。更深入的目标要从健康焦虑认知模型的角度来制订，包括提高患者对躯体焦虑情绪的认识、识别和忍受不确定性，以减轻患者对健康顽固的负性假设和负性解释，最终逐渐缓解患者对健康的过度担心等。

四、CBT 流程与方法

根据 CBT 理论，该疗法的目标是发现并纠正躯体症状及相关障碍患者的非理性信念及其所形成的认知过程；运用认知分析、行为矫正等技术来改变来访者的不合理观念和行为，帮助患者减少或消除不良情绪和行为，并逐渐形成理性的生活态度。躯体症状及相关障碍患者认知行为治疗一般按以下步骤进行：

（一）治疗初期目标和内容

1. 建立信任和良好的关系 与躯体症状及相关障碍患者和家属建立信任和良好的治疗关系是 CBT 成功的基础，具体按本章支持性心理治疗方法进行，在此不再详述。

2. 重视临床访谈，帮助患者熟悉并接受 CBT

治疗初期临床访谈非常重要，包括初始访谈和跟进访谈，例如初始访谈常用的沟通形式："在过去的几个月，你是否常常害怕或相信你可能有严重的躯体疾病？如心脏病、癌症、艾滋病等。"跟进访谈常用的沟通形式："伴随你对可能患某种躯体疾病的恐惧或信念，你体验到哪些躯体不适或感觉？""你是否曾看过医生，以确认自己是否有某种躯体疾病？""当前，你有多强烈地相信自己患有某种躯体疾病？（0~100，0 是根本不确定自己患病，100 是完全确定自己患病）"然后根据患者的情况进行必要的心理测验。通过临床访谈及心理测验简洁地评估患者目前的问题、维持患者问题和易感因素及这些问题对患者生活的影响。最后向患者解释 CBT 的原理，使患者认识到 CBT 的必要性和重要意义，帮助患者熟悉并接受 CBT，并结合患者的相关问题，设定治疗目标（如果可能，可以让患者将特定的目标写下来）。

3. 对患者进行有关 CBT 的教育，引出患者对治疗的期望

（1）关于躯体症状及相关障碍认知模型的教育：针对该病的健康焦虑认知模型（疾病的既往经验、对健康的负性的假设、负性解释、焦虑、躯体感觉及安全寻求行为等）进行认知重建。认知重建的重点是找到患者的自动负性想法、功能失调性假设并进行检验；让患者了解躯体症状及相关障碍的基本知识，如自动思维概念、对躯体问题的不良的预期、躯体感知异常引起焦虑、非理性的认知会导致安全寻求行为一直持续下去而没有受到挑战的原因。要让患者明白，是人对健康顽固的负性解释而不是健康本身导致了个体对躯体问题的负性情绪体验。通过对躯体症状及相关障碍诊断的描述和介绍该病的认知模型，帮助患者对疾病的既往经验、对健康的负性假设、负性解释、焦虑、躯体感觉及安全寻求行为因素有所了解，并且教会他们区别有用和无用的恐惧担心：让躯体症状及相关障碍患者知道普通的焦虑和躯体症状之间的关系、向患者解释 CBT 的过程、介绍相关的阅读材料；了解躯体化症状的关键诱发因素及发生发展的过程。

（2）关于患者躯体感觉异常的问题：躯体症状及相关障碍的触发因素（信息、事件、疾病、想象），可以使患者感到威胁，进而出现焦虑不安的症状，焦虑使个体的交感神经系统功能亢进，血液中肾上腺素浓度增高，机体会出现心慌、气喘、血压升高、口干、瞳孔扩大、皮肤苍白及多汗等。如果焦虑反应进一步发展，则可能出现副交感神经功能亢进，出现尿频、腹痛、腹泻等现象。患者逐渐出现对身体注意的增强、躯体更加敏感、检查行为和反复求医等，这样可以使患者更加专注于身体感觉、状态的改变或异常，最终患者将身体的感觉和体征曲解为严重疾病的前兆，这种敏感个体一旦把这种感觉解释为某种疾病的症状，个体的焦虑水平就会进一步增高，而增长的焦虑会使异常的躯体感觉更加明显。通过对躯体症状及相关障碍患者认知模型及躯体感觉异常问题原因的教育，使患者逐渐理解该疾病发生的原因和机制，并认识到不正确的认知对该病发生发展的影响，启发并引出患者对治疗的期望，讨论治疗时间，注意和患者一起做决定。

4. 逐渐使问题正常化，给患者灌输希望，收集有关患者的其他信息，建立患者治疗初期的目标清单 对患者进行有关躯体症状及相关障碍的教育时要避免使用术语，可以使用比喻、寓言、故事等，便于患者理解该病的成因，逐渐增加患者对躯体问题正常化的理解，给患者灌输希望，提高患者治疗疾病的信心；同时注意对患者的感受要保持敏感，抓住每次机会加强治疗联盟的建立；注意收集患者其他有关信息，如家庭关系、亲子关系及社会支持系统等；建立躯体症状及相关障碍患者治疗初期目标清单。首次治疗结束可以布置家庭作业。

（二）治疗中期目标和内容

1. 修正患者疾病信念和假设 一般从以下几个方面进行：

（1）针对躯体症状及相关障碍患者对健康确定性的渴望：治疗师首先要注意识别患者的认知错误（可采用箭头向下技术：如果那是真的，让你心烦的是什么？它意味着什么？），常见患者典型错误的健康信念有全或无思维、渴望确定性、灾难化、迷信思维及情绪推理等。

（2）与患者一起检查躯体化症状的证据：首先识别需要检查的信念或假设，其次识别支持信念或假设的证据，最后，识别不支持信念或假设的证据。

（3）挑战患者错误的健康信念：挑战患者错误的健康信念按以下程序进行：①描述患者躯体不适的触发事件；②识别错误信念；③不适感评级（0～100%）；④信念强度评级（0～100%）；⑤识别认知错误；⑥识别支持错误信念的证据；⑦识别不支持错误信念的证据；⑧信念强度重评（0～100%）。

（4）利弊分析：患者往往渴望自身躯体健康的确定性，即必须一直确定自己是健康的，治疗师需要分析患者一直需要确定自己健康的利弊。治疗师检查患者"错误健康信念的例子"，并选择患者的一个不合理信念，然后再选择一种合适的认知技术来应对它。例如：检查患者以下信念的利与弊"我必须有百分百的证据说明我没有疾病，否则我很可能是有病了。"

（5）计算效度商：效度商可以很好地说明患者恐惧患病的程度，计算效度商方法是邀请患者回忆上个月并算出他预期的特别可怕结论的次数，如"如果我胃部疼痛，我肯定是得了胃癌""如果我感觉到疲劳，就意味着我有癌症"，要求患者估算这个可怕结论成真的次数，并用可怕预期成真的次数除以可怕预期的总次数。

（6）连续标定技术：即与患者讨论是否躯体感觉只有两类（危险或不危险）；然后画出水平线（0～100%）；要求患者列出各种躯体感觉的危险度，可先在情绪维度上评定，再在理智维度上评定；让患者想出躯体感觉特征的例子，如持续性的高强度腰部疼痛，全身疲劳感太强以至于无法起床，身体短时间内突然暴瘦等。

（7）行为实验：行为实验靶点是指针对患者的负性自动思维（如"我身体不好，我是个倒霉的人"）、中间信念（功能失调性假设："如果没有能力太可怕了，所以我必须保持健康努力工作"）及核心信念（如"我对疾病是无能为力的"）进行多水平改变。一般行为实验的步骤：①识别患者错误的健康相关信念；②评定患者错误的健康相关信念的强度（0～100%）；③确定可替代性健康相关信念；④描述实际的结果；⑤如果有帮助可进行重评信念，例如可以用角色扮演法进行行为实验：错误信念（"身体必须保持完好状态否则一定是出了问题"）、替代性信念（"身体不是绝对保持完好状态，也不一定是出了严重问题"）。

2. **阻止或减少患者安全寻求行为** 躯体症状及相关障碍患者的寻求"安全行为"对患者起着负强化的作用，原因是它们通常都能带来焦虑的暂时减轻。安全行为的例子包括经常给正在工作的亲属打电话、反复要求就医、查找和自己健康相关的各种资料等。一般患者可能无法觉察这些行为对于维持焦虑的作用，例如：一位患者担心自己会得脑瘤，就不停地在网上和书籍中搜寻关于脑瘤的信息，并且偏向于关注患有脑瘤时的症状表现和严重后果的信息。这不但没有减轻患者对患肿瘤的担心，反而对患者的健康担忧起到了强化作用，使患者对健康的恐惧加重。这种反复查找关于脑瘤信息的行为就是安全行为，使用安全行为阻止法就是让患者停止或减少这种行为，逐渐消除患者对健康恐惧的强化因素。

3. **减少患者对健康恐惧线索的回避** 根据躯体症状及相关障碍的认知模型，躯体症状及相关障碍患者存在大量的对健康恐惧线索的回避，使用担忧暴露是解决患者健康恐惧线索回避和减少担忧的重要方法之一。该技术主要包括确定并记录患者两个或三个主要的担忧方面（按焦虑等级排序），包括患者焦虑的想法、意象及对疾病和死亡的恐惧，以及患者身体感觉和可能的疾病躯体信号等；通过联系想象令人愉悦的情景，进行想象训练；通过让患者将注意力集中于担忧健康相关的认知，并且想象可能发生的最令人害怕的、最坏的结果，唤起患者对健康的担忧；当患者能够在想象中生动地引发担忧情境之后，给其介绍担忧暴露技术，即引发了这些想象情境之后，让患者在脑海中清晰地保留30分钟左右；在30分钟之后，让患者说出尽可能多的最坏结果之外的可能结果。可按以下步骤进行：①确定引起患者不适当担忧的诱发事件，例如：一个成人男性患者出现担忧、紧张、心慌、烦躁和失眠等，这些症状可能是她的母亲被诊断为心肌梗死之后出现

的，而当他母亲心梗诱发严重心律失常发作时加重）。②让患者列出他想到的可能的解决方法，例如：向医生了解如何控制心律失常发作，阅读相关的知识，和其他患者家属讨论如何照料母亲，并记录母亲心律失常发作时的处理计划；列出各个可能的解决方法的正反两面，帮助患者选择更适合的方法。③帮助患者做出实现计划的步骤：列出日期以便计划顺利实施。

4. **减少患者对死亡和垂死主题的不安感** 治疗师与患者一起分析回避死亡想法所带来不适的利弊，并对其进行利弊分析（让患者列出所面临的严重问题，并在表格中填入至少两种以上可选择的解决问题的办法，然后对每种方法分析利弊，好处劣处均列出多条，对每条进行打分，好处打正分，劣处打负分，最后评估做出决定）。针对患者回避死亡和濒死相关想法和体验（葬礼，墓穴）的方式暴露（如写下自己的讣闻，到朋友或家人的墓地去，阅读朋友或所爱之人的讣闻等），同时可运用放松训练以减轻患者对死亡和垂死主题的不安感。

5. **帮助患者建立生活目标** 帮助患者建立生活目标，增加其对生活的满意度。对躯体症状及相关障碍患者而言，健康焦虑通常是他们注意力的主要焦点，回避健康焦虑刺激或使用安全寻求行为会限制患者实现完满和有意义的生活，随着患者从CBT治疗中获益，治疗师与患者一起讨论来重新找回患者逝去的时间，并将其兴趣引向对生活目标的实现。

（三）治疗后期与结束

治疗师需要在治疗后期或结束后对案例进行回顾，共同回顾CBT治疗的知识内容以及患者认知行为的改变历程，并针对治疗目标和患者的现状进行治疗效果评估。然后治疗师向患者阐明，治疗结束后由于种种因素（如体验到新的生理症状或者从前体验过的生理症状又回来了；面对一个被长期回避的，有关疾病担忧的场景；在自己或亲近的人身上发生了严重疾病；失去了身边亲近的人；对重要关系的威胁或者一段重要关系的终结；生活压力的增加等），对健康的担忧还有可能发生反弹，患者需要对此做好心理准备，并且和患者共同讨论预防复发的具体措施。最后治疗师和患者告别，结束治疗。

五、CBT 治疗注意事项

如果躯体症状及相关障碍患者处在危机当中（如威胁生命的情景），治疗的目标应该把危机干预放在首位，之后根据患者的情况再开始 CBT 干预。其次，建立良好的治疗关系在整个 CBT 治疗过程中是非常重要的，尤其在首次治疗时，采用言语和非言语交流来表达对患者的关心非常重要。罗杰斯的三种心理治疗技巧非常关键（真诚、共情和积极关注）。最后，要求在每次治疗结束时，询问了解互动反馈信息以帮助消除患者任何对治疗的误解，与患者建立建设性合作的伙伴关系。坚强的治疗联盟会给患者带来希望，提高患者对治疗的依从性。建设性合作的伙伴关系可以赋予患者力量，使患者更有可能积极配合治疗以取得成功。

六、问题与展望

躯体症状及相关障碍的发病机制尚不清楚，其治疗还处于探讨时期，国内外均缺乏特异性治疗，目前认为认知行为治疗是对躯体症状及相关障碍有效的治疗方法之一。CBT 对躯体症状及相关障碍的治疗应注意以下几点：①患者与治疗师是合作关系；②假设躯体化问题是认知功能障碍的结果；③强调改变认知，从而改变情绪及躯体化问题；④是针对具体和结构性的目标问题的短期和教育性的治疗；⑤强调家庭作业的作用，并赋予患者更多责任。尽管 CBT 对躯体症状及相关障碍疗效明确，但是还是存在一定的局限，比如有些躯体症状及相关障碍患者在 CBT 治疗后会持续存在和体验到恐惧和不安，从而使这些患者的症状容易复发。因此，如果能在治疗中增加一些情绪处理技术，使患者的慢性担忧减少，促进患者 CBT 疗效的维持。

另外，有些 CBT 技术还存在一定的争议和疑问。如目前的研究和实践还不完全清楚"担忧暴露"这一技术对于改善躯体症状及相关障碍患者担忧是否十分必要，因为担忧暴露是暴露技术的一种，存在着一定的风险和副作用，如在患者担忧暴露治疗过程中，过度激活了患者的交感神经系统使其产生强烈的不适和痛苦感，可能会导致患者无法坚持治疗。因此如何正确使用处理担忧相关的暴露技术，并成为躯体症状及相关障碍患者易于接受的方法还需要再进一步研究探讨。

最后，有关 CBT 治疗躯体症状及相关障碍的疗效评价仍然需要进一步研究。特别是对于不同临床特征的患者选择上，如何有针对性地提供 CBT 干预从而提高依从性和疗效是值得注意的方向。

（杨世昌）

第三节　动力性心理治疗

动力性心理治疗理论认为，躯体症状及相关障碍的存在是潜意识活动的结果。在正常情况下，有些精神历程，必待发展到患者在意识领域内明白才罢。假使不能顺利发展，或假使这些历程被阻而成为潜意识内容，那么相关症状便随之出现。因此，症状就是一种代替物。由此可见，动力性心理治疗的出路，就是使躯体症状及相关障碍患者把含有症状意义的潜意识历程引入意识，那么躯体化症状就可能随之缓解。动力性心理治疗一般通过自由联想、克服阻抗、移情分析、梦的分析和解释等方法进行。

一、动力性心理治疗理论假设

有关躯体症状及相关障碍出现躯体化症状的动力学机制，弗洛伊德认为，本我中的本能欲望和冲动在力比多驱使下不断寻求他自身的满足和表现，超我根据社会、道德原则的要求监控其表现，而自我同时要协调本我、超我及现实这三方的需求，必然对寻求满足的本能冲动加以监控。在自我足够强时，采用心理防御机制中的压抑可以获得成功。但当自我水平减弱时，压抑将无法成功，两种能量冲突的结果达到妥协，自我采用心理防御机制中某些的技巧，对寻求表现和满足的性冲动予以压抑，使其以躯体化症状的形式表现出来。可见只要有压抑和有力比多与抑制力比多的冲突存在，躯体症状及相关障碍症状就必然存在。

因躯体症状及相关障碍症状是本我冲动、欲望与自我冲突的结果，又由于参与冲突的各方处于不同的意识层面，这种冲突本身又是无意识的，不能被患者觉察，所以患者虽明白自己有这样或那样的躯体化症状，但却不明白躯体化症状的意义以及造成症状的原因。因此，动力性心理治疗的焦点不应放在消除外显躯体化症状上，而应放在向患者揭示内在心理冲突的原因和冲突过程上。即将躯体症状及相关障碍患者的无意识过程和材料经过分析、解释，使患者在意识层面得以了解和领悟。一旦患者领悟了自己患病的原因和过程，患者的躯体化症状便有了合理的解释，相关症状就会消失或减少。所以，动力性心理治疗原理可以归结为促使患者无意识过程意识化。但在实际转化的过程中，由于致病冲突的潜意识内容不太容易通过有意回忆揭示出来，而治疗师也不知晓患者已经压抑的那些经验，同时，又由于躯体化症状满足了患者的潜意识欲望，使潜意识冲突得到变相虚幻解决，即受到压抑的力比多要求表现和宣泄，但因受到现实和超我的调控，自我只有通过心理防御机制把这些欲望化装为躯体化症状表现出来。有时患者会有意无意地"留在病中"，而对治疗表现出矛盾态度。患者一方面由于躯体症状及相关障碍现实症状的痛苦，积极求治想摆脱疾病的折磨；另一方面在治疗进程中，又可能会出现消极、回避、不积极配合、不愿意采取行动练习新行为，乃至借故"误了"或"忘了"治疗时间等，出现治疗阻抗现象。阻抗可以是有意识的，但大多数是无意识的。有意识阻抗容易消除，无意识阻抗则较难对付。在动力性心理治疗中，如果出现明显、强烈的阻抗是分析接近问题症结的一个信号，它提示分析进入了实质性阶段，但也是最难的攻坚阶段。

与阻抗同样，在动力性心理治疗过程中具有重要作用的另一种现象是移情，在长时程动力性心理治疗过程中，患者会逐渐出现一种特殊表现，他不再关注自己的疾病，而对治疗师变得越来越有兴趣。他与治疗师的关系似乎变得越来越亲密，对治疗师表现出好感、顺从、崇拜。一段时间里病情也急速改善。这是患者对治疗师发生了移情。如果治疗师与患者的关系在年龄和性别上符合常态恋爱条件，这种场合的移情具有典型异性爱特点，如果是同一性别或年龄差距较大，则以不同的形式出现。男患者和男性治疗师之间有时出现貌似相反的情况，患者不表现爱慕和依恋，而表现为敌视和贬低。前者称为正向移情，后者称为负向移情。弗洛伊德认为，移情实际是患者过去（多为幼年时期）对父母或他人情感经

历的重演，只不过用治疗师替代了儿时的情感对象。也就是说，患者把治疗师当作其早年生活经历中与他有重要关系的人，把曾经投入给这些人的感情置换给了治疗师。一旦移情发展到相当强烈的程度，整个动力性心理治疗工作重心便发生转变。分析回忆过去经历退居次要地位，而对新出现的"移情"分析治疗占了主要地位。总之，动力性心理治疗是通过自由联想、克服阻抗、移情分析、梦的分析和解释等方法对躯体症状及相关障碍患者进行治疗的重要方法之一。

二、动力性心理治疗理论基础

从精神动力学的角度出发，临床上常见的躯体症状及相关障碍，往往是建立在将抑郁情绪转化为躯体不适的基础之上的，是抑郁的躯体化表现形式。患者反复陈述躯体不适，反复就医，不断要求给予医学检查，即使医生再三解释，都打消不了患者的疑虑。患者症状的出现和持续往往与不愉快的生活事件、困难处境或心理冲突密切相关。

躯体症状及相关障碍患者中往往有家族易感因素，如亲属中的躯体不适、抑郁、自杀、双相情感障碍等；在患者既往史中，应了解患者幼年和青春期的成长环境，及其个性心理特征。重度躯体症状及相关障碍的案例中，我们常能发现其早期心理发展问题或有严重的创伤经历等。

躯体症状及相关障碍患者大多存在以下问题：①缺少母爱，认为患者是个多余的孩子、早年丧失照料者或者母亲无情感上的抚慰，如不能帮助幼儿感受并管理情绪、表达感受、熟悉自己并恰当地发展出基本的有权存在于"这个世界上"的感受。在依恋理论中我们称之为不安全依恋。②缺乏父爱，父爱缺失、要求严格、严厉惩罚、过分苛求患者顺从、漠视孩子发展中需要家长肯定的需求。这就影响孩子在随后的发展阶段不能适应分离/独立这一过程，也就说个体需要认识到自己作为独立个体存在，暂时需要脱离共生联结，更独立的思考和自尊，并有自己的意愿。孩子在这个过程中（还有之后的青春期）需要家长鼓励、指导和支持。③客体丧失和分离创伤，个体往往表现无助、无望、无法改变生活环境。在经历过该类事件之后的个体易出现躯体症状及相

关障碍。④过度依赖，一般该类患者自我接纳意识较为低下，内心的自尊不够强大和稳定，依赖所拥有的客体及自认为值得信赖的人，总是担心失去他们，或失去他们的爱和认同。需要从"理想化客体"那里得到期许、认同和肯定，从而认为自己是有价值的人。因此这些个体的自我牺牲（付出）更多，容易放弃自身需求，去添补（迎合）他人的愿望。⑤早期体验，个体早期的体验对其心理发展有重要意义，所有早期重复体验将内化为自我概念和人际关系中的基本模式。包括早期重要客体的丧失、被忽视或没有得到关爱，甚至经历躯体、情感或性虐待等。如没有得到通情达理的父母的包容、支持和赏识，患者的内心自我意识状态呈现的是父母的严厉或缺失，从而出现孤独、卑微和不自信的自我形象。

以上是躯体症状及相关障碍患者心理发展方面的问题，该类患者往往还存在一些基本冲突，如渴望爱和赏识，强烈期望与某客体建立非常亲密的关系；但另一方面他们又惧怕或担心这种期望将会再度被拒绝或落空，使自己重新跌入渴望（爱和赏识）的深渊；因此，他们尝试控制攻击冲动（愤怒自己的依恋、自恋、责备自己因无法掌控客体而引发的失落感），唯恐摧毁或失去急需建立关系的理想化客体，从而使攻击冲动转向自身，出现自责和担心，严重的会以躯体化症状的表现形式去应对和处理这些冲突。

三、动力性心理治疗的流程与方法

根据动力性心理治疗的理论，躯体症状及相关障碍患者动力性心理治疗一般按以下步骤进行：

（一）治疗初期目标和内容

1. 与来访者建立良好的关系　为患者提供一个轻松、安静、温馨、舒适的治理环境，用治疗师的技能和亲和力营造一个安全信赖的治疗关系。治疗过程中，治疗师应试着探讨导致躯体不适症状的应激因素，理解患者的躯体症状是在其无法应对的情况下出现的反应。

2. 使用动力性心理治疗理论分析躯体症状及相关障碍　患者往往理想化移情较突出。患者试图成为一个"好"患者，准备顺应治疗师的期望，让治疗师喜欢他/她、赞赏他/她、为他/她做些事。但是，当治疗师审视移情时，可以察觉到患者潜在的矛盾情绪：怀疑治疗师是否感兴趣，治疗师采用的治疗方法是否会有帮助，或者治疗师是否能够或愿意满足患者的需求。患者没有公开评论或表达对治疗师的责备，而是掩盖，并将攻击以自我怀疑和自责的形式转向自身。在动力性心理治疗中，这种间接攻击扰动了治疗师的反攻击冲动，而此时治疗师不宜过早的解释和评价，因为患者尚无感受到自己的攻击。因此，治疗师应该允许患者表现出不安全感、缺乏信任、不断担心受到伤害和失望的恐惧感；治疗师要从患者早年生活经历中理解这些特性，并给予支持、肯定和帮助，理解和接纳患者的这种体验。一般采用短程动力性心理治疗时往往在这个层面上进行，关注患者实际存在的压力情况，尝试协助患者进行丧失的哀悼、解决现存的冲突，并学习和适应在新环境下生活的能力。而在长程动力性心理治疗中，治疗师可以更深入地了解患者的人格，尝试解决患者的基本冲突。治疗师将协助患者解决其共生的需求，学会处理分离和自我成长的矛盾，使患者逐渐获得自由、独立、自信和赢得更多自尊。

（二）治疗中期目标和内容

躯体症状及相关障碍患者动力性心理治疗中期阶段一般包括以下两个方面：第一，修通患者面对创伤经历回忆的阻抗。通过再次体验创伤经历和对过去痛苦经历的哀悼过程，提示患者要接纳过去的成长经历，并尝试活在当下过现在的生活，过去的事情就让它过去，而非一次次重复体验过去。第二，修正患者无意识中的消极信念。如："父母不爱我，是因为我不值得爱；只有完全奉献自己才能得到别人的赞许；如果表达了自己的愿望，就会面临拒绝和失望。"患者往往坚信这些消极信念不太容易纠正，之所以这样坚信，是因为这些信念具有保护作用，患者预置了最坏的情况发生，就不用担心会特别失望了。但这种"保护"的代价就是受限制地生活，而且这些消极信念往往会成为"自我实现的预言"，这样就更坚定了患者的消极信念。

在该阶段患者已觉得足够安全，敢于在治疗关系中表述他的负性情感。如典型患者在该阶段的移情，一旦患者过分亲近的意愿被挫败，就会出现混杂着依恋和愤怒的情绪，如通过间接方式表达出来的对治疗师能力的贬低（攻击），让治疗师体验到：不关心理解患者、对患者不感兴趣、治疗对患者无益等。治疗师应经受住这些对自己能力、技术与亲和力的"攻击"，且没有被卷入负性情绪是非常重要的。治疗师要认识到患者的大部分攻击往往是因为其试图摆脱精神上的痛苦和绝望，从而转向治疗师，让治疗师有同感。因此治疗师必须包容患者及其表现出的强烈情绪，并试图理解患者，从而使患者用更多爱来应对憎恨、用希望去应对失望并相信生活重获自信。

（三）治疗后期与结束

该阶段依赖与自主的基本冲突将得到缓解，但由于即将而至的分离，客体丧失的创伤经历将重现于移情中并需要解决。成功的结束可使患者能够离开客体而不觉得失望、不再贬低治疗师及其治疗并认识到自己取得了进步。也许对很多有严重躯体症状患者的治疗结果并不总是成功的，

但治疗师需要对治疗结果感到满意并认同自己的能力。

四、问题与展望

对躯体症状及相关障碍的动力性心理治疗，以弗洛伊德提出的潜意识学说为基础，结合系统的人格理论，包括人格结构与人格发展理论，以及探索潜意识的方法如梦的解析等，指导躯体症状及相关障碍的临床心理治疗实践，是一种有效的心理治疗方法。动力性心理治疗的贡献既有理论方面，又有实践方面，有其优势也存在一些不足，传统的动力性心理治疗耗时较长，会影响治疗师对传统动力性心理治疗方法的选择。随着临床心理治疗的发展，心理治疗师更倾向于以动力性心理治疗理论为基础，选择更适合患者的疗程短、效果确切的综合性心理治疗。

（杨世昌）

参 考 文 献

[1] 美国精神医学学会. 精神障碍诊断与统计手册. 5版. 张道龙, 译. 北京: 北京大学出版社, 2015.

[2] 谢兴伟, 张心怡, 张道龙. 躯体症状及相关障碍的核心特征与治疗. 四川精神卫生, 2018, 31 (3): 280-283.

[3] 杨世昌, 王国强. 精神疾病案例诊疗思路. 3版. 北京: 人民卫生出版社, 2017.

[4] 崔飞环, 熊娜娜, 洪霞, 等. 综合医院门诊躯体症状障碍患者心理特征及生活质量评估. 中华医学杂志, 2017, 97 (41): 3239-3243.

[5] 中国医师协会精神科医师分会综合医院工作委员会, "医学难以解释的症状"临床实践中国专家共识组. "医学难以解释的症状"临床实践中国专家共识. 中华内科杂志, 2017, 56 (2): 150-156.

[6] 李占江. 临床心理学. 北京: 人民卫生出版社, 2014.

第十四章　心理生理障碍

心理生理障碍（psychophysiological disorders）是指一组与生物、心理、社会、文化因素有关的以进食、睡眠、性行为、排泄异常为主的精神障碍。对大多数人而言，这些生理活动直接与生存相关，每天自然而然地发生着，并不会特别地去关注。然而，当心理 - 社会 - 生物学因素导致这些日常活动功能受损时，就会导致心理生理障碍，引起相当大的痛苦，心理、社会、家庭功能明显受损，甚至出现生命危险。本章主要讨论进食障碍、睡眠障碍（失眠症）、性功能障碍的病理心理学方面的内容。

第一节　进食障碍

进食障碍（eating disorder，ED）是以进食或与进食相关的行为紊乱为主要临床特征的一组综合征，对食物、体形、体重过度关注，引起躯体、心理、社会、家庭功能显著受损。

进食障碍与生物、心理、社会、文化相关，随着社会的发展，对进食障碍认识的增加，在 DSM-5 和即将出版的 ICD-11 草案中，进食障碍的分类标准也发生了很多变化。①在两种诊断体系中，进食障碍均归类在"喂养和进食障碍"（feeding and eating disorders）大类中。与 DSM-Ⅳ 与 ICD-10 相比，DSM-5 和 ICD-11 草案的诊断标准均将婴幼儿期出现的与进食行为有关的障碍（如异食癖、反刍障碍等）和成人的进食障碍合并，取消了按年龄阶段的划分。②与 DSM-Ⅳ 相比，DSM-5 窄化了"未特定进食障碍"（eating disorder not otherwise specified，EDNOS）的诊断标准，适当放宽了神经性厌食和神经性贪食的诊断标准，从而将更多模棱两可的患者归类到清晰的诊断中来。③将暴食症作为独立诊断单元，强调暴食行为反复发作的主观性失控体验，且不伴随防止体重增加的补

偿行为。④对低体重的标准发生了变化，ICD-11 草案放宽了"低体重"的标准，对成年人而言，将 BMI<17.5kg/m² 改为 <18.5kg/m²；对儿童和青少年，定义为低于相应年龄 BMI（BMI-for-age）的第 5 个百分位数。DSM-5 中，则将 BMI<17.0kg/m² 的个体视作显著低体重，对 BMI 在 17.0～18.5kg/m² 或者 >18.5kg/m² 的成年人，则需要结合临床其他因素判断体重是否过低。⑤诊断内容细则上发生变化，去除了原有的"怕胖"观念和"闭经"的症状，考虑到文化和年龄因素，避免了漏诊。ICD-11 草案在神经性贪食的诊断中取消了"短时间内大量进食"的标准，强调反复的主观失控体验。⑥放宽了暴食行为发生频率和病程标准，DSM-5 将 DSM-Ⅳ 中"每周 2 次，持续 6 个月"改为"每周 1 次，持续 3 个月"，ICD-11 草案中则是取消了这些数字描述。⑦较之 ICD-10，ICD-11 的草案分类更加细化，对神经性厌食进行了分型，增加了暴食障碍，与 DSM-5 分类的一致性明显增高。两种诊断体系的具体分类表 14-1。

在进食障碍中，神经性厌食和神经性贪食最为常见，两种疾病有很多共同的特征，同一个患者也常常先后出现两组症状。本节主要讨论此两种疾病的相关内容。

一、临床特征

（一）神经性厌食（厌食症）

神经性厌食（anorexia nervosa，AN），多见于青少年女性，常常由于怕胖、担心体形、体重，从而通过有意识地减少能量摄入的行为（如，限制进食）、清除行为（如，自我引吐、滥用利尿剂或泻药）、增加能量消耗的行为（如，过度运动）等方法减轻体重，导致一系列生理和心理行为功能紊乱。部分患者在符合厌食症低体重的基础上，间或出现暴食和清除行为。常常起病于青少年

表 14-1 DSM-5 和 ICD-11 的草案对进食障碍的诊断分类

DSM-5	ICD-11 草案
喂食和进食障碍	喂食和进食障碍
异食癖	神经性厌食症（AN）
反刍障碍	伴显著低体重（限制型、清除型、未特指）
回避/限制性进食障碍	伴危险低体重（限制型、清除型、未特指）
神经性厌食症（AN）	恢复伴正常体重
限制型	其他特指的神经性厌食
清除型	神经性厌食未特指
神经性贪食症（BN）	神经性贪食症（BN）
暴食障碍（BED）	暴食障碍（BED）
其他特定的喂养或进食障碍	回避/限制性食物摄入障碍
未特定的喂养或进食障碍	异食癖
	反刍/反流障碍
	其他喂养或进食障碍
	未特定喂养或进食障碍

或成年早期，两个发病高峰年龄分别为 13～14 岁和 17～18 岁。在年轻女性中，年发病率大约为 0.4%，男性病例非常少见，女性与男性的比例约为 10:1。厌食症患者病程可长达数年，迁延难愈。厌食症的粗死亡率（crude mortality rate，CMR，即所有原因导致的死亡率）约为 5%，常常是由于躯体并发症或自杀导致死亡。其临床特征常常包括以下几个方面：

1. **低体重** 厌食症患者由于长期限制进食或增加身体消耗，导致体重明显降低。体重正常与否是根据患者的年龄、性别、发育阶段、身体健康状况等因素来评估的。体重评估具有挑战性，因为不同个体的正常体重范围不同，不同的诊断标准对低体重的划分也不尽相同。体重指数（body mass index，BMI）的计算方法为：体重（千克，kg）/身高（米，m）^{2}。WHO 将 BMI 18.5kg/m^2 规定为成年人正常体重的低限值，正常值为 18.5～23.5kg/m^2。ICD-11 诊断标准草案中对低体重进行了量化，并据此对厌食症进行分型：显著低体重（significantly low body weight）指成年人 BMI 在 18.5～14.0kg/m^2 之间，对儿童和青少年而言，体重位于相应年龄 BMI（BMI-for-age）第 5-0.3 个百分位数之间；危险低体重（dangerously low body weight）指成年人 BMI < 14.0kg/m^2，儿童和青少年体重低于相应年龄 BMI 的第 0.3 个百分位数。

在 DSM-5 诊断标准中，对体重未制定量化的标准，要求"体重低于正常体重的最低值或低于儿童或青少年的最低预期值"，并将 BMI < 17.0kg/m^2 视为显著低体重。在厌食症严重程度标准中，根据 BMI 进行划分，轻度：≥17.0kg/m^2；中度：16.00～16.99kg/m^2；重度：15.00～15.99kg/m^2；极重度：< 15.0kg/m^2。对于儿童和青少年，则是指体重未能达到预测的躯体增长标准，并有发育延迟或停止，严重程度以 BMI 百分数来衡量。ICD-11 草案中，对成年人而言，将低体重的标准放宽，成年人 BMI < 18.5kg/m^2；儿童和青少年，体重低于相应年龄 BMI（BMI-for-age）的第 5 个百分位数。

在临床上，可以通过 BMI 的数值变化粗略判断患者的疾病严重程度，可以快速地做出相应的诊疗决策。在诊治过程中，也常常会根据有无闭经粗略判断是否存在显著低体重，以月经是否来潮判断体重增长是否达到基本的要求。

2. **躯体症状** 厌食症患者常常会出现明显的躯体症状，且通常比精神症状更突出，也因此成为患者或家属求治的首要因素。一方面，患者持续存在饥饿、半饥饿状态，导致营养不良；另一方面，患者存在引吐、导泻、过度运动、间或暴食等行为，对身体产生伤害。由此导致全身多系统、多器官躯体症状、体征，多项实验室检查结果异常，甚至威胁生命，如：营养不良、电解质紊乱、闭经、性发育迟缓、脱发、消化不良、便秘、营养不良性肝功能异常、低血糖、脂代谢异常、饥饿性酮症、甲状腺功能低下、癫痫、贫血、白细胞降低、心动过缓、心律失常、晕厥、骨密度降低、肾功能损伤等。

3. **进食或与进食相关的行为异常** ICD-11 与 DSM-5 均将厌食症按照行为的异常分成两个亚型：限制型（restricting pattern）和暴食 - 清除型（binge-purge pattern）。①限制型行为：指过度节食、禁食、过度运动。患者常常根据食物所含卡路里严格筛选进食的种类，回避高热量食物，几乎不食碳水化合物（米饭、面条等）、荤菜等，仅食用少量蔬菜、水果等低热量的食物。常常坚持每天大量运动，完全不顾及低体重、营养不良等对身体的伤害。患者处于饥饿时间久了以后，可能会出现对食物非常感兴趣的行为，例如喜欢研究食谱、喜欢烹饪、制作糕点送给他人、欣赏美食图片等，对食物欣赏但自己不吃，有些患者甚至强行要求家人多吃食物。②暴食 - 清除型行为：患者在长期半饥饿或饥饿状态下，间或会出现暴食行为，反复发作暴饮暴食，之后害怕体重增加或发胖而采取清除行为，如：引吐（刺激咽后壁、压迫腹部、运用引吐管等）、导泻（滥用利尿剂、通便药、灌肠剂、减肥药等），以促进排泄。厌食症主要的问题行为是对食物的限制行为，间或出现或不出现暴食 - 清除行为。

4. **负性认知** 厌食症的核心认知是对体重、体形存在先占观念，将体形、体重视为对自我评价最主要的内容。①对体重、体形的负性认知：患者通常持续存在病理性怕胖，即异乎寻常地害怕发胖的超价观念，给自己设定过低的体重界限（远远低于健康的体重），过分追求"苗条"，强烈恐惧体重增加或变胖，即便体重明显低下，恐惧仍然存在。部分患者否认或不愿承认有怕胖的恐惧心理，称是因为便秘或者腹胀等原因才限制进食，有些患者承认自己体重偏低，但认为身体的局部是胖的。绝大多数患者都有怕胖的心理，但并不能概括所有的厌食症患者起病的诱因。所以，在新近的诊断体系中去掉了"怕胖"的标准。②对自我能力的负性认知：患者对自我评价过分依赖于体重、体形。如果体重、体形控制在理想范围内，则感到自信；如果未能达到预期的状态，就会觉得自己没有控制能力、没有价值、不被他人喜欢、别人会对她 / 他有负性评价，感到自卑、羞耻，从而出现情绪抑郁等更多其他的问题。

5. **体像障碍** 厌食症患者常常存在体像障碍（body image disturbance），虽然是低体重、身形消瘦明显，但患者总觉得自己还是胖，照镜子时患者看到镜子中的自己比客观实际要胖，或者觉得身体的局部是胖的，如"脸大、腿粗、臀部肥胖"等，因此反复照镜子、称体重、量尺寸。患者有时存在感觉异常，比如吃了少许食物后，感到身体的某部位开始膨胀、变胖或者消化道堵塞感，从而无法继续进食。

6. **其他精神症状** 严重的厌食症患者，常常会出现其他精神症状，甚至达到共病诊断的标准。例如情绪抑郁、焦虑、易激惹、回避社交、性兴趣减退、强迫观念、强迫行为、酒精依赖或其他物质使用障碍、自伤、自杀等。部分患者会滥用减肥药物，导致严重的代谢紊乱，甚至出现幻觉、妄想等精神病性症状。

（二）神经性贪食（贪食症）

神经性贪食（bulimia nervosa，BN）指频繁的、反复发作、难以控制的摄食欲望及暴食行为，每周至少发作 1 次，至少持续 3 个月。患者担心发胖，常采取引吐、导泻、禁食等方法以消除暴食引起的体重增加，体重及月经常常保持正常。贪食症大多起病于青少年后期或成年早期，在年轻女性中，贪食症的年发病率为 1%～1.5%，女性与男性的患病比率约为 10∶1。病程可能是持续性的，迁延难愈；也可能是反复发作性的，间歇期完全缓解。贪食症的粗死亡率约为 2%，少于厌食症。其临床特征常常包括以下几个方面：

1. **暴食发作** 如何界定患者的进食行为属于暴食发作？一般限定进食时间在 2 小时内，可以发生一次或多次进食。进食量的大小则是通过与在相似文化环境中的人的进食量相比较，患者的进食量要大得多，同时患者伴随有失控感，难以停止进食、难以限定食物的量和种类。暴食时常常摄入大量的垃圾食品，而非通常意义上有营养的食物，或者是平时严格限制、被认为是高热量的食物。

2. **补偿行为** 患者在暴食之后常常反复应用不恰当的补偿行为，如清除行为、过度运动等，以避免大量进食引起体重增加或变胖。常用的清除行为有引吐、导泻、过度运动等。①引吐：常以手指或其他器具（如筷子、勺子等）刺激咽后壁或悬雍垂以引起呕吐反应，病程较长的患者只要轻压腹部或者触碰颈部就能引吐。随着互联网的发达,当前很多患者会在社交网络上相互交流,探讨引吐的方法,例如使用很流行的"引吐管",由此减少了暴食带来的负担和负疚感,导致暴食维持。②导泻:常常滥用泻药、利尿剂、灌肠剂、减肥药等,促进排泄,减轻体重。③其他补偿行为:伴有糖尿病的患者可能会在暴食期间减少胰岛素用量,以减少食物的消化吸收;患者也会在暴食后短时禁食、过度锻炼,以防止暴食引起体重增加。

3. 负性认知 与厌食症相似,贪食症患者对自我的体重、体形、自我控能力存在明显的负性认知,对自我评价过度受到体重、体形的影响,缺乏自信。①对体重、体形存在负性认知:大多数贪食症患者的体重在正常范围内或稍有增加,但患者总是害怕变胖,并认为体重、体形不理想,每次暴食后均会采用多种不恰当的补偿行为以防止体重增加。②对自我的负性认知:一方面,患者对自我的体重、体形不满,引起对自我能力、价值感等方面的评价下降;另一方面,对自己失去控制的进食行为感到羞耻,认为自己的形象受损、缺乏控制力,故常常视贪食为羞耻的隐私行为。

4. 躯体症状 贪食症患者由于反复引吐,唾液腺增大,面部显得丰满;由于消化液的侵蚀作用,导致牙齿表面的牙釉质腐蚀,牙齿出现松动、脱落;因常常用手指引吐,与牙齿反复接触、摩擦,出现手指老茧、手背瘢痕(Russell 征);持续性呕吐导致电解质、代谢紊乱,营养不良,引起心、肾功能受损;常用导泻药物导致肠易激综合征、直肠脱垂等;暴食症状严重者,出现食管贲门黏膜撕裂综合征(Mallory-Weiss 综合征)、胃扩张、胃破裂等。

5. 情绪症状 与厌食症相比,贪食症患者情绪症状比较突出,主要是情绪低落、焦虑、易激惹、易冲动等,频繁的暴食行为增加了患者的内疚、羞耻感、自卑感,情绪低落、消极悲观,常常以暴食行为缓解情绪,患者有时描述自己是"破罐子破摔",形成恶性循环。情绪症状突出时,会有消极想法,引起自伤、自杀等。

6. 其他精神症状 患者暴食的量非常大,总是没有饱腹感,可能与感知觉异常有关,有些患者甚至出现幻觉、人格解体等,即使出现明显的躯体损伤也无法停止暴食行为。也可能并发其他精神症状,如强迫观念、强迫行为、行为冲动、说谎、酒精或其他物质使用障碍、回避社交、自伤、自杀等。

(三)共病

进食障碍的患者常常伴随多种心理行为的异常,如情绪低落或焦虑、易激惹,强迫思维,强迫行为,行为易冲动,自伤、自杀等,酒精或其他物质使用障碍,如果上述精神症状达到其他精神疾病的诊断标准,则予以共病的诊断。常见的共病有:抑郁障碍、焦虑障碍(包括广泛性焦虑症、惊恐障碍、社交焦虑障碍等)、双相障碍、强迫症、边缘人格障碍、酒精或其他物质使用障碍、创伤后应激障碍等。

关注进食障碍患者的共病是非常重要的。无论是药物治疗还是心理治疗,在开始设定治疗目标、实施治疗计划时都必须考虑到共病的存在,需要评估哪一种症状或疾病需要优先处理?有无首先需要干预的危机事件(如自伤、自杀)?充分了解患者治疗进程中的影响因素和干扰因素,及时加以干预,以减少治疗中的阻塞现象。

二、治疗原则与方法

(一)治疗原则

进食障碍常常同时存在明显的躯体和精神心理损害,在治疗时需要兼顾两个方面。无论是厌食症,还是贪食症,可能存在很多相似的发病机制和临床特征,只是主导症状所占的比例、发生时序不同。有学者提出,这是一个疾病不同的发展时期?还是两个完全不同的疾病?仍然是需要探索的问题。两者之间存在非常多的共性,故在治疗中常常放在一起来考量,在心理治疗领域开始进行跨诊断治疗。本节也将厌食症、贪食症的治疗原则和治疗方法放在一起讲解,同时突出每个疾病的特色之处。

进食障碍患者早期的就诊率和识别率不高,诊断之后治疗依从性不高,尤其是厌食症患者可能对疾病的自知力不全,甚至家属可能对疾病的认识也很少,导致治疗动机不足。病程常常迁延数月至数年,不断出现的并发症和共病导致疾病更加复杂难治。根据进食障碍诊治指南,需要遵循以下治疗原则:①多学科协作治疗,参与协作的专业人员通常包括精神科医生、内科/儿科医生、营养师、心理治疗师、社会工作者等；②全面评估，治疗前和治疗过程中均需要对患者的躯体和精神症状进行多角度评估；③综合治疗，包括营养治疗、躯体治疗、精神药物治疗、社会心理干预等。治疗目标是为了建立健康的进食模式，恢复体重，改善情绪，改善人际关系，促进躯体、心理、社会功能的康复。研究表明，联合应用药物治疗与心理治疗的疗效优于单独运用药物治疗或心理治疗。对于病情严重、BMI≤14kg/m²、治疗依从性差、有严重并发症甚至有生命危险的患者，需要住院治疗。

（二）治疗方法

1. 营养治疗 对进食障碍而言，"食物就是最好的药物"。厌食症、贪食症均需要十分重视营养治疗，营养治疗是其他治疗得以有效实施的基础。体重正常的贪食症患者并不代表营养正常，由于暴食之后的补偿行为，也会导致营养不良，与厌食症相比，相对轻一些。通过营养治疗，逐步实现体重增加的计划，改善水电酸碱平衡和代谢紊乱，促进躯体症状的恢复。通过专业人员、患者和家人一起协商方案，全面评估患者的营养状况，根据患者不同的状态采取相应的措施，必要时予以鼻饲、胃肠外营养，形成定时、定量的规律进食习惯、减少过量运动、增加营养、促进躯体健康。

营养不良的患者进行再喂养（经口、肠道内或肠道外）的过程中可能会发生有致命危险的水电平衡紊乱，称之为"再喂养综合征"，需要在营养治疗过程中严密监测生命体征、电解质以及再喂养的速度和方法，最好住院治疗。

2. 药物治疗 迄今为止，进食障碍的生物学病因尚不明，目前仍无特别有效的药物。药物治疗主要针对其精神症状和躯体症状两个方面。

（1）精神症状的治疗：常用的药物有抗抑郁药、抗焦虑药物、非典型抗精神病药物及其他对症治疗的药物。自20世纪80年代起才开始关注贪食症的治疗，厌食症的治疗起步更早些，但进展缓慢。1996年，美国FDA确认氟西汀为治疗贪食症的有效药物。也有很多临床研究证明了其他抗抑郁药、抗焦虑剂对进食障碍的有效性。药物治疗厌食症的循证依据非常有限，对厌食症并发抑郁、焦虑、强迫的患者，也需要谨慎用药，因

为充分的营养治疗使得患者体重增加，可能就可以改善这些并发症状，如果体重增加，患者仍存在上述并发症状，则需要使用对症治疗的药物。在抗抑郁药物中，尽量使用SSRIs药物，相对安全有效。其他抗抑郁药，也有少量的循证支持证据，仍需要考量药物疗效和副作用之间的平衡。对于存在明显焦虑情绪的进食障碍患者，尤其是贪食症患者，可以适当选用抗焦虑药物，如苯二氮䓬类药物，尽量短程使用，以减少药物副作用。对于存在体像障碍、超价观念、明显冲动行为的患者，尤其是对治疗有抵抗的患者，可以联用小剂量非典型抗精神病药物，如喹硫平、奥氮平、阿立哌唑、利培酮等，同时严密监测药物副作用，尤其是心血管方面的反应，定期复查心电图，关注Q-T间期和QTc的变化。

（2）躯体症状的治疗：对进食障碍的患者，治疗初始就要进行充分、全面的医学评估，了解患者全身的健康状态，针对各系统、器官可能出现的问题予以对症支持治疗。厌食症患者，需要进行营养重建、增加体重；贪食症患者如果存在胃扩张、胃潴留或胃破裂，则需要急诊住院，必要时手术治疗。

3. 心理治疗 循证依据表明，心理治疗对进食障碍的疗效与药物相当或更优。可采取个体治疗和小组/团体治疗的方式。目前，公认的对进食障碍有效的心理治疗方法主要包括认知行为治疗、家庭治疗、心理动力学治疗、人际关系治疗等。

（1）认知行为治疗（CBT）：旨在改变进食和与进食相关的行为模式，改善营养状态，恢复体重，改善躯体功能，矫正负性认知，调整情绪。在经典CBT基础上，属于"第三浪潮"CBT的正念治疗和辩证行为治疗（DBT）对进食障碍的治疗也获得了良好的循证依据。

1985年，Christopher G. Fairburn在牛津出版的一本治疗手册中首次对贪食症的CBT治疗进行了阐述，多项研究证实了此方法对贪食症治疗的有效性，并且相对起效快，疗效维持时间长。而神经性厌食的CBT（CBT-AN）循证依据并不多。1993年，发展出了进食障碍CBT的扩展版本，增加了对暴食症的治疗，也取得了很好的疗效支持。2003年，Fairburn及其团队提出了进食障碍跨诊断理论，认为神经性厌食、神经性

贪食和绝大多数其他特定的进食障碍，都有独特的"核心精神病理"，即对体形、体重、自我控制能力的过度评价。从 CBT-BN 发展出强化的认知行为治疗（CBT-enhanced，CBT-E），所采用的新策略和治疗流程可以提高患者的依从性和疗效，并在 2008 年进行了修订。CBT-E 不但能处理进食障碍的核心精神病理问题，即对体形、体重、自我控制能力的歪曲看法；同时，也增加了对进食障碍"外围"问题的处理，即患者的完美主义、低自尊和人际困难等。CBT-E 有两个版本，一个是 20 周的治疗，适合于无明显低体重的患者，即 BMI≥18.5kg/m²；另一个版本是 40 周的治疗，适用于有显著低体重的患者。CBT-E 初始是对成年患者个体治疗设计的，之后增加了对青少年样本的研究，团体治疗也有很好的疗效。

（2）家庭治疗：家庭治疗源于 20 世纪 50 年代，是以"家庭"为治疗对象的心理治疗方法，聚焦于家庭成员之间的互动和关系。20 世纪 70 年代，家庭治疗开始用于进食障碍的治疗，并成为进食障碍研究最多的心理治疗方法之一。结构式家庭治疗的代表人物 Minuchin 认为，厌食症的家庭模式存在过度缠结、过度保护、僵化、缺乏解决冲突能力等方面的特征。经典的家庭治疗有系统式和结构式家庭治疗。在儿童厌食症被作为一线推荐的心理治疗方法。

20 世纪 80 年代，英国伦敦莫兹利医院在多流派的传统家庭治疗的基础上，发展出基于家庭的治疗（family-based therapy，FBT），由美国芝加哥大学和斯坦福大学的教授形成手册化 FBT，关注患者的体重恢复、营养重建，将父母作为帮助患者恢复体重的重要成员，赋权于父母，认为家庭是帮助患者的资源，治疗师可以利用父母的技能和关系促进患者的改变。治疗中使用"外化"技术，将疾病和青少年分开，尊重患者，注重行为改变，逐步提高青少年的自主权，对青少年厌食症和贪食症均有着很好的疗效。英国 NICE（2004）治疗指南中，FBT 被作为 AN 的最高级别证据等级的心理治疗。但是 FBT 也有局限性，有些家庭和患者不能接受此种治疗方法，有些患者的进食依赖于父母的帮助，对挖掘患者自身的改变动机、改善家庭关系方面存在限制。

（3）心理动力性心理治疗：心理动力性心理治疗由经典的精神分析治疗发展而来，专门对进食障碍进行了很多定量、定性研究。通过分析患者的防御机制、移情、反移情、阻抗、梦境等，理解患者潜意识的心理冲突和不成熟的防御方式，聚焦治疗联盟、人际关系中的表现，解释患者进食行为背后的冲突和意义，建立适应性的客体关系，促进患者用成熟的防御方式解决冲突。治疗师通过与患者建立良好的治疗联盟，增加患者的治疗动机，讨论患者的内心冲突，如关于体像、自我同一性、性心理、性生理、自尊等，从而改善患者应对冲突的行为模式。

（4）其他心理治疗：也有证据表明人际关系治疗（IPT）对进食障碍有较好的疗效，新近更多的趋势则是采取整合治疗的方法，如基于家庭的认知行为治疗、动力性家庭心理治疗、动力性人际关系治疗等。

三、认知行为治疗

众多循证研究表明，对进食障碍，尤其是神经性贪食，CBT 是确切有效的心理治疗方法之一。厌食、贪食两种症状常常在同一个患者的病程中先后或交替出现，发病因素、临床特征有诸多共性，进食障碍跨诊断 CBT 治疗的有效性也得到了很好的验证。加之本章篇幅的限制，下面以进食障碍作为一个整体进行讨论。

（一）CBT 的理论

目前在国内，进食障碍常用的 CBT 是基于 20 世纪 60 年代阿伦·贝克（Aaron T.Beck）建立的认知行为治疗的理论和方法，之后又更多地联合了行为治疗的理论和方法，及"第三浪潮"的 CBT。Christopher G. Fairburn 和他的团队为进食障碍 CBT 治疗做出了巨大的贡献，并可持续性地不断探索、实践、研究和修订治疗手册，从最早聚焦贪食症的治疗，扩展至暴食症，再到跨诊断可以包含几乎所有的进食障碍。

本章所涉及的基本 CBT 理论即：功能失调性的思维（dysfunctional thought）或歪曲的信念（distorted belief）导致了患者紊乱的心理生理现象，如情绪障碍、行为问题、躯体不适反应等。对进食障碍的患者而言，厌食、贪食或暴食是紊乱的行为，引起这些紊乱行为的原因是由于患者存在功能失调性的思维，过度评价体形、体重，对自我评价非常低，缺乏掌控感和认同感，为此感到十分痛苦，为补偿自我的低自尊、低认同感，患者企图通过控制进食、获得理想的体重和体形来获得成就感、价值感、认同感、掌控感等，在问题行为的基础上，造成了患者躯体诸多的变化，患者的愿望显然很难实现，由此形成恶性循环。Fairburn 等（2003）认为，进食障碍"跨诊断"的 CBT 理论强调神经性厌食和神经性贪食的诸多共性（图 14-1），两者从本质上有共同的核心精神病理，即对体形、体重及其控制能力有过度负性的评价，并以相同的态度和行为表达这一核心精神病理。所以，神经性厌食患者和神经性贪食患者一样采取僵化而极端的方式限制食物摄入，同样地也可能会催吐、滥用泻药或利尿剂和过度运动。

（二）案例概念化

进食障碍的 CBT 案例概念化是从 CBT 的视角分析、理解患者症状发生、发展及前因、后果的重要过程。进食障碍的患者，问题行为比较突出，需要同时进行认知概念化和行为功能分析。治疗师需要在认知行为治疗的工作框架中收集相关的信息，提出假设，验证假设。①认知概念化：患者出现的主要症状有哪些？节食、贪食、导泻、引吐是在什么情境下出现的（扳机事件，即诱发因素）？患者对事件是如何评价的（自动思维）？自动思维背后可能有着怎样的意义（自动思维的意义，与核心信念有关）？患者在幼年、童年时期或在成长的过程中经历了一些什么重要的事件，使得患者对体重、体形、自我、他人形成了负

性信念（核心信念）？为了避免负性核心信念的出现，患者采取了什么态度？建立了什么规则、假设（中间信念）？患者用什么样的行为方式修正自己的负性信念（补偿策略）？导致症状反复出现的维持因素是什么？②微观行为功能分析：患者出现的问题行为有哪些？在什么样的内外刺激（S）下，患者会出现问题行为？当刺激发生时，患者反应（R）是什么？认知、情绪、动作、生理反应四个层面的反应是怎样的？问题行为会产生什么短时的正性结果（C）（正强化 Cs+）？问题行为发生后，短时间内会让什么不好的结果去除（负强化Cs-）？反复发生问题行为之后，长期的负性结果（Cl-）有哪些？导致症状循环往复的正负强化是非常需要关注的内容。

进食障碍的患者从小可能在要求比较严格、刻板、高度控制或者过度保护的家庭成长，家庭成员之间的关系常常存在冲突、过于缠结，接受批评性的信息较多，也可能有过体形稍胖的经历，或者经历过一些事件使得患者对体形、自我、他人形成负性评价，在此基础上患者形成自我的假设、规则、态度，例如要求自己"必须身材苗条、纤瘦""应该总是受到赞美、应该有很强的控制能力"等，并形成负性的假设，"如果我胖，一定没有人喜欢我；如果我的脸大腿粗，就非常难看；如果有人不喜欢我，肯定是嫌弃我身材不好"。在此信念的基础上，患者过分努力限制饮食、体重，过多运动，或者逃避社交、避免被评价等。当生活中出现与体形、体重、自我控制能力、自我评价相关

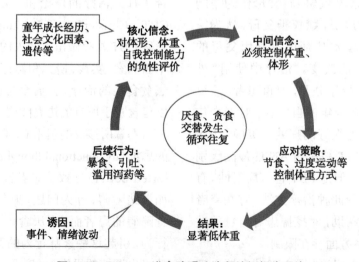

图 14-1 Fairburn 进食障碍跨诊断认知行为理论

的负性事件发生时,就可能激活患者潜在的核心信念,出现一系列厌食、贪食的症状。案例概念化的过程是动态的过程,治疗师需要根据收集的信息不断完善、不断修正,避免以过分笃定、僵化的形式来看待自己的解释。进食障碍患者的认知概念化可以用认知概念图来显示(图14-2)。

进食障碍患者的问题行为非常突出。厌食症患者常常限制进食行为或者过多运动行为,之后也会出现间或暴食、引吐、导泻,甚至自伤的行为。针对问题行为,至少需要进行微观的行为功能分析,以帮助患者了解自己症状循环往复的原因,了解问题行为产生的长期负性结果,激发患者积极参与治疗的动机,增加对治疗的依从性。微观行为功能分析以暴食引吐的问题行为举例见图14-3。

案例概念化在收集信息和制订治疗计划之间起着承上启下的作用,是对个案的假设,不是真理,在治疗中是一个动态的过程,所以治疗师要始终保持接纳和灵活的态度,随着患者提供的信息量的增加,对个案的假设也许会发生各种变化。之后将患者的信息进行总结,列出问题清单,制订相应的治疗计划。

(三)治疗假设和治疗计划

1. 治疗假设 进食障碍患者的治疗假设,可以从三个方面考虑:①聚焦于横向的微观症状层面,了解厌食症、贪食症患者遇到的负性生活事件,了解其临床表现在 CBT 概念中的自动思维、情绪、行为、生理反应,并提出假设:患者是如何看待厌食和贪食、体形、体重的?胖瘦意味着什么?患者采取的问题行为带来什么影响?问题行为是如何维持存在的?治疗从哪里开始更合适?……②聚焦于个人纵向发展的层面,引出假设:患者的核心信念、中间信念对体重、体形、自我、他人的看法是什么?家庭关系对患者的认知和行为产生了什么影响?症状迁延的维持因素是什么?患者一贯的行为模式,即补偿策略是什么?……③综合考量,从宏观的角度,不但考虑患者个人的当前的症状,也考虑患者一贯的思维和行为模式。除了患者自身,患者周围还有其他影响因素吗?包括社会文化、家庭、生物学的影响,结合患者自身的独特性,讨论治疗假设是否成立?需要如何修正?

2. 治疗计划 根据案例概念化的内容,治疗师结合患者的依从性、躯体状况等情况,设定治

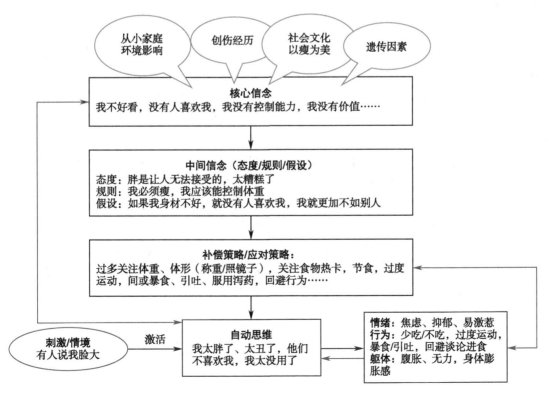

图 14-2 进食障碍认知概念化图

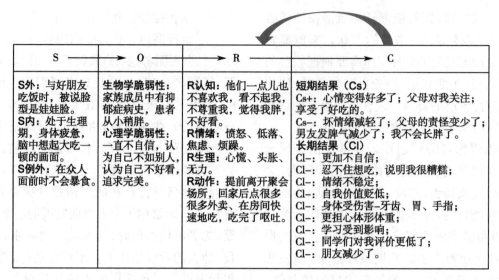

S	→	O	→	R	→	C
S外： 与好朋友吃饭时，被说脸型是娃娃脸。 **S内：** 处于生理期，身体疲惫，脑中想起大吃一顿的画面。 **S例外：** 在众人面前时不会暴食。		**生物学脆弱性：** 家族成员中有抑郁症病史，患者从小稍胖。 **心理学脆弱性：** 一直不自信，认为自己不如别人，认为自己不好看，追求完美。		**R认知：** 他们一点儿也不喜欢我，看不起我，不尊重我，觉得我胖，不好看。 **R情绪：** 愤怒、低落、焦虑、烦躁。 **R生理：** 心慌、头胀、无力。 **R动作：** 提前离开聚会场所，回家后点很多很多外卖、在房间快速地吃，吃完了呕吐。		**短期结果（Cs）** Cs+：心情变好多了；父母对我关注；享受了好吃的。 Cs-：坏情绪减轻了；父母的责怪变少了；男友发脾气减少了；我不会长胖了。 **长期结果（Cl）** Cl-：更加不自信； Cl-：忍不住想吃，说明我很糟糕； Cl-：情绪不稳定； Cl-：自我价值贬低； Cl-：身体受伤害-牙齿、胃、手指； Cl-：更担心体形体重； Cl-：学习受到影响； Cl-：同学们对我评价更低了； Cl-：朋友减少了。

图 14-3　暴食引吐的行为功能分析 SORC

疗目标，与患者共同制订出治疗计划。大致包括以下内容：①探讨基本设置，进食障碍的认知行为治疗通常需要 16～20 次的访谈。CBT-E 的两种版本的访谈次数分别为 20 次和 40 次，结合国内的实际情况，从患者的财力、精力以及治疗师资源的匮乏和精力有限考虑，如此长程、精进的治疗并不容易实现，结合实际进行改进，可能是当前需要的。每次访谈时间为 50～60 分钟，每周 1～2 次，可采取个体治疗或团体治疗的形式；②进行充分的评估，完成心理教育；③改善行为模式，建立健康、合理的进食方式，逐步增加体重，规律生活，减少不良行为；④识别并矫正负性认知；⑤预防复发，结束治疗。

（四）治疗流程与方法

根据治疗计划，逐步完成治疗目标。患者的症状可能改善，也可能出现新的问题，需要针对患者的具体情况做出调整。我们人为地将治疗流程设定为治疗初期、中期和后期三个阶段，但实际上治疗方法是灵活的，治疗计划、内容、顺序可能会发生改变，治疗方法可能会交错使用，而某些内容则会贯穿始终，如心理教育、建立治疗关系等。

1. 治疗初期　此阶段主要是收集信息，充分评估，做出恰当的诊断，用 CBT 的理论解析个案，加强针对疾病和 CBT 的心理教育，激发患者的治疗动机，建立治疗联盟，引入规律的饮食模式，改善体重状况。

（1）评估：①诊断性评估，收集资料，描述患者的症状，根据国际通用诊断标准（如 ICD-10/11、DSM-5）做出恰当的诊断。在此过程中，需要了解患者的各种信息，包括：一般资料、当下呈现的问题 / 症状、家庭背景、个人成长经历等，同时也需要了解有无并发症或共病？……②案例概念化评估，用认知行为的术语对患者的症状进行初步解释，评估进食障碍患者症状发展的来龙去脉，提出假设。③危机评估，有无严重或危险的医学问题？有无自伤、自杀的风险？是否需要住院治疗？当下是否适合进行心理治疗？④动机评估，患者有无心理治疗的动机？患者是被动来访？还是病情较重？或者伴有其他躯体疾病令人痛苦，不适合在此时此地进行心理治疗。

评估需要规范、科学的评估工具协同完成，包括临床访谈、自我报告、自我监测等。临床访谈最常用的评估工具为：半结构化的进食障碍测查访谈（eating disorder examination，EDE，Fairburn & Cooper，1993 年），EDE 被普遍认为是评估进食障碍的"黄金标准"，有着很好的信度和效度，评估的内容非常全面，包含了进食障碍的各种诊断标准，同时也评估了患者对体重和体形的态度，是既有广度又有深度的评估工具，该评估的缺点是耗时较长（常常需要 1 小时以上），需要经过专业培训的人员进行评定。自我报告评估通常是通过自我报告式的问卷，如：进食障碍问卷 -2（eating disorder inventory-2，EDI-2，Garner，1991 年）、暴食量表（binge dating scale，BES，Gormally 等，

1982）、进食障碍测查问卷（eating disorder exami-nation questionnaire，EDE-Q，Fairburn & Beglin，1994 年）。自我监测既是自我评估的一种方法，也是行为治疗、家庭作业的内容。要求患者用饮食日记或设定好的监测表格完整记录进食情况，具体内容将在后续的治疗方法中再讨论。

（2）动机激发（activating motivation）和心理教育：进食障碍患者往往对疾病的认可度不高，尤其是厌食症患者，治疗动机不足，依从性较差。加之患者家庭成员之间的关系可能存在问题，加大了治疗阻抗。为让患者尽早积极地接受治疗，需要激发患者的治疗动机。

激发治疗动机，首先需要进行心理教育。心理教育的内容主要包括两个方面：①关于进食障碍的心理教育，帮助患者了解疾病的基本状况、可能的结局和转归，了解患者对自身体重、体形的看法以及这些看法对症状起到的重要作用。着重需要帮助患者了解节食、贪食、引吐导泻等行为可能产生的严重后果，也可用图片帮助患者更好地认识疾病、意识到问题的严重性，增加改变的动机。②关于 CBT 的心理教育，帮助患者了解 CBT 的主要内容、形式，了解完成家庭作业的必要性，让患者意识到她 / 他在治疗中起着不可或缺的作用。还需要帮助患者了解 CBT 的疗效，树立信心，增加对治疗的主动性和积极性。对患者进行心理教育的过程并不是简单地传授知识，而是与患者进行讨论，帮助患者理解疾病，接受并配合治疗。③通过行为功能分析激发患者的治疗动机，通过对问题行为的分析，帮助患者了解问题行为持续存在的原因，了解问题行为在短期内带来的正负强化作用，并由此形成的恶性循环，但长期对患者而言有着非常多的负性结果，从而让患者了解自己，并制订出更合理的目标。

（3）建立治疗关系：进食障碍患者在治疗开始时往往治疗动机不足、对治疗师的信任度低，良好的治疗关系可以增加患者对治疗的依从性，甚至起到良好的治疗作用。

首先，治疗师与患者的互动关系需要遵循人本主义的理念，即尊重、热情、真诚、共情、积极关注等一般性原则，能够耐心倾听患者的陈述，理解患者的感受和行为，接纳患者。其次，治疗师和患者之间是治疗联盟的关系。在 CBT 治疗的过程中，患者是否能够积极参与直接影响了治疗效果，治疗师以开放的态度与患者进行讨论，让患者参与其中。治疗师与患者为了同样的目标共同努力，形成治疗联盟。进食障碍的患者与父母之间常常存在较多的冲突，与外界的人际关系也受损，所以建立良好的治疗关系一方面能树立患者的信心、增加对治疗的依从性，同时也能够起到很好的示范作用和治疗作用。

2. 治疗中期 是治疗的关键时期，治疗师与患者共同努力，通过 CBT 技术改善认知、行为、情绪等方面存在的问题。因为进食障碍患者多为青少年，治疗初始就改变认知是非常困难的，在初始治疗阶段改善躯体功能、充分评估、加强心理教育、激发治疗动机、建立好治疗关系的基础上，可以首先聚焦于行为的改变，行为的改变能推动认知的改变。然后，再运用认知改变的技术改善认知，这样对进食障碍的治疗而言可能要容易一些。此阶段的目标，通过认知治疗改善患者对体重、体形、自我、他人等方面的负性认知；通过行为治疗减少或消除问题行为，形成健康的进食行为。由此逐步恢复体重，改善躯体功能，改善情绪。

（1）行为改变：进食障碍患者的主要临床表现就是进食行为的异常，在治疗师的引导下，经过充分的心理教育，使得患者在对进食障碍的症状、后果以及认知行为治疗等方面有所了解的基础上，进行行为功能分析，然后循序渐进地实施行为改变。行为治疗的目标是建立规则的进食模式，让患者恢复一日三餐，辅以健康的零食，恢复体重。可以从以下几个方面进行：

1）自我监测：自我监测既是重要的自我评估方法，也是进食障碍患者典型的家庭作业之一。通常在与患者第一次访谈时就向患者介绍自我监测的任务，要求患者记录下一次治疗前一周的饮食情况（表 14-2），了解患者的进食习惯及模式，了解问题行为发生时的情境及想法、情绪、人际关系，促使患者尽快进行行为改变，增加患者对自我的控制能力。根据自我监测的结果，逐步要求患者按一日三餐进食，在两餐之间，可以允许患者上下午各进食一次零食。在改变进食行为的过程中，要求患者坚持进行自我监测的记录（表 14-2）。

2）体重恢复：厌食症患者常常存在显著的

表 14-2 饮食自我监测表——日常饮食记录

姓名＿＿＿＿＿＿ 第＿＿＿周 日期＿＿＿＿

时间	食物	地点	食物种类		问题行为				情境	想法	情绪	人际关系
			小吃	正餐	暴食	引吐	导泻	运动				

低体重,此阶段最重要的目标是保持患者的体重至少维持在正常的最低限。如果患者体重迅速下降或显著减少,就需要住院治疗。增加体重的策略包括:①营养治疗,选择进餐的食物种类,所选的食物能够增加体重,如必须包含碳水化合物等,可以与营养专科联合诊治,结合患者当前的营养状况,设计合理科学的营养膳食计划。②规律进食,通过自我监测,每天规律进食,可以少食多餐,每天 4～6 餐,食物的种类尽量丰富,避免食物回避,增加患者的控制感,循序渐进,使得体重稳步增加。③定期称重,让患者定期称重,而不是频繁称重(限定次数),以观察体重是否增加。④奖罚措施,患者如果按计划进食,保持体重稳步增长,可予以奖励,让患者产生积极性,利用正强化巩固成效;否则就予以处罚,如某种权利的剥夺等,通过负强化减少问题行为。⑤家庭参与,患者对治疗的依从性不高,需要家庭成员的帮助才能更好地完成计划,如家庭饮食结构多样,不断创新;家庭成员积极交流;督促患者完成治疗计划。⑥住院患者,一方面需要营养膳食部门的大力支持,按照营养膳食计划烹饪出适合患者的饮食,另一方面需要病房做好饮食监测和管理工作,并充分利用患者同伴的积极作用相互影响。必要时针对极端抗拒治疗的患者,可采取鼻饲治疗,以增加体重为首要目标。

3)暴露治疗:进食障碍的患者对体形、体重过分关注,身体的某部位或体重稍有增长即感到十分恐惧;贪食症患者在某个情境下难以控制自己对食物的渴望以及对痛苦情绪的忍耐,并大量进食,这些症状均可以通过暴露治疗缓解。暴露治疗时常常伴随着痛苦、焦虑的体验,需要在暴露治疗前予以心理教育,帮助患者了解治疗的必要性和效果,增加治疗动机。进食障碍患者的暴露治疗常常包括三个方面:①暴露于令人恐惧的

食物,厌食症的患者害怕长胖,对食物的选择非常谨慎,生怕所摄入的食物会"发胖"。可以与患者一起讨论食物的恐惧层次,渐进暴露于进食不同层次的食物,并在现实中重复训练。②身体暴露,患者对体形、体重过分关注,甚至出现体像障碍,可以让患者通过镜子进行暴露治疗,以减少对体重增加的恐惧,接受自己的身体。③暴露于暴食的食物,对于贪食症患者,面对众多食物时常常非常冲动,自我控制力差,可以通过想象暴露或现场暴露的方式,结合正念治疗的方法,使用多种感官,聚焦于对食物的渴望,减少冲动,忍受痛苦,增加对进食的控制力。

4)链分析:针对暴食症的患者,可以使用 DBT 中的技术对患者冲动性暴食的过程进行详细的链分析,之前患者每当出现暴食的诱发因素时,就会很快开始尝试暴食,出现一系列问题行为。通过链分析,让患者了解自己冲动性暴食行为的前因和结果,了解整个暴食过程中详细的过程以及每一个行为动作之间相互的关联作用,了解情绪和思维在行为动作出现时的影响,引导患者觉察除了僵化的行为方式外,还有其他各种可替代的行为策略。通常进行链式分析时,需要处理的问题包括:①描述具体的问题行为;②描述问题行为的推动事件;③了解患者的易感性;④描述推动事件到问题行为的联结;⑤描述行为的后果;⑥探讨与问题行为不同的、更有价值的问题解决方案;⑦与患者讨论预防暴食的策略。由此形成分析链图(图 14-4)。

5)正念进食 患者存在明显的进食行为异常,尤其是暴食之前非常焦虑、痛苦,而患者感到无法忍受,通常就会采取暴食、引吐、导泻的方式来化解情绪,减少对自身体形和体重改变的恐惧。通过正念进食,患者学会觉察食物的颜色、形状、大小、味道、触觉等,缓慢地完成进食的过

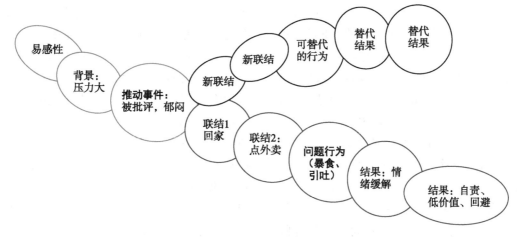

图14-4 针对暴食行为的分析链举例

程，觉察自身出现的负性情绪、思维、生理反应，不加评判、保持中立地去体验，忍受痛苦，直面恐惧，直至痛苦逐渐减轻，而不是用暴食的方式快速减轻痛苦。

（2）认知重建：认知治疗的焦点集中于识别患者处于异常进食行为时的负性想法、感受，也就是找出与情境相关的负性自动思维，加以矫正，重建新的、合理的认知，学习新的应对策略，重建适应性的行为模式。当患者学会处理自己的负性自动思维之后，逐步识别负性的中间信念、核心信念，重建新的适应性的认知。

进食障碍的患者的负性认知主要来源于以下几个方面：①对体重、体形的看法；②对自我的评价（包括成就感、价值感、认同感、控制感等）；③对周围人的看法；④对身体其他方面（除外体形、体重）的看法。下面列举了进食障碍患者常见的负性认知（包括了自动思维、中间信念、核心信念）：

体形、体重对我而言高于一切，体重增加一两都是难以忍受的事情；

我的脸太大了/腿太粗了/胳膊很粗/臀部太大/腹部脂肪太多了，局部不好看影响了我的整体，我必须要减轻体重，让它们变瘦；

吃主食会让我长胖，喝汤会让我肚子胀，多吃一口我就觉得自己在长胖；

人人都想瘦，都喜欢苗条，都认为瘦了好看，我没有什么特别的，节食、运动都很正常；

我必须要遵守自己的规则，不能多吃、吃了饭不能坐下、我每天必须要运动2小时以上，否则就会长胖；

我有便秘的毛病，不能吃很多东西，否则更难排便了；

以前我胖，别人都瞧不起我，不喜欢我，现在我瘦了，就变得自信了；

● （即便体重明显低于正常）我还是很胖，我的理想体重是70斤或者80斤，而且我要保持在理想体重以下；

● 如果我不能让自己的身材变好，我就是一个很失败的人；

● 我的父母从来都不认为我好，我什么都不如别人；

● 父母总是在要求我、控制我做这做那，我自己什么都做不了主；

● 我必须要做到完美，我不能忍受缺陷；

● 我心情不好的时候，拼命地吃东西能快速缓解我的情绪，其他我没什么好办法；

● 我不能控制自己，真的很失败；

● ……

帮助患者寻找负性自动思维时，需要找到某个情境或负性事件，找到患者对情境或事件的看法，也可以通过患者完成的家庭作业，如填写功能失调性的思维记录表、自我监测表等来发现患者的自动思维。在技术层面，可以用苏格拉底式提问，逐步引导患者发现负性认知，通过垂直下降的技术引导出核心信念或中间信念，或者找到患者言谈中的"必须""应该""如果……那么"等语句找到中间信念。

找到负性认知之后，治疗师可以帮助患者列

出问题清单，选中讨论的目标，与患者一起讨论负性想法的有效性，分析想法的利弊，找寻支持和反对的证据，进行成本与效益分析等，利用认知重建的技术帮助患者建立新的理性的认知，由此发展出积极的、适应性的应对策略，减少节食、贪食、引吐、导泻等问题行为的发生。

（3）家庭作业：对于进食障碍患者的 CBT 而言，家庭作业的重要性是不言而喻的。常做的家庭作业如：自我监测评估、饮食日记、体重监测、功能失调性思维记录、暴露训练等。家庭作业的内容包括了认知和行为两个层面，可以由治疗师布置，或者与患者共同探讨。为了让患者能够有效完成家庭作业，需要予以关于家庭作业重要性的心理教育，增加患者对完成作业的积极性，并根据患者完成与否的情况，了解可能的因素，不断调整家庭作业的内容和数量。每次布置的家庭作业最好包括认知的和行为的作业，根据患者完成的情况，调整作业的量和难易的程度。

3. 治疗后期与结束　在治疗后期，需要帮助患者总结和运用治疗所得，了解症状可能会反复，并学习如何应对，循序渐进地结束治疗。

（1）复发预防（relapse prevention）：患者往往对治疗效果的期待较高，希望经过治疗后再也不会出现任何心理问题或症状。但实际上，相对短程的 CBT 主要是处理患者的核心精神病理问题，CBT-E 可以帮助患者处理"外围"问题，但需要更长的时间。较短时间的治疗有时很难达到理想的状态，在短期内难以完全康复。在治疗中呈现的问题可能还有残留，症状也可能会反复或出现新问题。为尽可能地防止以后的"小波动"延伸为"大复发"，需要在复发前做好心理准备并将之正常化，做到"心中有数"，才能不慌不忙地应对。否则，当患者治疗结束，再次出现不正常的进食行为时会感到恐慌或沮丧，认为疾病反复意味着"治不好"或者意味着自己"很失败"，从而产生负性情绪，导致大范围的问题行为。为预防和应对复发，需要加强心理教育：①治疗结束后可能会出现少许症状反复，但并不意味着完全复发；②当出现反复时，可以复习家庭作业所记录的内容，回顾在治疗中学习到的方法和技术，并加以运用；③如果自我调整有困难，可以联系治疗师进行咨询或强化治疗；④注入希望，无论如何，进食障碍

虽然有相当的难治性，但只要坚持治疗，状态就会逐渐改善，并很有可能完全康复。

（2）结束治疗：CBT 是有时限性的，这在治疗开始就需要向患者说明。尤其在国内，因为治疗师资源有限，很难做到按照 Fairburn 的 CBT-E 手册完成 20～40 次治疗，CBT 治疗的目标就是训练患者成为自己的治疗师，逐步减少患者对治疗师的依赖。在后几次的访谈中，需要不断巩固和强化治疗中学习到的认知的或行为的治疗技术和方法，增加患者的信心。治疗师可以与患者一起讨论未来的目标、对现实的期待等，逐步拉长访谈的间隔，如由每周一次延长为每 2～3 周一次访谈，增加患者独立应对生活的机会。如果患者感到仍有比较明显的症状或问题，不愿意结束治疗，则需要进行再评估，考虑有无共病等干扰因素，商讨是否延长治疗或进行强化治疗。

（五）注意事项

对于进食障碍的 CBT，需要注意以下几个方面：①重视评估，决定住院或门诊治疗，关注有无危机，决定心理治疗切入的时机。②注重激发治疗动机，避免轻易放弃治疗，尤其是厌食症患者常常自知力不足，对治疗动机不足。③注重治疗关系的建立，良好的治疗关系是保障 CBT 能够实施的重要方面。④关注家庭关系，尤其是年龄较小的青少年。患者年龄越小，家庭的参与度越高，适当对家庭进行心理教育，以协助治疗师对患者提供帮助，或者家庭成员能觉察到家庭关系在进食障碍发病、发展过程中的影响，从而协调家庭关系。⑤关注伴发症状和共病，减少干扰因素。

四、问题与展望

进食障碍是与社会 - 心理 - 生物学有关的精神疾病，症状迁延难愈，严重影响患者的生活质量和社会功能，重者有生命危险，药物治疗效果有限。需要进一步思考的问题有：①诊断，进食障碍的诊断不断发生着变化，几种不同类别的进食障碍有着非常多的相似性，但又有着不同之处。它们之间是完全独立的疾病？还是相互发展的疾病谱系？②关于文化背景，通常，进食障碍与进食或胖瘦有关，社会意义上的"减肥"是大众常常脱口而出的表达。在主流审美文化偏向于"瘦"的环境下，医者如何去进一步影响大众对美

的健康理念？③迁延、难治，进食障碍迁延难治，病因仍不明晰，大多以对症治疗为主，尚没有特效药进行治疗。那么我们还能做些什么？

进食障碍的 CBT 同样存在不足：① CBT 是专业性较强的治疗方法之一，需要特定的专业技能和系统培训，才能更好地加以灵活运用，这需要人力、物力、时间的投入，导致资源受限，不能让更多的患者进入到诊治体系中来。② CBT 并不适用于所有的进食障碍患者，尤其是治疗依从性差、躯体问题严重的厌食症患者，需要寻找更合适的时机进行认知行为治疗或者选用其他的心理治疗方法。③ CBT 针对认知和行为改变的方法很多，强调患者的主观能动性，但对家庭的干预较少，而进食障碍的发病、持续与家庭关系不良有着千丝万缕的联系，尤其对于年龄较小的青少年患者，对家庭资源利用不足，也会影响治疗的效果。

随着计算机科学突飞猛进的发展，互联网、人工智能、虚拟现实（virtual reality，VR）等都可以为临床所用，融合对进食障碍的心理治疗，从而让更多的患者受益。

（乔慧芬）

第二节　失　眠　症

失眠症（insomnia disorder）是以频繁而持续的入睡困难和 / 或睡眠维持困难并导致睡眠感不满意为特征的睡眠障碍。

一、失眠的临床表现

这些睡眠问题往往伴随着困扰或者伴随着家庭、社会、职业、学业或者其他重要功能的损害。慢性失眠可孤立存在或者与精神障碍、躯体疾病或物质滥用共病。构成慢性失眠的主要睡眠问题包括睡眠始发困难（或入睡困难）和睡眠维持困难。后者包括夜间觉醒并难以再次入睡或比预期的起床时间过早醒来。慢性失眠障碍可单一表现为入睡困难或睡眠维持困难，但更常见的是入睡困难和睡眠维持困难同时存在。此外，不同失眠亚型之间可随时间的推移而不断变化和交替。尽管睡眠质量差、非清爽感（unrefreshing）和非恢复性（nonrestorative）等症状往往与入睡困难和睡眠

维持困难伴随，但是这些症状不足以用来定义诊断失眠障碍。

失眠的诊断主要依赖于个体对睡眠紊乱严重程度的主观感觉，然而严重程度与否因不同年龄而异。尽管如此，目前普遍认为在儿童和青年成人中，睡眠潜伏期或入睡后觉醒时间大于 20 分钟则可被认为是临床上显著的睡眠紊乱。而在中老年中，该标准则为大于 30 分钟。关于早醒的定义未得到较好的统一，但一般认为比预期的起床早醒 30 分钟并引起总睡眠时间的减少（与患病前的一般睡眠情况比较）则可视为早醒。

上述失眠症状可伴随多种觉醒时功能的损害。常见的觉醒时的症状包括疲劳、动力减退、注意力及记忆力下降及易激怒和情绪低落。白天嗜睡也是常见症状。但与嗜睡症中的白天嗜睡比较，失眠伴有的白天嗜睡往往难以在白天小睡并很少出现非自主性的睡眠发作。工作、学校或社交的功能下降也很常见。有些患者把工作中的失误或事故归咎于失眠。此外，某些躯体症状，如头痛及胃肠道紊乱等也常常被患者归因于失眠。

二、失眠的诊断和鉴别诊断

失眠症可孤立存在，或者与精神障碍、躯体疾病、睡眠障碍或物质滥用共病，可伴随多种觉醒时功能损害。失眠症可以分为慢性失眠症、短期失眠症及其他失眠症。短期和慢性失眠症的区别在于病程是否≥3 个月以及频度是否≥3 次 / 周，其他失眠症仅在患者不能满足慢性和 / 或短期失眠症的情况下作出诊断，需慎重诊断。

（一）诊断

1. 慢性失眠症（chronic insomnia disorder）的诊断标准如下，且标准 A～F 都必须满足：

A 患者报告，或患者父母或照顾者观察到患者下列一条或以上：

（1）入睡困难；

（2）睡眠维持困难；

（3）比期望的起床时间醒来早；

（4）在适当的时间点不肯上床睡觉；

（5）没有父母或照顾者干预难以入睡。

B 患者报告，或患者父母或照顾者观察到患者下列与夜间睡眠困难相关的一条或以上：

（1）疲劳或萎靡不振；

（2）注意力、专注力或记忆力下降；

（3）社交、家庭、职业或学业等功能损害；

（4）情绪不稳或易激惹；

（5）白天瞌睡；

（6）行为问题（比如：活动过度、冲动或攻击性）；

（7）动力、精力或工作主动性下降；

（8）易犯错或易出事故；

（9）对自己的睡眠质量非常关切或不满意。

C 这些睡眠/觉醒主诉不能完全由不合适的睡眠机会（如充足的睡眠时间）或环境（如黑暗、安静、安全、舒适的环境）解释。

D 这些睡眠困难和相关的白天症状至少每周出现3次。

E 这些睡眠困难和相关的白天相关症状持续至少3个月。

F 这些睡眠和觉醒困难不能被其他的睡眠障碍更好地解释。

2. 短期失眠症（short-term insomnia disorder）的诊断标准与慢性失眠症类似，但病程少于3个月且没有频率的要求。

失眠症的诊断流程参见图14-5。

（二）鉴别诊断

失眠可以作为独立疾病存在（失眠症），也可以与其他疾病共同存在（共病性失眠症）或是其他疾病的症状之一。需要区别单纯的失眠症、共病性失眠症或失眠症状。确定失眠症诊断的过程中都需要进行系统的病史询问、体格检查、失眠相关临床检查以明确失眠症的病因和共病障碍。

失眠症的鉴别需要比较系统诊断思路，首先根据年龄、性别、病程、睡眠卫生习惯，失眠主诉的特征、已知或潜在的未知疾病对失眠症状的影响、伴随的症状演变等，来确定是失眠症，还是继发于其他障碍的失眠症状。这包括系统性疾病导致的失眠或由各种睡眠疾病导致的失眠，在失眠患者中可能同时伴发其他疾病，还要区别其他疾

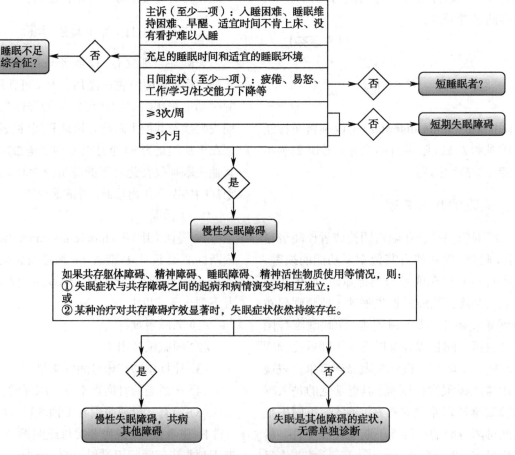

图 14-5　失眠症的诊断流程

（张斌,唐向东,韩芸,等. 中国失眠障碍诊断和治疗指南,2016）

病是失眠的病因还是共病。需要主要鉴别的四类疾病如下：

1. 睡眠障碍 各种睡眠障碍均可能表现为失眠的症状，需要仔细鉴别，包括睡眠相关呼吸障碍、中枢嗜睡性疾病、昼夜节律障碍、异态睡眠、睡眠相关运动障碍。

2. 躯体疾病 包括神经系统疾病、内分泌疾病、心血管疾病、呼吸系统疾病、消化系统疾病、泌尿生殖系统疾病、肌肉骨骼系统疾病、生殖系统疾病等所致的失眠症状。

3. 精神障碍 抑郁症的患者可表现情绪低落、兴趣减退，精神活动迟滞等核心症状；双相性情感障碍可出现抑郁和躁狂症状；焦虑障碍的患者除了有典型的焦虑、恐惧、担心，常伴有心慌、呼吸加快等自主神经症状；其他精神疾患也往往是失眠最常见的原因。

4. 精神活性物质或药物 抗抑郁药物、中枢兴奋类药物、心血管药物、麻醉性镇痛药、平喘药等药物以及酒精、咖啡因、尼古丁等物质均可诱发失眠。

三、失眠的评估

失眠的评估是确定临床诊断和制订合理治疗方案的基础，包括主诉、睡前状况、睡醒节律、夜间症状、日间功能、家族史、体格检查、精神检查和辅助检查等评估内容，以及睡眠量表评估和睡眠实验室评估。

（一）临床评估

1. 主诉 即就诊希望解决的睡眠问题。核心信息包括失眠的具体特点、日间症状及其基本表现和持续时间。重点评估失眠第一次发生的背景、表现、演变过程，并对失眠的具体特点做出判断，即是以入睡困难为主，还是睡眠维持困难为主？这些表现随着时间如何演变？

2. 睡前状况 从傍晚到卧床入睡前的行为和心理活动。既要评估患者的行为模式、心理活动、情绪状态，也要了解睡眠环境，包括卧室的温度、湿度、光照条件、寝具。这是了解患者关于失眠的认知、行为特点的主要途径，也是制订心理治疗方案的基础。

3. 睡醒节律 了解患者日常作息习惯，初步评估睡眠 - 觉醒规律，排除各种睡眠节律紊乱。

4. 夜间症状 从入睡到清晨醒来的过程中，可能出现与睡眠相关的且可能是影响睡眠质和量的症状。这些症状可能是某种睡眠、神经或精神疾病的症状，需要明确病因，这可能是失眠的病因。

5. 日间功能 主要包括警觉状态、情绪状态、精神痛苦程度、注意力、记忆力等认知功能，日常生活工作状态的变化等。

6. 其他病史 评估躯体疾病、精神障碍及其治疗情况，以及应激事件；对女性患者，还应评估月经周期、妊娠期和 / 或更年期。

7. 体格检查、精神检查和辅助检查 躯体疾病和精神障碍可能是失眠的诱发因素，也可以长期与失眠共病存在相互影响，因此体格检查、精神检查、相关辅助检查是必要的。

8. 家族史 家族史的重点是一级亲属中睡眠紊乱、精神障碍、严重或慢性躯体疾病史。

（二）睡眠测评工具

1. 主观测评工具

（1）睡眠日记（图 14-6）：以每天 24 小时为单元，记录每个小时的活动和睡眠情况，连续记录时间是 2 周（至少 1 周）。

（2）量表评估：常用量表包括失眠严重指数量表（Insomnia Severity Index，ISI）、匹兹堡睡眠质量指数（Pittsburgh Sleep Quality Index，PSQI）、睡眠信念与态度量表（Dysfunctional Beliefs and Attitudes about Sleep，DBAS）、Epworth 嗜睡量表（Epworth Sleepiness Scale，ESS）、清晨型与夜晚型量表（Morning and Evening Questionnaire，MEQ）等。

2. 客观测评工具

（1）多导睡眠监测：多导睡眠图（polysomnography，PSG）是进行睡眠医学研究和睡眠疾病诊断的基本技术，能够客观地反映睡眠的完整性，区分失眠与睡眠感知错误。需要注意的是，失眠症是主观性诊断，主要通过病史、临床表现和问卷的综合评估得以确诊，并非必须进行 PSG 评价。

（2）体动记录检查：体动记录检查是评估睡眠 - 觉醒节律，确定睡眠形式的有效方法。体动记录的类型、算法和佩戴时间影响结果的准确性。体动记录检查可以用数值和图表的形式反映醒 - 睡模式，估算睡眠潜伏期、总睡眠时间、在床时间、睡眠效率、清醒次数等。

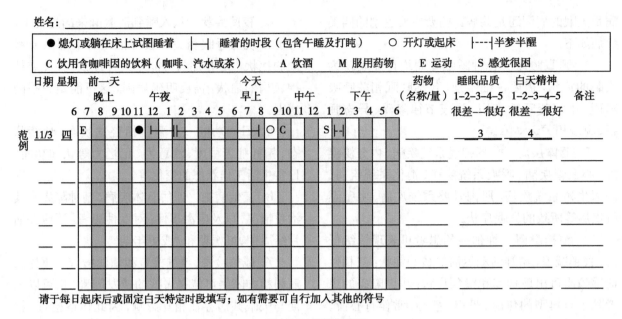

姓名：_____

| | ● 熄灯或躺在床上试图睡着 | ⊢—⊣ 睡着的时段（包含午睡及打盹） | ○ 开灯或起床 | ⊢---⊣ 半梦半醒 |
| C 饮用含咖啡因的饮料（咖啡、汽水或茶） | A 饮酒 | M 服用药物 | E 运动 | S 感觉很困 |

图 14-6　睡眠日记
（张斌，唐向东，韩芳，等. 中国失眠障碍诊断和治疗指南，2016）

四、失眠治疗的原则和方法

（一）原则和目标

1. 治疗原则　失眠症需要进行失眠症的规范性治疗流程（图 14-7），包括心理治疗、药物治疗、中医药治疗、物理治疗和综合治疗等。短期失眠症往往可以找到相关的诱发因素，去除诱因可使部分患者睡眠恢复正常，但仍有一部分患者会转为慢性失眠症。

2. 总体目标　总体目标：①增加有效睡眠时间和／或改善睡眠质量；②改善失眠相关性白天损害；③减少或消除短期失眠症向慢性失眠症转化；④减少与失眠相关的躯体疾病或与精神障碍共病的风险。

（二）治疗方法

失眠症的治疗方式主要有药物治疗和非药物治疗，非药物治疗包括了心理治疗和物理治疗等，心理治疗通常是指失眠认知行为治疗（cognitive behavioral therapy for insomnia，CBT-I）。《中国失眠障碍的诊断和治疗指南》等失眠指南均指出，CBT-I 是失眠治疗的核心内容，药物治疗与 CBT-I 的关系如下：①药物治疗适用于急性失眠患者；②慢性失眠障碍患者，药物治疗应被视为 CBT-I 的辅助治疗手段；③所有失眠管理的药物证据效力均较弱，几乎所有研究均为低质量证据，如药企赞

助、样本量过小、随访时长过短、临床意义有限（如与安慰剂而非活性干预手段比较）；④药物治疗时，虽然数值指标（如睡眠潜伏期等）有一致性变化，但幅度不大。CBT-I 不但改变失眠障碍患者的不良心理和行为因素，还增强患者自我控制失眠障碍的信心，被推荐为一线和基础的治疗方法。由此，本节将主要介绍药物治疗、物理治疗和心理治疗，而心理治疗，特别是 CBT-I，是其中的重点内容。

1. CBT-I　CBT-I 建立在 3P 模型和睡眠双调节模型的理论基础之上。

3P 模型是解释失眠的发生、发展和持续的被广泛接受的认知行为学假说（图 14-8）。它将失眠的影响因子根据时间发生的先后分为三个方面，我们可以从时间轴来看到失眠是怎么发生的，从中找到失眠的原因，以及这些原因在失眠的发展中扮演着什么角色。因为每种因素均以 P 开头，故称之为 3P 模型，3P 包括前置因子（Predisposing factor）、触发因子（Precipitating factor）、持续因子（Perpetuating factor）。

前置因子是指容易产生失眠的个人特质，它决定了一个人是不是容易失眠，可以分为生理因素、心理因素、社会因素三个方面。生理因素主要包括脆弱的睡眠系统、缺乏弹性的生物钟、晚睡晚起型的生物钟、遗传素质导致浅眠等；心理

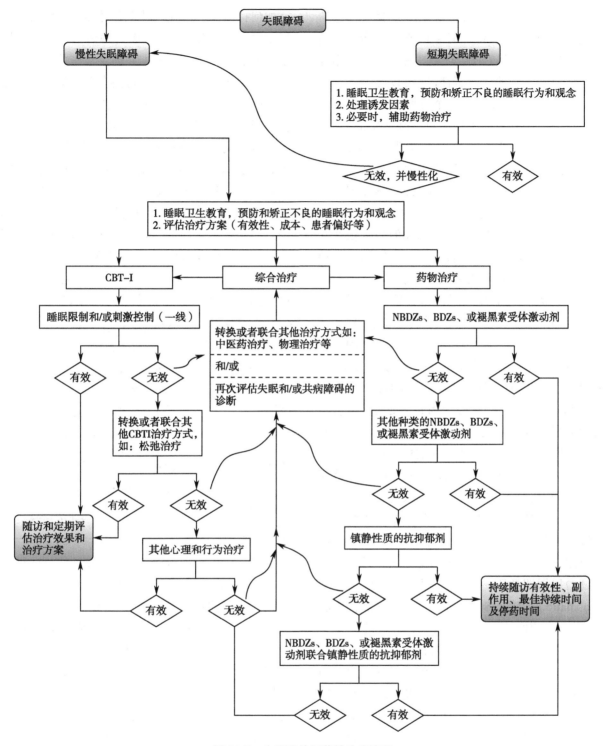

图 14-7 失眠症的规范性治疗流程

（张斌，唐向东，韩芳，等．中国失眠障碍诊断和治疗指南，2016）

CBT-I：认知行为治疗；NBDZs：非苯二氮䓬类药物；BDZs：苯二氮䓬类药物

图 14-8 失眠症的 3P 模型

因素主要包括焦虑倾向、忧虑倾向、完美主义、情绪压抑倾向等人格特质；社会因素主要指个人所处的容易引起失眠的社会环境。触发因子是指导致失眠开始发生的生活事件，它可以分为生理因素、心理因素、社会因素三个方面。生理因素主要是指突然生病身体不舒服对睡眠产生的影响；心理因素方面主要指过于焦虑、紧张、激动、兴奋等剧烈的情绪波动；社会因素主要是指产生巨大心理波动的应激性事件。一般来说，触发因子消失或我们自身适应之后，正常的睡眠就会恢复。如果诱发失眠的原因已经不在了，但失眠依然存在，那就要分析持续因子找出更深层的原因。持续因子是指让失眠慢性化、长时间维持下去的因素。持续因子包括行为因素和心理因素两个方面。行为因素主要包括：提前上床、赖床、白天补睡、减少运动、缺乏阳光照射、引用含咖啡因饮料来维持觉醒、不恰当地使用安眠药物助眠等；心理因素主要是指失眠持续阶段影响睡眠的心理原因，可以是上一个阶段心理因素的延续，可以是因为失眠体验而出现焦虑担心情绪，也可以是本阶段新出现的压力事件所导致的情绪波动。

睡眠双调节模型是目前公认的睡眠调节模型，包括内稳态系统和昼夜节律系统。内稳态系统可以理解为"睡眠压力"，它是一个随着清醒时间线性增长的身体需要入睡的压力，也可以理解为身体的"疲劳程度"。昼夜节律系统描述了觉醒程度的日周期循环，主要通过视交叉上核（suprachiasmatic nucleus，SCN）控制调节睡眠和清醒状态，让人在夜间感觉到困倦，在白天保持警觉。

CBT-I 可以有针对性地调整 3P 模型的前置、触发和持续因子，使其有效地调节了睡眠双调节模型：①调节内稳态系统，睡眠限制通过减少卧床时间，增加觉醒时间，增强"睡眠压力"，短期内会让失眠患者感觉睡得少、难受。但长期来说，会增加患者的睡眠驱动力，驱动力越来越充足，以后的睡眠就会变得越来越好。②稳定昼夜节律系统，CBT-I 倡导的定时上床和起床时间，以及日间的充足光照和运动，均有助于稳定昼夜节律系统。③ CBT-I 的认知治疗、刺激控制治疗和松弛治疗等还有助于降低过度觉醒以促进睡眠。

（1）CBT-I 的案例概念化：依据 3P 模型，治疗者与患者一起回顾"失眠是怎么发生的，以及

是如何持续的？"。完成此项任务需要治疗者在黑板上画出这个模式，并向解释患者有哪些前置因子、诱发因素、持续因子，并提供一些关于实际情况的特定例子。这种交流可能有益于治疗者和患者更好地确认疾病发生的风险因素以及探讨采取什么样的方法可以减少这些风险。

具体而言，治疗者可以使用"3P 模型失眠原因分析表（表 14-3）"帮助失眠患者列出自己的 3P 因素，以及各个因素包含的生理因素、心理因素、社会因素。这有助于详细地从前置因子、触发因子、持续因子三个阶段概括出患者的失眠相关因素，完成案例概念化。在案例概念化的基础上，治疗者进行失眠原因的综合分析，列出问题清单，并且制订出 CBT-I 的具体治疗计划。

表 14-3 3P 模型失眠原因分析表

前置因子	□生理因素：_____
	□心理因素：_____
	□社会因素：_____
触发因子	□生理因素：_____
	□心理因素：_____
	□社会因素：_____
持续因子	□行为因素：_____
	□心理因素：_____
失眠原因的分析	
CBT-I 的治疗计划	

（2）治疗假设：失眠症患者的治疗假设，可以从三个方面考虑：①聚焦于横向症状层面，了解失眠症患者的临床表现、自动思维、情绪、行为模式，提出假设，患者是如何看待失眠的？失眠意味着什么？患者采取的应对策略有效性如何？是否存在不良的睡眠卫生习惯？……②聚焦于纵向发展层面，引出假设：患者的核心信念、中间信念是如何影响患者对失眠的看法的？一贯的行为模式是如何在应对失眠时体现的？……③综合考量，结合患者自身的特点，讨论治疗假设是否成立？需要如何修正？

（3）治疗计划：治疗师应该在把握治疗原则的情况下，和患者进行简单的商议，依据患者的自身生活情况，灵活地选择具体的心理及行为学治疗。治疗之初，治疗者就应该帮助患者树立自己能够控制失眠的信心，增加患者对治疗的依从性。睡眠日记应贯穿整个治疗过程，应根据睡眠

日记重点评价患者的成功以及进步，适时地帮助患者调整策略，以应对新的睡眠挑战。治疗结束后，鼓励患者继续坚持行为学治疗，预见未来可能的失眠障碍复发，并给予指导。

（4）CBT-I 治疗方法：CBT-I 主要包括睡眠卫生教育、认知治疗、睡眠限制、刺激控制、放松训练等五种核心方法，它们均是标准的治疗方法（基于循证的 A 级推荐）。值得注意的是，没有足够的研究支持单独实施睡眠卫生教育可以获得确切的疗效，但事实上每位失眠患者在治疗之初都应该得到充分的睡眠卫生教育，所以也被列为标准治疗方法。

1）睡眠卫生教育（标准，不推荐单独使用）：不良的生活、睡眠习惯以及不佳的睡眠环境往往是失眠发生与发展中的潜在危险因素。睡眠卫生教育的主要目的是帮助失眠患者意识到这些因素在失眠障碍的发生与发展中的重要作用，找出患者的不良生活与睡眠习惯，询问患者的睡眠环境，从而帮助患者建立良好的生活、睡眠习惯，营造舒适的睡眠环境。目前尚没有足够的证据证明单独运用睡眠卫生治疗有确切的疗效，睡眠卫生教育需要与其他心理行为治疗方法同时运用。但是该治疗被推荐作为所有成年失眠患者最初的干预措施，以成为联合其他治疗的基础。

2）认知矫正（标准）：失眠患者对于失眠的过分恐惧、担忧、焦虑等不良情绪往往使睡眠进一步恶化，而失眠的加重又反过来影响患者的情绪，两者形成恶性循环。认知治疗着力于帮助患者认识到自己对于睡眠的错误认知，以及对失眠问题的非理性信念与态度，使患者重新树立起关于睡眠的积极、合理的观点，从而达到改善失眠的目的。

3）睡眠限制（标准）：失眠患者往往企图通过增加卧床时间来增加睡眠的机会，或通过卧床来缓解白天的疲乏、精力不足，而这往往使患者的睡眠质量进一步下降。这一治疗通过睡眠限制缩短了夜间睡眠的卧床时间，增加了睡眠的连续性，直接提高了睡眠效率，并且通过禁止白日的小睡，增加了夜间的睡眠驱动力。同时因为有了固定的睡眠觉醒时间，睡眠的生理周期也得到了调整与巩固。当睡眠持续性得到改善时，睡眠时间限制被适当放松，以便患者能够通过睡眠得到

充分休息，同时为新出现的睡眠持续做准备。这一治疗的目的并不是为了提高睡眠总时间，而是为了达到改善睡眠持续性以及提高睡眠质量的目的；并且这一治疗和刺激控制治疗的目的一致，都是通过最小限度地缩短在床上的觉醒时间，来达到重建床和睡眠之间联系的目的。

4）刺激控制（标准）：失眠患者的睡眠紊乱往往导致患者产生沮丧、担忧等不良情绪，并采取赖床等方式来试图继续入睡或缓解疲乏。但是卧床时过多的觉醒状态，使大脑产生了床与觉醒而不是睡眠的消极联系。刺激控制治疗通过减少卧床时的觉醒时间来消除患者存在的床和觉醒、沮丧、担忧等这些不良后果之间的消极联系，尽量使患者在卧床时的大部分时间处于睡眠状态，从而重建一种睡眠与床之间积极明确的联系，使得患者迅速入睡，严格执行规定的睡眠作息以促使稳定睡眠 - 觉醒时间表的形成。刺激控制治疗可作为独立的干预措施应用。

5）放松训练（标准）：失眠患者因为对睡眠过度担忧而在睡眠时表现出过度警觉、紧张的情绪，而这些情绪又可能导致患者难以入睡或夜间频繁觉醒。放松治疗可以缓解上述因素带来的不良效应，其目的是降低失眠患者睡眠时的紧张与过度警觉性，从而促进患者入睡，减少夜间觉醒，提高睡眠质量。该治疗适合夜间频繁觉醒的失眠患者。患者初期应在专业人士指导下进行松弛治疗训练，并应坚持每天练习 2～3 次，练习环境要求整洁、安静。松弛治疗可作为独立的干预措施用于失眠治疗。

（5）治疗程序：CBT-I 治疗程序通常需要 4～8 周的时间，整个治疗过程可以分为开始、治疗、结束三个阶段。治疗者与患者每周一次的晤谈，依据治疗的阶段和患者的依从性，每次晤谈的时间范围在 30～90 分钟。研究显示，CBT-I 的个体治疗和团体治疗均有相似的临床效果，团体治疗的优点可能在于团体的设置使得患者能够拥有一个支持系统，并通过"榜样"增强依从性。此外，整合模式也是有效的，即最初的 2～3 次晤谈采取个体治疗的形式，中间的晤谈以团体治疗的形式进行，最后 1～2 次晤谈再回归到个体治疗。

本节将展示经典的 8 周 CBT-I 的逐次晤谈程序，包括开始阶段 2 周，治疗阶段 4 周，结束阶段

2周。如果治疗者希望使用4周或6周的治疗程序,相应调整每周的治疗内容即可。

开始阶段

第1次晤谈(入组评估)

1. 识别患者是否有不稳定的或未诊断的躯体疾病、精神障碍或睡眠疾病。

2. 识别患者是否有精神活性物质使用/滥用或其他医生开的药物导致失眠,或使失眠持续存在。

3. 确定CBT-I是否是适当的治疗。

4. 向患者介绍CBT-I的概况,并且描述具体的方法和效果。

5. 与患者一起探讨是否是在"合适的时间"来花时间和精力完成治疗。

6. 对于服用治疗睡眠的处方药和非处方药的患者,明确他们是否愿意停用这些药物,并且告知他们停药后的一些应对策略。

7. 引导患者,让他们坚持记录睡眠日记。如果使用体动记录检查,引导他们坚持使用。解释为什么同时使用这两种方法。

8. 解释为何需要基线数据。鼓励患者在本周不要改变他们任何的作息时间和习惯。

第2次晤谈(确定治疗)

1. 回顾上周的睡眠日记数据,并且确认CBT-I的治疗指征。

2. 确定患者是否选择CBT-I。

如果患者选择CBT-I:

3. 描述关于CBT-I的概况。

4. 讲解睡眠限制治疗和刺激控制治疗的基本原理,以及相关的方法和效果。

5. 获得患者对CBT-I治疗的承诺:坚持一周一次的治疗。

本周是8周中最细致和最困难的阶段,因为需要较多的教导和劝说。

治疗阶段

第3次晤谈(睡眠滴定和睡眠卫生)

1. 回顾上周的睡眠日记数据,并明确是否存在睡眠滴定(根据睡眠限制的原则)的指征。

2. 评估CBT-I的治疗效果及依从性。如果存在依从性不良的问题,需要关注和讨论该问题。

3. 睡眠滴定(调整患者的在床时间)

(1)正性临床获益[睡眠效率(睡眠时间/在床时间×100%)>90%],增加在床时间15~30分钟。

(2)没有或仅获得边界性获益(睡眠效率在85%~90%之间),维持在床时间不变,并向患者说明理论依据。

(3)负性临床获益(睡眠效率<85%),减少在床时间15~30分钟,并向患者说明理论依据。

4. 回顾患者的睡眠卫生情况,为患者制订合适的睡眠卫生调整处方。

5. 放松训练。

6. 继续确保患者对CBT-I治疗计划的承诺。

第4次晤谈(睡眠滴定)

1. 回顾上周的睡眠日记数据。

2. 评估CBT-I的治疗效果及依从性。如果存在依从性不良的问题,需要关注和讨论该问题。

3. 睡眠滴定(调整患者的在床时间)

(1)正性临床获益(睡眠效率>90%),增加在床时间15~30分钟。

(2)没有或仅获得边界性获益(睡眠效率在85%~90%之间),维持在床时间不变,并向患者说明理论依据。

(3)负性临床获益(睡眠效率<85%),减少在床时间15~30分钟,并向患者说明理论依据。

4. 继续确保患者对CBT-I治疗计划的承诺。

5. 放松训练。

第5次晤谈(睡眠滴定和认知治疗)

1. 回顾上周的睡眠日记数据。

2. 评估CBT-I的治疗效果及依从性。如果存在依从性不良的问题,需要关注和讨论该问题。

3. 睡眠滴定(调整患者的在床时间)

(1)正性临床获益(睡眠效率>90%),增加在床时间15~30分钟。

(2)没有或仅获得边界性获益(睡眠效率在85%~90%之间),维持在床时间不变,并向患者说明理论依据。

(3)负性临床获益(睡眠效率<85%),减少在床时间15~30分钟,并向患者说明理论依据。

4. 对负性睡眠信念采用认知治疗。

5. 放松训练。

6. 继续确保患者对CBT-I治疗计划的承诺。

第6次晤谈(睡眠滴定和解决其他有关侵入性想法和负性睡眠信念)

1．回顾上周的睡眠日记数据。

2．评估 CBT-I 的治疗效果及依从性。如果存在依从性不良的问题，需要关注和讨论该问题。

3．睡眠滴定（调整患者的在床时间）

（1）正性临床获益（睡眠效率＞90%），增加在床时间 15～30 分钟。

（2）没有或仅获得边界性获益（睡眠效率在 85%～90% 之间），维持在床时间不变，并向患者说明理论依据。

（3）负性临床获益（睡眠效率＜85%），减少在床时间 15～30 分钟，并向患者说明理论依据。

4．解决其他有关自动性观念和负性睡眠信念的问题。

5．放松训练。

6．继续确保患者对 CBT-I 治疗计划的承诺。

本周可以为仅呈现部分疗效的患者提供辅助治疗（放松训练、光照治疗、压力应对治疗等）。

结束阶段

第 7 次晤谈（睡眠滴定和引入失眠复发的预防策略）

1．回顾上周的睡眠日记数据。

2．评估 CBT-I 的治疗效果及依从性。如果存在依从性不良的问题，需要关注和讨论该问题。

3．睡眠滴定（调整患者的在床时间）

（1）正性临床获益（睡眠效率＞90%），增加在床时间 15～30 分钟。

（2）没有或仅获得边界性获益（睡眠效率在 85%～90% 之间），维持在床时间不变，并向患者说明理论依据。

（3）负性临床获益（睡眠效率＜85%），减少在床时间 15～30 分钟，并向患者说明理论依据。

4．评价患者对 CBT-I 治疗的满意程度如何，他们是否认为"应当"有更多的获益？

5．放松训练。

6．引入关于失眠症复发的预防策略内容。

7．继续确定患者对计划的承诺。

与前一周相同，本节可以继续为仅呈现部分疗效的患者提供辅助治疗（放松训练、光照治疗、压力应对治疗等）。

第 8 次晤谈（睡眠滴定和复发预防）

1．整个 CBT-I 过程的睡眠日记资料回顾（每周数值）。

2．评价整体的治疗获益。

3．讨论复发预防。

（1）回顾失眠过程中的行为表现。

（2）讨论维持临床获益的方法。

（3）讨论失眠复发时该做什么。

结束阶段需要灌输的主要思想就是：再次经历失眠是可以预期的，也是正常的，甚至急性失眠是有助于处理短暂的生活压力的。患者需要了解很多事件都可能引起失眠发作，而避免失眠持续化的主要手段有：①不对损失的睡眠进行补偿；②迅速使用刺激控制方法；③应当在失眠持续若干天后再次使用睡眠控制。如果失眠状况持续（持续 1～2 周），患者可能需要再次接受专业治疗，但这次治疗通常是短期的。最后，值得注意的是，CBT-I 的治疗获益常常随着时间延续而维持或进一步增强。没有新的应激事件（如疾病、生活事件、倒班等）发生时，失眠的复发率通常是很低的。虽然复发患者的具体经历不同，但是往往具有相似的特点。他们有可能在某段时间做得很好，但是在失眠发作时，往往会忘记曾经有良好的睡眠，对失眠的恐慌代替了自身指导性的刺激控制治疗和睡眠限制治疗，以致失眠逐渐延续。如果这种模式持续下去，患者很可能再次经历慢性失眠发作。

2．药物治疗原则

1）病因治疗：在 CBT-I 和睡眠健康教育的基础上，酌情给予催眠药物。

2）个体化：用药剂量应遵循个体化原则，小剂量开始给药，一旦达到有效剂量后不轻易调整药物剂量。

3）给药原则：按需、间断、足量。每周服药 3～5 天而不是连续每晚用药。需长期药物治疗的患者宜"按需服药"，即预期入睡困难时，镇静催眠药物在上床前 5～10 分钟服用。上床 30 分钟后仍不能入睡时服用；比通常起床时间提前≥5h 醒来，且无法再次入睡时服用（仅适合使用短半衰期的药物）；当第二天白天有重要工作或事情时可于睡前服用；抗抑郁药不能采用间歇疗程的方法。

4）疗程：应根据患者的睡眠情况来调整用药剂量和维持时间。短于 4 周的药物干预可选择连续治疗；超过 4 周的药物干预需要每个月定期评估，每 6 个月或旧病复发时，需对患者睡眠情况进行全面评估；必要时变更治疗方案，或者根据患者的睡眠改善状况适时采用间歇治疗。

5）儿童、孕妇、哺乳期妇女、肝肾功能损害、重度睡眠呼吸暂停综合征、重症肌无力患者不宜服用催眠药物治疗。

3. 常用的失眠治疗药物及其推荐次序 药物治疗过程中，应根据以下方面选择药物的种类：①临床症状；②治疗目的；③既往治疗疗效；④患者的倾向性意见；⑤费用；⑥可获得性；⑦共患疾病；⑧禁忌证；⑨联合用药之间的相互作用；⑩副作用。

药物治疗的推荐顺序为：①短、中效的苯二氮䓬受体激动剂（benzodiazepine receptor agonists，BZRAs）或褪黑素受体激动剂如雷美替胺；②其他苯二氮䓬受体激动剂或褪黑素受体激动剂；③具有镇静作用的抗抑郁药（如曲唑酮、米氮平、多塞平），尤其适用于伴有抑郁/焦虑症的失眠患者；④联合使用苯二氮䓬受体激动剂和具有镇静作用的抗抑郁药；⑤处方药如抗癫痫药、抗精神病药不作为首选药物使用，仅适用于某些特殊情况和人群；⑥巴比妥类药物、水合氯醛等虽已被美国FDA批准用于失眠的治疗，但临床上并不推荐应用；⑦非处方药如抗组胺药常被失眠患者用于失眠的自我处理，临床上并不推荐使用；此外食欲素受体拮抗剂中的suvorexant已被FDA批准用于失眠的治疗。

4. 物理治疗 物理治疗作为一种补充失眠治疗的技术，副作用小，临床的运用可接受性强，但是物理治疗的循证依据还需要进一步完善。截至目前，光照治疗和重复经颅磁刺激有中度以上的循证依据支持，而生物反馈疗、经颅电治疗以及其他的物理治疗（超声波治疗、音乐治疗、电磁治疗、紫外线光量子透氧治疗、低能量He-Ne激光）都有报道用于治疗失眠有效，但是多为小样本临床试验。

（三）儿童失眠症的治疗

儿童失眠主要是指就寝问题和夜醒，分别属于儿童行为失眠的两种类型：入睡行为限制不足型（limit-setting type）和睡眠启动相关型（sleep-onset association type）。儿童可同时有以上两种类型的失眠，即混合类（mixed type）。

儿童失眠的病理机制涉及生理、生物节律、神经发育、环境和行为等多层次因素，也可以从前置因子、触发因子和持续因子进行分析。前置因子包括生物节律失调、内稳态紊乱、睡眠稳定性和自我调节能力延迟出现或倒退以及其他神经发育过程异常（如语言、运动和排便控制发育障碍）、躯体或精神疾病、易觉醒和困难气质等。在前置因子基础上，儿童受到一些环境触发因子的作用，导致失眠症状，在持续因子作用下，失眠症状持续存在。儿童失眠涉及众多的触发因子和持续因子，如放任型教养方式、教养冲突、不当的哄睡方式（如拍睡、摇睡、抱睡和奶睡等）、父母对儿童睡眠的不现实期待、不良的家庭环境以及应激事件等。

1. 行为治疗 儿童失眠最常用的治疗方法是行为治疗。大量证据显示，行为治疗应当作为儿童失眠的首选干预方案，除了与成人基本基本相同的五个部分（睡眠卫生教育、认知治疗、放松训练、睡眠限制、刺激控制），还主要包括以下相对独特的多种技术：

（1）标准消退法：从安置儿童上床睡觉到早上起床，除了出于安全和健康方面的考虑，需要忽视儿童的不当行为（如哭闹、叫喊）。目标是通过撤去对不当行为的强化而使其减少或消失。

（2）渐进消退法：在预设的一段时间内先忽视儿童的睡前不当行为（哭闹、发脾气或反复要求），然后再简短察看儿童的状况。可使用渐变时间（如先5分钟，再10分钟）或固定时间（每隔5分钟）。与标准消退一样，其目标是培养儿童的自我安抚能力，使儿童能够不依赖外界特定条件而学会独立入睡。

（3）良好睡前程序：帮助儿童建立一套固定顺序、愉快、安静的睡前程序，为睡眠做好准备。可以暂时性地推迟儿童的就寝时间，以便能在希望的时间内睡着，随后按照一定的时间表（如15分钟）逐渐将就寝时间提前。如果儿童不能在希望的时间内睡着，就让儿童起床，在安静平和的环境下，儿童想睡了再上床。

（4）定时提前唤醒：事先对儿童夜醒规律进行详细记录，然后在常规夜醒时间前15~30分钟，轻拍唤醒儿童，再让其重新入睡，从而使常规夜醒不再出现。这一方法尽管在临床随机对照研究中被证明有效，但是父母接受度较低，且不适用小年龄儿童。

（5）父母教育/预防：通过对家长进行宣传教育预防睡眠问题的发生，这通常要与其他行为治疗技术结合使用。

2. 药物治疗 当行为治疗无效或效果不显著时，可采用药物治疗儿童失眠。药物治疗通常只用于儿童慢性失眠，并要与行为治疗联合使用，且用药时间不宜过长，需严密监测。需强调的是，FDA 至今未批准任何一种专门治疗 16 岁以下儿童失眠的药物，且治疗成人失眠的多数药物不推荐用于儿童。因此，药物应作为其他治疗无效的最后选择。

儿童失眠药物治疗的有效性、安全性和耐受性方面尚缺乏足够的循证支持，更多是基于临床经验。当存在药物的适应证时，建议考虑以下方面：①药物应当针对主要症状；②使用失眠药物前应先治疗其他睡眠障碍（如 OSA、RLS 和 PLMD 等）；③选择药物需权衡利弊，与儿童的年龄和神经发育水平适应。儿童失眠可选用的治疗药物类型包括抗组胺类、α 受体激动剂、褪黑素、铁剂、BZRAs 等。

五、问题与展望

失眠症直接影响我们每天的生活，容易形成困扰和社会功能受损。目前，催眠药物在临床应用广泛，但是循证依据显示药物治疗的疗效有限，而且很容易造成药物耐受、依赖或滥用，停药后症状很容易反弹，同时药物存在着或多或少的副作用。由此，不应该作为失眠症的一线治疗。

CBT-I 能帮助患者建立长期有效的科学的睡眠卫生习惯，使患者的睡眠与床、卧室建立密切的联系，促进患者更快入睡，并减少夜间醒来的频率。矫正问题行为和负性认知，重新建立适应性的睡眠行为和理性认知，能够预防复发。然而，临床专家也注意到经典 CBT-I 的一些缺点：①患者需要每周回到医院治疗，影响了患者的工作，需要频繁请假；②CBT-I 治疗是专门的治疗技术，不同治疗者之间存在差异，甚至出现不规范的情况；③接受治疗的患者在家中没有治疗者的现场指导，无法有效地执行，甚至错误执行；④患者需要每晚记录睡眠状况数据，这个任务加重了患者的焦虑，可能恶化失眠。鉴于经典 CBT-I 存在

过程复杂、耗费时间、经济效应低等缺点，近几年来，CBT-I 出现了一些新颖的形式，如简易行为学治疗、阶梯式 CBT-I、电话 CBT-I、网络 CBT-I 等。这些形式使 CBT-I 更快捷、灵活、方便。有研究显示，这些形式与经典 CBT-I 具有相似的疗效，而且没有改变 CBT-I 的核心内容。借助现代科技手段，治疗者将可以在把握各种治疗原则的基础上，依据患者的自身生活情况，灵活地选择具体的心理及行为学治疗以及回访的方式（现场和/或网络等）。当然，这些新颖的治疗方式还需要进一步的临床验证，确定合适的内容和形式以协助失眠患者重新进入规律的睡眠循环，获得健康而美好的生活。

失眠认知行为治疗的案例报告

基本信息：S 先生，35 岁，本科，程序员。病程 2 年。独生子女。家庭经济条件较好，生活气氛融洽。自行到医院精神心理科接受失眠认知行为治疗。

现病史：自幼生活和学习顺利，未受过挫折。在高考、工作调动、结婚等人生关键时刻，会紧张兴奋得睡不着，通常持续两三天，过后心情平静下来就自行恢复正常。两年前，女儿出生，因为妻子产后出现抑郁情绪，照顾女儿的任务就由自己承担，经常半夜要起床来照顾宝宝，以致睡眠很不安稳；甚至妻子睡眠中的翻身都会让他惊醒。后来，他白天开始感到困倦、烦躁、注意力不集中，只好请家里老人过来帮他们夫妻俩照顾孩子，然而入睡困难以及浅眠早醒等问题依然困扰着他。同期，他刚好也升职为项目主管，比以前兼顾的事情更多了，加班任务也多了好几倍。起初，他尝试通过运动来缓解压力、改善睡眠和减轻日间疲倦。但随着妻子和老人之间的育儿矛盾爆发，自己愈发感到心烦意乱而睡不好，即使难得放假，也在家蒙头大睡补觉和逃避矛盾。然而，不管放假睡多久，他还是觉得累，白天一上班就喝大量咖啡提神（5～8 杯 /d），晚上一躺在床上想到第二天就开始焦虑头疼。感到失眠不是完全家人或工作引起的，更多原因在于自身，但他又找不出深层原因，即使把工作分担给手下、减少工作量后，依然浅眠早醒，到后来他甚至觉得在公司会议室趴着睡觉都好过回家躺在床上。

病前性格：容易紧张，追求完美。

既往史：躯体状况良好。

家族史：父母两系三代无精神异常者和失眠症患者。

体检、精神检查、常规化验检查：身高175cm，体重73kg（BMI=23.8）。均未见明显异常。

诊断：按照DSM-5，诊断慢性失眠症。

病例概念化：我们用3P模型来分析一下S先生的失眠原因。

前置因子：S先生本身的恒定系统和生物钟系统似乎没有太明显的问题，然而他容易焦虑，追求完美的特质很容易触发清醒系统，睡眠一旦受到外在因素的干扰，就比较容易出现失眠。

触发因子：他负责照顾新生儿是失眠最重要的触发因子。新生儿睡眠无规律，容易影响到他的恒定系统及生物钟；加上第一次当爸爸，缺乏经验，使他的焦虑放大，启动了他的清醒系统，带给他更多的睡眠干扰。另外，工作的变动也增加S先生的压力。这些因素加在一起，诱发了失眠问题。

持续因子：S先生为了补充睡眠以及逃避家人矛盾，常常放假睡一整天。这样的做法，一来会让他在床上躺着的时间过长，超过原本需要的睡眠时间量；二来因为赖床、晚起，让光照时间延后，容易让生物钟往后延。平时上班，S先生依靠大量咖啡来提神，这会对正常睡眠造成影响。咖啡因是中枢神经兴奋剂，会触发清醒系统，并抑制恒定系统，使得该睡时无法入睡。尤其S先生这种本身清醒系统就旺盛的人，咖啡因导致了浅眠早醒的失眠问题加重。

经过以上分析，S先生的失眠问题处理就有了比较清楚的方向。他已经学会调节工作压力了，而照顾新生儿以及家人育儿的矛盾可以通过请保姆或和家人加深沟通来解决。S先生原本容易焦虑担心，追求完美的个性以及他因为缺乏正确的睡眠卫生教育相关知识而采取应对失眠的不良措施，才是需要重点调整的方向。由此，S先生要解决失眠问题的重点要放在持续因子上，再试着修正前置因子，而最明显的触发因子却反而不是处理的重点。

根据上面的分析，S先生的"3P模型失眠原因分析表"如下：

表1　S先生的"3P模型失眠原因分析表"

前置因子	□生理因素：_____
	□心理因素：个性容易焦虑，追求完美的特质
	□社会因素：_____
触发因子	□生理因素：
	□心理因素：听见婴儿哭产生焦虑；和家人吵架产生焦虑；做不好工作产生焦虑
	□社会因素：工作变动导致压力增大；照顾新生儿晚上睡不好
持续因子	□行为因素：为保持清醒饮用大量咖啡；周末过度补眠；赖床、晚起
	□心理因素：遇到无法掌控的事情容易焦虑
自我分析	1. 个性容易焦虑，追求完美。
	2. 两年前因夜间照顾新生儿出现失眠，后因工作增多，家人育儿矛盾等原因加重心理压力，导致失眠。
	3. 曾经尝试运动减压未能坚持，有周末放假过度补眠行为，工作日饮用大量咖啡提神，且自觉记忆力变差。
调整重点	重点调整前置因子： 1. 通过放松训练和认知疗法调整易焦虑特质； 2. 学会压力管理正确调节心理压力。 重点调整持续因子： 1. 使用睡眠限制法纠正周末假日过度补眠行为； 2. 学习睡眠卫生知识，纠正不良睡眠观念，防止对抗失眠不良措施。

治疗设置：本案例共治疗8次，每次45～60分钟，持续8周，每周1次。总体分成3个阶段，其中，第1～2周为开始阶段，第3～6周为治疗阶段，第7～8周为结束阶段。为了保证治疗效果，治疗师每2周接受1次专家督导。在治疗前、治疗期间的每周和治疗8周后，均进行睡眠日记和量表评估以观察患者的变化。

评估工具：DBAS仅在治疗前和治疗结束后进行评估，其他量表和睡眠日记每周均需评估。

治疗过程：

1. 治疗初期

第1次，入组评估

首先评估了S先生是否存在治疗不稳定的躯体疾病、精神障碍或睡眠疾病，以及精神活性物质（酒精、烟草、咖啡因）和治疗药物的使用情况，并且判断它们与失眠发生或失眠持续的关系，以确定S先生是否适用CBT-I。如前所述，S先生身体健康，仅过度饮用咖啡，适用于CBT-I。

向S先生介绍CBT-I的概况，描述具体的方法和效果；并且探讨他是否有愿意"花时间和精力"完成这项治疗。此外，告知S先生需要坚持记录睡眠日记和睡眠量表评估，这与治疗密切相关。解释基线数据的重要性，鼓励他本周不要改变作息习惯。

第2次，确定进行CBT-I

首先，与S先生回顾上周的睡眠日记，并分析了量表结果，确认他符合CBT-I的治疗指征。告知患者失眠治疗可以分为药物治疗和非药物治疗，以确定他是否选择CBT-I。待其确认后，向S先生进一步讲解睡眠限制疗法和刺激控制疗法的基本原理，以及相关的方法和效果，并且获得他对CBT-I的治疗承诺，签署知情同意书。鼓励他继续坚持记录睡眠日记。

2. 治疗中期

第3次，开始睡眠滴定（睡眠限制和刺激控制），并进行睡眠卫生教育

首先，一起回顾上周的睡眠日记数据，根据睡眠日记数据，决定为S先生设置5.5小时的睡眠时间，上床时间为0:30a.m.，起床时间为6:00a.m.。他对每天只能睡5.5小时以及周末要必须早起等问题上有些抱怨。心理治疗师解释了这个时间表只是暂时的，产生治疗效果后可以逐步延长睡眠时间。此外，根据S先生的自己要求，每天允许午睡15分钟。

其次，分析了S先生的一些不良睡眠卫生情况，为他制订了合适的睡眠卫生调整方案。并练习了腹式呼吸的放松训练方式。提醒患者继续记录睡眠日记。

第4次，继续睡眠滴定

本周，S先生抱怨感到日间困倦和筋疲力尽，但是他很高兴自己能很快入睡，并且醒来后也能很快再次入睡。基于睡眠的改善，增加了他的在床时间15分钟，将每晚的上床时间提前到0:15a.m.，起床时间仍为6:00a.m.，并且要求他严格地保持规律睡眠和刺激控制（睡不着就离床）。

本周，进一步讨论了睡眠卫生问题。S先生开始同意减少每天的咖啡杯数为3杯，虽然他认为可能会让自己白天更加没精打采，但是愿意试试在改善睡眠上有什么效果。

继续练习腹式呼吸，并提醒患者继续记录睡眠日记。

第5次，继续睡眠滴定，并进行认知矫正

本周，S先生感到尽管延长了在床时间，但是睡眠还是很好，自己能很快入睡，并且在醒来后也能很快再次入睡；睡眠日记显示睡眠效率稳定，而且＞90%。日间困倦和筋疲力尽的感觉均有所减轻。因此，本周继续增加了S先生的睡眠时间到6小时，上床时间提前到0:00a.m.，起床时间仍为6:00a.m.。仍然要求他保持严格的规律睡眠和刺激控制。特别提醒他注意的是，增加在床时间只是一种尝试性做法，用以检验增加在床时间将如何影响他的睡眠效率和日间功能。

本周，根据DBAS的结果，对S先生的一些负性睡眠信念采用认知治疗进行了矫正和观念替代。比如，"我担心如果我一两个晚上没有睡觉，我可能会精神崩溃""失眠会对我的健康产生严重影响""我需要睡足8小时，白天才能够精力充沛""我担心我正失去控制睡眠的能力，我以后可能会一直失眠下去""当我入睡困难，或晚上睡后醒来再难入睡时，我应该继续躺在床上努力去睡"。

本周，练习了渐进性肌肉松弛方法的放松训练方式。提醒患者继续记录睡眠日记。

第6次，继续睡眠滴定，解决其他有关侵入性想法和负性睡眠信念

本周，S先生说公司有一项紧急任务需要他的团队，他一直投身于这项工作。可能正是因此，他每天早晨提前30分钟（5:30a.m.）就醒了，感觉是突然的"头脑清醒"，然后就一直思考新工作任务，不能再次入睡。

根据睡眠日记反映，我们发现S先生的上床时间提前1小时，当询问为什么改变睡眠时间表？他说是为了工作，因为这是决定"成败"的一个星期。为了这个工作，他需要更好的休息以保证工作状态，所以就开始早睡。从某种程度上说，本周的治疗退步实际上有着积极的治疗意义。它向我们再次说明了更多的睡眠机会并不意味着更多的睡眠，而且对睡眠需求的焦虑会促使我们的判断力变差，导致某些引起失眠的行为（过早上床）。这给我们提供了机会，针对S先生的睡眠不足导致灾难性结果的想法进行认知治

疗。经过讨论，因为睡眠效率的降低意味着本周不能继续通过滴定而增加在床时间。S先生同意了下周保持同一睡眠时刻表；他也同意任何事物的发展从不是线性模式，而是曲折的过程"向前两步，退后一步，保持一段，再向前两步"，表示有信心坚持目前的治疗。

本周，练习了渐进性肌肉松弛方法的放松训练方式。提醒患者继续记录睡眠日记。

3. 结束阶段

第7次，继续睡眠滴定，引入失眠复发的预防策略

本周，S先生感觉自己又走在正确的轨道上，并开始相信他能维持睡眠一直都好。他的睡眠日记反映，入睡眠潜伏期很短，而且本周有三天清晨在闹钟响之前几分钟就醒来。由于本周的睡眠效率达到93%，我们让他提早15分钟睡觉，即11:45p.m.。经过讨论，我们澄清了本周在闹钟响之前几分钟醒来并不是坏事，而是重建生理节奏的信号。

在这次治疗中，S先生提出他要出差两周，想知道是否可以将治疗推迟几个星期。我们告知，课程可以适度推迟，但目前的治疗要继续坚持。经过讨论，他决定在接下来两周的出差过程中继续坚持现有睡眠时间表。

本周，练习了渐进性肌肉松弛方法的放松训练方式。告知患者如果没有意外，本次课程将在下次晤谈后结束。本周开始逐步引入关于失眠复发的预防策略。提醒患者继续记录睡眠日记。

第8次(第10周)，睡眠滴定和复发预防

两周后，S先生出差回来，他感觉自己已经"战胜了睡眠问题"。他说自己在出差期间，睡眠完全没问题。睡眠日记反映，每周有2~3个晚上随闹钟醒来，其余几天是在闹钟向前10~20分钟醒来。他很高兴自己这些天不用担心睡眠及其对工作的影响，并且越来越自信，只要按照正确做法，他的睡眠一定会进一步好转。

这是最后一次治疗，与S先生简要回顾了整个治疗程，强调了避免失眠持续化的主要手段有：①不对损失的睡眠进行补偿；②迅速使用刺激控制方法；③应当在失眠持续若干天后再次使用睡眠控制。如果失眠状况持续(持续1~2周)，患者可能需要再次接受专业治疗，但通常仅需短

期治疗即可。我们提醒S先生，虽然复发患者的具体经历是不同的，但是往往具有相似的特点：患者可能在某段时间做得很好，但是在失眠发作时，患者可能会忘记曾经有良好的睡眠，对失眠的恐慌代替了自身指导性的刺激控制治疗和睡眠限制治疗，以致失眠逐渐延续。如果这种模式持续下去，他很可能再次经历慢性失眠发作。最后，经过讨论，我们决定让S先生在接下来的3个月放弃睡眠时刻表，但仍旧写睡眠日记和保持刺激控制的做法。如果睡眠并不能如愿地进一步好转，他将自行实施另一轮睡眠限制治疗。

治疗效果评估

睡眠日记显示：治疗前，睡眠效率67%，治疗后93%。

量表评估显示：治疗前失眠严重指数问卷(ISI)24分，Epworth嗜睡量表(ESS)14，医院焦虑抑郁量表(HADS)15；治疗后ISI 9分，ESS 9分，HADS 7分。

睡眠日记和量表结果提示：经过CBT-I治疗，患者的失眠和焦虑情绪明显好转，日间困倦有所减轻，目前仍有轻度困倦，应该与睡眠限制治疗有关，待睡眠时间逐渐增加后，可能会进一步好转。

患者自诉：对整体治疗满意，相信自己的睡眠会进一步好转，对于偶尔出现的早醒和入睡困难已经能够坦然接受，压力大大减轻，日间的工作状态和家庭关系均良好。

经验总结：在本案例中，治疗师给予S先生系统的CBT-I治疗，应用了睡眠限制增加了睡眠驱动力，应用刺激控制改善了睡眠与就寝环境的正性关系，应用睡眠卫生教育修正了不良的应对行为，应用认知治疗修正了错误的自动化信念，应用松弛治疗降低了患者的过度觉醒。本案例中的患者经过系统的8次CBT-I治疗，取得了比较满意的效果，并且基本掌握了应对失眠的方法和技巧，可以进一步自我执行。

治疗师自感成功的经验：①治疗目标不宜大，患者通过努力确实能够达到；②尽量采用苏格拉底式提问引导患者思考，让其自己得出结论；③行为实验具有可行性，充分考虑实验结果；④治疗当中可能会出现一些干扰因素(如生活和工作压力，出差，以及生病等)，要善于将其转化为治疗

时机,加强患者对 CBT-I 的领悟和坚持。不足之处:①案例解析中,没有家人的参与,有些问题的把握可能有欠准确,也未能充分调动家庭的支持体系;②由于是固定设置的治疗方案,治疗个性化略显不足,对某些问题的处理和解决仍欠深入和彻底。

(张 斌)

第三节 性功能失调

一、临床特征

性功能失调(sexual dysfunctions)是一组与心理社会因素密切相关的异质性的精神障碍,通常以个体做出性反应或体验性愉悦的能力的紊乱,且同时具有临床意义为特征,包括延迟射精、勃起障碍、女性性高潮障碍、女性性兴趣/唤起障碍、生殖器-盆腔痛/插入障碍、男性性欲低下障碍、早泄、物质/药物所致的性功能失调、其他特定的性功能失调和未特定的性功能失调。

导致性功能失调的原因是多方面的,如心理因素、躯体因素、药物或精神活性物质等。临床上,性功能失调又被分为器质性和非器质性两大类。关于性功能失调的临床判断也应当考虑那些影响性快乐体验的期待或性别禁忌的文化因素。年龄增长与性反应的正常衰退有关。如果性功能失调能够更好地用另一种与性无关的精神障碍(如抑郁或双相障碍、焦虑障碍、创伤后应激障碍)来解释,那么只能诊断为另一种精神障碍。

(一)延迟射精

延迟射精(retarded ejaculation)以显著地延迟或无法达到射精为显著特征。尽管有充分的性刺激存在,并且有射精的欲望,但难以或无法射精。患者的主诉通常涉及伴侣的性生活。在绝大多数案例中,根据个体的自我报告可以作出诊断。"延迟"的定义没有精确的界限,正如对于达到高潮的合理时长,或对于大多数男性及其性伴侣来说无法接受的时长,尚无共识。由于对该综合征缺少精确定义,患病率是不明确的。这是最不常见的男性性问题主诉。仅有 75% 的男性报告在性活动中总是射精,而不到 1% 的男性会主诉在持续超过 6 个月的时间达到射精有困难。

(二)勃起障碍

勃起障碍(erectile dysfunction)是在与伴侣的性活动中,无法获得或维持勃起为基本特征。必须有详细的性生活史,以确认该问题是否已经持续了 6 个月或以上,且出现在绝大多数性生活中。许多有勃起障碍的男性可能具有低自尊、低自信以及男性化自我认知减退,并且可能有抑郁情绪,可能存在对未来性接触的恐惧和逃避。有勃起障碍个体的性伴侣中,性满意度和性欲的降低是常见的。终身性和获得性障碍的患病率是未知的。勃起障碍的患病率和勃起问题的发生率都有与年龄相关的显著增长,特别是在 50 岁以后。在 40~80 岁的男性中,有 13%~21% 主诉偶发的勃起困难,在年龄小于 40~50 岁的男性中,约有 2% 主诉频发的勃起困难,而在年龄超过 60~70 岁的男性中,40%~50% 可能有显著的勃起障碍。

(三)女性性高潮障碍

女性性高潮障碍(female sexual organism disorders)以难以经历高潮和/或对性高潮的感觉强度显著降低为特征性表现。临床上,主要表现为在性刺激强度和时间足够的情况下,正常的性兴奋期过后不出现性高潮或高潮延迟。女性在引起性高潮的刺激物的类型和强度上体现出广泛的差异性,同样,对性高潮的主观描述也极为不同的,所以给予女性性高潮障碍的诊断,症状必须在所有或几乎所有性生活被体验到,并且病程持续至少 6 个月。已报告的女性性高潮问题的患病率有很大差异,从 10%~42%。这取决于多种因素,例如:年龄、文化、病程以及症状的严重程度,但是这些估计没有考虑到痛苦的存在。约 10% 的女性在一生中始终没有体验过性高潮。性高潮障碍有两种类型,即原发性与继发性的性高潮障碍。金西发现,高潮体验随年龄的增加而增加。35 岁以上的已婚女性中,任何方法都无法获得高潮的比例为 5%。与已婚女性相比,原发的性高潮障碍多见于未婚女性。已婚女性体验到性高潮的比例高于单身女性,35 岁以上的未婚女性大约有 39% 从没有体验过性高潮。

(四)女性性兴趣/唤起障碍

女性性兴趣/唤起障碍(female sexual arousal disorders)是一种女性性兴奋障碍,其特征为缺乏/减少对性生活的兴趣或缺乏/减少性情色的想法或在几乎所有的性活动中减少 / 缺乏性兴奋、性愉悦。生殖器持续和反复地出现部分或完全不能达到或维持良好的湿润与充盈，直到性交完成。在不同的女性之间可能存在不同的症状概貌，并且性兴趣和唤起的表现方式也有差异，一些女性可能主要表现为对性生活缺乏兴趣，缺乏情色或性的想法，以及不愿意启动性生活和对性伴侣的性邀请作出反应，而其他女性则可能以无法变得性兴奋、无法用性欲望回应性刺激，以及相应缺少性唤起的生理体征为主要特征。刚出版的 DSM-5 诊断中明确指出症状时间至少持续 6个月。女性性兴趣 / 唤起障碍经常与下列情况相关：体验性高潮有困难，在性生活中体验到疼痛，性活动不频繁，以及性伴侣之间的性欲差异。关系困扰和心境障碍也经常是女性性兴趣 / 唤起障碍的有关特征。DSM-5 中定义的女性性兴趣 / 唤起障碍的患病率是未知的。有性唤起障碍的女性常常也会存在性高潮的问题。在生活幸福的夫妻中，约有 33% 的女性认为她们难以维持性兴奋。

（五）生殖器 - 盆腔痛 / 插入障碍

生殖器 - 盆腔痛 / 插入障碍（insertion obstacle）指 4 个常见的共病的症状维度：①性交困难；②生殖器 - 盆腔痛；③对疼痛或阴道插入的恐惧；④盆腔肌肉紧张。以上述症状为主的任何一个重大困难，通常足以导致有临床意义的痛苦，只要基于其中一个症状维度的显著困难，就可以作出诊断。然而，上述 4 个症状维度都应该被评估，即使是只基于一个症状维度作出诊断。

阴道性交或插入的显著困难可能是变化的。从完全无法在任何情景下经历阴道插入（例如：性交、妇科检查、插入卫生棉条），到能够轻易在一种情境下经历插入而不是另一种情境。尽管最常见的临床情况是女性无法经历与性伴侣的性交插入，但接受必须的妇科检查的困难也可能存在。在阴道性交或试图插入的过程中，显著的外阴阴道或盆腔疼痛，指的是在生殖器 - 盆腔区域的不同位置出现疼痛。疼痛的位置和强度应该被评估。通常，疼痛可以按照浅表性（外阴阴道或在插入过程中出现）或深入性（盆腔，即直到插入较深时才能感觉到）来分类。生殖器 - 盆腔痛 / 插入障碍的患病率是未知的。在北美，约有 15% 的女性报告在性交过程中有反复的疼痛。性交困难是性功能失调门诊和专业的临床工作者最频繁的转介案例。

（六）男性性欲低下障碍

男性性欲低下障碍（male sexual desire disorder）以持续地或反复地缺失对性 / 情色的想法、幻想或对性活动的欲望为临床表现。进行男性性欲低下障碍的评估时，必须考虑到人际关系的情况。"性欲差异"，即男性对性活动的欲望低于其性伴侣，不足以做出男性性欲低下障碍的诊断。为作出该障碍的诊断，必须要同时有性欲低下 / 缺失，以及性想法或性幻想的缺乏 / 缺失。不同男性之间，如何表现性欲是有差异的。

对性的欲望缺乏以及情色想法或幻想的缺少 / 缺失必须至少发生 6 个月。包含病程的诊断标准，是为了避免男性性欲低下是由于对不良生活状况的适应性反应的情况下作出该诊断（例如，当男性考虑结束恋爱关系时，担心性伴侣怀孕）。男性性欲低下障碍有时与勃起和 / 或射精困难有关。例如，获得勃起的持续性困难可能导致男性对性活动失去兴趣。有性欲低下障碍的男性经常报告他们不再启动性活动，并且他们对性伴侣启动性活动的尝试接纳程度极低。性活动（例如，自慰或与性伴侣的性活动）即使在性欲低下的情况下，有时也可能发生。做出男性性欲低下障碍诊断时，必须考虑到性启动模式的特定关系偏好。尽管男性更可能启动性活动，因此性欲低下可能特征性地表现为不启动性活动的行为模式，但许多男性可能倾向于让其性伴侣来启动性活动。在这样的情况下，评估性欲低下时，应考虑到男性缺乏对性伴侣启动的接纳。

除了"终身性 / 获得性"以及"广泛性 / 情境性"的亚型之外，在男性性欲低下障碍的评估与诊断过程中，必须考虑下述 5 个因素，这些因素可能与病因和 / 或治疗相关：①伴侣因素；②关系因素；③个体的易患因素；④文化或宗教因素；⑤与预后、病程或治疗相关的医疗因素。每一个因素都有可能对有该障碍的不同男性的症状表现起到不同作用。男性性欲低下障碍的患病率根据原始国籍和评估方法而有差异。约 6% 的年轻男性（年龄 18～24 岁）以及 41% 的老年男性（年龄66～74 岁）存在性欲问题。然而，持续 6 个月或以上的性兴趣缺乏，仅影响年龄 16～44 岁男性中的一小部分（1.8%）。

（七）早泄

早泄（premature ejaculation）表现为阴道插入之前或不久后发生射精，它根据个体在阴道插入后对射精潜伏期（即在射精前的时间）的估计来判断。只要射精潜伏期很短，那么估计和测量的阴道内射精潜伏期就高度相关；因此，自我报告的射精潜伏期的估计对于诊断而言就是充分的。60 秒的阴道内射精潜伏期是诊断异性恋男性终身性早泄的恰当临界值。没有充足的数据来确认上述时长标准可以被应用于获得性早泄。由于射精潜伏期在不同性取向的男性以及在不同的性活动中是相似的，因此持续时间的定义可以应用于不同性取向的男性。

许多有早泄的男性主诉对射精缺乏控制，并且报告对未来性接触中预期的无法延迟射精感到担忧。以下因素可能在评估任何性功能失调中都是相关的：①伴侣因素；②关系因素；③个体的易患因素，共病的精神疾病，应激源；④文化或宗教因素；⑤与预后、病程或治疗有关的医疗因素。

对早泄患病率的估计，根据所使用的定义会有较大差异。在国际上，年龄 18～70 岁的男性中，20%～30% 对自己是否会快速射精表示担忧。随着使用早泄的新定义（即在阴道插入约 1 分钟内发生射精），只有 1%～3% 的男性被诊断有该障碍。早泄的患病率可能随着年龄的增加而增加。

（八）物质/药物所致的性功能失调

物质/药物所致的性功能失调（sexual dysfunction caused by drug substances）的主要特征是性功能紊乱与物质/药物的启用，剂量的增加或物质/药物的停用存在时间上的关系。

性功能失调的发生，与以下类别的物质中毒有关：酒精、阿片类物质、镇静剂、催眠药或抗焦虑药、兴奋剂（包括可卡因）以及其他或未知物质。可导致性功能失调的药物包括抗抑郁药、抗精神病药以及激素类避孕药。

最常被报告的抗抑郁药物的副作用是性高潮或射精困难。性欲和勃起问题较少见。约 30%的性主诉是有临床意义的。一些药物，例如安非他酮和米氮平，似乎与性方面的副作用无关。与抗精神病药有关的性功能问题包括性欲、勃起、润滑、射精或性高潮问题。通常伴随使用典型和非典型的抗精神病药同时出现。然而，与那些显著引起催乳素增加的药物相比，上述问题较少见于不影响催乳素的抗精神病药。尽管心境稳定剂对性功能的效应尚不清楚，锂盐和抗癫痫药对性欲有负性的影响，但拉莫三嗪可能除外。性高潮困难可能出现于加巴喷丁的使用。同样，与苯二氮䓬类药物有关，可能有较高的勃起与性高潮困难的患病率。还没有丁螺环酮的使用中有类似问题的报告。许多非精神科药物，例如心血管、细胞毒素、肠胃以及激素药物，与性功能紊乱有关。毒品使用与性欲下降、勃起障碍以及性高潮困难有关。性功能失调也见于接受美沙酮药物治疗的个体，但很少报告于接受丁丙诺啡药物治疗的患者。慢性酒精滥用和慢性尼古丁滥用与勃起困难有关。

物质/药物所致的性功能失调的患病率和发病率尚不清楚。可能是因为与治疗有关的性副作用的报告不足有关。物质/药物所致的性功能失调的数据通常涉及抗抑郁药物的效应。抗抑郁药导致的性功能失调的患病率在某种程度上取决于特定的药物。25%～80% 使用单胺氧化酶抑制剂、三环类抗抑郁药、5-羟色胺能抗抑郁药以及 5-羟色胺能-肾上腺素能联合抗抑郁药的个体报告有性副作用。在一些 5-羟色胺能和 5-羟色胺能-肾上腺素能联合抗抑郁药之间，性副作用的发生率上有所差异，目前尚不清楚这些差异是否有临床意义。约 50% 使用抗精神病药的个体会经历不良的性副作用。包括与性欲、勃起、润滑、射精或性高潮有关的问题。在不同的抗精神病药之间，这些副作用的发生率尚不清楚。在一些非精神科药物，例如心血管、细胞毒素、肠胃以及激素药物的使用者中，性功能失调确切的患病率和发生率是未知的。用于镇痛的美沙酮或高剂量的阿片类物质，可能会增加性功能失调的发生率。

（九）其他特定的性功能失调

此类型适用于那些临床表现具备性功能失调的典型症状且引起个体有临床意义的痛苦，但未能符合性功能失调类别中任何一种疾病的诊断标准。可在下列情况下使用其他特定的性功能失调这一诊断：临床工作者选择用它来交流未能符合任一种特定的性功能失调的诊断标准的特定原因。通过记录"其他特定的性功能失调"，接着记录其特定原因（例如，"性厌恶"）来表示。

（十）未特定的性功能失调

此类型适用于那些临床表现具备性功能失调的典型症状，且引起个体有临床意义的痛苦，但未能符合性功能失调类别中任一种疾病的诊断标准。此种未特定的性功能失调可在这种情况下使用：临床工作者对未能符合任一种特定的性功能失调诊断标准的个体选择不给出特定的原因，包括因信息不足而无法做出更特定诊断的情况。

二、治疗原则与方法

（一）治疗原则

非器质性性功能障碍应特别关注心理社会因素的影响，治疗上主要以心理治疗为主。在治疗过程中，治疗师应该尊重患者的价值观。由于社会文化背景的不同，个人生活与成长经历的不同，每个人对性的认识都会存在差别。在个人的性经验和性价值观方面，患者与治疗师之间可能存在明显的不同。在这种情况下，患者与治疗师之间就很容易发生认识和观念的冲突。因此，治疗师要了解患者对性的认识和有关的性观念，掌握患者的价值体系或构架，然后学会在患者的价值构架中有效地开展治疗。

另外，治疗师始终要明白，性治疗的对象不仅仅是性功能的障碍，而且伴侣之间的关系也是治疗的重点。因此，最好在治疗过程中同时进行婚姻治疗，将性功能障碍作为伴侣关系问题进行评价和处理，争取双方的理解、支持并共同参与性治疗，这是非常重要的过程。在伴侣参与的治疗过程中，治疗师带领他们针对存在的性功能障碍、伴侣关系问题分享性感受，交流各自的想法。研究证实，伴侣参与治疗能大大提高性治疗的效果。当然，有时患者也可能没有伴侣，或伴侣不愿意参与治疗。这种情形下，最好的方法就是由治疗师向患者清楚地说明治疗的意义与程序，指导患者做他们能做的一些性活动。

（二）治疗方法

1. 药物治疗　西地那非（sildenafil）等药物治疗性功能障碍的疗效是肯定的，但疗效难以持续，不能完全解决心理社会因素对性功能的影响。可以与心理治疗联合使用，增强治疗效果。

2. 心理治疗　20世纪上半叶，心理治疗以精神动力学为主，但疗效不明显。50—60年代，行为治疗师（Wolpe和Lazarus）将行为治疗技术，如放松训练和系统脱敏用于治疗性功能障碍，并取得了一些效果。但是，行为治疗不能解决患者存在的错误信念和负性态度。

性功能障碍的治疗变革发生于1970年。在这一年，马斯特斯和约翰逊出版了《人类性功能障碍》（human sexual inadequacy）。在这本书中，他们将认知、行为、夫妻治疗的一些观点和方法整合起来，推出了一种新的治疗性功能障碍的方法——性治疗（sex therapy）。他们在自己的临床实践中证实了行为治疗的技术能减轻性焦虑症状、改善患者的性功能。后来，在著名性治疗师卡普兰（Kaplan）等的努力下不断发展，这种特殊的CBT方法已经成为在全世界广泛应用的治疗方法，而且表现出了良好的临床治疗效果。

三、认知行为治疗

（一）性功能障碍的CBT理论

导致非器质性功能障碍的因素主要有三个方面，即个体因素、伴侣关系因素和社会文化因素。个体因素主要包括早年的生活环境、性创伤经历、对性的忽视、性知识的获得等，这些因素会影响患者对性的理解和认识，形成错误的或不合理的性观念；伴侣关系因素主要包括情感问题、沟通问题和和谐问题，如缺乏信任、权力和控制问题、对性伴侣的愤怒等；社会文化因素包括社会对性的态度及文化对性的描述与规范、性价值观、宗教信仰等。在这些因素中，核心的问题是性观念。

临床经验与研究证明，性功能障碍患者或多或少地存在一些错误的或不合理的性观念，如"男人不能满足女人就是性无能""性活动时间越长越好""女人只要能生孩子就是好女人""追求性快乐就是腐朽没落""有性幻想就是道德败坏"等。在这些观念的影响下，一些个体会害怕自己性无能，担心自己成了"淫荡的人"。

当然，这些观念的形成与患者个人成长的经历和所获得的性知识有关。例如，有过性创伤的人会认为性是危险的，从而对性产生恐惧；或者会认为自己不是一个纯洁的人，进而压抑自己的性欲望。前者可能表现出阴道痉挛,后者可能表现为性欲低下。

(二)案例概念化

按照贝克的理论,案例概念化主要在案例、症状表现和情境因素三个层面进行。治疗师要了解患者的全部情况,特别是目前的性问题与可能引起这些问题的认知图式之间的关系;要明确性功能障碍的症状表现或类型;还要收集各种资料,厘清性问题与哪些因素有关,或哪些因素会影响患者的认知、行为和情感反应。

在这个过程中,治疗首先要对患者的情况进行评估。评估的主要目的是理解并准确地找出患者所陈述困难的本质特征,将那些因性知识不足而引起的性功能方面的困难与真正的性功能障碍区别开来,因为前者通过性知识教育就可以取得非常好的效果。如果确实是性功能障碍,就必须寻找到性功能障碍发生的原因、历史、频率,以及性功能障碍引起的后果等。

性功能障碍的评估包括访谈和一些有关的生理或心理测量。临床常用的心理测量表有:戴氏性功能问卷(Derogatis sexual functioning inventory,DSFI)、双方适应量表(dyadic adjustment scale,DAS)、性观念量表(the sexual opinion survey, SOS)。心理生理测量是一种客观化测量,优点在于它们能提供患者性唤起时的客观信息,从而有助于确定患者性功能受损的特征和严重程度,也有助于找出性功能障碍的原因。目前在评估男性性唤起方面应用最广泛的心理生理指标是男性夜间阴茎勃起(NPT)。可以自我观察,也可以用硬度检测仪测量患者 NPT 数据和阴茎硬度。另外,治疗师应对患者的躯体情况进行全面严格的检查,其目的是要确定患者是否存在引起性功能障碍的生物因素。

除上述心理与生理的测量外,更重要的是临床访谈。治疗师可以用结构式或半结构式的访谈了解患者的"性史",弄清楚他们成长中与有关性的情况和其他一些相关因素,重点要留心以下五个方面:①个人因素,如性发育状况、身体形象、获得性知识的途径、对待性的态度、性幻想、性经历(包括性虐待)、手淫、婚前的期望、蜜月和生育史等;②关系因素,如人际沟通不良、性伴侣关系不和谐、性欲不一致、长期分居,以及夫妻对婚姻

和伴侣的忠诚程度等;③伴侣因素,如伴侣的生理吸引强度、存在的性问题和健康状况,以及婚姻的满意程度等;④文化或宗教因素,如节欲、纵欲或禁欲的观念对患者及其伴侣的影响等;⑤其他,如孩子对夫妻性生活的影响、年龄因素(即性欲会随年龄的增长而逐渐下降)等。

开始与患者谈论性方面的问题时,他们会感到不自在或羞愧。因此,在访谈过程中,治疗师要小心谨慎,慢慢推进,最好能制订一个有效的交谈策略和会谈提纲,这样做有利于高效率地获取必需的信息。访谈可分三个阶段进行,第一阶段与患者单独面谈,第二阶段与患者的伴侣单独面谈,最后与伴侣双方一起面谈。

了解和掌握了患者的大量资料和信息之后,治疗师要对患者躯体及社会心理状况进行仔细的分析,罗列出患者存在的性问题,明确诊断、弄清既往的生活事件和目前的一些因素与性功能障碍之间的关系,也就是要找出与性功能障碍有关的心理的因素(如青少年时期获得的性方面的负性知识等);要找到引发性功能障碍的直接因素或扳机事件(如伴侣间的争吵等);要发现维持病情持续存在的因素(如对性表现的担忧等)。

(三)治疗的假设与计划

1. 治疗假设 案例概念化过程中,治疗师会全面了解和认识患者的性功能障碍的类型、特点及其原因。在此基础之上,治疗师要建构一套假设,解释患者负性的认知图式或核心信念与性功能障碍的关系,并制订具有针对性的治疗方案。

2. 治疗目标 确定治疗目标时,治疗师要与患者进行讨论,获得患者的同意。首先确定要解决的症状或问题,其次是改变患者与性功能障碍有关的错误观念,再次是消除导致性功能障碍的心理社会因素,如伴侣关系等,最后则是帮助他们重建和谐的性关系,或帮助患者重获良好的社会功能。

3. 治疗模式 主要进行伴侣共同参与的认知行为治疗。当伴侣不能参与或没有伴侣治疗时,针对患者个人开展认知行为治疗也是可行的。一般情况下,每周 1 次治疗,每次 50~60 分钟,连续治疗 10~15 次为宜。

4. 治疗方法

(1)认知重构,改变患者的错误性观念或认

知图式：在生活中，由于性知识缺乏或错误的性观念而引起性功能障碍的情况比较常见。在某种程度上，后者的不良影响远大于前者。有很多性功能障碍患者对于人类的性解剖结构、性生理功能和性活动技能缺乏认识，知之甚少；有的患者因过去的性创伤经历、家庭观念和社会文化而形成错误的性观念。因此，治疗师可以结合患者的特点在治疗中就有关性知识、观念性技巧和性等问题与他们进行讨论和交流，或提供相关的、合适的性指导书刊或视频录像，增加他们的性知识，改善他们的性技巧，重建合适的性观念。

这个过程中，治疗师不能宣扬自己个人的观点，更不能传授自己的性经验。如果伴侣对他们目前的性活动感到满意，治疗师就不要为他们提出增强性体验的观点与方法。

（2）性行为治疗：卡普兰（Kaplan）根据性反应的三阶段把性障碍分为三类：性欲望障碍（性压抑、对性唤起或性交的病态回避、无性婚姻、性欲亢进等）、性兴奋障碍（勃起功能障碍、缺少乐趣或缺少欲望、阴道疼痛等）、性高潮障碍（早泄、射精被阻或无射精、完全快感缺乏、情境性的快感缺乏、与器质性有关或者是因生殖器肌肉痉挛引起的性厌恶）。这三类障碍在治疗过程中遵循一个循序渐进的步骤进行练习，每一个步骤包括主题、方法、交流三方面的内容：

①非生殖器知觉练习：用油或者其他洗涤液进行全身按摩或者"挑逗"以引起快感，但不允许触摸生殖器和乳房。这一阶段不进行言语交流，除非感觉到了疼痛，注意力主要关注自我的体验和愉悦。

②生殖器知觉练习Ⅰ：允许触摸生殖器和乳房来传递快感，但是性唤起程度不能超过轻微状态。这一阶段接受按摩者或抚慰者用言语和非言语（手的引导）来反馈双方怎么做会更愉快，或不太愉快，注意力主要关注从对方那里获得快感。

③对生殖器和乳房的"临床检查"：夫妻双方详细地检查自己和对方的身体，这个练习应提供反射镜和关于性生理解剖以及性反应循环方面的指导手册和教育手册。这一阶段鼓励双方充分地交流信息，但是在这个练习中并不鼓励性唤起。

④自我愉悦和手淫（与其他练习同时进行）：每一位配偶单独私密地进行自我愉悦和手淫。这一阶段通过自我交流，更好地了解自己的身体，从而为和另一方的交流做好准备。

⑤生殖器知觉练习Ⅱ：通过整个身体包括生殖器、乳房来获得快感，可以有性唤起，但是要控制在一定程度，不要达到性高潮。这一阶段在身体被唤起到中等兴奋程度时，进行广泛的言语和非言语交流。

以下的练习根据性障碍的不同以及夫妻存在问题和所取得的进步不同，分别设计。总体方向是朝向完全性交，逐渐推进，持续不断地把重点放在整个身体和夫妻间整个人际关系之上。根据夫妻需要的不同，采取部分或全部步骤。

⑥A 阴道痉挛：在女性进行自我愉悦和手淫练习时，逐渐插入手指或慢慢放入扩张器，然后在同样的位置放入阴茎。这一阶段女性需要容忍自己的焦虑，逐渐衍化为对生殖器的插入也能容忍，不感到受威胁。

⑥B 早泄：a 挤压技术，女方刺激男方性唤起，之后用拇指与小指在阴茎头下挤捏，这个动作重复进行；b 瑟曼斯（Semans）（1956）的停止-开始技术，女方刺激男方，让他接近性高潮，然后女方停止动作，直到男方的性唤起减退，重复2～3次，然后进行到高潮。这一阶段男性要加强自我觉察，增加对射精前兆及其控制的认识。

⑥C 勃起困难或者男性缺少兴趣或兴趣很低（ISD）：女方刺激男方的生殖器然后再转移到其他部位，无论阴茎有无勃起，过一阵子再回来，直至阴茎被刺激起来。这一阶段在两个人的场合，无任何要求地进行刺激，降低男方焦虑。

⑥D 女性性唤起缺乏或者减少、由心理因素引起的性交困难或疼痛、在性生活中女性不能达到高潮：男方随意间断地去刺激女方的生殖器和其他部位，女方可以将在"单独"练习中学到的内容运用到这里，来获得快感。这一阶段没有要求地愉悦女方，降低女方焦虑，女方在"单独"练习中学到的内容可以转移到这一阶段的"分享"练习中。

以下步骤适用于大多数形式的性障碍：

⑦控制技术Ⅰ——抑制住，不动：女方跨坐在男方身上，插入阴茎并保持不动，在这个过程中，男方要求被动。这一阶段双方一起忍受插入后出现的焦虑与刺激，彼此给对方信心。

⑧控制技术Ⅱ——伴随着渐进的运动：一开始由女方缓慢运动，然后两个人动，性唤起逐渐加剧，直至高潮出现。这一阶段双方一起控制，不提要求。

⑨射精和性高潮障碍可选择的练习——互相刺激，或者自我刺激（桥梁技术，Kaplan，1987）：在阴茎进入的过程中，女性刺激自己的阴蒂；男性则在进入之前刺激阴茎，或者双方通过姿势的变换来刺激对方。这一阶段双方要用彼此的耐心和合作交流来替代需求。

（四）治疗的流程与方法

1. **治疗初期**　一般情况下，治疗的前三次为第一阶段，主要是了解患者的生活经历以及夫妻关系和夫妻性活动的情况。同时也与他们讨论有关性与性爱的问题。在伴侣参与的治疗中，要谈论他们相识相知的过程，以及在这个过程中，他们彼此的感受和性爱过程。在这一阶段，治疗师的主要工作是案例概念化。

2. **治疗中期**　一般从第四次治疗开始，治疗师要形成治疗假设，制订治疗计划，并根据性功能障碍的类型与特征选择认知重构、挤压和扩张术、性感集中训练等具体的方法进行治疗。

3. **治疗后期**　这个时期，治疗师有时要与患者讨论治疗反应，并根据患者的反馈信息继续推进治疗，或调整治疗的方案，直到患者感到满意或性功能障碍明显好转。

4. **结束**　准备结束治疗时，治疗师要与患者探讨治疗效果和结束治疗的原因，讨论和分析还未解决的问题，告诉患者治疗结束后要注意的事宜。

（五）注意

1. **伴侣参与治疗**　CBT 的重点是改变性观念，认知重构和行为训练都能产生很好的作用。但是，如果没有伴侣的积极参与，治疗的效果会大打折扣。

2. **保护患者的隐私**　这是心理治疗的普遍规则，性治疗中更应予以高度重视。特别是在伴侣参与的治疗中，治疗师不要随意将个别治疗中的隐私内容在治疗中暴露出来。如果有必要让另一半知道，必须征得患者的同意。

3. **家庭作业**　除了在治疗中可以依治疗的需要向患者布置家庭作业，治疗结束时也可以根据患者的情况布置相应的家庭任务，以巩固疗效或让患者有一个安全的过渡期。

4. **治疗转介**　治疗中，如果发现患者存在明显的躯体疾病征兆，或有严重的精神症状，或治疗效果不明显，治疗师应与患者讨论，适时提出治疗转介的建议。

四、问题与展望

非器质性性功能障碍属于一组主要与个人素质和心理社会因素有关的疾病，而且直接涉及一个人最敏感、最隐秘的事情。由于性观念的问题，很多患者羞于求医，或者不认为自己存在性障碍。还有些人对性功能障碍的心理治疗不太了解，一味所求药物治疗。另外，由于社会对性的认识还存在一些偏见，性功能障碍的心理治疗也时常会处在社会道德与法律的边缘地带，性心理治疗的开展受到了一定的限制，搞不好还会惹上麻烦。尽管如此，性心理治疗的队伍和方法还是在逐渐发展壮大。

随着社会的发展与治疗方法的进步，性心理治疗逐渐走向整合，认知重建、行为训练、性知识教育和伴侣辅导等都可以在治疗过程中使用。而且，必要的时候也可以选择合适的药物合并治疗，以增强患者的治疗信心，提高患者参与治疗的动力与合作性。1998 年，万艾可进入市场后，药物治疗发展迅速，效果也很明显，对心理治疗构成挑战，然而，药物不能完全消除心理社会因素对性功能障碍的影响，疗效缺乏持久性。因此，非器质性的性功能障碍的整合治疗应以心理治疗为主，药物治疗为辅，当心理治疗取得进展后再逐渐减掉。

（张　斌）

参 考 文 献

[1] 李占江. 临床心理学. 北京：人民卫生出版社，2014.

[2] 王向群，王高华. 中国进食障碍防治指南. 北京：中华医学电子音像出版社，2015.

[3] 陈珏. 进食障碍. 北京：人民卫生出版社，2013.

[4] David H. Barlow. Clinical Handbook of Psychological Disorders. A Step-by-step Treatment Manual. 5th ed. New York：The Guilford Press，2014.

[5] 美国精神医学学会. 精神障碍诊断与统计手册. 5 版. 张道龙，译. 北京：北京大学出版社，2014.

[6] Judith S.Beck. 认知疗法：基础与应用. 2 版. 张怡，译. 北京：中国轻工业出版社，2013.

[7] Judith S.Beck. 认知疗法：进阶与挑战. 2 版. 陶璇，译. 北京：中国轻工业出版社，2013.

[8] V. Mark Durand，David H. Barlow. 异常心理学基础 3 版. 张宁，译. 西安：陕西师范大学出版社，2005.

[9] 张斌，唐毅，谭文艳，等. 失眠的认知行为治疗 - 逐次访谈指南. 北京：人民卫生出版社，2012.

[10] American Academy of Sleep Medicine（AASM）. International classification of sleep disorders，third edition （ICSD-3）. Westchester，IL：American Academy of Sleep Medicine，2014.

[11] 张斌，唐向东，韩芳，等，中国失眠障碍诊断和治疗指南. 北京：中国人民卫生出版社，2016.

[12] 张斌，韩芳，于欢，等，中国睡眠研究会继续教育培训教程：睡眠医学新进展. 北京：人民卫生出版社，2018.

[13] Meltzer LJ，Mindell JA. Systematic Review and Meta-Analysis of Behavioral Interventions for Pediatric Insomnia. J Pediatr Psychol，2014，39（8）：932-948.

[14] Deborah Roth Ledley，Brian P. Marx，Richard G. Heimberg. Making Cognitive-Behavioral Therapy Work：Clinical Process for New Practitioners（2nd Edition）. 王建平，译. 北京：中国轻工业出版社，2012.

[15] Zipfel S，Wild B，Groβ G，et al. Focal psychodynamic therapy，cognitive behaviour therapy，and optimised treatment as usual in outpatients with anorexia nervosa （ANTOP study）：randomised controlled trial. Lancet，2014，383（9912）：127-137.

第十五章 人格障碍

人格障碍（personality disorder）是指个体的人格特征明显偏离正常，使患者形成了一贯的反映个人生活风格和人际关系的异常行为模式，这种模式显著偏离特定的文化背景和一般认知方式（尤其在待人接物方面），明显影响其社会功能与职业功能，造成个体对社会环境的适应不良，患者自己为此感到痛苦。而这种人格特征及其潜在的适应不良通常在童年时期即已显露并会持续一生的大部分时间。这些行为状况及模式有的在个体发育的早期阶段，作为体质因素和社会经历的双重结果而出现，其他一些则在生活后期获得。

在 DSM-Ⅳ-TR 中，人格障碍为独立的轴Ⅱ诊断。DSM-5 修订时曾对人格障碍诊断和分类的大改动进行过许多讨论，取消了分轴系统，但仍沿用了 DSM-Ⅳ-TR 的 10 种人格障碍及其诊断标准。DSM-5 相较 DSM-Ⅳ-TR 的主要更新体现在第三部分（Section Ⅲ）中介绍了人格障碍评估诊断的一种新方法，即维度 - 类别混合模型（a hybrid dimensional-categorical model）。该模型修订了人格障碍的一般准则，根据人格功能和病理人格特质的核心障碍，为心理治疗师提供某一型人格障碍的评估方法以及针对不同严重程度的人格障碍的整体治疗措施。此外，除了反社会型人格障碍要求年满 18 周岁，其他类型不再有年龄限制。

不同簇的人格障碍发病率范围是 1.5%～9.1%，其病因被认为与遗传和环境有关。根据多项大规模的流行病学调查，偏执型人格障碍的患病率为 0.7%～2.4%，分裂样人格障碍的患病率为 0.6%～1.7%，分裂型人格障碍的患病率为 0.06%～3.3%，反社会型人格障碍的患病率为 0.6%～4.1%，边缘型人格障碍的患病率为 0.5%～2.7%，表演型人格障碍的患病率为 0%～2.0%，自恋型人格障碍的患病率为 0～1.0%，回避型人格障碍的患病率为 0.8%～5.2%，依赖型人格障碍的患病率为 0.1%～1.5%，强迫型人格障碍的患病率为 0.9%～2.4%。

第一节 临床表现与治疗

一、临床特征

（一）偏执型人格障碍

偏执型人格障碍（paranoid personality disorder）患者以持久、不切实际地去解释、贬低他人的行动和意图为特征，是较为稳定和一致的一种人格障碍类型。

从临床观察和病史分析，可以发现偏执型人格障碍的患者对他人存在持久的、无根据的不信任，其行为特点常常表现为极度的感觉过敏，对侮辱和伤害耿耿于怀；思想行为固执死板，敏感多疑、心胸狭隘；嫉妒别人获得的成就或荣誉，感到紧张不安，不是寻衅争吵，就是在背后说风凉话，或公开抱怨和指责别人；自我评价过高，对自己的能力估计过高，过分地认为自己很重要，惯于把失败和责任归咎于他人，在工作和学习上往往言过其实；同时他们又很自卑，总是过多过高地要求别人，但从来不信任别人的动机和愿望，对于他人中性或善意的动作歪曲而采取敌意或蔑视；不能正确、客观地分析形势，有问题易从个人感情出发，主观片面性大；如果建立家庭，常怀疑自己的配偶不忠等。患有偏执型人格障碍的患者在家不能和睦，在外不能与朋友、同事相处融洽，别人只好对他敬而远之。

（二）分裂样人格障碍

分裂样人格障碍（schizoid personality disorder）患者最主要的特征是社交关系的脱离和人际交往中情绪表达范围受限。分裂样人格障碍见于精神分裂症起病前（病前人格），不完全缓解后以及精神分裂症患者的家属中，这类患者常常存在一系列的早期经历，如受到同伴的拒绝和威胁等。

分裂样人格障碍患者给周围人留下的印象是孤单、冷淡和沉默，很少介入日常事务，不关心他人。他们表现为缺乏温情，难以与别人建立深切的情感联系，因此，他们的人际关系一般很差，但内心世界极其广阔，常常想入非非，但常常缺乏相应的情感内容，也缺乏表达人类细腻情感的能力。他们不能直接表达愤怒，往往投注较大的精力于非人际的兴趣方面，如数学和天文学等。周围人描述他们时，经常用到"独行侠""冷漠""孤僻""无趣"等词语。尽管这类患者表现出趋向白日梦和内省性隐蔽，但未丧失认识现实的能力，可以在社会中发挥自己的功能，尤其是不需要频繁人际交往的领域。这类人的性欲冷淡也颇为突出，他们可称得上是"不近女色"的模范。大多数分裂样人格障碍患者独身，即使结了婚，也多以离婚告终。一般说来，这类人对别人的意见也漠不关心，无论是赞扬还是批评，均无动于衷。

（三）分裂型人格障碍

分裂型人格障碍（schizotypal personality disorder）是一类以主认知（或感知）扭曲，外表、行为古怪，情感敌意，神经过敏，人际交往困难为主要特点的人格障碍。分裂型人格障碍者存在社交焦虑、有歪曲的认知和感知，表现为言语离奇、情绪反应不适当以及行为怪异。一般认为此型人格障碍与精神分裂症有关，两者有类似症状，只是分裂型人格障碍的程度更轻，且个体始终维持着与现实的基本接触。

这类患者有社交焦虑，与人相处时总会感到紧张不安，情绪范围受限，因此难以建立人际关系，缺乏朋友和同伴。他们认为自己与他人有别，难以融洽相处。自幼便表现出社交中被动，缺乏人际交往以及对批评过度敏感。这类患者的突出症状包括：扭曲的认知和知觉；行为古怪和反常。他们歪曲的认知和知觉包括援引观念（并非妄想），猜疑、怪异的信念，奇特的想法（如相信千里眼、测心术、心灵感应）和不寻常的知觉体验（如感到精灵的存在、类似幻觉的边缘体验）。他们还有离奇的言语，如不寻常的造句、语词和短语，以及言语含混难解、离题倾向。人际互动时，他们有着不恰当的情感反应或者没有情感反应，表现为古怪、情感倒错、呆傻。他们的行为离奇，表现为举止奇特，衣着异常，忽视传统和笨拙的社交行为。

（四）反社会型人格障碍

反社会型人格障碍（antisocial personality disorder）是人格障碍中对社会影响最为严重的类型，是迄今为止研究最多的一类人格障碍，也是公认的最难治疗的人格障碍之一。

反社会型人格障碍的特征是高度的攻击性、缺乏愧疚感，不能从经历中吸取经验教训，行为受偶然动机驱使，社会适应不良等，然而这些均是相对的。他们难以与人建立良好的关系、自我形象不良、行为冲动、情感肤浅、思维偏执、缺乏爱的能力。患者18岁以前即有品行障碍或不良习性的表现；通常内心冷漠、缺乏情感投入，对他人的感情不敏感，几乎不能感受真挚情感或爱；他们经常发生违法事件，但总是不能从经验中吸取教训，或不能对来自社会道德的惩罚做出正确的反应；反社会型人格障碍患者除无焦虑或其他严重情绪障碍外，对挫折的耐受力低，通常不能承受繁重的工作或对婚姻的责任，喜欢寻求刺激性的行为，当遇到严重压力如被捕或监禁时，可能会出现严重的抑郁反应且有自杀的危险。他们的口头表达能力尚可，但是缺乏与人深入的沟通，对自己的异常表现无认识，无自知力。

反社会型人格障碍者往往戴着心智健全的面具，表面看起来非常正常，富有魅力和善解人意。然而，他们的过去经历却显示出他们在行为、自我意识、爱与性、人际关系和认知模式方面所存在的功能障碍。

（五）边缘型人格障碍

边缘型人格障碍（borderline personality disorder）起病于成年早期，是一种以情感、人际关系、自我意象的不稳定及冲动行为为特征的复杂而严重的人格障碍，以反复无常的心境和不稳定的行为为主要表现。同时，患者有时会产生暂时的、与心理压力有关的偏执观念或者严重的分离性症状。

边缘型人格障碍的突出表现是：自我认同混乱，长期感到空虚，竭力避免被抛弃，冲动，难以控制愤怒，情感不稳定，人际关系极其不稳定，冲动及自毁、自杀行为。同时，患者有时会产生暂时的、与心理压力有关的偏执观念或者严重的分离性症状。患者通常缺乏自我目标和价值感，对自我身份的认同极为混乱，表现出对自我形象、目的及内心的偏好常是模糊不清或扭曲的，导致在生活中出现各种矛盾和冲突。患者的情绪控制能力很差，往往有强烈的焦虑情绪，很容易愤怒、悲哀、羞耻、惊慌、恐惧。由于易卷入强烈及不稳定的人际关系，患者可能会陷入连续的情感危机，也可能会竭力避免被人抛弃而出现一连串的自杀威胁或自伤行为。患者常常感觉到空虚和孤独，而他们却又非常惧怕孤独，因而常通过各种刺激性行为和物质如饮酒、滥交、吸毒等来排遣空虚孤独感。当遇到压力性事件时，患者极易出现短暂性发作的紧张焦虑、易激惹、惊恐、绝望和愤怒。人际冲突时有发生，患者很难建立亲密的关系，经常失业或出现婚姻破裂。在某些压力状态下患者可能出现人格解体，偏执观念，错觉或幻觉，但症状轻微，精神压力解除后能迅速缓解。

边缘型人格障碍患者就诊时表现极度的愤怒和争辩纠缠，并试图将争吵的责任推给他人。有的患者向医师发出惊人的和不适当的求助要求。他们常诉述心绪焦虑、愤怒、抑郁和长期空虚感。当遇有挫折时可使短暂精神障碍发作。

（六）表演型人格障碍

表演型人格障碍（histrionic personality disorder）是一种以人格不成熟和情绪不稳定为主要特点的人格障碍。此型人格障碍患者的交往困难并不是对交往的退缩，而是对交往的热衷，他们跟谁都很容易合得来，但他们明显有深层交往困难（即几乎没有共情能力），这与他们的交往愿望是相违背的。

表演型人格障碍患者情感体验较肤浅，情感反应强烈易变，常感情用事，按自己的喜好判断事物好坏；爱表现自己，行为夸张，经常需要别人注意，常在外貌和行为方面表现过分；常渴望表扬和同情，经不起批评，爱撒娇，任性、急躁，胸襟较狭隘；自我中心，主观性强，强求别人符合其需要或意愿，不如意时则强烈不满；暗示性强，意志较薄弱，容易受他人影响或诱惑；爱幻想，不切合实际，夸大其词，缺乏具体真实细节，难以令人相信；喜欢寻求刺激而过分地参加各种社交活动。但他们几乎不能与人产生深厚的友情，这种与人深入交往能力的不足，被认为与他们的体验

能力有关。表演型人格障碍患者不是拘谨的，而是没有分寸和无界限的。他们很难把自己和他人当作一个独立的个体。他们催促强迫自己，努力取得别人的认同。

表演型人格障碍患者的工作能力可能还不错，有时也很出色，他们对工作表现得很努力。但他们总抱怨自己所从事的工作，他们工作虽做得不错，但几乎不能肯定自己的工作能力。有些人在忽然失去亲人后（如父母去世），独立生活能力可能有所增强。

（七）自恋型人格障碍

自恋型人格障碍（narcissistic personality disorder）是以妄自尊大的夸大观念和全神贯注于无限成功、权力和智慧光辉的幻想为主要表现的一种人格障碍类型。

自恋型人格障碍的基本特征是对自我价值感的夸大和缺乏对他人的共感性。这类人无根据地夸大自己的成就和才干，认为自己应当被视作"特殊人才"，认为自己的想法是独特的，只有特殊人物才能理解。在实际中，他们稍不如意，就又体会到自我无价值感。他们幻想自己很有成就，自己拥有权力、聪明和美貌，遇到比他们更成功的人就产生强烈嫉妒心。他们的自尊很脆弱，过分关心别人的评价，要求别人持续的注意和赞美，对批评则感到内心的愤怒和羞辱，但外表以冷淡和无动于衷的反应来掩饰。他们不能理解别人的细微感情，缺乏将心比心的共感性，因此人际关系常出现问题。这种人常有特权感，期望自己能够得到特殊的待遇，其友谊多是从利益出发的。

自恋的特质常见于从事于需要全神贯注的戏剧、艺术、体育或科学工作者等。虽然他们对自己的品质、成就和想象力表现明显夸大，给予尊称或全神贯注，也因浅薄感、自卑和微不足道而烦恼。这种内在的脆弱性常反映在对不能获得承认和批评的过分敏感。自恋型人格障碍患者常有普遍性的人际关系问题；他们的抑郁情绪、人际困难或不切实际的目标可能影响工作。但另一方面，他们对功利的追逐也可能使他们获得较高的工作成就。

（八）回避型人格障碍

回避型人格障碍（avoidant personality disorder）

最大的特点是行为退缩、心理自卑，面对挑战多采取回避态度或不能应付。此类人的特征是长期和全面的脱离社会关系。他们回避社交，特别是涉及较多人际交往的职业活动，害怕被取笑、嘲弄和羞辱；自感无能，过分焦虑和担心，怕在社交场合被批评或拒绝。具有回避型人格的人并不敢深入到自己心灵的内部去，他们的回避带有强迫性、盲目性和非理智性等特点。

一般情况下，回避型人格障碍患者不愿介入社会关系，除非他们能够得到不加批判地被接受的保证。回避型人格障碍患者被批评指责后，常常感到自尊心受到了伤害而陷于痛苦，且很难从中解脱出来。他们害怕参加社交活动，担心自己的言行不当而被人讥笑讽刺，因而，即使参加集体活动，也多是躲在一旁沉默寡言。在处理某个一般性问题时，他们也往往表现得瞻前顾后，左思右想，常常是等到下定决心，却又错过了解决问题的时机。在日常生活中，他们多安分守己，从不做那些冒险的事情，除了每天按部就班地工作、生活和学习，很少去参加社交活动，因为他们觉得自己的精力不足。这些人在单位一般都"被领导视为积极肯干、工作认真的好职员"，因此，经常得到领导和同事的称赞，可是当领导委以重任时，他们却都想方设法推辞，从不接受过多的社会工作。

（九）依赖型人格障碍

依赖型人格障碍（dependent personality disorder）的主要特征是在没有得到他人的建议和保证之前，对日常事物不能做出决策。

依赖型人格障碍患者对人际交往感到焦虑，焦虑是来源于渴望得到他人关心的深层次的需要，而不是担心遭到批评。这类人缺乏自信心，总是感到自己孤独无助、笨拙，不能独立活动，为了得到他人的关爱，他们否认任何可能让他人不悦及导致分歧的自身想法以及感受，会屈从极其不合理或令人不高兴的要求，极度依附他人。因为不能独立生活，随时需要有人在身旁，一旦独处便感到非常不适。这类患者害怕承担责任，允许他人对自己的生活承担主要责任，因为自己很难做出决定，包括日常一些小事，所以过度依赖他人的建议和保证，为了获得他人的帮助和关爱，患者会迁就、取悦对方，甚至是被利用或虐

待。当人际关系中发生冲突或者关系破裂时，个体往往表现出抑郁和焦虑障碍。

（十）强迫型人格障碍

强迫型人格障碍（obsessive-compulsive personality disorder）是一种以情绪限制、秩序性、坚持执拗、犹豫不决、完美为主要特征的人格障碍。这类人过分认真，过分注意细节，责任心过强，为自己建立严格的标准，在思想上呆板、保守；在行动上拘谨、小心翼翼。自我怀疑，担心达不到要求而常处于焦虑和紧张之中。

强迫型人格障碍患者常表现为要求严格和完美，容易把冲突理智化，具有强烈的自控心理和行为。弗洛伊德首先报道强迫型人格障碍的三个特征，即秩序性、固执和异常节俭。后来不断有精神病学家补充和提及强迫型人格障碍者的其他特质，如情绪限制、犹豫不决、僵硬、严格的超我、谨小慎微、爱整洁、疑虑、郁闷等。强迫型人格障碍患者过分疑虑的表现是由于不安全感，老担心自己的生活或某些设想会无端发生意外和变故，因而疑虑重重且难以摆脱，常反复思虑和核查，唯恐出现疏漏或差错。同时，也难以对不断出现的新情况做出决断，或是借故拖延，或是问个没完，唯恐决断不当而犯错误，即使已经做出了决断，也总是怀疑自己的选择是否正确。这类人在平时常有不安全感，过分自我克制，过分注意自己的行为是否正确、举止是否适当，因此遇事表现得特别死板，缺乏灵活性。但他们责任感特别强，往往用十全十美的高标准要求自己，追求完美，同时又墨守成规。处事过于谨小慎微，常常由于过分认真，重视细节而忽视全局。

二、治疗原则与方法

人格障碍的治疗缺乏有效的治疗手段，目前主要包括药物治疗和心理治疗等。药物治疗主要用于对人格障碍伴有的情绪和行为问题的对症处理。常用心理治疗包括认知行为治疗（CBT）、团体治疗、精神分析等。以辩证行为治疗（DBT）、移情焦点治疗、图式治疗和基于心智化治疗为代表的策略渐渐地给人格障碍患者及其家人带来了希望，这些治疗从认知治疗、行为治疗和精神分析治疗等经典方式中吸收了大量精髓。迄今，任何一种理论或方法都没有占据一个垄断地位。但

许多干预至少在改变人格的某些内容时是有效的，这表明结合不同干预方法的整体方案可能会是最佳的治疗策略。

药物在人格障碍的治疗方面的研究进展较为缓慢，近期的元分析显示，抗精神病药、抗抑郁药和心境稳定剂对严重的人格障碍有一定的益处。但鉴于多年的临床经验和研究，很多学者们都承认药物无法治愈人格障碍。由于尚无特异性药物可用于治疗人格障碍，一般采用的原则是：对症治疗，根据患者的症状选择有效的药物；足量、联合、长程治疗；结合其他有效的心理治疗方式。

有关 DBT 治疗边缘型人格障碍的研究比较多，其中不乏随机对照研究。Matusiewicz 等人（2010）的综述认为，DBT 能有效减少边缘型人格障碍患者的自杀行为，减少与这些行为相关的医疗风险，减少急救次数和住院天数；能减少患者的情绪症状，如抑郁、焦虑、愤怒，以此增强总体适应。DBT 优于常规治疗，总体上与其他目前使用的、结构化的、理论上有效的门诊治疗大致相当。另外，与常规治疗相比，DBT 参与者的自杀企图或自伤可能性更小，医学上严重的自杀行为发作更少，治疗脱落率更低，住院的必要性更小，在总体水平和社会适应上的得分提高更多。而与来访者中心治疗相比，DBT 在减少自杀行为、抑郁、愤怒、危机服务的使用、冲动，以及提高社会适应上都优于前者。近几年的研究再次证明了 DBT 在预防边缘型人格障碍自杀、改善人际适应方面更好。

移情焦点治疗的疗效已在临床试验中证实：Doering 等人（2010）对 104 名门诊患者进行的一项随机对照试验显示，社区心理治疗组和移情焦点治疗组在焦虑和抑郁方面均有明显改善，但移情焦点治疗组患者中途退出更少、自杀倾向和行为更少、总体治疗效果更好，他们的人格障碍症状、心理社会功能和人格结构等都明显改善。2015 年，Fischer Kern 等人进行了另外一项研究，同样是针对上面两组患者，研究结果表明，经过一年的治疗，移情焦点治疗组患者的人格结构、反思能力有明显改善。总的来说，在症状学、心理社会功能和人格结构方面，移情焦点治疗比社区心理治疗更为有效。此外，有初步证据表明，经移情焦点治疗的患者后期住院治疗的依从性更高。

CBT 也是常见的心理治疗手段。Hofmann 等人（2016）对有关 CBT 的元分析进行了回顾，有 3 篇关于人格障碍治疗（其中 1 篇是 DBT）。一篇比较了 CBT 和心理动力学治疗对人格障碍的相对疗效，认为 CBT 在观察者评定疗效上不如心理动力学治疗，但在自我评定疗效上优于后者。另一篇比较了包括 CBT 在内的 11 种心理治疗对反社会型人格障碍的效果，提示在合并可卡因依赖的反社会型人格障碍门诊者中，CBT 加上标准剂量维持较对照组在早期脱落率和可卡因使用上的改善更显著。不过，CBT 加上常规治疗在减少近期口头或身体攻击的水平上并不比对照组好。此外，在治疗人格障碍的反应率上，认知行为治疗（47%）只略低于心理动力学治疗（59%）。

团体治疗的优点有：①与个体治疗不同，领导者不再处于中心地位。团体治疗的氛围更平等，我们可以期待成员间的相互作用会带来更多有益的治疗效果。②可以更好地吸收经常导致个体治疗失败的一些冲击。③相对于处于更高地位的领导者，患者更容易容忍和接受来自于处于平等地位成员的建议。④成员可以共同参与一些利他的、支持性的和富有同情心的行为活动，这些可以加强自尊感。⑤患者有机会在团体成员间多样的关系中扮演不同的角色，看到其他成员的多种行为，可以对人际关系特点有一个更客观的观点和认识。⑥团体生活压力可以帮助避免一些出格行为的发生，并可以影响对社会有益的行为。⑦成员们看到其他成员如何描述或做出同一类行为，便可以用更客观的方式来看待自己。

图式治疗注重内心活动过程，是一种综合性的心理治疗方法，在治疗边缘型等人格障碍中有明显效果。多项研究证明，图式治疗有助于减缓边缘型患者的所有人格障碍症状、一般精神症状和降低治疗退出率，有利于提高患者的生活质量。和移情焦点治疗相比，图式治疗能够增强患者的治疗依从性，在意向处理分析中的疗效更佳。同时，美国一项 8 个月的随机对照试验显示，团体图式治疗组患者均坚持到治疗结束，人格障碍典型症状和一般心理症状缓解明显，心理社会功能显著提高。Tan 等（2018）的一项定性研究证明，经图式治疗后的患者，内心洞察力、适应性应对水平、情绪控制力、自信心水平都有所提高。

此外,图式治疗的费用比移情焦点治疗更划算。

基于心智化治疗是短程心理治疗的常用治疗。一项随机对照试验表明,与标准化治疗相比,基于心智化治疗组患者的焦虑症状明显好转,心理功能恢复更好,用药量、住院时间、自杀行为减少。随后的 18 个月的跟踪治疗也显示基于心智化治疗在减缓边缘型人格障碍症状方面疗效更好。经过 5 年的追踪调查发现,基于心智化治疗组自杀率明显降低、门诊治疗持续时间和使用多种药物的时间均缩短。一篇纳入 19 篇文献的系统综述也证明了和其他方法相比,基于心智化治疗可以显著降低边缘型人格障碍症状和并发症的严重程度,提高患者的生活质量。

心理治疗对人格障碍有较好疗效,而药物治疗能在一定程度上控制症状,而不能彻底治愈人格障碍。有少数学者尝试着将两者结合以治疗人格障碍,但多集中在边缘型人格障碍,且疗效尚不明确。如 DBT 联合氟西汀并不优于联合安慰剂,但联合奥氮平可能会有益处。

(王　伟)

第二节　辩证行为治疗

辩证行为治疗是 20 世纪 80 年代 Linehan 发展起来的一种综合的认知行为治疗,最初是为了治疗标准 CBT 对其无效的自杀者。这些患者有自杀企图或威胁,行为混乱,会攻击治疗师,或退出治疗,使得传统的认知行为治疗操作起来相当困难。DBT 为这些自杀者中符合边缘型人格障碍诊断的患者提供了一种综合的、多模式的治疗,在行为理论的基础上整合了接受和改变的原则。

一、辩证行为治疗理论

(一)DBT 理论基础——辩证法和行为治疗

DBT 的两大理论支柱是辩证法和行为治疗。这种治疗方式最初是以行为治疗为基础发展起来的,其理论基础包括学习理论、社会和认知心理学及其他支持行为治疗干预的心理研究。不过在实际操作中将这些理论运用在患者身上还是遇到了一些困难。于是 DBT 就在经典行为治疗强调改变的同时引入了接受策略。接受,强调的是关

注当前,认清并接受现实,不加判断。这种同时做到接受和改变的要求,就是辩证法的体现。对那些有多种严重问题如经常自杀、自残、使用药物的患者,治疗师必须持续、坚定地推动和帮助患者做出一些行为改变。与此同时,推进这种改变的发生需要表达对患者接受和确认。辩证使得这种改变和接受得以综合。在辩证的观点中,只有在接受和确认之后,改变才有可能发生。

1. 辩证法　辩证法指将反对因素、意见或事件、命题等与其对立面综合的过程,它包括三个主要原则:世界的内部关联、同一事实可以看作不同侧面的综合以及变化是持续而不可避免的。边缘型人格障碍患者的想法和行为通常是非辩证的,信念和行为表现出两极化。将更为平衡的、综合的、辩证的思考和行为模式通过榜样和直接传授给患者是 DBT 治疗师在治疗中的重要策略。此外,辩证的世界观贯穿整个治疗。辩证哲学中,现实被看作整体而相关的,同时又是两极的、对立的。因为成分之间的相互作用,现实处在不断变化中。辩证哲学也被应用在治疗策略的平衡上,其中包含强烈的接受和其他强烈的改变取向的策略。平衡治疗不是指冲淡强烈的对立,而通常是融合两者,以及从一种策略快速转移到另一种。这种快速转变需要由治疗师自己通过留心训练来发展。最后,辩证哲学提供了在 DBT 中传授的目标和技能,包括改进情绪调节和人际关系有效性在内的改变取向的目标,以及包括学习留心和承受压力的能力在内的更多接受取向的目标。正如患者需要改变一样,他们需要学习接受,当然学习接受本身就是一种改变。

2. 行为治疗　DBT 假设许多不适应行为,不论是公开的还是内隐的,都是习得的,因此,原则上这些行为可以被新的行为取代。有机体学习的基本方式是:①榜样学习,包括通过观察别人来学习;②操作条件反射,指习得一种行为及其结果之间的联系;③应答条件反射,包括习得两个刺激之间的关系。这三个方法是理解和改变不适应行为的重点。

如果有相应的结果伴随一个行为发生,并且导致了这一行为的增加或减少,那么增加和减少的过程就是强化和惩罚的操作过程。当之前被强化的行为不再被强化,相应的行为会减少,这

个过程称作消退。这些原理众所周知，常常被家长、老师或其他人系统的运用，但却没有被治疗师运用到对患者行为的治疗和治疗师 - 患者之间的交互作用。治疗师需要避免无意识地强化不适应行为，如在他们出现这一行为的时候无意识地给予更多关注或惩罚，或因为他们的行为还没有达到显著水平而没有给予强化，阻碍了他们向适应行为的转化。治疗师需要寻找机会有意地、随机地对患者行为提供人际关系的和其他方面的结果反馈。在应答条件反射中，两个刺激被联系起来，因此对一个刺激的自然反应成为了另一个刺激的习得反应。如在一个漆黑的小巷被强暴后，接近漆黑的小巷可能激发出异常强烈的恐惧反应。

在尝试改变一个行为之前，首要的是完全了解有哪些因素对维持目前的行为起作用，可以通过行为分析对此进行了解，具体来说，就是对行为的先兆、行为本身和行为产生的结果依次进行分析。

（二）DBT 理论结构和对人的看法——生物社会理论

DBT 的理论基础之一是生物 - 社会学理论，即认为情绪脆弱和无效环境间的相互作用是边缘型人格障碍的病因。

1. 情绪脆弱 情绪脆弱就像气质一样，可能部分是由生物学因素决定的。情绪脆弱的人阈值低，情绪反应快，反应水平高。反过来，高情绪水平使认知过程混乱，这在每个人都一样。不幸的是，很多边缘型人格障碍患者大部分时间都处在高唤起状态，并因此认知混乱。情绪脆弱也牵涉到回归到基础水平的过程缓慢，导致对下一个情绪刺激的高敏感性。

根据生物 - 社会模型，理论家提出情绪失调是边缘型人格障碍表型的核心特征。在 DBT 中，情绪被认为是对内外刺激的一个复杂的、无意识的、模式化的全系统响应。情绪失调可能在两个因素的结合下发生：遗传的情绪脆弱和情绪调整困难。如果个体存在情绪脆弱，但有较好的调整情绪的技巧，就不会表现出情绪调节困难的症状。

在 DBT 中，情绪失调被认为是在平均条件下不可改变或控制的情绪诱因、经验、行为、语言反应和非语言表达。这一功能失调的特点包括：过度的负面影响，难以控制生理唤醒，情绪刺激分散困难，不合理信念和错误评价，对冲动情绪行为缺乏控制，难以完成非情绪依赖的目标，以及在高压下倾向于分离。

2. 失效的环境 失效环境的根源特征是个体经历（情绪和思维）和外显行为"常常被认作是对事件不正常的反应而被惩罚、被轻视、被漠视；或者被归结为不被社会接受的特征"。此外，尽管情绪交流可能被忽视或遭到惩罚，大幅增加这一行为也许能得到引起注意、需求满足和其他方式的强化。结果，一个无效的环境可能使满足生活需求和解决问题的容易程度过分单纯化。情绪脆弱的儿童表现出的特定行为可能从环境中引出这些类型的反应。普遍失效导致的可能结果包括情绪精确分类困难、不能有效地调节情绪、相信个体自己的经验是正确的。这种环境将问题解决过分单纯化，因而不能教会个体问题解决、目标分层或压力承受，取而代之的是教会了他们完美主义的标准和将自我惩罚作为改变一个人行为的手段。结果就只有增强情绪表现得到强化，教会了个体在情绪抑制和极端情绪行为之间的摇摆。

这个模型不仅是病因学模型，也是一个维持边缘型人格障碍行为和当前相互作用的模型。治疗师需要意识到他们可能使用了无效的方法对患者做出反应，虽然患者行为在很多方面都是无效的，然而所有的行为在某种角度看又都是正常的。治疗师需要有意识地去努力定位和承认患者失效行为的有效性（辩证途径），这样患者能够感觉到被理解和接受，而有可能向更灵巧的行为方向发展。

二、案例概念化

DBT 的案例构成主要包括五个方面：①指导相关治疗目标的五个步骤；②边缘型人格障碍的生物社会理论；③行为治疗中的学习理论；④边缘型人格障碍行为模式的辩证性；⑤辩证的改变方向。其中生物社会理论、行为治疗相关理论以及辩证的改变方向已在前面叙述。边缘型人格障碍行为模式的辩证性也就是所谓的次级目标。我们仍以边缘型人格障碍病理性进程为例，来说明案例概念化。边缘型人格障碍患者有关自己的中心信念之一为"我不完美"，而有关别人的中心信念之一可能是"不值得信任"。于是当任何的外界刺激（或触发事件）到来时，此类患者即表现出对自己愿意接近人的矛盾情感（ambivalence）的流露。如我们常在临床上看到一位女性患者在几分钟之内，其情绪波动于爱-恨两极之间。

三、治疗假设与治疗计划

DBT 治疗师致力于通过两种方式处理患者的问题：增强能力和提高积极性。这个方法是围绕以下五个基本功能组织起来的：①拓展个人熟练的行为模式的全部技能；②确保新行为能从治疗推广到自然环境；③减少对失调行为和会干扰有效行为的高概率反应（认知，情绪，行为）的强化；④构建一个有效行为而不是失调行为被强化的环境；⑤增强治疗师的积极性和能力以提出有效的治疗。这五个功能通过四种治疗模式而实现：个别心理治疗、技能训练、电话咨询以及咨询团队。

（一）个别心理治疗

个别心理治疗的目的在于将患者学习的技能和特定的目标联系起来。治疗使用每周的日记卡片来收集有关靶问题的信息。罗列在标准卡片上的目标可能是根据需要为个体量身定做的，一般包括自杀行为和自残，自杀的意念和强烈的欲望，处方药、非处方药和非法药物使用，暴食和一般痛苦程度。在背面有一个 DBT 技能的清单用来给一周内使用的技能打分。在每一次个别访谈开始时会回顾前一次访谈至今靶目标的出现或消失，由此来决定这一次访谈日程的重点。

通常个别心理治疗师在操作一系列结构化的技能训练时会遇到困难，因为在个体会面时需要频繁地说明危险，然而患者通常在所需要的技能上存在不足。在这种场合下技能训练可以成为最基础的焦点，使个别心理治疗师自由地聚焦到干扰技能使用的动机困难（如强化、态度的和情绪的动机）上，帮助患者在他们的自然环境中使用技能。

（二）技能训练

DBT 假定那些慢性自杀、自残或有其他边缘型人格障碍特征的患者经历的问题中，许多都是动机问题和行为技能缺失的综合；也就是他们从来没有学习到调节痛苦感情所必要的技能。因此，DBT 将重点放在建立技能来促进行为改变和接受。在标准的 DBT 中，每周都会在技能训练小组中使用心理学方法有序地传授四个技能模块：正念、压力承受、人际交流的有效性和情绪调节。这四个技能训练模块直接将目标指向行为、情绪和认知的不稳定性以及边缘型人格障碍的功能不良。

正念模块的目的是增加注意控制、非审判的认识和在减少统一性混乱、空虚、认知失调的同时知觉真实自我。这一过程中会出现三个意识的初始状态：合理意识（逻辑的、分析的、解决问题的）、情绪意识（创造性的、充满热情的、生动的）和智慧意识（合理意识和情绪意识的综合）。智慧意识包括直觉，以及知道在推理和直接经验下什么是正确的。这一合理意识和情绪意识的综合使合理反应成为可能；个体在特定情境中可以根据需要做出反应。

压力承受注重使用不带评价的方式接受个体自身和他当前所处环境的能力。这一模块目标包括减少冲动行为、自杀威胁和所有自残行为。压力承受在个体无法采取行动来改变环境的情况下是有用的。例如，当患者下午3点独自在公寓中，开始产生一系列强烈的自杀意念或自残的想法，并尝试抵抗做这些事的强烈意愿。压力承受将改变和接受策略结合，将目标设定在调节忍受的程度，而不是改善压力。接受压力，因此作为生活一部分的痛苦经历被显著地描绘出来。

人际关系的有效性类似于标准的个体问题解决、坚持己见后得到的教训，目标包括减少人际关系的混乱和对被抛弃的恐惧。传授的技能包括询问他人的需求和对请求者说"不"的有效技巧，达到个体想要的改变或得到想要的物品被定义为有效。发展出其期待的、合理的人际关系对许多患者来说是一个挑战。作为技能改进的一部分，分析和计划人际环境、期待结果的策略和过程能够减轻情绪脆弱性和无效性。

情绪调节被定义为：①增加或降低与情绪相关的心理唤起程度的能力；②注意转移的能力；③抑制以情绪为基础的行为的能力；④在不增强和减弱情绪的情况下体验它的能力；⑤根据非情绪基础的外显目标来组织行为的能力。情绪调节的目标是减少不安定的影响。技能从定义和分类现有情绪开始，通过观察和描述直接表达的情绪或通过他人转述的事件、生理反应、表达的行为和情绪反应的后果。患者定义那些促成功能不良的行为的情绪，并学习监控这些会导致功能失调的特定的脆弱性（如使用酒精或药物）。内在的、正向的、目标取向的、增强能力的经历可以帮助患者抵抗先于功能不良行为出现的情绪意识。最后，讨论调节情绪的方式，包括非审判的认识和接受，以及与情绪相关欲望背道而驰的行为。

为了避免反复出现的功能不良行为，譬如自杀、暴食、药物滥用等，进行相关的个体行为链分析，发现需要用到两个甚至多个模块，因此这四个模块被作为一套独立的技能进行传授。意识训练以及观察、描述和放弃个体情绪体验（如接受或忍耐）的需要被认为是在这些模块中实现改变策略的先决条件。

（三）电话咨询

完整的 DBT 包括访谈间的联络，它有以下三个功能：①提供个体的技能指导和使技能普遍化；②有利于随时干预紧急危机；③提供机会解决误解和访谈中产生的冲突，而不是等到下一次访谈才解决这些情绪。在治疗的早期，患者就被告知当出现上述情况时联系治疗师，不能做到这些会被视作干扰治疗的行为并成为一个需要解决的目标。治疗师可能会要求不愿意打电话或发邮件的患者，从在特定的时间打电话并在自动答录机上留言，或从发汇报性的邮件开始；内容大致是要求指导和解决人际冲突，并且会随着时间而变化。常见的需要技能指导的情境有，患者不确定使用何种技能或者感到使用的技能不奏效。

（四）咨询团队

DBT 被看作是一种治疗系统，在这种治疗系统中，治疗师将 DBT 应用在患者身上，同时指导师和咨询团队也将 DBT 应用于治疗师，这与其他几个心理治疗管理的模型类似。由于 DBT 被用来治疗情绪压力、过分要求，且患者常常是难以相处的，与自杀、边缘型人格障碍患者打交道对治疗师、指导者来说是极大的挑战。咨询团队的运作给治疗师提供支持和鼓舞，并且维持运转和保持平衡。这一团队的运作能增进治疗的完整性和精确性，注意到治疗师偏离这一模型的行为，并且根据正确行为为其提供建议。

四、治疗的流程与方法

DBT 治疗的五个步骤：预处理和四个积极的治疗阶段——控制、组织、综合和超越。治疗目标是根据治疗步骤等级化的，并且决定了访谈中和两次访谈间的治疗日程；每个访谈日程都建立在患者上一次访谈表现的基础上。治疗师有责任确认患者治疗活动的导向以帮助其建立一个有价值的生活。

（一）预处理

治疗师在这一阶段会建立哲学取向的治疗结构，使患者承诺改变，认同被清楚规划的治疗目标。如果患者当前有自杀或其他自残行为，他必须同意首先减少或缓解这些行为，也必须同意在 DBT 治疗过程中不自杀，因为只有自杀被控制了，治疗进程才能推进。在让患者全力参与治疗之前，必须优先得到患者清楚的认同；在患者可能不愿把自己交托给 DBT 目标的情况下，正在进行的预处理可能要集中到增强承诺的阶段。另外，对患者所确定的优先处理行为和目标保持尊重和弹性是很重要的，尽管这有时候会有困难。

（二）第一阶段

第一阶段的治疗主要着眼于减少失控行为。这些失控行为根据重要程度分为以下三层：包括自残、自杀或针对他人的暴力行为在内的行为；妨碍治疗的行为；严重影响生活质量的行为。此外，在这一阶段增加改变生活所需的行为技能。当患者可以成功地合理控制那些严重失调的行为，就能进入下一阶段的治疗。第一阶段的目标包括找出一个合理的生活期望、建立与给予帮助者的联系、增加稳定性和控制行为。进入这一阶段时，患者和治疗师达成明确的协定，以此增加对亲密的体验、道德的和民主性的行为，以及对治疗工作的承诺。

在标准化 DBT 的第一阶段，治疗以几种模式出现：个别心理治疗、技能训练、电话咨询和咨询团队。这几种模式将在后面详细介绍。

（三）第二至四阶段

如果第一阶段被看作是将患者引导至低绝望水平（从一个高绝望水平开始），那么第二阶段就是让患者从不断的绝望情绪中脱离出来。第二阶段的 DBT 处理了创伤后压力障碍，也可能包括

"被掩盖的"和反复经历的创伤前或情绪上重要的事件，着眼于提高患者体验情绪但不同时体验创伤的能力。治疗目标包括使用非创伤性的态度来体验情绪和增加对与环境之间联系的认识。

第三阶段的治疗聚焦在将生活中的问题调整到普通的快乐程度。目标包括将前两阶段的学习任务综合使用来达到个体的目标，当患者针对控制力、自我效能感和自我道德感进行努力时，要把重点放在发展与自己、他人、生活之间联系的即时感知，减少妨碍实现个人目标的残余问题。

到了第四阶段，治疗着眼于解决患者残留的不完整的感觉，这种感觉即使在生活中的问题和其他前期目标都解决之后仍有可能出现。治疗目标包括发展通过综合过去、现在和未来，综合自己和他人，以及接受现实来维持快乐的能力。从功能角度说，这包括了扩大对自己、对过去和现在、对别人眼中自己的认识。

患者可以从任何阶段开始治疗，也可以在治疗过程中前进或后退到不同的阶段。

五、注意事项

当面临巨大的变化，也就是边缘型人格障碍患者必须获得一个有价值的生活以及他们面临高压力水平时，治疗师应该集中在这些改变策略上，针对患者的想法、人际交往行为、动机和情绪反应等。然而这些方法常常使患者感觉被误解和生气，或增加自我否定、理想化标准和无助感。无论如何，可能很少有行为会发生改变。作为替代，治疗师可以先集中使患者接受疼痛并帮助他接受自己的问题，包括类自杀、频繁地入院治疗以及人际关系混乱。在 DBT 中，改变和接受的策略交织在一起，作为整体贯穿于整个治疗，这是为达到辩证平衡而进行的努力。

因此，使用 DBT 的治疗师努力平衡接受策略和改变策略，平衡包括在极端之间移动以寻找中间道路。DBT 策略定义了四个水平，每个水平代表一个特定的接受 / 改变的辩证。在核心策略中，关键的辩证在确认（接纳）和问题解决（改变）之间；在交流策略中，关键的辩证在相互的交流方式（接纳）和不尊重的方式（改变）之间；在事件管理策略中，关键的辩证是在患者所处的环境（接纳）和作为患者的治疗师（改变）之间。此外，

由于它使用极端之间的冲突来达到统一，所以存在一个重要的策略系列被称作"辩证策略"。

（一）核心策略

1. 接纳　根据在 DBT 的基础生物 - 社会理论中接受的重要地位以及在边缘型人格障碍患者中频繁的自我失效，接纳很自然地成为 DBT 治疗师所使用的一个基本策略，它可以帮助平衡改变策略，帮助患者学习接受他们自己，也可以加强治疗关系。此外，接纳也可以作为一种反馈的形式。众所周知，我们大部分人在接受别人的帮助来解决问题之前都需要先体验这个问题和我们对它的反应，这一需要在边缘型人格障碍的患者中尤其强烈。因此治疗师的接纳在促进问题解决中有着重要的功能。

接纳可以在多个水平上使用。最基础的水平包括简单的不带偏见地倾听和观察。治疗师通过一些细节，尤其是他非言语行为的提醒和注意，暗示患者是重要的，他说的话是值得倾听和重视的。接纳的第二个水平包括对患者提供的精确的信息反应。概括来说，精确反应和解释告诉了患者他们是可以被理解的。接纳更进一步的水平包括清楚地说明非语言化的情绪、想法和行为模式。在 DBT 中，治疗师不会清楚地说明与观察到的情况偏离很远的推论。接纳的第四个水平建立在患者过去的学习经历和生理的功能不良上。DBT 中所描述的接纳的最高水平是"完全的真诚"。如治疗师按照真实的自身情况而不是预设角色的行为做出反应。

2. 问题解决　问题解决是 DBT 中直接指向靶行为的基础改变策略。问题解决的基本要素可以根据目的分成几个步骤。首先，必须完全理解需要处理的行为，这一理解包括行为分析，我们在后面会对此进行具体描述。由于分析了一些特定行为的实例，治疗师和患者关于维持行为的因素达成一些共识，随后自然地导向引发和评估各种可能的解决方法。这些解决方法通常包括综合所学的新技巧、改变可能维持相应行为的偶然强化、通过控制对外显情绪反应线索的等级化的暴露来减少干扰以及定义和调整不适应的认知风格。然而只找到表面上有用的解决方法还不足够，虽然这是患者能够积极地寻找解决方法的基础。治疗师可能要使用说教的策略，包括教授改

变行为的原理、抑郁、睡眠等的生物学基础或人际关系。患者不仅需要将自己的角色定位为治疗中的一个独立的整体，还要对期望的行为有清楚的定向，针对特定的靶行为产生特定的解决方法。最后，引导患者做出口头承诺，保证从事解决问题分析所建议的特定行为。尽管这一外显的承诺并不能保证行为的发生，但它增加了行为发生的可能性。

（1）行为分析：行为分析的目标是为了理解引导或维持问题行为的因素，它的焦点不是广泛的人格结构或早年的发展，而是使用外显的和详细的方式首先定义和描述靶行为，然后尝试使用连锁分析的手段在当前情境下理解这一行为。连锁分析包括对靶行为发生之前和之后其他相关行为的检查，其内容越详细越好。在 DBT 中，我们通常尝试着定义一个促进事件，这事件对参与到这一事件链中的患者是外显的。当一个刺激事件被定义了，即使这可能不是一个主要事件，但却足以使患者出现高水平的自杀意念，或成为实际的自残、物质滥用或其他行为的救命稻草。治疗师也要询问问题行为导致的结果，包括它使患者产生的情感结果、其他人的人际反应以及它导致的环境变化。进行连锁分析的目标是发展一个尽可能有更多联系的锁链。锁链中有越多联系，就有越多地方可能发生不同的事情。

（2）问题解决程序：一旦治疗师和患者分解和理解了"特定情境下的行为"，并评估了可行的解决方案，就可以结合行为治疗的四个程序：技能训练、突发事件管理、认知调整和暴露来应用这些解决方法了。如果患者不知道如何表现得更有技巧，就需要技能训练。然而，如果患者知道自己该做什么却因为做了而受到惩罚或没有得到强化，或者因为做了其他事而受到强化，就需要控制这些突发事件。如果技巧性行为被患者的信念、态度和想法阻止了，认知调整程序会提供帮助。如果患者因为强烈的情绪反应而不能表现得更具技巧性，使用暴露程序让这些反应习惯化会很有帮助。

（3）技能训练程序：通过技能训练程序可以传授患者新的技巧，也可以促进他们使用已经学习了却没有用过的技巧。必要的技能需要在各种情景中得到加强和推广。个别心理治疗师和技能训练师可能通过直接指导、榜样学习来帮助患者获得必需的技能，比如在患者面前大声地出声思考，对自己使用技能的行为进行自我揭露，特别是使用角色扮演和行为排练。治疗师需要注意并迅速强化任何行为技能的进步，哪怕这些进步很小，即使这一方法会同时强化还没有技能化的行为。治疗师的直接反馈和指导同样能加强技能，这是通过集中在行为上非评判的态度而不是推断的动机来传递的。边缘型人格障碍患者对批判性的反馈特别敏感，然而这样的回馈是必需的，因此最好能伴随积极的反馈一同给出。

（4）突发事件管理程序：治疗师尝试使与目标相关的适应行为加强，也要使有关目标的不适应行为能够因为缺乏强化而被抑制，或者当其不奏效时，使用惩罚来抑制。DBT 治疗师使用的主要强化物是他在与患者关系中的行为。治疗师随时有意识地调整他的温暖和冷漠、亲近和距离、赞成和不赞成以及他们在这关系中行为的其他方面。强化和惩罚是根据它们对行为的作用而定义的，尽管表扬对大多数人来说是一种强化，一些边缘型人格障碍患者却会对此觉得困扰。患者的害怕会增加期望，或者他会因为某些原因觉得表扬是令人讨厌的。所以治疗师需要将患者暴露在表扬中并通过反复将它与强化物配对而使它具有强化作用（应答条件反射）。治疗师同样应该留意治疗关系以外可能需要改变的突发事件。患者认为，用强化来维持他们的不适应行为是无效的，所以治疗师在不考虑意图和意识的情况下，采用直接与患者讨论强化是怎么起作用的策略可能会有所帮助。

（5）遵守底线的程序：处理突发事件的程序在 DBT 中不仅仅应用于干扰患者生活的行为，同样也应用于干扰治疗师生活的行为。治疗师要努力遵守他们自己的底线，并且负责对患者清楚地说明这些限制及结果。这与"设置底线"的概念有所不同，通常被看作对患者有益而并非对治疗师有益的，是以此帮助他们来"建立边界"的。DBT 使用辩证的态度，即将界限看作是基本的环境驱动。有些治疗师不接受患者在半夜打来的倾诉压力的电话，这是因为个人底线在不同的环境中是不同的，而不是因为打电话这一行为本身是病态的。人们常常会要求别人不愿意给的东西，

DBT 治疗师必须遵守他们自己的底线来避免可能发生的治疗告终和治疗中断的情况，也不必对此感到愧疚，其实这对患者是好的。这一底线环境并不是 DBT 定义的，但它是治疗师对患者在此时此景的自然反应。将一个人的底线看作自己本身的事情而不是患者的病态，或者对患者好的事情清楚地表述出来，而对跨越界限的行为使用非审判的方式详细说明时，许多关于患者"应该"怎么做的斗争都可以被解决或避免。

（6）认知矫正程序：DBT 与认知治疗的区别在于它并没有将认知放在最中心的焦点。通常来看，所有标准的认知治疗过程与 DBT 是一致的，也可能被用于 DBT。边缘型人格障碍患者认知风格上的问题包括有分歧的想法（分离）以及紊乱的注意分配（沉思、游离等）。治疗师通过以下一些手段尝试帮助患者来改变这些内容和方式：①通过留心练习和笔头作业教授患者自我观察；②如同进行行为分析时一样，定义不适应认知，指出非辩证的想法；③在访谈和布置的作业中找出更为适应性的认知内容和风格；④发展患者需要相信或怀疑他们自己的理解时使用的指导方针，自我接受常常也是目标之一。

DBT 认可认知调整的一个特定情形——突发事件阐述过程。患者理解当前在他们的生活中起作用的偶然事件是非常重要的，包括治疗关系中的突发事件，并且要看到他们的行为是如何被这些事件影响的。为边缘型人格障碍患者找出清晰的标准尤其有帮助。尽管如此，患者在学习和遵循这些标准上还可能存在困难。坚持使用突发事件阐释和清楚的交流是最好的反应。

（7）暴露程序：这一基本的方法在 DBT 中被扩展到了其他诸如愧疚、害羞、生气的情绪中。基本的步骤是：①通常使用故事或暗喻解释习惯化的基本现象，以此来为患者定向；②提供非强化的暴露，这一暴露不附带可以强化情绪反应的结果；③阻断与问题情绪相关的行为和表达趋向，尤其是行为或认知上的回避；④尽可能地加强患者对暴露的控制，例如逐步增加强度，因为当个体感觉自己有一定的控制力时，能较容易忍受令人厌恶的事件。

DBT 中使用的大部分改变策略（和一部分接受策略）包括了情绪暴露。比如，在行为分析中，

在详细审查患者最近的行为和经历时发生；在技能训练中，在让人不适的人际环境中训练行为时发生；在突发事件策略中，通过暴露在治疗师的不赞同和赞同中，可能引出害羞或者害怕、生气、骄傲的感觉；以及在留心训练中，对象通过非批判的方式观察个体思维和感觉的涌动和衰退。因此，完全理解为情绪行为改变而设置暴露的重要性，可以在治疗访谈的任何方面为治疗师提供数不清的机会，让他们通过逐步暴露直接解决患者的情绪反应。

（二）风格性策略

1. 相互交流　相互交流是 DBT 中语气风格的策略。根据兴趣、真诚、温暖的约定以及反应能力的要求，治疗师要非常重视患者的日程和愿望，并对交流的内容做出直接反应，而不是解释和建议患者交流的内容和意图的病态。DBT 鼓励治疗师使用自我卷入或自我暴露，比如用一个非审判的态度指出患者的行为对治疗师的影响，并且让患者知道他们处于什么状态。个人的自我暴露被用来确认压力和标准化的行为并使其模式化。

2. 不尊重的交流　不尊重的交流包括直接的、对抗的、实际的或"不寻常的"风格。不尊重的交流被用于将患者所处的立场从刻板转化为可变，并由此激发改变的潜力，这一交流在治疗师和患者进退不得或陷入僵局的时候能有所帮助。除了介绍一个古怪的或可能是幽默的情景外，它还可能在治疗师密切注意间接的而不是直接的交流时发生。例如当患者说："我要自杀！"治疗师可能不尊重地回答："但是你已经答应了不会中途退出治疗！"又例如，患者质疑说："你会忍受我是因为你是收费的。"，治疗师会回答说："你以为这些钱就能让我来忍受这个吗？"很明显，需要注意观察不尊重交流的影响，以避免误用和产生与患者的疏远。

由于相互的交流是大部分心理治疗师所期望的，不尊重的交流在许多心理治疗训练中并没有被囊括进去，它也不是所有治疗师自然交流方式的一部分。然而经验告诉我们可以通过注意具有不尊重交流方式的同伴来学习，然后在个人的生活和治疗团队中练习这些反应，直到将它们内化。

（三）事件管理策略

DBT 中的事件管理策略在增加技能普遍化上有重要意义。这些策略比传统意义上的事件管理更为广泛，包括对患者的治疗、环境干涉和对治疗师的治疗。DBT 事件管理在根本上区别于其他患者事件管理的模型，除了它们的应用广泛之外，还由于它对社会学习理论的强力依靠，不断向患者传授生物 - 社会理论和作为首要重点的辩证哲学。治疗师的首要任务是对患者进行治疗，内容有关如何处理他们的社会和职业网络，而不是管理患者的网络。这一技能建立着重让患者能学习更多有效地干涉他们自己环境的方法。

DBT 事件管理通过帮助患者管理物质的和社会的环境来增加全面的社会功能和健康安乐。这些策略的功能就相当于将 DBT 核心策略应用于患者 - 治疗师关系之外的环境。治疗师指导患者有效地与环境进行相互作用，将技能普遍化。如果患者不将必要的技能用于有效的干涉或在需要即时解决的环境和情况下，治疗师应充当支持者和榜样，与代表患者的专业人员互动，但这只在患者在场时进行。

1. 对患者的治疗 对患者的治疗策略从患者定位使用这一策略的社会网络开始，建议和指导患者如何处理与其他的专业人员的联系，以及针对管理人际网络中其他人的治疗。其他专业人员被告知了关于治疗程序的一般信息，却不被告知如何治疗患者，也不在患者不在场的情况下提供其他治疗信息。患者通过技能训练来学习自我鼓励，并且治疗师只有在患者确实缺乏技能，也不能足够快地学习它来阻止即将发生的不理想结果时才使用事件管理任务。

2. 对治疗师的咨询 咨询团队中对治疗师的咨询是 DBT 事件管理中的最后一个成分。它的目的是增强治疗师保持在治疗框架中的能力。在这一模型中突出的是：承认了治疗边缘型人格障碍的人需要支持和对他们工作的迅速反馈。咨询团队所面对的是这发生的主要途径、承诺维持咨询的团队和为每一个人提供辩证平衡。

六、问题与展望

DBT 最初用于伴有边缘型人格障碍的慢性自杀女性患者。现在，这一疗法被证实不仅对这一人群有效，也可以改善不带有类自杀行为的边缘型人格障碍女性患者的生活。另一项随机化研究证实了 DBT 对边缘型人格障碍和药物依赖患者以及伴有或不伴有边缘型人格障碍的酒精 / 药物依赖患者治疗的有效性。

尽管很多研究结果预示着 DBT 有着良好的前景，但仍有人批评 DBT 改变的机制不清，且没有足够的随访研究数据支持它的长期疗效。在绝望、抑郁、自杀观念和生活意义上的改善方面，DBT 和常规治疗没有差别。标准的 DBT 是一个长期的门诊治疗，有人尝试将其运用在边缘型人格障碍住院患者中。研究结果显示，住院 DBT 在长期住院期间（即 3 个月）是有效的，但在常规住院治疗中附加短期团体形式 DBT 就不是那么有帮助了。Wang 等人（2008）发现，采用基于 DBT 的家庭行为治疗可以较为成功地改善反社会型和自恋型人格障碍患者的部分临床症状。

此外，这一治疗正在向其他人群拓展，评估方法和措施方面需加强研究，同时，需要经验型的研究来测定它疗效的界限。我们希望 DBT 的持续发展和其他治疗方法的发展可以使人格障碍患者的生活有所改进。

（王　伟）

第三节　移情焦点治疗

移情焦点治疗是多年来针对特定患者群体（边缘型人格障碍患者）发展起来的，以改变严重人格障碍患者的人格结构为具体目标的手册化的心理动力学治疗。

一、移情焦点治疗理论

基于精神分析客体关系理论，Kernberg 等人认为，患有严重人格障碍或边缘型人格障碍的患者具有认同扩散综合征——即一种长期固定的内在分离，与个体的经验和对自我和他人的理解缺乏一致性整合，并且这种综合征的根本原因是攻击性的内化客体关系强于理想化的客体关系而导致的心理整合失败。为了保护理想化的经验，自我被固着在原始分离或分裂机制的水平上，这种机制通过各种先于压抑支配的原始防御行动（投射性认同、全能控制、贬低、否定和原始理想化）

加强。边缘型人格障碍患者的治疗重点在于对比迫害性和理想化的实质，促进或重新激活分裂的内在客体关系，然后在移情中观察和解释这种关系。

治疗师指示患者自由联想，根据移情中的分离关系来帮助识别和解释患者的内在分离，包括难以表述其行为与不稳定的人际关系等。通过治疗师对移情的处理，患者能够打破原始固着的内在客体关系，整合那些分裂和投射出来的心理成分，从而获得康复。在移情过程中，无意识冲突的激活主要是通过患者的行为，而不是通过反映无意识幻想的前意识主观体验，而对极端的情感体验的不容忍则表现在倾向于取代这种情感体验。

二、案例概念化

TFP 使用一系列特定的策略、方法和技术来确定治疗的总体目标、安全的治疗条件、每次治疗的焦点以及刻对刻的干预。治疗策略主要包括定义主要的客体关系，观察解释患者的角色转换，观察解释互相对抗防御的客体关系的联系和修复患者在移情体验各种关系的能力；治疗方法主要是建立治疗合同，确定优先关注的主题，保持患者与治疗师之间的平衡和调整情感投入的程度；治疗技术则涉及解释过程（澄清、质对、解释）、移情分析、技术性中立、保持治疗框架和把反移情整合到解释过程中。其中，治疗框架、把反移情整合到解释过程中和解释过程是 TFP 的三个关键组成部分。因此，TFP 的案例包含了治疗合同的设定、治疗条件和方法的确定、治疗期间目标行为的分层，患者和治疗师各自的任务以及如何管理自杀冲动与行为。

在安全的治疗晤谈过程中，治疗师倾听患者，观察他们的互动方式，随后找到占主导地位的客体关系以及近期活动频繁的自体表象和客体表象。例如，一个患者时常觉得自己差劲到基本工作也做不好时，便会朝妻子发火，这个时候，他的妻子会指出他的优点来试图支持他，但他会生气地反驳她的话。由此可以看出，一个相同的自体 - 客体配对的变形就产生了，患者像受害者一样把帮助者推开，在他看来，帮助者是一个攻击者，同时这也说明自体 - 客体配对被激活了。不同的患者有不同的经历和状况，因此他们的配对也是不尽相同的，但需要注意的是，患者和治疗师的角色配对也不是固定不变的，甚至会在短时间内快速变换。

三、治疗假设与治疗计划

TFP 将人格障碍的基本病因概念化为自身和环境因素的相互作用，从而形成以认同弥散、在外界应激条件下使用原始防御为特征的人格结构。人格障碍患者很难整合自我和他人的心理表征，而导致这一结果的部分原因是负面情绪，尤其是攻击性，它破坏了一个人整合这些表征的能力。除此之外，未经处理的强烈情绪有压倒性破坏积极表征的能力。因此，Kernberg 假设患者可能会无意识地分离这些表征，以保护自我和他人的积极表征或表征之间的某种联系。这些强烈的负面情绪和攻击性可能是由患者自身、某种经验或者由两者共同作用造成的，但无论是哪种因素，均干扰了患者整合不同表征的过程。强烈的攻击性则导致积极和消极表征的分裂，而这种分裂反过来也会导致情绪不稳定，因此，缺乏心理表征整合能力和情绪不稳定很有可能形成恶性循环。

TFP 是一种具有高度结构化的治疗方法，一般每周进行两次，每次 45～50 分钟。在开始治疗之前，治疗师与患者口头协商治疗合同，包括一般内容，如疗程、费用以及患者可能面临的风险，如自杀企图、药物滥用或厌食行为等。TFP 的主要目标是通过整合自我和他人的表征改善人格结构，从而帮助患者控制症状和自毁行为、增强应对负面情绪的能力、维持正常工作和人际交往等社会功能。在第一年的治疗中，患者的自杀和自毁行为、症状的结构层次、干扰治疗的方式都是治疗的重点，另外，治疗师应设定一个合作协议，以便更好地了解与治疗合同的偏差。

四、治疗的流程与方法

TFP 整个疗程分为评估期、治疗早期、治疗中期及治疗后期与结束四个阶段。

（一）评估期

评估期的任务主要是通过结构性访谈进行临床评定、治疗选择以及签订治疗合同。

结构性访谈从询问患者的症状和病史开始，并调查患者的自我概念以及对其他事物的体验，优先处理患者的主诉和观察到的症状，这些症状可以帮助排除严重干扰心理治疗过程的精神障碍，例如由器质性病变引起的症状。然后，治疗师要求患者描述自己，并描述与自己有密切关系的 1～2 个人。在这个过程中，治疗师会反复回到患者讲述的故事中混乱或前后矛盾的地方。最后，治疗师探索过去被忽视的事件和当前的症状之间的联系，来衡量患者的社会功能，例如工作中存在问题，以及与亲人朋友的关系。目前，结构性的人格访谈工具（structured interview for personality organization，STIPO）已被开发出来，可以在相关网站下载。

完成临床评定后，要根据患者的症状选择合适的治疗方法。TFP 的适应证是具有一定智力水平和中至重度症状的患者；同时，患者要有较高的自我反思能力，这点需要治疗师在结构性访谈中用心观察，但这并不代表较低反思能力的患者不能使用 TFP，在国外的治疗中也有成功案例。对于极少反思的患者，治疗师应将治疗过程导向于提高其反思能力。有自杀倾向，极少反思但有一定接受建议能力的患者较适合使用上节讲述的辩证行为治疗，但这种治疗不适用于严重自恋的患者。缺少治疗动机、治疗中采取消极应对、依从性较差、症状复杂的患者可以采用支持性心理治疗。

TFP 合并其他治疗对某些人格障碍患者是有效的。合并药物治疗就是常见的一种方法，可以从情感性倾向上帮助患者更好地配合 TFP。另外，药物能减缓患者的极端情感、控制冲动倾向、提升患者的接受水平，因此治疗师要根据患者的具体症状考虑是否需要进行药物治疗。如果患者在进入治疗之前已经在服用药物，普遍的做法是继续服药，但 TFP 治疗的目标是尝试逐步减少用药。在治疗过程中，若严重人格障碍患者出现精神病性发作、躁狂发作、严重抑郁发作或惊恐发作，需要选择合适的药物加以干预，药物的剂量要依据循证医学。临床上，人格障碍患者的不合理用药非常普遍，一些治疗师可能因 TFP 治疗效果不佳、主观感到无助或担心患者脱落而采取药物治疗，这时治疗师要注意到自己的反移情。

TFP 中预防不合理用药的方法是治疗师不进行药物治疗，但这样也存在风险，患者经常把其中一个治疗者投射为好的或坏的客体，若遇到这类情况，两个治疗者要充分沟通来处理患者对他们的潜在分裂。

评估期最后一个也是最重要的一个任务是签订治疗合同。治疗合同是治疗框架的基础，定义了双方的责任、评估患者是否有动力进行这种类型的治疗，明确了对某些干扰治疗的行为采取一些限制性技术。患者的责任包括准时参加治疗、付费、承担治疗方法内的患者角色。治疗师的责任包括：安排会谈、陈述费用以及治疗方法。患者遵守合同有时是很困难的，因而治疗师通常会遇到一些问题，例如追寻患者回应失败、对患者回应的攻击性追赶、针对合同产生了矛盾心态等，这时治疗师需要不断回到合同，有时需要修改合同，但治疗师要注意反移情的存在。如果患者不接受治疗框架，治疗师不应该开始治疗。

（二）治疗早期

TFP 一般每周进行两次，最多不超过三次，每次会谈持续 45～50 分钟，治疗早期注重患者与治疗师保持关系的能力，进而形成治疗同盟。早期的治疗内容主要是测试治疗和框架以及包容患者的冲动性。一方面，患者通过测试合同已经建立起来的框架进行治疗，人格障碍患者对治疗师不信任也是时常发生的。他们不信任治疗师会一直存在，担心被抛弃或伤害而不得不控制测试，对合同的测试是患者能否控制治疗师的测试。另一方面，测试也显示了治疗师是否足够强大能够质对和包容患者的挑战，能否包容患者的冲动性。

有些患者在这个阶段便不来参加会谈，这时治疗师可以积极联系患者，询问没有来的原因，提醒治疗合同中的原则以及患者应该承担的责任。在治疗早期，治疗师要控制患者的冲动性和自杀自毁行为。对于自杀和自毁的威胁，TFP 预先在合同中设定治疗师和患者都应对自杀行为负责，当自杀倾向或者自杀行为出现时，自杀必须作为第一个主题优先进行处理。对于患者出现谋杀他人的威胁，保密原则将不再适用，治疗师应明确这一点，如果谋杀对象是治疗师，治疗师便不能保持中立，这种情况大多数会结束治疗。如果出现了非致命自毁行为，治疗师要考虑这些行为在多大程度上可能暗中破坏探索性治疗。

情感爆发往往会出现在这个阶段，主要包括公开的、极其明显的情感爆发和平淡而单调的、情感基调的、隐含的情感爆发。第一种情感爆发往往是重复的，治疗师也很容易预测到。第二种情感爆发，治疗师能够感受到冷淡，患者仅仅对暴力性情绪起反应。这时，治疗师应使用合适的情感反应，逐步解释主要的客体关系，由浅入深，从患者意识层面的体验开始进入到原始分离的或为了防御而被投射出来的心理部分。治疗师要注意调整自己的情绪基调，如果干预时治疗师使用比较刻板、乏味的语调，会让患者觉得自己不被治疗师理解，或者治疗师对自己漠不关心或者不在意自己失控的情感，这种行为往往会让情感爆发继续恶化，对治疗是有害无利的。

许多人格障碍患者处于长期痛苦的状态中，因此干预患者治疗外的生活也是很有必要的，尤其是日常工作或学习领域。如果患者没有工作，治疗师要向患者说明他可以根据现有能力选择工作。更为重要的是，治疗师要充分考虑他们现在具备参加工作的能力，暂无工作能力的先从接受职业培训做起；已经接受培训但因人际沟通困难而未工作的患者从参加简单的结构性的活动做起；对于有工作的患者，治疗师可以通过患者在工作中的表现有针对性地帮助患者缓和人际关系和缓解工作压力。

（三）治疗中期

经过早期的治疗，患者已经建立了一些平衡，比如接受治疗框架的程度提高、生活混乱状态得以改善、情感的激烈程度减少，这就标志着患者进入了治疗中期。治疗中期的主要任务是在移情主题中深入探索患者投射出来的分裂的自体表象和客体表象，帮助患者观察、反思、整合这些表象。

首先要整合主要的移情，包括正性移情和负性移情。整合负性移情的前提是了解负性移情有哪些，它主要包括患者对治疗师和自我的仇恨、愤怒和攻击，它们以否认和投射表现出来，甚至会付诸行动。需要注意的是，这些负性情绪是否是用来掩盖患者对被爱的渴望，帮助患者接受内在负性客体，同时注意分析患者在施虐和受虐之间的波动。

患者潜在的攻击、分裂的理想化以及两者相互转换的关系也是中期治疗师需要关注的，在此基础上，治疗师深入理解分裂并努力整合。整合的方法是多种多样的，但整合的标志是患者能够反思和改变自我。这时治疗师还要具备判断整合的能力，因为有些假性的整合也时有出现，比如攻击的性和力比多的渗透融合，因此以性活动和攻击为主的色情化移情在治疗过程中也是需要理解和处理的。另外，治疗师在治疗中期扩展移情的焦点，主要包括以下四点：①患者的现实生活；②患者人际互动的模式；③患者的患病史和随着治疗的进行患者叙述病史的变化；④患者出现的幻想。

和正常人一样，患者也有爱与被爱的权利和需要，治疗师要让患者明白，健康的爱的关键是能够接受和整合客体的不完美，这也是 TFP 的终极目标之一。当治疗取得进展时，正性移情会增多，患者整合内在的正性和负性客体，逐渐获得成熟和健康的情感和性生活，性生活的质量也是患者恢复的指标之一。

总之，中期治疗的重点是：①减少行动，更多聚焦于患者与治疗师的互动模式上；②关注移情的转变；③观察患者分裂表象的投射；④帮助患者觉察并整合这些表象；⑤观察患者其他方面的移情主题；⑥关注患者情感和生活中遇到的困难，给予更多的理解。

（四）治疗后期与结束

经过前面三个阶段的治疗，患者认同了客体关系配对中的自体表象和客体表象，能够忍受治疗师对自我内在角色转变的觉察。治疗的核心焦点是对患者分裂的理想化和迫害性部分之间的解释性整合。一些临床特征也预示着进入了治疗后期：①精神病性移情（psychopathic transference）的解决，患者从精神病性移情和偏执性移情（paranoid transference）转换到抑郁性移情（depressive transference）；②偏执性移情是短暂的，治疗师和患者强有力的同盟可以对抗偏执性移情；③治疗外的付诸行动得到控制，治疗师要注意观察患者治疗外生活中的变化；④躯体化，治疗外付诸行动控制后患者有可能会出现和内在冲突相关的躯体化症状；⑤患者和治疗师的关系加深。

TFP 后期治疗的标志主要体现在患者内在人格结构发生改变，具体改变如下：①患者对治师的评论进行探索；②患者包容和忍耐觉察到的仇恨；③患者接纳幻想，开放过渡的空间；④具备使用解释的能力；⑤主要的移情模式发生变化。

有些具有自恋性特征的患者在治疗外症状看似得以改善，其实是其具有表演的特征，病理性自体也因此更加固着。有些后期患者的移情主要是抑郁性移情，他们接受治疗师帮助后容易产生无意识的内疚。还有一些患者的偏执性移情演变得更为激烈，并没有真正修通。出现以上三种情况的患者往往难以进入治疗后期，这些也是需要治疗师考虑的。

结束也是治疗后期必须考虑的问题。治疗师可以通过患者对治疗结束的反应来考察其在治疗中的恢复情况。一般来说，对分离反应的强烈程度反映了患者内在心理结构整合的程度，这个时候治疗师要对正常分离和病理性分离加以区分。病理性分离的患者一般分为两类，即产生两种不同的反应：一类是抑郁性反应，主要体现在神经症患者身上，他们认为自己在治疗过程中要求太多，是一个很大的负担，治疗师对自己感觉很失望所以要结束治疗，也相信不配拥有这么优秀的治疗师。另一类是偏执性反应，体现在边缘型人格结构患者身上，他们觉得治疗师用结束这种方式来攻击自己，认为治疗师只关注自己的生活，把患者抛到脑后去做自己的事情，强烈地感受到自己被抛弃。这要求治疗师系统地考察这两种病理性反应，如果一个患者身上存在两种反应，治疗师应首先考察偏执性反应，之后考察抑郁性反应。

在治疗将要结束时，TFP并不会逐渐减少治疗的频次，而是在原有治疗的状态下告知患者结束治疗，因此有些患者在结束后会经历一段时间的哀悼期，治疗师可在结束前对分离焦虑进行深入分析，这有利于患者更快速、更顺利地度过哀悼期。治疗结束的理想情况是治疗目标达成，即患者的症状、人格结构得以改善；治疗之外的生活目标也达到，比如一般生活、工作和爱情都有明显改变。

五、注意事项

TFP适用于边缘型人格障碍和其他严重的人格障碍类型的患者。在治疗过程中，治疗师会遇到一些危机情况，最常见的两种危机事件是自杀

自毁威胁和患者脱落。处理患者自杀自毁现象时，治疗师应判断患者是否共病重症抑郁发作、思考患者攻击的目标。患者的自杀行为会强化其全能控制感，不利于治疗的进行。对这类患者要进行家庭会谈，说明现实期望。另外，治疗师要向患者说明如果患者自杀，自己会感到遗憾，但并不会影响到自己的生活。如果治疗师不能接受患者死亡的可能，则不应该接收这类患者。患者脱落的原因有很多，比如负性移情、自恋、依赖、害怕伤害治疗师以及来自患者家庭的压力等，这要求治疗师探索患者的具体原因，采取合适的应对方式。

在TFP中，一些人格障碍患者的创伤史可能会被激活，他们既是受害者又是施害者，因而治疗师应分析患者的双重认同问题。有些患者可能会拒绝辅助治疗，这可能是患者考验治疗师是否真正关心自己或看治疗师是否有被自己控制的可能，治疗师应认真识别。

治疗师需要特别注意的是，在应对危机事件时容易出现反移情，表现为简单地支持患者而错过观察患者已被激活的客体关系，最终导致治疗失败。

六、问题与展望

TFP聚焦于改变严重人格障碍患者的人格结构，尤其是边缘型人格障碍，但也包括自恋型、偏执型、分裂型和分裂样人格障碍。也有成功治疗具有明显反社会特征和行为人格障碍患者的案例，但暂不适用于反社会型人格障碍、较温和边缘型特征人格（不成熟或表演型）、特定疑病症等患者。TFP不仅关注缓解症状，如慢性自杀行为、反社会行为、滥用药物和饮食失调，而且致力于有效改善治疗以外的功能领域，比如工作、学习和亲密的关系，让患者具备充分整合情感承诺、性自由的能力。但在实际治疗中，治疗师不愿深入探索患者的性幻想和经历、经济管理情况，治疗师避开这些话题意味着不能探索患者整体功能，这有可能限制治疗的进展，甚至导致治疗失败。同样，治疗师不愿详细讨论患者的经济状况。当财务问题影响治疗时，患者提出看似合理的要求，例如，他希望因经济困难而中断治疗，治疗师不愿探讨财务状况的反移情反应可能会阻碍

深入探索移情情景、基于移情澄清客观现实以及患者存在潜在的歪曲。

近年来，TFP 扩展了总体移情情景的概念，包括患者治疗以外的严重自我毁灭性倾向的分离和无意识表现。通过这些表现的深入探索，可以检测到这种行为的严重程度。开发治疗严重退化的自恋移情的新方法也是未来 TFP 工作中的重要领域。另外，TFP 的研究疗效仍存在争议性，未来需要更多的实证研究来支持。

（王　伟）

第四节　其他心理治疗

人格障碍的心理治疗有很多种，本章前面已着重介绍了 DBT 和 TFP 两种治疗方法，下面将简要介绍研究较多且相对常用的心理治疗，分别是认知行为治疗、图式治疗、基于心智化治疗和团体治疗。

一、认知行为治疗

认知行为治疗（CBT）是一组治疗方法的总称，在治疗过程中既采用各种认知矫正技术，又采用行为治疗技术。

认知理论学家基于人格发展的假设，认为人格的形成、发展及其功能都是为了适应环境。同时，他们认为图式是人格的基本单位，人的认知、情感与动机过程都依赖于认知图式这个基本结构。认知理论对心理病理的观点可以被直接应用到对人格障碍的概念化上。人格障碍患者的图式是个体信息加工中的一个持续性过程。从认知行为的角度来看，人格障碍的维持是以下因素的综合作用：对自己和他人适应不良的信念，增强问题行为或削弱有效行为的环境，妨碍有效响应的技能缺陷。CBT 合并了多种技术以改变这些因素。此外，CBT 对人格障碍的治疗强调支持的、合作的且界定清晰的治疗关系的重要性。

在认知治疗中，功能失调的自动想法、图式、信念和假设以及人际行为都成为干预的切入点，以打破促发和增强患者问题的循环。识别、检验和修正功能失调的自动想法在理论上可以立即减轻患者的痛苦，但持久性的改变需要识别、验证和修正患者的图式、信念和假设才能达到。并

且，单纯的认知上、智力层面的改变必须在真实生活中的各种情境中得到验证。

认知治疗的目标是由治疗师和患者共同决定的，因而不同的患者可以有不同的治疗目标。治疗目标一般包括尽可能有效地减轻患者的症状，并取得一些必要的、持久的改变和进步，使得患者可以过上幸福的生活。如果患者只是为了某个特定的问题而来寻求治疗时，认知治疗可以应用一些针对这些特定问题的干预，而对患者生活的其他方面没有很大的影响。然而根据定义，人格障碍对患者的生活各个方面有着广泛的影响，一般对人格障碍的认知治疗通常要用到一些能够影响到患者生活各方面的干预。

对人格障碍患者的治疗目标通常为：减轻患者的悲痛和苦恼；改善患者日常生活功能；取得一些让这些改善得以持续的改变。广泛的人格改变可能是促成上述目标的必要途径。总的来说，对人格障碍患者的治疗目标可以是非常焦点式的，在某段设定的时间里取得一些有限的目标。在条件允许的情况下，可以开放式地，将治疗目标制订得更为宽泛。

需要注意的是，当功能失调性认知对不良行为的维持有很强作用的时，可能需要先从修正认知入手；而当不良行为的结果对功能失调性认知的维持有很强的作用时，可能需要先从修正不良行为入手。如果人格障碍的确是以自我永久性的认知——人际循环为特征、功能失调性认知和不良行为在彼此的维持中起着很强的作用，要找到有效的干预方法确实比较困难，不能将功能失调的认知和行为孤立起来看，而必须根据每个案例准确的概念化来制订干预策略。

CBT 在纠正患者错误认知和失调行为方面有很好的效果，比如，有数据表明，认知行为团体治疗可以减少回避型人格障碍患者的症状，包括焦虑、抑郁等症状以及总体社会功能；不过，鉴于认知重构和技能训练似乎并未增加等级暴露的疗效，且不少患者在治疗后仍体验到伤害，该方法的最佳组成设置和剂量还有待未来研究加以确认。个体 CBT 能显著改善回避型人格障碍患者的焦虑症状、行为回避和功能不良的信念，对强迫型人格障碍也同样有效，但对反社会型人格障碍的疗效不太明显。

二、图式治疗

图式治疗（schema therapy，ST）是 20 世纪 90 年代 Young 等人基于传统认知行为治疗，融合依恋理论、客体关系理论、格式塔理论和建构主义理论的概念和方法形成的整合的心理治疗模型，起初用于治疗难以治愈的人格障碍患者，也适用于有人格问题的缓解期轴 I 障碍者。

Young 等人认为某些图式，尤其是早期适应不良图式可能是人格障碍形成的主要原因。早期适应不良起源于童年或青年期，主要指自我挫败的情绪和不良的认知方式，它造成的功能障碍影响患者生活和工作的各个方面，甚至可能影响患者的一生。早期适应不良图式是 ST 中一个很重要的概念，它贯穿了整个治疗过程。治疗师从评估患者早期适应不良图式入手，进而干预并修复它们，以期改变患者的障碍人格。

已经确定的早期适应不良图式有 18 种，其中遗弃/不稳定、虐待/不信任、情感剥夺和缺陷/羞耻是最具破坏性的 4 种图式。根据未满足情感需要的不同，18 种图式被分为 5 类，分别是分离和拒绝、自主性和能力缺乏、限制不足、他人导向、过于警惕或压抑。对于这些图式，个体运行的两个机制是图式持久化和图式修复，图式持久化会让不良图式变得更加复杂和强大。另外，人格障碍患者倾向于回避、屈从或过度补偿的应对方式。

ST 包括图式评估和图式改变两个阶段。在图式评估阶段，治疗师首先疏理患者的主要问题和治疗目标，随后评估其是否适合图式治疗。若适合，则使用 Young 图式问卷明确患者的图式，确保图式正确后，向患者讲述图式模型，让他辨认自己适应不良的图式及其应对方式。接下来，治疗师会用意象工作来激活患者的图式，意象可以帮助理解图式形成的早期根源，并把患者的根源与当前的问题联系起来。另外，自我报告和人际测量等也可以评估患者的图式。最后，治疗师要评测患者的情绪气质，并和患者要形成案例化概念。评估后便可以进入图式改变阶段，治疗师针对治疗目标，灵活地运用一系列策略来改变患者适应不良的应对方式和图式。此阶段使用的策略主要包括认知策略、情绪策略、人际策略和行为策略。

多个临床研究证实了 ST 的疗效，在治疗人格造成的慢性问题上疗效更好，但 ST 也存在一些不足，比如其理论架构还未完善，疗效评估标准还需探索，已有研究样本量较少难以推广。因此，未来需要更多的实证研究来弥补这些不足，使得 ST 在更大范围内推广和应用。

三、基于心智化治疗

基于心智化治疗（mentalization-based therapy，MBT）起源于精神分析客体关系理论，是融合依恋理论及其他精神分析理论而发展起来的一种心理治疗，由 Fonagy 和 Bateman 创立。心智化是指个体以有目的的心理状态（欲望、需求、情感、思维和动机等）为基础，内隐和外显地解释自我和他人当下行为的心理过程。研究证明，MBT 有助于提高患者的心智化能力，促进其社会功能的恢复。

MBT 认为幼儿心智化发展经历心灵对等模式（psychic equivalence modes）、假扮模式（pretend modes）、反思模式（reflective modes）三个阶段。心灵对等模式的幼儿对所处的环境及事物的感知是片段的，他们会很警备来保证自己的安全；假扮模式的幼儿已经具备理解自己和外在环境的联系，这个阶段受照养者依附关系的影响较大；反思模式的幼儿已经能分辨内在和外在的区别及其联系。心智化能力及其依附关系是自身结构的基础，照养者的情绪特点被幼儿内化成"异化自身"。一些负性的"异化自身"会遭到自身结构的排斥，这时幼儿觉得外界是坏的。异化自身的存在，再加上童年创伤促使患者心智化能力降低。

MBT 每周两次，一次个体治疗，持续 50 分钟，一次集体治疗，持续 90 分钟，其核心目标在于提高患者的心智化能力，即识别心理状态的能力，通过对自我和他人的欲望、需求、情感、思维的心智化反应，来达到控制自我情绪和行为的目的。治疗过程中，治疗师需要保持充分的开放性和合作性，具体来说，治疗师需要变成患者治疗需要的样子，即成为患者"异化自身"的载体，同时，治疗师必须保持治疗者应该扮演的角色，在此两个身份间保持平衡。

MBT 关注患者当下的心理过程，是有效心理治疗的基础。MBT 的前提是患者和治疗师建立安全的依附关系，只有这样才会出现"异化自身"的投射。研究表明，MBT有助于减少一般精神症状，改善人际关系，恢复整体功能。

四、团体治疗

团体治疗（group therapy）也称集体治疗或小组治疗。团体治疗的基本思路为心理问题、行为障碍及各种适应问题是在人际交往中或特定的社会环境下产生、发展和维持的，那么解决这些问题就必须通过集体关系的功能来实现。这一点是团体治疗所依据的最重要的理论思想。

根据临床经验，团体治疗学家总结出11个疗效因子，包括：希望重塑、普遍性、传递信息、利他主义、原生家庭的矫正性重现、提高社交技巧、行为模仿、人际学习、集体凝聚力、宣泄和存在意识因子。这些疗效因子的区分是人为的，他们彼此间是相互依赖的，他们既不独立存在，也不独立发挥作用，他们代表改变过程的不同部分。疗效因子的相互作用和相对重要性在各个团体治疗中有着很大的不同，而同一个团体中不同的患者也可能依据不同的疗效因子而获益。团体治疗的机制主要包括被他人接纳、宣泄倾诉、发现相同性等集体的情感支持，成员间相互学习与模仿，享受集体凝聚性和领悟互助原则等正性体验，重复与矫正"原生家庭经验"和支持体验"感情纠正经验"等。

几乎每个患者（少数例外）都有适合参加的小组。团体治疗成员的选择在很大程度上要看提供的是什么类型的治疗。治疗的成功主要取决于所选择的患者。临床上最为重要的纳入标准也即是最明显的标准——治疗动机。患者总体上必须具备强烈的治疗动机。另一个重要的纳入标准是患者在人际关系领域中是否存在明显障碍，且是否愿意为这些问题负起责任，或者至少能承认这些问题的存在，并有寻求改变的意愿。临床上的一致观点认为，下列情况不宜参加治疗团体：脑器质性病变、疑病症、急性精神障碍。

团体的组合对团体功能的许多方面都产生重大的影响。在组合团体时，凝聚力是首要的指导原则。异质性组合指团体包含不同类型的、具有多种不同人际风格以及内心冲突的成员，患者的问题各不相同，需要在形形色色的社会环境里去认识自己和他人，并检验新的行为方式。同质性组合由问题相似的患者组成，如烟瘾、肥胖者，所有成员基本上都有类似的目的。它的理论依据是集体凝聚力理论，团体最重要的目标就是要组建一个富有凝聚力、和谐融洽的集体。

通常一个团体模式是4~6个月的治疗过程。针对依赖型、回避型、强迫型或表演型人格障碍患者，倾向于建立一个动态心理分析性质的过程。通常边缘型、反社会型、自恋型人格障碍患者则需要建立长期、开放的团体，任何一个成员与团体的关系会持续1~2年。偏执型、分裂样人格障碍患者会根据障碍的严重程度而被分配到不同的团体中。

团体治疗是心理治疗领域中的一股新生力量。它得以发展和流行基于这一理念：许多心理问题的产生、维持和发展都与社会环境和人际交往有关，想解决这些问题就必须通过集体关系的功能来实现。这是团体治疗重要的理论思想。团体治疗为患者提供了一个现实社会的缩影，把患者同他的问题产生的人际交往情境紧密结合起来。在团体坦诚、安全、亲切的气氛下，每个成员可以更为真实地表达自己，宣泄情绪，通过观察分析别人的问题而对自己的问题有更深刻的认识，在别人的帮助下解决自己的问题，并在治疗结束后能把集体经验带入其生活的现实情境。

五、问题与展望

目前人格障碍的治疗仍然是一个难题，存在患者依从性差、治疗方法有限、疗程较长、疗效欠佳等问题。人格障碍患者一般不会主动就医，常常在感到痛苦或出现症状时被迫到医院就诊，心理治疗师应与患者深入接触，建立良好的关系，帮助他们认识人格缺陷，鼓励其改变自身行为模式。不论使用何种心理治疗，治疗的主要目的是帮助患者建立良好的行为模式，矫正不良习惯。另外，治疗师需根据患者的具体情况和治疗情景来选择最为合适的治疗方法。

（王　伟）

参 考 文 献

[1] Bedics JD, Atkins DC, Harned MS, et al. The therapeutic alliance as a predictor of outcome in dialectical behavior therapy versus nonbehavioral psychotherapy by experts for borderline personality disorder. Psychotherapy, 2015, 52(1): 67.

[2] Clarkin JF, Yeomans FE, Kernberg OF. Psychotherapy for borderline personality. Manhattan: John Wiley & Sons Inc, 1999.

[3] Doering S, Hörz S, Rentrop M, et al. Transference-focused psychotherapy v. treatment by community psychotherapists for borderline personality disorder: randomised controlled trial. The British Journal of Psychiatry, 2010, 196(5): 389-395.

[4] Fischer-Kern M, Doering S, Taubner S, et al. Transference-focused psychotherapy for borderline personality disorder: Change in reflective function. The British Journal of Psychiatry, 2015, 207(2): 173-174.

[5] Fonagy P, Luyten P, Bateman A. Translation: Mentalizing as treatment target in Borderline Personality Disorder. Personality Disorders Theory Research & Treatment, 2015, 6(4): 380-392.

[6] Hofmann SG, Asnaani A, Vonk IJJ, et al. The efficacy of cognitive behavioral therapy: A review of meta-analyses. Cognitive Therapy and Research, 2012, 36(5): 427-440.

[7] Kernberg, OF. New developments in transf.rence focused psychotherapy. The International Journal of Psychoanalysis, 2016, 97(2): 385-407.

[8] Linehan MM. Cognitive-behavioral treatment of borderline personality disorder. New York: Guilford Publication, 2018.

[9] Matusiewicz AK, Hopwood CJ, Banducci AN, et al. The effectiveness of cognitive behavioral therapy for personality disorders. Psychiatric Clinics, 2010, 33(3): 657-685.

[10] Neacsiu AD, Ward-Ciesielski EF, Linehan MM. Emerging approaches to counseling intervention: Dialectical behavior therapy. The Counseling Psychologist, 2012, 4: 1003-1032.

[11] Tan YM, Lee CW, Averbeck LE, et al. Schema therapy for borderline personalitydisorder: A qualitative study of patients'perceptions. Plos One, 2018, 13(11): e0206039.

[12] Vogt KS, Norman P. Is mentalization-based therapy effective in treating the symptoms of borderline personality disorder? A systematic review. Psychol Psychother, 2019, 92(4): 441-464.

[13] Wang YL, Zhu MF, Huang JY, et al. Family behavior therapy for antisocial and narcissistic personality disorder in China. An open study. German Journal of Psychiatry, 2008, 11: 91-97.

[14] 王伟. 临床心理学. 北京: 人民卫生出版社, 2016.

[15] WangW, Fang J. Textbook of Clinical Psychology, 2nd ed. Beijing: People's Medical Publishing House, 2017.

[16] 王伟. 人格心理学. 北京: 人民卫生出版社, 2018.

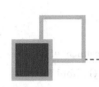

第十六章　精神活性物质使用／成瘾行为所致精神障碍

根据 WHO《国际疾病分类》(第 11 版)(ICD-11)分类，物质使用／成瘾行为所致精神障碍是因使用主要精神活性物质（包括药物）或特定重复奖励和强化行为而发展的精神和行为障碍。

物质使用所致精神障碍(disorders due to substance use)包括单次有害物质的使用、物质使用障碍（有害物质使用和物质依赖），以及物质引起的疾病，如物质中毒、物质戒断和物质使用引起的精神障碍、性功能障碍和睡眠-觉醒障碍。凡能够影响人类情绪、行为及意识状态，并有致依赖作用的一类化学物质称为精神活性物质(psychoactive substances)。目前常见的精神活性物质有酒类、阿片类、中枢神经兴奋剂、致幻剂、大麻、镇静催眠药和烟草等。在应用精神活性物质以后，产生心理生理症状的改变，同时使精神活动能力明显下降或社会功能明显下降，急性中毒或戒断可出现意识障碍或精神病性症状，慢性中毒可出现人格改变、遗忘综合征和痴呆。物质滥用与依赖问题经常和其他疾病之间存在相当多的重叠，尤其是与冲动控制、情绪和人格有关的疾病。WHO 调查显示，每年有 250 万人死于酒精滥用，而其他精神活性物质使用者占全球人口的 3.5%～5.7%，精神活性物质依赖已成为一个全球性的问题，不仅给依赖者个人带来心理生理上的伤害，更是带来众多社会性问题。

成瘾行为(addictive behaviour)所致精神障碍是可识别的、临床意义重大的综合征，与痛苦或个人功能受损有关，这些症状是由于非使用精神活性物质的重复奖励行为而形成的。成瘾行为导致的障碍包括赌博障碍和游戏障碍。行为成瘾的概念来源于物质成瘾。与精神活性物质类似，某些特定行为也能刺激中枢神经系统的奖赏回路产生生物活性物质，使个体产生强烈的渴求和冲动感，促使个体不可自制地重复该行为。反复进行成瘾行为会带来一系列躯体、心理及社会功能的损害，成瘾者虽然知道重复该行为会造成负面影响，但仍然继续下去。游戏成瘾通常指网络游戏成瘾(internet gaming addiction, IGD)。2019 年，"游戏障碍"作为一种精神障碍被 WHO 正式列入 ICD-11 中的"成瘾行为"，包括线上、线下和未特定类型的游戏成瘾。网络游戏成瘾是指个体对网络游戏产生极度的依赖，反复地、长时间玩网络游戏，并难以自制，可造成多种躯体症状，精神行为改变以及社会功能受损。

第一节　物质使用／成瘾行为所致精神障碍临床表现

物质依赖／成瘾行为的分类及临床特征

（一）酒精依赖

酒精依赖(alcohol dependence)是一组认知、行为和生理症状群，使用者尽管明白滥用酒精会带来问题，但仍然继续使用。自我用药导致了耐受性增加、戒断症状和强制性觅药行为(compulsive drug seeking behavior)。酒依赖患者多数体验饮酒初期的心情愉悦，酒后喜欢交往、缓和紧张，有这样敏感素质的人更愿意使用酒进行社交、缓和紧张情绪或疲劳。这样，逐渐形成每天饮酒，但尚可在一段时期内，在一定时间饮一定量的酒，保持一定的体力，以适应社会正常活动的需要，并满足个人饮酒的渴望，这种可保持饮酒者饮酒量的长期均衡的饮酒，称为"习惯性饮酒"。这种状态往往不被社会或医务工作者认为是酒精依赖者。但当这种均衡状态被慢性酒中毒等因素所打破时，患者为了防止发生戒断症状而强烈或强迫性渴求饮酒，并且伴随出现寻酒行为明显亢进，这就成为典型的酒精依赖患者。

早期酒依赖者是对酒的一般渴求，由早期的一般渴望到出现明显躯体依赖，这一时期的精神依赖为轻度的。当发展为严重的躯体依赖时，患者恐惧戒断症状，出现强烈和强制的饮酒渴求，导致不可遏制地搜寻酒的行为，此时饮酒行为由多样变的单调，每天或几天总是用单一的方式饮酒，决心控制但总是控制不住，这种渴望进一步发展，使饮酒行为成为一切活动的中心，同时反复饮酒使酒依赖者中枢神经系统发生了生理、生化变化，以致需要酒精持续地存在于体内，此时，患者对戒断的轻微症状都变得敏感，即使晚上痛饮后，第二天晨起血中酒精浓度降低就可出现戒断症状。

酒精戒断综合征分为早期戒断症状和后期戒断症状：早期症状常先出现焦虑、不愉快、抑郁情绪，同时伴有恶心、呕吐、食欲差、恶寒、出汗、心悸、脉速和不整、高血压等自主神经系统症状。还可有睡眠障碍，如噩梦、睡眠浅、入睡困难等。这些症状往往是轻度戒断症状或戒断的早期症状。震颤是酒精依赖者戒断的典型症状之一，常发生于停酒后7～8小时，因此慢性酒精中毒患者晨起手指及眼睑震颤，严重者可出现不能咀嚼和站立不稳。这种震颤可因活动和情绪波动而出现或加重，饮用一定量的酒后，在数分钟内减轻或消失。如进一步发展，患者可有短暂的错觉、幻觉、视物变形，严重时可导致癫痫发作和震颤谵妄。

（二）阿片类物质依赖

阿片类物质（opiates）是指任何天然或合成的、对机体产生类似吗啡样效应的一类药物，其滥用会产生一系列精神和行为障碍。常见为海洛因依赖，以中青年男性多见，大多数吸食1个月后产生依赖。精神症状主要有：情绪低落，易激惹；性格变化，自私、说谎、缺乏责任感；记忆力下降，注意力不集中，睡眠障碍。躯体症状主要有：营养状况差，体重下降，食欲丧失，性欲减退，头晕，冷汗，心悸，体温升高或降低，白细胞升高，血糖降低。神经系统的主要表现为：震颤，步态不稳，缩瞳，腱反射亢进，也可出现掌颏反射，吸吮反射，脑电图轻度异常，β或θ活动增加。

阿片类精神活性物质戒断综合征一般在中断用药8～12小时后出现。最初表现哈欠、流涕、流泪、寒战、出汗等。随后陆续出现各种戒断症状，如厌食、恶心呕吐、腹泻、瞳孔扩大、肌肉抽动、疼痛，失眠，抑郁，烦躁不安，意识障碍、嗜睡、谵妄，伴有鲜明生动的幻觉等。通常于断药后24～36小时最为突出，2～3天后开始减轻，至第7～10天逐渐消失。

阿片类药物过量中毒者，多有意识不清，可达深度昏迷。呼吸极慢，甚至每分钟2～4次。皮肤冰凉、体温下降、血压下降。瞳孔呈针尖样，缺氧严重时瞳孔可扩大，对光反射消失。肌肉松弛，舌向后坠阻塞气道。常因休克、肺炎、呼吸衰竭导致死亡。

（三）巴比妥类及其他镇静安眠药依赖

主要有巴比妥类（barbiturates）和水合氯醛等。因此类药物为合法处方用药，使用广泛，品种又多，故形成依赖的潜在危险更大。

一次大量服用此类药物，可出现意识障碍，伴有震颤、吐字不清、步态不稳。长期大量服用可出现智能障碍，如记忆、计算、理解、学习能力下降。致依赖后出现人格改变，食欲下降、消瘦、性功能减退，以及面色青灰等躯体症状。一般在停药1～3天后可出现戒断综合征，轻者周身难受、不适、心慌、眩晕等。重者肌肉抽搐、癫痫大发作、幻觉、意识障碍、兴奋、冲动等。

（四）抗焦虑药物依赖

常见致依赖的抗焦虑药物主要是苯二氮䓬类药物，包括眠尔通、利眠宁、阿普唑仑和各种安定药。长期大量服用抗焦虑药可出现消瘦、面色苍白、性功能低下，肌张力低下、步态不稳。依赖后会出现人格改变，如表现为易激惹、说谎、欺骗、偷窃、缺乏责任感等。一般在停药1～3天后出现戒断综合征，表现为一过性幻觉、欣快、兴奋、不眠。与巴比妥类安眠药戒断症状相似，可出现癫痫大发作。

（五）游戏障碍

游戏障碍的特征表现为持久性或经常性的游戏行为，并且对身心健康及社会功能带来负面影响。躯体症状通常表现为昼夜节律紊乱、脱水、食欲不振、体重减轻等；精神行为改变主要包括性格变化、脾气暴躁、易激惹、焦虑、抑郁、睡眠障碍、注意力不集中、精神萎靡、内疚、无助、失控性行为等；社会职能受损如人际关系冲突、社交能力减退、学习成绩下滑、工作效率低下等。在ICD-11中,游戏障碍的诊断要点包括:①对玩游戏的控制受损(比如开始时间、频率、持续时间、场合等);②玩游戏的重要程度高于其他兴趣爱好和日常生活;③即使导致了负面影响,游戏行为仍在继续和升级;④上述症状至少需持续12个月。

(六)物质使用/成瘾行为与精神障碍的共病

物质使用/成瘾行为与精神疾病的共病(comorbidity)又称为共患障碍,指同时患有物质使用/成瘾行为及其他精神障碍,即同一个体至少符合一种物质(酒精或药物)使用/成瘾行为障碍和至少一种其他精神障碍的诊断。

许多流行病学调查显示,各类物质依赖患者存在其他精神疾病诊断者的比例远高于普通人群,反之亦然,即精神疾病患者同时存在物质滥用者的比例也较正常人群高出数倍。而在其他精神障碍人群中,20%~50%的患者存在物质使用障碍。精神障碍是物质滥用最强的危险因素,几乎所有精神障碍与物质使用障碍的共病率都高于普通人群,精神障碍治疗人群物质使用障碍共病率为40%~60%,在物质滥用人群中,50%~70%的患者存在其他精神障碍,物质滥用治疗人群中的精神障碍共病率高达50%~60%,其中最常见的共病是抑郁障碍。目前针对中国人群物质依赖与精神疾病的共病调查较少,尚未见大规模的流行病学调查研究报道。杨梅等人对1 002例海洛因依赖者的共病调查结果也显示,最常见的轴Ⅰ共病为心境障碍,终生患病率为19.1%;其次为焦虑障碍,终生患病率为12.8%,显示我国物质依赖与精神疾病共病问题也非常突出,应引起临床及研究者的高度关注。

许多临床研究表明,IGD也存在共病现象,常与其他精神障碍合并存在。Cecilie Schou等对网络游戏及精神障碍之间的联系进行了一项横断面研究,结果表明,网络游戏成瘾和注意力缺陷多动障碍、强迫症、抑郁、焦虑等潜在心理障碍成正相关。2018年的一篇文献综述对24篇关于IGD和共病心理障碍的文章进行了分析并指出,92%的研究描述了IGD与焦虑的显著相关性,89%与抑郁症有关,87%合并注意力缺陷多动症状,75%有社交恐惧/焦虑和强迫症状。

(苏朝霞)

第二节 物质使用所致精神障碍的治疗原则及方法

物质依赖患者的治疗及康复是一个长期的过程,有效的治疗方法往往符合生物-心理-社会多元模式,经常需要多种治疗方式的综合干预,没有任何一种单一的治疗方法适合所有的患者,并且有效的治疗是针对患者的各种需求而言的。对于物质依赖患者,除了解决物质使用问题,还应解决与物质依赖所导致的生理、心理、社会、职业甚至法律问题;与慢性疾病的治疗相似,治疗包括初期的评估、急性干预、长期干预和/或维持,并在物质使用过程中不断进行再评估,这意味着足够的治疗时间对于成功的治疗非常重要。总体而言,药物治疗通常都旨在降低患者对精神活性物质的渴望,改变对其的反应。而在不同的治疗阶段,心理社会治疗则都要依靠社会交互作用,以提高目的性、改变认知、强化减少精神活性物质消极效果的作用。

一、药物治疗

1. 酒依赖的药物治疗 许多年来,人们用戒酒硫来预防酒依赖的复发,戒酒硫可以抑制乙醛脱氢酶的代谢,使乙醇和乙醛在体内堆积,使饮酒者面部潮红、头痛、胸部窒息感、恶心、呕吐和低血压。患者通过对戒酒硫所造成反应的恐惧和厌恶来达到戒酒的目的。但其疗效长期以来较受质疑,被认为主要对在监督情况下服药有效,且国内尚无供应。目前,根据酒依赖的神经化学通路学说,根据动物实验模型,已有能够在一定程度上预防复发的药物。研究显示,阿片受体拮抗剂——纳曲酮在治疗期间可以明显降低患者对酒的渴求程度,减少饮酒次数和摄入量;与安慰剂对照相比,复发饮酒率明显降低。另一种阿片受体拮抗剂——纳美芬(nalmefene)也已在一些国家批准用于酒依赖的治疗。纳美芬的化学结构与纳曲酮相似,但与之相比,中枢神经系统的结合率更高,生物利用度更大,且没有剂量依赖性的肝脏毒性。初步临床前研究显示,此药的作用机制可能与纳曲酮略有不同,且疗效可能也略胜纳曲酮。目前已有若干研究结果证明,纳美芬可显著降低酒精依赖患者的总酒精摄入量和重度饮酒天数。

苯二氮䓬类药物（BZDs）是世界公认的用于治疗急性酒精戒断综合征（AWS）的首选药物。BZDs 在减轻戒断的关键症状方面具有明显的作用，如焦虑、情绪激动和自主神经活动过度症状如出汗、震颤、心悸等，还可降低整体戒断症状的严重程度以及谵妄和癫痫的发生率。最常用的 BZDs 包括地西泮、氯氮䓬、奥沙西泮、劳拉西泮和阿普唑仑。但是，BZDs 长期应用可引起药物依赖，还有精神运动性失调等不良反应，因此酒精依赖患者除非出现急性戒断综合征，则不建议应用 BZDs。

2. 阿片类精神活性物质依赖的药物治疗　脱毒治疗指通过躯体治疗减轻戒断症状，主要分为替代性治疗和非替代性治疗。替代治疗主要是利用与精神活性物质有相似作用机制，安全、半衰期长的药物来替代，以减轻戒断症状的严重程度，使患者能较好的耐受，然后在一定时间内逐渐减少替代药物，最后停用。美沙酮及丁丙诺啡常作为替代治疗药物。美沙酮是 μ 受体激动剂，可以与成瘾药物作用于同一类型的神经递质受体，产生吗啡样作用，可口服，使用方便，半衰期长，吸收及生物利用度稳定，血中最高浓度出现于口服后 2~6 小时，与组织非特异性结合，使身体成为美沙酮的贮存池。患者口服后很难出现像注射海洛因之后的主观感觉，身体的贮存作用也不会使血中浓度突然下降而产生戒断反应。丁丙诺啡是 μ 受体半激动剂，其镇静作用是吗啡的 25~50 倍，能阻止海洛因产生的欣快感，并且突然戒断时戒断反应较轻。非替代治疗主要使用 α 受体激动剂可乐定及洛非西汀，目前这两种药物用于脱毒治疗的辅助治疗，如在停止美沙酮之后使用。

此外，目前国内已开发出戒毒的中药制剂，由于中药制剂不含阿片类物质，故对戒断症状的控制不如美沙酮，但其副作用小。另外，针灸、苯二氮䓬类、曲唑酮、丁螺环酮等的治疗主要用于缓解焦虑、控制失眠等。

二、心理治疗

（一）物质依赖的生理-心理-社会多元模型

20 世纪 70 年代以后，疾病与健康新观念的兴起促使研究物质依赖的生理-心理-社会多元模型产生广泛影响。Engel 第一次向精神病学及医疗界提出生理-心理-社会多元模型。Engel 指出，仅从某一方面理解官能障碍或精神障碍，会导致忽略影响疾病的一些重要因素及相应治疗。Engel 认为，应将健康及疾病视为生物、个体、家庭、社区各系统内因素之间及各系统间非递归性互动的结果。Engel 强调，这个复杂的层级系统对理解疾病及其症状都非常重要。那么应从哪些具体因素理解物质依赖的症状呢？O'Brien 在其文章中列举了对物质依赖发病及持续过程有重要影响的生理-心理-社会多元模型因素，主要分为三类：介质（精神活性物质）、受体（使用者）及环境。

介质包括可使用的物质、物质的价格、物质的纯度或效力以及使用物质的方法，如口服、鼻腔吸入或静脉注射。受体一类包括对某物质先天耐受性，如第一次使用某物质时所呈现的对该物质的耐受性。其他与耐受性相关的因素包括：产生耐受性的速度、使用某物质时产生愉悦感的可能性。另一受体因素为个体代谢某物质的速度和效率。个体的精神状态也会影响初次和持续使用某物质，如与某物质相关的过往经历及对使用某物质的期待。最后，个体对冒险行为的偏好也会影响物质使用。

环境因素包括与物质使用相关的切身环境及宏观环境，即社会环境，如社区的态度（包括同辈影响、行为模范），会影响物质使用。O'Brien 提出的另一环境因素是在物质使用之外可获取的愉悦或娱乐的源泉（广泛来讲，就是正向刺激的来源）。就业或教育机会也可能影响物质使用。持续使用某物质后，环境因素会对物质使用产生紧密、强烈的暗示作用，进而诱发使用物质的欲望。

生理-心理-社会多元模型对临床实践的意义主要为每一物质依赖患者都有不同的症状、病因或发病过程，因此治疗应给予个性化的评估和诊断。其次，对于物质依赖患者而言，没有"指定的"治疗方案，多种干预或治疗方法都可能为某一患者提供有效的治疗。不存在对所有人都有效的"强制性"干预方法。此外，如 Engel 所说，综合不同层面的干预，比如将药物治疗与家庭治疗相结合，才能有效地治愈患者。这一菜单式的方法与 Sobel 提出的阶段式治疗模式是一致的。阶段式治疗模式意味着根据病情的严重程度及对治疗的反应调整治疗强度，以便为患者提供针对性的治疗。

（二）物质依赖常用的心理治疗方法

1. 认知行为治疗（CBT） 物质依赖的 CBT 治疗是一种结构化、目标明确、主要针对物质依赖当前问题的心理治疗方法，广泛应用于治疗各种物质依赖，尤其是促进操守、预防复发。物质依赖的 CBT 治疗综合了行为理论（经典条件反射和操作条件反射）、社会学习理论（观察学习、榜样的影响和认知预期对行为的决定性作用）和认知理论基础（思维、认知图式、信念、价值观、态度和归因），具有个性化、短程、限时、可操作性强的特点。

治疗过程主要包括三个核心内容：功能分析、应对技能训练和预防复发模式。国外广泛应用 CBT 或者联合其他方法治疗各种物质依赖者，包括青少年或成年人。Kathleen 等人运用 CBT、人际关系心理治疗（IPT）分别联合戒酒硫或安慰剂治疗可卡因依赖。研究表明，CBT 联合戒酒硫可显著降低可卡因滥用。有学者对海洛因和冰毒滥用者应用短程 CBT 干预，研究组接受管理海洛因和冰毒滥用情境的技能训练，结果表明，海洛因滥用者在接受干预后提高了管理滥用相关的人际交往情境的信心，而冰毒滥用者则提升了管理与冰毒滥用相关的人际交往，以及自身因素相关情境的信心。Easton 等对 78 例有人际暴力冲突的男性酒依赖者实施了认知行为治疗或 12 步骤促进干预，结果表明，研究期间认知行为干预组报告显著减少了酒滥用的天数，暴力频率的趋势明显降低。本研究认为，认知行为治疗对于降低男性酒依赖者的暴力冲突是一种很有希望的干预手段。

国内对物质依赖的临床干预研究主要是运用药物治疗，心理干预的研究较少。大多是参考国外相关研究，改编治疗手册，主要在劳教或强制机构实施，疗效各异。这可能是由于研究对象是暂时居住在封闭、无毒的特殊机构，强制性参加康复治疗，如劳动和再教育等，未涉及适应不良的行为模式、歪曲的认知以及应对技能缺乏等因素，一旦回归到正常生活环境下，面临各种诱发因素时则无法应对，进而复发。

2. 预防复发治疗（relapse prevention，RP） 是目前酒精及其他药物依赖治疗领域中最常使用的心理行为干预方法。物质依赖的预防复发模式包括功能分析、识别高危情境和应对技能训练，其目的是帮助患者识别复发的高危情景，保持对复发的警惕性，加强自我控制及学习应对各种复发高危情景的技巧，以避免酒精依赖的复发。对大量临床文献进行分析可知，预防复发治疗可有效控制大量饮酒的复发，并改善患者的心理社会功能，若与药物治疗相结合可取得更为积极的效果。近年来临床研究所发展出的正念防复发治疗（mindfulness-based relapse prevention，MBRP）是一种结合正念冥想（mindfulness meditation）和 CBT 的 RP 技术，专门针对物质成瘾的干预方法。强调识别高危情境或负性情绪，通过正念冥想提高觉察能力，非批判性地接纳可能会引起复发的负性情绪、想法等，从而避免患者使用药物。已有的研究表明，MBRP 在治疗患者的渴求及负性情绪，降低成瘾物质使用和预防复发方面都具有明显的效果。Carpentier 和 Romo 等人使用 MBRP 对 26 名酒精使用障碍者进行干预，结果表明，患者治疗后能够更好地接纳自己的想法和情绪，冲动性显著减退，对酒精渴求的忍耐力及自我管理能力显著提高。

3. 简短干预（brief intervention，BI） 是一种快速评估、患者参与和改变策略的立即实施的较为系统的干预方案，通常是指各级医疗服务人员在日常诊疗过程中，利用短暂的接诊时间，对就诊者进行酒精使用障碍的筛查，主要包括饮酒情况问诊以及问卷评估这两种形式，并根据筛查结果将患者分为 4 个危险等级，再个体化地实施饮酒健康教育、简单建议、简短咨询、转诊等不同强度的干预措施，以减少危险和有害饮酒。患者在认知行为技术的帮助下学会策略性拒绝饮酒，然后通过厌恶疗法降低其对酒精环境刺激的敏感性与原有条件反射。简短干预包括筛查、反馈、建议、帮助、随访等步骤，操作简便，需时较短，因此在常规临床实践中即可施行，实施场所包括各级医院、初级卫生保健机构、诊所、社区福利机构，初级医疗服务人员在患者的干预、识别、转诊等方面发挥着关键作用。许多研究显示，简短干预在对危险和有害饮酒的干预上疗效显著、成本低廉，既填补了酒精使用障碍初级预防和后期强化治疗之间的空白，也为酒精使用障碍患者转诊至专业治疗机构提供了有效的途径。多项研究均说明简短干预可有效减少过量饮酒。国内学者陶敏等采用简短干预方案对 50 例酒依赖患者的干预研究提示，简短干预可以减轻酒精依赖患者的心理渴求和焦虑等戒断性精神症状。

4. 线索暴露治疗 针对酒精滥用的线索暴露治疗（cue exposure therapy，CET）是以社会学习理论模型为基础的干预措施。一般情况下，酒精线索与酒精复饮存在联系，而在安全环境下的反复线索暴露，可使酒精相关线索与实际饮酒效果间的习得性关联减弱，当这些线索出现在真实生活中也能够维持自控，复饮的可能性就会减少。田雷等运用线索暴露疗法对 64 例酒依赖患者进行治疗，结果显示，研究组对酒精的心理渴求水平和复饮率均较对照组明显降低，提示该疗法可减少酒依赖患者对酒的渴求并降低复饮率。高静等对 56 例康复期酒依赖患者采用以线索暴露治疗为基础的综合干预措施，发现该疗法较常规治疗能显著降低患者的焦虑情绪，使患者对酒精的渴求产生耐受能力。研究推测，该疗法可通过使患者饮酒条件反射消退、获得由线索暴露营造的真实环境体验，提高患者的自我效能并调节其应激反应的机制来发挥治疗作用，提高完全戒酒的成功率。

5. 行为强化治疗 又称列联管理（contingency management，CM），大量的研究显示，在药物依赖产生及其持续过程中，操作性条件反射起到重要作用。操作性条件反射理论认为，人的行为是后天习得的，正性（阳性）的强化（奖励）指个体为了获得良性行为结果而维持或增加某些行为，而惩罚指个体为了避免不良的行为后果而减少或者消除某些行为。斯金纳用强化列联这一术语表示反应与强化之间的关系。强化列联由 3 个变量组成：辨别刺激——行为或反应——强化刺激。在一个列联中，如果一个操作反应过程发生后就出现一个强化刺激，这个操作再发生的强度就会增加。通过精确地分析强化效果并设计特定的强化列联，能够使目标人群长期保持目标行为，改变原有不良行为。由于药物滥用被认为是一种受神经生物学因素和环境因素影响的非适应性行为模式，根据操作性条件反射理论，在药物滥用的治疗过程中，通过奖励患者出现所期望的行为（如表现为依从于治疗）和惩罚患者所表现的不期望行为（如与复吸有关的行为），可强化目标行为，帮助患者减少毒品使用，促进保持戒断与康复。Higgin（1994）、Lguchi（1997）和 Sliverman（1996）对尿检结果阴性或完成治疗协议者用奖金进行强化，结果显示这种方法在减少海洛因或可卡因等物质滥用，提高患者对治疗的依从性等方面有明显的疗效。研究显示，CM 单独应用或者合并其他心理社会干预均能起到良好的效果。近年来，国内部分学者将 CM 干预措施与美沙酮维持治疗（MMT）相结合，并对其进行初步临床研究来探讨在我国实施行为强化治疗过程中可能影响效果的相关因素。江海峰等在包含 60 例海洛因滥用者的研究中运用了 MMT 联合 CM 的治疗方案，经过治疗 CM 组在职业／社会支持状况、尿检情况以及维持操守程度均较 MMT 组取得更为明显的改善。研究认为，行为列联管理技术有助于美沙酮维持治疗门诊的海洛因依赖者改善职业／社会支持状况、减少毒品使用及复发的风险，并提高治疗维持率。

6. 动机强化治疗 动机强化疗法（motivational enhancement therapy，MET）由 Miller 在 20 世纪 90 年代提出，是一种以"改变阶段理论"为基础、动机访谈（motivational interviewing，MI）为主要途径的心理干预疗法，最先用于治疗酒精依赖的患者。动机强化理论认为，物质依赖者的内在动机是发生改变的真正动力与关键因素，物质依赖者的戒毒戒酒动机不是指其内在拥有的某种特征，不是固定不变的，而是表现在患者的态度、认知、情绪及行为的改变过程中。动机是多维度的、动态变化的，外在因素如环境、家庭、治疗等可以影响其动机而促进改变。动机强化治疗的目的是治疗师应用一定的心理治疗技术来激发物质依赖者自身的改变动机，然后制订计划，采取行动改变的过程。在动机强化疗法的指导下，患者的康复过程呈螺旋式上升，其间会经过多次反复与倒退，但是可以通过探索和化解患者的矛盾心理，使其获得快速、强烈、内在的动机转变，从而取得成功。动机强化治疗强调改变的主体是物质依赖者本人，治疗者主要是激发者的角色，兼教育和合作者，通过充分地倾听和共情使患者表达自己的内心体验及情感需求，并且加深患者对于饮酒问题的认识。同时，还强调患者要对自己的行为承担责任，治疗师要充分相信患者的改变潜能，努力提升患者的自我效能，把患者的外部动机转化为内部动机，从而使其充分认识到自己的责任和改变的可能。只有患者充分认识了自己的饮酒问题，才有改变的动机，而只有患者愿意发生改变，改变才能真正的发生。动机强化治疗在物质依赖治疗中应用非常广泛，适用于不愿意做出改变或犹豫不决的患者。可单独作为一种治疗模式或者整合到其他治疗模式中，具有较好的临床适用性。

动机访谈是动机强化治疗的主要方法，是一种基于患者的激励性治疗策略，具有灵活性。动机访谈（MI）将整个访谈过程大致分为两个阶段，第一阶段是患者认知的改变（无意图与思考期），主要是帮助患者认识到问题，增强行为改变的内在动机；第二阶段则是患者行为的改变（准备、行动与维持期），重点在于巩固患者对自身行为改变的承诺以及制订并履行行为改变计划。在访谈过程中需要遵循 MI 的五项基本原则以指导治疗师与患者的信息交流和互动，主要包括表达共情（express empathy）、发现差距（develop discrepancy）、避免争论（avoid argument）、化解阻力（roll with resistance）和支持自我效能（support self-efficacy）。在治疗策略上，患者的矛盾感和阻抗常常是治疗第一阶段面临的主要问题。因此，为了保证治疗早期阶段的顺利进行，MI 在五原则的基础上提出以下几种基本技术，这些技术主要关注治疗师如何开始与患者的对话及如何应对患者的回答，可以归结为"OARES"：开放式提问（open-ended questioning）、反映性倾听（reflective listening）、支持肯定（affirm）、表达自我动机（elicit self-motivational statements）、总结（summarizing）。多项关于药物滥用的研究证实，动机访谈能强化患者的治疗动机，延长维持治疗时间，降低偷吸、复吸率，减少吸毒天数，提高治疗效果。一项有关酒精成瘾的研究表明，以 MI 为核心的干预疗效与传统的 CBT 相比，患者的自我报告及相关的生化指标均优于后者。李华对 69 例酒精依赖患者

实施了 8 周的动机强化治疗，结果显示 MI 研究组的焦虑、抑郁自评量表得分以及复饮率和住院率均低于常规治疗对照组。研究认为，动机访谈能有效消除酒精依赖患者的负性情绪，提高治疗依从性，降低复饮率和再住院率。Geir 及 Smedslund 等人（2011）的一项对于动机强化治疗的荟萃分析，显示出了动机强化治疗对物质依赖的治疗的显著疗效。MET 对于物质依赖的有效性被国外肯定并广泛应用于咨询、医疗及其他社交机构，取得了良好的效果。但在国内对于 MI 的应用研究相对较少，还需要临床以及心理学工作者进行更深入的临床实践研究。

7. 家庭治疗　物质依赖家庭治疗理论认为，家庭中每个成员的个性、价值观以及对社会的适应模式等，都在家庭的熏陶下形成。家庭成员之间密切交往，互相产生正性的和负性的影响。家庭系统理论认为在家庭中，一个成员的行为势必会影响到其他成员，这些行为在多年里重复发生，成员间彼此互相适应，构成完整的家庭功能系统。家庭中每个成员都有其认识事物的模式，而每个成员的认识模式与外在行为又会在受到家庭其他成员影响的同时，反过来影响其他成员，其间的关系是循环反馈式而不是线形因果式的。家庭疾病理论认为，疾病是家庭关系适应不良的结果，即物质依赖患者的问题是家庭成员交互作用的结果。因此改变患者的病理现象应以整个家庭系统为对象。家庭治疗可以帮助家庭成员认识、解决家庭的问题，促进相互理解、相互帮助，避免物质依赖者在治疗结束后又回到一个病态的家庭环境中去；帮助家庭成员认识自己的问题，支持、帮助、监督患者摆脱对精神活性物质的心理依赖；帮助家庭其他成员渡过自身难关，消除物质依赖患者给他们造成的心理创伤。治疗前首先要对家庭进行评估，包括家庭目前主要问题、家庭成员的情绪状态、社会关系、冲突、应对技能、权利控制等。将上述信息进行整合后，治疗师和家庭成员一起制订及实施治疗计划。家庭治疗需要受过专门训练的专业人员来实施，常用的技术包括：倾听、共情、非病态化、扰动技术、提问技巧、改变层级、促发行动、绘制家谱图、正常化等。在治疗过程中应尽可能使每一位家庭成员都参加，定期召开讨论会，讨论物质依赖者的人

格、行为等问题。改善与患者的沟通方式，帮助患者认真遵循治疗康复程序，适当给予其戒酒戒毒方面的压力，并共同学习减压的方法，寻找有益于控制成瘾的改变，通过各种活动逐渐加深各个家庭成员之间和家庭与治疗之间的相互联系，进而提高酒依赖者对治疗的依从性、改善远期预后。多项针对家庭干预的研究证明，家庭治疗可有效降低酒依赖患者康复期的复饮率。

8. 夫妻治疗　很多研究表明，配偶 / 伴侣加入酗酒治疗会增加积极治疗预后的可能性。以患者伴侣参与并积极支持为基础的疗法被称为夫妻疗法，主要适用于有稳定夫妻关系的患者，其特点包括对"行为合约"的使用、较强的结构性与可操作性。夫妻通过在治疗中学习交流技能而改进关系，保持更积极的心态，减少戒酒过程的痛苦。一项为期 12 个月的随访研究发现，夫妻疗法比其他主动心理干预方法在减少严重饮酒次数、维持戒酒与低剂量饮酒方面有更加显著的效果。

9. 团体治疗　目前国外常用于物质依赖治疗的团体模型主要有以下 5 种：心理教育团体、技能发展团体、认知 - 行为团体、支持性团体、人际关系进程团体。另外预防复发团体、特殊集体文化团体和表达团体（包括艺术治疗、舞蹈和心理剧治疗）这 3 种未纳入主要团体咨询模式的团体在物质依赖患者的团体咨询中同样有着重要作用。关于团体治疗的疗效目前仍缺乏大量严格控制的研究，但这一治疗方法仍然广泛应用于物质依赖的心理治疗。Ahmed 对 80 例物质滥用者进行研究发现，接受团体治疗的物质依赖者比控制组在一年的时间里有更低的复吸率和更高的保持操守率。物质依赖者在团体治疗中感知到的有利因素主要是情感宣泄、团体凝聚力和人际学习。在 Scheidlinge 和 Toseland 的研究中，团体治疗疗效优于个别治疗。Leshner 的研究认为，治疗团体的凝聚力越好，持续时间越长，成员的预后越好。Kanas 认为，伴随抑郁、焦虑、孤独、自我否定、认知障碍、精神障碍等症状的人，无论是不是药物依赖者，团体治疗的效果都优于个别治疗。

支持性团体治疗中最广泛应用的是自助团体，匿名戒酒会（alcoholic anonymous，AA）是最常见的自助团体，全世界 150 多个国家，都存在这样的组织。AA 认为，酗酒是一种生理的、情绪的以及精神的疾病，这种疾病不能够痊愈，但是可以被抑制，康复被看作是一个毕生的过程。通过阅读 AA 的书籍，每周参加至少一次 AA 的自助团体会议，实践 AA 的 12 步骤等活动来实现戒酒。AA 的作用类似于集体心理治疗，强调成员间的相互平等、尊重与信任。AA 在我国的发展尚处于起步阶段。中国嗜酒者协会成立于 2000年，会员人数逐年上升，并逐渐扩展到多个城市，这些分会大多以当地医院为依托，将 AA 康复方案作为重要的辅助手段运用到酒精依赖患者的治疗中，取得了良好的效果。

尽管匿名戒毒会，在治疗物质依赖的作用未被证实，但他们影响非常大，患者在自助组织里相互帮助、相互鼓励、相互接受，互诉吸毒的不良体验及戒毒体会，戒毒成功者可以现身说法，指导新来者如何战胜心瘾，克服不良情绪。

10. 短期心理动力学治疗（STDP）　该疗法以心理动力学、心理分析学的模型为基础，首先治疗师和酒精依赖患者聚焦当前的争议所在，并探讨这些争议如何在近况、关系、治疗中起到重要作用，然后酒精依赖患者探究、解读和化解过去理性及非理性的事件中的心理矛盾。这项疗法的特点是治疗期限较短（16～30 次会面）、操作简单。短期心理动力学治疗是通过聚焦于问题解决、一般精神症状治疗和社会功能完善来实现戒酒效果的。

11. 团体人际心理治疗（group interpersonal therapy，GIPT）　部分酒依赖者存在人际关系困难和社会职能受损，人际心理治疗可通过调整和改善患者的人际关系发挥其治疗作用。团体人际心理治疗是指人际心理治疗与团体治疗方案相结合，以聚会的形式进行的治疗方式，通常由治疗师在现场指导，在治疗中鼓励经验分享与问答互动。团体人际心理治疗在欧美发达国家已被认为是治疗酒精依赖的有效方法之一，其主要特色在于治疗方案短程、限时、可操作性强，同时具有稳定性、保密性和安全性的特点。随着时间的进展，团体成员自然形成一种亲近、合作、相互帮助、相互支持的团体关系和气氛。一项对 120 例酒精依赖患者的对照研究认为，GIPT 有助于减轻患者对酒精的渴求，从而降低复饮率。

（三）酒依赖的心理治疗

1. 案例概念化　酒精使用障碍治疗模型基于这样一种假设：治疗计划必须是多方面的，对于酒精问题的治疗，不止一种有效的治疗方法。这些方法对酒精问题的病因学基础、过程、治疗目标以及治疗时程等方面的观点都有所不同。治疗师的核心责任之一就是帮助患者找到一个适合他的治疗方法，其次，提高患者的治疗动机，使之能够持之以恒地致力于改变的过程。治疗过程中治疗师需要思考的主要问题有：患者问题的严重程度？患者伴发的生活问题有哪些？患者的治疗期望是什么？患者改变的动机与治疗的关系？维持患者当前饮酒的因素有哪些？以及能够使患者维持改变的因素有哪些？

（1）问题的严重程度：在前文中我们已探讨了一些酒精问题的严重性，这对于确定治疗方法、治疗强度以及初始治疗的设置都至关重要。严重的酒精依赖类似于慢性的、反复发作的障碍，甚至在戒酒之后非常长时间后还可能复发。就像对待其他慢性病，如：糖尿病、心血管病或者类风湿病一样，临床心理工作者必须将治疗目标放长远，基本的目标就是尽量增加有积极功能的时期，减少有问题地使用酒精的时期。而且，有一些存在酒精相关问题的个体可能在一段时间内毫无进步。流行病学的调查发现，大多数有酒精相关问题的人，无需任何干预或治疗，问题就可以得到自行解决或者缓解。所以临床工作者要给那些程度很轻的患者做治疗，必须提供一种短程的、能够激发患者动机的干预，以便与自然的恢复过程相辅相成，鼓励这些患者在酒精使用的问题上做出改变。

（2）伴发的生活问题：酒精使用障碍患者常常在生活的多个方面出现问题：躯体的、心理的/精神的、家庭的、人际的、职业的、法律的、子女抚养的、住房的、交通的。对生活多方面的评估将对能否计划和执行有效的治疗起到决定性作用。

（3）患者的期望：关于治疗的强度和可能发生的问题，临床心理工作者需向患者提供一个准确的预期。对于问题不太严重的患者，临床工作者可以适宜地告知患者，治疗进程可以比较短，患者可能会成功地减少酒精的使用量，并且有一个良好的长期预后。然而对于出现问题时间较长、依赖程度较强的患者，就要让他们对于治疗以及问题的进程有不同的预期。准确的做法是告知他们，虽然只有1/3的患者可以在相当长的时间中维持戒酒，但他们可以在很长的时间中减少饮酒量，这些患者主要面临的挑战是要把饮酒对他们生活的影响降到最低。像糖尿病患者一样，有反复发作的酒精依赖的患者必须了解发作前的警告信号，知道自己应该做些什么，同时也知道什么时候该寻求外界的帮助。

（4）动机和治疗的关系：不同的患者对自身饮酒问题的认识不同，做出改变的意愿也有很大不同。动机模型（motivational models）认为，如果患者意识到他们为饮酒行为付出的代价大于饮酒给他们带来的好处，并且能够预见改变饮酒行为将会使他们获益，患者就会开始发生改变。研究显示，尤其对于在进入治疗时非常愤怒或对治疗者有敌意的患者，加强求治动机的治疗方法非常有效。

（5）维持当前饮酒模式的因素：SORC模型把饮酒反应概念化为由环境刺激（stimuli, S）所诱发，这种刺激是在饮酒行为发生之前发生；认知、情绪以及生物机体因素（organismic, O）对饮酒行为产生调节作用；而正性的饮酒结果（consequences, C）使饮酒的行为得以维持。在个体水平方面，先发的环境事件可以是特定的饮酒情境、一天中的某些时段，或者仅仅是酒的气味。生物有机体的变量可能包括对酒精的渴望，戒断症状，负性的情绪，如愤怒、焦虑或抑郁，或者在特定的情境下关于酒精的作用的正性预期。家庭方面，可能是家庭庆祝或者是日常仪式的一部分。家庭成员试图通过责备酗酒者、要求他戒酒等方式影响有问题的饮酒行为，或者通过控制经济或酒精供应途径等方式控制酗酒者的饮酒，这些行为可能导致更进一步的饮酒行为。还有一些人际关系的事件会导致饮酒，包括社会压力、职场中的饮酒情境，友谊在饮酒中也起到非常重要的作用，或者是与同事、朋友以及熟人间的人际冲突。饮酒正性的人际后果包括减轻了渴望或社会性焦虑，也可能是增加了社会性舒适感或者自信。

（6）社会支持：饮酒者的家庭成员以及社交网络中其他人的行为，是对该饮酒者的饮酒行为进行功能性分析必不可少的因素。处于社会网络中的患者，如果该社会网络对于饮酒行为持一种支持的态度，则患者需谨慎地逐步从这一社会网络中脱离出来，重新建立一个能够戒酒的新社会网络。有研究显示，建立一种新的爱情关系或参与到宗教活动中，同样是可以引起行为改变的有效方法。

（7）改变的维持因素：酒精使用障碍有着很高的复发可能性，既因为其长期性，又因为这种根深蒂固的习惯难以改变，同时由于长期酗酒而导致的生理以及新陈代谢系统的改变也非常困难。复发预防模型是前面提到的 SORC 模型的延伸，关注的是环境、应付技能以及认知和情绪反应在维持成功改变中的相互作用。RP 的治疗关注的也是认知 - 行为治疗中的几个干预重点，如鉴别高危情境、习得应付的技能，同时还有认知重建，帮助患者把重新饮酒的片段看作是一次"过失"，而从这一次过失中患者可以学习并且继续戒酒，而不是"复发"到先前的饮酒模式中去。RP 同时还关注生活方式的改变，以减少高危情境的出现，鼓励患者在生活中发展享乐和欲望以及义务和责任之间的平衡关系（一种"想要"和"应该"的平衡）。

2. 治疗计划的制订

（1）个案鉴别及筛选：许多个体并不认为他们有和饮酒相关的问题。他们并没有意识到他们的饮酒模式具有高危的特点；没有意识到正在发生的负性后果；或者因为觉得羞耻或内疚而不愿意向别人说起他们的问题，有很多筛选性的临床会谈和问卷可以用于鉴定酒精使用问题，至少所有患者会被问及，他们是否饮酒、饮酒量和频率。后续问题将涉及饮酒之后主观和客观的后果。在对个案的评估中主要包括以下内容：

1）饮酒行为评估：临床会谈可以评估患者饮酒的历史以及他/她对于自己当前饮酒行为的看法。主要使用两种结构性的访谈，一种是时间线索追踪访谈（the time follow-back interview，TLFB），用于评估每天的一系列时间段中酒精和毒品使用行为。另一种是 DSM-Ⅳ 结构性临床会谈中的酒精和毒品使用部分，用于提供关于数量、频率、饮酒模式以及其他一系列标准信息，以建立正式诊断。使用酒精依赖量表（alcohol dependence scale，ADS）、饮酒者后果量表（drinker inventory of consequences）以自我报告的形式用于评估酒精依赖的严重程度。

2）动机的评估：对动机的评估需要考虑，饮酒者为什么要寻求治疗；饮酒者对于饮酒行为以及其他方面的治疗目标；饮酒者对于进行改变的愿望的程度；饮酒者如何看待当前饮酒模式的消极后果，以及改变可能带来的积极后果。

3）行为功能分析：主要用于确定饮酒的先发事件。饮酒模式问卷（drinking patterns questionnaire，DPQ）列出了饮酒之前或饮酒渴望之前的环境、认知、情感、人际以及个人内心的先发事件。在整个治疗过程中，饮酒者要使用每日自我记录卡片来记录自己的饮酒行为和对饮酒的渴望。

4）其他方面的评估：成瘾严重性量表（addiction severity index，ASI）用于评估饮酒者多个领域功能的工具，目前被广泛使用，其分量表包括躯体、心理家庭/社会、法律、职业、酒精以及毒品。

（2）治疗设置的选择：通过评估饮酒行为、相关问题以及动机，临床心理学工作者将得到一些信息，并利用这些信息确定一个适宜的设置，从 20 世纪 70 年代末到 80 年代，固定时程（通常是 28～30 天）的住院康复治疗被认为是治疗方式的首选，对于患者不同的需求，酒精问题的治疗有很多种设置可供选择。其中包括住院式或者居住式的设置、半住院式以及门诊式。自助团体的形式也被广泛的应用。

（3）治疗形式的选择：关于酒精问题有 6 种主要的治疗形式，包括自助团体、个体治疗、团体治疗、夫妻治疗、家庭治疗以及集中式治疗计划。

（4）治疗模型的选择：临床治疗师可以根据患者情况选择很多不同的治疗模型。在此我们不对所有模型进行详细论述。

（5）治疗目标的选择：治疗计划最后要考虑的问题就是饮酒目标的选择。传统的治疗酒依赖的方法认为，完全禁酒是唯一适宜的目标，因为这些方法把酗酒看作是一种累积发展的疾病，只能通过完全戒酒的方式来抑制。但是行为主义的治疗师检验了除完全禁酒以外的其他方法，还发展了很多帮助患者适度饮酒的策略，尽管对于酒依赖的患者，适度饮酒的训练更易被接受，但适度饮酒的训练依然是有争议的。

3. 治疗过程

（1）初始戒酒：对于那些目标是完全戒酒的患者，治疗师有一系列的方法可以帮助他/她进行初始的戒酒。对于那些目标是适度饮酒的患者，最保守的方法也是在初始的阶段进行一段时期的戒酒，像之前提到的住院脱毒、半住院脱毒以及门诊脱毒，或者让患者在几周时间内按等级逐步减少饮酒，直到完全戒酒。

（2）早期戒酒：早期戒酒策略的焦点在于帮助患者保持戒酒，对于不同的个体，使用的认知-行为技术也不同，主要包括以下几种：

1）刺激控制策略：刺激控制策略被设计为通过避免饮酒的环境线索，重新排列线索或者对同样的环境执行不同的反应来改变环境线索。刺激控制在治疗的早期起到了主要作用，尽可能避免可饮酒的情境，比如选择不提供酒精饮料的饭店（快餐店等）吃饭，并且减少以喝酒为主的社交活动。打破过去形成的固定饮酒模式，适量安排其他有益活动，在固定的饮酒时间选择其他活动，如同朋友家人聊天、外出、看电影等。

2）应对饮酒的愿望：当个体减少饮酒或者进行初始戒酒的时候，他们会体验到饮酒的愿望甚至渴望。可以向患者提供一份表格，以便他/她理解这些愿望是对饮酒情境习得的反应，如果这些愿望无法得到满足，那它们就会慢慢消退。Marlatt和Gordon建议使用想象来帮助应付这些渴望，他们描述了两种办法：使用接纳取向的想象（例如：与愿望一起冲浪），或者使用行为取向的想象（例如：用一把武士刀攻击这种愿望）。另外一种应付饮酒愿望的技术是把可以帮忙的家庭成员或者朋友的名单列出来，在感受到饮酒愿望时可以向名单上的人寻求帮助。

3）处理对酒精的认知歪曲：研究显示，酗酒的人比那些喝酒较少的人对酒精的作用抱有更强烈的正性预期。他们可能认为酒会促进社会人际互动、增强性敏感、使自己忘却痛苦的事件或感受、给予自己更多的能力。这些信念通常根深蒂固，很难改变，尤其是当饮酒者继续保持饮酒行为的时候。要有以下几种认知策略：首先让饮酒者保持一段时间的戒酒，这可以让他有机会在没有酒精的状态下体验到很多情境——不需要治疗师告诉他/她，饮酒者自己就可以产生这种体验，

并且促使他/她重新对酒精的作用进行评估。如果饮酒者没有自然地产生这些体验，治疗师可以通过一些相对更安全的方法使饮酒者观察到酒醉的行为，以便使其能从新的角度看待醉酒的举止，可以通过电影或者录像，也可以到当地的酒吧里观察。第二个策略就是对过去进行反思的能力，因为过去常对饮酒的结果抱有积极的期望，事实上却总是得到消极的后果，治疗师可以同饮酒者一起写出一张饮酒的消极后果的清单，并且在治疗中使用想象的演练，使其在对饮酒有积极预期的同时也能想到清单上的消极后果。第三，有些饮酒者对饮酒有很多错误的信念，并且因此饮酒。一般的信念包括"我一直以来都坚持得不错，就只今天晚上喝点吧"，或者"我只喝一杯"。尽管适度饮酒对于有些饮酒者来说是可能的，而对于另外一些饮酒者来说，他们过去饮酒直到失控的历史本身就说明，能节制饮酒的信念是难以实现的。

4）替代/转移行为：喝酒是一种占用时间的活动，饮酒者可能很难找到替代行为来打发时间。治疗师与饮酒者通过讨论得出既能够消磨时间又能够在精神上或躯体上非常有吸引力的特殊的替代行为在早期治疗中是一个有效的策略。

不论是酒精还是毒品，在使用中更为引人注目的问题是这些物质能够带来的精神活性的变化。从短期来看，大量地使用酒精能够阻隔负性的情感、减少难以摆脱的想法，并且降低肌肉紧张的程度，尽管这些作用都不会维持太长时间。

行为功能分析一个重要的方面就是弄清楚饮酒者对饮酒积极结果的看法。饮酒者可以通过其他几种方式来获得这些强化，并且还能够觉察到这些强化：可以帮助饮酒者发展一些替代性的方法，以得到同样的强化；质疑饮酒者对于强化的信念（例如可以询问患者在喝下半瓶白酒后是否真的更具社会适应性并更吸引人；帮助饮酒者重新评估这些强化的重要性；帮助饮酒者确定其他种类的强化，而这些强化从长远的角度来看更有价值。

5）拒绝饮酒的技巧：一些饮酒的人发现，戒酒在人际方面会遇到困难。一般推荐的关于拒绝饮酒的有效方法包括：清楚地表示自己不想要含有酒精的饮料，要求一杯替代的饮料，能自信而舒服地表达自己的要求，并且在社会压力方面能够坚持。另外，对于饮酒方面社会压力非常大的

饮酒者,可以建议他们考虑是否可以避免某些特定的社会场合或人物。如果饮酒者不想向他人暴露自己的饮酒问题,治疗师可鼓励饮酒者简单回答对方"不,谢谢",或者必要的话,一个简单的反应也可以不泄露自己的问题就避免压力,如"我正在控制体重,所以不能用高卡路里的饮料""我正在服药,所以不能喝酒",或者"我有点胃疼,最好别算我"。对于更加亲密的关系,饮酒者可以决定在什么时间、场合以及如何向他们透露自己的饮酒问题和戒酒情况,在很多情况,拒绝饮酒的困难其实来自饮酒者内心对饮酒的渴望。

(3)预防复发:治疗师需告知饮酒者在治疗之后又喝酒是非常常见的事情。首先,饮酒者需要列一个清单,写出那些预示着可能发生复发的迹象,包括行为的、认知的、人际的以及情感的迹象,重要的是,患者要意识到这些迹象是一种警告,需要立即采取行动,而不是等待着复发的必然发生。另一个策略包括对饮酒或者酗酒的反应。在初始的饮酒和任何后继的饮酒之间插入一个行为的延迟(1~2小时),离开直接的饮酒环境,在这段时间内对饮酒进行行为功能分析,回顾饮酒可能带来的消极后果。对于大多数的饮酒者而言,酒精依赖必须被看作是一种长期的、复发的障碍。对于有严重酒精依赖历史、曾经经历过多种治疗、并且维持很困难的饮酒者来说,临床心理治疗师需要与其长期保持某种形式的联系以提供长期的、强度较低的维持治疗。

(四)阿片类精神活性物质依赖的心理治疗

1. 评估

(1)成瘾严重性量表(ASI):由McLellan和Luborsky等在1980年编制,是一种应用于药物滥用和依赖患者的半结构式访谈问卷,主要用于评估成瘾行为的严重程度,以制订适合的治疗方案和评估治疗效果。30多年来,因其在不同文化背景和社会环境中都表现出良好的信度和效度,ASI量表在世界各国都得到了广泛运用,已成为成瘾科学界最广泛使用的评估工具之一。2004年,我国在英文ASI的基础上开发出第一个中文版成瘾严重程度指数量表,并开始在我国使用,中文版的ASI信度和效度也得到了广泛的肯定。

(2)改变意愿和治疗渴望的状态量表(stages of change readiness and treatment eagerness scale):是Miller和Tonigan在1996年编制的,涉及患者对成瘾药物使用问题严重性的感知,以及对采取减少使用行动所进行的准备。问卷提供了关于改变动机的定量指标,这对于预测患者遵循特定的治疗目标的意愿非常重要。

(3)对于成瘾患者情绪及其他心理问题的评估:除了系统的精神状态评估外,也可以应用贝克抑郁量表(BDI)、SCL-90等。

2. 结构化治疗

(1)治疗师与患者回顾尿检结果,并提供适宜的反馈:治疗师应使用积极的倾听技术给患者以支持,同时对患者的努力给予鼓励和社会强化。如果尿检呈阴性,治疗师首先祝贺患者,然后进一步讨论那些帮助他/她维持戒断的行为。如果尿检呈阳性,治疗师需要对患者最近一次毒品的使用进行行为功能分析,并且向患者强调理解行为背后发生的原因对于学会更好地控制他/她的毒品使用是非常重要的。

(2)治疗师回顾和评估每个治疗目标的进展情况:所有的治疗目标都通过曲线图来监控进步的情况,治疗师同样结合使用鼓励和社会强化来支持进步,如果没有达到足够多的进步,治疗师会使用问题解决的方法和适宜的行为程序来解决那些影响达成目标的困难。

(3)治疗师与患者设置下一次要达到的目标:治疗师将与患者讨论新的行为目标的基本原理,同时还要讨论下一次治疗之前的这段时间维持戒断的计划,适当的时候使用技能训练、行为演练以及角色扮演,以便像患者提供所需要的支持和训练。结束前对这次治疗和下次治疗之间要完成的目标进行回顾,并鼓励患者。

3. 治疗焦点

(1)行为功能分析:治疗师将指导患者识别他们使用精神活性物质的先发事件和后果,首先精神活性物质的使用是一种有顺序的行为,在一些特定场景下比其他场景更容易发生。其次,患者可以通过学习和确定这些情境,发展并执行一些计划,减少精神活性物质使用的可能性。患者的任务是,分析至少最近3次的精神活性物质的使用,以理解和修正每一次新的使用情况,同时治疗师借此来处理患者对精神活性物质的渴望。

(2)自我管理计划:治疗师教给患者根据行

为功能分析中得到的信息进行自我管理，与行为功能分析相结合使用。治疗师和患者讨论重新构建他们的日常活动，以便最大限度地减少与已知精神活性物质使用先发事件的接触，同时寻找可以替代精神活性物质正性使用结果的行为，并且明确负性结果。

4. 治疗技术

（1）拒绝毒品训练：治疗师应该解释毒品拒绝技巧训练的基本原理，辅助患者设计自己的拒绝风格，并且角色扮演一些患者会被提供精神活性物质的场景。角色扮演场景应尽量详细，在人物、时段及地点等方面，都要根据患者的现实情况设计。患者和治疗师应该互换角色，使患者有机会在得到建设性的反馈之后再进行实践，同时治疗师也有机会示范有效的拒绝。

（2）社交和娱乐实践：针对患者不同的环境、技能以及兴趣发展健康的社交网络和娱乐活动计划，鼓励患者重新与那些不滥用毒品的老朋友和家庭成员进行接触，可以通过角色扮演、社交技能训练，或者陪伴患者去那些可能遇到新的、不滥用毒品人群的地方，参加那些新的活动。

（3）个性化的技能训练：主要包括时间管理、问题解决、自信训练、社交技能训练以及情绪管理，原则是只治疗那些对个体来说直接或者间接影响到精神活性物质戒断的问题。

（4）关系咨询：目标是教给夫妇积极的沟通技能，该项干预包括一系列相关练习，伴侣双方独立地评估他们当前在以下方面的快乐水平，包括家庭责任、子女抚养、社会活动、金钱、沟通、性和情感、学业进步、个人独立、伴侣的独立，以及总体的快乐程度，这些评估会在治疗中被分享和讨论。

（5）关于危机情境的处理：很多患者每周都会带着新的危机或者重复的问题前来参加治疗。治疗师如何处理这些危机对于治疗取得有效的结果非常重要，忽略患者真实存在的生活问题会使他们觉得治疗与自己不相干，从而增加脱落的风险。关于危机的处理，治疗师有三种选择：

1）通过使用治疗技巧，讨论当前的治疗计划将如何对解决这些危机产生帮助，把这些看似不相干的问题尽量联系到患者的治疗计划上。

2）治疗师可以讨论这些问题的重要性，详细地解释这些问题只有在患者维持了一段时间的戒断之后才有可能被解决。

3）治疗可以结构化，治疗结束前留10～20分钟，专门讨论与治疗不直接有关的问题，对于新问题的关注必须在计划的活动之后。治疗师要对患者的特殊问题保持关注，以此来促进对治疗计划的保护。

5. 愈后治疗　患者在接受治疗之后还需要一段时间的愈后治疗，至少1个月一次的短门诊及尿检，以监控患者的进步，并且处理精神活性物质使用和其他生活方面的问题，这样使患者进入一个逐渐结束的过程而不是突然结束。

三、心理治疗联合药物治疗

药物脱毒是治疗的第一步，药物脱瘾能够处理物质依赖戒断状态时出现的躯体症状，药物治疗通常作为实现物质依赖患者戒毒戒酒目标的心理社会干预的重要步骤。临床心理工作者对于患者躯体方面的问题也要纳入考虑的因素，每个物质依赖患者在治疗前都应该进行全面的身体检查，包括血检和尿检。例如，对于酒依赖患者而言，如果患者每天都喝酒、规律地喝酒或者一天之中间歇性地饮酒，以及在清晨规律饮酒都表明患者可能有生理依赖，此时患者就可以选择住院或半住院，以及门诊药物脱毒治疗，如果物质患者出现了定向障碍、谵妄或幻觉的迹象，住院式药物辅助脱毒治疗是最基本和安全的方法。

（苏朝霞）

第三节　成瘾行为所致精神障碍的心理治疗

成瘾行为所致障碍包括赌博障碍和游戏障碍。在实际研究中，游戏成瘾通常指网络游戏成瘾。目前 IGD 已严重危害青少年身心健康，并常与其他精神障碍共病，可造成多种躯体症状，精神行为改变以及社会功能受损。本节主要简单介绍网络游戏成瘾的评估与治疗。

一、评估

（1）陈氏网络成瘾量表（chen internet addiction scale, CIAS）：CIAS 是由陈淑惠等中国台湾学者针对台湾青少年的病理性互联网使用（pathological internet use，PIU）所编制的中文网络成瘾量表，随后又推出了经过修订的 CIAS-R，其中共有 26 个项目，包括耐受性、强迫性上网、戒断症状等网络成瘾核心症状及人际健康、时间管理问题等网络成瘾相关问题，可用于评估网络成瘾的问题倾向，以采取针对性的干预措施，临床研究中多以此量表作为 YIAT 量表的补充。经证实，本量表具有较高的诊断精确度和特异性，是国内最广泛使用的网络成瘾评估工具之一。

（2）Young 的网络成瘾测验（Young internet addiction test，YIAT）：由 Young 于 1996 年所编制，涉及突显性、滥用、忽视工作、预期、控制障碍以及忽视社会生活等六个因素，有良好的信度和效度，是目前采用最多的测量工具之一。量表采用 5 点记分方式，根据评分可对 PIU 进行分级和治疗效果的评估。

（3）互联网游戏障碍简表（internet gaming disorder scale-short-form，IGDS9-SF）：是一种基于 DSM-5 中 IGD 的九项核心标准所制定的心理评估工具，并且得到了美国精神病协会的认可。该量表通过调查患者在 12 个月内发生的在线和 / 或离线游戏活动来评估 IGD 的严重程度及其有害影响，目前已被改编成不同的语言在多个国家进行信度、效度的检验，证明其具有跨文化适用性。

二、药物治疗

迄今为止，国内外对于网络游戏成瘾的临床治疗主要运用心理干预措施，对药物治疗的研究较少，目前尚无治疗游戏成瘾的特效药物。一些研究提出，部分抗抑郁药物和注意力缺陷多动症的治疗药物可用于游戏成瘾的治疗。

三、心理治疗

心理治疗方法主要包括认知行为治疗和家庭治疗。其中，认知行为治疗是最常用于 IGD 的心理干预措施。大量循证依据证明均可证明这种方法在提高时间管理和自我控制能力、改善 IGD 症状等方面具有明显的疗效。

（一）认知行为治疗

Young 于 1997 年，提出了网络成瘾的 ACE 理论模型，A、C、E 分别指代网络的三种特性，即匿名性（anonymity）、便利性（convenience）和逃避现实性（escape）。该理论认为，网络空间这三种特性可解释网络成瘾的原因。

2001 年，Davis 首先提出了 PIU 的认知行为模型，这也是最常被引用于 IGD 的认知行为理论。该模型提出，不良的认知是导致网络成瘾的核心因素，个体在各种环境、心理因素以及不良生活事件的影响下可产生某些特定方面的非适应性认知，进而导致病理性互联网使用。这种非适应性认知包括对自我的认知和对世界的认知这两个方面。对自我的非适应性认知主要表现为自我怀疑、低自我效能感和消极自我评价，对世界的非适应性认知表现为将某些特殊事件定义为普遍情况，这些想法可能包括"互联网是我唯一能感到安全的地方"或者"没有人喜欢我离线"等。由于对自我及世界持有负性认知，导致个体对互联网的极度依赖和失控性使用。当个体从网络获得愉快的体验，这种愉快的体验又可促使这种不良行为模式的长期维持和发展。该模型为网络成瘾的认知行为干预奠定了理论基础。

最近，Dong 又基于 IGD 的神经生物学机制提出了新的认知行为模型，该模型强调了 IGD 中的三个认知领域及其在成瘾行为中的作用：与寻求奖励和减轻压力有关的动机驱动、与反应抑制有关的行为控制以及权衡动机行为利弊的决策。该模型提出，在游戏过程中所获得的快感可以激活大脑奖赏系统，增强 IGD 患者对网络游戏的渴望；与此同时，由于反应控制能力的缺损而无法抑制这种渴望，使其占据主导地位，引起互联网的过度使用。奖励系统与认知控制系统的失衡可能会促使 IGD 患者作出不利的决策，追求短期的快乐而非长远的利益。

Young 参考了认知行为治疗对于病理性赌博等疾病干预的研究，并最早提出了针对网络成瘾治疗的认知行为治疗。她认为网络成瘾行为是由大量非适应性认知导致的，因此认知行为治疗可帮助患者矫正原来的扭曲认知和错误思维，建立一种正确合理的认知，进而改变患者不良的行为模式。Kim 等人在一项关于网络游戏障碍并发抑郁症的研究中，比较 CBT 联合安非他酮及单用安非他酮的疗效差异。研究结果显示，两组的抑郁症状均有缓解，但组间无统计学差异，而 CBT 组 IGD 症状和游戏时间明显减少，焦虑情绪也有所改善，并且这种效果在之后随访的 4 周仍然维持。

Zhang 等人在一项研究中使用渴求行为干预（CBI）治疗网络游戏成瘾，经 6 周的治疗后，结果证实，CBI 干预组报告的每周游戏时间和 IGD 症状均较无干预对照组明显减少。本研究认为，CBI 可以有效地降低 IGD 的严重程度及对游戏的渴求；此外，CBI 还可以通过降低与奖赏系统相关脑区的激活以及加强认知控制能力来发挥作用。2017 年，Sakuma 等以自我探索训练营的方式对 10 名 IGD 患者进行治疗，营地体验包括 14 次 CBT 会议，8 次"个人咨询"，3 次医疗讲座，关于游戏的研讨会，参与积极的非游戏活动，以及在 9 天逗留期间禁止游戏设备。经过治疗，患者的游戏时间明显减少，认知能力改善，并且在治疗后 3 个月的随访中疗效仍然存在。2018 年 Stevens 的一项关于 CBT 治疗的荟萃分析，证明了 CBT 对 IGD 具有显著的治疗作用，并且可以缓解 IGD 合并的焦虑、抑郁症状。

（二）家庭治疗

有研究者认为，网络成瘾是家庭功能失调的结果，而网络成瘾的患者从认知到行为的改变是一个长期的心理过程。在这一过程中，家庭的功能具有非常重要的作用。家庭治疗有助于转变家庭内部的沟通方式，减少冲突，改善家庭成员之间的关系，从而构建良好的家庭环境，改变网络成瘾形成的家庭动力学机制，解决成瘾者的心理问题。Park 根据 Bowen 的家庭系统理论以及 fMRI 的沟通理论对一名男性成年游戏成瘾患者及其部分家庭成员进行了系统的家庭治疗，帮助家庭成员认识到自身存在的问题，促使他们相互理解和尊重，从而推动家庭成员关系的良性发展。结果表明，经过治疗，患者游戏成瘾症状得到有效的缓解。此外，国内学者冯砚国等人对患有 IGD 的儿童及青少年患者实施了综合家庭干预，结果显示，研究组经治疗后其社交问题、学校情况、焦虑、抑郁等心理行为方面的问题明显减少。研究认为，综合家庭干预对改善游戏成瘾儿童青少年的异常心理、行为等是一种有效的治疗措施。

（三）其他治疗

中医电针疗法是中医常用的一种治疗手段，近年来国内有部分学者探讨电针对 IGD 治疗的作用并展开了相关的研究。结果表明，CBT 联合电针治疗用于游戏成瘾的治疗具有一定的可行性。目前关于电针疗法的临床研究较少，但其作为一种潜在的干预措施值得进一步的研究。

四、问题及展望

为物质依赖/成瘾行为患者提供医疗服务是一个复杂、持续的过程，在如何给患者匹配适宜的治疗设置、治疗形式、治疗技术以及护理水平等方面，治疗师需要作出复杂的决定；同时，物质依赖/成瘾行为经常和其他疾病之间存在相当多的重叠，尤其是与冲动控制、情绪和性格有关的疾病。同时出现的疾病常常意味着不佳的预测诊断。合并症的高发率也使治疗师难以决定是先治疗物质使用问题还是先治疗其他疾病。同时，资源的限制以及其他实践上的强制因素给很多治疗师使用上述心理治疗方法带来困难。如代币疗法的花费很有可能超出许多治疗机构能承受的范围。再者，我国对于许多毒品成瘾者采取羁押的方式，也对心理治疗的实施造成一定影响。

对于患者的弃诊问题，让患者理解治疗内容及结果、包括探讨患者与治疗师之间的期待，是应对该问题的一项策略；治疗师还可与患者一起制订指导具体治疗参与的行为协议。治疗中常出现的另一困难是动机低迷或中断，患者在感觉难以实现或见效缓慢时会产生挫败感。对此，治疗师的挑战就是帮助患者增强动机及改变的决心，同时帮助患者保持积极、乐观的心态，尤其是在面临不可避免的挫败或反复时。因此对于治疗师而言，对物质依赖患者的心理治疗并不是枯燥的、例行公事的，而需要治疗师具有换位思考的能力，体谅患者的感受，在积极积累临床知识及经验的同时，充分发挥自己的才智，灵活运用多种心理治疗技术，为患者提供个体化的治疗方案。尽管对于物质滥用及物质依赖的心理治疗还存在许多未解决的问题及限制，但本章内容旨在为读者提供信息，以便增加对此类问题心理治疗的了解，掌握更多的治疗元素并应用到实际案例中。

（苏朝霞）

参 考 文 献

[1] 李占江. 临床心理学. 北京: 人民卫生出版社, 2014.

[2] 苏斌原, 李江雪, 叶婷婷, 等. 青少年网络成瘾治疗研究的新进展. 广州大学学报(社会科学版), 2014(12): 23-29.

[3] 易博纲, 黄紫薇, 张辉. 酒精依赖的心理干预策略. 中国医药导报, 2019(6): 28-31.

[4] 王姗姗, 赵敏. 正念防复吸治疗在物质成瘾中的应用. 中国临床心理学杂志, 2016, 24(1): 188-190.

[5] 赵敏, 郝伟, 李静. 酒精相关障碍的非药物治疗. 中国药物滥用防治杂志, 2018(2): 63-65.

[6] 侯娟, 陈双艺, 侯莹莹, 等. 网络游戏成瘾的诊断、研究及治疗进展. 中国特殊教育, 2018, 220(10): 92-98.

[7] 袁可竹, 周天秀, 文超, 等. 病理性网络使用的相关诊断标准研究现状. 社区医学杂志, 2016, 14(6): 81-83.

[8] 钟娜, 杜江, Poznyak Vladimir, 等. 游戏障碍的研究进展及作为ICD-11精神与行为障碍(草案)新诊断分类的争议. 中华精神科杂志, 2018, 51(2): 149-152.

[9] 江海峰, 杜江, 赵敏. 行为列联管理技术在物质滥用治疗中的应用. 中华行为医学与脑科学杂志, 2010, 19(2): 185-186.

[10] Soyka M, Kranzler H R, Hesselbrock V, et al. Guidelines for biological treatment of substance use and related disorders, part 1: Alcoholism, first revision. The World Journal of Biological Psychiatry, 2017, 18(2): 86-119.

[11] Dong G, Potenza MN. A cognitive-behavioral model of Internet gaming disorder: theoretical underpinnings and clinical implications. Journal of Psychiatric Research, 2014, 58: 7-11.

[12] King D L, Delfabbro P H. The cognitive psychology of Internet gaming disorder. Clinical Psychology Review, 2014, 34(4): 298-308.

第十七章 双相障碍

双相障碍（bipolar disorders）是心境障碍的一种类型，指发病以来，既有躁狂或轻躁狂发作、又有抑郁发作的一种心境障碍。西方发达国家 90 年代流行病学调查显示，双相障碍终生患病率 5.5%～7.8%（Angst，1999 年）；Goodwind 等人 1990 年报道双相Ⅰ型患病率为 1%，双相Ⅰ型与Ⅱ型合并为 3%，若加上环性心境则超过 4%。发病年龄高峰期 15～19 岁，首次多为抑郁发作，往往一至数次抑郁发作后再出现躁狂或轻躁狂发作。中国大陆地区，双相障碍终生患病率 0.6%（2019）。

双相障碍如不治疗，易反复发作，长期的反复发作，导致患者疾病慢性化、人格改变和社会功能受损。无论抑郁发作还是躁狂发作，在发作时，患者的工作、学习、生活、交往能力都可能受到损害。因此，一旦确诊双相障碍，应积极治疗，避免不良的后果发生。

第一节 临床表现与治疗

一、临床表现

（一）躁狂发作

躁狂发作（manic episode）的典型心境是情绪高涨，但易激惹，敌意以及脾气暴戾也并不鲜见。躁狂患者一般都兴高采烈，浮夸奢华，服饰艳丽；采取居高临下的态度，语速快，语言滔滔不绝。患者的整个体验和行为都带上这种病态心境色彩，他们相信自处在最佳的精神状态。由于缺乏自知力，精力过分充沛，患者可处于危险，冲动的精神病性状态。

精神运动功能的加速，使患者体会到思维像在赛跑，临床工作者可观察到患者的意念飘忽。患者的注意很易随境转移，常会从一个主题转移到另一个主题。思维和活动的境界都很开阔，进而发展为妄想性夸大（即盲目相信自己拥有巨大的财富和权力，有重大发明，有特殊才能，或者临时编造一种显赫的身份）。有些患者相信自己正得到外界的帮助。患者睡眠需要常明显减少。躁狂患者在各种活动中都显得不知疲倦，活动过度，行为轻率不顾风险。病情达到极端时，患者的精神运动行为如此疯狂，以致在情绪和行为之间没有可以理解的联系。

（二）抑郁发作

抑郁发作（depressive episode）的典型心境为抑郁，易激惹和／或焦虑。患者表情痛苦，皱眉，嘴角下垂，步履沉重，眼神躲闪，语言单调（或缺乏）。抑郁发作的病态情绪伴随的心理学表现为自罪，自己往脸上抹黑的想法，注意力减退，犹豫不决，对日常活动兴趣减少，社交退缩，无助和绝望，以及反复想到死亡和自杀等。有些病例的病态情绪已经达到"欲哭无泪"的深度，患者抱怨失去了体验情绪的能力，没有悲欢，没有兴致，整个世界没有色彩，没有生机，死气沉沉。睡眠障碍也很普遍。

双相障碍的发生及维持与不良的生活事件和环境应激事件密切相关，如失业、失恋、家庭关系不好、长时期高度紧张的生活状态等。而不良的认知模式，比如：对人、对事、对社会过度从否定、悲观、消极、负面的角度看问题，自卑或自尊心过强，在挫折和困难面前不能对自身和周围环境做出客观评价，加重或恶化患者的症状。不良行为模式，如冲动盲目、不顾后果，使患者处于危险之中。

遗传因素在双相障碍发病中可能导致一种易感素质，而具有这种易感素质的人在一定的环境因素促发下发病。因此，越来越多的证据表明，综合的生物 - 心理 - 社会方法可能理解双相障碍更具有优势。而应激 - 易感模型的概念化成功地用来帮助患者理解和应对他们的症状。

双相障碍的诊断目前主要根据 DSM-5 或 ICD-11。ICD-11 关于心境障碍的诊断，主要依据四个方面：症状、严重程度、病程和排除标准。无论双相障碍、抑郁症、躁狂症，甚至环性心境障碍和其他心境障碍的诊断，首先必须分别符合躁狂发作和抑郁发作的诊断标准。典型的躁狂发作诊断标准符合症状标准和严重程度标准至少已持续一周；可存在某些分裂性症状，但不符合分裂症的诊断标准；若同时符合分裂症的症状标准，在分裂症状缓解后，满足躁狂发作标准至少一周；躁狂发作不是由器质性精神障碍，或精神活性物质和非成瘾物质所致；并且规定，只要有躁狂或轻躁狂发作就是双相障碍。根据躁狂发作和轻躁狂发作来划分双相Ⅰ型和双相Ⅱ型。双相Ⅰ型障碍：只要目前或病史中有达到诊断标准的躁狂发作或混合发作便属于双相Ⅰ型。双相Ⅱ型障碍：指有反复的抑郁发作及轻躁狂发作，但从无躁狂发作。环性心境障碍：在 2 年中有多次不符合躁狂或抑郁诊断标准的轻躁狂或抑郁症状的时期，交替出现。而在两组症状周期间可有不超过 2 个月的正常间隙期。

二、治疗原则与方法

与大部分精神障碍不同，双相障碍更多地与遗传、生物因素有关，因此，药物成为治疗双相障碍的基础性首选治疗方法。但是，以单纯药物治疗为主的生物学治疗，即使治疗方法正确，患者依从性良好，也往往不足以控制疾病，依然有较高的复发率。有研究发现，在药物治疗的基础上，辅助使用心理治疗的疗效要好于单纯的药物治疗，表现为服药依从性较好，病情稳定，再住院率较低，心理社会功能良好。因此双相障碍的治疗采取综合治疗，包括药物治疗、物理治疗、心理社会干预和危机干预，以提高疗效，改善治疗依从性，预防自伤自杀，提高社会功能。

（一）治疗原则

1. 早期识别，早期治疗，足量足疗程，全程治疗，可以减少急性期痛苦，改善远期预后。

2. 采取综合治疗，在药物治疗的基础上，联合物理治疗、心理社会干预和危机干预，以提高疗效，改善治疗依从性，预防自伤自杀，提高社会功能。

3. 长期治疗，双相障碍复发率很高，需要树立长期治疗的理念。

4. 患者和家属共同参与治疗，因需要家庭给予患者支持、帮助。

（二）治疗方法

1. **药物治疗** 药物治疗是目前双相障碍最有效的治疗方法，已得到大量循证医学证据的支持，并且药物治疗被纳入到各国双相障碍指南中的一线治疗，如加拿大心境障碍与焦虑障碍治疗协作组 / 国际双相障碍学会指南（2018）、英国国家卫生与临床优化研究所（NICE，2014）和中国双相障碍防治指南（2014）。

可选药物种类如下：①以心境稳定剂治疗为主，心境稳定剂可以治疗和预防发作，在心境稳定剂的基础上，根据病情需要联合其他药物。②及时监测药物的作用和副作用，根据情况调整药物，联合用药时，注意药物之间的相互作用。③躁狂状态：首选一种心境稳定剂治疗，根据病情需要，及时联合用药，可联合另一种心境稳定剂，或抗精神病药，或苯二氮䓬类。④抑郁状态：在心境稳定剂的基础上谨慎使用抗抑郁药，选择转躁作用小的抗抑郁药，治疗中权衡利弊，避免躁狂和抑郁来回转换，拉莫三嗪、碳酸锂对治疗双相抑郁有效。⑤混合状态：稳定情绪，使用丙戊酸盐，也可使用第二代抗精神病药物。

2. **心理治疗** 双相障碍是在生物 - 心理 - 社会多因素相互作用下发生的，因此在药物治疗的基础上，联合心理干预十分重要。目前循证医学证据表明，单纯使用以药物治疗为主的生物学治疗，即使治疗方法正确，患者的依从性良好，也往往不足以控制症状，仍然有较高的复发率，并造成较大的社会和经济负担。因此，双相障碍的治疗方法中有必要进行心理治疗。双相障碍的心理治疗主要包括心理健康教育、认知行为治疗、人际与社会节律治疗和短程精神分析治疗。治疗形式包括个别治疗、夫妻治疗、家庭治疗和团体治疗。研究表明，CBT 较其他常用心理治疗在改善症状、降低复发率、增强社会功能等方面具有疗效。短程精神分析治疗虽在临床上应用，但仅限零星个案报告，疗效不肯定。人际与社会节律治疗主要处理躁狂发作患者的日常活动节律，提高他们的日常活动管理能力，但不多的研究提示其对症状的改善、复发的预防疗效不显著。婚姻或家庭治疗可改善患者的家庭关系，提高沟通技能，减少敌对、批评、情感过分卷入的家庭氛围对躁狂复发的影响。

3. **电痉挛治疗（ECT）** 电痉挛治疗包括有抽搐和无抽搐两种形式。对于双相障碍的严重抑郁、难治性抑郁或躁狂，以及无法阻断的快速循环发作，电痉挛治疗是起效迅速、安全有效的最佳选择之一。特别是对拒食、木僵、有严重自伤或自杀危险的患者，更应优先采用。对于极度兴奋躁动、药物治疗无效或不能耐受的患者，以及因躯体疾病不能接受药物治疗者，也可以考虑使用电抽搐治疗。治疗前应适当减少药物的剂量。

自 1997 年以来的 6 个回顾性研究，ECT 使 150 名躁狂患者中的 127 名（83%）有缓解或显著临床改善。最后，在两个前瞻性研究中，ECT 使 39 名躁狂患者中的 30 名（77%）有临床缓解，将这些数据加起来我们发现，在 589 名躁狂患者中有 470 名（80%）有缓解或显著临床改善。

（朱志先）

第二节 认知行为治疗

一、认知行为治疗理论

CBT 目前已广泛用于治疗多种心理问题和精神障碍，但在治疗双相障碍时其治疗的侧重点与治疗技术的使用与单相抑郁症的治疗不完全一样，有其特殊性。有一个不太复杂的 CBT 工作模型为双相障碍的治疗干预提供了模板。这个工作模型包括：①环境事件；②对这些事件或知觉意义的认知评价；③情感反应；④行为。在这个工作模型中认知评价处于中心地位，因为事件或知觉的意义对随后的情感和行为反应具有主要的影响。这个工作模型假定认知和行为之间具有紧密的双向联系的关系：行为类型（如回避、拖拉、过度警觉）影响认知（如风险估计、自我效能或被别人接受），反之，认知也能影响行为。这样的环路使症状得以维持或加重。因此，非适应性认知和行为都可以作为治疗改变的目标。

Basco 和 Rush 曾在 20 世纪 90 年代后期总结了双相障碍的 CBT 目标，提出对患者应进行以下内容的健康教育：①有关疾病本身的知识、治疗选择、与疾病相关的常见问题。②监测疾病每次发作、严重程度、躁狂和抑郁症状的具体发生形式，即病情记录日志非常重要，因为必要时可根据病情演变规律来预先改变患者的行为方式（例如白天过度睡眠、赌博等）来预防复发。③提高药物依从性的策略。④解释如何使用非药物手段，特别是 CBT 的技能，来应对与躁狂和抑郁症状相关的认知、情感、行为问题。例如，通过改变和纠正或减轻与症状相关的不良认知和不良情绪，从而减少由其导致的适应不良行为。⑤环境应激与生活事件等可能影响治疗，或引起躁狂或抑郁的突然发作，因此需要学习相应的应对策略。

二、案例解析与治疗计划

（一）案例概念化

案例概念化是建立在 Beck 情绪障碍的认知模式基础之上对患者心理障碍本质的假设。CBT 的案例概念化旨在描述患者当前的症状，并且在 CBT 理论的基础上对患者的症状产生原因和维持因素进行识别和解释，了解患者所拥有的个人本身和社会的积极资源，为治疗干预提供框架和指导。

双相障碍的 CBT 案例概念化，以美国认知治疗学会推荐的方法为基础，采用生物 - 心理 - 社会案例概念化的工作表进行。此工作表包括成长过程中的影响；环境问题；生物学、遗传和躯体因素；长处和优势；典型的自动思维、情绪和行为；潜在的图式，最重要的是案例概念化中的认知和行为成分。并依据这些成分形成治疗假设和计划。

案例概念化为治疗师理解躁狂患者提供了基本构架，在描述一个病例的过程时治疗师首先要问以下问题：他的诊断是什么？他现在的问题是什么，这些问题是如何发生的，又是如何维持的？什么样的认知歪曲与这些问题相关联？哪些反应（情感、生理和行为）与他的认知歪曲相关。然后治疗师利用以下问题形成上述问题是如何促成了躁狂症状发生的假设：哪些成长过程中的问题、哪些环境中的因素、哪些生物学、遗传和躯体因素导致了他现在的问题？他的潜在的图式和认知歪曲是什么（"我是特别的""人们像我想象的那样爱我""我是有能力的""人们嫉妒我""我工作干得最好""我有非常多的钱"）？他采用哪些消极和积极的认知、情感和行为来应付他的潜在图式和认知歪曲？他是怎么看待自己、他人、他的个人世界和未来的？治疗师可以和患者利用某个具体事件，分析和评估患者在该事件下的思维、情绪和行为反应和结果。如事件是患者与女同事有好的交往。情绪是激动、欣快、感觉自己很有吸引力。行为是把我挑逗性的照片送给她们，与她们调情。自动思维是"她们爱上了我"。通过对三个以上具体事件的分析，采用箭头向下技术找出患者的潜在图式以及应对这些问题的方式。最后以案例概念化工作表的形式完成案例概念化工作。

案例概念化工作从第一次与患者接触时就开始构建，并不断修正，直到会谈结束。这种渐进、持续的描述有助于完善治疗目标和计划治疗过程。

（二）治疗假设和计划

工作假设是将案例解析中最重要的资料与症状形成和持续的解释整合在一起。在治疗的早期，工作假设可能是初步的，可能与理论知识之间存在明显的差距。但是随着治疗的推进，理论在干预过程中得到检验，通常就会呈现出一幅更加完整的画面。如患者在躁狂的状态中常常认为他们有无限的金钱资源，这导致了他们疯狂消费而使财产陷入困境。躁狂状态患者可能进入无数的商店，在看到那么多可购买的东西时体会到巨大的欢乐，然后花掉超过他们支付能力的钱。例如，一位患者花了两天的时间进行了一场购物狂欢，买了她不需要而且也无法负担的衣服。有时候疯狂购物，重复性的购买一件相同的产品。例如，一位患者购买了12把专业刀具，认为如果一把刀是一笔好生意，那么12笔会更好。另一个患者决定他要把接下来两年内的所有衣服都买了。认为这是一种很有效率的储存物品的方式并且会节约时间。

工作假设的主要作用在于形成治疗计划。采用CBT原则的全面解析将产生多种有用的干预方法。这些干预措施应该与认知和行为理论直接联系起来，并制订合理的行动方案。如果选择的方法不成功，治疗师和患者可以修正计划，然后再去尝试。根据工作假设，躁狂发作的CBT治疗目标可能包含：①充分认识躁狂和轻躁狂的征兆和症状；②减轻对夸大妄想的确信程度；③减少冲动和潜在有害的行为；④形成预防躁狂复发的计划。而干预的方法包括：①运用认知重建，帮助患者适应双相障碍的诊断（比如，苏格拉底式提问、检查证据、信念比例分布）；②制订减少危险行为的活动计划；③教会她运用认知行为技术，评估夸大的想法（比如，识别认知错误、思维记录、检查证据）；④修正潜在图式；⑤逐渐形成一个预防复发的计划。

临床对于躁狂发作患者的思维主要关注以下这些：

你目前的资源是有限的。它们是哪些？你真的认为有那么多吗？

你未来的资源，尤其是最近的将来的资源是非常有限的。它们是哪些？你真的可以承受全部损失吗？

你觉得你可以预测未来。但你过去对于将来的预测有多大的错误？

你认为可以控制事情的发生。但在过去你对于自己控制结果的能力的估计犯过多大失误？

当你躁狂时，你认为风险是低的。但是当你做了危险的事情以后什么真正发生了？有没有什么事情可能发生，但你很幸运地躲过了呢？

你过去认为你收获的、买的消费品会非常棒。但它们在现实真有多少价值呢？现在你不在发病中，你认为他们值得你冒风险或者花这么多钱吗？

你认为你可以一直做下去。没有任何事可以阻拦你。但是在现实中，你是否意识到你并没有无限的能量、时间来使事情做成？

当你处于躁狂状态时，你总是认为你生命中有无穷尽的资源以及奖励。但最终那些你处于躁狂阶段做的事的后果对你有没有负面影响？

三、治疗阶段

躁狂发作的认知行为治疗过程一般分为三个阶段：

（一）初期阶段

1. 建立并维持良好的治疗关系，形成治疗联盟，这是治疗的关键点。

2. 心理教育 心理教育是双相障碍 CBT 方法的一个重要部分。心理教育内容为介绍什么是双相障碍；疾病发作时会出现什么症状；如何诊断；了解疾病发病的压力易感模型；药物治疗的作用与价值；药物的副作用；CBT 的原理以及治疗的合作性。心理教育最常用的一些方法和目标是：①情绪日记帮助患者了解他们的情绪波动；②关于睡眠卫生的教育；③教会患者识别可能引发情绪波动的应激源；④药物治疗和副作用的教育；⑤学习压力管理技术和组织日常生活的方法。

也可以教患者如何改善人际关系以及更好地处理与双相障碍相关的人际关系问题。双相障碍 CBT 治疗的另一个常见教育目标是帮助患者理解躁狂行为过度的风险（比如，乱花钱、性轻率、物质滥用、人际关系中的敌意）以及学习减少这些风险的策略。

（二）中期阶段

主要任务降低躁狂行为的危险性和预防躁狂行为的发生。方法包括：

1. 行为干预 当怀疑有躁狂时，第一个要考虑的行为评估是去检查药物依从性和物质滥用。如果没有吃药，必须恢复用药。如果存在物质滥用，必须停止。如果患者不确信自己是躁狂或必须要改变药物或物质使用，那么在运用行为干预方法之前，你需要先用认知干预处理这些意见分歧。例如，可以用苏格拉底式提问去评估患者是否认为他是躁狂。有必要评估躁狂出现的支持证据/反对证据，或让患者回顾他的症状。如果仍然不确信出现了躁狂症状，要求患者对他的症状给出其他的解释。如果可能，最好让患者自己得出躁狂的结论，而不是治疗师简单地告诉他们得躁狂了。治疗师告诉患者是否显示出躁狂症状的观点也是合理的。但是，如果患者从怀疑中受益，并愿意去探索事实并得出结论，这样对治疗联盟更好。

参加过度刺激的活动、接手一个又一个任务、兴奋于新的冒险、和别人讨论这些观点都似乎增加精神刺激，加重躁狂症状。因此，在躁狂发作期间，必须对这些活动进行限制。然而，当躁狂症状出现，即使是轻度的，实施行为干预控制症状也是比较有挑战性的。行为干预的目标是当躁狂症状促使患者活动增加时，限制患者的活动。设定限制可能是最常用的治疗策略，但是对于躁狂患者，却与常理相反。让这个过程更富有挑战性的是：CBT 强调的是鼓励患者承担责任、决定处理症状的最佳方式，而且对执行这些计划负责。如果存在刺激、改变、冒险或挑战的冲动，患者做决定的能力因注意力不能集中、思维奔逸而受损；随后是受注意力分散和判断失误而对症状妥协；而且很难做出改变以控制躁狂。一旦躁狂症状出现，使行为干预最有效的是先前制订的计划，以及已预测并解决了依从性问题。至关重要的是患者和治疗师有一个很好的工作关系。有时候，治疗师要利用他们与患者的关系，来对抗患者的躁狂观念。如果已经建立了信任，患者更愿意听从治疗师的告诫并遵从指导。

可以运用更多其他的常规活动表进行干预。刺激控制干预是减轻躁狂期间风险最有用的行为干预方法。如果准备工作还没有完成，通过问患者有哪些事，如果今天做了，可能会加重躁狂症状，以简化这个过程。识别出最有可能发生的情况，并制订计划避免这些经历。如果这些来源的刺激是不可避免的，还要制订备用计划以避开或限制这些刺激。

2. 认知干预 躁狂发作早期需要干预的认知是让患者承认躁狂并需要治疗以及可能会导致问题行为的一些认知。不愿承认躁狂症状，可能因为否认，但也可能与自我感知的改变有关。常见的是人们错误地将躁狂认为是常态，特别是之前他们经历了一段抑郁发作，他们失去了"正常"的参考标准。他们觉得轻躁狂是"他们最佳状态"。如果问题是否认，运用关于躁狂出现的苏格拉底式提问。

为了避免躁狂认知导致患者的问题行为，一般策略是要让患者开始意识到躁狂想法的出现，并认识到这些想法可能是不准确的，或者会让人把事情搞糟。这个意识让患者在躁狂观念和付诸行动之间有所停顿。在停顿的时候，患者可以考虑这个想法是否正确，付诸行动的利与弊。

躁狂患者还有一些其他的歪曲认知，包括："我战无不胜""这个投资（经营机会、在股市下赌注、市场营销等）不会失败的""我肯定能赚钱""别人总是慢腾腾的"。以下步骤可以帮助患者纠正这些认知：①认识到正出现的想法；②在好好考虑之前，要控制对歪曲认知的反应；③运用标准CBT逻辑分析方法，如检查证据、标记认知歪曲或思维记录，评估思维的正确性。

3. **情绪干预** 像抑郁一样，躁狂发作引起的情绪变化也会引起与情绪相一致的思维和行为变化。由于思维奔逸、注意力差导致精力很难集中，以及夸大或偏执的感知偏差，使得由情绪引起的逻辑歪曲很难捕捉和分析。有时控制情绪转变比逻辑分析躁狂的想法更容易些。因此，在患者的思维慢下来并能集中思维之前，针对情绪的策略应当是首要的。

在焦虑障碍治疗中运用的放松方法，也可以用来控制躁狂期间出现的易激惹、激越和焦虑。主动放松方法可能比被动练习更有帮助，因为引导情绪后面的能量释放要比阻止情绪的发生更容易。同样，当躁狂开始时，重新引导思维比尝试清除想法更容易。因此，通过散步、伸展、游泳、太极或让患者消耗精力而又不会受刺激的其他体育活动，会很容易达到放松。

可以通过指导患者重新引导思维也可以达到精神放松，如引导想象或感觉聚焦练习，将注意力直接指向对身体感觉和精神想象的关注上。渐进性肌肉放松方法，特别是紧张肌群和放松肌群的交替作用，有助于减轻躯体紧张和情绪紧张。若是没有治疗师、指导者或录音指导的提示，很难让患者自己做这些练习。

情绪的痛苦如对不得不处理疾病的愤怒、药物治疗的沮丧感、对将来的无望感，以及对生活中所失机会的悲伤感，都会引起药物的不依从，导致症状加重。或者，这些情绪本身可能就是躁狂或混合状态开始的早期征兆。在有些病例中，处理负性自动思维的传统CBT方法通常是帮助患者修通这些思维和情绪。减轻愤怒、沮丧和悲伤，会增加患者继续运用生活方式管理策略的可能性。相信改变是可能的，而且如果能够管理疾病，就能达到生活目标，所以这一切都用来增加对将来的希望。有时，直接干预以减轻这些情绪是不必要的。让患者挖掘出这些情绪，提供共情的反应，能宽慰患者接受损失，让患者与他们的疾病和平共处。

（三）后期阶段

提高服药依从性、预防复发、结束治疗。治疗师与患者讨论服药的好处和坏处（利弊分析），比较好处多还是坏处多，对于坏处是否有办法减少；指导患者应对药物副作用的技巧，比如，心悸服用普萘洛尔，手抖服用苯海索，口干勤饮水，咀嚼口香糖，体质量增加控制饮食，增加运动，便秘适当活动，多吃蔬菜水果。

结束治疗时，与患者简要回顾整个治疗过程，强化治疗要点。患者担心将来病情会反复，向其指出即使出现病情波动也是正常的，但只要努力运用从治疗中学到的内容，病情波动的概率就会大大减少。另外，病情波动时，可复习治疗笔记，积极应对复发先兆，必要时向医生求助。

四、注意事项

（一）建立良好的治疗的关系

与患者建立和保持良好的治疗关系是任何心理治疗的基础，如果患者解约或联系不上，进行心理治疗是不可能的。而躁狂的患者更有可能退出，拒绝与你谈话，最后中断治疗，因此在实施CBT的整个过程中，要始终给予患者关心、体贴，让患者感受到无微不至的关爱之心，以取得患者的信任与合作。建立治疗关系是一个积极的过程，需要讨论它对患者的积极和负性的影响，同时还要适应患者现在的表现、个人的特征和过去的经历。

在双相障碍治疗的过程中，治疗联盟的强度、信任和舒适度发挥了关键性作用。当患者躁狂时，他们控制和支配的需要阻碍了治疗关系的发展。然而，我们的经验是，即使是在躁狂发作的顶点，患者也有间断性领悟力并可以被提高。向患者反馈他的行为对别人的影响可能会有一些效果，尽管这有时是暂时的。因为患者会开玩笑或说俏皮话，有时与患者幽默地善意说笑是可行的。在理解可接受的行为标准关键信息的同时，我们可以使用这种轻松的会谈类型来避免对峙，改善内省力并促进对药物治疗的接纳。尽管可能会发生侵扰行为，使用成人对成人式的会谈方式可以允许建设性关系的发展。

一旦躁狂发作缓解，就开始更细致的治疗工作。当患者最初质疑诊断的准确性时，他们对医生的好感使得患者对疾病诊断更容易接受。相反，他们对医生的不信任增强了他们对诊断的拒绝程度。

（二）做好持续的心理教育工作，以增强患者的治疗依从性

通过健康教育向患者传授精神疾病的相关知识，包括病因、治疗、预防和转归，维持服药的重要性，如何早期发现复发先兆、如何及时控制病情等。通过反复的健康教育，消除患者疑虑，增强战胜疾病的信心，从而调动患者的主观能动性，使患者对治疗由被动接受变成主动参与，促使患者冲突的心理实现良性转化。

（三）要始终监控情绪对治疗的干扰

当人们抑郁时，很少有人怀疑他们自己是否抑郁。但是很少有人在轻微躁狂的起始阶段，就意识到自己是躁狂的，除非有人指导他们去监视自己的情绪。对于双相情感障碍的认知治疗，试图帮助患者意识到自己情绪的变化。抑郁的人们，被他们的忧伤以及提不起兴趣所困扰，会经常抱怨他们的负面情绪。因为他们不开心，所以他们想要改变他们的感受。相反的，躁狂或轻躁狂患者，可能享受他的情绪，不想改变他的"好时光"。

除了那些几乎是精神病性抑郁的个体外，大部分的抑郁患者对自己的负面情绪是有所洞察的。如果治疗师让患者观察自己积极的行为以及积极的思维，大部分患者能够意识到自己并不是完全的无价值。可能烦躁不安对于患者来说太不舒服了，抑郁的患者能够把自己的绝望以及自我批评放在一旁。但是，躁狂患者可能把治疗师的对话以及警告看成是对于他们很珍视的目标的打扰。治疗师认为患者太挑衅或者不合适的，可能会让患者认为治疗师太古板或者对他所描述的成功的嫉妒。躁狂发作的患者，可能会对于这些治疗师的解读回报以一个敷衍性的微笑，像是在说，"当然，你有这样的想法，你不能够明白我将会有多么棒的机会。"

（四）注意躁狂和抑郁之间的转换

据研究，抗精神病药物治疗躁狂可促使患者转向抑郁，而抗抑郁药物治疗抑郁发作时可促使患者转向躁狂。12 周的氟哌啶醇治疗躁狂发作的转郁率为 10.1%；奥氮平为 6.3%。第一代抗精神病药物的转郁率大于第二代抗精神病药物。抗抑郁药物的转躁率 84.2%，三环、四环类抗抑郁药物转躁率最高（>70%）。因此双相障碍的 CBT 治疗过程注意躁狂和抑郁之间的转换对于患者的病情稳定尤为重要。防止转相的策略：加强心理健康教育，内容包括强化躁狂和抑郁之间存在相互转换的认识、提升情绪转换的警觉性，熟悉哪些药物易于导致转相，识别情绪转换的早期信号等；维持患者对药物治疗的依从性；维持规律的睡眠周期；提升患者应激管理能力，减少应激性事件对情绪的影响等。

五、现状与展望

已有的实验研究发现，CBT 可改善双相障碍患者治疗的依从性，减少住院天数，降低复发。Lam 及其同事（2000）发现，CBT 相对于单独药物组更有效。接受 12～20 次附加 CBT 治疗的患者与单独接受药物治疗的患者相比，双相障碍的发作次数更少，表现出了更好的应对技能及治疗后和 6 个月随访期中对药物治疗更好的依从性。类似的研究有，Scott 等人（2001）随机把患者分配到 CBT 加药物治疗组（$n=21$）或单独药物治疗组（$n=21$），CBT 治疗 6 个月后发现，前者症状减少和社会功能改善较明显。当特别关注报告服药不依从的患者时，Lam 和同事们 2003 年发现，那些接受 14 次 CBT 联合药物治疗的患者双相发作次数显著减少，每次发作的天数以及住院次数较少。CBT 组还报告了更好的社会功能和更少的情感症状，尤其是躁狂症状，治疗效果持续时间超过 18 个月。

为了降低复发风险，Fava 等（2001）在药物治疗的基础上增加了 CBT 来减少残留症状。该非对照研究显示，与基线水平相比，残留症状显著减少，CBT 治疗后再次复发间隔的月数增加。Ball 和同事们（2006）的一项为期 6 个月的比较附加 CBT 与常规治疗的研究有类似的结果，接受 CBT 的患者表现出抑郁和躁狂的分数显著减少，态度改善，更好的自我控制，更好的治疗依从性以及更低的复发率。

关于双相障碍 CBT 治疗的大部分研究是比较其联合药物治疗和常规药物治疗，没有控制心理治疗的关注或其非特异性效果。当附加的心理治疗作为控制因素的组成部分时，这样在某种程度上控制了心理治疗关注，Scott 和同事们（2006）未能重复出其他研究中 CBT 的优越性。然而，这些发现也可能归因于其他设计缺陷以及40%的脱落率。其他研究发现，与常规治疗相比，许多心理治疗包括CBT、人际和社会节奏治疗以及家庭聚焦治疗对于双相抑郁更加有效。接受这三种形式的强化心理治疗的患者获得较好临床效果的可能性是常规治疗的1.58倍。还需要进一步研究来判定患者的治疗变化在多大程度上是由CBT的特定临床方法导致的，而非心理治疗的非特异性效果，比如治疗联盟的作用。

尽管上述一些试验研究支持CBT对双相障碍的疗效，但CBT大概只对50%的患者有明显的治疗效果。目前这个领域的研究仍处于起步阶段，尚存在一些问题值得探讨：①双相障碍的诊断和症状的测量缺乏标准化。②在效果评估时未采取对照研究，使得治疗效应被过度评估。Tarrier（2001）指出，治疗效应至少被夸大了40%。③双相障碍有不同的亚型，如双相Ⅰ或Ⅱ，快速循环型，不同的亚型是否对CBT有不同的反应以及不同的治疗策略目前没有明确结果，需要进一步探讨。④双相障碍是个相当复杂的疾病，有慢性病程、易复发的特点，所以在哪个阶段采取什么方案的认知行为治疗，都有可能得出不同的治疗结果。但在现有的荟萃分析里都未能考虑到这些问题。⑤不同经验的治疗师即使使用相同的CBT治疗技术仍可能产生不同的治疗效果，也有研究发现了治疗师的经验对治疗结果的影响。

所以，双相障碍的认知行为治疗未来发展至少有两个方向，一是要发展出有效的干预方法必须基于明确的双相障碍的理论模型，这个模型既要包括素质易感压力模型，也要包含生物-心理-社会模型；二是要改善研究质量，如采用双盲对照的研究方法、标准化的诊断和症状测评方法、科学合理的随访时间和不同病程阶段不同亚型的特异性治疗方法，以及规范化培训的治疗师。

（朱志先）

第三节 躁狂复发的预防

当前躁狂症CBT的重点是通过认识症状预防复发。当症状开始发展时，快速干预以减缓或停止症状的发展。为了达到这些目标，患者必须要能够认识躁狂，当症状要发生时，能有动机去

阻止症状的进展。标准的CBT方法会比较控制躁狂或让症状发展的利与弊。

基于Basco与Rush（2005）的治疗方法，认知行为处理躁狂复发的预防计划包括四个部分：①生活方式管理；②症状识别；③预防复发；④发作后分析。躁狂预防计划就是让患者学会相关的技能，来减轻躁狂发作的可能性，一旦症状开始发展就能处理症状。

一、生活方式管理

（一）药物依从性管理

躁狂发作最常见的促发因素是停服心境稳定剂。当躁狂进一步发展，有些人变得思维和行为紊乱，结果会忘记服药。在这种情况下，躁狂最开始产生，依从性问题是个结果。对于另外一些患者，他们做出减药的决定，而减药对先前提供的阻止复发的治疗作用消除了。提高治疗依从性主要用来解决疾病过程中药物依从不良的问题。

（二）睡眠管理

睡眠需要减少是躁狂常见的症状。有些人发现，思维奔逸使他们大脑保持活跃，而难于入睡。有些人喜欢夜生活而不愿去睡觉。他们觉得晚上感觉最好，喜欢夜间活动，如看电视、性生活、上网和社交。在躁狂发作期间，能在正常睡眠时间入睡的患者，可能会发现比正常要醒得早，不能再继续入睡。他们起床开始新的一天，而不是躺在床上辗转反侧，试图继续睡觉。在任何病例身上，都会发现睡眠缺失会诱发和加重躁狂，所以必须尽可能地避免。

促进睡眠的行为策略简要地包括：①预防策略，如临睡前少使用兴奋剂。②刺激控制，床是与睡觉联系在一起的，而不要做无益于睡眠的活动，如吃东西、看电视、付账单；被褥和睡衣要舒适，需要营造一种宁静的气氛——所有的活动能够促进足够的放松而入睡。③可能更重要的是，规律的睡眠起居，包括避免白天小睡也有助于防止睡眠缺失。

认知和情绪干预也是睡眠管理计划的一部分。例如，认知干预尤其是和问题解决技术合用，能减轻患者入睡前的担忧。鼓励患者制订计划，在睡觉前解决问题，这样就不必要在床上思考了。在晚上常规练习做放松练习或冥想，也能

为良好的睡眠做好准备。这些活动有助于从白天活动轻松地转至晚间睡眠。

（三）压力管理

精神症状通常对压力很敏感，当紧张、焦虑或压力增加时症状加重。定期积极的压力管理能减轻症状恶化的风险。针对减轻情绪反应（如焦虑或抑郁）的标准认知和行为方法，通过干预负性思维、不良的应对行为及受心理社会应激和生活事件引发的情绪从而帮助减轻压力。发展并强化主动而非被动的应对策略，才能使积累的压力降到最低。不幸地是，慢性精神疾病患者的生活总是充满了困难。因为症状导致的工作中断带来了经济问题。由于缺乏资源，通常是无家可归、得不到治疗、家庭生活瓦解。逃避压力不太可能，但心理治疗能帮助慢性精神疾病患者，为他们提供一个平台，定期修通他们的问题。可以教患者问题解决技能，但很多患者需要治疗师不断支持，帮助他们运用这些技能。即使在症状稳定后，根据患者的生活情形为了压力管理每两周或每月安排一次心理治疗对患者也有所帮助。

（四）活动管理

很难知道活动增加是由于轻躁狂或躁狂的出现，还是活动本身过分刺激了患者，因为睡眠减少促发了疾病发作。当轻躁狂开始的时候，精力增加、动机增强、愉快感增加，使得对社交、工作、娱乐和家庭活动的渴望增强。对于从低迷的抑郁状态过来的患者，这是一个非常受欢迎的变化。治疗师应当认识到轻躁狂的这些积极方面，不要打消患者克服先前拖沓和迟滞所做的努力。事情的诀窍是找到一个活动的水平，既可以让人满意且富有成效，又不至于对患者过度刺激。但达到这种平衡并不总是轻易做到的。监控轻躁狂的症状，对决定活动的最佳水平很有帮助。活动应该减少的征兆包括睡眠紊乱和思维奔逸增多。

（五）症状促发因素的管理

有些人可以预测他们的躁狂发作。这可能是季节变化，春天到初夏通常是躁狂复发的时间。然而，每个患者都有自己特有的躁狂相关周期，如光照时间改变，个人特异性的生物节律或活动的改变，如工作时间增加或旅行增加。躁狂发作可预测模式的有利之处是可以采取预防性的措施，既包括药物干预，也包括行为管理。这些措施包括更加注意药物治疗的依从性，或增加心境稳定剂剂量。

二、症状的管理

躁狂预防计划的第二个部分是教患者如何认识躁狂的发作。构成躁狂诊断标准症状的细微变化是躁狂发作的先兆，必须是监控的目标。因为不同患者个体通常会有不同的躁狂标记或症状，所以定制的监控计划比标准化的躁狂评估量表更有用处，而且更切合个体的实际。

（一）症状识别

计划的提出从对患者的了解开始。在采集疾病现病史时，要注意躁狂发作前后的事件，设法确定哪类变化是最先出现的。例如，有些人睡眠减少会是躁狂的第一个征象，有些人可能是性冲动增强。

可以制订一个典型的轻度、中度和重度躁狂症状的清单。将此清单作为家庭作业表，让患者熟悉躁狂的早期征象。在治疗中回顾症状清单，让患者把清单复印件带回家，和家人朋友一起看。让患者标出他自己在躁狂发作中出现的症状。获得足够的详情，这样你和患者才清楚，在躁狂发作早期每个症状是如何表现的。家庭成员和朋友同时是很好的观察者，能够识别出躁狂发作的行为、情绪和思维过程的细微变化。亲密的家庭成员或朋友一起来参与治疗会促进这个过程的学习。

（二）症状监控

一旦识别了关键的症状，要设计一个监控体系，评估症状及其严重程度。情绪图表是监控症状常用的工具，被广泛应用。这些工具可以专门用来评估除情绪之外的症状。例如，可以像评估情绪一样的形式，来评估日常的精力水平、集中注意力的能力、思维速度或睡眠质量。当开始CBT时，如果患者每天做情绪或症状图表会很有帮助。这会让治疗师更好地了解患者每天所经历的波动程度。一旦这些已确立，必须根据患者的需要作症状监控。例如，如果患者有躁狂容易发生的可预知时间，必须在通常发作时间之前的那个月密切监控症状。这样的监控可以让患者和治疗师观察躁狂发作。其他症状监控的关键时间是药物有变动的时候。症状的评估不是依靠患者对症状变化进行的回顾性自我报告，而每天的情绪或症状图表记录要可靠得多。

（三）识别躁狂发作

如果患者察觉到躁狂或轻躁狂发作，必须告诉他们应提醒他们的医疗服务提供者。即使患者得到了很好的症状识别指导，但对自己正确识别躁狂发作的能力，他们并不总是很有自信。实际上，有些患者能做得最多的也许就是知道自己什么时候做得不好并需要帮助。医疗服务提供者身上就要有责任，从患者的报告中弄清楚发生了什么。如果你很熟悉患者的躁狂症状，可以在电话里或是在治疗中回顾一下。除了询问躁狂的常见症状，如果患者报告除典型躁狂症状之外，还有心境不佳，需要考虑到混合状态的问题。如果患者不能够很好地描述症状，必须要弄清楚他所说的字里行间的意思。如果患者关注于心理社会应激，要询问经历痛苦的程度，以及因为担忧睡眠是否受干扰。还要询问是否有健康问题使患者夜间睡眠不好，是否有躯体治疗干扰了患者抗精神病药物的疗效。如果躁狂发作可能性很大，就得采取行动。

三、预防复发

（一）避免恶化刺激

过去有过躁狂经历的人通常相当注意一旦疾病开始，什么会加重发作。躁狂预防的目标就是要患者避免遇到易于引起躁狂发作的情形。要强调的是，预防目标不是要避开所有这些事情，而是仅限于会导致躁狂症状加重的情形。也就是说，当躁狂要开始时，尽力不要使情况更糟糕。躁狂预防计划包括让患者写下来要避开的事情列表。索引卡片的运用能帮助做这个练习。当躁狂开始时，治疗师让患者去看那个卡片，如果提醒患者这是他自己控制症状的指导，这样会更有说服力。

可能会加重躁狂的活动、事件和经历的例子：不服药、饮酒过多或用兴奋性药品、追求刺激、冒险、与别人争吵、熬夜、音乐声音量过大、旅行、家庭聚会引起沉思；令人烦恼的电影；试图做太多事情、追求一段新的恋爱关系、换工作、搬到新城市或新寓所。

一旦躁狂开始，如果难以抵制诱惑，如饮酒、冒险或争吵，最好要避开与这些诱惑相关的地方或人，直到患者感到有一些自我控制。因此，患者的预防计划需要包括避开一些情形，这些情形会引出新的问题，反过来又会加重症状。如果患者易激惹，最好是避开那些常常令他心烦或与他产生冲突的人。例如，为了避免卷入一场过度刺激的争论，患者应该避免谈话，最好保留自己的意见。就这些危险情境的讨论，可以制订一个在躁狂开始时要避免的各种情形的书面计划。

（二）抵制诱惑的计划

如果患者先前有过躁狂的经历，他可能知道诱惑是很难抵制的。刺激控制（stimulus control）是指约束行为，限制接近会导致有害行为的场所。例如，如果花钱过多是个问题，他们就要决定不去购物，或把钱和信用卡放在家里，这样他们就不会被弱点所利用。如果渴望改变太突然，可以做个计划，延迟做决定，在改变前先听两个信任的人的意见。如果患者知道在躁狂期间酒精是难以拒绝的，他们需要事先决定，在躁狂症状还没有消失之前，在社交场合只喝水或苏打水。问题的关键点是决定说明患者的弱点。然而，在躁狂期间处在有诱惑力的场所时，不能保证患者会做出较为健康的决定。如果诱惑是无法抗拒的，患者可能会屈从，而且抱乐观的态度。如果没有负面结果，以后躁狂发作过程中，这个经历会增加他再去冒险的可能。如果有负面后果，这个信息可以用来制订日后躁狂发作的预防计划。

（三）讨论治疗依从性

讨论药物依从性的最佳时机很长时间来一直是个问题。漏服或中断服药是躁狂发作常见的诱发因素，当症状加重时，很有必要询问服药依从性的问题。先前对治疗依从性的讨论为接下来的谈话奠定了基础，在患者被问到是否将药物减量时，可以减小患者感到受攻击或被冒犯的机会。

在躁狂复发预防的计划中，有必要与患者讨论减小剂量会如何影响疾病。不是所有的患者都清楚连续服药的必要性以及漏服或减量造成的后果。这类教育需要在治疗早期进行。可以通过定期询问服药的情况，使依从性的讨论变得容易一些。这样，药物治疗依从性就变成正常谈话的话题，从而当怀疑躁狂发作时，就很容易谈论这个话题了。治疗师需要领会每天服药的难处，通过与患者分享别人通常是如何克服同样的困难，来正常化服药依从性的问题。当依从性很稳定时，还要给予正性强化。

（四）稳定睡眠

任何躁狂预防计划都会包括睡眠调节。包括减少白天打盹儿，这是夜间失眠通常会出现的正常反应。患者很容易把睡眠时间推移，晚上睡得越来越晚，早上醒来也越来越晚。为了矫正这个问题，取消打盹儿并早起要比强迫晚上早睡更容易。

帮助患者预测对晚上提前上床睡觉的建议可能出现的负面反应。有用的策略是协助患者准备一个相反的反应，并将此记录在索引卡上。卡片的一面记录反对早上床睡觉的理由，在卡片背面记录合理的反应。例如，反对理由可能是"我在晚上感觉最好。我不想早早上床，失去那种感觉。"相反的反应可能是，"晚上没有充足的睡眠会让我躁狂，这不值得。"通过这样的准备，治疗师将从鼓励躁狂患者去睡眠的角色中撤出来，转而变成通过患者自己阅读合理的反应来鼓励其执行自己的计划。

（五）鼓励患者寻求帮助

如果患者在请求帮助时是感到自在的，那么临床工作者在减轻躁狂症状方面能起到有益的作用。患者与照料提供者之间建立关系的两个障碍是：①患者可能不知道何时请求帮助；②患者可能不知道医生和其他治疗师能帮助他们什么。很多人经受着躁狂发作，没有利用任何帮助，或即使他们可以利用帮助却没有激活他们的支持系统。假设患者想避免一次完整的躁狂发作，在这过程中如何运用照料提供者的一些讨论显得尤为必要。澄清角色作用和可能反应的好办法是制订躁狂预防计划，然后问患者当症状开始出现时，你和／或其他临床工作者如何做才能对你有所帮助。

有效的干预是当他们还未意识到症状时，就对他们的症状提供反馈。语速快、意联。精神运动性激越和情绪高涨会让治疗师觉得很明显，因为治疗师不常与患者见面，而对于患者自己来说却不太明显，因为随着时间推移，他们已适应了这些细微的变化。治疗早期，治疗师应该以假设的形式呈现出反馈，而不是像事实陈述一样，让患者考虑症状出现的可能性。例如，"在我看来，你今天不太一样。你觉得和平常有些不同吗？"或"你说话好像比往常快，你注意到了吗？或只有我听到了？"。如果患者愿意把这些变化当作症状，治疗师可以再问"我们需要关注你是否要躁狂了吗？"对患者显示出关心，会避免让患者觉得被谴责或贴上消极的标签。

鼓励患者在完全躁狂之前求助的其他方式，是帮助他们弄明白躁狂是否又出现了。一些患者会担心变得躁狂，当症状在一个极低的水平，或将正常的高兴或兴奋误解为症状，此时他们也会寻求帮助。对患者就自己症状的自我意识以及在问题出现之前就求助的行为应当给予表扬。这样的互动允许治疗师有机会来强化预防。如果不清楚躁狂是否又出现，建议使用症状或情绪监控，加强健康的生活方式管理，安排一周之内间隔的随访以评估是否有症状加重，这些措施都会有所帮助。

四、发作后的分析

躁狂预防计划的最后一步就是设法从每次躁狂或轻躁狂发作中获得经验。尽管每次躁狂发作的表现可能有些不同，但是从诱发因素、早期症状以及有助于控制症状的策略中，可以得出一定的模式。每次发作都是提炼躁狂预防计划的一个机会。治疗师不要把新的发作描述成治疗的失败，而是把它作为经验学习的过程。记录发生的认知、行为、躯体及情绪变化。利用事后优势检查在发作期间发生的事情。结合这些新的发现，修订预防计划。可以考虑的棘手问题和确切的行动以阻止躁狂完全发作。再次强调药物依从性和生活方式管理计划。

躁狂复发的常见因素，包括行为的改变：睡眠紊乱、深夜上网或看电视，或建立新关系、使用酒精或药物、药物治疗不依从、寻求和得到刺激；认知的改变：渴求改变、行为的改变、再次出现否认、社交兴趣增加、对性兴趣增强——不愿意受药物的干扰、觉得你做得良好，不需要药物治疗、决定过冒险的生活；情绪的改变：对疾病感到愤怒，导致减少药量、对药物不良反应感到沮丧、对将来的无望感、悲伤——怀念快感、怀念过去的生活方式、后悔。

（朱志先）

第四节　人际和社会节律治疗

人际和社会生活节律疗法（interpersonal and social rhythm therapy, IPSRT）是一种以临床证据为基础，专门针对双相情感障碍患者的心理治疗方法。由 Ellen Frank 设计开发，并应用于双相 I 型障碍患者的治疗。

一、理论基础

人际和社会生活节律疗法是人际心理疗法和社会生活节律疗法相结合的产物，前者主要关注基于情绪障碍的人际关系紧张问题，后者则注重对患者日常生活的预测性监控。该疗法假定，生活压力和日常不良事件对个人的睡眠 - 觉醒周期以及饮食、行为和工作模式均具有破坏性影响，扰乱了个人日常生活和行为规律，从而导致躁狂或抑郁的发生或增加双相障碍复发的可能性。该疗法基于对患者日常生活的预测，强调帮助患者重建和巩固个人每天的日常生活习惯和生活规律，并通过指导患者与他人的交流方式，帮助其改善人际关系，调整日常生活，缓解急性症状。此外，该疗法强调通过自我监控和认知调节来稳定患者的行为规律，指导和鼓励患者制订并遵循更合理的生活时间表，如设定睡觉和起床时间，调整患者的社会生活和谐性，帮助患者处理内疚感、人际冲突以及自卑情结，以防止躁狂或抑郁症状的复发。总之，IPSRT 的重点在于帮助患者理解心理压力与情绪波动之间的关系，明确维持规律性日常生活的重要性，识别节奏失调的潜在因素，识别并管理情感症状。

二、治疗策略

人际和社会节律治疗包含社会节律治疗，人际心理治疗以及心理教育三部分内容。下面主要阐述社会节律治疗和人际心理治疗。

社会节律治疗：作为人际和社会节律治疗的一部分，属于节律生物学的研究范畴。当前的研究证据表明，生物节律系统是由一系列"生物钟基因"——主要位于大脑视交叉上核的细胞所调控。视交叉上核负责对外界环境的改变做出反应，例如在经历季节更替或时区变换时，人通常需经过一小段时间的快速调整以适应新环境的要求。相比之下，情绪障碍患者对于破坏生物钟的事件的调节能力较差。通过社会节律评估，日间表现评估，以及褪黑素的分泌节律测定等多种方法，研究人员发现：情感障碍患者存在生物钟基线的失调。进一步的研究也提示特定的生物钟基因变异可能导致情感谱系障碍的易感性增加。具有此变异的情感障碍患者可从正常情感时的轻度生物钟失调，很快发展成适应不良，最终可能导致情绪障碍发作。研究人员将外部环境中可以影响生物钟的因素称为授时因子（zeitgeber），其中最有效的是日出日落。但是，随着现代社会城市化和工业化进程，自然界的授时因子对人们生物钟节律的影响越来越小，取而代之的是社会授时因子。人际关系、社会需求及任务成为新的生物钟调节因子。Frank 提出：自然授时因子与社会授时因子对生物钟的调节过程是相互平行的，因此，社会授时因子缺乏会导致生物节律的失调从而引发生物易感人群的情感发作。社会节律治疗就是想帮助患者建立"超常"的对日常社会授时因子的调节能力，调节病理性情感反应，提高应对生物钟失调的能力，从而达到最佳的社会适应功能。社会节律疗法是通过社会节奏五律（SRM-5）对患者的社会节奏的调节能力做出评定。该问卷涉及 5 项日常活动的时间（如起床；第一次与人接触；开始工作、学习、或履行其他日常职责如看孩子和做家务；吃晚饭；上床睡觉）。患者要记录每项活动是单独进行，还是有其他人在场，对其他人有什么影响，并为自己每天的心情和精力状况评分，以帮助患者了解节奏变化与情绪和精力之间的关系。治疗师将帮助患者以评分结果为依据，建立更为规律的生活方式。

人际心理治疗：它是一种着重此地、围绕目前问题的短期心理治疗的方法，源于治疗抑郁症的人际心理社会治疗。传统的人际治疗理论基础是，有双相障碍遗传易感性的个体在遭遇应激性人际关系事件时，触发了情感症状的发作，尤其是抑郁症状。因此，针对这些常见的人际关系情境，帮助患者学习辨别和认识到其不恰当的社交方式与其抑郁症状有密切联系，从而改善患者的人际交往技能。

一般来说，主要有下述 4 种常见的人际问题与抑郁症状密切相关：①对丧失或失落的悲伤（包括为自己患病、不再健康而表现的悲伤）；②人际关系矛盾；③角色转变；④人际交往技能缺陷。如果患者能够学会解决或有效应对这些问题，则可以达到预防其再次出现和导致情感症状的复发。双相障碍的人际和社会节律治疗与人际心理治疗不完全一样，更强调和关注生活事件在患者的社会和生理节律中所起的作用。其基本的理论假设为：症状是由作息惯例的改变、社会刺激的变化，以及神经递质的失调所导致的。患者应该学会监测日常生活规律、作息节律、社会刺激水平等与情绪之间的内部联系和相互影响。例如，患者可能会发现，当睡眠不规则或每昼夜不足 8 小时睡眠，就会出现轻躁狂症状等。针对这个现象，可以帮助患者制订各种相关的应对策略，包括药物、睡前洗个热水澡、或其他能保证每夜 8 小时睡眠的措施。在治疗的后期，帮助患者学习调节日常生活规律、作息节律，并寻求这些因素之间的最佳平衡。有时某些生活事件可能会打破已建立的规律，因此需要患者学会防患于未然，设想可能的变化和如何应对。例如，一例长期有规律倒班工作的人，领导临时要求其连续加班，则可能会打破他原来的作息习惯；那么，他可以和治疗医师一起研究对策，预先演习，包括对领导的要求做出礼貌的回应、说明情况，或要求减少额外的工作时间等。

三、治疗过程

IPSRT 传统上被划分为 3 个阶段。初始阶段（3～4 次会谈），通过社会节奏五项（SRM-5）评估，治疗师帮助患者回顾以往的日常生活与问题人际关系对其情绪的影响。通过心理教育干预，治疗师可以提高患者服药的依从性，帮助患者学会识别疾病的预兆征象和症状，从而采取针对性的措施预防发作。其中情绪日记是一个很有帮助的方式，可以监测和记录日常情绪变化，并发现这些变化与日常生活事件的关联，及时进行处理。然后，治疗师和患者需从问题领域中共同确定一个作为治疗的首要目标，运用人际关系心理治疗达到治疗目的。

中间阶段，治疗师帮助患者制订稳定日常生活节奏的策略，管理情绪状态，解决人际关系问题。治疗师帮助患者学习日常生活规律、作息节律，并寻求这些因素之间的最佳平衡。某些生活事件可能会打破已建立的规律，因此需要患者学会防患于未然，设想可能的变化和如何应对。在这个阶段，会谈从每周一次转变为每半个月一次，最后变为每月一次。

最后阶段，治疗师注重于治疗的终止，回顾治疗的成功和不足之处，并帮助患者确定应对未来管理人际关系问题和症状恶化的策略。在人际社会节律治疗的课程中，治疗师可以根据患者的需要在人际关系治疗、心理健康教育、传授社会节律技巧之间无缝切换。

四、治疗疗效

美国匹兹堡大学比较了 IPSRT 合并药物治疗与强化临床管理（ICM）合并药物治疗这两组的疗效。其中 ICM 组也有患者与治疗医师一对一的会谈，但会谈内容只限于讨论症状、药物依从性和副作用的处理。根据研究者的观点，相对于 IPSRT，ICM 则是一种"小剂量"心理社会治疗。该项研究需要先有 12 周的初步治疗，然后患者继续接受药物治疗，并通过临床会谈被随机分入 IPSRT 组和 ICM 组。最初对 38 例入组样本治疗后的初步分析提示，IPSRT 对提高日常作息规律性是有效的（社会节律量表评分）；治疗 1 年以上者，IPSRT 组较 ICM 组的患者更倾向于保持情感正常状态，较少出现抑郁发作。后来对 82 例样本的进一步研究和随访 52 周发现，自始至终保持治疗方式不变的患者（IPSRT 或 ICM）相对中途更换心理治疗方法的患者，其复发率低一半（20%：40%）。为此，作者提出，在药物治疗基础上进行心理社会干预，可以通过以下几方面提高疗效：①提高患者药物治疗依从性；②进一步改善患者的临床和社会功能后果；③缓解症状；④延长发作间歇的康复稳定期。

（朱志先）

参 考 文 献

[1] 李占江. 临床心理学. 北京：人民卫生出版社，2014.

[2] American Psychiatric Association. Diagnosis and Statistical Manual of Mental Disorders. 5th ed. Washington, DC: American Psychiatric Association，2013.

[3] 胡晨，王刚. 2018 加拿大心境障碍与焦虑障碍治疗协作组 / 国际双相障碍学会指南：双相障碍的管理. 中华精神科杂志，2019，52（1）：5-49.

[4] Salcedo S. Empirically supported psychosocial interventions for bipolar disorder: Current state of the research. Journal of Affective Disorders，2016，201：203-214.

[5] 陈小帆，丁万涛. 双相障碍的人际社会节奏心理社会治疗. 国际精神病学杂志，2014，41（2）：103-106.

第十八章 精神分裂症

精神分裂症（schizophrenia）是最常见的重性精神疾病之一，具有思维、情感、行为等多方面的障碍及精神活动和环境不协调。常缓慢起病，多发于青壮年，病程迁延、反复，部分患者趋向慢性化，甚至最终走向精神衰退。常导致患者不同程度的社会功能受损。

WHO估计，全球精神分裂症的终生患病率为3.8‰～8.4‰。美国研究显示，终生患病率高达13‰。国内近年开展的流行病学调查显示，精神分裂症的终生患病率为0.98%～1.37%，时点患病率为0.66%～0.80%。

该病病因未明，遗传因素在精神分裂症的发病中起重要作用，一级亲属中同患本病的危险率为4%～14%，约为人群的10倍；抗精神病药的发展及基础研究提示精神分裂症存在多种神经递质的异常：主要是多巴胺功能亢进。近年来提出了精神分裂症的谷氨酸功能低下假说，中枢谷氨酸功能不足可能参与发病过程。随着功能影像技术的发展，近年来提出精神分裂症可能是一种神经发育异常和神经退行性变疾病，早期干预能改善长期预后，故提出了早期诊断、及时治疗、全面治疗的新理念。

第一节 临床表现与治疗

一、临床特征

精神分裂症症状复杂多样，牛津精神病学教科书引入急性精神分裂症、慢性精神分裂症两个概念，前者以幻觉、妄想和思维紊乱为主要表现，这些特点常被称为"阳性症状"；后者以情感淡漠、意志缺乏、动作迟缓和社会退缩为主要表现，以上特点常被称为"阴性症状"。下面介绍具有特征性意义的常见临床表现：

（一）幻觉

在精神分裂症中幻听是最常见症状之一，主要是言语性幻听，具有特征性意义的是听见两个或几个声音在谈论患者，彼此争吵，或者以第三人称谈论患者，即评论性幻听；有时声音威胁、命令患者，即命令性幻听；另一种特殊的幻听为声音重复患者的思想，患者想什么，声音就重复什么，即思维鸣响。患者行为常受幻听支配，自言自语、自笑或作窃窃私语状。幻视、幻嗅等亦可在精神分裂症患者中出现，幻觉可相当顽固，内容荒谬，脱离现实。

（二）妄想

妄想（delusion）也是精神分裂症的最常见的症状之一，内容以关系妄想、被害妄想和影响妄想多见。有些妄想内容较离奇，如坚信自己的行动和思想被外力控制和支配，有被控制感，或被洞悉体验，亦称之为精神自动症。在病程的任何阶段都会产生妄想，突然产生，没有任何精神活动基础，或者与某些稀奇古怪的不可能发生的事件或环境有关的不符合逻辑的妄想是精神分裂症的特征性症状。

（三）思维联想障碍

患者在意识清楚的情况下，思维联想过程缺乏连贯性和逻辑性，思维联想散漫或分裂，缺乏具体性和现实性。有的逻辑性推理荒谬离奇，严重时言语支离破碎，甚至个别词句之间也缺乏联系，即破裂性思维。另一类形式是患者用一些普通词句，甚至动作来表达某些特殊的、除自己以外旁人无法理解的意思，即病理性象征性思维；或者创造新词，赋予特殊意义，即语词新作。

（四）情感障碍

此症状表现为情感淡漠、情感反应与思维内容以及外界刺激的不协调。最早涉及的是较细腻的情感，如对亲人的体贴，之后对周围事物的情感反应变得迟钝或平淡。随着疾病进展，情感体验日益贫乏，情感淡漠，丧失了对周围环境的情感联系。此外，还可见到情感倒错或爆发性情感反应。

（五）意志行为障碍

明显意志活动的减退或缺乏，活动减少，缺乏主动性，行为被动、退缩。患者不主动与人来往，对学习、生活和劳动缺乏积极性和主动性，行为懒散。严重时终日卧床或呆坐，无所事事，长年累月不理发、不梳头。

根据临床症状的差异，传统上将精神分裂症划分为几个亚型：①偏执型，其特征性症状为较系统的被害妄想和具有被害色彩的言语性幻听；②紧张型，突出的特征为明显的精神运动紊乱，可表现为交替出现的木僵和兴奋，或自动性顺从与违拗；③青春型，思维和情感症状较突出，情感变化无常，行为幼稚难测，常有作态行为；④单纯型，以行为怪异、社会退缩和工作能力下降为主要表现，幻觉妄想不明显；⑤未分化型：临床表现不符合前面论述的任何一种，或者同时具备一种以上亚型的特点但又不突出的患者。还有部分患者既往符合精神分裂症的诊断标准，目前病情虽有好转，但残留个别阳性症状或个别阴性症状，称之为残留型。部分患者症状部分控制或病情基本稳定后，出现抑郁状态，称为精神分裂症后抑郁。目前在 ICD-11 和 DSM-5 均取消了精神分裂症的临床分型，依据患者疾病的发作次数和症状残留程度来进行诊断。目前精神分裂症诊断，除上述特征性精神症状外，明显的精神病性症状需要持续 1 个月以上或病程在 6 个月以上。

二、治疗原则与方法

精神分裂症的治疗应是全病程综合治疗，分为急性期、巩固期和维持期。急性期主要缓解精神分裂症的主要症状，巩固期防止已缓解的症状反复或进一步提高控制症状的疗效，维持期预防疾病再次发作，提高药物维持治疗的依从性。治疗方法以药物治疗为主，同时在精神分裂症的不同疾病阶段，均应给予心理治疗辅助治疗，心理治疗的方法有：认知行为治疗、家庭治疗、个体化治疗、依从性治疗、接受与承诺治疗、社会技能训练、支持性心理治疗等。物理治疗方法主要

有电痉挛治疗（ECT），符合适应证的患者可使用此方法。

（一）药物治疗

一经确诊，立即开始药物治疗。根据临床症状群的表现，可选择非典型药物如利培酮、奥氮平、喹硫平、阿立哌唑等，或者典型药物如氟哌啶醇、奋乃静、舒必利等。精神分裂症药物治疗应系统而规范，强调早期、足量、足疗程的"全病程治疗"；原则上单一用药，疗效欠佳时，可合并用药，以化学结构不同、药理作用不尽相同药物联合使用。

（二）心理治疗

尽管近年来精神分裂症的药物治疗取得了很大的进展，但精神分裂症药物治疗的总体结局没有发生根本性改变。据报道，在临床上 25% 以上的精神分裂症患者需要几种非典型抗精神病药物联合治疗或进行维持治疗，有 25%～60% 的精神分裂症患者即使是坚持服药，但幻觉、妄想等症状仍持续存在，约 75% 首发的和稳定期的门诊患者不愿长期服药，依从性很差。有 5%～10% 的患者从药物治疗中没有任何获益。所以，精神分裂症的治疗强调在抗精神病药物治疗的基础上进行全病程的心理社会综合治疗模式。在既往的心理社会干预方法中，除了精神动力学派心理治疗对精神分裂症的治疗没有效果外，家庭治疗、支持性心理治疗、社会技能训练（social skills training）等多种方法证明对于防止精神分裂症复发，降低再住院率、致残率，促进患者社会功能康复具有一定的效果。循证依据证据最多的心理治疗方法是认知行为治疗及家庭治疗，在临床指南中作为一级推荐。认知矫正训练（cognitive remediation therapy，CRT）和社会技能训练作为二级推荐，但生活技能训练（life skills training）的有效证据不足。

1. **认知行为治疗（CBT）** 精神分裂症的 CBT 是在精神药物治疗基础上进行的辅助治疗。近年来有关精神分裂症 CBT 的荟萃分析结果显示，多数研究认为 CBT 对精神分裂症有明确的治疗效果。Wykes 等采用临床试验报告统一标准（consolidated standards for reporting of trials，CONSORT）对纳入统计的 34 篇文献进行了效应值（ES）大小分析，CBT 对靶症状、阳性症状、阴性症状、功能状态、心境和社交焦虑在总体上是有益处的。ES

在 0.35～0.44 之间，但是对绝望症状是无效的。对于难治性精神分裂症患者也有合并使用 CBT 的研究。Durham 等的研究结果显示，药物联合 CBT 的临床疗效（33%）显著优于常规药物治疗（12%）和药物治疗联合支持性心理治疗（16%）。英国 NICE 和苏格兰校际指南网（Scottish Intercollegiate Guidelines Network，SIGN）等机构的精神分裂症临床指南均推荐为处于精神分裂症初始发病期、急性期、康复期以及持续存在精神症状（包括焦虑和抑郁）的患者提供 CBT 治疗。CBT 治疗需要有经过培训的治疗师实施，并且有手册指导和规律的督导。CBT 的疗效主要体现在减低阳性和阴性症状的严重程度、精神分裂症后的抑郁症状、恢复自知力、缩短住院时间、降低复发率、改善社会功能和职业技能等多方面。

2. 家庭干预 家庭干预的目的是改变精神分裂症患者与家庭成员的交往模式，降低复发率。在精神分裂症患者家庭中，"高度情感表达"最能恰当的形容某些精神分裂症患者与其家属或照料者之间的情感互动，与高复发率密切相关。Pilling 综述了 18 个关于家庭干预共 1 467 例患者的随机临床研究发现，家庭干预能降低精神分裂症患者的复发率、提高治疗依从性和整体协调一致性，而且治疗时间越长效果越好（治疗 10 次或 6 个月以上）。但这些研究对患者入组的要求是：患者必须和高情感表达的家庭成员生活在一起，所以家庭干预并不是对所有精神分裂症患者都有效果。尽管家庭干预并不能有效改善症状，但具有降低复发率等疗效。NICE 和 SIGN 指南均推荐针对精神分裂症患者要进行主要包括交流技能、问题解决和心理教育等内容，至少 10 次为期 3 个月以上的系统家庭干预。

（李占江）

第二节　认知行为治疗

一、精神分裂症 CBT 治疗的总体安排

精神分裂症的 CBT 就是应用认知治疗的方法和原理，结合精神分裂的症状和疾病特点，在全面分析病例的基础上采用认知矫正、行为演练、应对方式训练等方法纠正患者的不良情绪、

减轻患者的痛苦，减少复发和精神残疾，增进社会功能。CBT 治疗精神分裂症的主要目的是减轻患者痛苦、增进其功能为主，而不是以消除精神病性症状为目的。尽管在 CBT 治疗中有针对精神病性症状的技术和方法，也只是通过这些方法使精神病性症状对患者的情绪、行为等的影响减轻或消失，而不是以症状的消除为目的。当然，在针对这些精神病性症状工作的过程中，由于患者痛苦情绪和社会功能的改善，也可能使患者体验到精神病性症状减轻或消失。

（一）精神分裂症 CBT 的主要内容

CBT 作为心理治疗的重要方法之一，有关心理治疗的共同因素在精神分裂症的治疗中同样具有很重要的作用。通过患者与治疗师的互动，建立平等、真诚、互信、合作的心理治疗关系是治疗的基础，在精神分裂症的 CBT 治疗中也不例外，甚至于更具有挑战性，因为患者疾病特点本身就对建立人与人之间关系存在敏感、多疑、恐惧等阻碍。尽管这样，治疗关系的建立仍然是精神分裂症 CBT 最基础、最重要的治疗内容之一，而且这一治疗内容要贯穿于 CBT 治疗的整个过程之中。在治疗关系建立的基础上，精神分裂症 CBT 就要针对患者的精神病性症状，如幻觉、妄想、社会退缩等症状进行工作，探究患者对这些症状的体验、看法，寻求患者的功能失调性想法，通过苏格拉底式提问、行为实验等认知矫正方法，纠正患者对其症状的错误想法，用可以接受的其他观念来代替病态的思维，从而减少这些症状对患者带来的痛苦。由于患者在体验到精神症状之初，一直在思考或试图解决这些症状给他们带来的痛苦，所以，患者会形成各种各样应对这些症状的思维、行为方式。这些应对策略可能会给患者的症状带来强化，使症状得以巩固或维持。所以，识别患者不成熟的应对策略，进行恰当应对方式的学习与使用也是 CBT 治疗精神分裂症的内容之一。精神分裂症的药物治疗目前普遍存在治疗依从性差，复发率高的问题，这些问题的出现不仅与患者对疾病本身的认识、社会偏见、对药物治疗的错误认识有关，也与患者对疾病复发征兆不了解，不知道如何进行复发的预防有关。在精神分裂症 CBT 治疗中，也把患者药物治疗依从性和疾病复发预防作为重要的内容进行干预。除上

述内容外，精神分裂症 CBT 治疗也会针对不同患者的其他问题进行干预，如睡眠、自杀、自伤、抑郁、焦虑情绪等。

（二）精神分裂症 CBT 的治疗安排

精神分裂症 CBT 治疗一定要在安静、舒适、简单、患者比较熟悉的治疗室中进行。治疗方式有两种：个别治疗和团体治疗。团体治疗的优点在于成本低、效率高和资源配置好，但这种方式缺乏对个体病史、病情及社会技能等个人情况的了解，不能有针对性地进行治疗，而个别治疗正好相反。

CBT 是结构式的，但治疗时间是灵活的且有时限的，治疗时间和频率要视患者个人情况及病情而定。一般在研究中提供的是数月（每周 45 分钟～8 小时，持续 2～9 个月）的强化治疗。也可以是每周 15～45 分钟、持续 6 次的短期治疗。经典的治疗是总共治疗 15～20 小时，频率为每周或隔周一次，每次进行 15～45 分钟，其中包括中间的停顿以及制订目标的时间。对于药物难治性病例，可给予 6～12 个月、12～30 次的治疗，但一般多采取 9 个月共 20 次的治疗。英国的精神分裂症治疗指南中推荐，CBT 至少 16 次达到 3 个月以上才能有更好的效果。我们进行的在手册指导下的精神分裂症 CBT 研究中，3 个月内共进行 12 次治疗，每次 45 分钟左右。频率为第 1 周治疗 2 次，第 2～8 周行 8 次治疗，第 9～10 周 1 次，第 11～12 周 1 次，最后进行了 3 个月，1 次/月的巩固治疗也获得了一定的疗效。

在目前的临床实践和研究中，CBT 治疗精神分裂症患者的年龄范围为 18～65 岁。尚没有儿童精神分裂症 CBT 的报道。在精神分裂症的急性期、症状持续期、残留期患者的 CBT 都有研究报告。也有报告对精神病前驱期症状进行 CBT 治疗，具有预防精神病发病的作用。现有的资料显示，开展 CBT 的机构有精神科的急性病房、社区医疗机构、司法精神科病房。尽管 CBT 没有绝对的禁忌证，但是冲动攻击、严重激越和思维紊乱的患者不能进行 CBT。

（三）精神分裂症 CBT 的总体过程

至今也没有一种公认、统一的 CBT 方案来治疗精神分裂症，但其中以 Kingdon（1994）描述的综合性 CBT 方案为代表。首先，通过对患者的精

神症状及诊断进行教育并提出治疗原理；其次，确定以前的疾病发作次数，解释思维和行为之间的相互作用。典型的是首先通过标准的认知行为技术治疗共病的抑郁情绪或焦虑问题（如认知重建和行为激活），一旦患者的情感协调，然后就开始让患者用"现实检验"技术去处理幻觉妄想等阳性症状。例如，在患者描述了关于幻觉的非适应性思维后，指导患者用行为实验检验其非适应性思维的可靠性、真实性。同样通过认知重建技术对患者的妄想提出质疑。接下来的治疗主要集中在改善阴性症状（如社会技能训练）和预防复发。精神分裂症 CBT 治疗的大体流程如图 18-1。

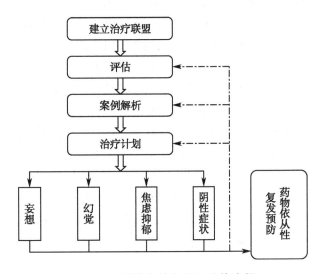

图 18-1　精神分裂症 CBT 总体流程

如图 18-1 所示，精神分裂症 CBT 首先从建立并维持良好的治疗关系，形成治疗联盟开始，然后收集资料进行全面评估，根据患者病情及个人情况，分析患者主要问题的成因，提出治疗假说，制订治疗策略。依据疾病的应激 - 易感模型，在患者对疾病及症状有全新认识和理解的基础上，针对导致精神症状持续存在的情绪问题、幻觉和妄想及阴性症状、患者对药物的依从性和复发预防开展工作，达到减轻患者痛苦，提高社会功能及预防复发的目的。

（四）精神分裂症 CBT 的阶段

整个精神分裂症 CBT 治疗过程一般可分为初期、中期和后期三个阶段。

1. 治疗初期　第 1 次会谈的主要目标是与患者建立良好的治疗关系，并尽可能地减轻他们

的一些症状。在开始的 2、3 次会谈中，治疗师通过评估和案例解析，找出患者的主要问题，并制订一系列的应对策略指导和帮助患者，找出和确定主要问题应贯穿于整个治疗的初期阶段。在这一阶段，对于患者的疾病和 CBT 知识教育、去歧视化或正常化是必备的干预方法。紧接着是对各种问题进行排列，讨论哪一个是最主要的问题。另一个目标是找出患者的认知模式，识别其消极、不合理的思维内容，设法向他们说明认知、情感和行为间的密切关系，并布置一些家庭认知作业。

2. 治疗中期 会谈侧重于解决较为复杂的问题，如患者的幻觉、妄想、阴性症状、情绪症状和药物依从性等问题，注重矫正患者负性的自动思维。当患者感到症状或症状所引发的抑郁或焦虑开始减轻之后，从中识别出他们条件式和潜在的负性认知图式或最主要的问题进行解决。CBT 就是在发现这些图式或核心信念后诘难这些适应不良性观念或假设，并以新的、更趋于现实的认知系统来取代。一般对这五个方面分别进行治疗性会谈。针对患者的突出问题，依次进行幻觉、妄想、思维紊乱、情绪和行为退缩等症状进行干预。若有特殊情况，如患者只有其中的某个或几个问题，可根据问题的轻重缓急适当调整会谈的次数和内容。治疗中期是 CBT 的关键时期，除了主要针对治疗问题进行实质干预外，同时也具有承上启下的作用，保证治疗的连续过程，顺利平稳地过渡到治疗的后期。

3. 治疗后期 要为结束治疗做好准备。要进行治疗的回顾和总结，同时针对疾病复发问题进行必要的教育性干预。当患者逐步好转、能比较现实、客观地应付和处理生活中的压力时，CBT 的会谈次数将逐渐减少，最终告一段落，结束疗程。

二、CBT 对幻觉的理解与治疗

（一）CBT 对幻觉的理解

幻觉是在缺乏感官刺激的情况下，感官生动地体验到外在客观现实的存在。幻觉的认知模型认为，幻觉是患者概念化自己的自动思维，只不过患者把这种自动思维感知为来源于自己的外部。听、视、躯体幻觉完全是内在的认知现象，因为这些认知具有外在真实事件所有的特点，所以

会导致患者强烈的情绪和行为反应。在妄想同时存在的情况下，对外界的应激事件会促发幻觉体验，使思维通过内在言语转化为幻觉。由于幻觉会引起很强的情感反应，通过安全行为（如社会退缩）和功能紊乱性解释（如，神在和我说话）使幻觉维持下来。

在幻觉的形成机制假说中关于听幻觉的最多。Hoffman 认为，听幻觉是言语处理机制任意启动使"寄生记忆"进入意识领域的结果。Firth 提出，实际上个体内部产生言语是正常的，但幻听患者的内在言语监控系统功能紊乱，对信息的选择和整合认知能力存在缺陷，把内部的言语感知为外界的、异己的声音，患者不能筛去无关信息，也没有恰当的自我意识来正确辨识知觉和思维的来源即产生幻听。Chadwick 和 Birchwood 认为患者对幻听的情绪和行为反应受其对幻听的信念调节，这些信念并不总是与幻听内容有关。幻听的认知模型三个核心要素强调，幻听本身不是问题，而患者对幻听的评价是导致患者痛苦和功能障碍的原因所在。对幻听的不良应对方式使幻听持续存在，如对幻听的警觉、安全行为、回避等。

（二）CBT 对幻觉的治疗

幻觉也是精神分裂症的常见症状之一，在临床上常常给患者带来很大的困扰或痛苦，甚至在幻觉的影响下对家庭、社会带来危险。尽管抗精神病药物治疗可以使许多幻觉症状消失，但仍有许多顽固性的幻觉，特别是幻听难以驱除。尽管在以前认为心理治疗对幻觉是没有效果的，但 CBT 在治疗精神分裂症幻觉方面进行了很多的尝试，在降低幻觉给患者带来的痛苦，以及提高患者对幻觉的应对策略方面取得了一定的成效。在进行 CBT 时，首先要与患者建立良好的治疗联盟，然后系统地评估幻觉的内容及特点、患者的情绪反应，然后与患者讨论幻觉，进行幻觉的正常化和教育，了解对幻觉的信念并重新归因，指导患者对幻觉的应对策略等。

在临床上，精神分裂症幻觉最常见的形式是幻听，CBT 治疗幻觉中更多的探索是针对幻听进行的。治疗师要仔细询问患者的幻听性质，为治疗性干预找出更多线索。要了解患者关于声音的频率、持续时间、强度以及其变化；在什么情况

下容易产生声音；在什么情况下这声音变得微弱或是消失；在最开始有这声音前是否有什么特殊事件发生；又是什么样的人在对患者说话及患者对声音的反应如何等。在幻听的评估中也可以使用精神病症状评定量表（Psychotic Rating Scales，PSYRATS）来评价幻听经历的影响。在量表评定过程中，有助于患者理解他的幻听与其他人经历的幻听在内容和形式上的相似性，更多地了解幻听不同维度的信息，让患者意识到幻听的强度与应激水平、应对技巧等其他因素有关。在评估时治疗师会问患者能否识别出幻听，是什么人的声音，声音从哪里来？与患者探讨如果我们知道声音的位置，如果我们走近这个位置，声音是否会变的大些？同时，评估时还要问到患者自己对幻听的解释，因为他的解释直接与其行为和情绪有关。大多数患者会和声音建立起某种人际关系，采取一些有效的或无效的应对策略。由于幻听中命令的口气及内容，患者认为这声音是无所不能、无所不知或是不可控制的，于是患者就感到很无助、脆弱、无望或沮丧。

对精神分裂症患者的幻听进行正常化和教育是非常有用的。由于精神分裂症患者体验到幻听很常见，所以告诉患者在正常人中出现幻听的情况也很多，对于患者理解他的声音是非常有益的。比如睡眠剥夺、应激、居丧期、服用毒品等。用患者能理解的方式向他们解释幻听产生的原理。选择并再现一个已知能引起幻听出现的刺激，如回忆或想象一个场景，讨论患者敏感的话题，或是集中注意隔壁房间的语音语调，这些情况很可能就会促发幻听产生。在治疗关系建立的基础上，通过声音日记记录患者声音的情况、态度、解释和行为，通过与患者讨论幻听的情况来探究患者听到这些声音的其他原因或解释，动摇其对幻听的坚信程度。通过声音日记可以了解患者自己使幻听声音减弱或消失的应对策略：通过戴耳机听音乐，跟随听到的音乐，让自己忙碌起来，或是集中精力和别人谈话。向患者证实不理睬声音的要求或读心的内容不会有可怕的结果。也可以与患者一起制订应对卡，把声音日记记录的应对声音有效的策略记录到卡片上，当遇到声音出现时利用应对卡提示的方法不断练习，提高患者的应对策略。这种方法尤其适用于那些能理

性对待幻听的患者。对于特别顽固的患者，还是要从患者对幻听的解释着手，苏格拉底式提问很有必要，即问患者别人能听到这个声音吗？为什么？等，以判断从什么样的切入点去挑战患者对幻听的解释，用现实检验技术让患者验证幻听的真实性。准备一个声音日记，记录下幻听一天中的波动情况。幻听内容、相关的行为和情绪也要记录下来。以下是治疗师用现实检验技术治疗幻听的示范：

患者：他们总是在议论我——这简直就是一种折磨。

治疗师：你认为这声音是怎么回事？

患者：我也不知道，可能是无线电波或是超声波。

治疗师：别人能听到这声音吗？

患者：也许吧……是的，他们一定也能听到，那声音有时很大很清晰。

治疗师：那好，让我们试验一下。我们准备一个录音机，把这声音录下来。

用现实检验的技术设计行为实验以动摇患者对幻听固有的看法。在现实检验之后，再次提供其他解释。如：他所听到的声音很可能是一种幻觉，是脑子里的声音，而并不是真实存在的声音。很多时候，患者会固执地坚信声音是现实存在的，理由是他的耳朵确实听到了声音。这时需要注意，治疗师不能对患者说"你错了"，而是应该友善地鼓励患者考虑其他的可能性，患者的解释可能只是事情的原因之一。

三、CBT对妄想的理解与治疗

（一）CBT对妄想的理解

妄想是精神分裂症最常见的症状之一。精神分裂症精神病理学认为，妄想是固定的、坚信不疑的、不可解释的错误信念。CBT认为妄想是患者对过去体验（经历）的解释，企图来理解事件的来龙去脉。不论是短暂的还是持久的妄想对患者都是有意义的，反映了患者目前或过去的经历或体验。妄想也作为一种适应功能，可以在许多躯体和心理状态（失聪、应激、睡眠剥夺）下出现；在异常的环境条件下普通人也可出现功能失调性信念；除涉及妄想外，不存在推理能力的受损。而且，妄想是可测量的、多维度的、可解释

的、连续谱系的。妄想的可测量性体现在妄想的内容、坚信程度、持续时间等方面。妄想可随着时间而变化，其内容和坚信的程度并不总是绝对不变的，而是可波动的。妄想的坚信程度与妄想持续的时间和放弃妄想给患者带来的心理的、社会的结局有关。妄想是多维度的，如妄想形成的条件、妄想的系统性、坚信程度、对妄想的情绪、行为反应。在 CBT 治疗中，某个维度的改变都会带来治疗的效果。妄想并不总是不可解释的，在患者的推理过程中也可能用其他解释方式进行替代。在人们的观念中，从妄想观念到正常观念（非妄想的）是一个连续谱，经过妄想观念—双重意识（double-awareness）—非妄想观念三个阶段。在精神分裂症的康复过程中经常见到妄想观念恢复到正常观念的三个相反的阶段。

（二）CBT 对妄想的治疗

精神分裂症的妄想内容多涉及日常生活中人际关系的问题：如被攻击、被影响、被操纵、被控制或被贬低等。CBT 针对妄想的治疗并不是直接去挑战患者的妄想内容，而是依据 CBT 对妄想的认知理论，指导治疗师围绕妄想的不同维度来进行工作。如对妄想形成的再归因，妄想概念的正常化、妄想内容的替代解释、行为实验等技术，通过这些技术的使用，动摇妄想的坚信程度，降低妄想对患者情绪和行为的影响，从而达到减轻患者痛苦，促进社会功能的作用。

在治疗初始，治疗师要追溯妄想的起源，评估妄想的内容、患者对妄想的情感投入，以及了解患者的推理过程。要温和地询问患者妄想的形成、起因和基础。探究妄想在起始阶段的感受、看法，可能的原因和对自己的影响。然后，应用正常化技术，来帮助患者改善对妄想的认识和态度。妄想在正常人的某些条件下也可一过性出现，如睡眠剥夺。所以，妄想并不只是精神病态的表现，也是一个人对应激的一种反应形式。通过正常化技术的实施，患者对妄想的心理紧张会有所下降，从而会有利于治疗联盟的建立与巩固。在牢固的治疗联盟建立的前提下，治疗师鼓励患者由自己信任的人来制订标准，把注意力集中在能看得见的事物特征上，用这些方法能纠正妄想内容对信息加工的影响，鼓励患者寻找支持及反对自己信念的信息，引导其重新归因，从而

使妄想性信念得以动摇。在整个过程中运用引导发现、言语挑战、行为实验和现实检验等技术动摇患者对妄想的坚信程度，降低对妄想的痛苦。引导发现即向患者提出苏格拉底式的问题，帮助患者去发现有这些想法和知觉体验意味着什么。通过这个过程，治疗师能便于和患者建立治疗联盟，而且更方便地了解症状是如何产生和持续的。苏格拉底式提问不直接去攻击患者的妄想或其他非适应性信念，而是引导他发现对于妄想信念支持的证据能否有其他的解释，即引导他换一种观点（用治疗师的观点）来重新解释自己的妄想体验，并找出和自己观点相反的证据，同时治疗师向患者解释信念是如何影响个体的行为、态度和情绪的。通过再归因，改变信念，达到行为和情绪的改变。行为实验即由治疗师和患者共同制订实验方法来验证患者的想法是否正确，这个阶段需要强调行为实验的可行性，需要与患者共同决定，而且还需要同情，不是向患者发出挑战。行为实验对精神分裂症的患者非常有效。需要着重指出的是，治疗师不是去挑战患者的信念，而是逐渐地对支持他们信念的证据进行提问。治疗师不要告诉患者他们错了，而是逐渐地鼓励患者考虑其他的解释，患者的解释只是事件的可能原因之一。治疗师作为同伴与患者一起去决定事实是支持还是反对患者的妄想信念。现实检验即指导患者用行为和事实去检验其非适应性思维的可靠性、真实性。治疗师也可向妄想患者介绍现实检验的示范。运用这些技术帮助患者慢慢向妄想进行挑战。下面是治疗师与患者的治疗对话，主要应用了引导发现提问来探讨支持或否定患者被害妄想的证据，以达到动摇妄想坚信程度的目的。

患者：有人总是在监视我，以决定如何杀害我。

治疗师：那么你一定很害怕……这是理所应当的。

患者：你认为这是他们干的事吗？

治疗师：有可能。但也许有其他解释。你是怎么知道是他们呢？

患者：谁还能像他们这样去迫害别人哪？

治疗师：好的，那我们一起把这个人找出来，尽管做这些挺可怕的，但我们需要调查出证据。我会尽力帮你一起找的。

CBT对妄想治疗的内容包括识别病态的思维和信念、评估这些思维信念的正确性、鼓励患者对认知进行自我监控、找出和思维相关的情绪和行为、识别矫正思维偏差。

四、CBT对阴性症状的理解与治疗

（一）CBT对阴性症状的理解

精神分裂症的阴性症状包括思维贫乏、情感淡漠、注意缺陷、意志缺乏、社会退缩等。这些症状的出现与大脑额叶功能改变有关，部分也与抗精神病药物治疗的副作用有关。在进行CBT时，我们需要从认知角度去理解它们，发现有关的心理社会因素，揭示它们对患者的意义，才能进行干预。阴性症状的认知模式认为，情感的平淡或淡漠可能是患者遇到"创伤性事件"后的"休克反应"。这种创伤性事件可能是现实发生的，也可能是患者自己评价认为的，也可能是对妄想、诋毁性幻听的直接防御反应。思维贫乏或交流困难，可能是患者不能表达，也可能是不愿意表达，如对批评的幻听或妄想反应。意志缺乏是指驱力和动机的减退，也可以理解为"驱于静止"。过度刺激（如幻觉、妄想、焦虑）导致注意力不集中，注意力受损，越是尝试努力应对，遇到的挫折、失败越严重，使患者绝望，无法行动。社会退缩是对过度刺激的一种应对方式。通过降低过度刺激来减轻压力。若患者将不良事件归于内在的、持久的和整体的因素，可能更易导致社会功能障碍。精神分裂症的慢性迁延病程与患者负性的自我概念、低预期值及外在的控制源有关。依据Beck的绝望理论，在这些因素的长期作用下，患者形成了一种压抑性服从的应对策略，甚至产生宿命论的思想，从而逐渐出现社交退缩甚至回避等阴性症状。基于以上对阴性症状的理解，阴性症状认知模型认为阴性症状可能具有保护功能，是对过度刺激作用或目前不能达到的期望的一种反应。

（二）CBT对阴性症状的治疗

CBT认为阴性症状是精神分裂症患者对应激、疾病和社会交往的反应模式，对于患者保持内心平衡具有防御的功能。目前的研究显示，CBT对精神分裂症阴性症状的疗效不如阳性症状明显。

精神分裂症阴性症状的CBT治疗中，利用治疗关系与患者进行情感交流的难度相对较大，所以建立良好的治疗关系显得尤为重要。治疗师应满腔热情、诚恳，关心患者的利益，力图理解和满足患者的需要，对患者的态度和情绪保持相当的敏感性。对阴性症状的理解与解析，即认知概念化贯穿于整个治疗过程。将阴性症状表现概念化，如患者表现出言语少，内容贫乏，可能是患者脑子空空没什么可想的，也可能是没有什么可说的；也有可能是患者能力的丧失而不能说或者由于幻听、妄想的影响而不敢这样表达。注意的缺陷可能是幻觉和妄想相互竞争使目标指向出现问题所致，也可能是患者焦虑紧张导致的注意力分散。情感的淡漠可能是由于心理创伤引起的退缩、兴趣下降所致，也有可能是药物的锥体外系副作用引起的。应用CBT基本理论模型对患者阴性症状的形成和维持原因进行提炼，提出工作的假设，也就是症状解析。经过与患者的一起工作，患者能够理解自己的症状并能了解自己症状的来龙去脉以及维持的原因，帮助患者用合理的思维和行为替代这种已经意识到的精神症状。如患者意识到自己的症状属于"思维贫乏"，就要强化言语沟通能力的训练，用"找乐趣"来替代。了解到自己有"情感淡漠"，则用"积极交流"来替代，如此反复并建立新的认知模式，加强包括注意转移、自我陈述和社交行为活动等应对策略的使用，识别并强化患者实现目标的动机，逐步提高患者的认知水平。在社会退缩方面，更多应用行为活化、行为活动日记、等级任务表等技术，关注患者的人际关系问题，鼓励患者应用新的、良好的行为模式，不断地得到检验和强化，让患者用新的思维和行为模式去应对日常生活，通过让患者完成现实生活中的任务来解决阴性症状问题。

在精神分裂症阴性症状CBT治疗过程中，治疗师要根据患者能力高低，激发患者对各种治疗项目的兴趣，加强社会活动和提高职业技能。在制订活动目标时，短期目标一定要切实可行，能够逐步实现并注入希望，以达到长期目标的实现。如果制订的目标太高、太难，实现困难，会创伤患者的治疗信心，阻碍CBT的实施。如果治疗师和家属对患者的期望过快过高，这样会给患者造成更大的压力，而且患者在实现目标过程中也容易遭遇挫折失败。患者因不能完成而放弃目标，这样反而会增加患者的退缩。所以在治疗过程中，要逐步地来制订治疗短期目标，而且这个目标一定要是患者能够执行的，注意这个目标不要让患者感觉到有压力。另外，家庭作业任务的布置也非常重要。由于患者的理解力、注意力、执行功能的缺陷，对于家庭作业的理解、操作方面都会面临一定的困难，所以，家庭作业的内容要更为客观具体，具有很强的操作性，必要时也需要家属的参与，以保证家庭作业能够比较好的完成。这一点对于阴性症状患者的治疗非常关键。有时候这一过程需要比较长的时间，在执行具体的行为活化任务前，主要是激发患者的治疗动机，消除阻碍患者执行行为作业的影响因素，如幻听、有关信念或抑郁情绪等。

五、CBT 对精神分裂症思维障碍的治疗

精神分裂症患者的思维障碍是介于正常思维和语词杂拌的连续谱，较为严重的思维障碍通常见于青春型分裂症及长期住院的慢性精神分裂症患者。传统意义上，没有一种心理治疗能够对无法理解对话的患者取得疗效，但对思维障碍的情绪特征研究得出了可行的 CBT 模式，也形成了潜在有用的干预策略。

（一）轻中度思维障碍及治疗

常见的轻中度思维障碍的形式有：诡辩性思维、赘述、象征性思维、思维散漫、思维中断等。下面简要介绍三种常见思维障碍的 CBT 干预方法。

1. 思维中断（thought blocking） 是指患者在思考或与人交流的过程中突然出现的思维的间断或停止。可对患者的思维中断进行正常化，每个人都曾经历过类似的头脑空白，尤其是当我们非常焦虑或紧张的时候，可以让患者识别思维中断之前的想法来处理这种现象，通常会发现患者的焦虑性自动思维或不愉快的强迫意象。对这些令人苦恼的思维，可以运用合理化反应、觉知或其他针对阳性症状如幻觉妄想的技术。如果患者不能识别任何干扰性的思维，说"就是变得一片空白"，治疗师可以通过重现先前的谈话场景，帮助患者找到思维线索，然后再把该线索与会谈目标联系起来。

2. 思维松散（looseness of thought） 思维松散时语句之间的联系让人难以理解，治疗师需努力寻找那些看起来有潜在联系但无明确方向的

概念。治疗中需要和患者一起识别观念间的潜在联系，要温和地把工作的重点带回到具体目标上来。

3. 赘述（circumstantiality） 在患者不能清晰有效地交流而不断地详述相关领域的不同内容出现时，治疗师应向患者解释自己对他的某些说法非常感兴趣，请患者同意治疗师在听到"有趣"的评论时，可以"按开关"或"按铃"表示。同样患者也享有"按开关"的权利来阻止治疗师。这是一个有趣的治疗方法，患者通常比较喜欢。

总结针对轻中度思维障碍的 CBT 方法有：清晰的正常化思维问题；捕捉患者期望谈论的核心话题和主要情感；清晰地设定每次治疗的目标；为患者示范清晰及精确的语言表达；温和地鼓励患者澄清他们想要谈的内容；清晰地介绍"按开关"的含义，让患者明白他们偏离主题了；用图画展示思维的混乱，并与有效交流模式的图画进行比较；让患者确认想法之间的联系；请患者放慢速度，解释一个想法如何引导另一个想法；识别思维中断前的自动思维或强迫意向。

（二）重度思维障碍及治疗

重度思维障碍的主要形式有：思维破裂、语词杂拌、语词新作等。对重度思维障碍的精神分裂症患者实施 CBT 会遇到更大的困难。在重度思维障碍的患者未经抗精神病药物治疗改善症状前，治疗师很难甚至不可能与他们进行有效交谈及建立良好的治疗关系。但是，思维障碍症状出现时，在许多情况下 CBT 是有帮助的。当患者语词新作时，我们应该尝试发现患者为什么把这两个看起来毫无关系的词语放在一起。患者有时能解释他们的词语新作，该信息有助于发现患者潜在的意图或主题；当出现语词杂拌时，思维联想通常是不可能的，患者的照料者和主要工作人员通常能发现语词杂拌严重程度的波动及其相关的情景或特定的应激源。例如：当电视播放新闻时，某患者易激惹和思维障碍更为明显。战争新闻、气候破坏、饥荒似乎加重了患者与此相联系的情感——焦虑。除了之前提到的针对轻中度思维障碍的 CBT 方法外，我们还可以直接反馈，告诉患者他们离题了，并让患者清楚地陈述他们的会谈目标。另外，识别并缓解思维障碍给患者带来的烦躁不安情绪也是有效的方法。

六、CBT 对精神分裂症复发的预防

精神分裂症的复发通常被认为是疾病恶化的征兆。Shepherd 发现，每次复发，有 35% 的可能出现药物抵抗的症状。一项 15 年的随访研究发现，每次复发，1/6 的患者残留以前没有的症状，约有 1/3 患者每一次精神症状急性发作后，社会功能损害及残留症状更加严重。同时，复发的影响因素与症状的严重程度不是简单的线性关系。Birchwood 等对精神病复发过程研究发现，患者的痛苦程度随着对复发含义的评估而变化，与症状的严重程度无关。不同个体和在整个复发过程中，患者复发时症状数量、疾病发展速度、持续时间各不相同。所以采取有效的方法对患者进行早期干预和减少发病次数很有必要。对 144 例出现复发前驱症状的患者进行为期 12 个月的 CBT 治疗，研究结果显示，CBT 组患者的再住院率（15.3%）及复发率（18.1%）明显低于常规治疗组（分别为 26.4%、34.7%），而且 CBT 治疗对精神症状、总体心理健康水平和社会功能方面都有明显的改善。

CBT 对预防复发的具体治疗方法有：

（1）增强服药依从性：检查患者的服药情况，以及患者对服药的态度，给予健康教育，鼓励药物治疗，如果拒绝服药可把其作为行为实验。

（2）识别复发的应激源：与患者讨论既往发病和 / 或复发前遭遇的生活事件，和患者复习、讨论他 / 她发病模型中的应激源，帮助患者识别复发的潜在诱发因素，并列举压力源清单或报警信号清单，教育患者如何去处理或避免遇到类似应激源的发生。

（3）识别前驱症状：教会患者识别一系列的复发前驱症状，如睡眠节律或时间改变、容易劳累、注意力不集中、情绪不稳、对人际关系敏感、退缩、牵连观念、轻度精神病性症状（识别此点需要患者有自知力）等，通常失去自知力是由前驱症状向复发转变的一个重要信号。同时告诉患者，出现这些症状不必恐惧，因为复发是可以避免的，识别这些症状是为了降低复发的可能性。

（4）认知策略：形成复发的案例解析，当患者自觉早期征兆增加时，复习应对策略，检查支持和反对负性信念的证据，形成有关复发的可替代性信念，去灾难化"短暂的轻微的症状就是要变疯"。早期干预是增加患者成就感以减少患者关于复发的恐惧和无助，通过引导发现，认知重建有关愤怒、无助、自责的信念，减少思维的闯入，如以前的经历。

（5）教育患者应对前驱症状的策略：可给患者提供一些应对策略供他们参考。①减低压力，减少自己处理的压力性事件，要学会说"不"，要对自己好一点；②讲出自己的烦恼，也许别人会给自己一些解决的办法，提醒自己的优点；③和自己喜欢的人相处，减少与那些让自己感觉压抑、或吵闹的人相处；④在自己的时间表里要计划休闲、娱乐活动，以缓解压力带来的烦恼；⑤别抽烟或喝酒，尽管会暂时让自己逃避，帮助入睡，但这会使自己情绪不稳、状态混乱，头脑不清，加重病情；⑥如果自己发觉到前驱症状，要尽早获得帮助，事先决定好自己愿意联系的人物，将他的号码随时带在身边，能随时联系他；⑦看医生，调整药物剂量。

上述提供的所有应对策略不一定对每个患者都有用，患者需要自己来选择对自己可能有效的方法，通过行为实验不断地练习使用，加强已有的应对技能，增加新的应对技能。一旦患者使用的应对策略有效，这会增加他的可控制感，也会增加患者处理前驱症状、预防复发的效果。让患者至少选择三种应对策略反复练习。

七、问题与发展趋势

CBT 是当前英美国家发展最快的精神分裂症的心理治疗模式。尽管大量的临床试验研究支持 CBT 对精神分裂症的疗效，在英美等西方发达国家精神分裂症的临床治疗指南中也首先推荐 CBT 作为药物辅助治疗手段，但也不断出现疗效存疑的声音。特别是近年来有几个影响力较大的荟萃分析显示，CBT 对精神分裂症的阳性症状、阴性症状效果并不显著，针对高危人群的干预也并不能明显地阻止其向精神病的转化。所以，精神分裂症 CBT 的研究尚存在许多问题有待解决。

1. 精神分裂症 CBT 治疗的理论问题　在我们考虑用 CBT 治疗精神分裂症的时候，我们想到的第一个问题是怀疑、质问。究其原因，是因为我们对精神分裂症病因学的理解太少了。大家

都认为，精神分裂症是生物学原因所致的疾病，与遗传、神经发育和神经递质异常等生物学因素有关，这怎么进行心理治疗？大家又想，生物 - 心理 - 社会医学模式的转变，心理治疗在精神分裂症的治疗中应该起到一定的作用。这就要求，CBT 如何来理解精神分裂症的症状，如何来理解精神分裂症的心理病理机制或假说？只有在基础理论方面有了比较全面的认识和理解，CBT 的治疗才更具有针对性，更有效。在前面的文献复习中，我们已经看到有关精神分裂症发病的病理心理机制研究不多，有关精神分裂症症状的心理学解释也不多。尽管在进行 CBT 时，有的学者进行了这方面有意义的尝试，但很多理解和解释仅仅是一种尝试，只是揭示了部分精神分裂症现象学的特点，有的还并不能自圆其说，所以，在这方面需要投入大量精力加以探索。

当然，CBT 治疗精神分裂症不仅涉及精神分裂症的理论研究问题，实际上也与 CBT 本身的理论有关。在 CBT 的理论假设中，主要是认知 - 情感 - 行为三角关系，三者之间互相影响，同时也和认知偏差、功能失调态度和认知图式有关。这些理论假设有的被研究所证实，有的是临床经验的总结，但总体来讲，CBT 的理论让人感到比较简单、宏观，具体的、内在的有机联系我们不得而知。

2. 精神分裂症 CBT 的研究方法问题 精神分裂症的 CBT 是联合药物治疗进行的，这在临床研究中带来了很大的困难。在已有的精神分裂症 CBT 研究中，有的研究没有设立对照组，只是自身治疗前后的对照研究。有些研究设立了对照组，但对照组和研究组所选用的治疗药物种类和剂量不同，给疗效判定带来很大的混淆。在病例的选择上，多是临床上就诊的患者，在临床选样上没有进行随机，而且有的研究中随机分组也不严格。如果在选择和分组时没有随机选择病例，而是由研究者来选择病例，这种情况会使治疗的有效性增加30%～40%，会夸大研究效果。

在 CBT 治疗精神分裂症的效果评估上，由于没有采用盲法评估，也有可能高估 CBT 疗效的可能。在有关的研究报道中，效果评估时未采取盲法，精神分裂症 CBT 治疗的非盲法研究的结果似乎总是很乐观，效应值比盲法研究结果要高

出 50%～100%。既往的大部分研究局限于评估 CBT 对精神症状的改善程度，而没有延伸到对生活质量、社会适应能力和工作成就等方面的研究。

精神分裂症的 CBT 研究中涉及的另外一个问题就是治疗的标准化问题。心理治疗效果评价中很重要的一个因素就是治疗的标准化，这样才可以进行比较。在既往的研究中大多数研究是以治疗师为主的治疗，没有 CBT 操作手册的指导。尽管有的研究使用了操作手册指导，但治疗师的个人因素常难以控制，如治疗师的专业背景、技术水平、敬业精神等对治疗的标准带来影响。这也是任何有关心理治疗疗效研究所要遇到的问题。

3. 精神分裂症 CBT 的适应证及有效因素 在目前的临床研究和工作中，CBT 已用于除儿童外的所有人群，用于精神分裂症的不同阶段。但是，对于不同形式的 CBT 方案更适合什么样的精神分裂症？对于共病有其他疾病的精神分裂症患者，CBT 方案应该如何制订？而且，已有的研究也证实，并不是所有的精神分裂症患者都会对 CBT 有良好的反应。那么，什么样的精神分裂症患者更适合进行 CBT，或者说，适合做 CBT 精神分裂症患者的指征如何？在有效的治疗病例中，具体是哪些因素在起作用等，这些问题都需要我们进行系统深入的研究。

在精神分裂症的 CBT 研究中，除理论研究外，很重要的研究方面就是临床干预研究，预防精神分裂症的发生或复发，减轻患者的症状，阻止社会功能受损，防止精神残疾和提高生活质量。所以，利用 CBT 对精神分裂症高危人群进行早期干预研究，是否可以阻止精神分裂症的发病，也是未来研究的一个方向。

4. CBT 治疗精神分裂症的文化适应性 在西方的研究中，CBT 对精神分裂症患者有效，在我国文化背景下如何呢？所以，CBT 治疗精神分裂症具有文化适应性问题。文化适应性，包括两个层次。一个是从整体上讲，CBT 是否适合于我国文化人群。另一个是在 CBT 具体的治疗方法上进行什么样的改造，让它更适合我国的精神分裂症患者。在国内已有的个别零星报道，CBT 可以用于治疗精神分裂症的治疗，而且具有一定的效果。但是，目前我国还未能把 CBT 作为一种有效的心理治疗手段来对精神分裂症开展治疗。关

于这方面的研究,特别是治疗手册指导开展的治疗研究相对不足。CBT 对我国精神分裂症患者的治疗效果还有待进一步研究证实,适合我国精神分裂症患者的 CBT 治疗方案也要在研究中不断摸索。在我们国家开展跨地区、多中心、大样本、不同分型、不同疾病阶段的 CBT 治疗研究很有必要。

精神分裂症 CBT 案例报告

患者基本信息:男性,22 岁。高中学历,病程 4 年。家中行二,有一个姐姐。家庭经济条件一般,生活气氛融洽。父母对患者倍加疼爱,姐姐也很关心他。由母亲带至医院临床心理治疗中心接受认知行为治疗。

现病史:5 年前体育课上打篮球时,跟某同学发生冲突而被该同学打伤。当时四肢的皮肤有一些小的擦伤,而头部并未受伤。该事件发生后,患者自觉委屈,丢面子,闷闷不乐,不久后出现多疑,怀疑同学们议论他,旁边的课桌发出响声是同学故意干扰他,凭空闻声,听到有人嘲笑他"笨蛋""窝囊废",冲家人发脾气、摔东西,被动懒散,少语,不与家人交流,跟同学交往日益减少,学习成绩急剧下降,勉强高中毕业,之后未能继续读书,一直在家休息。曾来门诊就诊,予利培酮片 5mg/d 治疗。服药 2 个月后,上述症状部分缓解。近半年来,仍时有凭空闻声或者怀疑别人行为针对他,不愿跟别人交往,不出门,孤僻懒散,除简单料理个人卫生外,其他什么都不做,偶尔有想出去工作的念头,但想起与别人相处困难,迟迟没有行动。患者担心药物有副作用,多次试图自行停药,在家人的劝说和督促下被动服药。

病前性格:内向。

既往史:躯体状况良好。

家族史:父母两系三代无其他精神异常者。

诊断与评估:按照 DSM-5 诊断为精神分裂症。精神病症状评定量表(PSYRATS)总分 45 分,个体和社会功能量表(PSP)总分 45 分。

治疗设置:治疗师为精神科医师,具有硕士学历和 4 年的认知行为治疗经验。本案例共治疗 12 次,每次 45～60 分钟,持续 12 周。总体分成 3 个阶段,其中,第 1～2 周每周 2 次,第 3～8 周每周 1 次,第 9～12 周每 2 周 1 次。为了保证治疗

效果,治疗师每周接受 1 次同伴督导,每 2 周接受 1 次专家督导。在治疗前、治疗 6 周与治疗 12 周后各进行一次量表评估以观察患者的变化。

治疗过程:

初期阶段(第 1～4 次):搜集资料、制订目标、引入治疗。

全面收集患者的基本信息、疾病经过、症状表现等病史资料,成长经历、家庭环境、人际关系、病前性格等心理资料。注意治疗关系的建立,给予患者温暖和支持。初次接触时,患者常表达出对未来的担心,治疗师穿插积极的鼓励和适当的解释以减轻患者的病耻感和焦虑情绪,比如,"每个人都有可能在生命中的某个时期出现心理问题""压力过大、情绪紧张或睡眠缺乏可使人们产生幻觉""许多患有精神疾病的人同样生活得很好,工作很出色"。

治疗师与患者讨论协商后,共同制订的目标是:减轻幻听带来的痛苦,适当与别人交往,增加有益的活动,减少病情复发。请患者将治疗目标写在纸上,并张贴在家中最显眼的地方,起到提醒和督促的作用。

引入认知行为治疗时,介绍其基本工作原理和对心理疾病的良好效果,说明其与患者既往接受的治疗有何不同,增强患者对治疗的信心。强调患者的责任,指出他才是自己问题的专家,鼓励其做出努力:"如果不小心下肢骨折,除了做手术和服药,后期还需要练习行走才能康复。同样,如果心理出了问题,除了接受医生的帮助,自己还需要努力在心理和行为上进行调整才能尽快恢复正常。你努力得越多,就恢复得越快、越好。"患者对此表示理解和接受,并且承诺积极配合治疗。

中期阶段(第 5～10 次):针对患者的幻觉、妄想、阴性症状进行干预。

针对幻觉:治疗师对幻听进行合理归因,经常使用的解释是,在感觉剥夺、睡眠剥夺或极端情绪下容易出现幻觉,如:"心理学家做过一个实验,给一个人戴上眼罩,用耳塞堵住耳朵,手臂戴上套袖和手套,腿脚用夹板固定,让他单独待在实验室里,几乎完全失去了与外界的联系。三四天后,此人产生错觉和幻觉,注意力不集中,紧张害怕。那段时间,你变得特别孤僻,自我封闭,所

以才莫名其妙听到一些声音""如果接连几天不睡觉，人们也容易产生幻觉"。采用正常化技术缓解患者的焦虑情绪，"在感觉被剥夺或睡眠缺乏的情况下，人们都有可能产生幻觉。生活中大约有2%的人听到过声音，但其中只有1/3的人认为听到声音会给他们带来麻烦""声音让你感到焦虑，焦虑让你的幻听更严重，二者又让你感到更加焦虑。这是一种恶性循环，所以，如此下去让你感到越来越严重"。

CBT的目标只是教会患者能够更加灵活地应对和处置幻听，从而减轻其心理痛苦。开始时，患者认为自己完全无法控制声音。通过引导患者回忆过去的体验，发现欣赏音乐或者与他人愉快交谈的时候，幻听减轻，而独处时幻听加重。患者通过增加减轻幻听的活动，减少独处时间，从而对声音有了一些控制能力。指导患者理性应对幻听内容，如"声音说的不是事实""我不笨，我有很多优点"。有时患者自言自语会受到周围人的排斥，告诉患者无论何时何地，当他与声音对话时，可以拿起手机装作打电话，要以一种平静的语气说话。

针对妄想：患者谈到自己不愿跟别人交往，因为总是感觉他们对自己不友好，充满敌意。比如，有时听到身旁的人咳嗽一下，就想到对方是对自己有意见。患者认为别人咳嗽是对他有意见的可能性为100%，紧张害怕的程度主观评分为9分（从无到最重评0~10分），在治疗师的耐心引导启发下，寻找咳嗽的其他解释，引导患者想到"嗓子不舒服""精神紧张""慢性咽炎"这些导致咳嗽的常见原因，可能性各占10%，这样"针对他"的可能性就由100%降为70%，紧张情绪亦随之减轻到6分。患者认为邻居关门的时候故意把声音弄得很大挑衅他，考虑其他可能性后，这种想法只是略有动摇，故进一步采用行为实验技术。请患者主动寻找机会跟邻居打招呼，观察邻居的反应（预测邻居不愿理他）。后来患者报告某日恰好遇到邻居带着小狗出去散步，他主动夸小狗可爱，邻居听到后很高兴，与患者聊了很长时间，甚至还邀请他到家里做客。邻居的反应与患者原先的假设完全相反，增加了他对周围人的信任。

针对阴性症状：利用日常行为活动表，与患者一起讨论每天的生活安排，评价每项活动的愉快感和掌控感。将填写活动表作为每天的家庭作业，按照表中的计划逐步增加有意义的活动。值得注意的是，患者经常认为活动表中的事情都是一些"小事"而"毫无意义"，不愿去做，这是一种"全"或"无"式的绝对化思维，需要向其说明这些活动也许不能实现他伟大的理想，却可以帮助他一步一步地走向康复，而康复是实现更高目标的前提。为了协助患者完成新的活动，可请患者在活动时用手机拍照或者录像进行记录，治疗师下次会谈时予以检查。

后期阶段（第11~12次）：提高服药依从性、预防复发、结束治疗。

治疗师与患者讨论服药的好处和坏处（利弊分析），比较好处多还是坏处多，对于坏处是否有办法减少；指导患者应对药物副作用的技巧，比如，心悸服用普萘洛尔，手抖服用苯海索，口干勤饮水，咀嚼口香糖，体质量增加控制饮食，增加运动，便秘适当活动，多吃蔬菜水果。

指导患者识别精神分裂症的复发先兆："当我们要感冒时，早先可能会有一些不舒服，比如，嗓子有点发痒，身体有点疼痛或者感到没有力气。精神分裂症在复发之前，也会有一些先兆症状。比如，睡眠紊乱、食欲变化、敏感多疑、不愿与人交往、易激惹等。回忆一下，过去病情波动的时候，有什么线索？"引导讨论应对疾病复发的方法："出现复发征兆时，可将抗精神病药物增加1~2片，加用镇静催眠类药物改善睡眠，及时到医院就诊，适当休息，减轻工作压力。"

结束治疗时，与患者简要回顾了整个治疗程，强化治疗要点。患者担心将来病情会反复，向其指出即使出现病情波动也是正常的，但只要努力运用从治疗中学到的内容，病情波动的概率就会大大减少。另外，病情波动时，可复习治疗笔记，积极应对复发先兆，必要时向医生求助。

治疗效果评估：在整个治疗过程中，患者坚持服用利培酮片5mg/d。

量表评估显示：治疗12周后，PSYRATS总分30分，PSP总分65分。提示：经过利培酮联合CBT治疗，患者的幻觉和妄想体验有所减轻，社会功能提高。此后半年的随访表明，治疗效果持久，患者的社会功能进一步提高，中间病情虽偶有反复，但患者均能有效应对，平稳度过波动。

患者自诉：对于幻听带来的麻烦已经能够坦然接受，压力大大减轻，偶尔认为别人对他不好，但相信"大多数人都是好人"。据母亲反映，患者工作仍有困难，但能出门活动并承担一些家务，生活规律，与亲戚朋友来往增多。

经验总结：在本案例中，治疗师给予患者充分的支持与合理的乐观，减轻其病耻感；采用教育与正常化、分散注意力、理性面对幻听技术帮助患者正确认识和应对幻听；寻找替代性解释和行为实验动摇妄想，促进患者与他人的交往；以日常行为活动表为工具，逐步增加有益的活动；利弊分析法纠正患者对药物的错误认识（夸大副作用，缩小疗效），学习应对药物的不良反应；从患者的个人经验出发，归纳复发先兆，学会应对复发方法。本案例中的患者经过 CBT 治疗，取得了比较满意的效果，幻觉和妄想体验减轻，不良情绪改善，社会功能增强。

治疗师自感成功的经验：①治疗目标不宜大，患者通过努力确实能够达到；②尽量采用苏格拉底式提问引导患者思考，让其自己得出结论；③行为实验具有可行性，充分考虑实验结果；④改善阴性症状一定要循序渐进。不足之处：①案例解析不够充分深入，对患者的核心信念少有触及；②由于是固定设置的研究，治疗节奏显快，对每一问题的处理和解决仍欠扎实彻底。

（李占江）

第三节　精神分裂症的家庭干预

精神分裂症是慢性迁延性病程，需要很长的治疗周期，甚至是终生治疗。当通过药物治疗把精神分裂症患者的精神病性症状基本控制，患者的自知力恢复后，患者就可以离开医院进行康复治疗。精神分裂症的康复治疗目的是有效预防复发，使患者重返社会，可以说康复治疗在某种意义上比短暂的住院治疗更有意义。而康复治疗中除了社区干预和 CBT 外，最重要的就是家庭干预。家庭干预是监护和保证患者按时、按剂量服药，预防复发的重要保证。没有家庭监护，往往药物治疗得不到保证。家庭康复为社会康复打下牢固的基础。家庭康复取得成效后，患者自然就能够走上社会。国内外调查资料均表明，家庭成员对患者的不正确态度，生活中的不良应激均可影响患者的病情预后或导致复发。

系统的家庭治疗有助于缓解家庭成员间的高情感表达，增进精神分裂症患者与家庭成员间的情感联系，获得家庭成员情感支持，提升患者的问题解决能力，缓解患者无助感，也可以有效地帮助患者消除病耻感，提高患者治疗依从性及社会适应能力，防止病情复发，以更好地回归社会。

家庭干预的方法与内容

（1）强化心理健康教育：在精神分裂症患者家庭康复过程中，由于患者的特殊性，家庭成员的作用特别重要，因此，要做好精神分裂症患者家庭干预，针对家庭成员进行心理健康教育非常重要。

首先，需要家庭成员了解必要的精神卫生知识。治疗师要向家庭成员进行健康宣教，让家庭成员学习精神分裂症的有关知识，了解精神分裂症的发生、发展规律，各种治疗药物副作用，家庭护理注意事项，以及治愈之后如何预防复发，如何进行心理、社会康复等知识。掌握这些知识，在进行家庭康复护理时就可做到心中有数。

其次，教育家庭成员要树立坚定的信心和良好的心理应对能力。因为精神分裂症患者病程多迁延，家庭康复护理的任务繁重，家属要有信心、毅力和耐心，要有打持久战的心理准备，不要急于求成。

最后，家庭成员还要有稳定的情绪。虽然精神分裂症患者的一些症状已消失，但往往自卑、敏感，长期处于慢性应激状态，难免引起旧病复发，因此，治疗师也要关注到精神分裂症患者家庭成员的情绪，要给予他们稳定自己情绪的支持，避免与患者发生情感上的冲突，对患者的一些异常言行要正确对待，不要过分的担心害怕，更不能对患者失去治愈的信心，以致产生冷漠、厌恶等态度，家属的负性情绪往往会影响患者的康复。

（2）提高患者的自信心和治疗依从性：要重视对周围人群进行精神卫生知识宣教，正确认识各类精神障碍，消除社会偏见，为患者康复创造良好的家庭社会环境。帮助患者认识疾病，家庭成员要积极配合治疗师向患者传授精神分裂症的有关知识，使患者能认识所患疾病的性质和规律，正确对待疾病，面对现实，增强自我战胜疾病的信心，要教给患者学习就医程序，改善患者在康复过程中的消极被动状态。给予患者关心和心理支持，使其尽快融入家庭和工作学习中，有效减少患者的悲观情绪，降低自杀率。

持之以恒地督促服药。临床实践中常有不少患者不能坚持服药，而致病情复发，因此，家属要持之以恒地督促患者按时按量服药，不能认为病好了，吃不吃药无所谓；也不能由于药物的副作用，错误地认为长期服药脑子会变傻，而擅自停药、减药或换药，否则可能会导致病情复发。

密切关注病情变化，要观察患者有无药物不良反应，如出现手颤、坐立不安、心慌、恶心、小便困难等症状时，要及时到医院就诊。发现消极情绪，要及时给于心理干预，发现患者不愿服药，睡眠异常、生活懒散等复发迹象时，要及时与治疗师联系，尽早控制。

坚持定期门诊复查，家属最好每月陪患者到门诊复查，使治疗师连续、动态地了解病情，患者就能在治疗师的医疗监护下及时根据病情变化调整药量。

（3）要注意加强患者问题解决能力的训练：精神分裂症患者社会功能受到损害，问题解决能力下降，生活适应能力不足，在家庭治疗中是很重要的干预内容。康复期患者少动，家人应鼓励患者加强生活技能训练，帮助患者制订适宜的作息时间表，逐步开始有规律的生活，做到起居有节，饮食如常，睡眠良好，仪表适切，做一些力所能及的家务，听听音乐，看看电视。必要时可参加一些健身活动。切忌整日卧床，无所事事的生活。因多数精神分裂症患者依赖心理强，常会出现懒惰、少动、沉默等问题。家庭成员过分地照顾或置之不理，都不利于患者康复。

（4）强化患者人际关系恢复和发展：精神分裂症患者大多数性格内向，并且病后会存在不同程度的情感淡漠、行为退缩、依赖性强等不利于人际关系恢复的因素，周围人群也可能以新的目光看待患者，其中不乏偏见和误解。家庭成员应帮助患者恢复原有的人际关系，发展新的人际关系，如陪同患者走亲访友、参加社交活动等，逐步提高患者的适应能力。另外，家属、同事、邻居也应给患者更多的理解、关心和帮助。

加强与患者进行思想沟通，精神分裂症患者的心理变化和心理负担是多样的，家庭成员要正确对待患者，每天抽出一点时间主动与患者沟通，了解患者内心的真实想法、感受、心情、欲望和追求，帮助患者解决实际问题，同时可以提高患者的交谈技巧，训练患者对问题的注意力和领悟力。

创造良好的康复环境。家庭成员之间要和睦相处，互敬互爱，每个家庭成员都要尊重、关心患者，使患者心情舒畅，给患者创造一个融洽、充满爱的家庭环境。

帮助患者重新学习和工作。失去学习或工作能力，是精神分裂症患者常见的现象。家庭成员要与学校或单位联系协调，尽量让患者恢复学习或工作。在安排患者工作时要采取由简到难，逐步提高的原则，借此重建患者的自尊，从而达到改善以至恢复患者社会功能的目的。

（李占江）

参 考 文 献

[1] 陆林. 沈渔邨精神病学. 6版. 北京：人民卫生出版社，2018.

[2] Norman R，Lecomte T，Addington D，et al. Canadian Treatment Guidelines on Psychosocial Treatment of Schizophrenia in Adults. The Canadian Journal of Psychiatry，2017，62（9）：617-623.

[3] Pilling S，Bebbington P，Kuipers E，et al. Psychological treatments in schizophrenia：II. Meta-analyses of randomized controlled trials of social skills training and cognitive remediation. Psychological Medicine，2002，32（5）：783-791.

[4] Pilling S，Bebbington P，Kuipers E，et al. Psychological treatments in schizophrenia：I. Meta-analyses of family intervention and cognitive behavior therapy. Psychol Med，2002，32（5）：763-782.

[5] Li ZJ，Guo ZH，Wang N，et al. Cognitive-behavioural

therapy for patients with schizophrenia: a multicentre randomized controlled trial in Beijing，China. Psychol Med，2015，(45)：1893-1905.

[6] Wright JH. 重性精神疾病的认知行为治疗：图解指南. 李占江，译. 北京：人民卫生出版社，2010.

[7] Wykes T，Steel C，Everitt B，et al. Cognitive Behavior Therapy for Schizophrenia: Effect Sizes，Clinical Models，and Methodological Rigor. Schizophrenia Bulletin，2008，34(3)：523-537.

[8] Jauhar S，Laws KR，McKenna PJ. CBT for schizophrenia: a critical viewpoint. Psychological Medicine，2019，49(8)：1233-1236.

[9] Turner DT，Reijnders M，van der Gaag M，et al. Efficacy and Moderators of Cognitive Behavioural Therapy for Psychosis Versus Other Psychological Interventions: An Individual-Participant Data Meta-Analysis. Front Psychiatry，2020，11：402.

[10] 郭志华，李占江. 精神分裂症的认知行为治疗个案报告. 中国心理卫生杂志，2013，27(3)：602-606.

[11] 王长虹，丛中. 临床心理治疗学. 2 版. 北京：人民军医出版社，2012.

第十九章　躯体疾病相关精神障碍

概　论

躯体疾病所致精神障碍在 DSM-Ⅳ 及 ICD-10 中没有独立的章节，而是与脑器质性精神障碍合并在一起，统称为器质性精神障碍。在 ICD-11 中为"与其他障碍或疾病相关的精神行为异常"，也就是我们常说的继发精神行为障碍，比如脑肿瘤引起的精神异常，这是继发于脑肿瘤的。在 DSM-5 中，继发精神障碍不是单独一章，而是隶属于每个章节。对于精神障碍的诊断主要涉及两个层面，一是对于精神症状及精神综合征的判断，二是对于是否在躯体疾病的基础上同时存在某种精神障碍的判断。诊断要点如下：

1. 通过病史、躯体及神经系统检查、实验室检查发现躯体疾病的证据。

2. 精神障碍的发生、发展及病程与原发疾病相关，并至少有下列一项：①意识障碍（如谵妄）；②智能损害；③遗忘综合征；④人格改变；⑤精神病性症状（如幻觉、妄想、紧张综合征等）；⑥神经症性症状；⑦以上症状的混合状态或不典型表现。

3. 缺乏精神障碍由其他原因导致的足够证据（如酒精或药物滥用、应激因素等）。

4. 排除精神分裂症、心境障碍的严重躁狂发作或抑郁发作。

值得注意的是，躯体疾病与合并出现精神障碍可能存在的关系有：①直接因果关系；②躯体疾病作为诱因，而患者的神经类型或遗传素质作为发病基础；③精神障碍的发生与躯体疾病之间没有必然联系。判断这些情况对于治疗躯体疾病患者所存在的精神障碍非常重要。

第一节　临床表现与治疗

躯体疾病相关精神障碍主要是指由躯体的中

毒感染、重要的脏器疾病、内分泌疾病、代谢性疾病及结缔组织疾病等造成躯体血流动力学改变、水和电解质平衡紊乱、代谢障碍等，从而造成中枢神经系统功能紊乱所导致的精神障碍。

躯体疾病相关精神障碍（mental disorder due to physical disorders）是指由中枢神经系统以外的各种躯体疾病造成中枢神经系统功能紊乱所导致的精神障碍的总称，包括躯体感染、内脏器官疾病、营养代谢疾病、内分泌疾病碍、染色体异常、物理因素引起疾病所致精神障碍等。此外，饥饿、疲劳、手术所致的精神障碍也归属于本病范围。本障碍在躯体疾病基础上产生，因此可以把精神障碍视为躯体疾病全部症状的一个组成部分，故临床又称之为症状性精神病。它与脑器质性疾病所致精神障碍不同，前者的脑功能紊乱是继发的，后者则为脑部原发疾病所致。躯体疾病所致精神障碍在综合医院常见，许行健（1995）报道了在综合医院精神科会诊中约占 57.6%，其中心血管、消化科各占 13%，精神障碍的类型以急、慢性器质性精神障碍最为多见（41%），其次是神经症性障碍（21%），以焦虑、抑郁多见。

一、临床特征

虽然导致精神障碍的原发躯体疾病不同，精神症状有所差异，但基本都具有以下特点：

1. 精神障碍的发生、发展、严重程度及其转归等与所患躯体疾病的病程变化相一致。

2. 精神症状在许多情况下呈现出夜间症状加重、突出，白天症状减轻或消失的所谓"昼轻夜重"的现象。

3. 精神障碍缺少独特症状，同一疾病可以表现出不同的精神症状，不同疾病又可表现出类似的精神症状。

4. 有相应躯体疾病的症状、体征以及实验室检查的阳性发现。

以上特点是一般而言的，具体的情况也有例外。例如，有的患者躯体疾病以精神障碍作为疾病的首发症状，往往会被误诊，有的患者精神症状没有"昼轻夜重"的特点。有的则是以某些症状群为主要特征，临床常将其称为综合征，常见的有：

1. **脑衰弱综合征**（cerebral asthenia syndrome） 多见于躯体疾病的初期、恢复期或慢性躯体疾病的病程中，表现为疲劳、虚弱无力、思维迟钝、注意力不集中、失眠、情绪不稳或脆弱，常伴有头部不适，如头痛、头昏、感觉过敏及虚汗、心悸、食欲差等躯体不适感。

2. **意识障碍综合征**（consciousness obstacle syndrome） 又称急性脑病综合征（acute brain syndrome），多继发于急性躯体疾病。起病急骤，病期较短，症状可随躯体疾病好转而恢复，或随躯体疾病的迁延而转为慢性状态。以意识障碍为主要表现，其余的症状均在此基础上发生。意识障碍轻者意识模糊、嗜睡，重者可出现谵妄状态甚至昏迷，其中以谵妄状态最为常见。

3. **器质性情感障碍综合征**（organic affective disorder syndrome） 躯体疾病患者常可以出现情感障碍，其临床表现有时候很难与功能性情感障碍相区别，其特征为情感障碍一般出现在躯体疾病之后，但并不包括患者得知自身疾病而引起的情绪反应。①器质性抑郁：以内分泌疾病最为多见，如甲状腺功能低下或亢进、库欣综合征及妇女产后均可以发生抑郁症状；②器质性躁狂：甲状腺功能亢进、肾上腺皮质功能亢进、周期性精神病均可以出现典型的躁狂症状。

4. **痴呆综合征**（dementia syndrome） 是大脑认知功能的全面受损，以智力减退为主要临床特征，包括记忆、思维、理解、判断、计算等功能减退和人格改变，但没有意识障碍。

5. **遗忘综合征**（amnestic syndrome） 是一种选择性或局限性认知功能障碍，患者意识清晰，智力相对较好，突出临床表现为近记忆障碍和虚构。

二、治疗原则与方法

躯体疾病相关精神障碍主要是由于躯体疾病导致脑功能受损，因此治疗应首先治疗原发病，并辅以对症治疗，主要包括：

1. **原发病治疗** 躯体疾病相关精神障碍的治疗，关键要积极治疗原发病，大多数病例随着躯体疾病的好转精神障碍亦可缓解。

2. **支持治疗** 保证营养，维持水、电解质和酸碱平衡，改善中枢神经系统循环和代谢等。

3. **控制精神症状** 治疗原则与功能性精神疾病不同，主要原则：①剂量宜小；②充分考虑药物的不良反应和禁忌证，选用同类药品中不良反应较少者；③待精神症状缓解后即应停药。根据精神症状不同选择合适的药物，对伴有幻觉、妄想及躁动不安的患者应该采用第二代抗精神病药如利培酮、喹硫平、奥氮平，或第一代抗精神病药物如氟哌啶醇、奋乃静等。对于抑郁、焦虑状态患者可服用小剂量抗抑郁药，以毒副作用较小的新型抗抑郁药舍曲林、氟伏沙明、帕罗西汀、西酞普兰等和抗焦虑药如劳拉西泮、阿普唑仑、丁螺环酮等为宜。应注意三环类抗抑郁药的不良反应，禁用于心脏传导阻滞、前列腺肥大或青光眼的患者。对有意识障碍的患者，应慎用或禁用安定类镇静催眠药及抗精神病药，以防止意识障碍加重。对出现脑衰弱综合征的患者可给予有振奋作用的药物，如氟西汀等。对于失眠患者可选择易于排泄且毒副作用小的催眠药，如唑吡坦、佐匹克隆等。对于具有各种躯体疾病的患者来说，治疗精神症状应该充分考虑到精神药物对于所存在的躯体疾病的影响。

4. **心理治疗** 应在上述治疗的基础上同时进行，但一般需在急性期缓解后或意识障碍恢复后患者能接受时再实施。心理治疗手段视精神障碍的种类而定，主要包括一般支持心理治疗和认知行为治疗等。

（1）支持性心理治疗：该治疗旨在加强患者对精神应激的防御力，帮助患者控制混乱的思想和感情，重建心理平衡。支持性心理治疗是临床上最基础的心理治疗模式，不管采用何种形式的心理治疗，其原则都宜采用。支持性心理治疗的主要特点是运用心理治疗师与患者之间的良好关系，积极发挥治疗者的权威和知识支持患者，采用消除疑虑、说服劝慰、启发建议、激励鼓励及消除应激因素等方式，目的在于发挥患者内在的潜力，使其面对现实，协助患者渡过难关，避免精神崩溃。支持性心理治疗适用于帮助近期遭遇疾病或人际逆境的人，支持患有内科不能治愈的或精神科疾病的患者，或者是帮助有应激问题但不能完全自己解决的患者。在甲亢所致精神障碍治疗中，做好耐心解释、安慰、疏导、鼓励，以消除患者的顾虑、紧张、敏感或抑郁；对更年期的生理心理改变要有所了解和正确对待，如出现某些症状要给予理解、同情和照顾。支持性心理治疗的目的是减轻应激性际遇，而不是改变其他症状。

治疗方法包括：

1）倾听：倾听是心理治疗的一个核心技术，采用支持性心理治疗时，治疗师应热情接待患者，对他们的生理和心理上的痛苦给予高度的重视和同情，详细了解病史和躯体疾病，认真倾听患者的叙述，使患者感到心理治疗师在慎重地关注着他们的痛苦，以消除疑虑，产生信赖，让患者感觉到自己并不是孤立的，对患者体贴和照顾，建立融洽的治疗关系，以保障治疗的顺利进行。同时，患者尽情地倾诉，也可起到疏泄郁闷情绪的作用，使其心情放松，一吐为快。

2）解释：在治疗师与患者之间建立起良好的信任关系，对患者心理行为问题的实质以及患者所具备的潜能和解决问题的实际能力有了充分了解之后，根据患者自身的特点，向其提出切合实际、真诚的解释和劝告，对患者的躯体疾病及伴随的精神症状予以合理的医学解释，以消除患者不当的猜测，错误认识，缓解其过分紧张和担心。在给患者进行解释时，应避免过多地使用医学术语，要用通俗易懂的语言，结合患者存在问题的性质，给予针对性的解释，并嘱患者详细考虑和领会。

3）保证：躯体疾病相关精神障碍患者常存在明显的紧张、焦虑、恐惧、抑郁等负性情绪或处于危机状态，为消除患者疑虑和错误观念，给患者以心理上的支持，适当的保证是非常有益的，但这种保证必须建立在全面了解病史和对病情的变化有充分把握的基础上，提出的保证要有足够的依据，使患者深信不疑，这种信任感是取得疗效的前提。当患者过分担心疾病的疗效和预后时，治疗师要稍有把握，尽量用积极的语言给予回答，并可借机向患者提出几条愿望和要求，如患

者应从哪几方面努力，才能取得较好效果等。

4）指导与建议：指导与建议是支持性心理治疗的重要手段之一，是跟求治者一起分析，寻求应付困难或问题的恰当方法，并指导和建议求治者正确运用。指导就是直接劝导，而建议与指导的含义相似，只是求治者决定是否合作时选择的余地更大，例如指导患者合理安排作息时间，建议患者多卧床休息。

5）鼓励：鼓励是一种常识性的治疗手段，以至于治疗师很自然的选用。适当地运用鼓励使患者充分发挥其主观能动性及治愈疾病的潜在能力，增强其克服困难及治疗疾病的信心。鼓励也是在与患者建立起充分信任关系的基础上，通过治疗师权威性的解释和评价来实现的，如："通过我们之间的交流和沟通，我认为你有能力处理好这件事""只要按照医生的指导或建议去做，你一定会更快康复""根据我处理这种问题的经验，我相信你一定会战胜它"。鼓励也可以通过非言语的形式表现出来，如不同的手势、热情的语言及乐观的态度等，且每当患者有所进步时，应及时给予语言强化，以增强患者战胜疾病的信心和勇气。如果患者患有慢性躯体疾病，如高血压、糖尿病、关节炎等，很容易丧失信心，精神萎靡。即使治疗师不能担保最终是否能够康复，但常常可以用一些心理支持的方法来保持患者活下去的希望，如帮助患者回顾自己虽长期患病，但仍保留的一些优点和兴趣爱好，应鼓励他们认识到这一点，并学会使用和自娱自乐。

6）调整关系：治疗师多次与患者接触并提供心理支持，患者易产生信赖心理，什么事情都需要心理治疗师做主，此时需调整医患关系，引导他们要善于利用各种"资源"，如家庭、社会支持。

（2）认知行为治疗：在躯体疾病相关精神障碍治疗中采用认知疗法，即纠正患者对自己疾病的错误认识，消除不恰当的猜测，树立信心，积极配合各项治疗计划的实施。如在癌症相关精神障碍中，心理治疗的重点应放在纠正患者对于癌症的错误认识、减轻或消除悲观和恐惧，学会应对生活应激，采取恰当的应付方式。

行为治疗用于帮助患者消除或建立某些行为，从而达到治疗目的。在躯体疾病相关精神障碍的相关行为治疗中，主要采用放松训练、自律

训练等治疗手段，提高患者的心理适应能力，给患者针对性指导。如在哮喘所致精神障碍、经前期精神障碍中，保持心态平衡，避免精神刺激，加强放松和应对技能的训练，合理化情绪。研究表明，糖尿病所致精神障碍治疗中，行为放松及行为矫正等心理治疗合并常规用药，其疗效显著优于单用药物。手术所致精神障碍中主要是放松训练，自我放松有很好的缓解作用，也可借助于生物反馈仪。以下介绍临床上对于躯体疾病所致精神障碍患者常用行为治疗技术。

1）放松训练：针对患者焦虑烦躁、紧张、恐惧、激动易怒的情绪状态，可采用渐进肌肉放松训练。首先让患者静坐或静卧，闭上眼睛，全身自然放松，然后具体实施治疗，从上到下逐渐放松（首次应治疗师指导），每天练习 2 次，每次 15～20 分钟。通过训练使患者有意识地控制自身的心理生理活动，降低唤醒水平，以改善机体功能紊乱，可与生物反馈治疗技术相结合。

2）自律训练治疗：是指患者有意识地主管控制机体的生理活动，以达到心身平衡和治疗作用。

3）生物反馈治疗：就是利用生物反馈治疗仪，通过人体内生理或病理信息的自身反馈，经过反复训练后使患者能够有意识地控制和消除病理反应，恢复健康。

4）系统脱敏治疗：对于以心理因素为主的哮喘和经前期综合征患者等疗效较好。主要原则为：①建立恐惧或焦虑的等级层次；②放松训练；③分级脱敏练习。

5）加强护理：安静的环境和良好的护理是非常重要的，特别是当患者有意识障碍出现恐怖性幻觉或不协调性精神运动性兴奋时，更应加强护理以防自伤、摔倒、冲动和发生意外。对有抑郁心境的患者，应提高警惕，加强防范、防止自杀。在护理过程中要注意态度和蔼、言语温和、动作轻柔、避免较强的不适刺激。

（李淑英）

第二节　常见躯体疾病相关精神障碍的心理治疗

在临床工作中，许多患者表现出躯体症状和精神障碍，一方面由于精神障碍可表现为躯体症状，如抑郁、焦虑和恐惧的患者可表现为疼痛、失眠、食欲下降、乏力、心悸、头晕和呼吸困难等躯体症状；另一方面由于躯体疾病可以引起心理反应，如心脏病患者易产生焦虑情绪，糖尿病患者易产生抑郁情绪等。WHO 曾对 14 个国家初级医疗机构的患者进行协作研究，结果显示，躯体症状和精神障碍之间具有显著相关性。中、重度的躯体疾病可伴发各种心理反应，而心理反应又会加重躯体疾病甚至影响预后。

一、慢性躯体疾病患者心理反应的特点

根据 WHO 的调查，在一般人群中因患慢性病而造成的躯体或心理功能缺损、影响社会适应者约占 8%。随着社会疾病谱由传染性疾病向慢性疾病模式转变，慢性疾病已成为当前危害我国居民健康的主要疾病。当代医学尚无法使一些患病率高的慢性疾病治愈，如冠心病、高血压、糖尿病、癌症和肢体残缺患者等。慢性疾病患者长期忍受着疾病的折磨，往往伴发心理反应。慢性疾病的种类、病情严重程度、个体心理特征和社会环境因素等均不同程度地影响慢性患者的心理反应，其共同特点为：

1. **外向投射性心理反应**　外向投射在心理学上是指一些患者在遇到自己不能接受的意念、欲望或遭受精神挫折时，将原因完全推诿于客观情况，责己少，责人多。他们将注意力过度地关注于自身，对躯体方面的微小变化颇为敏感，常提出过高的不合实际的治疗与护理要求。他们常将病因归咎于外部环境因素，经常责怪他人，挑剔、任性、易激惹，容易引起人际关系紧张，在医患关系中也如此。

2. **内向投射性心理反应**　内向投射是慢性患者另一类型的心理反应。这类患者自我压制，压抑不能接受的意念、感情和冲动。如果患者以往是性格内向者，或者是遇事对己严、对人宽者，则患病后容易产生自责感，感到患病给家庭及他人带来负担，对疾病治疗失去信心，从而失去生活信念，产生厌世消极意念，呈现出抑郁、自责、自卑、退缩，甚至有自杀行动。

3. **"患者角色"（patient role）的习惯化**　原有的社会身份被患者身份取代，这种患者又称为患者角色。慢性患者一旦进入患者角色，会慢慢觉

察到这是一个长期过程，需要休养、服药、打针和照料。这一方面有利于慢性疾病的治疗，使患者能面对现实，配合治疗；另一方面患者角色也因"继发性获益"，回避社会责任或缓解家庭关系冲突等，从而逐渐形成患者角色习惯化，不利于患者康复，甚至妨碍疾病的好转。

二、慢性躯体疾病患者的心理反应及处理原则

（一）肠易激综合征患者的心理反应及处理

肠易激综合征（irritable bowel syndrome，IBS）是常见的消化道疾病之一，患者常有情绪激动、神经质、焦虑和抑郁等心理异常。英国一项研究表明，焦虑、抑郁、紧张、精神疲劳和睡眠障碍都是IBS发生的危险因素，心理应激、社会支持、个性特征对于IBS的发生、发展和治疗都有极其重要的作用。高强度的生活节奏和工作节奏，精神压力过大，如过度疲劳、家庭纠纷、情感和学习上的困难等，如果长期得不到合理解决，均可引起IBS。

在初级医疗保健机构中，每12个患者中就有1个因胃肠道症状就诊，有30%的患者伴有抑郁障碍或焦虑障碍，躯体症状越严重，其患抑郁障碍或焦虑障碍的可能性越大。fMRI研究提示，可能的原因是大脑的情绪管理区域与内脏感觉加工区域是有重叠的，两者可相互影响。也有研究表明，当患者不能识别自己的情绪时，可能会转化为躯体症状，即述情障碍。

处理原则：心理治疗对于IBS患者来说非常重要，许多研究都表明此类方法能不同程度缓解IBS患者症状，对于一般患者，在建立良好治疗关系的基础上，认真倾听患者诉说，了解患者的真实心理动向，是心理治疗的前提和关键，在疾病的治疗过程中起着非常重要的作用，常用的心理治疗方法很多，例如CBT、催眠治疗、生物反馈治疗、暗示治疗等。CBT强调认知活动在心理或行为问题发生和转归中起重要作用，不仅是针对行为、情绪这些外在表现，而且分析患者的思维活动和应对策略。

（二）慢性阻塞性肺疾病患者的心理反应及处理

慢性阻塞性肺疾病（chronic obstructive pulmonary disease，COPD）晚期有肺功能严重损害、发作性呼吸困难，而且由于气候变化、病程的延长和发作次数的增多，焦虑、紧张不安，甚至夜不能寐，产生对身体健康的担忧，出现严重焦虑情绪。另外，抑郁情绪在COPD患者中也很常见，主要表现为情绪低落、兴趣和愉快体验丧失、精力明显减退、无原因的持续疲乏感、自责内疚、自我评价过低、思维联想困难、自我思考能力显著下降、失眠或睡眠过多、食欲不振、体质明显减弱。自觉对家庭没有贡献，成了家庭的负担，从而导致抑郁。有些COPD患者由于子女忙于自己的事务，对老人缺乏关心照顾，甚至有轻生的念头。依赖性强也是COPD患者的常见心理反应，常将康复的希望寄托在亲人和医护人员身上，希望得到亲人和医护人员的特别关注，一旦要求没有得到满足，就会顾影自怜，心境悲凉。

处理原则：常用的心理治疗方法有很多，例如CBT、团体教育模式、参与式健康教育、医护合作式健康教育联合行为干预等，针对患者的情绪问题进行较系统的康复指导，取得了较明显的效果。由于患者的肺功能进行性减退，使呼吸困难逐渐加重而惧怕运动，要耐心鼓励患者进行呼吸肌功能训练和全身运动锻炼，多饮水，雾化吸入或使用加湿器等湿化呼吸道，配合翻身、拍背、体位引流等，促进痰液排出，从而改善呼吸困难，让患者对未来充满信心。

（三）透析患者的心理反应及处理

腹膜透析和血液透析使许多肾衰竭患者的生命得以延续，但依靠人工脏器来维持生命也使患者产生心理反应。研究证明，长期维持性血透不仅会造成很多并发症，而且透析患者大多有悲观心理，感到生命脆弱和无助，对生活失去信心，甚至产生轻生念头，不良的情绪可引发免疫力低下，所以做好血液透析患者的心理护理非常重要。

透析患者常见的心理反应有：①矛盾心理，包括疾病与健康、生存与死亡的矛盾；②人格改变，由于对人工肾的依赖，患者可能自认为自己已非完整的个体，从而出现人格解体；③抑郁，透析患者最常见的心理反应，有些患者会出现消极观念和自杀行为，或者选择自动终止治疗，从而走向死亡。

Kimpell（1988）将透析患者的心理反应分为四期：

1）第一期（中毒期）：患者处于严重中毒状态。表现为疲劳、淡漠、注意力不集中、抑郁或情绪不稳定，这是由尿毒症的各种代谢紊乱引起的。

2）第二期（蜜月期）：第一次透析后发生，可持续1～3周。在此期间，由于血尿素氮降低，电解质紊乱有所改善而达到生理平衡。精神方面，淡漠减轻，健康感觉增加，有时呈欣快状态。随着患者逐渐调整其社会及职业活动，此期即告结束。

3）第三期（平衡期）：患者对透析的迷恋消失，出现勇气减退和准备放弃的决定。在第3周到第3个月期间发生。患者躯体衰弱，常有焦虑或抑郁，存在着对机器依赖及对人（医生）依赖的矛盾冲突。意识方面有明显而迅速的改变，即患者从相对冷漠转变为高度警惕和警戒，这是电解质紊乱纠正所致，脑电图也转为正常。这种改变易被忽视。

4）第四期（适应期）：发生于第3～6个月期间。部分患者出现适应，此时出现的障碍是生存而不死亡所致。多数患者有性功能障碍。

处理原则：建立信任的治疗关系，对患者要理解、尊重，注意患者的情绪变化。常用的心理治疗方法有：透析前认知干预、透析患者自我管理、认知行为干预、团体心理治疗、放松训练、个体化音乐干预、音乐生物反馈治疗等，给予患者热情、周到的帮助，增强患者战胜疾病的信心。有研究表明，透析患者心理障碍的发生与营养不良密切相关，医护人员应做好宣传教育，讲解营养要求与透析的关系，增强患者体能，提高生存质量，同时改善患者的营养状态亦可改善血液透析患者焦虑及抑郁的程度，从而进一步提高血透患者的生存率。

三、手术及重症监护病房患者常见的心理反应及处理

（一）外科手术患者的心理问题及处理

手术时心理问题，较常见者有术前及术后焦虑、术后抑郁和术后持续疼痛。

1. 术前及术后的焦虑 焦虑是对预期的威胁的一种情绪反应。可表现为精神性焦虑如紧张、担心、多思多虑，以及躯体性焦虑如心悸、多汗、手抖、坐立不安等。患者在手术前出现轻度的焦虑是可以理解的，术前焦虑的轻重程度会不同程度地影响手术的效果。轻度焦虑者，手术效果较好。因为轻度焦虑恰好反映了患者正常的心理适应功能。严重焦虑者则会影响患者对手术应激处理的能力，干扰康复的进程。反之，术前完全没有主观焦虑的感觉，往往提示患者对手术的危险性估计不足或过分依赖医师，一旦面临事实，则会措手不及。

与焦虑有关的因素有：①对手术不了解，大多数患者缺乏医学常识，不了解与手术相关的生理解剖知识，对即将实施的手术会导致的后果一无所知。因此术前医生与患者的交流十分重要。②既往的手术体验，如果患者既往有不成功的手术体验，往往会加重患者术前的焦虑和担忧。③既往的情绪障碍和心理创伤，既往有心理问题或精神障碍的患者在手术时更易产生强烈且持续的焦虑。④医务人员及医疗环境影响，医生的态度、患者对医生的主观印象及评价都会影响患者的心理状况。术前处于紧张状态的患者，对轻微的刺激即会产生强烈的心理反应，尤其是医生的言语和态度均可能加重或减轻患者的焦虑。此外，疾病的严重程度、手术疗效与危险性大小（如心脏手术、毁损性手术）、患者的性格特征、心理素质、对疼痛或死亡的恐惧等因素都会影响患者焦虑的程度。

处理原则：为预防和减少术后不良心理反应，进行术前心理治疗尤为重要。有研究表明，在术前对患者进行心理评估，并给予心理治疗可降低患者术后情绪障碍的发生率。对于已存在严重焦虑者，应适当给予抗焦虑药、相应手术麻醉与疾病知识的教育、行为治疗（如放松与生物反馈治疗）、提供充分的社会支持（包括集体心理治疗等）。如术前焦虑过分严重，应推迟手术。

2. 术后抑郁 术后抑郁常常是对心理上缺失感的一类反应。手术（尤其是一些损容手术）不但有客观上肢体或脏器的损失，而且可带来心理上的损失感，如自我评价、性功能、独立工作能力等方面的损失感，因体象的改变而羞见于人，与社会隔离，这些都会促使抑郁进一步加重。这类反应多见于女性的乳房切除术、甲状腺切除术、绝育术、子宫全切术、肠切除、截肢等手术后。术后抑郁在女性和老年患者、社会支持不够的患者、期望过高和认为手术不理想的患者中较易发

生，表现以躯体症状为主（"隐匿性抑郁症"），有疼痛、睡眠障碍、食欲减退、易激惹、活动减少、依赖性增加等特征。

处理原则：术后手术医师的定期探视，安慰与鼓励，以及对疾病术式的解释有利于减轻患者的术后抑郁。常有的心理治疗方法有：支持性心理治疗、认知行为治疗及集体心理治疗等。如果抑郁严重，可适当予以抗抑郁药物治疗。

3. 术后持续疼痛　术后持续疼痛是一种常见症状，一般手术伤口愈合后，功能恢复，疼痛即消失。如果患者疼痛持续存在，延续数周或更长时间，而又不能以躯体情况解释，则成为一种术后不良心理反应。疼痛是一种复杂的生理心理反应，在一个人对疼痛的反应中，情绪因素起着很大的作用，焦虑、抑郁能使痛阈降低而痛感增强。

处理原则：建立良好的治疗关系对于防止术后持续疼痛有重要作用，采用支持性心理治疗、放松训练及集体心理治疗等，运用治疗师与患者之间的良好关系，积极发挥治疗者的权威和知识支持患者。术前适当告知患者手术的性质、方法，可能发生哪些问题，术中、术后注意事项，使患者有充分的心理准备。

（二）重症监护病房患者的心理问题及处理

1. 重症监护病房患者的心理问题　重症监护病房（intensive care unit, ICU）是专门用于抢救心力衰竭、呼吸衰竭、肾衰竭及脑外伤等病情危重的患者。进入重症监护病房对于神志清楚的患者，显然是一种严重的心理威胁。虽然在这里可以得到优先的与全面的医疗与护理，但仍有约50%的患者发生不良心理反应。重症监护病房产生心理反应的原因主要有：

（1）疾病因素：疾病影响心脑功能，从而引起心理反应，如心脏病时心功能代偿不良，继而使脑供血不足及脑缺氧，产生不同程度的谵妄。慢性心功能不全会引起水、电解质、蛋白质、糖及脂肪等代谢障碍，使中间产物积蓄引起中毒，可表现出类神经症症状，如情绪不稳、抑郁、易疲倦、萎靡、乏力等。此外，患者对疾病过度担忧、对死亡的恐惧，也会造成心理负担过重，因而出现焦虑、抑郁、睡眠障碍等。

（2）治疗因素：某些治疗措施可能对患者大脑功能产生影响，如静脉注射利多卡因，给药过快时可导致患者产生认知障碍甚至谵妄；心脏术后心功能辅助器也常是导致谵妄发生的原因，应用呼吸机的患者焦虑发生率相当高。

（3）焦虑与躯体的疼痛：疼痛无论从生理方面还是心理方面都易导致抑郁及焦虑情绪的产生。

（4）治疗环境的影响：抢救室常常昼夜灯火通明，众多仪器设备给人一种神秘感，房间布置单调，经常有同室患者死去，给留下来的人很大的精神压力。

（5）人际交往减少：重症监护病房氛围严肃紧张，医务人员间彼此很少说话，也很少与患者交谈，妨碍了与患者关系的协调，加上亲友很难进入监护室与患者见面或陪护，使患者的人际交往减少，从而加重了患者的精神负担。

（6）原有精神疾病或个性缺陷的患者更易出现严重的心理反应。

2. 重症监护病房患者的心理反应过程

（1）焦虑期：患者进入重症监护病房后1～2天内，常常出现明显的恐惧与焦虑情绪反应以及睡眠障碍，这是一种合理的心理反应。一般给予适当的心理安慰、必要的保证即可使之减轻。少数焦虑严重者如出现心悸、出汗、惊恐发作，需给予抗焦虑药。3～4天后，多数患者随着对治疗环境的熟悉及病情的稳定，焦虑逐渐减轻。

（2）心理否认期：约有半数以上患者出现心理否认。多数患者在入室后第2天开始出现，第3天或第4天达高峰。患者常声称自己无病或根本不严重，不需要住监护病房。这也是一种保护性心理防御反应，可以避免过度焦虑，经耐心解释，患者往往可以接受。但是遇到病前有心理缺陷的患者，往往有长期持续的心理否认，患者拒绝执行医嘱。此时，要采取与患者协商的办法，尊重他们的合理要求，帮助他们恢复自制能力，防止对立情绪发生。

（3）抑郁期：一般于入室后第5天发生，约占患者的33%。患者可出现对一切事物不感兴趣，自我评价过低，消极意念。这是因患者认识到病势已成定局，身体状况社会功能定会受损无疑，躯体与心理上的损失感导致抑郁情绪出现。对有持久抑郁者应给予适量抗抑郁药。

（4）撤离病室时的焦虑：由于患者对监护病房的适应和心理的依赖，对离开监护病房缺乏充分的心理准备，或已对监护病房产生依赖，使患者在离开监护室时产生焦虑反应。因此提早告知患者转室日期及转室的必要性，将有助于防止撤出监护室时不良心理反应的发生。

处理原则：面对有精神症状与心理反应的ICU患者，以相应的精神药物治疗为主，如抗焦虑药及抗抑郁药等。心理治疗在ICU几乎是不可能的，当患者能接受心理治疗时，已不需要继续留在ICU。但改善病室环境，让亲友陪伴在床头，医护人员多次巡视以及患者离开ICU后继续随访是十分有用的。加强对医护人员心理素质与心理应付技巧的训练，减少对ICU工作应激的反应，也是提高医疗干预效果不可忽视的一个方面。

四、肿瘤及终末期患者的心理反应及处理

虽然癌症患者的心理问题很常见并且经常是可以治疗的，但是仍有很多未被识别。癌症的诊断、治疗和复发可能都与适应障碍中的情绪痛苦（约1/3患者）或精神障碍相关，后者常见于焦虑或抑郁障碍，多发生于先前存在社交问题或心理脆弱的患者中。

（一）肿瘤患者在患病不同期间的心理特点及处理

1. **否认期** 当患者间接或直接听到自己身患绝症可能会死亡时，第一个反应常常是否认，"不可能""一定是搞错了"，否认病情的事实，希望出现奇迹。几乎所有的患者都有短暂的否认期，随着时间的推移，他们的这种心理会逐渐削弱，少数患者一直持否认态度，到临终前一刻仍乐观的谈论未来的计划及病愈后的设想。

2. **愤怒期** 当患者经过短暂的否认而确定无望时，愤怒、妒忌、怨恨的情绪油然而生，"为什么是我？这太不公平了"，这种不满和愤恨，会使患者和他的同事、朋友、家人之间产生隔阂。

3. **协议期** 承认疾病的现实，患者会提出种种"协议性"的要求，希望能改变事实，此期患者能很好地配合治疗，有些患者则对所做过的错事表示忏悔。

4. **抑郁期** 病情日益恶化，患者已不得不面对所患疾病的现实，出现悲伤、退缩、情绪低落、沉默、哭泣等反应，渴望家人的陪伴。对这期患者，应允许其哀伤、痛苦，并耐心倾听。

5. **接纳期** 是临终的最后阶段，患者在一切的努力、挣扎之后变得平静，产生"好吧，既然是我，我准备好了"的心理。

处理原则：在肿瘤患者中否认是一种自然的防御性的自我保护反应，患者用"不承认"来保护自己与家人，应给予患者和家属多一点时间来逐渐适应，做好心理准备。当肿瘤患者表达出"我是要死的人，你们是活着的人"等不满情绪，甚至发泄到医护人员及亲属身上，这也可能是正常的适应性反应，他们的不满情绪是对疾病的恐惧和绝望，切不可以"愤怒"回击"愤怒"。避免指责式的告诫患者。此时要防止意外发生。理解患病的原因对某些患者来说是容易的，但对有些患者来说，他们更愿意归因于外在环境。为了保持自我认同，他们有太多的焦虑、恐惧失败、病理羞怯、沮丧、恐惧。常用的心理治疗方法有：团体心理治疗、认知治疗、支持性心理治疗、个体化心理治疗等。社会支持是一个长期的过程，对那些脆弱的处于困境的人群是有帮助的。在协议期，患者有的寄希望于"医学的重大发现"，期望争取一些时间来完成自己的愿望和未来的事业，这个时期要尽可能满足患者的需要，即使难以实现，也要做出积极努力。在抑郁期要让患者按照自己的方式和需要来表达情感，尊重患者的信仰，尽量给予患者精神上的安慰，满足他们的需要，如见牧师、写遗嘱、见最想见的人等，给予临终患者安静、舒适的环境，减少外界干扰，使患者平静、安详、有尊严地离开人间。

（二）终末期疾病所致的心理反应及处理

我国对"临终"未有具体时限规定。一般认为，患者在经过积极治疗后仍无生存希望，直至生命结束之前这段时间称"临终"阶段。不管病因为何，临终患者不得不面对的煎熬与痛苦是其他时候都无法比拟的。终末期疾病的早期心理反应多是悲伤或哀痛，悲伤是指对疾病所致的功能缺失的急性情绪反应，而哀痛常是指对此疾病经历的长期慢性反应。而预期性悲伤一词则指对将来预期的功能缺损的一种心理反应。终末期患者的常见表现：①错觉/妄想症状；②疲劳或虚弱；③吞咽困难；④失禁；⑤呼吸困难/咳嗽；⑥反胃或呕吐；⑦厌食；⑧皮肤破损；⑨焦虑抑郁。焦虑

抑郁主要由于对死亡的恐惧、分离以及生理因素如疼痛、缺氧。适当给予抗焦虑药和抗抑郁药可有效改善焦虑抑郁情绪。

处理原则：

（1）临终关怀：临终关怀是为现代医学治愈无望的患者缓解极端痛苦、维护至死尊严、帮助临终者安宁走完生命最后阶段，对于临终者家属提供包括居丧期在内的生理和心理关怀的一系列立体化社会卫生保健服务。常用的心理治疗方法有：支持性心理治疗、个体化心理治疗等。临终关怀是实现死亡尊严的途径之一，之所以临终关怀能够实现死亡尊严，是因为临终关怀原本是基于这样一个信念：尊重人的生命价值和人格尊严，那些在生命处于末端的人，他们的生命应该获得关怀和照顾。临终关怀是减轻临终患者的痛苦，实行人性化的治疗，既不刻意的延长患者的生命，也不提前结束患者的生命，而是让生命尽可能自然地结束。

（2）宗教的作用：在疾病终末期特别值得一提的是宗教或精神信仰的意义。几乎每位治疗师、医生与患者都会努力面对这些现实存在的问题（如死亡、命运、公正、公平）。这种沉思不得不让患者和医生去思考宗教方面的问题。在一些研究中发现，能够和平对待自身和他人的人往往具有控制感并能经常保持足够的信心和调动丰厚的资源。

五、器官移植患者的心理反应及处理

器官移植已成为治疗器官功能衰竭的有效手段，是 20 世纪医学进展最令人瞩目的学科之一。随着器官保存方法的改进、外科操作技术的提高、移植免疫基础研究的进展、新型免疫抑制剂的使用，以及移植后的长期随访管理制度的建立等，全世界范围的器官移植数量在过去的 10 余年里有了较大的增长。然而器官来源的短缺在很大程度上限制了器官移植的发展。器官移植的潜在供体和等待器官的受体之间数量的不平衡性导致了等待器官时间的延长，增加了等待序列中受体的死亡率。虽然器官移植生物医学方面的研究已经取得了长足的进步，但是随着以往的生物医学模式向现今的生物-心理-社会医学模式的转变，国内外学者对器官移植患者出现的情绪障碍、心理排斥反应、心理同化现象以及患者的心理社会功能康复、心理社会因素等日益关注，患者的精神和心理问题正如传统的医学问题一样，也会影响器官移植最终的成功与否。

（一）器官移植患者的心理反应

器官移植患者的心理反应主要表现为：①对保护性隔离出现各种情绪反应，如焦虑、抑郁、情绪不稳定，特别是分离焦虑，会对医务人员过度依赖，在持续经历隔离和治疗并发症后，有时会出现对立违抗行为；②供者问题，与非亲属供体提供相比，亲属提供供体的患者容易产生焦虑和 PTSD 反应；③家庭问题，对多数原本适应良好的家庭来说面临的身心和经济方面的问题，往往一个家庭成员负责照顾患儿而另一位家庭成员需要继续工作并照顾家庭，由此出现家庭成员关系疏远和内疚，特别是在移植过程不顺利时，家庭氛围紧张尤为突出。

（二）移植后常见心理反应

（1）移植手术后谵妄：约有 50% 接受器官移植的患者出现术后谵妄，造成很多负面影响，包括器官功能下降、死亡率上升、卫生资源过度使用等。一旦明确诊断就应立即积极治疗，控制症状，一般都能获得较好的效果。

（2）抗排异药物相关的精神问题：器官移植后使用大剂量皮质类固醇激素和免疫抑制剂被证明可以引起药物相关性精神障碍。移植物失功能是引起移植后医院获得性精神障碍最强的危险因素，比如患者受到大剂量的皮质类固醇激素冲击，同时会使代谢障碍、机会感染、自体免疫性并发症发生的可能性提高，加上移植物失功能本身对患者来说就是很强的应激源，可能引起非常严重的移植后医院获得性精神障碍。

（3）焦虑和抑郁反应：在移植患者中普遍存在抑郁和焦虑反应，失去生活的信心，对长期以来一直坚持的药物治疗失去信心，依从性下降，不肯坚持按医嘱服药，不肯坚持定期去医院随访复查，导致移植物失功或者排异反应增加等问题而重复住院。

（4）认知功能障碍及神经系统症状：认知功能评估可以检测出一些问题，包括记忆力减退、注意力不集中等，这些功能的异常往往会损害患者自我管理的能力和移植术后药物治疗的依从性。免疫抑制剂本身会影响认知功能。

（5）重新自我评价与否认机制：移植后的患者面临的最大问题是重新自我认识和评价。移植手术后，大多数患者认为另一个人的器官变成自己的器官并使自己康复起来。在移植前就意识到这一点的患者通常对别人的器官成为自己的器官没有异议，但会有自己的形象会发生改变的想法。

（6）依从性：有研究显示，约有22.5%的移植后患者存在依从性不良的问题。而对肾脏移植和心脏移植来说，对免疫抑制剂的依从性不良是移植物失功能和迟发性急性排斥反应的重要危险因素。依从性不仅体现在对药物的使用方面，还体现在知情同意书的签订、有指导的饮食控制、体育锻炼、戒烟戒酒等方面。

（三）处理原则

心理反应在器官移植手术后的患者中普遍存在，并且与移植手术后患者的健康水平和生活质量密切相关，直接影响患者器官移植的远期效果，因此必须对这些问题引起重视，通过早期发现，进行早期诊断及干预，力争提高患者的依从性，改善患者的情绪，提高对疾病的认识，增强其战胜疾病的信心和能力，使患者建立良好的内在防御机制，从而提高器官移植后的生活质量，改善器官移植的预后情况。

国外有学者提出，在移植患者中存在一种特殊的焦虑障碍，称之为矛盾心理或称双价症，即患者对移植既有渴望的一面，又有排斥的一面，这种情绪明显加重了患者的焦虑障碍，对手术后的依从性也会产生不良的影响。移植了一个不知名的供体的器官的事实会对患者造成精神上的困惑，有的患者甚至有负罪感。否认机制是一个自我保护和自我适应的过程，能够使已经波动的情绪变得平稳一些。否认能减轻对移植器官的个人精神心理方面的排斥作用。精神科药物治疗、认知行为治疗和支持性心理治疗有助于改善抑郁和焦虑障碍，产生积极的治疗作用。

六、HIV病毒感染伴发的心理反应及处理

获得性免疫缺陷综合征（acquired immunodeficiency syndrome，AIDS），音译为艾滋病，由人类免疫缺乏病毒（简称HIV）的反转录病毒感染后，

免疫系统受到破坏，逐渐成为许多伺机性疾病的攻击目标，促成多种临床症状，统称为综合征，而非单纯的一种疾病。这种综合征可通过直接接触黏膜组织的口腔、生殖器、肛门等或带有病毒的血液、精液、阴道分泌液、乳汁而传染。艾滋病是一种可预防不可治愈的传染病，因其传染途径特殊，病程长，发病后患者将直接面对死亡的威胁，常受到周围人和社会歧视及经济问题等困扰，当患者得知自己患AIDS后，常表现出较强烈的心理反应。

（一）HIV感染与AIDS伴发心理问题

HIV感染患者常见的心理反应有：①震惊心理，尤其是洁身自好、无吸毒等经历者表现更为强烈，无法控制自己的情绪；②恐惧心理，由于目前世界尚无有效的治疗方法，一旦感染，就意味着等待死亡，患者往往表现为紧张、恐惧，甚至绝望，缺乏治疗信心和依从性；③焦虑/抑郁情绪，一旦周围的人得知患者感染HIV，往往会对其疏远、冷落，加上病情加重、恶化、躯体极度虚弱，导致患者情绪低落、抑郁、自卑，甚至有自杀的念头。

（二）HIV感染与AIDS伴发认知功能障碍

在20世纪80年代艾滋病流行初期，人们已经注意到HIV感染导致的神经认知功能损害，发生HIV相关性神经认知功能损害的风险与多种因素相关，包括女性、高龄、吸毒、心血管病史、高胆固醇血症、基因型、感染D亚型HIV、HCV感染、病毒控制不佳、使用的抗病毒药物对血-脑屏障通透性差等。典型认知损害症状主要表现为健忘、注意力不集中、漠然、反应迟钝、对事物缺乏兴趣和离群等。运动损害表现为书写困难、站立不稳、持物不稳等。步履艰难是相对早期的症状。患者常常会出现体位性震颤，有时会出现肌张力改变和手足徐动症样表现，偶尔出现皮层下肌阵挛。行为损害主要表现为性格变得冷漠、离群和感情反应迟钝，少数患者可出现兴奋性症状。早期症状往往轻微，且神经系统检查正常。

（三）处理原则

患者一旦确诊为AIDS，护理的主要目标是帮助患者，促进健康，按医嘱接受必要的治疗和预防机会性感染，避免传播HIV，建立支持性人际关系。针对患者在疾病的不同时期所面临的心理问题，采取相应的策略方法，使患者获得最需

要的帮助，实施阶段性干预，包括危机干预、知识辅导和丧失的应对等。针对患者的受教育程度、性格特点和感染途径等，进行认知行为治疗、正念减压治疗、情绪管理干预、个别化的心理治疗等。在不违背医疗原则的前提下，尽可能满足患者的要求，给予安慰、疏导，并尊重其人格，让其感受社会的温暖，稳定其情绪，鼓励其战胜疾病的信心。

七、问题与展望

躯体疾病所致精神障碍是一类临床常见疾病，患者不仅承受躯体上的种种不适，而且还承受精神症状的痛苦。由于躯体功能的影响，继而影响社会功能，导致心理问题出现。很多医生以躯体疾病的惯性思维诊治患者，过分关注患者的躯体症状，忽略其心理问题，严重阻碍了临床医生的诊疗思路。目前临床常规治疗仍较为注重原发疾病的治疗，而对于患者的心理问题并未给予足够的重视。如果临床内外科医师能够在诊治躯体疾病的同时，关注患者的心理健康，适时给予支持性心理治疗，并及时邀请专科医师或心理治疗师进行有针对性的精神科药物治疗和心理治疗，相信治疗效果会事半功倍。当然，如果能够在各级综合医院开展会诊联络服务，建立起由临床医师、心理治疗师、患者及其家庭之间的治疗联盟，以全面的视角了解患者的症状，并针对性进行治疗，提高疗效，有利于患者的身心康复，而且具有良好的社会效益和经济效益。

肠易激惹综合征的心理治疗案例报告

患者基本信息：男性，22岁，未婚。大专学历，病程7个月。独生子，家庭经济条件一般，自幼父母对患者倍加疼爱，在母亲陪同下由消化内科转诊至精神医学科接受治疗。

现病史：患者大专毕业之前生活和学习顺利，从未受过挫折。7个月前毕业时不愿接受家人安排，独自找工作时屡屡受挫，又因与交往2年的女朋友分手，渐出现间断腹泻，2~3次/d，呈不成形稀便，伴有腹痛、腹胀、紧张、担心，每次早饭后会担心要上厕所，有时出冷汗。曾2次就诊于当地市人民医院，行肠镜检查1次，未见明显异常，间断给予"复方乳酸杆菌片"等调节胃肠

道药物治疗，上述症状时轻时重。自感精力、体力下降，易疲惫，工作效率下降。2个月前辞职回家后，整日待在家中，不主动与家人交流，跟同学朋友交往减少，对生活失去信心，不愿上班。在母亲陪同下再次于当地医院消化内科就诊，再次行肠镜检查未见明显异常，给予"奥美拉唑、枸橼酸铋钾"等药物治疗，效果欠佳。后建议至精神医学科就诊。

病前性格：内向。

既往史：躯体状况良好。

家族史：父母两系三代无其他精神异常者。

诊断与评估：肠易激综合征（IBS）伴焦虑、抑郁，HAMD-24总分24分，HAMA-17总分17分。

治疗设置：治疗师为精神科医师，具有硕士学历和3年的认知行为治疗经验。本案例共治疗8次，每次45~60分钟，持续10周。总体分成3个阶段，其中，第1~2周每周1次，第3~6周每周1次，第7~10周每2周1次。为了保证治疗效果，治疗师每周接受1次同伴督导，每2周接受1次专家督导。在治疗前、治疗6周与治疗10周后各进行一次量表评估以观察患者的变化。

治疗过程：

初期阶段（第1~2次）：搜集资料、制定目标、引入治疗。

全面收集患者的基本信息、疾病经过、症状表现等病史资料，成长经历、家庭环境、人际关系、病前性格等心理资料。注意治疗关系的建立，给予患者温暖和支持。初次接触时，治疗师穿插积极的鼓励和适当的解释以减轻患者的病耻感和焦虑情绪，比如，"压力过大、情绪紧张或睡眠缺乏可使人们产生躯体不适症""许多患有抑郁焦虑的人同样生活得很好，工作很出色"。

肠易激综合征常伴有一定程度的焦虑、抑郁症状，治疗师与患者讨论协商后，共同制订的目标是：①增加"运动健身"等活动，生活起居规律；②纠正非理性信念；③完善不良情绪的应对策略；④学会压力管理、预防复发等技能。减轻焦虑、抑郁带来的痛苦，适当与别人交往，增加有益的活动，减少病情复发。

引入认知行为治疗时，首先给患者灌注希望，增强患者对治疗的信心。其次进行疾病的心理教育，并介绍认知行为治疗的基本工作原理和对心

理疾病的良好效果,如帮助患者认识想法、情绪、行为之间的关系(认知三角模型)。强调患者的责任,指出他才是自己问题的专家,鼓励其做出努力:"如果心理出了问题,除了接受医生的帮助,自己还需要努力在心理和行为上进行调整才能尽快恢复正常。"患者对此表示理解和接受,并且承诺积极配合治疗。

中期阶段(第3~6次):针对患者腹泻等躯体化症状进行干预。

治疗师对躯体化症状进行合理归因,经常使用的解释是,如果人长期处于压抑状态下可能出现生理、心理的改变,"身体不适感会让你感到焦虑,焦虑让你的身体不适感更厉害,二者又让你感到更加焦虑。这是一种恶性循环"。

CBT的目标是教会患者能够更加灵活地应对自己的问题,从而减轻其心理痛苦。通过引导患者回忆过去的体验,发现外出游玩或者与他人愉快交谈时,症状减轻,而需要面对工作或情感问题时症状加重。患者谈到自己不愿跟同学朋友交往,因为总是自卑,担心别人会嘲笑自己。

制订日常行为活动表,与患者一起讨论每天的生活安排,评价每项活动的愉快感和掌控感。将填写活动表作为每天的家庭作业,按照表中的计划逐步增加有意义的活动。帮助患者识别自动思维,掌握认知模型,利用思维日记帮助患者寻找中间信念及认知歪曲,并利用检验假设等方式纠正认知歪曲的内容。值得注意的是,整个治疗过程中家庭作业的重要性,需要与患者共同讨论并制订可行的家庭作业。提醒患者下次会谈前一定要予以检查。如果不检查,患者就会认为这些作业不重要,今后很可能不再做作业。

后期阶段(第7~8次):提高服药依从性、预防复发、结束治疗。

治疗师与患者讨论服药的好处和坏处(利弊分析),比较好处多还是坏处多,对于坏处是否有办法减少;指导患者应对药物副作用的技巧,比如,口干勤饮水,体重增加控制饮食,增加运动,多吃蔬菜水果等。

指导患者识别疾病复发的先兆:"当我们要感冒时,早先可能会有一些不舒服,比如,嗓子有点发痒,身体有点疼痛或者感到没有力气。同样精神疾病在复发之前,也会有一些先兆症状。回忆

一下,过去病情波动的时候,有什么线索?"应及时到医院就诊,适当休息,减轻工作压力。

结束治疗时,与患者简要回顾了整个治疗过程,强化治疗要点。患者担心将来病情会反复,向其指出即使出现病情波动也是正常的,但只要努力运用从治疗中学到的内容,病情波动的概率就会大大减少。另外,病情波动时,可复习治疗笔记,积极应对,必要时向医生求助。

治疗效果评估:在整个治疗过程中,患者坚持服用氟伏沙明100mg/d。

量表评估显示:治疗前,患者HAMD-24总分24分,HAMA-17总分17分;2周后,HAMD-24总分21分,HAMA-14总分14分;6周后,HAMD-24总分14分,HAMA-17总分10分;8周后HAMA-24总分11分,HAMA-17总分7分。提示:经过氟伏沙明联合CBT治疗,患者的躯体化有所减轻,非理性信念部分纠正,社会功能提高。此后3个月的随访表明,治疗效果持久,患者的社会功能进一步提高,中间病情虽偶有反复,但患者均能有效应对,平稳度过波动。

患者自诉:对于躯体化症状带来的麻烦已经能够坦然接受,压力大大减轻,自信心增加。据母亲反映,患者目前已重新回归工作,生活规律,与同学朋友来往增多。

经验总结:在本案例中,治疗师给予患者充分的支持与合理的乐观,减轻其病耻感;采用教育与正常化、理性面对等帮助患者正确认识和应对躯体不适症状;寻找替代性解释,促进患者与他人的交往;以日常行为活动表为工具,逐步增加有益的活动;利弊分析法纠正患者对药物的错误认识;从患者的个人经验出发,归纳复发先兆,学会应对复发方法。本案例中的患者经过CBT治疗,取得了比较满意的效果,非理性信念水平下降,不良情绪改善,社会功能增强。

治疗师自感成功的经验:①治疗目标不宜大,患者通过努力确实能够达到;②尽量采用苏格拉底式提问引导患者思考,让其自己得出结论;③行为目标具有可行性,充分考虑预期结果。不足之处:①案例解析不够充分深入,对患者的核心信念少有触及;②由于是固定设置的研究,治疗节奏较快,对每一问题的处理和解决仍欠扎实彻底。

(李淑英)

参 考 文 献

[1] 赵丽春. 浅谈躯体疾病所致精神障碍的心理治疗. 临床医药文献电子杂志, 2017, 4(44): 8603.

[2] Labanté Outcha Daré, Pierre-Emile Bruand, Daniel Gérard, et al. Co-morbidities of mental disorders and chronic physical diseases in developing and emerging countries: a meta-analysis. BMC Public Health, 2019, 19(1): 304.

[3] Zhang QE, Wang F, Qin G, et al. Depressive symptoms in patients with irritable bowel syndrome: a meta-analysis of comparative studies. Int J Biol Sci, 2018, 14(11): 1504-1512.

[4] Alexander, J.M, K.J. Leveno. Williams manual of pregnancy complications. 23rd ed. New York: McGraw-Hill Professional, 2013.

[5] Patricia Mesa, Ignacio José Previgliano, Sonia Altez, et al. Delirium in a Latin American intensive care unit. A prospective cohort study of mechanically ventilated patients. Rev Bras Ter Intensiva, 2017, 29(3): 337-345.

[6] Jianwei Zhu, Arvid Sjölander, Katja Fall, et al. Mental disorders around cancer diagnosis and increased hospital admission rate - a nationwide cohort study of Swed-ish cancer patients. BMC Cancer, 2018, 18: 322.

[7] Song H, Fang F, Valdimarsdóttir U, et al. Waiting time for cancer treatment and mental health among patients with newly diagnosed esophageal or gastric cancer: a nationwide cohort study. BMC Cancer, 2017, 17(1): 2.

[8] Tingting Wang, Hanlin Fu, Atipatsa Chiwanda Kaminga, et al. Prevalence of depression or depressive symptoms among people living with HIV/AIDS in China: a systematic review and meta-analysis BMC Psychiatry, 2018, 18(1): 160.

[9] Boele FW, Klein M, Verdonck-de Leeuw IM, et al. Internet-based guided self-help for glioma patients with depressive symptoms: a randomized controlled trial. J Neurooncol, 2018, 137(1): 191-203.

[10] Marc Serfaty, Michael King, Irwin Nazareth, et al. The clinical and cost effectiveness of cognitive behavioural therapy plus treatment as usual for the treatment of depression in advanced cancer (CanTalk): study protocol for a randomised controlled trial. Trials, 2016, 17(1): 113.

第二十章 儿童青少年期精神障碍

以往世界卫生组织、美国以及包括中国在内世界其他各国的疾病诊断标准，均将儿童青少年精神障碍分为特别起病于儿童青少年期的精神疾病，以及可以起病于各种年龄阶段的精神障碍，后者没有单一列出，但是也很少提到儿童青少年的症状特点。2013 年出版的《美国精神疾病诊断标准（第 5 版）》以及即将出版的 ICD-11 版均取消按起病年龄分类的方法，而是按照疾病大类来分，在各种疾病中则提到不同年龄群体的症状特点以及起病的年龄。这样的分类方法有可能成为未来各国诊断分类的趋势，好处是可以纵观疾病的产生、发展与转归，做到疾病全人群的预防干预，而不是绝对将儿童与成人疾病分开。

儿童青少年相对成人，脑神经与心理发育不成熟，以及对环境照顾与教育的依赖性，使得症状特点与转归与成人有所不同，病因与预防干预均需要更多考虑个体、家庭与学校等社会环境因素，以及父母与教师的积极参与，以最大化促进康复、减少功能以及人格发展受损。儿童青少年的评估与治疗基本原则与成人相同，但是具体操作方法要考虑儿童青少年不同年龄阶段的心理发育特点。受本书篇幅所限，这里我们选择介绍青春期前最常见、成年期少见的两种精神障碍：注意缺陷多动障碍和抽动障碍，以及儿童青少年阶段最常见的焦虑障碍，以帮助读者了解儿童青少年精神障碍诊断与干预的进展与特点。根据 DSM-5 诊断分类，注意缺陷多动障碍、抽动障碍原来被归为"通常在婴儿、儿童或少年期首次诊断的障碍"，随着这个分类的取消，这两种疾病均被归为"神经发育障碍（neurodevelopmental disorder）"。

第一节 常见的儿童青少年精神障碍

一、注意缺陷多动障碍

注意缺陷多动障碍（attention deficit hyperactivity disorder, ADHD）是儿童青少年期最常见的精神障碍之一，全球儿童青少年患病率 5.29%，男性明显高于女性。随着年龄的增长，约 1/3 的患者由于脑神经系统发育成熟而自愈，其他患者症状也多有减少，约 1/3 的 ADHD 患者症状会持续到成人阶段，成人 ADHD 的患病率为 2% 左右。生物学因素是 ADHD 的主要发病因素。遗传流行病学、脑神经生化、脑核磁共振与脑电图研究均有异常报告，但是目前根本病因还不明，临床诊断主要依靠症状与功能评估来诊断，还缺乏实验室确诊的工具与方法。中枢兴奋剂类药物可以有效改善 ADHD 的核心症状，也证明了 ADHD 脑神经生化紊乱。虽然遗传研究发现同卵双生子有很高的共患 ADHD 现象，但是并非所有同卵双生子都存在 ADHD 的问题，提示环境因素在 ADHD 的发生中也产生了一定的影响，如父母的虐待和忽视；家庭的不和与冲突；不重视保持安静和秩序等。因此，对于 ADHD 患者的治疗，经常需要药物、心理与环境的整合干预。

（一）临床特征

主要临床症状包括注意缺陷、多动与冲动，这也是诊断 ADHD 的核心三大症状群。注意缺陷的典型表现包括：①注意力持续时间短，不同年龄的儿童青少年注意力保持时间不同。例如，进入小学一、二年级的学生平均课堂注意持续时间为 20 分钟左右，而 ADHD 儿童往往只能坚持 10 分钟或更短；②注意转换能力差，指患者容易专注于某些感兴趣的方面，而难以转换到其他活动或者任务上；③被动注意往往增强，指容易被周围无关紧要的刺激吸引，导致注意力分散，难以集中精力。多动的典型表现为：①安静或者活动中手、脚不必要的活动比一般的孩子频繁，严重时家长会感觉其身上有一个"小马达"；②在教室或者其他需要安静的场合（电影院、亲戚家中）过度活动，甚至不顾环境的要求离开座位；③有一些ADHD儿童会表现为不顾场合的说话或多话。冲动的典型表现有：①缺乏计划能力，指做事情没有条理性，想做什么就做什么；②不能遵守或者顾及环境的要求，抢话、插话或者突然闯入他人的活动当中，让周围的人感到突兀；③容易兴奋并且不能控制自身的兴奋体验，兴奋时大声尖叫或者不合时宜地手舞足蹈；④容易忽视危险而出现冒险或者危险行为。根据ADHD患者的临床症状，分为三种亚型：注意缺陷为主型、多动冲动为主型以及混合型。

ADHD患者社会功能受到损害，如干扰学业与社交功能，表现为学习困难、容易发生人际冲突、难以交到朋友、环境适应不良，有少部分严重患者会发展出品行问题、反社会人格，甚至触犯法律而被逮捕。一些因素可以起到缓冲或者保护作用，使得在一段时间内症状表现不典型，或者社会功能没有明显受损，这些因素包括学习动机强、智商高、情绪积极稳定、兴趣广泛、社交能力强等。例如有些ADHD症状所带来的功能损害可以一直到小学高年级甚至初中，在学业难度增加时才变得明显，而症状其实从小就有。

此外，ADHD患者由于在日常生活学习交往中受到挫折，容易出现如抑郁、焦虑等情绪问题，约1/3的ADHD存在共病。究其原因，与共享的生物、个体素质以及环境发病机制有关。小年龄患者中40%~60%多见以下至少一种共病：如抽动障碍、发育性协调障碍以及语言障碍。此外，国内外研究还发现，ADHD青少年也多见网络成瘾行为。

有关成人ADHD的临床研究国内很少。国外学者报道，部分没有自愈的ADHD患者到了成年期，常见情绪不稳定、易怒、难以忍受压力等情绪调节问题。成人ADHD更容易在一个工作上无法持久，容易更换工作；行为冲动，比普通人群更容易出现车祸等意外情况；维持家人或其他亲密关系存在困难。

（二）治疗原则与方法

1. ADHD的评估 充分的评估有利于我们获得ADHD患者个体化的心理状态和全病程表现，更有利于我们了解患者的困难。有了详细的评估，才能帮助治疗师做出适当的决策，从最重要的临床问题入手，提供适当的治疗。对ADHD儿童的治疗前评估需要从孩子、主要抚养者处获得，如果有条件，应尽可能从学校方获得孩子在学校的行为与功能信息。

评估内容主要包括纵向和横向两部分。纵向评估包括孩子的总体发育情况、可能的病因及影响因素、起病及病情发展过程。如母孕期有无药物、化学物品接触；是否自然分娩、有无窒息史、Apger评分；发育标志点如独立走路的月份、以手指指物的月份（汇交性注意）、有意识叫爸妈的时间、电报语的时间、语词成句的时间、区分"你""我""他"的时间；了解幼儿园老师对孩子的评价，如能否和同伴合作、是否有明显坐不住，上课时到处乱动，或者虽然能坐定但是回答问题时答非所问（注意力问题）；了解进入小学后的情况，要求其坐定的时候不能坐定，突然离开位子或者在椅子上扭来扭去、要求集中注意力的时候手脚总是会动、眼神总不能聚焦到老师讲课，显得迷离、一听到什么动静总是被其吸引等。横向评估包括和其他同龄的孩子相比，症状和功能损害的严重程度。此外，还需要评估家庭结构与功能、有无共病、行为问题、言语问题与学习困难，以及社交情绪能力与社会信息采集能力等。

评估主要是通过言语访谈、非言语观察以及收集相关文字、影像信息等获得。此外，还可以运用具有信校度的量表工具进行评估，包括智力测量、注意力测量、执行功能等神经心理测验等。目前被国内外广泛使用的评定ADHD的心理问卷有Conners问卷（包括家长版、教师版、儿童青少年自填版）以及SNAP评定量表，后者是根据DSM系统针对ADHD的诊断标准编制的一套临床心理学家的评估系统。临床上会用到一些辅助实验室检查如划消试验等注意力测试。其他实验室检查如核磁共振、脑电图等可以帮助我们排除脑器质性障碍，并获得脑神经发育不成熟的证据。

2. 治疗原则 药物和心理治疗相结合是

ADHD 治疗的核心原则。其中，药物治疗主要针对严重程度（或功能损害）在中度及以上的 ADHD 患者，或者在行为训练早期使用。药物治疗以中枢神经兴奋剂盐酸哌甲酯和去甲肾上腺素再摄取抑制剂盐酸托莫西汀为一线或首选用药，其他非一线药物还包括 SSRIs 药物、非经典抗精神病药物及可乐定等。下面我们主要介绍常用的心理治疗。

3. 常用的心理治疗

（1）行为治疗：是针对 ADHD 儿童最核心和重要的心理干预方式。对 ADHD 儿童行为治疗的基本步骤包括：确定靶行为、制订治疗方案，然后实施治疗方案。通过基于评估所得到的个体化疾病模型的心理教育来增强治疗动机非常重要。常用的治疗技术包括：①强化，当孩子出现期待的行为（好的行为）时，积极奖励以增加期待行为再次出现的频率。②暂停，当孩子出现非期待的行为时，让孩子暂时离开当时的环境，例如要求他停止正在进行的活动到一旁反省。③消退，指当孩子出现非期待但意在引人注意的行为时，家长不予关注。需要注意的是，家长反复提醒孩子的不当行为也是一种"强化"，对此需要识别与避免。④代币，孩子的非期待行为不会马上得到纠正，有时需要经过一段时间才能逐渐形成，因此在一段时间内和孩子建立行为计划，当孩子能完成逐级的目标行为时给予一定的代币，以逐渐增加孩子的期待行为。

行为治疗并不是刻板的条件反射作用，而是孩子重新获得认可和赞赏的机会。因此，有的家长发愁"奖励"的内容，实际上对于儿童而言，情感上的连接、认可和欣赏才是最终的大奖。增加孩子成功的机会，才能建立孩子行为的积极行为圈。因此在实施行为训练之前，可以帮助家长建立强化物清单。

（2）家长教育与家长行为管理训练：ADHD 患者的"家长教育和家长行为管理训练"在整个针对 ADHD 儿童的心理干预中扮演重要角色。对家长的教育和训练包括：增加家长对 ADHD 病因、表现和治疗的理性认识，促进家长对孩子行为的理解、学习行为管理的原则和使用技巧、增进亲子关系、家长学习成为孩子的情绪能力和社交能力的教练等。

家长教育和训练效果已经获得了国内外广泛的研究论证，是一种可行而有效的干预方式。

（3）学校行为干预：除了家庭，学校、同伴环境也是 ADHD 儿童青少年重要的活动范围。年幼的孩子重视教师对待他们的态度，教师的态度往往影响了同班同学对孩子的看法；而对于青春期的青少年，同伴的角色变得尤其重要，他们往往不愿意听从父母亲的话，而对同伴的评价记忆深刻。因此，要让一个 ADHD 孩子的良好行为得以巩固，学校干预是必不可缺的一部分，"医教结合"的方式需要得到我们的重视和推广。

要将学校纳入整个干预的体系，就要充分调动教师的力量。让教师有机会充分认识 ADHD 这一疾病；采用中立的态度来对待 ADHD 的孩子；采用环境刺激控制法来管理孩子的行为，增加适应学校的能力；配合家长和医师的干预，采用鼓励、表扬的方式强化孩子的积极行为；必要时，给孩子创造更宽松、积极愉快的学习氛围，让孩子重新对学业感兴趣。教师的行为改变，将直接导致孩子的学校微环境发生改变，让他们有机会获得更多的人际积极互动和支持，这一过程对 ADHD 的孩子至关重要。

作为心理治疗师，需要在家长认可的情况下，通过电话、信件等方式与学校老师取得联系，及时告知对孩子的评估结果，说明正在进行的行为干预方法，邀请学校老师加入对孩子的行为干预计划中。同时，也要听取老师的意见，充分了解孩子在学校的处境与困难，及时协助老师处理孩子的问题。只有家、校、医的充分合作才能真正有效地帮助孩子。

（4）工作记忆训练：目前的研究发现，ADHD 儿童存在显著的执行功能缺陷。表现为启动、维持任务困难，存在情绪调节、自我监控和计划等方面的问题。甚至有研究者认为，ADHD 儿童实际上是一种执行功能障碍。而执行功能是可治疗、可干预的。

在此基础上研究发现，计算机辅助的 ADHD 儿童工作记忆训练能够改善 ADHD 患儿的工作记忆，对执行功能的各个方面（反应抑制、推理以及父母评价的日常执行功能）也有提高，效果具有神经心理功能上的延展性。在结束训练后，这种改善的效应仍然存在，具有时间上的延续性。

因此，这种针对工作记忆的执行功能训练方式也逐渐发展起来，逐步形成标准化、程序化、阶梯化的"适应性训练模式"。虽然工作记忆训练能有效改善ADHD儿童的执行功能，但工作记忆训练能否直接改善ADHD的核心症状尚有待进一步研究。

（5）社交技能训练：人际关系的困难是很多ADHD儿童青少年的特征之一。其原因往往在于ADHD儿童冲动的行为特征导致其不善于获取人际沟通的信息，难以与他人融洽合作；学业等方面的不良表现使得教师对待孩子态度消极，容易导致其他学生也对孩子产生消极评价。

社交训练可以帮助ADHD儿童建立正确的对话技能，包括使用眼神接触、恰当的语速、运用表情；学会加入团体的方式，例如通过观察学习游戏规则、学会赞美他人、学会合作和轮替、学会采用言语交流；学会对待小朋友的取笑和解决与同学们的冲突的恰当行为技能。

ADHD儿童的同伴行为往往受到父母的影响，不少ADHD儿童的父母亲本身社交技巧较差，较少为孩子安排游戏，在儿童互动时较多地进行批评、指责；父母亲的社会化和儿童同伴互动的难易程度可以预测孩子的同伴关系。研究发现，对父母进行人际训练，让父母成为儿童的"友好教练"的方法，能有效改善孩子的伙伴交往问题。

（6）音乐治疗：研究证实，音乐治疗可以促进儿童青少年积极的社交互动行为。此外，音乐治疗对于ADHD儿童的帮助还有助于提高注意力、自尊心、自我表达能力与挫折耐受性。而对于ADHD合并行为问题的儿童（如攻击行为），音乐治疗同样可以帮助个体控制冲动，意识到自我和他人的共同存在。目前音乐治疗以国外报道为主，国内开展的音乐治疗与研究不多。

二、抽动障碍

抽动障碍（tic disorders，TD）是一组主要发病于儿童期。原因未明，表现为不自主、反复、快速、无目的的一个或多个部位肌肉运动性抽动和/或发声性抽动的神经精神障碍。常常影响患者的学习和生活，疾病也影响患者的自尊，对患儿身心造成不同程度的损害。国外报道，学龄儿童抽动障碍的患病率12%～16%，学龄儿童中曾有短暂性抽动障碍病史者占5%～24%，慢性抽动障碍患病率1%～2%，Tourette综合征终身患病率4%～5%。抽动障碍平均发病年龄为8.5岁±2.8岁，发病高峰在6～10岁。国内缺乏全国流调数据。抽动障碍病因不明，目前研究认为与遗传、免疫、神经递质异常等多种因素相关，也受心理社会因素影响，但是不认为是单一心理社会因素所致的疾病。多数抽动障碍随着年龄的增长自愈，少数持续到成年，甚至终身，但是症状较儿童青少年期会减轻，部位减少。

（一）临床特征

抽动症状的共同特点是一种不随意、突发、快速、重复和非节律性的肌肉运动或发声，可根据发生部位多少分为简单和复杂性抽动两类，但有时两者难以严格区分。眨眼、耸鼻、歪嘴、耸肩、扮鬼脸等属于简单的运动抽动，蹦、跳、跑和拍打自己等属于复杂的运动抽动，清理喉咙、吼叫声、吸鼻、犬叫声等属于简单的发声抽动，而重复语言、模仿语言、秽语（骂脏话）等属于复杂的发声抽动。有时会几种情况联合出现，常常会严重影响患者及其他人的日常生活。

抽动症状常受各种因素加重或发作频繁，如心理刺激、情绪紧张、躯体疾病、气候变化或其他应激情况，而睡眠时症状则减轻或消失。抽动可以在短时间内受意志控制暂时不发生，但却不能较长时间地控制。有报道，几乎90%成人抽动障碍患者、37%的儿童抽动障碍常诉说在抽动发生之前，会有一种先兆或内在冲动感觉。患者为此而努力抑制这种感觉或冲动的发生，而这个过程又不断将这种感觉强化。如不加以努力抑制，让抽动发生，这种感觉或冲动会有暂时缓解。

抽动障碍特别是抽动秽语综合征（Tourette's syndrome，TS），常伴有多种情绪和行为问题等精神症状。一项对3 500例TS患者有无共病的研究报道发现，大部分抽动障碍存在共病，仅有12%的患者不存在共病情况。共病最常见的是ADHD，约占到60%，而且TS症状越严重，伴随ADHD的症状往往越多；强迫症为32%，焦虑障碍为18%，品行障碍和对立违抗障碍为15%。有的患者合并破坏行为和攻击性行为、睡眠障碍、幻听、被动体验等症状。部分患者伴有重复语言和重复动作，模仿语言和模仿动作等症状。

抽动障碍患者存在认知功能损害症状,如神经心理学研究发现,TD 患儿存在记忆和注意障碍,在空间、运动和图解技能方面存在缺陷,而且伴有 ADHD 的抽动障碍患者认知功能损害更为明显。

抽动障碍需要与以下疾病鉴别:

1. 神经系统一些疾病 如小舞蹈症、肝豆状核变性、癫性肌阵挛等。神经系统疾病除了肢体或躯干的运动异常以外,多有相应的神经系统症状、体征、实验室检查的阳性发现,而且一般没有发声抽动,经相应的药物治疗有效。

2. 强迫症 强迫性动作与具有重复刻板特点的运动抽动相似,但强迫症状是有意识的动作,患者主观上知道自己的动作无意义、不必要,有克服的愿望,而且自我强迫和反强迫的同时存在使患者感到焦虑和痛苦。但抽动障碍有 33%～66% 的患者伴有强迫症状,鉴别时需要鉴别原发症状与继发症状。

3. 儿童分离(转换)障碍发作 可表现为抽动样或痉挛样的行为异常,但分离障碍患者有典型的个性特点,有确切的、强烈的心理因素作为病因,症状变化与心理因素有关,去除心理因素,经过相应的心理治疗以后症状可完全缓解。抽动障碍虽然在应激的情况下症状加重,但在没有心理因素时同样有抽动症状的发生。

4. 抗精神病药物所致锥体外系副作用 如急性肌张力障碍、迟发性运动障碍一般见于精神分裂症或伴精神病症状的精神障碍,患者有明确的抗精神病药服用史,前者表现为局部肌群的张力突发增高,持续一段时间后暂时缓解,也可在使用抗胆碱药物后副作用消失,后者以不自主的、有节律的刻板式运动为特征的一类副作用,使用最低有效量或换用锥体外系反应低的药物如氯氮平可减轻其发生率。

抽动障碍临床分为以下三种类型:

1. 短暂性抽动障碍 为最常见类型,主要表现为简单的运动或者发声抽动症状。部分患者的抽动始终固定于某一部位,另一些患者的抽动部位则变化不定,可以从一种表现转变为另一种表现。在 4～7 岁儿童最常见,男性为多。这种抽动可受意志克制数分钟至数小时。抽动症状在一天内多次发生,至少持续 2 周,但不超过一年。

2. 慢性运动或发声抽动障碍 以限于一组肌肉或两组肌肉群发生运动或发声抽动为特征的一种抽动障碍,抽动可以是单一的也可是多种的(通常是多种的),多数患者表现为简单或复杂的运动抽动,少数患者表现为简单或复杂的发声抽动,一般不会同时存在运动抽动和发声抽动。症状表现形式一般持久不变,呈慢性化。某些患者的运动抽动和发声抽动在病程中交替出现。抽动的频度可能每天发生,也可能断续出现,但发作的间歇期不会超过 2 个月。慢性抽动障碍病程持续,至少超过 1 年以上。

3. Tourette 综合征(TS) 又称发声与多种运动联合抽动障碍,或抽动秽语综合征。以进行性发展的多部位运动抽动和发声抽动为主要特征,是 TD 中最严重的一种亚型。常伴有模仿动作、模仿言语、重复言语、强迫、攻击、情绪障碍及注意缺陷等行为障碍。起病于 21 岁以前,大多数在 2～15 岁之间。TS 症状能受意志克制数分钟至数小时。症状的强度在数周或数月内有变化。抽动一日发作多次,几乎日日如此。

多数患者每天都有抽动发生,少数患者的抽动呈间断性,但发作的间歇期不会超过 2 个月。病程持续迁延,可不同程度地干扰损害儿童的认知功能和发育,影响社会适应能力,甚至可迁延致残。

50%～60% 的 TD 患者存在脑电图异常,合并多动症者的脑电图异常率更高。表现为 β 慢波和棘波增多,出现在额叶中部。有的患者安静时脑电图正常,但当进行某些操作性运动如诱发实验时出现异常,如手的简单和复杂运动诱发实验时额叶中部的 α 波减少,在音乐听觉诱发实验时颞叶和顶叶的 α 波减少。但目前的研究尚未发现脑电图和脑地形图有确切的特异性生物学标志。多导睡眠描记研究显示,TS 患者有显著的睡眠质量明显改变,很难入睡,并且很难维持睡眠。对 TS 患者进行事件相关电位的研究发现其 P300 潜伏期明显延长,异常率为 71%,这可能与 TS 患儿出现的注意缺陷、记忆缺陷和信息加工处理过程缓慢有关。在对抑制性感觉运动门控功能的检测发现,患者表现为前置脉冲抑制减少和皮层静息期缩短。

(二)治疗原则与方法

1. 评估 临床上不仅要对症状进行评估,还要评估抽动的性质、病程、当时的功能状况，以及对社交、家庭、学习的影响程度。临床常用量表包括耶鲁综合抽动严重程度量表（Yale global tic severity scale，YGTSS）、Hopkins 抽动量表、多发性抽动症综合量表（Tourette syndrome global scale，TSGS）、综合抽动评定量表（global tic rating scale，GTRS）等。

2. 治疗原则　抽动障碍的治疗主要包括药物治疗和心理治疗，可根据临床类型、严重程度与功能受损程度，以及影响因素选用。对短暂性抽动障碍或症状较轻者可仅采用心理治疗或环境治疗，一般不需要药物治疗。慢性运动或发声抽动障碍、TS 或症状严重影响日常生活和学习者，以药物治疗为主，合并心理治疗或其他治疗。目前常用的药物主要有以下几类：多巴胺受体阻滞剂、α肾上腺素受体激动剂、中药等其他药物。药物使用均应从小剂量开始，然后缓慢增加剂量至疗效最佳而不良反应最小为止。当使用单一药物仅能使抽动障碍部分症状改善或有复杂的伴随症状时，可考虑联合用药。当抽动障碍存在共病时，还需要对共病进行相应的干预。

3. 心理治疗方法　由于疲劳、对环境刺激的敏感性以及心理压力等心理环境因素可以诱发或者加重抽动症状，因此患儿必须养成良好的生活习惯：如避免玩刺激性的游戏和长时间看电视，注意休息，适当参加体育活动锻炼，避免过度疲劳。均衡营养，尽量少吃和喝刺激大脑兴奋的食物，如咖啡、可乐、茶等。如有症状加重，应寻找当前压力因素并帮助患儿调整。针对患儿的心理状况，目前主要采用的心理治疗方法如下：

（1）支持性心理治疗：支持心理治疗的目的并不是直接消除症状，而是帮助和支持患者减轻心理压力，减少焦虑、抑郁等不良情绪。主要针对患者和家长进行心理支持和指导。教给患者及家属有关抽动症状及相关知识。消除患者对得了这种"怪病"的紧张和自卑心理。也帮助家长和患者正确认识本病，特别是让家长认识到该病并非患者调皮和故意所为，家长不要太关注患者出现的抽动症状，更不应对患者进行责备或惩罚，以防诱发病情加重。家长应经常鼓励和引导患者参加各种有趣的游戏和活动，以转移其注意力，学校老师应减轻患者的学习负担和学习紧张

气氛，并教育其他同学和老师不要取笑或歧视患者，增进患者的人际交往和同伴关系，从而让患者保持情绪稳定，利于患者病情恢复。

（2）认知治疗：认知治疗的目的是调整家庭及患者个体的积极认知，让患者和家属了解疾病的性质、症状波动的原因，消除人际环境中可能对症状的产生或维持有不良作用的认知因素，调整患者及家属因抽动症状所继发或者诱发抽动的负性认知，减轻焦虑和抑郁情绪，提高患者的社会功能。

（3）行为治疗：行为治疗是把治疗的重点放在抽动症状的控制上，采取自我监测、正性强化法、消极练习法、放松训练等治疗方法。近年来，习惯逆转训练被认为是最有效的行为治疗方法，可减轻或缓解抽动症状，主要采用一种与抽动相反的或不一致的对抗反应来控制抽动，如前臂出现运动性抽动，通过训练收缩前臂肌群的活动来抑制抽动自主地出现；并通过有意识的训练以达到抑制运动性抽动或发声性抽动的目的。

4. 其他治疗

（1）精神外科治疗：有报道对难治性 TS 患者采用外科手术治疗能有效控制抽动症状。如对患者皮质、扣带回皮质、丘脑或小脑区域进行神经外科手术，但手术部位与术式报道不一。精神外科治疗尚缺乏前瞻性的研究或随机对照研究，且手术本身的有创性使手术治疗治疗该症尚存在争议，只能对有些难治性 TS 患者在家属同意的情况下，经全面评估后，采取试验性治疗。

（2）经颅磁刺激（TMS）：治疗通过在抽动障碍患者双侧运动皮层和辅助运动皮层给予 1Hz 的重复 TMS 以控制基底节神经元的兴奋性进而控制抽动症状。在国外如美国、澳大利亚、加拿大等国家运用很广泛，已有不少证据表明 TMS 可有效减轻抽动症状，常应用于 TS 的治疗。在我国目前仅在几个城市开展该项治疗，由于无创伤性而容易被患者与家属接受，具有一定应用前景。

（3）深部脑刺激（DBS）治疗：是近年来出现的一种新的外科治疗技术，1999 年由 Vandewalle 等人首次报道采用高频 DBS 技术刺激丘脑治疗 TS，并于 2005 年建立该治疗的治疗指南。但该技术在国内目前使用尚少见，仍处于探索阶段，国内外相关研究不多。

（4）其他治疗：包括改善免疫功能的免疫球蛋白治疗、抗感染的抗生素治疗或激素治疗、环境治疗、韵律操练习等，临床使用较为少见，效果评定尚缺乏更充分的资料，需在临床研究中积累更多的证据。

三、儿童焦虑障碍

儿童焦虑障碍指特发起病于儿童时期的焦虑、恐惧等情绪异常，目前认为儿童焦虑障碍与儿童的发育和境遇有一定关系，与成人期神经症无必然连续性（二者在发病机制上有所不同），且各种亚型焦虑障碍容易存在共病。焦虑障碍是儿童最常见的一种精神障碍，国外文献报道儿童期焦虑障碍患病率为6%～20%，女性多于男性。国内缺乏这方面的流行病学数据。目前认为多数焦虑障碍儿童到成人期成为健康成人，只有少数儿童发展为成年期精神疾病。尤其是表现正常发育趋势的焦虑障碍儿童成年预后比较好。有些儿童在最初的焦虑症状缓解后，今后仍有可能会发展其他新的焦虑障碍亚型，同时儿童焦虑障碍患者也是成年期焦虑障碍、抑郁障碍、物质依赖等发病的高危人群，比普通群体发生这些疾病的概率高2～3倍。儿童焦虑障碍严重度与功能影响越大，焦虑障碍越有可能持续。

（一）病因

焦虑障碍的病因具有一定的家族遗传性。研究发现，焦虑障碍患儿直系亲属中至少有1人存在焦虑障碍或焦虑素质的高达95%。但是双生子研究证明儿童特定焦虑障碍的遗传度在25%～60%，说明焦虑障碍的遗传基因表达还受到环境的调控。调控基因的环境因素一般包括非共享环境影响，这些因素包括儿童经历的学校环境、社会情境和特定应激性事件。目前有关儿童焦虑障碍的发病机制研究还发现患者脑神经生化紊乱、脑功能与结构都有异常表现。此外，个体易感因素如个体内向、害羞、低自尊、敏感、外控归因性格等，以及社会支持系统不良对于儿童焦虑障碍的发生与发展均有影响。

不同心理理论均对儿童焦虑的产生提出过假设，以下分别简单阐述：

1. 精神分析理论　精神分析理论认为，各种焦虑的产生与患者采用的自我防御机制有关，患者将不可接受的愤怒、冲动等情绪以及严格超我的指责进行压制并转移为社会容许的对某些刺激形式的焦虑，从而产生焦虑症状。而广泛性焦虑的产生则有些不同，与自我防御机制的破坏有关，由于不可接受的情绪无法成功被压制而频繁进入意识层面，引发无客体针对性的焦虑。

2. 认知理论　最有影响力的是贝克认知理论，该理论认为儿童的生活经历造成儿童产生"过分危险（灾难化），需要得到安全保证"的歪曲认知，是造成儿童焦虑的主要原因。根据此理论假设，当儿童遭遇负性压力事件时，容易触动其灾难化认知模式而产生焦虑情绪。焦虑儿童对危险刺激物选择性关注及灾难化认知，往往受到养育过程中父母过度保护、顺应焦虑行为的强化，以及父母焦虑行为的社会学习影响而形成。

3. 行为学理论　行为学理论主要研究儿童在引发焦虑的情境下，儿童的行为与反应。行为学理论认为，对于非条件的刺激引起的害怕体验会成为儿童记忆的一部分，这部分记忆不断与其他刺激联合而加强、泛化，使得焦虑的儿童在特定或者多种体内外环境刺激下容易出现过度害怕与回避行为，后者导致的结果因素会强化害怕情绪反应，使得儿童焦虑形成一种特定行为模式。

4. 家庭系统理论　家庭系统理论认为，儿童成长环境中的一些重要照顾者如父母不断地引发、示范与强化焦虑想法与回避行为会形成儿童的焦虑，包括父母处理自己的压力时的回避行为，如父母逃避自己的工作失败而过分关注子女的成绩；反之，儿童的焦虑也会作用于父母，家庭成员之间的这种相互作用方式最终形成了儿童焦虑认知与回避行为方式。

5. 社会环境因素　社会环境因素对儿童焦虑的影响主要是诱发与维持作用。个体、家庭成员的疾病、家庭生活周期中的重要转折时刻如与家庭重要成员的分离、第一次上学等；一些家庭学校的应激性事件如丧失重要家人、朋友，转学，伙伴欺负，教师辱骂等，都可能诱发或加重儿童的焦虑。有研究提出，儿童恐惧是从环境中模拟和学习的结果，如通过观察父母在威胁性场景中的恐惧反应而习得的恐惧，也有人认为关于异常事物威胁性信息的口头传播也会产生恐惧。然而精神病学中的风险和因果关系是相当复杂的现象，因此仍需进一步研究发现儿童焦虑的高危因素以及因果关系。此外，还需要考虑焦虑障碍个体异质性这一重要因素。两个有类似临床表现的人可能有不同的功能失调过程，同样的功能失调过程可能会导致不同的临床表现。因此，如何借助新的科学技术方法与研究视角，以多维方式探索焦虑障碍潜在的神经基础是今后的研究方向之一。

（二）临床表现

儿童焦虑障碍主要包括分离性焦虑障碍、惊恐障碍、社交焦虑障碍与广泛性焦虑障碍等。近来国际上普遍认为儿童选择性缄默也属于儿童焦虑障碍的一种形式。

DSM-5已将选择性缄默归入焦虑障碍诊断类别下。以下分别讲述各种主要儿童期焦虑障碍的核心临床表现。

1. 儿童分离性焦虑障碍 由于婴幼儿多数从8~12个月发展出对陌生人害怕的情绪，因此这时候开始，当所依恋的对象（通常是父母或者其他家庭成员）不在身边时会出现正常的焦虑情绪。当这种害怕分离的情绪达到与年龄不符的异常程度，而且明显导致功能障碍时，才可以考虑分离性焦虑障碍诊断。分离性焦虑主要表现为过分担心失去主要照顾者，不愿离开主要照顾者，以及相应的紧张、害怕症状，可以表现为恶心、胃疼、头疼、呕吐等躯体反应。对于儿童来说，往往有应激事件引发焦虑，如对上学不适应，此时需与学校特定恐惧区分，如果焦虑主要是与主要照顾者分离有关，则考虑分离性焦虑诊断。

2. 儿童恐惧性焦虑障碍 恐惧是人对威胁到自己身体健康和/或心理安全感的刺激的一种自然、适应性反应。儿童恐惧反应在出生时就开始出现，随着儿童社会认知能力的发展而不断变化发展。如刚出生的婴儿在最初半年中主要通过感觉器官感受外界，因此高音量噪声等感觉刺激成为他们主要的恐惧源，而到了5~7岁，儿童具体运算思维能力得到发展，儿童开始恐惧自然灾害、受伤、动物等刺激物。这个时期是儿童恐惧性焦虑障碍发病的高峰期，多表现动物、黑暗、血液等恐惧。恐惧情绪属于状态焦虑，即在特定情境中遇见具体刺激物所出现的突发、短暂焦虑。恐惧症指与儿童发展阶段有关的对特定对象的过

分恐惧表现，主要诊断点为：①起病于儿童出现该恐惧的发展阶段；②达到临床异常恐惧的程度且干扰功能，如无法上幼儿园或者学校、与同伴交往困难等；③不是广泛性焦虑障碍的症状之一。

3. 儿童社交焦虑障碍 多数婴幼儿6~12个月期间会发展出对陌生人的恐惧，包括遇见不认识、奇怪或者带有威胁性的人，这是正常恐惧现象。起病于6岁之前、与同龄孩子相比对陌生人出现与同龄人相比过分恐惧，由此导致破坏社交功能，且并非其他更广泛情绪困扰所致，才诊断为儿童社交焦虑障碍。主要临床症状为对陌生人（可以是对成人和/或同龄人）持续、反复的强烈恐惧和/或回避，恐惧和/或回避程度超过同龄人，并且出现严重社交问题如回避与家人以外不熟悉的人的交往。这类孩子往往与家人或者熟悉的人能够正常相处。

4. 儿童广泛性焦虑障碍 儿童广泛性焦虑障碍的特征为：在很多领域如学校作业、社交、家庭、健康或安全、世界事件与自然灾害存在慢性、过度担心，至少伴有一种相关躯体症状。这些症状往往存在于发病期间的大多数时间，且这种害怕不局限于某个对象或者情景。儿童广泛性焦虑障碍往往难以控制他们的担心，这些患儿个性通常是完美主义者，寻求高保证，内心痛苦感强烈于父母或者教师所观察到的症状严重性或者功能的受损。虽然儿童广泛性焦虑障碍也会有社交焦虑的症状，但是他们往往并不仅仅有社交焦虑症状，还有其他方面的担心症状，而且在社交的担心方面，他们更担心人际关系而不像社交焦虑症，主要担心在社交场合的窘迫或难堪感。社交焦虑者从社交情景中回避后焦虑感减轻，而GAD儿童的社交焦虑感并不随他们离开社交场合而消失。

5. 儿童选择性缄默 儿童选择性缄默的临床特征为：在一些特定情景下持续表现不敢开口说话、大声朗读或唱歌。有些患者可以在一些情景中与同伴或者老师轻声耳语或者进行非语言交流。多数患儿还伴有社交焦虑症状。诊断此病需排除语言障碍、神经系统疾病或者广泛性发育障碍。这些儿童至少在某个情景中表现正常言语能力。

不同年龄阶段儿童具有不同情绪发育阶段特

点，而且具有性别差异，因此不同年龄阶段与性别情绪障碍儿童表现不同。但是无论哪种焦虑障碍，都有认知、情绪及行为共同特征，即对威胁刺激的灾难化思维、紧张不安的情绪及躯体症状，以及回避行为。这种回避行为往往使得儿童患者的活动与学习受到不同程度的限制，包括人际交往发展不足。

近年来，青少年非自杀性自伤行为激增获得了临床与研究者的关注，目前研究发现与焦虑、抑郁情绪相关。焦虑障碍青少年的自伤行为多与其痛苦情绪调控、问题解决以及社交技能不足有关，自伤行为通过注意转移、回避行为，迅速缓解过度痛苦情绪而得到进一步强化。焦虑障碍青少年自伤行为需要得到临床上的重视，进行充分评估治疗。

（三）评估与诊断

可以用量表进行儿童焦虑症状的筛查，使用的自评量表需要符合年龄发育及教育程度所能达到的阅读理解与书写水平。目前 8 岁以上有儿童自填工具，8 岁以下则主要依靠父母填写的量表进行筛查。除了筛查症状的量表工具，目前还有根据诊断标准制定的结构性访谈诊断问卷来做出临床诊断，如儿童焦虑障碍诊断访谈（anxiety disorders interview schedule for DSM-IV-child version, ADIS, 1996）可以确定儿童焦虑障碍的亚型。在临床工作中，确定儿童焦虑障碍后，需要依据父母、老师与儿童访谈或者收集到的学校信息，对儿童焦虑的严重性、功能影响，焦虑的发生、发展与维持因素，个体的危险与保护因素，以及家庭因素与功能等信息进行分析，制订临床个案分析与治疗方案。对小年龄儿童的访谈评估中，可以借用绘画、玩偶与游戏等进行交流，完成精神检查。

儿童焦虑障碍的诊断需要与以下疾病鉴别：注意缺陷多动障碍；精神病性障碍；孤独症谱系障碍；学习障碍；双相障碍以及抑郁障碍等。此外，必要时需要进行实验室检查以排除脑躯体疾病如甲状腺亢进，饮用咖啡，偏头痛，哮喘，癫痫，铅中毒等。此外，一些药物如 SSRIs、非典型抗精神病药物、抗哮喘药物，激素类等也会导致焦虑症状。由于儿童经常会有焦虑的躯体症状，如头痛、腹痛，因此在治疗前进行身体检查排除器质性疾病很重要，此外可以帮助儿童、父母了解焦虑，建立治疗关系，并且避免在药物治疗后将这些症状误认为药物副作用。

（四）治疗原则与方法

儿童青少年焦虑障碍的治疗包括对父母和孩子有关焦虑障碍的心理教育，对学校有关教师和保健医生进行咨询、认知行为干预、精神动力学的心理治疗、家庭治疗以及药物治疗。在临床中为孩子个人和家庭选择何种特定的治疗形式需要考虑心理社会压力、危险因素、焦虑障碍的严重度和功能受损状况、共病状况、年龄、孩子的发展水平与功能，以及一些对某种干预的态度、接受性和训练、对基于循证干预的偏爱程度等治疗师因素，还有治疗师是否能承担这项治疗也需要考虑。

1. 心理治疗

（1）CBT：在心理治疗中，基于暴露的 CBT 治疗是最具有实证支持的。CBT 是一项被大量在具有焦虑障碍的儿童青少年中进行随机对照研究所支持的心理干预方法。尽管在减少焦虑症状方面，CBT 治疗组优于等待组，但是缺少与其他治疗干预的有效性比较。

在 CBT 治疗中，治疗师教授孩子及家庭适宜的处理焦虑与相关症状的技术，提供练习机会来发展一系列掌握压力和功能损伤相关的焦虑症状或场景的能力。CBT 治疗儿童期焦虑障碍包括 5 个核心成分：对孩子和父母进行有关疾病和 CBT 的心理教育，躯体管理技术训练（如放松、腹式呼吸、自我监测等），认知重建（如挑战负性预期和修正负性的自我对话等），暴露方法（对害怕刺激的想象和现实的逐级暴露）以及预防复发计划（如升压会话、与父母和学校进行合作等）。根据不同的焦虑障碍亚型，治疗的不同部分被强调得更多。正性的、偶尔的强化目录可以增加儿童青少年尝试那些最初会引发焦虑的暴露动机。同时，父母作为教练也需要学习放松技术。坚持 CBT 模式是很重要的，但是灵活地考虑个体和家庭因素，共病和心理社会压力对成功治疗也是非常必要的。

对儿童青少年（7～14 岁）焦虑障碍患者的治疗，基于手册的 CBT 应用最广泛，其中被研究证明疗效最好的"应对小猫"项目，可用于治疗分离性焦虑、广泛性焦虑和社交焦虑症儿童。治疗后 1 年以及 2～5 年的长期随访研究发现仍然维持疗效。大量研究也证明，团体CBT（父母参与或不参与）对儿童青少年也有效。有些研究显示，一些共病ADHD或严重创伤或严重社交焦虑的部分孩子可能更喜欢团体CBT。

几项CBT研究检验了CBT对焦虑相关的拒绝上学儿童的治疗效果。一项研究对个体CBT结合父母和老师训练与等待治疗组进行比较发现，接受CBT治疗的孩子在很多功能领域都要比控制组有显著提高。另一项随机研究对拒绝上学的儿童进行CBT和教育支持的比较研究发现，两种治疗都获得显著的效果，CBT组没有优于教育支持组。临床上，需要考虑学习困难和语言损伤因素对疗效的影响。一项研究显示，对拒绝上学和共病抑郁的青少年焦虑障碍患者，包含CBT和药物的多模式方法比CBT加安慰剂的治疗组效果更好。

特定恐惧症的CBT与广泛性焦虑障碍、社交恐惧和分离性焦虑的CBT的不同在于，它尤其注重逐级暴露。治疗也可能包括对非现实害怕的认知修正和参与示范（由治疗师和父母示范如何接近害怕的客体或刺激）。特定恐惧症的CBT疗效研究表明，CBT能有效改善特定恐惧症，与其他焦虑障碍的患者相等同。

针对儿童社交焦虑的治疗，在CBT核心成分中增加了社交技能训练技术。与无焦虑的同伴相比，社交焦虑的孩子具有较差的社交技能和社交功能限制，如几乎没有朋友，在活动中的低参与率以及回避处理方式等行为。研究表明，接受团体CBT社交技能训练的社交焦虑障碍的孩子，社交焦虑显著减少，更高级别的社交技能显著增加。

针对儿童惊恐障碍的CBT治疗应包含内感暴露（即暴露与惊恐相关的躯体感觉，如运动导致的头昏、呼吸急促和出汗等），以及对患者进行导致这些感觉的生理过程的教育。选择性缄默的CBT治疗则需要制订个体化、多模式的治疗计划，包括训练父母和老师来检测孩子在家里和学校的沟通，当孩子完成一步暴露梯度时给予正性强化。在进行到完全能说话之前可能还包括放松的非言语参与、口头单词、在学校与父母说话、与同学或老师低声说话。

如果在现有情况下没有资源开展针对焦虑障碍儿童青少年的完整CBT治疗，可以考虑开展以下的一些CBT成分治疗，如基于CBT原则的心理教育、父母训练（指导建立一个在家庭里进行的对焦虑行为进行监控的结构性计划，包括建立预期、奖赏、意外事件应对等）以及与学校进行联系的案例管理支持。当然也鼓励孩子和父母阅读一些有关儿童期焦虑障碍和CBT干预的书籍。

目前的证据支持聚焦于孩子的儿童期焦虑CBT治疗能获得的短程疗效。但是并不是对所有具有焦虑障碍的孩子都是有效的，有20%～50%的孩子在治疗结束后仍然符合焦虑障碍的诊断标准。在社区进行CBT练习时，应该灵活考虑一系列心理社会干预和多维度治疗，这样孩子本身和家庭才能受到适宜他们的最全面的治疗。

目前认知行为治疗第三浪潮疗法如接纳承诺治疗、正念治疗、辩证行为治疗正越来越多的被应用到焦虑障碍儿童及家庭，尤其对于伴随情绪非常不稳定、具有自伤行为者。临床疗效研究尚少，有待进一步研究论证。

（2）精神动力学的心理治疗：大量的个案研究显示精神动力学心理治疗的意义。但是，缺少精神动力学治疗单独或联合使用的疗效研究，或与其他治疗形式的比较研究。目前有少量的经验研究评价了精神动力学治疗对焦虑障碍儿童青少年的疗效。这些研究强调了考虑治疗剂量和强度的重要性。

精神动力学理论认为，焦虑是推动个体使用大量潜意识的应对策略、防御机制和妥协，因而形成了内部压力和冲突的象征。当这些信号系统失调，干扰了正常的行为和发展时导致了焦虑障碍。精神动力学治疗的目的就是把焦虑带回到正常的功能水平，对孩子而言，就是帮助他们回到健康发展的轨道。对焦虑障碍的治疗，精神动力学治疗采用一个或多个精神动力学的理论观点（自我心理学、客体关系、依恋、气质、动机、自我心理学和主体间），以及对患者成长中的成就和失败的评估。采用支持性和呈现性的技术来降低内在冲突，提高情感和冲动的管理能力，允许个体发展出合适的各个成长阶段标志性焦虑。

一项有关焦虑或抑郁障碍儿童精神分析或动力性治疗疗效的回顾性综述报道，352名儿童接受了平均2年、每周1～3次全程的精神分析或动力性治疗后，72%的孩子症状得到改善。有或无其他共病的焦虑障碍的孩子比其他障碍的孩子改善更明显。特定恐惧症精神分析治疗最可能获得与其他治疗相同的疗效，而非特定恐惧的焦虑障碍，症状更难消除或者需要更高频率和强度的治疗。尽管有大量的针对儿童期焦虑障碍的精神动力学治疗临床经验，但是临床试验研究还是缺乏的，需要更多的对照研究来探究精神动力学治疗对焦虑的儿童青少年的有效性。

（3）家庭治疗：研究和临床经验都表明父母和家庭可能在儿童期焦虑的发展和维持中具有重要作用。父母焦虑，养育方式、不安全依恋和父母-孩子的负性互动是其危险因素，这些都可能不能通过基于孩子的干预方式被解决。而家庭治疗可以提高父母-孩子的积极关系，加强家庭问题的解决能力，降低父母的焦虑，培养养育技巧，这些都可以显著加强孩子适应性处理和合理的自主能力。对焦虑儿童实施 CBT 和精神动力学治疗的临床工作者通常把父母加入到治疗过程中来。

有些研究考察了纳入父母的儿童焦虑 CBT 治疗疗效。有研究发现，当父母加入到孩子 CBT 中时，疗效更显著。另一个研究发现，如果父母有焦虑，把父母焦虑管理加入到孩子的 CBT 时也发现了更显著的疗效。最近一项儿童 CBT 团体、儿童 CBT 团体加上父母训练团体和无治疗对照组进行比较的研究显示，CBT 组在降低孩子焦虑和功能损害相关方面要显著优于无治疗组，联合父母训练组比单独儿童 CBT 团体组疗效更显著。当父母焦虑时，把父母加入进来可能是最重要的。

家庭治疗聚焦于家庭结构和功能而不是集中于个体的改变。对焦虑障碍儿童的父母养育和家庭因素进行研究发现，母亲高情感投入可能与孩子分离性焦虑有关。母亲的批评和控制可能与儿童期的焦虑有关。焦虑儿童的家庭治疗的整合模型主要是建立依恋和父母-孩子学习过程的交互作用，考虑孩子和父母的行为和气质的性格。针对焦虑孩子的家庭治疗与其他已有干预的整合疗效有待进一步实证研究。

2. 学校教室干预 当焦虑障碍干扰学校功能时，需要考虑以下给老师的教室管理建议。如果焦虑使得儿童无法完成家庭作业，应该根据学生的能力来设置分配作业量，假如儿童在学校表现明显的焦虑，那么学校应该安排心理老师用问题解决或焦虑管理策略来帮助这个孩子。假如存

在考试焦虑，那就在一个安静、私密的环境下测试，可以减少过分的焦虑。对班级老师进行有关学生焦虑的心理教育和相关对策建议可以促进学生的应对能力。

3. 药物治疗 SSRIs 药物是目前最主要的儿童期焦虑障碍药物治疗。当焦虑症状是中度、重度或是功能损伤导致进行心理治疗有困难，或者心理治疗只能解决部分问题时，可以考虑使用药物治疗。随机、安慰剂对照研究发现，SSRIs 药物在治疗儿童期焦虑障碍包括选择性缄默症、广泛性焦虑障碍、社交焦虑障碍和分离性焦虑障碍时具有短程效果。但是使用这类药物包括其他抗抑郁药物时，需要监测患儿药物的副作用，因为其会加重抑郁、激惹性或者自杀风险，尤其是在药物使用的前期或剂量改变阶段。长期使用药物的风险和获益情况还需要进一步研究。目前没有实证证据表明一种特定的 SSRIs 对儿童期焦虑障碍进行治疗时疗效优于另一种。临床上，对药物的选择常常决定于副作用、作用长短或者某种特定 SSRIs 在与焦虑相关的第一阶段治疗就初显疗效。另外，需要仔细评估药物试验的风险-获益。儿童使用 SSRIs 药物有很好的耐受性，副作用少，但是在使用前需要常规筛查双相障碍既往史、现患史或者家族史。目前有关剂量的使用是参考成人剂量，对于 12 岁以下的儿童，建议从小剂量开始并密切监测副作用，然后在治疗反应和耐受性的基础上按需要慢慢增加剂量。主要使用的抗焦虑药物有 SSRIs、去甲肾上腺素类的抗抑郁药（如文拉法辛）、丁螺环酮和苯二氮䓬类药等。当单个药物对焦虑症状没有效果时可以考虑合并用药。目前能用来指导儿童期焦虑障碍的药物治疗的数据非常有限。共病诊断时，需要认真考虑药物的选择。

（程文红）

第二节　儿童青少年心理治疗原则与方法

一、心理治疗原则与特点

儿童心理治疗应以改变维持因素、利用保护因素，减少儿童的心理症状，提高儿童心理社会

功能为目的。除了针对儿童个体，往往需要纳入家庭、学校系统。通过收集个体、家庭与学校信息，确定儿童心理问题假设框架，即问题是什么，有哪些诱发、加重、维持因素，有哪些特殊事件与保护因素等。儿童的心理治疗除了针对儿童个体的一对一心理治疗之外，通常需要家庭的参与，帮助家庭减少对儿童的不良刺激或影响，增加家庭对儿童的理解与保护。在与家庭的工作中，首先要了解家庭如何理解儿童心理问题，他们有什么担心等非常重要，尊重、积极回应家长的疑问，帮助家长确定合理的治疗期望，减少他们的担心，对于建立与促进整个治疗的开展都非常重要。通常多数家长会在看心理治疗师的一开始担心他们受到指责，因此，通过对家庭的评估，帮助家长看清问题，得到更多指导是最重要的。

在开始治疗前，需要对儿童与家庭的主要照顾者进行有关治疗的心理健康教育，以帮助儿童及家庭正确看待儿童的问题，为何需要治疗，并支持家长对孩子做出更多有用的行为，可以增加他们的合理治疗期望与希望、增强治疗动机以及治疗的依从性。此外，如果父母个体或婚姻问题严重干扰父母对孩子的帮助时，需要对父母进行心理治疗或者婚姻治疗。当家庭成员之间的沟通模式出现障碍，成为导致孩子出现心理问题的主要原因时，可以采用家庭治疗。

如儿童的行为问题发生在学校，则需要学校参与治疗。当儿童的问题涉及医学问题而需要用药时，需要与医生联合治疗。

儿童的心理治疗技术的应用需要考虑到儿童的认知、情绪发育水平，即应用儿童能够理解的语言进行沟通交流，对幼儿与小年龄的学龄儿童则可以采用游戏、绘画、讲故事等形式作为了解孩子、帮助孩子调节情绪、建立积极现实想法的心理工具等。对于婴儿，主要通过观察婴儿与父母的关系、婴儿独自以及与陌生人的关系评估婴儿与亲子关系，并帮助父母提高养育技能、改善父/母与孩子二人、父母与孩子三人亲子互动模式来帮助婴儿；对于幼儿与小年龄儿童，在针对儿童个别治疗的同时，也提供父母咨询；对青少年，则视问题涉及更多的是内化的个体心理困难，还是环境不适当对待，来决定主要是针对青少年进行个体心理治疗，还是进行家庭治疗。此

外，还需要参考循证研究来选择合适的心理治疗方法。

在治疗的一开始，需要确定治疗目标，同时检测治疗效果与预后确定需要治疗多少时间。如果治疗目标无法成功达到，则需要再次评估儿童与家庭，评估最初的诊断与问题假设框架是否正确，是否需要调整治疗方案或者方法。

二、儿童心理评估

无论采用何种治疗方法，首先都需要对儿童及其环境进行评估，以制订治疗方案。治疗者除了与孩子会谈外，还必须与主要照顾者以及生活在一起的密切成人会谈，并观察儿童青少年单独以及与父母在一起的行为与互动方式，以收集有关儿童青少年的信息。

既往资料包括生长发育史、既往疾病与治疗史、心理测验报告和成长史等。从既往资料中可以了解患儿的许多功能以及与不适切行为有关的重要信息。幼儿园、学校记录、儿童青少年个体的学习或者业余活动记录可以补充信息。对主要照顾者如父母的心理状况评估，以了解父母对于帮助患儿心理康复的能力。

主要的评估方法除了面谈、观察、自评与他评量表、各种心理行为记录包括日记、影像信息等之外，由于小年龄儿童语言与认知能力发育不成熟，往往要借助游戏、绘画、讲故事等形式进行谈话与观察。去孩子的家庭、学校还能观察孩子在学校、家庭的活动；与老师等交谈，有助于了解孩子的生活学习环境。

治疗前评估是治疗师初步设计个体化治疗方案的重要准备工作，在治疗中，仍经常需要再评估，以完善治疗方案。

三、最常用的治疗方法

（一）行为治疗

主要基于行为社会学习理论发展而来。对儿童进行行为分析往往是行为治疗的第一步，包括纵向分析与横向分析。纵向分析是综合儿童青少年心理与身体发育、气质与性格、功能及经历，家庭事件、养育环境与功能，以及家庭遗传等因素发展对儿童青少年易感、资源、核心信念、行为规则等理解；横向分析则是对儿童青少年具体问

题行为/症状的分析，最常采用的方法为 SORC 法，即诱发事件/情境，个体核心信念/易感/资源，行为反应（包括认知、行为、情绪、生理四个层面），以及行为对个体与环境造成的影响，对后者的分析也包括分析哪些是强化行为反应的因素。例如，S：某个逃学的孩子是因为在学校路上作业本遗失了；B（行为反应）：害怕（情绪）受到老师的指责（认知），而出现回避学校行为（行为），一旦看到或想到学校，就出现心慌、头昏不适（生理）；C（结果/强化）：老师由于孩子逃学而对孩子作业没有要求，使得孩子逃避学校负性刺激行为增加，父母变得顺从孩子，孩子变得没有自信及对未来的信心。治疗者通过行为评估，可以澄清患儿在特定情境中的害怕或恐惧的含义，患儿的行为对其情绪、自尊、发育、能力与社交的影响以及对家人的影响；父母如何看待患儿的行为以及期望是什么。治疗师通过这些方面的评估与教育，可以更好理解与共情，并帮助父母看到目前的行为对于孩子未来的不利影响，从而提高治疗改变的动机与依从性。

完成行为分析后，治疗师需要评估儿童与父母的治疗目标，进行心理教育，使得双方在治疗目标上达成一致，有助于减少父母的担心、辅助治疗师的工作。治疗目标必须具体而可行，而非泛泛而言，如"一周里踢人行为从原来的 5 次减少到 1 次"，而不是"不发脾气"。

父母往往习惯于关注减少孩子的不良或者非期待行为，而行为治疗主要是促进建立期望或者适切的行为，以减少或者替代非期待行为。在明确治疗目标之后，应确定期望行为，然后明确告诉孩子什么是具体的期望行为，如何做，会得到何奖励或者好的结果，同时也需要让家长知道。

情绪识别与控制困难往往是处于发育阶段的儿童青少年的主要困难之一，在各种行为、情绪障碍中均可见，包括父母的情绪管理困难问题，往往与遗传或行为遗传、学习强化因素有关。因此，在治疗中需要评估是否存在情绪识别困难以及控制困难，予以训练。

行为治疗基本技术根据对期待行为的作用可以分为以下两大类：一类是用以增加目标或期待行为，如正性或负性强化、解释问题行为的形成、通过示范、演练、角色扮演等进行的技能训练、去

除不利环境因素等；另一类是减少非期待行为，如控制预期刺激因素、强化、惩罚、消退、暂停、反应代价、脱敏等方法。此外，放松训练也是常用的一种行为技术，可以帮助孩子减轻他们所体验到的恐惧和焦虑、身体的紧张、疼痛等不适感。主要有渐进性肌肉松弛法、腹式呼吸法及注意力集中训练法等，其他还有运动、积极愉快活动等放松方式。此外，问题解决技能训练、社交技能训练、情绪识别与调节技能训练也非常常用。在行为治疗基本技术的基础上，还有一些新的发展性技术，如目前在临床越来越多用到的行为激活技术、正念技术、接纳与承诺、稳定化技术等。

对于孩子的行为治疗技术原则基本同成人，但是在具体运用时需结合孩子的年龄特点、兴趣与理解能力，青少年期与成人方法类似，但是在之前的儿童阶段，则多采用游戏、绘画、讲故事等形式进行。如手部的肌肉紧张与放松训练，可以教孩子想象手里握着一个橘子，然后边说边示范："使劲捏，捏，好多水挤出来了，捏到水都挤出来了，好，把橘子扔在地上，让手休息一会儿"。

大量研究已经证明行为治疗是一种能有效帮助儿童青少年的心理治疗方法。如对儿童青少年的进食、睡眠、尿床、品行问题行为、特定恐惧、强迫行为等具有很好地疗效，对多动行为短期效果好，对拒绝上学行为与心身性疼痛等躯体不适也有效。在当今越来越快的社会节奏与发展之下，同时也迫于孩子问题对生活、学习以及成长的干扰所带来的压力，家长们大都乐意接受具体的指导，在短时间内解决具体的困难。但是当孩子的行为问题的产生主要是由生活环境中的其他原因，如父母的婚姻破裂、与母亲依恋关系是主要原因，单纯聚焦、改变孩子的行为问题效果比较差，需要用其他心理治疗方法如家庭治疗等进行。

（二）儿童青少年认知治疗

与行为治疗一样，已有大量临床研究证明儿童青少年存在认知歪曲，与发生焦虑、抑郁、创伤后应激障碍、注意缺陷多动障碍以及攻击性行为等有关，认知治疗可以有效治疗这些疾病或问题行为，更适合于独立性思维能力强，并且喜欢根据自己的想法行动的儿童青少年。对儿童青少年进行认知治疗，治疗师需与孩子及其照顾者一

起合作，孩子及其照顾者必须积极参与治疗。如果学校老师能够一起参加，则效果更好。认知治疗的目的是治疗者教会孩子与其照顾者识别、评价、现实检验孩子的想法与行为，共同探索替代性想法，建立更加合理的信念，帮助孩子解决问题。治疗的焦点在于解决、真实评价当前困扰孩子的问题或情境。儿童青少年认知治疗的基本技术来自成人认知治疗，但需结合孩子的心理发育特点灵活运用。儿少认知治疗技术通常与行为治疗技术合用。

认知治疗的基本策略：

1. Beck 认知治疗　Beck 认知心理治疗的目标是识别与纠正导致非适应性行为和情绪的非现实、歪曲认知过程，帮助患儿改善症状。认知治疗的前提是治疗师与孩子及其父母建立信任、合作的治疗关系。治疗者应该能准确共情、真诚对待患儿及其父母。一旦建立了良好治疗关系，治疗者根据患儿年龄与理解能力可以运用指导性意象或苏格拉底式对话等方法来帮助孩子及其父母识别患儿的错误想法和歪曲认知，以改变功能失调性行为和情绪反应。

2. 认知构造　治疗者运用认知构造技术来帮助儿少学习每当遇到困境时，应该对自己说什么，来确保自己避免自我挫败的想法以及回避或者冲动等不适当行为。治疗者和患者一起工作来改变患者对某个事件、行为或情境的不合理信念、自我陈述或态度。例如一个多动症的患儿经常有冲动的行为，过马路径直往前而忽视红灯。治疗者可用某个卡通人物形象地表现当它要做某件事时，应该实施的自我指导步骤，如"停""想想我想做什么？""这样做后果是什么？""我应该做什么？""如何做？"。让孩子练习在行动前像卡通人物那样进行自我指导，先在治疗者的语言示范下进行，然后自己大声指导，最后在内心提醒自己，从而形成一种习惯来克服行为不假思索的冲动性。

3. 内隐构造　是指教会患者在内心成功完成一个想象的任务，达到期望的目标，来帮助患者增加自信行为，减少回避行为。内隐构造中的每一步皆由治疗者大声描述，患者在放松状态下，跟随治疗者的描述想象有关的画面。在想象中学会如何应对困难情境后，再把它演示出来。

4. 停止想法　停止想法技术可用于帮助患者通过突然和渐进性的系统去除不适切的想法和情绪来控制无效的、自我打败的想法和想象。这种治疗技术的假设是，如果每当个体非适应性想法出现时就受到干扰，就会导致这种想法受到抑制。

5. 认知重构　指治疗者帮助患者用正性思维和行动替代负性认知的过程。例如一个因学习困难而不得不在初二时分流到职业培训学校去上学的孩子往往会有些认知偏差，如认为"自己很笨，以后成绩会越来越差，别人不会理解我的困难……"，从而会相信自己"再也学不好了，只好到这种学校去"。治疗师则可以运用认知重构技术来帮助他，鼓励他用这样的话对自己说："现在学习有一些困难，那个职业培训学校也许更适合我的发展"。这样，会让孩子变得更容易接受这个现实，减少负性的感受和行为。

6. 压力管理　指治疗者教会患者处理未来压力的认知技能。这种技术帮助患者学会区别导致压力的想法、行动、选择和情境，以及能有效应对压力的想法、行动、选择和情境；帮助患者运用替代认知和行为技能来有效管理生活中的压力。

7. 问题解决　指导儿童青少年识别困住他们的问题，列出各种解决方法，针对每种方法分别列出利弊，然后让他们选择一种方法进行尝试。由于儿童经验有限，经常需要照顾者与治疗师协助搜列方法与利弊。

（三）儿童家庭治疗

儿童青少年时期的心理问题，除了与年龄、心理发育阶段、相应的生活节奏和内容有关系而具有自身的特点以外，还与其所生存的环境，尤其是家庭环境有密切的关系。家庭治疗主要流派有系统式家庭治疗、结构式家庭治疗，与其他心理治疗取向家庭治疗如精神动力学家庭治疗、认知行为取向家庭治疗不同的是，系统或结构式家庭治疗均强调家庭环境、结构、功能的紊乱是主要干预对象，而非干预个体。

从系统式治疗师的眼光来看，儿少心理问题比成人个体心理问题与环境，特别是家庭环境的关系更加密切。他们甚至认为，孩子的问题源自自身的少之又少，几乎毫无例外地都与其生存环境（家庭）有密不可分的关系。家庭为孩子成长所提供的支持和指导不够、孩子在解决自身成长问题的弹性不足，也会使他们在应对其他孩子都会面对的那些压力时出现问题。

从许多临床案例中可以总结出：

1. 儿少心理问题背后常常有家庭成员关系和互动障碍作为背景。

2. 许多多动或其他行为 - 情绪问题，以及品行、学习问题，都与家庭问题相伴相生。

3. 许多临床案例经验表明，只针对孩子的症状本身做工作，效果常常有限；而关注家庭成员（尤其是父母）之间的关系问题，扰动家庭模式，无论是否直接针对症状做工作，常常会使症状不解自解。

从系统式家庭治疗师的角度看，儿少心理问题常常与家庭关系，尤其是父母之间的关系有关联，如果小家庭与祖辈的关系较密切，核心家庭的运作受到原生家庭的影响，也会对儿少问题的发生起到协同作用。还有一些虽然牵扯到父母在养育和教育孩子的观念上有差异，或者存在父子、父女、母子、母女结盟，但都与父母失和，两个人或两个家族之间存在差异和权力斗争，都希望自己获得更多的资源和更大的控制权、话语权有关。因此，帮助父母达成关系和互动模式的改善看起来与儿少心理症状并无直接关联，但却常常能收到意想不到的效果。

儿少心理 - 行为问题相关的家庭治疗基本步骤为：

1. 自我介绍，相互认识；

2. 明确每一位家庭成员（包括孩子）对访谈的目标，将目标确定在现实可行的范围内；

3. 了解问题或症状的相关情况，诊疗经过；

4. 讨论症状对家庭成员的影响，以及与家庭成员之间关系的关联性；

5. 必要时探究现在的家庭关系和父母双方原生家庭之间的关系；

6. 通过提问和商讨，探究新的解决问题的方式，以及每个人能为改变做些什么；

7. 以布置家庭作业的形式把每个人要做的改变明确下来，并在后续治疗中检查和巩固。

儿少心理问题一般不容易引起应有的重视，一些情绪和行为问题常常会被看成孩子的性格问题，习惯问题，或者是父母双方，甚至是由于和教育方式不一样造成的，这也常常成为夫妻双方相互批评指责的口实和焦点。还有些家长认为是学校教育不力，或者是现在的社会环境（比如攀比、媒体、手机、网络、电脑和游戏等）造成的。这些因素对孩子固然有影响，但从专业角度讲，父母作为孩子心理行为教育的第一责任人，在孩子的为人处事方面可谓责无旁贷，尤其双方合作不力和家庭氛围方面的基础性问题与孩子心理问题之间的关系却常常被忽略、被否认、被推诿。在许多情况下，只有当孩子的问题严重到了引起老师同学的关注，或者严重影响了孩子的学习成绩，影响了学校的正常教学秩序的时候才会被注意到。

即便这样，许多家长在寻求心理帮助的过程中，会希望"交钱雇人"或者"交完钱就走人"，认为交完钱就是"把孩子交给你了"，把问题交出去了，余下的就与自己无关了。当治疗师直接或者委婉地指出孩子的问题与家庭、家长有密不可分的关系时，许多家长会很愕然、茫然。还有些家长，虽然带孩子来治疗室的时候口口声声说知道家长自身有问题，"孩子搞成这样，看来我们的教育是失败的"，但当治疗过程中讨论到家长的哪些言行、家族中的哪些渊源与孩子的问题有关时许多家长都会否认和辩解，而缺乏对这些问题深入细致思考和寻求改变的勇气、能力和办法。他们依然会延续在平常家庭生活中的模式，各谈自己的利益、需求和立场，维护自己和自己的原生家庭，批评指责对方，继续为自己的权利和世界观抗争，害怕承担责任，缺乏改变的勇气是很多家庭常见的情况。

治疗师应该有能力从系统的、更宏观的角度看待孩子的问题与小家庭，甚至父母各自的原生家庭和两系三代中延续和传承下来的家庭模式之间的关系，帮助每一位参与者看到自己的职责权利放到整个系统中的时候如何去协调和平衡，如何使每位成员的权利和需求都得到关注和善待，如何在有限的空间和资源中协调好相互关系，用新的模式去互动交流，使每位家庭成员都得到合适的对待、使家庭成员整体的利益得到最大化。

还有不少时候，当孩子的问题有了初步的好转，父母就认为孩子的情绪好转了，恢复上学了，就万事大吉，不用再"做其他不相干的事情了"。如何帮助孩子和家长按照合理的设置和治疗计划，坚持治疗，稳定和深化治疗效果，也是值得关注的问题。

儿童青少年心理行为问题是专业人员需要研究和解决的问题，但同时也是家庭家族关系和沟通效能的温度计，尤其当他们进入到初中阶段以后，由于心理发展和心智化水平的提升，对自己生活的感知、需求、目标也会发生变化，家庭整体的物理和心理空间面临变化和调整。是否能认识和正视现实、尝试改变、学习成长，使包括儿童青少年在内的每一个家庭成员的需求都能得到满足，努力使全体家庭成员集体利益最大化，是能否缓解和消除个体心理症状，并保证儿童青少年心理健康发展的关键所在。

（四）其他心理治疗方法

其他如儿童支持性心理治疗、精神分析或动力性治疗、人际关系治疗、艺术治疗、沙盘治疗等，也被临床医生或者治疗师应用于儿童青少年心理问题或者精神障碍，但不如认知行为与家庭治疗那么广泛，与解决问题的临床效果、适用范围以及操作容易度有关。相比认知行为治疗，这类治疗临床疗效研究也不多。

儿童支持性心理治疗技术主要用于各种儿童心理问题的咨询中。精神分析或者动力性心理治疗理论认为儿童心理问题或者障碍的形成源自早年痛苦体验导致内心以及外在人际关系形成出现问题有关，虽然缺乏大量大样本疗效研究，但是不少临床案例报告报道有效。人际关系治疗适合由于人际交往困难导致的儿童心理问题或者障碍，有研究发现人际关系治疗可以有效改善儿童抑郁症。沙盘治疗目前在国内学校普及率比较高，但是能解决什么样的问题、疗效如何还缺乏方法可靠的临床研究论证，有不少临床工作者更多是用沙盘作为了解儿童、与儿童交流的工具，尤其对于不想或者不能用语言进行交流的儿童青少年，可以通过玩沙盘来表达内心活动。同样，艺术治疗也比较适合于语言交流困难的儿童青少年，可以借助各种艺术方法，如绘画、黏土造型制作等过程，来自由表达各种困难感受与压力，并借助艺术创造形式来寻求解决困境的方法，但是无论用以上哪种方法，前提是需要完整的诊断评估（包括医学与行为）、确定治疗目标（包括将哪些人纳入治疗系统）、选择适合的治疗方法（包括了解每种治疗方法能解决什么不能解决什么），而不是直接用治疗方法解决所有问题。

四、儿童青少年心理治疗现状与展望

越来越多的研究数据支持认知行为治疗对于儿童心理问题或者障碍的疗效。但是这并非意味着只有认知行为治疗才是一种有效的治疗方法，因此虽然在临床工作中很多流派的心理咨询与治疗日益发展成熟，被临床工作者认可，但是如何获得循证数据比较不同流派对各种精神疾病的疗效，以及利用研究结果去推广与提高心理治疗的发展却仍是难题。

CBT 聚焦具体心理问题，有明确靶目标，针对靶目标直接改变导致靶目标的具体非适应性认知、行为与情绪，因而容易用量表来监测认知、行为与情绪的改变，获得客观、可测量的疗效指标。而作为其他心理治疗流派，往往不像认知行为治疗那么具体聚焦某心理问题或靶目标，而是改变个体间、个体内心的动力关系等，因为不是直接改变心理症状，所以往往需要更长时间来看到心理症状改善的疗效，也难以找到合适的客观工具去测量，因而难以用常规的定量研究方法评估疗效。针对这些心理治疗，可以考虑用定性或者质性研究方法评估疗效，目前如家庭治疗或者精神分析治疗，很多研究者通过对治疗录像材料采用质性分析方法或者个案分析研究方法等形式进行疗效研究，但是这种形式往往得不到医学界的理解与广泛认可，对不同评估者一致性要求高，花费时间长，不容易获得大样本量，而相对不容易普及，被广泛用于临床疗效研究。

儿童青少年心理治疗疗效的研究还面临的一个问题是，不同于传统医学研究，心理治疗受到更多非生物因素以及发育因素的影响，因而容易造成研究偏倚。此外，对儿童有些精神疾病所涉及的生物学发病因素，我们目前还只能运用有限的科学手段去发现病因的生物学表现，而非真正的病因，因而缺乏有效去除病因的治疗方法。非生物学治疗方法被证实可以改变生物过程，如行为环境可以改变遗传。但是是否可以影响根本病因，目前还难以知道。

研究发现，心理教育性支持（作为一种注意安慰控制条件）具有较好的疗效，在小年龄的焦虑障碍患者具有与 CBT 相同的疗效。这个控制条件包括非专业性的支持和关于疾病或者问题性质、原因和焦虑障碍进程的心理教育。这些研究表明，心理教育和支持治疗可能会引起自我导向的暴露，从而降低焦虑。此外，也需要进一步研究来确定对焦虑障碍儿童患者的治疗，CBT 是否真的优于其他心理社会干预。

上述我们主要讨论了儿童青少年心理治疗疗效研究的局限性与困难。除此之外，在临床实践中，有很多问题还有待我们去改善，以提高临床心理治疗疗效。由于心理治疗不像传统医学那样有客观指标与统一操作流程，而是更依赖于个体如何理解与运用，其中治疗师的个人风格、治疗关系也会影响疗效，因而如何使心理治疗更加有效还有待进一步研究；此外，我们在讨论传统医学治疗时，很清楚医学检查与治疗的副作用，而对心理治疗是否也有类似的副作用，对于这点关注、研究很少。

综上所述，目前我们已有不同的治疗方法可以改善甚至治愈儿童精神疾病，改善个性健康发展，预防成年期精神疾病。但是，仍有些困难有待我们进一步关注与研究。

（程文红）

参 考 文 献

[1] Andrés Martin，Fred R. Volkmar，Michael H Bloch （Editor）. Lewis's Child and Adolescent Psychiatry: A Comprehensive Textbook，fifth edition. New York: Lippincott Williams & Wilkins，2017.

[2] Alan Carr. The Handbook of Child and Adolescent Clinical Psychology: A Contextual Approach. New York: Routlege，2016.

[3] Heather J Walter，Oscar G Bukstein，A Reese Abright，et al. Clinical Practice Guideline for the Assessment and Treatment of Children and Adolescents With Anxiety Disorders. J Am Acad Child Adolesc Psychiatry，2020，59（10）: 1107-1124.

[4] 李占江. 临床心理学. 北京: 人民卫生出版社，2014.

[5] 安妮. 费舍尔. 青少年家庭治疗. 姚玉红，魏珊丽，译. 上海: 华东师范大学出版社，2017.

[6] 路易吉. 博斯科洛. 米兰系统式家庭治疗. 钟欧，杨鹏，周薇，译. 上海: 华东师范大学出版社，2017.

[7] 阿里斯特. 冯. 施利佩，约亨. 施魏策. 系统治疗与咨询教科书. 史靖宇，赵旭东，盛晓春，译. 北京: 商务印书馆，2018.

[8] 弗里茨. B. 西蒙，克里斯特尔. 莱西 - 西蒙. 循环提问——系统式治疗案例教程. 于雪梅，译. 北京: 商务印书馆，2018.

[9] Arist von Schlippe，Jochen Schweitzer. Die Logik systemischer Interventionen. Goettingen: Vandenhoek & Ruprecht Verlage，2019.

第二十一章　老年期精神障碍

老年期精神障碍并非特定的精神疾病分类单元,其广义是指老年期(65 岁以上)这一特定人群的各类精神障碍疾病的统称。随着人口老龄化,老年期精神障碍患病率有明显增高的趋势,给社会和家庭带来沉重负担,日益受到重视。

老年性精神障碍的患病率为 3.75‰,且患病率随年龄增加而升高。65 岁以上的老年人中,阿尔茨海默病的患病率达 2%~5%;社区 65 岁以上老年人重度抑郁的患病率在 5% 左右,此外,有 10%~20% 的老年人存在抑郁症状;老年住院患者中 10%~12% 存在重度抑郁,女性明显高于男性;长期居住养老院的老年人中,17%~35% 患有轻型抑郁或典型的抑郁症状,伴有躯体疾病者高达 67.4%。常见的老年期精神障碍有老年期痴呆、老年期抑郁症、老年期广泛性焦虑障碍。而诊断为精神分裂症的多数为衰退期、残留期或慢性分裂症患者。

老年期精神障碍可大体分为"继发性"精神障碍和"原发性"精神障碍两大类。老年期精神障碍病因及发病机制复杂,随着年龄的增长,大脑逐渐老化,导致认知功能减退,严重时出现痴呆;老年人存在共患病,慢性疾病缠绕且老年人心理脆弱,在忍受病痛折磨的同时,还承受较大心理压力,容易出现焦躁、抑郁等情绪反应,增加了神经心理疾病的发病概率;同时,部分老年人社会支持系统差,失去老伴或子女因工作缺乏照顾,使老年人忍受孤独、寂寞、恐惧,此类情况增加了患老年性精神障碍的发病率。

老年期精神障碍的诊断和治疗也比青壮年期精神障碍复杂,其中大部分老年患者的症状、体征不典型,并不完全符合经典的精神分裂症、双相障碍等精神障碍的诊断标准;多数精神障碍与躯体症状并存,互为因果;因此,进行疾病分类学的诊断一般比较困难,经常是几种精神障碍症状同时存在,或者在较短的病程中依次出现多种精神症状群。在老年期精神障碍的诊疗思维中,常以归纳临床综合征为着手点,采用"多因多果"的思维方式对老年患者的情况进行整体评估。

第一节　临床表现和治疗

一、老年人的生理心理特点

老年人生理功能衰退,心理处于特殊状态;同时社会角色改变,也可引起特有的心理变化。

1. **认知衰退**　生理功能衰退及脑功能退化,出现感知觉衰退、反应能力下降、近期记忆力减退、智力和认知技能衰退。

2. **易抑郁焦虑**　因慢性疾病、家庭矛盾、离退休社会角色改变、经济困窘、亲人去世等,会有悲观失落、无用感;或自尊心强,敏感多疑,易导致抑郁焦虑。

3. **怀旧心理**　退休后居家时间多,子女工作忙等,容易产生孤独感、被抛弃感、怀旧心理。

4. **依赖、返童心理**　经济条件差,或健康不佳,或配偶离去,需要子女的照顾,容易产生依赖、返童等心理。

5. **不服老的心理**　虽然离退休使社会角色改变,但是老年人个性和行为方式根深蒂固,常会按照习惯方式行事,不服老,做力不从心的事。

6. **性格改变**　情感脆弱、唠叨、固执、多疑、自我为中心等。

7. **意志力脆弱**　对挫折的抵抗力减低,如长期生病,容易产生轻生念头。

二、老年期精神障碍的临床特征

1. **多与躯体疾病相关**　躯体症状多相似,如头昏、头痛及肌肉紧张性疼痛、烦躁不安、呼吸困难等自主神经症状。但这些症状常被患者误以为是躯体疾病而反复多次就诊。因此，临床诊疗时，要仔细听取发病经过、症状表现，并且进行必要的检查以便诊断和鉴别诊断。如果是器质性的，早期发现、早期诊断和治疗。

2. **症状不典型**　老年精神障碍患者一般以妄想、兴奋、幻觉、疑病、焦虑、淡漠、消极、睡眠障碍、懒散、记忆力减退、无目的性、无动机性行为等为主要临床特点。

3. **躯体症状主诉较多**　与中青年患者相比，老年精神障碍患者多以躯体不适的方式诉说。作为治疗者，要了解老年期患者的这一习性，作出适当的诊断。

4. **病程多迁延或反复复发**　老年患者由于治疗依从性差、伴随躯体疾病多、负性生活事件多等原因，病程多迁延或复发，治疗周期长，反复住院。

5. **防御机制改变**　老年患者由于年龄原因，其机体的免疫系统所受影响较大。使得老年人的防御机制改变且变得脆弱，其抵抗各种外源性微生物的入侵和抗感染的能力大大减退，这就导致老年患者易反复患躯体疾病，且痊愈缓慢，长期的病痛导致其在心理、精神上饱受折磨，更易产生焦虑、抑郁情绪。另外，老年人的免疫系统的自我调节能力差，导致免疫系统容易发生紊乱，而这与抑郁症的发生也密切相关。有研究表明，抑郁患者血清中白介素-6的表达水平较正常人显著性增高，表明在抑郁症的发病中，细胞因子可能发挥了一定的作用。

三、药物治疗原则

（1）重视药物的安全性和不良反应问题，兼顾疗效：明确用药的适应证、不良反应及禁忌证。老年人对药物敏感，不良反应增加，用药时可尽量选择半衰期短、抗胆碱能作用弱、锥体外系反应小及对心脑血管影响比较小的药物。

（2）小剂量开始，逐渐加量，并适当延长加量间期：因为老年人肝肾功能衰退、胃肠道血流减少，对药物的代谢缓慢；加上抗精神病药物脂溶性高，而多数老年人脂肪组织比例偏高，容易引起药物蓄积。因此应从小剂量开始，小剂量加药并适当延长加量间期。根据病情变化及时调整剂量或停药。

（3）熟悉药物间相互作用，尽量避免多药合用：老年人常患有多种疾病，服用多种药物，须熟悉药物间的相互作用，同时尽量避免多种精神药物合并使用。

（苑　杰）

第二节　常见老年精神障碍的临床表现及治疗

一、老年期神经认知障碍

在老年期精神障碍患者中，神经认知障碍疾病在精神障碍疾病占有很大比例。痴呆是一组老年期常见、获得性、进行性的智能障碍及伴随日常生活能力逐渐下降的临床综合征。阿尔茨海默病是引起痴呆的最常见原因。据统计，西方国家老年人群患轻度痴呆在10%左右，中重度痴呆在5%左右。半数以上为阿尔茨海默病，近1/4为血管性痴呆，其余的患者中，约有一半为阿尔茨海默病伴发脑血管病变以及多种其他脑部退行性病变所致的痴呆。老年期痴呆的认知障碍、精神行为障碍和日常生活功能障碍的医疗和照料给社会和家庭带来很大负担。

认知功能障碍是痴呆的核心症状，涉及记忆、学习、定向、理解、判断、计算、语言、视空间功能、分析及解决问题能力等，除此之外，这类综合征在病程某一阶段常伴有精神、行为及人格的异常。痴呆也是老年期常见的器质性精神障碍疾病，随着我国人口老年化，痴呆的发病率也呈逐年增加的趋势。

（一）阿尔茨海默病

阿尔茨海默病（Alzheimer disease，AD）是老年人中最常见的痴呆临床类型，是与年龄密切相关的慢性进行性脑变性疾病，其病因及发病机制尚未完全阐明。脑的病理变化以淀粉样斑块形成及神经原纤维缠结以及皮质神经细胞变性和死亡为特征。AD通常以渐进性认知功能障碍和人格精神异常为主要临床表现，影响日常生活能力和社会功能。病情一般呈持续性、进行进展。据统计，65岁人群的发病率为每年1/200，80岁人群的发病率为每年的1/10。

1. 临床表现 AD 起病缓慢或隐匿，主要表现为认知功能减退、精神症状和行为障碍、日常生活能力的逐渐下降。早期主要表现为近期情景记忆减退，记忆保存和学习新知识困难。随着病程进展逐渐影响远事记忆力、定向力、言语、视空间处理、运用能力、判断力及洞察力及精神行为异常并损害加重。中、晚期逐渐发展为全面痴呆状态和锥体系统及锥体外系严重受损，日常生活不能自理，大小便失禁，呈现缄默、肢体僵直，查体可见锥体束征阳性，有强握、摸索和吸吮等原始反射。此期患者的生活完全需要他人照护，最终出现严重意识障碍、昏迷，一般死于感染等并发症。

2. 治疗 AD 目前尚无针对病因的药物治疗应用于临床。临床上对痴呆的认知障碍与精神行为症状性干预除药物治疗外，主要是给予相应的支持治疗及护理，重视提高患者的日常生活能力和生活质量的维护。

（1）药物治疗：胆碱酯酶抑制剂多奈哌齐、卡巴拉汀、加兰他敏主要用于治疗轻、中度 AD 患者，改善认知功能、总体印象和日常生活能力疗效确切。兴奋性氨基酸受体拮抗剂美金刚是 FDA 批准用于治疗中、重度痴呆的治疗药物，对中、重度患者的妄想、激越等精神行为症状也有一定的疗效。中、重度患者在其躯体情况许可的情况下，美金刚与 AChE 抑制剂可联合应用，可能提高疗效。脑代谢增强类药物（银杏叶制剂、吡拉西坦、奥拉西坦等）在 AD 治疗及预防中无明确疗效证据。针对痴呆伴发的精神和行为症状，如使用改善认知功能药物后，精神行为症状如果仍得不到改善，可酌情使用精神药物（抗抑郁药、抗焦虑药物及镇静催眠药和抗精神病药），使用精神药物时，应遵循个体化、起始低剂量、缓慢增量的原则。需考虑老年期患者药代动力学及药物相互作用的影响，同时要考虑老年患者胃肠吸收功能差等情况，一般选用非典型抗精神病药，尽量避免或减少药物不良反应，尤其避免使用增加心脑血管负性事件及猝死风险的精神类药物，如三环和四环类传统的抗抑郁药物，吩噻嗪类及丁酰苯类抗精神病药物。

（2）康复及心理治疗：积极康复治疗和训练，同时兼顾患者心理治疗，虽然目前心理治疗临床证据尚有限，但缺乏证据并不等于缺乏疗效，标准化的心理治疗方法将是今后的研究重点。认知干预是对 AD 患者药物治疗的一种替代选择，旨在提高或维持 AD 患者的原认知功能，它是指通过改变个体已有的认知思维模式来影响其行为水平的各种主动措施，可以达到改善 AD 患者认知水平的效果。认知干预可分为认知训练、认知刺激和认知康复；支持性心理治疗，通过多表扬、鼓励患者，给患者一些自由选择的权利，维护患者的尊严，尽量维持生活能力，加强家庭和社会对患者的照顾；还可应用回忆治疗、确认疗法、现实定向治疗、认知行为治疗、人本疗法、日常生活训练、运动锻炼、渐进式肌肉放松、模拟家庭疗法、娱乐活动、多感官刺激疗法（芳香疗法、热浴、按摩、舒缓的音乐）等方法。

（二）路易体痴呆

路易体痴呆（dementia with Lewy body，DLB）也是老年期痴呆较常见的临床类型，占痴呆患者的 15%～25%，是一组老年人群常见的在临床及病理表现上重叠于帕金森病与 AD 之间的神经系统变性疾病，病理特征是路易小体弥漫分布在脑干、边缘系统和大脑皮质。以进行性痴呆合并波动性认知功能障碍、帕金森综合征以及反复发作的视幻觉为突出临床表现，常伴注意力、警觉异常。运动障碍症状通常出现于认知障碍和精神障碍后一年以上，患者临床表现为易跌倒，且此类患者对安定等镇静剂类药物高度敏感。

1. 临床表现 路易体痴呆多见于 50～85 岁老年人，病程缓慢进展，常为 1～20 年，男性患病比率略高。核心症状主要有：进行性痴呆合并波动性认知功能障碍、反复发作形象生动的视幻觉以及自发性帕金森样症状。其他具有警示性价值的临床表现还有快动眼相（REM）睡眠期行为障碍、对神经阻断剂高度敏感、功能影像学提示纹状体多巴胺转运体摄取减少。

（1）进行性痴呆：认知功能损害进行性加重常是最早期的症状。路易体痴呆认知功能障碍是以视空间损害的程度与其他认知功能损害不成比例为特点，以注意力、视空间能力、词语流畅性等方面差较为突出，记忆减退并不明显。早期认知功能减退症状相对 AD 为轻，但衰退速度通常要快于 AD。

（2）波动性认知功能障碍：波动性认知功能障碍是该病早期出现且持续存在的症状，随着病情进展其发生率高达 75%。波动性变化可出现在数周内甚至 1 天中数分钟至数小时，异常与正常状态交替。

（3）视幻觉：可出现于 80% 的患者，与认知障碍一样，第一年内就可出现。视幻觉是最突出的精神症状，常为生动、鲜明、完整的视幻觉；或为安静的人、物体和动物的具体图像；患者可绘声绘色描述所见，并坚信不疑。精神检查，患者可有幻觉、妄想、谵妄、精神运动不协调等精神异常，症状可重复出现，见于疾病早期，可持续到病程晚期。对诊断 DLB 有提示意义。

（4）自发性帕金森样症状：在 DLB 的发生率为 75%～80%。多为肌强直、动作减少和运动迟缓等帕金森样综合征表现，而静止性震颤较少。左旋多巴通常反应差。锥体外系症状可与认知障碍同时或先后发生。两组症状在一年内相继出现有诊断意义。与 PD 相比，DLB 一般两侧同时出现症状，轴性强直、面具脸较 PD 更为严重。

（5）快动眼相（REM）睡眠期行为障碍：男性多于女性，常发生于痴呆出现前数年，表现为睡眠中肌肉松弛间断缺失，而代以和梦境一致的运动活动为特点，多导睡眠图可显示睡眠期颏下或肢体肌张力增高。

（6）神经阻断剂高度敏感：约 33% 的路易体痴呆患者对安定类药物呈高敏反应，这也是 DLB 区别于其他类型痴呆的特点，主要表现为锥体外系症状加重、认知功能下降、嗜睡、昏迷，甚至可能危及生命。其原因可能与安定类药物对 D_2 受体的抗胆碱作用阻滞了中脑 - 边缘系统通路和锥体外系及丘脑的多巴胺受体有关。

（7）纹状体多巴胺转运体（DAT）功能成像：DLB 患者 DAT 功能下降，AD 患者 DAT 功能正常，可资鉴别两类疾病。

（8）支持性表现：出现反复跌倒和晕厥可进一步支持 DLB 诊断。还包括：一过性无法解释的意识障碍，严重自主神经功能障碍，其他形式幻觉、妄想、抑郁等。

2. **治疗**　目前 DLB 尚无特效治疗，以支持、对症治疗为主。针对不同的临床症候群，采用相应的药物治疗，如帕金森样症状可从小剂量起始使用抗震颤药物，注意避免使用抗胆碱能药物，慎重加量，减药过程需监控。痴呆症状可用抗胆碱酯酶药如多奈哌齐、利斯的明和加兰他敏，能改善部分精神症状及认知障碍。视听幻觉可用奥氮平、利培酮等药物，避免使用安定类镇静剂。有抑郁症状可选用选择性 5- 羟色胺再摄取抑制剂如西酞普兰、氟西汀等，并注重加强生活护理及康复指导，对改善生活质量及减少并发症尤为重要。认知刺激训练有助于轻到中度痴呆患者的记忆改善和生活质量的提高。同时可行支持性心理治疗理治疗，有助于了解其心理状态和需求，再结合患者实际情况给予心理支持，给予患者利他性保证，从而缓解其不良情绪，给予患者鼓励，可以提升其治疗信心，鼓励他们寻找自身的兴趣爱好，有助于提升他们的自我管理能力。要对患者、患者的配偶、家庭成员及看护人员进行 DLB 的疾病知识普及教育，动员社会力量关爱 DLB 患者。

（三）血管性认知损害

血管性认知损害（vascular cognitive impairment，VCI）是脑血管病变及其危险因素导致的临床卒中或亚临床血管性脑损伤，涉及至少一个认知领域受损的临床综合征，涵盖了从轻度认知障碍到痴呆，也包括合并 AD 等混合性病理所致的不同程度的认知障碍。

我国脑血管病和痴呆的疾病负担沉重，患病率均呈上升趋势，65 岁以上老年人轻度认知障碍总体患病率为 20.8%，其中脑血管病和血管危险因素所致的轻度认知障碍占所有轻度认知障碍的 42.0%。65 岁以上老年人群中，血管性痴呆（vascular dementia，VaD）是 VCI 的严重阶段，也称重度 VCI，其患病率为 1.50%，是仅次于 AD 的第二大常见痴呆类型。许多老年期痴呆患者常有脑血管损伤病理和 AD 病理并存，血管危险因素会增加 AD 的风险，脑血管病变和神经退行性病理过程可能相互作用，对认知损害具有累加效应。VCI 定义较 VaD 的范围扩大，其发病率也相应增加。

VaD 在各种老年期痴呆的病因中仅次于阿尔茨海默病痴呆和路易体痴呆，是脑血管病变引起的脑损害所导致的痴呆。脑血管病多见于老年人群，VaD 占老年期痴呆患者的 20%。VaD 的危险因素与脑血管病的危险因素相类似。VaD包括多梗死型痴呆、皮质下缺血性血管性痴呆、卒中后痴呆及混合性痴呆等临床亚类。

1. 多梗死型痴呆（multi-infarct dementia, MID） 多发梗塞性痴呆用于指示多个皮质-皮层下梗死的存在及其对痴呆的可能影响。反复发生的脑卒中引起的脑皮质、白质、基底核等多部位梗死，导致病灶累积增大所致的痴呆，其临床表现无特异性，患者常有高血压、动脉硬化及反复缺血性卒中事件发作病史，常急性起病，阶段性或波动性进展的认知功能障碍，伴有局灶性神经功能缺失症状及定位体征；认知功能损害常呈斑片状缺损，精神活动障碍与血管病变及脑组织受累部位和体积有直接关系。与AD相比，VD早期记忆障碍不突出，但执行功能损害较重。

2. 皮质下缺血性血管性痴呆（subcortical ischemic vascular dementia, SIVaD） 脑小血管疾病是皮层下缺血性血管性痴呆的常见病因，皮质下腔隙性脑梗死和广泛融合的脑白质高信号是最常见的病理与影像学表现。病因包括腔隙状态、脑淀粉样血管病（cerebral amyloid angiopathy, CAA）、皮质下动脉硬化性白质脑病（Binswanger病）、常染色体显性遗传病合并皮质下梗死和白质脑病（CADASIL）及伴皮质下梗死和白质脑病的脑部常染色体隐性动脉病（CARASIL）等导致的痴呆。

脑小血管病性痴呆起病隐匿、进展缓慢、逐渐加重。持续时间较长的TIA或反复发作的TIA，不遗留神经症状或轻微局灶表现。影像学可见多发腔隙性梗死和广泛白质病变。其临床特点是：①执行功能障碍，但无特异性。②记忆障碍较轻，回忆损害明显，再认和线索提示再认功能相对保留。③行为异常和精神症状包括抑郁、人格改变、情绪不稳、情感淡漠、迟钝、尿便失禁和精神运动迟缓。

3. 卒中后痴呆（post-stroke dementia, PSD） 卒中事件是诊断PSD的前提条件，以缺血性卒中最为常见，也包括出血性卒中。PSD患者卒中后表现出即时和/或延迟的认知障碍，时间界定在卒中后6个月以内开始，且在卒中后3个月认知障碍仍持续存在。部分患者可在卒中前出现轻度认知障碍。卒中患者可同时有多种血管性脑损伤病理/影像学表现，因此，PSD还可进一步描述为多发梗塞性痴呆、皮层下缺血性血管性痴呆，以及混合性痴呆等。认知障碍与卒中事件的时间关系将PSD与其他类型的重度VCI（VaD）区分开来。

4. 混合型痴呆（mixed dementias, MixD） MixD的血管性脑损伤与神经变性病理并存，以脑血管病伴发AD最为常见，血管病变可能发生在AD或其他神经退行性疾病之前、之后或同时发生。MixD诊断需要结合临床表现、影像学特征和生物标记物来确定哪一种病理损害在认知损害中占主导地位，代表血管病和神经变性疾病之间的每种组合的表型，命名的先后顺序应尽可能反映两种病理对痴呆影响的差异，如VCI-AD或AD-VCI、VCI-DLB或DLB-VCI等。

在治疗方面，主要是脑血管病一级、二级预防及认知障碍危险因素的早期诊断和干预，包括积极治疗脑卒中、预防卒中再复发，如抗血小板聚集、抗凝治疗、调脂稳定斑块及颈动脉内膜斑块剥脱术等，改善认知功能，对症控制精神行为异常，尽早给予心理护理和心理治疗。加强康复治疗，提高患者生活能力、生活质量、防治并发症，降低致残率及死亡率。

目前对于VCI的药物治疗研究多集中在重度VCI（VaD）。已有一些临床试验评价了胆碱酯酶抑制剂和NMDA受体拮抗剂对VaD的效果，一项III期临床试验评价了美金刚对轻、中度VaD患者的作用，结果提示患者各认知域评分均得以提高，但总体执行功能与安慰剂组无明显差异，美金刚在患者中耐受性较好，无明显副作用。一项荟萃分析显示，经过6个月的胆碱酯酶抑制剂或NMDA受体拮抗剂治疗后，VaD患者的认知功能得到轻度改善，但是这些效果并未带来日常生活能力的明显改善。胆碱酯酶抑制剂和NMDA受体拮抗剂用于VCI治疗的部分原因是AD与VaD病理共存关系比较常见。

其他VCI治疗的药物临床试验还包括丁苯酞、脑活素、小牛血去蛋白提取物和尼莫地平。丁苯酞具有抗血小板、抗氧化应激及改善微循环的作用。一项RCT研究显示，6个月的丁苯酞治疗有助于改善脑小血管病相关的轻度VCI患者的认知功能，但需要更多的长时期前瞻性研究来证实其对VCI的治疗效果。一项荟萃分析显示，脑活素（一种从猪脑中分离的脑神经生长因子复合物)对 VaD 的认知和整体功能有益。一项随机对照试验显示,6 个月疗程的小牛血去蛋白提取物可显著改善卒中后轻度认知损害患者的认知功能,但还需要进一步的研究。尼莫地平具有扩张血管和脑保护作用,随机对照研究显示,经过52 周的尼莫地平治疗后,可改善皮质下 VaD 患者的执行功能,但对整体认知功能无效。一些临床试验也探索了银杏叶提取物 EGb 761 对痴呆的疗效,亚组分析显示,EGb 761 可以改善 VaD 患者的认知障碍、日常生活能力和神经精神症状,但研究的证据级别一般,需要进一步更严格的前瞻性研究。其他可能有效但还需要进一步研究的症状性治疗措施包括经颅磁刺激、多能干细胞治疗等。此外,中医中药在我国临床实践中广泛应用,其在 VCI 治疗中的疗效有待进一步系统研究。治疗精神行为症状应首选非药物治疗,包括心理疏导和劝慰、调整周围环境、音乐疗法及行为治疗等,可减轻患者的精神行为症状;如果症状使患者痛苦或伴随的激越、冲动、攻击行为使患者或他人处于危险之中,则是药物治疗的适应证。对 VaD 患者精神行为症状的药物治疗首先使用抗痴呆药物,如胆碱酯酶抑制剂和 NMDA 受体拮抗剂,其在改善 VaD 患者认知功能障碍的同时,还改善精神行为症状;当精神行为症状进一步加重,胆碱酯酶抑制剂和 NMDA 受体拮抗剂不能奏效时,短期使用非典型抗精神病药物奥氮平和利培酮可改善痴呆患者的精神行为症状;阿立哌唑对痴呆患者的精神行为症状也有一定的改善作用。应注意非典型抗精神病药物可增加患者脑血管病和死亡的风险。

(四)额颞叶痴呆

额颞叶痴呆(frontotemporal dementia,FTD)也是老年期常见的痴呆综合征,以中老年人缓慢出现的人格改变、言语障碍及行为认知功能异常为特征的神经变性疾病,近半数患者有家族史。神经影像学可见额颞叶萎缩,额颞叶痴呆包括病理上存在 Pick 小体的 Pick 病及无 Pick 小体的额叶痴呆和原发性进行失语等。

1. 临床表现

(1)本病的临床表现与 Pick 病相同,多于老年期发病,平均发病年龄一般较 AD 早,起病隐匿,进展缓慢,早期出现人格改变、言语障碍及

行为异常。病程可持续 2～20 年。CT 和 MRI 显示,额、颞叶萎缩。遗传学可发现多种 tau 蛋白基因编码区或 10 号内含子突变。病检无 Pick 小体和 Pick 细胞。

(2)原发性进行失语:表现为语言功能进行性下降 2 年及以上。其他认知功能仍保留。无Pick 小体。主要临床特点:① 65 岁前发病,出现缓慢进行性失语,不伴其他认知功能障碍,可合并视觉失认、空间损害或失用等,日常生活能力保留。②病程可长达 10 年以上,语言障碍可单独存在,6～7 年发展为严重失语或缄默,最终出现痴呆。③神经系统检查无阳性体征,MRI 显示优势半球额、颞、顶叶明显萎缩。

2. 治疗 目前无任何干预措施可延缓病程。常用药物包括 SSRIs、非典型抗精神病药物、NMDA受体拮抗剂和胆碱酯酶抑制剂(CHEIS)。SSRIs(如氟伏沙明、舍曲林和帕罗西汀)可能改善 FILD患者的行为症状,如可减少去抑制、冲动、重复行为和饮食障碍等。但有研究报道,帕罗西汀有加重患者的认知障碍风险,后者可能与高剂量的帕罗西汀具有抗胆碱能作用有关;小剂量的非典型抗精神病药物(如利培酮、阿立哌唑和奥氮平)可改善 FTLD 的精神行为症状,如破坏性或攻击性行为,但会引起嗜睡、体重增加及锥体外系症状等不良反应。同时需考虑年龄较大的患者使用这类药物会增加发生于心脏病与感染的病死率,临床应谨慎使用。美金刚可以改善额颞叶痴呆患者的精神症状,服药后额叶行为量表、神经精神症状量表评分改善,且治疗的安全性和耐受性良好;目前的临床研究尚未发现 CHEIS 对 FTLD 有效的证据,而且其可能导致精神症状恶化,尤其是去抑制和强迫行为。因此,英国精神药理学会在其 2011 年的指南中不推荐使用。

药物治疗并不能完全消除 FTD 患者的负面行为症状,因此需在药物治疗的基础上,联用行为、物理和环境改善策略等非药物疗法。FTD 患者的攻击性、去抑制和运动障碍,使得患者自身及照料者均存在受伤风险,因此需要针对患者的特定需求,采用个体化的安全改善措施。定期进行有氧运动可增强神经连接网络、提供神经保护作用和减缓神经退行性疾病的认知功能减退。FTD 照料者的身心健康也非常重要。由于患者

存在显著的行为障碍和自知力缺失，且发病年龄较轻，其照料者经常会面临沉重的情感、经济和体力负担。与 AD 患者相比，FTLD 患者的照料者中抑郁和应激均更常见，总体负担也更高，应通过必要的支持心理治疗、行为认知治疗、音乐疗法、运动疗法、刺激疗法、团体治疗等方式给予患者及照料者更多的教育和支持。

（五）帕金森痴呆

帕金森痴呆（Parkinson's disease with dementia，PDD）是指临床确诊的帕金森病（Parkinson's disease，PD）患者在病程中至少一年以后出现的痴呆。帕金森痴呆的发病率为 40%，是一般人群的 4～6 倍。PDD 的发病率与年龄显著相关。PDD 相关危险因素众多，但具体机制仍不明了。PDD 的执行功能障碍受损程度较语言和视觉空间功能尤为严重。约 50% 的 PD 患者在 85 岁时即出现痴呆症状。

1. 临床表现 PDD 主要临床表现为 PD 的运动症状、波动性认知功能障碍及精神症状，但认知障碍并无特征性症状。

（1）运动症状：以姿势步态不稳、步态障碍等中轴性运动症状更常见。而表现为震颤的 PD 发生痴呆较少。此外，PDD 运动症状对多巴胺类药物治疗反应差，一出现幻觉的精神症状不良反应。

（2）PDD 的认知障碍：执行功能障碍、注意力及视空间能力减退，记忆力障碍及词语表达流畅性下降，语言功能、定向力相对保留。认知障碍的波动性通常是诊断 PDD 的重要依据，主要是注意力和醒觉状态损害的波动性，紧张时明显。

（3）精神症状：幻觉表现复杂，色彩生动，还可出现错觉、多疑、被害妄想、抑郁、情感淡漠、快速动眼睡眠障碍、焦虑、易激惹和躁狂等。

2. 治疗 PDD 患者的锥体外系症状治疗同 PD 治疗。但大多数患者早期服用增强多巴胺能神经元传递的药物改善运动症状，但这些药物可以诱发精神症状。故针对 PDD 的治疗，可尝试将抗帕金森病药物适当减量。认知障碍治疗首选胆碱酯酶抑制剂，此类药物对于 PDD 患者也具有一定的疗效（多奈哌齐、利斯的明，卡巴拉汀等）。精神障碍治疗，如患者出现幻觉、妄想及精神行为异常时，应依次考虑减量或停用金刚烷胺、多巴胺受体激动剂及单胺氧化酶 -B（MAO-B）抑制

剂，若仍无改善，则逐渐减量多巴丝肼；若仍有精神症状，氯氮平能改善 PD 患者视幻觉、妄想等精神症状，且无加重锥体外系症状的副作用，该药物最大的副作用为粒细胞减少，因而服用该药物的患者应定期复查粒细胞绝对值。喹硫平（quetiapine）也可以考虑应用于 PDD 患者的精神症状治疗。其他一些非经典的抗精神病药物，如利培酮、奥氮平等明显加重锥体外系症状，并无改善 PDD 患者精神症状的作用，因而不被推荐用于 PD 精神症状的治疗。卡巴拉汀和多奈哌齐也有改善精神症状的作用；出现抑郁症状时可选择艾司西酞普兰、帕罗西汀、舍曲林等。快速眼动期睡眠障碍易导致夜间危害性行为，建议睡前服用小剂量奥氮平治疗，同时给予心理康复及认知行为治疗。

（六）轻度认知障碍

轻度认知功能障碍（mild cognitive impairment MCI）是指记忆力或其他认知功能进行性减退，但不影响日常生活能力，未达到痴呆的诊断标准。MCI 是一种症状性描述，是多种原因导致的一组认知障碍综合征。包括神经变性病所致的MCI，以及代谢性、血管性、系统性疾病或者精神疾病等导致的各种认知功能障碍。临床上 AD 相关的 MCI 最为常见，即阿尔茨海默病痴呆前阶段，我国近 20 年来 MCI 的患病率为 14%，其患病率随年龄增加升高，同时 MCI 具有向痴呆的高转化率，每年有 10%～15% 的 MCI 转化为痴呆；6 年可高达 80%，而正常老人每年仅 12% 转化为痴呆。因此，MCI 是老年痴呆的高危人群，应是临床重点专注的阶段。

有关 MCI 的发病机制至今尚不清楚，众多研究表明：高龄、受教育程度低、高血压病、高脂血症、心脏病、糖尿病、短暂性脑缺血发作（TIA）、吸烟和饮酒、ApoE4$^+$ 等位基因多态性、抑郁状态、贫血、睡眠呼吸暂停综合征等可能是导致并使 MCI 加剧发展的危险因素。

目前 MCI 的分类主要有两种，根据损伤认知域可分为：单认知域遗忘型 MCI、多认知域遗忘型 MCI、单认知域非遗忘型 MCI、多认知域非遗忘型 MCI 四个亚型。根据病因分类，MCI 可由不同疾病引起，如 AD、脑小血管病、路易体病、额叶变性等，其中脑血管病变导致的 MCI 称为轻度

血管性认知障碍。另外，一些疾病可能导致持久的轻度认知障碍，如脑外伤、脑炎、营养缺乏等。

1. 临床表现及诊断 MCI 临床表现为记忆力、语言功能、注意力、执行功能、视空间结构功能或计算力的减退，初期可表现为记忆力轻度下降，尤其是近期记忆力减退明显，表现为"丢三落四""说完就忘"；学习新知识困难；而远期记忆相对保存，表现为十多年甚至几十年前的事都记得清清楚楚。计算力下降，外出、交流减少等，常被误认为是衰老的现象而漏诊，可伴有情感障碍，如抑郁、焦虑、易激惹等。随着病情的进展，他们逐渐失去生活自理能力，产生孤独、自卑、抑郁、空虚感等，使其心理和生理功能都迅速衰退，给家庭和社会带来巨大的经济压力和消耗。目前 MCI 诊断标准主要包括以下 4 点：①患者或知情者报告，或有经验的临床医师发现认知的损害；②存在一个或多个认知功能域损害的客观证据（来自认知测验）；③复杂的工具性日常能力可以有轻微损害但保持独立的日常生活能力；④尚未达到痴呆的诊断。

2. 治疗 MCI 是一组异质性人群，所以对其防治无统一方案。其原则是：①识别及控制危险因素进行一级预防；②根据病因进行针对性治疗，或对症治疗，进行二级预防；③在不能根治的情况下，尽量延缓病情，进行三级预防。

（1）非药物治疗：主要包括适度的身体锻炼、生活行为的干预、认知的训练、进行社交及做一些益智的活动。

（2）药物治疗：积极寻找病因，根据 MCI 的病因进行针对性治疗，如叶酸、维生素 B$_{12}$ 缺乏导致的 MCI 需补充叶酸和维生素 B$_{12}$；甲状腺功能低下导致的 MCI 应当进行激素替代治疗；脑卒中导致的 MCI 应当积极治疗卒中，尽量减轻认知障碍后遗症；对酒精中毒导致的 MCI 应补充维生素B。对怀疑变性病导致的 MCI 目前尚无对因治疗的药物。尚无充足循证医学证据支持治疗 MCI 认知症状的药物。

二、老年期其他类型神经认知障碍合并精神障碍

（一）克-雅病

克-雅病（Creutzfeldt-Jakob disease，CJD）是人类最常见的朊蛋白病，是由朊病毒引起的人类中枢神经系统的感染性、可传播性、退行性疾病，累及皮质、基底核、嗅神经与脊髓，也可波及外周神经。临床以小脑症状为主，有皮质功能损害（视觉失认和皮质盲）、脊髓前角和锥体束损害。多为散发型病例（约 85%），家族型（15%），变异型（<1%）。

1. 临床表现 CJD 在我国现阶段多为临床诊断，确诊需病理。起病多为慢性或亚急性，缓慢进行性发展，发病年龄 40～75 岁，男女均可发病，死亡率高，临床病程短于 2 年，85% 的患者 1 年内死亡。早期表现以精神行为障碍为主，类似神经衰弱样或抑郁症表现，以后并持续进展性痴呆，同时可出现锥体束征（如偏瘫、偏盲、感觉障碍）、锥体外系表现（肢体不自主震颤、舞蹈样动作、手足徐动等），并伴有精神行为异常（幻觉、妄想、失眠），并出现特征性肌阵挛、视觉症状，晚期最终出现全面痴呆、二便失禁、甚至昏迷。

2. 治疗 目前本病尚无特效治疗。治疗仅为对症处理。CJD 患者一经确诊，需进行隔离，并对患者使用的生活用品和医疗用品进行彻底销毁。

（二）皮质基底核变性

皮质基底核变性（cortico-basal ganglionic degeneration，CBD）是一种罕见的慢性进展性变性疾病，又称为神经色素缺失性皮质齿状核黑质变性疾病。目前病因不明。发病年龄多在 50～70 岁，男性多于女性，临床特征及病理特征与额颞叶痴呆相近。CBD 相对特征性的组织病理改变为皮质球囊神经元、黑质神经元及基底节神经原纤维变性、tau 异常聚集。

1. 临床表现 本病起病常见于中老年期，缓慢进展，多为单侧起病肢体活动障碍，以不对称性局限性肌强直、肌张力障碍、静止性和/或运动性震颤、皮质性肌阵挛、皮质性感觉缺损、肢体异己征等为特征，常伴有语言和步态异常，最终可双侧受累。其症状包括：基底节受累症状，如震颤、强直、步态不稳、特殊姿势和不自主运动等；皮质受累表现，如失用、异己手、肌阵挛、皮质性感觉减退、失语、痴呆、行为异常、额叶释放体征；其他症状如构音障碍、锥体束征、眼球活动障碍等。

2. 治疗 CBD 尚无有效治疗方法，目前针对神经保护的治疗是研究热点之一。临床上 CBD

治疗主要是对症治疗，左旋多巴用于改善帕金森综合征，肉毒杆菌毒素注射治疗肢体肌张力障碍，氯硝西泮和左乙拉西坦常用于治疗肌痉挛，物理治疗可以明显改善运动症状。

三、老年期继发性精神障碍

是指老年期其他颅脑病变，包括脑外伤、代谢、营养缺乏、缺氧性脑病等及各种躯体疾病及感染中毒、药物、系统性疾病所致的中枢神经系统功能紊乱所导致的精神障碍。

谵妄

谵妄（delirium）是一组器质性疾病导致的综合征，常起病急骤，同时有意识、注意、知觉、思维、记忆和行为障碍，以及睡眠-觉醒周期紊乱，病程短暂易变，症状呈昼轻夜重等特点，谵妄是最为常见的一种精神障碍，常见于老年人。在急诊入院的老年人中，谵妄的发生率在5%～15%，术后会达到50%，而在ICU病房则高达80%。谵妄病理生理机制尚不清楚，可能与缺血缺氧、代谢紊乱、脑梗死、神经递质失调如胆碱能递质缺乏或多巴胺能神经元亢进（抗胆碱能药、抗抑郁药、左旋多巴等可诱发），以及老年患者下丘脑-垂体-肾上腺轴功能异常导致持续高皮质醇水平等有关。

1. **临床表现** 谵妄常急性起病，少数患者可见某些前驱症状，如倦怠、焦虑、恐惧、对声光过敏、失眠、噩梦等。

（1）注意力及意识清晰度下降：早期主要表现注意力不容易集中，随之出现逻辑推理能力降低，或出现思维混乱，集中、持续及转移能力均受损。

（2）认知障碍：从轻度记忆力减退、逻辑思维能力降低、理解困难、意识清晰度下降到意识模糊谵妄，直至昏迷；抽象思维和理解能力损害，可伴短暂的妄想。典型者常伴某种程度的言语不连贯，即刻回忆和近记忆受损，远记忆相对完好，时间定向障碍，严重者出现地点和人物定向障碍。

（3）感知障碍：表现为错觉、幻觉（幻视多见），内容常带有恐怖性。部分患者会在知觉障碍的基础上出现片断的妄想。

（4）情感行为异常：早期多表现轻度抑郁、焦虑、易激，病情严重时，情感相对淡漠，有时表现焦虑、恐惧、激越。出现活动减少或过多，不可预测地从一个极端转变成另一极端；反应迟缓，语流加速或减慢，惊跳反应增强。

（5）睡眠-觉醒周期紊乱：出现失眠或睡眠-觉醒周期颠倒，白天困倦，夜间精神症状加重；可有噩梦或梦魇，内容可为幻觉持续。

2. **治疗** 主要针对病因治疗、对症治疗、营养支持治疗及加强对基础疾病及精神症状的护理，防自杀、冲动伤人、防走失等综合治疗。老年人应避免多种药物的合并应用，特别是使用镇静剂和抗胆碱能药物，如使用则应停药或减量。应注意呼吸道的通畅，必要时给予吸氧；针对精神症状可应用小剂量氟哌啶醇口服或注射，当精神症状被控制，即应停药。使用时需注意该药引起锥体外系反应、QT间期延长以及尖端扭转性室速的风险。非典型抗精神病药物如利培酮、奥氮平和喹硫平抗胆碱能副作用小，可以控制谵妄患者的急性精神运动性紊乱，目前在临床上应用日渐广泛。但其增加老年患者脑卒中和死亡率的风险。小剂量苯二氮䓬或其他催眠药可能促进夜间睡眠，但其镇静作用可能增加患者的定向障碍。静脉滴注纳洛酮也可改善谵妄，特别是意识浑浊、行为抑制等症状，这都有待于进一步研究证实。其他对症及支持性治疗，如输液、维持电解质平衡、适当给予维生素及营养，预防衰竭。患者应置于安静、昼夜光线变化鲜明、陈设简单的病室中，最好有亲属陪伴，以减少其焦虑和激动。

四、老年期原发性精神障碍

是特指病因尚不清楚，精神障碍症状从青年期延续至老年期或是老年期首发的原发性精神障碍，病种繁多。这些精神障碍除了由于老年心理特点影响外，主要的临床表现特征与成人相同，在治疗上也采用全病程综合治疗的原则。精神药物治疗要注意到老年人的代谢特点；同时，结合精神障碍和老年人的心理特点选择适宜的心理治疗进行治疗，以取得更好的疗效。

（章军建）

第三节　老年期精神障碍的心理治疗

目前，许多发达国家还把危机解决和居家治疗（crisis resolution and home treatment，CRHT）纳

入社区老年精神卫生服务体系中，可见老年期精神障碍心理治疗需求的紧迫性和重要性。CRHT能对老年人的精神危机提高快速响应和代替入院治疗，患者除到精神卫生机构及心理机构就诊外，还可以选择CRHT。

一、心理治疗的适应证与禁忌证

从广义来讲，心理治疗没有绝对的禁忌证，即使是健康人也可以成为心理治疗的对象，但从狭义角度分析，适用于心理治疗的主要对象为患有各类神经症、心境障碍、人格障碍等精神障碍患者。但需要注意的是，心理治疗并非适合所有的或各个病期的患者，对于有些处于特殊时期的患者需要谨慎的使用心理治疗，严格把控治疗的限度，尽力做到具体问题具体分析，否则就会对患者造成伤害或使病情加重。老年期精神障碍的心理治疗的禁忌证同样符合以上所述。

心理治疗的适用范围较广，尽管不同种类的心理治疗都有各自的适用领域，但同类型的疾病也可以使用不同的心理治疗方法。对于老年期精神障碍的患者接受心理治疗时需要患者本身满足以下条件：

1. 接受治疗的老年患者　其精神、心理障碍或者躯体疾病需要与社会因素关系明显。精神障碍包括：神经症及应激相关障碍、人格障碍、心理因素相关的生理障碍及各种重性和器质性精神障碍恢复期等，而躯体疾病则适用范围更广，可以说几乎所有躯体疾病都是心理治疗的适应证。

2. 具有求治心理的老年人　心理治疗是十分有效的。因为这会使治疗师和患者之间配合的更加融洽或者建立合作更加顺畅，同时更易使患者增加对治疗师的信任，避免治疗师过多的努力变成徒劳。

3. 具有一定的文化知识和智力　这对于进行老年患者的心理治疗起关键作用。拥有一定的领悟能力才能达到患者和治疗师的有效沟通，并促进患者的自身成长，发挥自我潜能。需要注意的是，老年患者往往由于早年经历和人生经验的影响而对事物有着根深蒂固的看法，对于不同知识背景的患者，需要治疗师做到灵活变通。

4. 愿意暴露内心的老年患者　这样的患者能更多地得益于心理治疗。由于在治疗的过程中会涉及一些个人的隐私或是不愿再去回忆的苦痛，相比有些保守的老年人来讲，愿意袒露自己的内心世界的老年患者治疗的效果会更好。

5. 家庭成员十分配合的老年患者　适合进行心理治疗。当家庭成员无法坦率、积极的沟通或是经常表达消极的情感和观念时，老年人的心理治疗往往很难进行下去，得不到家人支持的老年患者易在治疗的过程中中断治疗，反之，全体家庭人员参与到治疗当中并给予鼓励，老年患者治疗时会充满信心，能快速到达预期效果。

二、老年心理治疗的特点

（一）偏重与年龄相关的挑战性特点

1. 对老年患者心理治疗的主要目的是提高患者应对应激的能力，促进患者对环境的适应能力；而不是为了改变其性格。因为老年患者的性格特点已根深蒂固，难以改变。

2. 价值观念是在个体的需要、文化层次、人生阅历等个性特点和环境相互作用的基础上形成的，受到社会文化背景的塑造作用。老年期精神障碍的心理治疗与社会文化背景关系尤为密切。

3. 回忆过去，但多注重"现在"。老年患者经常用往事来填充目前的精神活动，因此，治疗时可利用这一特点，以"聊天"的方式去谈往事，然后有技巧地诱导出治疗者想探讨的事情。假如治疗者要了解其幼时琐事，要向老年患者说明，了解这些信息对目前的问题有帮助。从治疗的立场说来，应多关心"现在"，把焦点放在老年患者关心的切身问题上。假如要谈将来，也只谈日后几个月或一两年的事情。太长久的将来，对他们来说是无法把握的，等于空谈。

4. 心理治疗的持续时间常常不加限定。因为老年患者负性生活事件发生的概率较高，而终止治疗可能作为又一次诱发事件，重新激起孤独、被遗弃、无助等负性情绪。一般来说，老年人心理治疗的持续时间常常不加限定。根据不同的情况可长可短。而那些自我力量和人际关系较强的老年患者，比较容易脱离治疗关系。

（二）偏重与躯体疾病相关的挑战性特点

老年人产生的精神障碍可由脑内外器质性病理改变和躯体疾病引发，会出现焦虑、抑郁、幻觉、妄想、兴奋、躁动等精神症状。如脑卒中患易并发卒中后抑郁，在卒中后数天、数周或数月会出现以情绪低落、兴趣缺乏或丧失等症状为主要特征的一系列情感障碍性综合征，在应用以西药为主的抗抑郁药物治疗的同时，心理治疗也能起到特殊作用，这要求心理治疗师深入了解各种治疗方法的主旨，善于运用于不同的疾病所产生的精神障碍。同时，也需要心理治疗师具备广博的临床医学、精神病学基础知识，能够给予治疗对象相关躯体疾病的说明和指导，帮助其减少或消除烦恼。

（三）偏重与社会因素相关的挑战性特点

当老年人的躯体疾病或是心理障碍与社会相关因素联系密切时，心理治疗在其预后与康复中所占地位极为重要。对于具有不同社会地位、文化水平、早年经历等老人的心理治疗需要注意方式方法。一般来说，如城市老人与农村老人相比而言，其领悟能力较高，具有必要的智力和一定的文化程度，其求治的心理也会更强，这保证了治疗对象在治疗过程中更加配合，会使治疗更加顺利，预期效果容易到达双方满意。但与此同时，由于城市老人的生活阅历丰富，眼界开阔，他们的诉求也会更加多且复杂。这就需要治疗师在诊疗过程中积极关注、了解患者，多做功课，做到知己知彼。再如刚退休的老人，不能适应新的社会角色与生活方式的迅速变化而出现了焦虑、抑郁等不良情绪，或因此产生了一种偏离常态行为的落差性心理。对于此类老人，支持性心理治疗显得尤为重要，退休老人感到无用、无助、无望，这需要治疗师做到倾听、支持与鼓励，帮助其调整心态，从实际出发培养其产生信心与希望。还有独居空巢老人、丧偶老人，孤独是他们产生心理疾病和障碍的最主要因素，治疗师在对其心理治疗时应当鼓励其功能性适应，协助其养成独立处理问题与解决问题的能力，引导老年人积极看待空巢现象。或者是帮助其改变环境，如治疗师可以与其子女联系并探讨，采用家庭治疗的方式更快捷地缓和患者的问题与症状。

（四）加强积极的干预手段，克服来自患者及家属的阻碍

治疗环境和社会家庭支持系统对老年期精神障碍患者的心理治疗十分重要。如有可能，争取得到家人的支持，鼓励老年人参加社交活动，优化人文环境。社会家庭支持系统除了物质保障外，应更加注重精神支持，渗透到一举一动中，对治疗作用重大。

老年期精神障碍患者对心理治疗常常依从性较差，对治疗持续性的不理解是维持期依从性差的主要原因。因此对老年患者进行心理治疗时，与患者及家属沟通很重要。除了治疗患者本人的心理状况外，还要花费较多的时间帮助其家人。可以给患者家人提供所需的医学知识或帮助他们去处理如何面对亲人生病这一生活事件（对照顾老人的负担的处理、对病情及预后的现实性的接受等）。当患者或家属很焦虑或绝望时，治疗者应采取积极的态度，化解患者和家属对治疗的抵触，表现出提供帮助的态度，帮助患者和家属从第一次就诊中获得益处。继而解释治疗目标和计划，使进一步的治疗可以顺利进行。

（五）移情、反移情及阻抗性质不同

1. 移情　脆弱的老年患者很容易发生父母式的移情，在移情者中，患者表现得无助和弱小，而别人则是强大和保护性的。而有时转移过来的，并不是父母，而是子女。这是跟年轻的患者不同的地方。在失望时，患者会愤怒地拒绝治疗者，就像是被治疗者抛弃的父母、孩子或配偶。

失去配偶的老年患者，会无意识中将治疗者作为替代品，导致爱人式的移情，可能会带有性色彩。类似性色彩的移情可能促使患者意识到自己性功能的减退。这一本属正常的自我意识也可能使患者对治疗者产生更深的负性感情，认为治疗者不能或不愿意给患者失去的青春和性功能，在这种愤怒之下，实际潜藏着失去自尊的苦闷和忧愁。

对迫近死亡的人，对人之必死性产生的有意识或无意识的冲突，都可使患者将治疗者看成理想化的有魔力的保护者，带有父母、子女或配偶的性质，能够挡开那不可避免的死亡。治疗者不可能提供患者所需要的温暖和保护，可导致患者的愤怒情感。这种情感是针对意念中那些令人失望的父母、配偶或子女的。

2. 反移情　有时治疗者也不知不觉地把年老患者当作自己的父母来对待，过分关心照顾，或无理由的嫌弃、讨厌等，产生特别的反移情，均应特别注意并恰当处理。有的治疗者常不赞成或

想不到给老年精神障碍患者做心理治疗。造成这种回避的原因可能是反移情（无意识反应）或负性反应（有意识）。负性反应包括认为老年患者没有动机、没有创新性、接近死亡、本性难以改变、不易奏效等。显然，这些观点在临床实践中是站不住脚的。

3. **阻抗** 老年患者可能发生明显的移情性治疗阻抗，他们以治疗者太年轻没经验、不能理解老年人作为挑衅。然而，这一挑衅姿态，常常就是患者对更深的失去自尊的恐惧的防卫。也有的患者赋予自己一个和蔼可亲的父母形象。然而，不论表面上看到的是正性形象还是负性形象，通常均掩盖着老年患者的无助和对功能减退的恐惧。

（六）对脆弱、心理失衡的患者需采用特殊的心理疗法

对于那些较脆弱的老年患者，一般不适于进行深层次的心理治疗。但在重点治疗某些特定问题时，也可酌情使用。对于极脆弱的老年患者，可针对其特定的问题进行干预，如行为治疗和环境调整。最好每周几次，每天5～10分钟简短会谈，集中讨论日常问题，治疗者给患者足够的时间去反映情况，同时避免反射性和结构混乱的回答。这种患者常将治疗者理想化，他们注重的是治疗者对他们的接纳，而非治疗技术、知识如何。故而治疗者容忍患者模糊、贫乏、重复、奇怪的语言，将有助于这样的老年患者。

（七）老年心理治疗的本土化

由于文化背景的差异，老年期精神障碍患者具有特殊性，因此对于老年期精神障碍患者的心理治疗应当着重研究出适合中国老人的治疗方法，注意"本土化"问题，不要过多地关注心理治疗的流派归属。如悟践疗法的实践方法注重认知活动与行为活动相互结合、相互作用，具有知行合一的特征，十分适合老年患者。

三、老年人心理治疗的原则与方法

除心理治疗的收集信息全面原则、支持性原则、个体化原则、整合原则、中立原则、回避原则等一般原则外，针对老年期精神障碍患者这一特殊群体进行心理治疗时，对其精神状态、躯体疾病、社会生活功能进行全面分析和人文关怀，重

视患者的内心感受；在分析病情、提出诊疗建议时，全面考虑精神疾病相关的社会、心理及生物学因素。老年期心理治疗的方法应依据患者的具体情况来确定。对于没有认知损害的老年患者，可以使用与治疗年轻人一样的特殊心理治疗，使用范围和成功概率是相似的。对焦虑、抑郁的老年患者则可应用认知疗法矫正其不良的认识方法，或领悟疗法去解决患者的内心矛盾。对痴呆患者主要应用支持疗法、行为疗法，对其生活自理能力、社交能力及家庭职能进行培训，以保持其学习、记忆、生活自理、交际等各种技能，有利于提高生活质量。对脆弱的老年人，支持性心理治疗和环境调整可帮助他们建立健康的防御机制、提供一种保护性的环境、帮助维持自尊，并为陷入困惑中的家庭提供指导。

（一）注意事项

1. **依据心理特点选择治疗方法** 一般对老年患者的心理治疗以支持性心理治疗为基本模式，配合CBT、回忆疗法，较少施行分析性的治疗模式。因为过多的去面对自己的情结或欲望的挣扎，不但对老年患者帮助较少，有时还会增加心理痛苦，产生心理负担。宜以支持性的治疗，强调目前的适应，而且采取短期、对症性的心理治疗工作。

2. **配合老年患者的兴趣，善于发挥其潜力** 老年有自我中心的倾向，由于跟他人及外界接触减少，对别人的关注与兴趣也减低，也因精力有限，只关心自己及与自己有直接关系的事。配合老人的心理状态，心理治疗性会谈要倾向于谈他们感兴趣的事，如谈他们的子女或孙子女。这样可以更容易地引导他们接受治疗上的建议。老年精神障碍患者同样有正常老人的丰富人生经验及生活常识，挖掘并善用老年患者的这些潜力，对临床心理治疗的效果事半功倍。

3. **注意身心状态及排除药物副作用引起的精神障碍** 大多数老年精神障碍患者有躯体症状，因此在心理治疗时要全面仔细地收集病史，对患者进行生物-心理-社会因素的综合评估。同时，由于很多药物会对脑部产生副作用，有时小量的药物能产生很大的副作用，因此，当老年精神障碍患者来进行心理治疗时，首先应问清患者最近口服药物的情况，以排除药物副作用引起

的精神障碍。

4. 重视老年患者的现实需要 由于老年精神障碍患者身心各方面都遇到的限制，治疗方向应帮助老人适应这些限制，不能一概地否定或批评他们，需要实际地帮助他们如何面对日常生活，如何跟家人来往和相处，如何应付生活上的功能障碍。比如，许多老年患者的家属常指责他们不活动，让他们"多做些"，此类劝解和要求，经常激起患者的焦虑和愤恨。因为家属提出的要求往往超出患者目前的能力，他们不能达到以往的活动，于是变得更加退却。假如老伴能常陪他/她散步或带他/她去选购换季的衣服，患者的症状会改善，忧虑也会减少。因此，真正的关心应该是帮助他们面对现实、帮助他们按照现有的能力达到其生活需要。

5. 对不同性格的老年患者区别治疗 为避免出现阻抗，对不同性格的老年精神障碍患者治疗的技巧应有所不同：对多疑的老年患者，谈话要坦诚以避免猜疑，讲清楚你的动机是什么并由他们自行做主决定事情；对有分离（转换）性格的老年患者，了解其获益心理并在可能的范围里给予关心与关照；对固执的老年患者，多听他们的意见且不要争论，也不要强迫他们接受你的意见，可以给出不同的解决方案分析利弊，由患者自己去选择。

6. 说明解释 老年患者对心理治疗的操作与规定多不了解，要多做说明、解释，包括治疗内容、保密等。如：探讨老年患者的生活方式是为了寻找那些带来心理困扰的生活方式；做心理治疗，不见得有精神病，老年患者容易误解自己是被当做精神病患者进行治疗；有的老年患者担心隐私泄露，而不愿打开心扉接受治疗。因此，进行治疗时，要尽早跟患者做说明，使治疗效果更好。第一次门诊时常常首先跟患者单独会谈，既可以表现出对患者独立性的尊重，又可以获得在家庭成员在场时不易获得的信息。

7. 可选择性配合药物 老年期精神障碍，特别是严重的或器质性的，进行心理治疗的同时，常需配合药物治疗。对有些求医心切的老年患者，单靠会谈可能效果不明显，假如给予小剂量药物或安慰剂来满足其求医心理，会达到事半功倍的效果。否则，可能不会继续来接受心理治疗。同时，与药物合用，可避免人际心理治疗起效较慢的缺点，疗效也优于单一用药治疗。

8. 沟通交流的技巧 多与患者保持情感、语言等方面的交流，使其感受到亲人、家庭、社会的关爱。在对话时要和颜悦色，避免使用"呆傻""愚笨"等词语。非语言沟通，如适当的手势、真诚的微笑、温和的声音、温柔的抚触，有助于互相传递情感。对老年性痴呆患者来说，注意力仅能保持10～20分钟。因此，不要一直谈话，有陪伴就够了。

如果患者有严重记忆障碍，当个人物品找不到产生被窃幻想时，或已用餐而坚持未进餐而纠缠不休时，应做正面的抚慰，不管他们接受多少，不能与之争辩。可转移患者的注意力，因为他们有记忆障碍，一旦注意力转移到其他事物时，则不再纠缠原有的妄想内容。

9. 环境调整 对于老年精神障碍患者来说，一般治疗场所都尽量安排在他们家里进行，这样有利于增强治疗效果。建立一个有序的生活常规和平静舒适的家庭环境，家具宜简单方便，不要经常变动。尽量避免患者经常变换居住环境，减少焦虑产生。对老年痴呆患者，减少可能诱发患者不良情绪反应、异常行为的刺激因素；增加有利于患者保持功能、诱发正性情感反应、减少挫折感、方便生活、增进安全的设施，如：尽量家中治疗，去掉容易导致绊脚摔倒的门槛、使用防滑地板、自动冲洗装置的坐便器、恒温感应水龙头、隐蔽的门锁、加盖的电器插座、厕所安装扶手、适当的室内光线等。

10. 重视患者家属的作用 家属既是亲人又是照料者，扮演着决定性的角色。家属能及时掌握老年患者的心理变化，任何对老年期精神障碍有效的治疗都需要在家属的配合下进行。家属了解老年患者的个性特点，对其唠叨、任性、情绪不稳的特点应给予体谅和宽慰以保持融洽的家庭关系，同时帮助老年精神障碍患者早日回归社会。而现实情况是：面对感情挫折、日常生活照顾、清洁卫生、供养、治疗费用及社会舆论等现实情况，家属都要承受巨大的心理压力，使他们产生应激体验，出现各种不同的反应。除了给他们自己带来不良影响，也直接或间接地影响患者的康复治疗。家属对患者病情很重要，缓解家属压力、进行宣教是必要的。帮助家人解决这些心理应激问题，让家属说出他们已体验到的可以接受和不能接受的感受，也有利于患者的治疗。帮助老年精神障碍患者及家属掌握疾病相关知识及发展规律，消除病耻感，可以提高患者依从性和家属对患者的照顾能力。

（二）主要心理治疗方法

对老年期精神障碍患者进行心理治疗有一定的难度，但这种途径是必须的和有效的（不论是功能性的或脑器质性）。Conn DK 等（2010）综述了需要长期家庭护理的老年期精神障碍患者使用的治疗方法。这些随机对照研究表明：对痴呆患者的心理治疗虽然被很多学者认为是没有活力的，但改进的心理治疗方法可能给患者带来巨大的好处，并且有些症状（如孤独、低自尊、无聊、失去亲密等）靠药物治疗是不能缓解的。对痴呆患者有效的心理疗法治疗有人本主义疗法、确认疗法、回忆疗法、行为管理技术、日常生活训练、运动锻炼、渐进式肌肉放松、模拟家庭疗法、娱乐活动、多感官刺激疗法（芳香疗法、热浴、按摩、舒缓的音乐），而艺术疗法、精心护理、环境疗法、宠物疗法、技能培训的疗效目前还没有循证证据的支持。Peng XD（2009）等元分析老年期抑郁症治疗的 14 个随机对照试验时发现，与安慰剂相比，心理治疗能更有效地减少抑郁评分；亚组分析显示，CBT、怀旧疗法和一般心理疗法比安慰剂更有效。心理治疗作为老年患者抗抑郁药物的辅助治疗时，没有明显增加疗效。在改善抑郁症状方面，CBT 和回忆疗法之间没有显著差异。没有进行心理治疗的老年抑郁患者具有较高的失访率。因此得出结论：心理治疗虽然没有显著增加抗抑郁药物的疗效，但各种形式的心理治疗对老年期抑郁症的治疗是有益和必要的。

1. 支持性心理治疗 支持性心理治疗不需要利用特殊的治疗策略，常用的方法是倾听、鼓励、安慰、启发、同情、说明、指导、消除疑虑、提供保证、暗示、善用资源等。如：专心、耐心地倾听老年患者诉说他的种种苦恼是建立良好关系的基础，带着对老年患者的尊重与之讨论躯体与心理问题是对他最大的支持。Areán PA 等（2010）对 221 名伴有执行功能障碍的老年抑郁症患者分别用问题解决疗法和支持性心理疗法进行为期

12 周的治疗，前 6 周两组疗效相当。

一般说来，结合老年精神障碍患者的心理特点，以解除老年患者当前的担忧为中心，多谈些比较正性的话题。比如，指导老年患者的生活方式（参加力所能及的社会活动，增加人际交往及丰富生活内容），通过实例调动老年患者生活的勇气，指导老年患者及家属学习有关知识以更好地面对疾病等。有些老年患者会阅读一些心理学方面的书，与书上的诊断标准对照，给自己一些并不准确的自我判断，此时必要的澄清与解释可以消除种种精神顾虑。对老年精神障碍患者的解释技术是否起效，科学性只是一方面，关键在于能否被患者接受，起到消除疑虑和消极想法的作用。

对痴呆患者来说，保持良好的沟通与交流是实施有效治疗的关键。多表扬、鼓励患者，给患者一些自由选择的权利，维护患者的尊严。对闲荡的患者也不要乱用约束，应了解他们的情绪要求，在医院设置一个"安全区"，让他们在里面自由走动。对老年期广泛性焦虑的患者来说，支持性心理治疗的目的不是为了查找原因、解决冲突，而更多的是支持、倾听。通过心理健康教育，介绍有关本病的性质和相关知识，让患者对疾病有一定了解，缓解患者对健康的过度关注，增加自信，转移注意力，并取得与医师的合作。

2. 认知疗法 老年患者的负性认知想法通常具有以偏概全、过度引申、主观臆断、内射性攻击、夸大或缩小、强求思维等特点。对老年患者进行心理认知治疗的重心就是去发现这些不合理想法并通过认知重建、心理应对、问题解决等技术予以纠正。

改变传统观念。对于老年患者来说，顺应时代的潮流，改变一些传统观念也是心理治疗成功的重要环节。如纠正"养子防老"的观念。过去传统社会里，人们的经济系统是以家庭为单位来维持自己的经济，跟父母一起从事生产生活。随着社会经济发展，子女多脱离上一代的生产工作，同时婚姻家庭体系也发生改变。独生子女、社会保险、退休金、寿命延长、老龄化等因素出现，使养老不能完全靠子女。所以大多数时间，老年患者要形成"养自己"的观念。只有顺应现实发展的规律，降低过高的期望值，才不会产生心理冲突。

老年精神障碍患者的负性认知想法通常容易识别，而存在老年患者前意识里的功能失调性态度治疗起来难度较大。通常首先运用盘问追根法，识别其存在的功能失调性假设，然后引导老年患者重新评估自己的想法。老年患者的想法多根深蒂固不易改变，有时治疗者与老年患者共同设计一种行为作业来检验观念的准确性，反而能达到事半功倍的效果。

老年期抑郁症患者均存在不同程度的认知异常。通过对老年患者的病情和支持资源情况进行全面评估，帮助其找出并改变认知偏差，重新评价自我，恢复信心，逐步达到临床康复。Beck 认知疗法、Ellis 的合理情绪疗法对老年患者都比较适应，疗效确切。

对老年期广泛性焦虑障碍的患者可以采用焦虑处置技术（通过回忆想象诱导出焦虑后，通过放松训练来减轻症状）和认知重建（帮助患者重新认识疾病，纠正一些影响疾病过程的不合理的观念）。因为患者对焦虑症不了解或有不正确的认识，对患者的情感体验和躯体感受应给予合理的解释，消除或减轻其对疾病的过度担心和紧张，从而调动患者的主观能动作用。同时，培养合理观念，如：考虑解决问题的方法时，对自己无法处理的问题应顺其自然；不去理会属于别人的问题，学会"释怀"；客观地看待别人的评价，采纳对你有益的信息，反之则不予理会；不要为取悦别人而改变自己；克服完美主义，设定现实的期望和目标。

3. 行为疗法　调整刺激与行为的关系，如改变激发异常行为的刺激因素以及这种异常行为带来的后果。行为治疗随时可以运用。但要注意，提前说明治疗的道理与方法，取得同意后施行。否则老年患者可能会觉得被管教而发生阻抗。

（1）生物反馈疗法与放松疗法：二者结合用于老年精神障碍患者，临床疗效肯定。老年患者的生物反馈治疗还可将训练与曾经使患者紧张焦虑的情境相结合。治疗者进行指导，老年患者主动体验自己的内部感受，以尽快建立操作性条件反射。

（2）作业疗法：在老年精神障碍的康复过程中能起到一举两得的作用，既可以促进他们的认知功能、社会功能，又能提高他们的日常生活能力、提高生活质量。作业疗法的使用要建立在对患者的功能评价和作业活动分析的基础之上。找出患者的障碍点，有针对性地安排作业活动。作业治疗过程中应进行多次评估，根据评估结果不断修改作业治疗计划。

（3）生活技能训练：较多依赖陪护的老年精神障碍患者，日常活动能力退化。训练患者的日常生活活动技能，可以提高患者的自信、维持现有功能、改善生活质量，还可以减轻陪护的负担，有助于营造良好的医患关系和家庭环境，有利于患者最大程度的康复。老年精神障碍的生活技能训练包括：①床上活动、移乘活动训练，床上活动包括翻身、起坐、移位、上下床等；移乘动作包括床和轮椅间的移动、站立、室内外步行、上下楼梯、轮椅及拐杖的使用等，通常与运动疗法结合进行，主要针对长期卧床患者。②更衣、进食及个人卫生训练，包括穿衣、使用餐具、洗脸、刷牙等。③排便训练，二便失禁是老年患者的常见问题，严重影响其生活质量、自尊、独立性和社会化，可通过定时排便训练、括约肌运动训练、操作性肌电（EMG）生物反馈疗法、环境重构和自发反应再训练等方法，对二便失禁进行积极的干预。

（4）人际心理疗法：IPT 强调人际冲突，过度的悲伤反应，角色转变困难，社交能力缺乏在精神障碍发病中的作用，旨在解决老年患者存在的一些人际关系问题，提高社会适应能力，减轻和缓解症状。治疗目标针对的是老年患者的情绪障碍，而不是改变性格。对老年抑郁、焦虑、适应性障碍、心身障碍等效果较好。如帮助老年患者宣泄情绪，找到新的心理支持点，挖掘资源解决老年人的角色冲突，建立新的社会关系和行为方式。潜在疗效和远期疗效均较好，在人际交往中重拾自信，交流思想，获得帮助，有利于老年患者及早回归社会。有研究表明，与 IPT 对老年期轻度抑郁症的治疗效果相比，IPT 治疗老年期重度抑郁症的效果更好。

（5）婚姻治疗：婚姻治疗的要点包括增加夫妻之间的交流、找出存在的隔阂及共同商讨解决办法。进入退休及空巢期，老年夫妻朝夕相处，不免有矛盾。另外，老年患者多有性格改变，容易缺乏沟通；如果产生了嫉妒妄想，矛盾就更多了。这时，应根据婚姻治疗的原则，鼓励他们不要纠缠过去的是非，多看对方的长处。会谈时让他们回忆当初谈恋爱时的情景和年轻时的幸福往事，增加彼此的感情。对配偶的短处要尽量理解和接受，不要批评。因为批评只会更伤害感情，可以换一种说法，提一点希望，也许对方会注意改正。老年患者虽然没有了生殖功能，但对异性的要求还是存在的，只有适当的性生活才能满足这种要求。老年患者的性功能随年龄的增加而衰退但不消失，性的欲望和兴趣会持续存在。双方的性生活目标应该尽可能保持一致。除了生理上的性欲满足外，老夫妻相处在一起，时时亲热、要好（包括拥抱、抚摩或接吻等），相互表示相爱的感情，也算是很重要的满足了。

（6）问题解决治疗（problem solving therapy，PST）：对老年抑郁症以及有执行功能障碍的老年精神障碍患者有效。老年抑郁症患者常会遇见很多新问题，但他们又无力解决，导致无法适应环境，内心充满压力，持久地影响抑郁症状。PST通过患者提出问题、建立行动计划、解决问题、评估解决方案效果等一系列方案，来提高患者处理具体日常问题和生活危机的能力。

（7）团体治疗：比较经济且能缓解目前心理治疗师比较匮乏的局面，使更多老年期精神障碍患者得到心理治疗；团体治疗能使老年精神障碍患者从不同角度获得他人对自己的反馈信息，而这种反馈信息通常很难从治疗者那里获得；可以增加病患间的相互支持，减少社会隔离。由于更多的老年患者存在社会隔离，与青壮年精神障碍患者相比，老年患者可能会从团体治疗中获益更多。研究表明，团体治疗尤其适用于那些伴有身体残疾、丧亲、社会隔离的老年抑郁患者。

心理剧可用于老年患者团体治疗。由老年患者将自己的心理问题通过现场演绎的方式展示给心理治疗师，通过场景模拟，提高患者的洞察力、创造性。研究表明，心理剧对于改善人际关系、治疗老年期焦虑症、抑郁症、强迫症效果较明显。

（8）回忆疗法（reminiscence therapy）：回忆疗法是一种从过去入手解决冲突从而平衡目前生活的方法，有助于解决年老问题、缓解负罪感、提高个体控制感及生活满意度、增强对现有环境的适应能力。回忆疗法通过分析和评价的观点来回顾过去事件或情境的内在感受，并将过去的生活给

予新的诠释，协助老年患者实现自我整合以获得人生的满足感及自我肯定。Conn DK 等（2010）综述了需要长期家庭护理的老年期精神障碍患者使用的治疗方法后发现：CBT 和回忆疗法对老年期抑郁效果好。但是，这种方法不能用于现实中罪恶深重或未能从过去的失望和丧失中解脱的老年患者。

回忆疗法的具体方法是通过鼓励老年人谈论自己的往事，以及通过老照片、纪念物、老歌等激发手段来诱导患者回忆可引起正性情感反应的事件。重点不是事件，而是老人在回忆时是否能持开放、接纳自我的态度，去正视生命中的阴影，体验走出阴影的力量，进而整合并接纳自己生命的历程。用于痴呆患者的回忆疗法与其他精神障碍患者不同，此疗法提供刺激、快乐以及社会互动，能改善老年精神障碍患者的心情，平和激越行为，提高残存的记忆功能。回忆疗法还有助于专业照料者确立患者生活的场景。

（9）道家认知疗法：这种疗法具有中国文化特色易于被老年患者接受，操作过程系统化、规范化，并通过严谨的科学研究证明其有效性，对大多数老年患者疗效较好。如果认知基础是过度投入的行为方式与现实环境的矛盾，效果明显。假如老年患者一生是真的"无为"、不求上进，而不是因为"投入过度"引起的心理冲突，效果就不太理想。

（10）叙事心理治疗：对老年患者比较适合。有很多比较实用的方法，如让老年患者说出自己的生命故事，这些生命故事能反映出当事人的生命态度、生命要求、生命抉择，治疗者可以从所讲故事中感受到患者的心理视角。治疗者帮助老年患者发现故事中的深层动机，找回自信。一个优势是可以把问题外化，将贴上标签的人还原，问题是问题，人是人。问题和人分家，人的内在本质就会被重新看见和认可，转而有能力去解决自己的问题。常用技术有发展外化式对话、独特结果的问话、发展替代故事的对话等。

（11）图式疗法：临床治疗过程中发现，CBT对早年适应不良的老年期精神障碍患者效果不理想。图式疗法是一种创新的整合治疗方法。它整合了认知疗法、行为疗法、客体关系、格式塔理论的有利元素，强调终身模式、情感改变技术和治

疗关系。比如分析老年患者应对方式的利弊，使患者意识到那些在早年时具有适应性的应对方式，在当前的环境中是自我挫败的，应该用更健康的行为代替目前的不良应对方式。Kindynis S 等（2013）对51名老年抑郁住院患者使用图式疗法进行治疗，验证了个体图式治疗和团体图式治疗对老年期抑郁症具有有效性、可行性。

（12）刺激疗法：通过让老年患者参与各种活动，刺激患者的神经系统，提高其生活质量。刺激性活动的种类包括：音乐、运动、舞蹈、感官刺激、宠物、定期会客等。比如，虽然老年期痴呆患者记忆力损坏严重，但对音乐的记忆力却基本保持完好。利用这一特点，播放患者喜爱的老歌引出回忆，或者学习新的歌曲刺激和改善患者的短时记忆力。因此，通过音乐刺激，患者不仅可以维持语言功能，还能保持较好的精神状态、维持较高的生活质量。

激励性活动会降低老年精神障碍患者行为问题的出现频率。如散步：可以有计划地安排患者散步的时间、地点，每天完成一定量的散步，但最好选择熟悉的环境，以免患者产生不安全感。

（13）音乐疗法：虽然目前还不能从神经心理学角度证明音乐对记忆的作用，但是有学者研究表明，音乐治疗能改善老年患者的异常情绪（抑郁、焦虑等）、行为问题、睡眠障碍、认知，提高记忆力和处理信息的能力，恢复语言功能等。

音乐治疗可以保持老年患者现有的功能。比如，保持良好的心态、身体状态、改善睡眠，情绪稳定，表达能力增强，参与音乐表演的数量、强度及时间的增加等。音乐治疗还能有效地防止老年患者的记忆力退化。音乐可以刺激储存的记忆，改善一些已经损失、不能恢复的功能。通过反复播放老年患者年轻时代曾经流行的音乐保留老年患者对音乐节奏感的感触，来恢复老年患者开始退化的语言能力。甚至失去语言功能后，也能长期保持熟练的某些技能。

在老年期精神障碍的音乐治疗中，接受型音乐治疗和表达型音乐治疗同样重要，但表达型音乐治疗方法更能改善神经系统功能。表达型音乐治疗要求老年患者能积极地参与到音乐中，使患者更加集中注意力，激活认知、情感和协调的躯体活动。鉴于音乐疗法的确切效果，近年来，国外逐渐把家庭音乐治疗作为出院后老年期精神障碍患者的一种常用治疗方法。

（14）运动疗法：老年精神障碍患者由于自身运动功能衰退、户外活动机会减少、抗精神病药物的长期使用等原因，存在不同程度的运动功能减退。引导患者练习太极拳、五禽戏、八段锦等动作柔和、节奏舒缓的运动，可改善老年患者的运动功能，并且能分散其注意力、减少焦虑抑郁等负性情感体验。

运动疗法的使用也应建立在对老年精神障碍患者的肺功能和肢体功能评定的基础上，根据功能水平和需求选择运动方法。对于不宜进行自主活动的患者，治疗师可以进行一些简单的被动活动，如通过牵张肌肉肌腱扩大关节活动度，以增强肌力、抑制异常张力、缓解其紧张度等；对伴发运动协调性障碍的患者，施行提高协调性功能的训练。

（15）睡眠剥夺治疗：对缓解老年期抑郁症状非常有效。适应证是中度抑郁，几乎无不良反应。缺点是疗效维持时间较短，症状常出现反复。对有诸多禁忌证的老年期抑郁症患者可以一试。

（16）其他治疗：中国特色心理治疗技术（如心理疏导疗法、悟践疗法、认识领悟疗法）、催眠暗示疗法、家庭疗法、精神分析疗法、森田疗法、内观疗法等，可根据情况适当选择。

四、老年期心理治疗的设置与临床评估

心理治疗的设置包括心理治疗室的建立、心理治疗的预约和不同病例的具体治疗方案。心理治疗室即专门进行心理治疗的工作场所，它应具备安静、方便、舒适等特点。房间不应太大让人失去安全感，也不应太小让人有压迫感，面积在 $6\sim8m^2$ 最适宜。风格应以温馨的感觉为主，光线适当，需配备沙发、茶几、纸巾、水杯、时钟等，可适当布置一些绿色植物或装饰画在房间内，但不宜有过多的摆设。针对特殊的患者可进行不同的改动，如对老年患者进行治疗时，可能会采用家庭疗法，此时就要求心理治疗室的空间相对较大，有足够的沙发或椅子能供其家庭成员使用。心理预约则包括对来访者介绍提供心理治疗的机构以及心理治疗师的个人基本情况，同时，也应要求来访者填写基本的个人情况信息表，以便于

其能选择与之情况相匹配的心理治疗师。对于不同病例的具体治疗方案，主要的内容需要包含治疗的时间计划、治疗前后设计评估、治疗师在固定的时间接受专家的督导等。

心理治疗的临床评估也称为心理评估，包括对比患者在接受治疗前后应用评估工具（多为量表）的差异和患者治疗后本身的自诉。由于具体的案例其评估分析各有不同，以一例具体案例进行分析：

基本信息：王某，男，60岁，退休3个月。退休前职业为电器配件厂厂长。家庭和睦，生活氛围融洽，配偶体健，育有一女，对他关心且孝顺。

现病史：患者一生工作认真负责，追求完美，多次获得嘉奖，带领的员工对其尊重且敬佩。3个月前，厂领导换届，正逢王某到达退休年龄，其职务被更加适合的年轻人取代。退休回家后的1个月内，王某无法适应角色的转换，无法接受从一个领导转变为普通老人，性格开始发生改变，由以前的能言善辩变得在家中经常闷闷不乐，家人发现其状态不好，想带其出门散心，却发现王某出门遇到同龄人不愿去交流，甚至排斥出门。1个月前，由于意外交错了电费，而开始变得容易否定自己，在家中经常说自己什么也干不好，无法开心起来，认为自己是一个多余且无用的人，并且睡眠也受到了影响，经常失眠，打不起精神。

既往病史：身体健康，无其他疾病。

家族病史：父母两系三代无其他精神异常者。

DSM-5诊断及心理评估工具：精神科医生对该患者的诊断为"适应障碍"。参照DSM-5的具体标准，王某主要的症状表现为：在离休后1个月内开始逐渐出现情绪的变化和行为的明显变化，并显著影响到其人际关系和生活状况。由此可见，王某的症状主要与离休后生活工作环境突然转变的应激源密切相关，这一点是诊断"适应障碍"首先需要满足的环境因素。且王某的显著痛苦和应激源的严重程度并不成比例。同时导致了社交或其他重要功能方面的明显损害。

患者贝克抑郁问卷（BDI）初始评估得分为17分，提示为"中度抑郁"；贝克焦虑量表（BAI）得分为43分，处于焦虑阳性的临界值。此外，每次咨询开始时都采用"主观困扰程度"（0～100分）对来访者进行心境检查。

治疗方案：治疗师为精神科医师，具有硕士学历和5年的认知行为治疗经验。采用认知行为治疗，帮助患者改变关于压力源影响的非理性信念，从而缓解抑郁、睡眠障碍等问题。对王某的治疗每周1次，每次50分钟；即将结束的第15～16次调整为2周1次。同时，为保证治疗效果，在王某知情同意的基础上，每次治疗后均接受督导师的个别督导，结束后1个月和6个月时各随访1次，进行量表评估以观察患者的变化。

治疗过程：

第1～3次：收集信息与概念化过程，在此基础上共同制订治疗目标和治疗计划。

了解王某求助的原因，共同建立"问题清单"，引导王某进行重要程度和优先等级的排序；了解当前问题发生、发展的过程及相关因素，收集相关的个人经历史，形成初步的案例概念化。通过心理教育，与王某分享对他的部分概念化理解，王某很快意识到除客观的情境因素外，自身比较敏感、对自己要求高、追求完美等性格特点和思维方式与问题的出现密切相关。随后，根据问题清单和案例概念化，共同讨论了经过心理治疗所能达到的目标；围绕这些目标制订了相应的治疗计划。

第4～8次：识别和挑战自动思维，同时贯穿问题解决的策略。

在案例概念化和治疗计划指导下，首先对自动思维（尤其是与"无用感"有关的）进行识别、评估和挑战。如"意外交错了电费，觉得我很没用"，运用思维记录表引导王某进行认知重建，王某形成新的认知"生活中每个人都会犯错，一次的疏忽并不能代表什么，况且我已经上了一定年纪，偶然的失误也是正常的现象，况且我的家人对我理解，没有人责怪我，也没有人对此事过分在意。"由此难过的情绪从80分降到30分。考虑到"适应障碍"面临的现实压力，此阶段还运用问题解决策略来处理王某与同龄人无法正常交流的问题；通过行为安排，鼓励王某扩展业余生活（如，定期去参加老年大学、参加老年书法班等），建立起新的社交圈子。

第9～14次：针对中间信念和核心信念进行工作，激发改变。

经过前8次治疗，王某已能有意识地使用学

到的认知技术对习惯化的自动思维叫"停"，并进行更全面、更合理的分析，日常的负面情绪有了明显的改善。运用箭头向下技术引导王某看到表层的自动思维与深处的核心信念之间的关系，再对不同情境的类似反应模式进行归纳，找出王某为了应对"我无能"的核心信念而发展出的中间信念；通过引导性发现、效益-成本分析等方法，引导其形成适应性、功能性更强的规则和假设。最后，引导王某对形成和强化核心信念"我无能"的因素进行探索，通过重建早期记忆等技术对自己的能力进行全面评估。行为实验也可被用于帮助王某意识到即使会出现失误、无法再从事领导工作，也是能受到许多人认可的。

第15~16次：巩固咨询效果，准备结束，预防复发。

随着治疗的进展，王某的问题已经有了显著改善，最初的治疗目标基本达到；王某也在治疗中越来越多地参与并做出决定，逐渐担任起做"自己的治疗师"这一角色，治疗结束的时机已经到来。在最后阶段，治疗师首先帮助王某总结其在治疗中的收获，引导其将改变的因素再次与CBT的原理相结合并反复强化。鼓励王某在生活中持续地继续比较新旧信念，不断收集"我还有能力去做许多其他重要的事"的证据并积极地按照新信念行动。最后，与王某一同建立了对未来的现实期许，讨论如何识别复发的征兆及应对措施。

治疗效果评估：BDI初始得分为17分（中度抑郁），第8次治疗时为10分（轻度抑郁），结束时为5分（无抑郁或极轻微），1个月和6个月随访时分别为4分和3分。BAI初始得分为43分（焦虑阳性临界值），第8次治疗和结束时分别为31分和15分，两次随访分别为13分和9分。

社会功能方面，王某愿意出门活动，业余生活丰富，喜欢与同龄人讨论书法、围棋的相关知识。王某反馈说这段时间的治疗中学到了问题解决的方式方法，了解了自己的价值观、人生观方向。已经明白从以往的束缚中解放出来的策略，也对今后的生活充满了信心。

总结：本案例经精神科治疗师做出了"适应障碍"的诊断并建议患者寻求心理治疗服务，而治疗师在有精神科背景的CBT督导师的逐次督导下，针对适应障碍所引发的认知、情绪及行为的问题进行心理治疗，取得了较为明显的治疗效果。整个治疗过程，可总结为：①此案例的患者性格特点和CBT有较好的匹配；②与患者讨论并拟订了清晰而具体的治疗目标并确立优先顺序，在后续的阶段性小结中不断检验最初的治疗目标是否达成，巩固了工作同盟；③适当和有效地导入了CBT的基本原理，后续治疗中也注意观察将患者取得的改变与CBT的基本原理反复联系，促进患者更好地成为自己的"治疗师"；④认知的和行为的技术在本案例中有较好的整合与运用；⑤家庭作业在干预中占重要地位，保证了治疗效果能够真正迁移到生活当中。最后，需要注意的是，治疗师借助"治疗过程'主观困扰程度'评分趋势"，不断提醒患者关于症状缓解并不是直线下降的，这一趋势与以往研究结果相符。在预防复发时同样要提醒患者预料到未来路上的阻碍，否则他们容易在困难出现时把自己看成失败者并最终导致问题全面复发。

五、问题与展望

尽管老年期精神障碍可用的心理治疗方法很多，但是大多数心理治疗方法缺乏严谨的大样本的临床对照试验结果支持。在每种方法的应用中均有各自的问题。如应用支持性心理疗法时，不要一味地支持而失掉对老年患者的自我调节能力的判断，应评估老年患者的自我能力，从而适当地给予帮助；应用认知疗法时应当注意是否能与患者顺利地建立治疗关系，避免由于大部分老年患者本身伴有严重的躯体疾病或认知障碍而不能够配合治疗，也不能过分强调理性思维而忽视非理性思维在人类心理健康中的平衡作用。又如问题解决疗法由于对情绪情感的改变和处理较少，缺乏深度，对于具有强烈探索原因性格的老年患者不再适用；精神分析疗法由于注重挖掘潜意识境界和探索自我，而不受具有丰富人生经历的老年患者的欢迎，并且对于患有器质性精神障碍或严重抑郁症、双相障碍的老年患者也属于禁忌证；催眠疗法由于对患者的身体健康情况有一定要求，而老年患者可能伴有除精神障碍外的严重心脑血管疾病及眼疾，所以也不该将其盲目纳入到治疗方案当中。再如应用家庭疗法时，那些子女不配合老年患者并对患者带有成见的家庭，要将这种类似情况作为禁忌，以免对患者产生第二次不良的刺激；回忆治疗仅对于某种老年期精神障碍有显著的改善作用，而具体哪种类型更适合什么样的老年患者却难以判断。

现今我国临床心理治疗的研究热点包括推动循证治疗的研究、促进心理治疗与神经生物学相结合、思考西方心理学与东方哲学的联系等。循证医学的发展为心理治疗中的循证治疗提供了启示，这促进了对不同类型精神障碍治疗的专业化。具体到老年期精神障碍患者的治疗来讲，认知行为疗法较为突出，针对特殊类型的心理治疗患者可制订具体的干预方案，并不断细化，使治疗效果更加显著。

心理治疗与神经生物学密切相关，成功的心理治疗可对神经功能的恢复产生一定的影响，而某些神经生物学因子也能对心理疾病的诊断和治疗提供帮助。如老年期精神障碍患有 AD 的患者体液分子中的 tau 蛋白、多肽、神经丝蛋白、自身抗体、miRNA、蛋白激酶等表现出比较高的特异性和灵敏度，这对于 AD 的诊断、预后评价具有重要价值，利用神经生物学技术检测这些体液因子，有助于解决由于阿尔茨海默病早期症状明显，而无法尽早确诊、尽早治疗的问题。

西方三大主要心理治疗理论包括：精神分析、行为主义、人本主义，这三种理论在人性观、方法观和疗效等方面均有所不同，但却没有一种理论是近乎完美的，传统西方心理治疗理论将自然科学法则视为中心，忽视个人成长和自我潜能的发掘。而东方文化哲学包括印度瑜伽冥想、佛教心理学、禅宗、道教等，都为西方心理学提供了截然不同的世界观、人性观、价值观，而具体到老年期精神障碍的治疗方面，将东方哲学与西方心理治疗理论相结合的治疗方法更加适合，由于老年患者在年龄上存在特殊性，东方哲学中包含的中心思想更加符合对于此类特定群体的心理治疗。例如，佛教注重明心见性，倡导修慈，在修慈的过程中培养积极情绪，尊重自己，并对周围的人修慈，最后是对心中的怨修慈心，这符合老年患者渴望得到内心的平静、摆脱抑郁情绪而不再对生活中的琐事想不透、看不开的特征。

在老年期精神障碍的有效治疗手段中，以药物治疗及心理治疗为主导，尽管现今科技发达文化进步，但对老年人来说，由于其自身多伴随躯体疾病，药物治疗的选择范围仍然狭窄。老年人胃肠道血流减少会使多数药物达峰时间推后，肝肾功能减退也使排泄能力下降，同时老年人中枢神经系统对药物更加敏感也会增加不良反应。除遵循一般治疗原则外，切忌忽略老年人生理改变以及社会地位改变所带来的影响。而目前对于老年精神障碍药物治疗的相关数据仍然较少，大部分对照试验存在患者纳入过少且缺乏系统性的缺点，如大多数研究未包含年龄过大的患者（大于85 岁），也忽视了将许多共病的老年患者纳入研究，没有关于生物标志物或药物遗传学信息的系统测量，无法确定个体受试者的最佳治疗药物、剂量方案或治疗时间。

心理治疗在老年人中的实施应用也存在比较大的偏见。例如社会保障方面，有欧洲数据显示，抑郁程度相当的老年人和青年人相比，老年患者进行心理治疗的个人意愿不足，被医疗保险提供心理治疗的可能性也更低。除此之外，由于老年期精神障碍的患者致病因素复杂，对于治疗人员的专业水平要求严格，然而目前各国基层医疗机构，缺乏心理治疗的专业人员，而即使是专业的心理治疗人员也面临着对于简单而易操作的干预手段的迫切需要。现今越来越注重针对特定疾病发展专病的模型，如针对抑郁症、广泛性焦虑障碍、强迫障碍等的工作模型，这有助于治疗师从专病的视角对个案进行概念化并选择有针对性的干预技术，从而增强干预的效率和成果。但对个案进行准确的"概念化"又是临床工作者需要掌握的另一项十分关键但又比较困难的技能。如果将心理治疗看作一次旅程，只有当治疗师看到这个更大的图景（概念化）时，才可能以一种高效的方式对治疗进行引导，而这预示着老年期精神障碍心理治疗即将迎来新的发展与挑战。

（苑　杰）

参 考 文 献

[1] 沈渔邨. 精神病学. 6版. 北京：人民卫生出版社，2017.

[2] 于恩彦. 实用老年精神医学. 杭州：浙江大学出版社，2013.

[3] 李占江，临床心理学. 北京：人民卫生出版社，2014.

[4] 中国痴呆与认知障碍写作组，中国医师协会神经内科医师分会认知障碍疾病专业委员会. 2018 中国痴呆与认知障碍诊治指南（二）：阿尔茨海默病诊治指南. 中华医学杂志，2018，98（13）：971-977.

[5] 中华医学会神经病学分会痴呆与认知障碍学组写作组. 血管性认知障碍诊治指南. 中华神经科杂志，2011，44（2）：142-147.

[6] Rascovsky K，Hodges JR，Knopman D，et al. Sensitivity of revised diagnostic criteria for the behavioural variant of frontotemporal dementia. Brain，2011，134（Pt9）：2456-2477.

[7] 中华医学会神经病学分会帕金森病及运动障碍学组，中华医学会神经病学分会神经心理学与行为神经病学组. 帕金森病痴呆的诊断与治疗指南. 中华神经科杂志，2011，44（9）：635637.

[8] 微循环学会神经变性病专业委员会. 路易体痴呆诊治中国专家共识. 中华老年医学杂志，2015，34（4）：339-344.

[9] 中国痴呆与认知障碍诊治指南写作组，中国医师协会神经内科医师分会认知障碍疾病专业委员会. 2018 中国痴呆与认知障碍诊治指南（五）：轻度认知障碍的诊断与治疗. 中华医学杂志，2018，98（17）：1294-1301.

[10] Kiosses DN，Leon AC，Areán PA. Psychosocial interventions for the acute treatment of late-life major depression: a systematic review of evidence-based treatments，predictors of treatment outcomes and moderators of treatment effects. Psychiatr Clin North Am，2011，34（2）：377-401.

[11] Krishna M，Jauhari A，Lepping P，et al. Is group psychotherapy effective in older adults with depression? A systematic review. Int J Geriatr Psychiatry，2011，26（4）：331-340.

第二十二章 自杀与危机干预

自杀(suicide)是重要的公共卫生问题和精神卫生问题。WHO 估计全球每年至少有 100 万人自杀死亡；每出现一个人自杀死亡，就会导致其亲友中至少有六七人长期痛苦地生活在自杀的阴影中。自杀通常是一个国家或地区全人群前十位的死亡原因之一，是 15～44 岁年龄段人群前三位的死亡原因之一。同一国家或地区不同年代的自杀率不同，同一年代不同国家或地区之间的自杀率也不同。根据 WHO 的数据，高自杀率的国家多位于欧洲、大洋洲和亚洲，在 13/10 万或以上；低自杀率的国家多位于中南美洲和伊斯兰教国家，在 6.5/10 万以下；北美洲的国家属于中等自杀率的国家；非洲的很多国家没有提供自杀率方面的数据。

危机(crisis)不但伴随着人类进步的历史，而且伴随着每个人的生命历程。危机可能会给个体和社会带来严重而持久的影响。因此，也已逐渐成为全世界所关注的课题。我国危机干预(crisis intervention)工作起步较晚，在理论研究、体系建设、实践操作等方面仍需积极借鉴国外经验，并按照我国实际情况做进一步完善。

第一节 自杀相关概念与理论模型

一、自杀及相关概念

目前学术界对于自杀领域的相关术语与定义有很多争论。在国际常用的诊断标准中，没有专门给出自杀的相关术语及定义。结合国际和国内自杀的研究现状，给出以下术语及定义：

(一)自杀死亡

自杀死亡(completed suicide or suicide completion)是指有依据可以断定个体死亡的结局系其故意采取自我致死的行为所致；通常简称自杀。如果没有主观想死的意愿，而由于误伤或误服剧毒物质等原因致死则不属于自杀死亡。但对于一些特殊情况下的自我致死行为，很难推论个体采取自我伤害行为时是否有死亡的意图。在实际工作中，在排除谋杀后，由于无法确认其是否有自杀意图，通常会将此种情况作为自杀看待。

(二)自杀未遂

自杀未遂(attempted suicide or suicide attempt)指主动结束自己的生命但未导致死亡结局的自我伤害行为。自杀未遂者采取自杀行为时主观想死的程度不等；如果完全没有想死的主观意愿，则属于无自杀意愿的自我伤害行为，即非自杀性自伤(non-suicidal self-injury)。自杀未遂又被称作准自杀(parasuicide)(也被译为类自杀)、自伤(self-harm)或蓄意自伤(deliberate self harm)，但这些术语的定义并不完全等同，而是各自有所不同。自杀未遂与准自杀的含义比较接近，欧洲学术界常用准自杀这个术语，美洲、澳洲和亚洲常用自杀未遂术语；自伤或蓄意自伤不太强调有无死亡的意愿，仅强调故意采取的自我伤害且没有导致死亡结局的行为。

(三)自杀计划

为实施自杀行为已经考虑或制订了具体的计划(如考虑自杀的地点、方式、日期、时间或着装，安排后事或写遗嘱等)。自杀计划制订得越周密、越完善，自杀的危险性越高。

(四)自杀观念

自杀观念(suicidal ideation)即有自杀的想法，又被称作自杀意念(suicidal idea)或自杀想法(suicidal thought)。自杀观念可以一闪即逝，也可以持续存在一段时间；可以是被动自杀意念，希望自己突然死去或者被外界意外拿走生命，也可以是主动自杀意念，考虑主动采取措施结束自己的生命；可以是模模糊糊的自杀念头，也可以有考虑不完整、不太明确的自杀计划，乃至有具体明确的自杀计划或筹备，甚至在付诸自杀行动之前因种种原因中断自我伤害的行为，或者已采取过自杀未遂行为。

个体自杀意念持续存在的时间越长，越清晰，自杀计划制订的越明确，开始采取行动准备自杀或者已经出现过自杀未遂行为，自杀的危险性越高。

二、理论模型

不同年代、不同学术领域的自杀学专家使用不同的理论模型看待自杀。19 世纪中叶，法国社会学家 Emile Durkheim 在其《自杀论》中将自杀看作社会事件而非个体的精神病态，他认为自杀与社会的整合和行为的规范有关。20 世纪美国临床心理学家和自杀学专家 Edwin S.Schneidman 认为自杀与难以忍受的"心理痛苦""精神痛苦""情感痛苦"有关，自杀者把自杀看作解决其问题的最好的办法。而现代精神病学家和精神药理学家 John Mann 认为自杀与脑部的神经递质异常有关，特别是与 5- 羟色胺能神经递质的异常有关。可见，人们认识自杀的理论模型很多，不同年代、不同学科和不同背景出身的学者对自杀行为有着不同的理论解释，尽管各有其局限性，但这些解释为自杀的研究、预防和干预提供了一定的理论参考。

实际上，自杀行为是生物 - 心理 - 社会因素共同作用于个体的结果。目前学术界倾向于从应激 - 素质模型的角度来看待个体的自杀行为。先天的遗传基因和后天的获得可以影响到个体对自杀行为的易感性，这属于素质因素，这是自杀行为发生的生物学基础；个体在后天成长过程中被特定养育的经历、长期经历的负性生活事件、慢性压力事件或急性应激事件，让个体逐渐形成了特定的心理特征和行为应对模式，导致个体对某些外来的刺激或压力特别敏感，容易在特定情形下采取自杀行为，这是在个体生物学基础上社会因素和心理因素相互影响的结果。在生物、心理和社会不良因素（即危险因素）的共同作用下，个体才容易采取自杀行为；单有某一危险因素，比如只有素质易感因素，没有相应功能不良的心理和社会因素，或者利于个体心理健康远离自杀的

因素（即保护因素）非常强固，个体也不会采取自杀行为或出现自杀死亡。

（西英俊）

第二节　自杀危险性的评估、干预和预防

一、评估的内容和方法

（一）临床访谈

在临床工作中全面准确评估个体自杀的危险性难度很大，进一步预测个体自杀的危险性就更加富有挑战性。临床评估需要从一般人口学特征（性别、年龄、受教育程度、婚姻状况、职业、宗教信仰、居住地和居住情况）、主诉、现病史、既往史、家族史、个人史、体格和辅助检查、精神科检查和量表测查等几个方面综合评估患者自杀的危险性。

自杀危险评估（assessment of suicidal risk）时特别需要收集以下与自杀倾向更为密切相关的信息：患者以及亲友熟人的自杀行为史、成瘾物质的接触情况、长期存在的负性生活事件或既往遭受虐待创伤的经历、自杀意念或自杀冲动的诱发因素或情形、目前与自杀危险密切关联的症状（具体情形下的认知、情绪、行为和生理反应）、自杀倾向当时的绝望和冲动程度以及想死的程度、想死和想活的理由、自杀计划和准备情况、自杀工具的致死性，以及可用的资源和存在的障碍等。

1. **主诉** 描述患者这次就诊的主要问题、变化或波动的特点、主要诱发因素和持续时间。

2. **现病史**

（1）自杀的诱发因素：详细收集与其此次自杀危险有关的急慢性负性生活事件的发生发展情况及其与自杀危险出现的时间关系。比如，描述具体的人际关系冲突（特别是家庭内部矛盾），经济困难，社会或经济地位的剧烈改变，躯体、性虐待或家庭暴力等。

（2）目前的自杀言行：描述此次病程中患者在什么情况下出现自杀想法或行为；当时患者对所处情景的看法，对自我、世界和未来的看法，对生命、死亡和自杀的看法；想死的理由和生存的理由；自杀意念持续存在的时间、出现频率；有无

具体的自杀计划及计划用的自杀工具的准备程度和致死性，患者对自杀方式致死性的主观看法，获取自杀工具或接近自杀场所的难易程度，自杀的场所、时间安排，遗言、遗嘱或后事安排情况；有无自杀自伤行为及出现的时间、次数及对其造成躯体伤害的严重程度；绝望、无助或痛苦的程度；每次自杀意念或自杀行为出现时的诱发事件或情形、发生发展经过以及使个体自杀意念消失、变弱或使个体放弃自杀行为的因素；患者自己对近期实施自杀行为的可能性的看法等。

（3）精神症状：详细了解患者目前主要的精神症状，如抑郁症状、幻觉妄想、酒精或物质使用情况、焦虑激越、担忧症状和冲动特征等，记录具体的症状、体征、变化情况和持续时间。

（4）躯体症状：了解目前的躯体症状体征、外伤或手术等情况的发生发展、变化情况、持续时间和严重程度。

（5）睡眠和饮食症状：了解目前患者的睡眠饮食情况，如是否躺在床上很长时间才能入睡（≥30分钟），有无睡眠不深、易醒、多梦、做噩梦或早醒（比平常或病前早醒2小时或以上），或者表现为睡眠过多；睡眠问题出现的频率、持续时间和严重程度。有无食欲下降、明显消瘦或体重减轻，或者相反，表现为食欲增加、明显变胖或体重增加。

（6）伤害他人倾向：了解有无对其他人施暴的想法、计划或意图等。

（7）严重程度：记录上述情况、症状、体征给患者造成的不良影响，包括个人痛苦感，对日常生活、工作或学习、人际交往和自我料理等方面造成的不良影响程度。

（8）诊疗经历：详细了解患者因目前主要问题按时间先后顺序就诊的经历、诊断、治疗措施、治疗药物剂量、疗程以及疗效。

3.　**既往史**　包括自杀未遂、自伤、自杀意念和自杀计划既往史；躯体疾病和精神障碍既往史，包括手术和住院治疗史；冲动暴力行为史和触犯法律的既往史等；药物过敏史。

4.　**家族史**　了解与患者有血缘关系的亲属中是否有人有精神障碍、躯体疾病、自杀自伤行为、冲动暴力行为以及触犯司法的行为等。

5.　**个人史**　了解患者的童年早期经历，以帮

助理解患者的易感性，包括如下内容：母亲孕产期的特殊经历，出生后的养育环境和方式；成长经历，包括童年亲子分离、被虐待经历（躯体、精神和性虐待）、学习、工作、婚恋和其他特殊生活经历；自小养成的应对压力的方式；人际交往方式；个性特征；日常睡眠和行为习惯；社会支持系统；经历的非血缘关系的亲友熟人的自杀自伤行为史；目前生活环境中可用的资源和存在的障碍，如社会支持和人际交往情况、是否具备接触其他社会力量或资源的可能性；特殊嗜好或癖癖，尤其是精神活性物质接触史等。

6.　**体格检查和辅助检查**　了解患者全面的体格检查、实验室和辅助检查结果是非常必要的，这不仅有助于全面了解患者的身体健康状况，还会为鉴别诊断提供重要的信息，同时又为患者的自杀危险性评估和自杀干预提供基础数据。体格检查方面要注意前臂或身体被衣服遮盖部位有无自伤瘢痕。

7.　**精神检查**　要从一般接触情况、认知活动、情感活动和意志行为几个方面分别评估自杀患者的精神状态。多数自杀患者对其自杀倾向有自知力，除非患者有精神分裂症等重性精神疾病。

8.　**诊断**　依据目前国际上公认的精神障碍诊断标准，如ICD-11或DSM-5，对患者目前的心理状态作出具体的精神障碍诊断；若患者目前有自杀意念，需根据临床经验和文献数据标明患者目前的自杀危险性及相应等级。比如患者有被动自杀意念，无主动自杀意念，自杀危险性低；患者有一闪即逝的主动自杀意念，自杀危险性低；患者有持续存在的自杀意念，但无明确的计划和自杀行为，自杀危险性中等；患者有持续存在的自杀意念，且有明确的自杀计划，自杀危险性高；患者有自杀意念，有明确的自杀计划，且三天前有自杀未遂行为，自杀危险性极高等。

（二）评估量表

为了便于快速识别患者的自杀危险性，可以使用自评量表迅速对个体的自杀危险进行筛查，如患者一般健康问卷（PHQ-9）、Beck抑郁自评量表、Beck绝望量表、自杀危险评估表。对于目前有自杀意念的患者，可以用Beck自杀意念量表中文版（BSI-CV）或其他工具作出进一步评估。个体最近两周制订的自杀计划越具体、想死的程

度越高、曾经有过死亡意愿高的自杀行为或因自伤自杀行为被抢救过、亲友有自伤自杀行为、绝望程度越高,自杀的危险性越高。但考虑到自杀危险性评估的复杂性,很难通过现有的量表评估结果准确预测患者近期自杀行为发生的概率。

对于患者的其他精神或心理症状,可以依据临床或研究需要采用相应的量表进行评估。如使用抑郁症筛选量表、抑郁自评量表、焦虑自评量表、精神病性症状筛查或严重程度评估量表、精神障碍诊断量表等。

二、干预和预防

(一)自杀危机干预

对于有自杀意念的患者,需要评估其即刻自杀的危险性高低。一旦发现患者有主动自杀意念,绝望、无助、痛苦或想死的程度高,或者患者已做出自杀计划或近期采取过自杀行为,则需要积极提供自杀危机干预(suicidal crisis intervention),以确保患者的生命安全。

自杀危机干预的具体步骤如下:

1. 保持镇静,倾听、提问和总结患者目前面临的难题 在与轻生患者接触的过程中,始终保持恰当的镇静和关注,给患者足够的时间诉说其痛苦感受、发生的具体事件,了解其目前面临的难题或困境,给其机会宣泄其负性情绪;倾听、认可其痛苦,通过言语和非言语的方式显示出对患者的关心、尊重;在患者诉说过程中及时补充提问以获得更多相关信息;当患者诉说偏离主题时,能够婉转地将患者引导回主题,并恰当总结患者目前面临的主要难题或困境,引导其梳理思绪、关注目前迫切需要解决的关键问题。在此过程中,向患者传递出有能力和其一起努力探索并找出面对目前困境的方法。

2. 评估自杀的危险性 直接询问患者在目前境遇下出现自杀想法时想死的程度和死亡的理由;了解有哪些求生的力量让他到现在为止尚未采取自杀行为,即获取其生存的理由,也就是哪些阻止患者自杀的因素或人,是患者牵挂、放心不下的人、物、事或追求;了解患者自杀计划制订的具体内容和实施情况,计划采用的自杀方式的致死性和方便易得程度、后事的安排情况;了解患者日常的饮食作息规律、酒精或其他成瘾物

质的使用情况等;评估其目前存在的精神症状,了解其既往史和家族史,做出具体的精神障碍诊断。这些评估信息为随后制订具体的干预方案打下了基础。

3. 将自杀冲动看作当前要付诸努力、时间和坚持才能逐步解决的问题,提升希望 在了解患者目前存在的难题或所处困境后,将其在此种情形下出现的自杀想法或自杀冲动作为一个现实存在的问题来看待,以开放、不评判、接纳的方式谈论其自杀的想法;同时激发扩大其生存的理由;引导患者在认识到问题的复杂性和解决的难度、不试图简单处理或寻求迅速解决的同时,引导患者看到目前的困境或自杀危险是需要通过双方付诸努力、时间和坚持来解决的,而且是可以解决的问题,在无望、无助的背景下唤起或者植入希望。

4. 引入患者亲友或其他资源,形成稳固的自杀干预同盟 在征得患者同意或者告知患者的情况下,将患者信任且能够为患者提供帮助的人(家人、亲友、同事、邻居、同学、老师、社区工作人员或所属团体的成员)和临床上其他专业人员(精神科医师、精神科护士和社会工作者)纳入危机干预的团队中,形成自杀干预的联盟。在危机干预的过程中,由治疗师或者患者本人直接和他们取得联系,直接告知他们患者目前的状况,需要请求他们提供帮助的具体内容。由于自杀干预涉及患者的生命安全,需要打破保密原则,并将此情况告知患者,治疗师不能将患者的高自杀危险性纳入保密原则的范畴。精神科医师以外的心理治疗师等人员工作中发现患者或患者出现自杀倾向,应向精神科医师转诊或提出转诊建议;或者请精神科医师会诊,协商制订下一步的治疗方案。

5. 去除患者环境中或身边的危险物品或远离自杀场所 在了解患者自杀计划中准备使用的自杀方式后,询问患者身边或住处是否有相应的自杀工具、居住的环境情况,直接将患者随身携带的危险物品拿走(如刀、药物、酒精、有毒物品等),并与患者信任的家人、亲友或其他重要相关人联系,告知他们将患者家中存在的危险物品移除、锁起来以及处理好高层楼房的窗户,或者安排患者居住在自杀危险性小的场所。如果患者自

杀的危险性高，安排人 24 小时陪同，或者安排其住院接受治疗。

对于自杀危险性高的重性精神障碍患者，应在《中华人民共和国精神卫生法》的框架内，建议患者、监护人安排患者接受自愿住院治疗，必要时强烈推荐安排非自愿住院治疗，并且要在医疗文书中记载此项告知建议。安排住院治疗通常是确保其生命安全相对有效的方法；对于其他轻生患者，继续采取以下心理危机干预措施。

6. 与患者建立信任联盟，获得患者"不自杀"或"推迟自杀"的承诺　依靠上述措施和患者迅速建立相互信任的危机干预联盟，在干预的过程中通过反复使用"我们一起"来强调这一联盟。轻生者通常将自杀看作摆脱目前无法忍受的困境、永无止境的痛苦、报复他人、获得关注、一了百了或者解决目前难题的唯一方法。此时，首先正常化患者在这种情况下的自杀选择，认可自杀可以是此种情况下的一种选择，向患者传递理解和共情；接着引导患者认识到自杀虽然可以是一种选择，但考虑到这种选择不可逆、无法反悔重来，因此，引导他同意在最终选择自杀之前不妨再给自己一段时间来尝试找出其他的解决办法；在经历过一段时间的努力尝试后，如果依然无法找到其他更好的解决办法，再去自杀不迟；既然已决定自杀，也不在乎推迟一段时间再自杀。采取此种方式的主要目的是为自杀干预争取宝贵的时间，同时也能够让患者感受到心理治疗师对其的理解，这样才能有机会让患者去体会痛苦并非像他认为的那样永无止境或者无法忍受。

在自杀干预的过程中，治疗师直接获得患者承诺在治疗联盟存在期间"不自杀"或"延迟自杀"，以便能够一起集中精力找出其他的解决方法。在这里特别强调的是，有自杀危险的个体，其自杀意念并非一天 24 小时持续存在于脑海中，自杀意念往往是在某些诱发事件发生后出现或者在某一特定情形中出现；即使个体在采取自杀行为的当时依然处于求生和求死的矛盾之中，想活和想死的两股力量在其脑海中发生着激烈的冲突；自杀行为往往是受扳机事件影响后的冲动行为，患者当时的思维或认知僵硬固执且负性，往往只看到自杀这一条路而看不到其他的出路。轻生者的上述心理状态正是自杀干预的切入点。

7. 重建希望，制订行动方案，解决现实存在的关键问题　将患者的自杀想法与其现实中需要解决的问题建立联系，引导其找出目前存在的需要解决的现实问题，然后学会将注意力集中在其中一个目前存在的、与自杀冲动密切相关且相对容易解决的关键问题上，确定解决这一问题且切合现实状况的近期和远期目标，重建希望。接着运用头脑风暴尽可能多地构想出解决这一问题可能的方法，在权衡每个方法的利弊后做出决定，引导患者采用对其利多弊少的方法。然后和患者一起制订落实这个或这些方法可行的具体行动方案。在制订行动方案时，考虑实际行动中可能存在的困难及克服困难的方法，利用身边的资源促使方案得以落实。应尽可能将行动方案的第一步设置在第一次危机干预之后马上开始，或者在危机干预的过程中就开始，即启动行动方案应该在 24 小时内开始行动。越早开始行动，方案越能够得到落实；越晚行动，比如三天之后开始行动，按方案落实的可能性微乎其微。

在制订目标和行动方案时，需要充分考虑患者的能动性和现状，引导其制订出符合其实际情况且相对容易实现的目标和行动方案；在构思可能的解决办法时，应充分调动患者的积极性找出三种或者更多种解决方法，而非单纯地由治疗师给出方法。

8. 制作便于携带的自杀危机应对信息卡　在自杀干预过程中，需要对患者随后自杀危机的出现有一定的预测性，并做出相应的应对计划。通过回顾既往经历，找出患者通常在什么情况下容易出现自杀冲动，患者可以做些什么来帮助自己。然后告知患者，即使已经开始接受危机干预，以后依然可能出现自杀危机。一旦出现自杀危机，则可以把它看作一个很好的实践和联系的计划，把握住这个机会按照上面提及的方法或者以下制订好的方式应对它，以评估这些干预措施的实际效果如何。

自杀危机信息应对卡，就是在患者有自杀冲动时，教会患者在紧急情况下按照卡片上的提示进行自我帮助，削弱自杀冲动，恢复患者的心理平衡。制订自杀危机信息应对卡的具体步骤如下：首先引导患者回顾其既往体验过的自杀冲动，将容易引发患者出现自杀冲动的情形找出来，并回顾当时患者曾经一步一步做些什么可以成功使自杀冲动消退或减弱，然后将这些情形和患者可以做的具体事情写在自杀危机信息应对卡上；鼓励患者以后有自杀冲动时先尝试这么做。

应对卡上写有如下信息：如果上述方法有效，则可以在自杀冲动消退后，继续从事其他该做的事情；如果这些方法无效，应对卡上还写有紧急情况下可以联系的亲友的姓名和联系电话，在前面方法无效的情况下和亲友联系，帮助自己走出自杀的冲动。如果和亲友联系也帮助不到患者，或者患者没有亲友可以联系，则将患者进一步可以联系的专业自杀干预机构及联系方式写下来，包括 24 小时心理危机干预电话号码、危机干预网站的网址、门急诊服务机构等。

将这些信息清晰地写在便于携带的卡片上，请患者随身携带，在其有自杀冲动时拿出来按照卡片上的内容逐一去做，以帮助自己走出自杀的泥潭。

9. 落实行动计划并评估效果，继续危机干预　患者在一次危机干预结束后按照已制订好的行动方案去一步一步落实；在遇到紧急的自杀冲动时，按照自杀危机信息应对卡上的指导帮助自己。在患者下次就诊时，治疗师需要了解这段日子患者的总体情况，回顾上次危机干预的主要内容，评估患者行动计划落实的情况和效果。对于从上次危机干预到本次危机干预之间再次经历自杀危机的患者，评估自杀危机应对信息卡的实际应用效果，修改完善此应对信息卡。

如果患者按计划行动且取得一定的效果，则引导患者继续沿着既定的危机干预方向前进，选择一个新的且比较关键的问题继续进行问题解决，这样按部就班直至把患者目前存在的主要问题一一解决，帮助患者成功渡过危机状态。在这个过程中，一次干预解决一个关键问题比较可行。

如果患者按计划行动但效果不理想，不匆忙断定就是原来制订的方案无效或失败；而是引导患者分析导致这种效果不理想可能的因素。比如，患者根本没有采取行动，出现了新的困难或问题，当时针对的问题太大、不够具体，目标设定的太大、太不切实际，行动方案不够清晰可行等。如果在进行上述分析后发现确实是所采用的方法不适合解决此问题，引导患者认识到这也是一

种收获，可以让其避免未来继续选用此方法。然后针对这个问题再次按照上面第 7 条所述方法去解决问题。如果患者没有按计划行动且选定的问题依然存在，分析落实行动计划中可能存在的障碍，制定出克服障碍的具体方法和步骤，以确保患者在本次干预后能够付诸行动；如果患者没有按计划行动是源于选定的问题已经不再存在，则引导患者关注于目前存在的其他问题，聚焦在下一个关键问题运用第 7 条所述的方法去解决问题；如果是源于出现了新的困难或新的问题，导致患者无法按照既定方案行动，则需要首先着手解决新出现的困惑问题。如果上次干预针对的问题太大、不够具体，或者目标设定的太大、太不切实际，或者行动方案不够清晰可行，则需要对患者存在的具体情况进行相应修正，然后继续进行接下来的问题解决。

10. 其他措施　在自杀危机干预的过程中，始终对患者的绝望、无助感、痛苦程度和自杀想法的程度保持高度警觉，并教会患者使用量表或简单的数字动态监测评估这些指标的变化情况，一旦发现情况变糟，则及时针对引发自杀危险的具体事件或情形进行危机干预。

对于即刻自杀危险性高的患者，安排专人轮流 24 小时陪伴患者；必要时安排精神科住院治疗。根据我国《精神卫生法》第 30 条，应该根据患者的具体情况提出自愿住院甚至非自愿住院的建议，由患者和其监护人最终做出决定。但安排住院治疗与否需要有一定的灵活度，因为过早建议住院治疗会干扰患者对治疗师的信任关系，丧失为患者提供院外综合自杀干预的时机。

在自杀危机干预的过程中，注意患者的药物治疗情况和成瘾物质的使用情况，尽可能发挥自杀干预团队的力量，与其亲友、精神科医师、护士和社会工作者一起为患者服务，处理其药物治疗和成瘾物质使用问题。

高危患者的自杀干预的频率、时间可以根据具体情况相应增加；在自杀危机期间，需要与患者保持定期联系，以确保患者的生命安全。同时严格依据《中华人民共和国精神卫生法》履行助人的职责，并按要求规范地做好个案心理干预记录。

在自杀危机干预的过程中，如果患者的能动性差、情绪的混乱状态比较严重，难以建立合作

性的危机干预联盟，则以指导性的危机干预为主。危机干预时给予患者简单清晰明了的具体指导，引导其一步一步走出混乱状态，逐步恢复其主观能动性；再逐步将危机干预的方式由指导性转变为合作性的危机干预联盟。

如果患者的高自杀危险性与其明显的幻觉妄想有关，则和精神科医生、患者的亲友一起采用必要的强制治疗措施，以确保患者的安全。自杀危机干预的次数和持续时间因人而异，不能一概而论。

（二）自杀倾向的干预

虽然目前尚不清楚社区中自杀未遂者和目前有自杀意念的个体中精神障碍的患病率，但我国的研究发现，大约 63% 的自杀死亡者有精神障碍；在急诊就诊的自杀未遂患者中，大约 40% 符合精神障碍的诊断标准。自杀行为是生物、社会和心理因素共同作用于个体的结果。因此，自杀倾向患者的治疗包括心理社会治疗和生物学治疗。下面就有循证依据的自杀倾向患者的治疗方法做一简单介绍。

1. 心理健康教育　根据评估获得的具体情况和患者的自杀危险性，用患者可以理解的语言向患者介绍自杀学领域的基本知识，其躯体疾病和精神障碍的诊断、症状和体征，目前存在的主要现实问题及与其自杀危险性之间的关系，以及准备开展的治疗方法的原理，以提高患者对接下来的治疗方案的认识。心理健康教育是开展任何治疗的基础，是提高患者治疗依从性的关键所在。

2. 认知行为治疗（CBT）　在 CBT 治疗中，针对患者的绝望感和自杀冲动，可以在诊室和患者一起制订出相应的行为应对卡和认知应对卡，鼓励患者在感到绝望或有自杀冲动的时候按照应对卡上提示的内容去做。行为应对卡见自杀危机干预部分的相应内容；认知应对卡就是针对患者存在的与绝望感或自杀冲动有关的负性认知，找出相应的、有功能的替代思维，并把它们写在卡片上，引导患者在绝望或有自杀冲动时去读认知应对卡上的内容，比如"我现在感到了绝望，感到痛苦无边无际，但这不等于一直会这样，它是暂时的，我以前的经历证明这种不好的情绪是会过去的"，以帮助患者走出绝望的深渊。

3. 问题解决治疗（PST）　PST 是一种相对容易掌握、短程、结构化和有时间限制的心理治疗方法，其治疗关系亦是合作性的治疗联盟。研究发现，PST 对于抑郁、自杀未遂患者的疗效明确。抑郁和自杀倾向患者往往缺乏解决问题的技能，同时更倾向于以负性问题为取向，即将问题的出现看作威胁，并因遇到问题而责备自己，对自己解决问题的能力表示怀疑，缺乏自信，认为问题无法解决，从而躲避问题，并因此陷入深深的苦恼之中。问题解决治疗的目标就是培训提高个体的问题解决技能，通过一步一步付诸努力去解决个体生活中现实存在的问题，将其由负性问题取向逐步转变为正性问题取向。

4. 其他心理治疗　研究发现，精神动力学治疗、支持性心理治疗、增强社会支持系统、一般的随访外展服务在自杀干预治疗中也有一定的效果。

5. 生物学治疗　根据患者的具体精神障碍诊断给予相应的药物治疗和物理治疗。

对于抑郁情绪明显的患者，可以使用抗抑郁药治疗降低患者自杀行为发生的危险性；鉴于传统抗抑郁药的用药程序复杂，不良反应大，过量服用易导致死亡等，因此对于有自杀倾向的抑郁患者，一般不用传统抗抑郁药，而推荐选用 SSRIs 或其他新型抗抑郁药。

对于有自杀倾向的双相 I 型障碍患者，应合并锂盐治疗，因为研究证实，锂盐长期维持治疗双相障碍患者能显著降低其自杀行为的发生率。心境稳定剂卡马西平、丙戊酸钠在降低双相障碍患者自杀的危险性方面明显不如锂盐；但使用锂盐治疗需采取措施确保锂盐使用安全有效。

需要注意的是，有部分心境障碍患者的自杀行为发生于临床抑郁症状好转的阶段，有些甚至发生于抑郁已经达到临床痊愈程度的情况下。所以，在急性期和维持期的药物治疗过程中均应持续关注患者的自杀风险，特别是注意日常监测与自杀风险密切相关的负性生活事件、绝望感、无用感和痛苦感的变化波动情况。

对于有自杀倾向的精神病性障碍患者，应给予抗精神病药物治疗。传统抗精神病药的锥体外系副作用大，加重患者的抑郁焦虑情绪，较少用于有自杀倾向患者的治疗。建议尽可能采用锥体外系不良反应发生率低的新一代抗精神病药，如阿立哌唑、氯氮平、奥氮平、喹硫平、利培酮、齐拉西酮等。研究发现，氯氮平和奥氮平能有效降低精神分裂症患者的自杀危险，应优先考虑选用这两种药物，但在选用氯氮平时，需综合考虑其不良反应，如粒细胞减少、心电图异常改变、体重增加、血糖增高，根据患者体质情况在权衡利弊后决定是否使用。

抗焦虑药适合治疗伴有焦虑情绪的轻生患者，以缓解患者的焦虑情绪，降低其自杀的危险性。但由于这类药物长期使用容易成瘾，白天镇静作用明显，有时会使患者的攻击和危险行为脱抑制，增加冲动行为出现的概率（尤其是边缘性人格障碍患者），反而会增加患者的自杀危险。长期服用苯二氮䓬类药物，突然中断治疗也会增加患者的自杀危险性。另外，相当一部分自杀者的自杀方式就是服用此类药物。因此，在门诊给有自杀倾向者提供苯二氮䓬类药物时应特别慎重。

对于即刻自杀危险性高且拒绝接受心理、药物治疗或者心理药物治疗无效的患者，可以采取改良电痉挛治疗（MECT），以起到挽救患者生命的作用；但需要在慎重考虑其利弊。

6. 联合治疗 可以根据患者的具体情况，采取综合措施，联合使用心理治疗和生物学治疗，以期快速帮助患者走出自杀陷阱、改善症状、缓解痛苦并提高其生活质量。

（三）自杀预防策略

自杀在全球很多国家都是重要的公共卫生问题，在我国也不例外。因此，WHO 和联合国早在 20 世纪就建议其成员国制订国家自杀预防策略，来有效统筹应对自杀问题给各国人类健康所带来的巨大挑战。在 2013 年 WHO 通过的《心理健康行动计划 2013—2020 年》中，将各国的自杀率到 2020 年降低 10% 作为奋斗的目标之一。因此，我国作为人口众多的发展中国家，开始着手在国家、地区和社区层面开展人群自杀预防干预措施是非常必要的。

面向群体层面的自杀预防和干预（suicide prevention and intervention），常常采用的是通用预防策略（universal prevention strategy）、选择性预防策略（selective prevention strategy）和指向性预防策略（indicated prevention strategy）模式（即

USI 模式）。USI 模式在三个层面分别关注的是全人群中的每个人、特定的高危群体和特定的高危个体。

1. 通用自杀预防策略 面向的人群是一个国家、省或自治区、县、社区或学校等范围内的全体人群，项目的目的是通过影响人群中的每个人而达到降低自杀率的目的。如，开展公众心理健康促进运动，以提高人们对自杀的认识水平，减少对自杀的歧视，鼓励积极寻求帮助以及主动帮助有自杀倾向的人；限制自杀工具的方便易得，比如严格管理农药的生产、销售和使用等环节，严格管控枪支和治疗药物的方便易得，煤气和汽车尾气的脱毒处理；向媒体工作人员提供健康教育项目，避免媒体渲染性地报道自杀案例；限制酒精或其他成瘾物质的销售和有害使用等。

2. 选择性自杀预防策略 面向的是处于自杀危险中的亚组人群，以降低这些高危人群的自杀危险性。这个层面的自杀预防策略有自杀高危人群的筛查项目、社区生命"守门员"培训、面向医务人员开展的专业技能培训、面向特定高危人群的支持和技能培训项目（如童年时期遭受虐待或性侵犯的受害者、土著人、监狱服刑人员、移民、战争或地区冲突的难民、双性恋者等）、提高危机干预机构的可及性和转诊资源、自杀事件后的群体干预、对自杀者亲友的干预以及提高治疗精神障碍和躯体疾病患者（包括物质滥用障碍）的水平等。

3. 指向性自杀预防策略 面向的是人群中的自杀高危个体，即那些有依据说明其目前有自杀倾向者。这个层面的干预措施通过小组形式或一对一的形式实施，降低高危个体的自杀危险因素，并提升其保护因素。如对有自杀倾向的双相障碍患者和反复发作的精神病性障碍患者的治疗性随访干预，对于自杀未遂者和目前有自杀意念者的治疗和干预等。

普通人群的自杀行为，无论自杀未遂还是自杀死亡，就其发生率而言，均属于罕见事件。因此，评估人群自杀干预措施的效果是自杀学领域的一个难题，因为一般的研究项目很难达到以人群自杀行为发生率降低为主要结果评估指标所需的巨大样本量。而面向高危人群的自杀干预措施，如对于重性抑郁障碍、双相障碍、精神分裂症

患者开展的自杀干预措施，尽管具体干预措施能降低这些人群的自杀率，但由于总人群中这类精神障碍的患病率低，因此高危人群的自杀率降低很难导致全人群总的自杀率降低。因此，自杀预防工作的重点应该放在通用的自杀预防策略层面才能更加富有成效。

（西英俊）

第三节　危机及危机干预

一、危机的特征

危机是危机当事人的一个认知或体验，即将某一事件或生活境遇认知或体验为远远超出自己当下资源及应对机制无法忍受的困难。除非此种情境得到某种解决，否则，危机将有可能改变和破坏已有的身心平衡状态。

但危机对人类来说，既不是一个简单的概念，也不只是具有绝对消极的意义，而是呈现出更复杂的特点，危机的特征概括如下：

1. **危机的普遍性**　危机是普遍的，因为没有任何人能够避免各种各样的应激。对任何人来讲，无论自身应对各类应激的经验有多么丰富，当一个重大突发危机事件发生时，都有可能造成自身身心状态的失衡，个人的应对机制难以充分发挥效力。

2. **危机的复杂性**　危机的发生和发展往往不是由单一的因素决定的，而是涉及危机当事人的方方面面。如果某重大危机事件同时影响到很多人，那么整个生态系统都会卷入危机状态当中而需要加以干预，也就意味着危机干预人员将要面临更加复杂的危机环境。

3. **危机的持久性**　遭遇危机后的短时间内，有的危机当事人表面上看来未受到其严重的影响，这有可能是危机当事人运用自己习惯化的自我防御机制来应对危机的结果。但也意味着，危机当事人可能在短期内把与危机相伴随的负性情绪体验隔离于意识之外而不加以处理。如果这样的话，或许在其未来生活中，会因为某一个扳机事件重新激发起原来危机事件的创伤体验，而因此备受困扰。所以说，危机发生后，危机当事人不仅仅需要在危机干预人员的协助下，直面危机，有效应对危机；而且切忌只通过某种速效解决法，例如仅靠药物治疗来试图根本性解决所有问题。因为从长远来看，这反倒为未来更严重的危机埋下隐患。

二、危机干预模型及原则

危机干预有三个基本模型，即平衡模型、认知模型、心理 - 社会交互模型。基于模型的危机干预原则如下：

1. **平衡模型**　平衡模型实际上应该称为平衡 / 失衡模型。当人们处于危机中时，他们往往处于一种情绪失衡状态，在这种状态中，通常的应对机制和问题解决方法失去了效用。平衡模型的目的在于帮助人们恢复到危机前的平衡状态。

干预的早期阶段主要遵循平衡模型。也就是说，当危机当事人处于危机情境中，对自我和周围事物完全失控，表现为不知所措，不能做出合理的选择时，危机干预人员的工作重点应主要放在稳定危机当事人的情绪上，直到危机当事人在一定程度上重新恢复应对能力。而在危机当事人情绪恢复至相当程度的稳定性之前，干预工作不能，也不应该采取任何进一步的措施。因而，平衡模型是在危机刚爆发的初期最常使用的一个模型。

2. **认知模型**　危机干预的认知模型认为，危机源于危机当事人对危机相关事件或情境的错误认知，而不是这些事件或情境本身。如果危机当事人对所处的情境总是给予与现实情况大相径庭的、消极和歪曲的认知，那么会使得其内部感知状态越来越趋向消极的自言自语，直至使整个认知状态很消极，而看不到危机情境中的一些积极因素。随之，危机当事人的行为也趋向消极化，从而陷入恶性的循环当中，最终导致危机情境得不到任何解决。

认知模式的基本原理是，危机当事人可以通过改变其思维方式而对自己生活中的危机加以控制，特别是通过认识并反思自己思维中非理性的及自我挫败的成分，同时又保持并集中注意于自己思维中理性的及自我增强的成分。危机干预的认知模型适用于危机进程的中期，那时危机当事人的情绪已基本稳定下来，并接近于危机前的稳定状态。

3. 心理 - 社会交互模型　心理 - 社会交互模型认为，危机既可能与内部因素如心理困境有关，也有可能与外部因素如社会及环境困境有关。影响危机当事人心理适应性的外部因素包括同伴、家庭、职业、社区等，但绝不限于这些。对于某些特殊类型的危机问题，除非影响危机当事人的社会系统也得到改变，或者危机当事人对影响危机情境各系统的动力过程有所理解并与之相适应，否则，危机不可能得到稳定的解决。所以危机干预工作人员既需要评估危机当事人的心理状态，也要对影响危机当事人危机状态的外部因素进行充分评估，从而帮助他们适当调整目前的行为、态度等，并充分利用各种环境资源渡过危机。从危机当事人的角度来说，他们需要适当地整合内部应对机制、社会支持、环境资源等，以获得对生活的自主控制能力。和认知模型一样，心理 - 社会交互模型也只有在危机当事人的情绪在相当程度上稳定下来之后才能适用。

三、方法

(一) 危机干预的评估策略

评估技术正确而恰当的实施是危机干预是否成功的重要保障，它应贯穿于干预过程的始终，是其他干预措施的前提。美国健康研究院将处于危机状态的危机当事人分为三类：①产生轻度的、暂时的心理问题，如睡不好、害怕、担忧、愤怒、悲伤、更多地抽烟、饮酒等，他们不需要特殊的治疗即可恢复正常功能，社区水平的支持和教育干预可能有所助益；②有中度的心理症状，如持续的失眠、焦虑、改变工作和生活方式等，虽没有达到精神障碍的诊断标准，但可能影响工作和生活，需要心理和医学干预；③产生精神障碍，如急性应激障碍和抑郁发作，需要专门的治疗和处理。

综合前期研究结果以及目前的危机干预实践经验，分别从危机当事人的知情意维度、精神障碍表现、干预策略和方案、物质需求和支持系统、风险程度五个方面来进行阐述：

1. 知情意三维度的评估　知情意三维度的评估是指危机干预人员需要在短期与危机当事人的接触中，迅速对其认知、情绪情感及行为状态作出判断。

(1) 情绪情感状态：危机当事人在危机发生后，往往会产生复杂而强烈的体验。因此在干预的初级阶段，危机干预人员不仅仅需要敏锐地捕捉到危机当事人稍纵即逝或者极力掩饰的情绪表达，而且需要帮助危机当事人以他们愿意的，而且是接近现实的方式来表达自己的感受，以此对自己产生适度的掌控感。在这个过程中，危机干预人员需要注意以下几点：①危机当事人是否在运用情感的隔离极力回避自己去面对危机给其带来的影响。②危机当事人的情绪表现和情感反应，相对于这次危机情境来说，是否协调一致。③危机当事人的情绪情感反应与本次危机事件的相关性有多大。

(2) 认知功能：危机发生后，危机当事人可能会表现出注意力不集中、缺乏自信、无法做决定、健忘、效能降低、强迫性回忆、否认、过度理智化等。因此，这需要通过干预人员在与危机当事人的交谈过程中，进一步发现与澄清，以明确如下几点：①危机当事人对本次危机的认识是否真实、合理而全面。②危机当事人是否表达出偏离此事件的认识。③危机当事人是否有足够的信心和积极、适切的思维使自己尽快地从危机状态中走出来。

(3) 行为反应：危机发生后，危机当事人会表现出不同程度的行为退化、社交退缩、逃避与疏离、不敢出门、容易自责或怪罪他人、不信任他人等行为反应。危机干预人员应对此作出判断，并给予符合危机当事人自身情况的恰当的指导和建议。主要评估内容包括如下几点：①危机当事人在危机后已经做了哪些事情，采取了何种方式来应对自己的危机处境。②何为最符合危机当事人情况的适宜的行为反应。

2. 精神障碍的评估　危机干预人员在对危机当事人进行知情意三维度评估的同时，需要归纳并判断出危机当事人是否存在某种精神障碍的可能。对于具有精神障碍的危机当事人，有必要给予适当的精神科药物，以帮助其更快恢复正常的心理状态。如果危机干预人员不具备精神科药物使用的资质或者不具备足够的经验，则需要及时转诊，使得危机当事人获得充分的医学评估。常见的危机后精神障碍简述如下：

(1) 急性应激反应：并不是所有经历危机的人都会出现严重的精神障碍。急性应激反应的症状对个体来说有很大的变异性。但典型的、普遍的表现是先出现"茫然"状态，表现为意识范围局限、注意狭窄、对外在的刺激难于反应、出现定向错误等。在行为上，主要表现在与周围交往中出现进一步的退缩性，有的甚至可达到分离性木僵的程度；或者出现激越性活动过多，如逃跑反应。在生理上，常存在由于惊恐性焦虑而引起的自主神经症状，如心动过速、出汗、面孔潮红等。以上这些症状一般在事件发生后几分钟内就出现，并在随后的几小时内或者2~3天内消失。通常在事后，个体对于自我发生过的症状会产生部分或完全的遗忘。

（2）创伤后应激障碍：创伤后应激反应是指个体在经历了灾难性的创伤性事件后1个月以后所出现的各种身心综合反应，各种反应症状综合起来，就称为"创伤后应激障碍"。主要表现以下三个方面：一是创伤性事件的某些过程总是强迫性地在脑海里重复再现；二是对与创伤事件相关的事物总会采取躲避行为，对外界刺激的反应麻木；三是生理性唤起水平增高和自主神经症状持续出现。

（3）抑郁状态：抑郁状态可能合并创伤后应激障碍，也可能是居丧反应的延续，或是灾难所诱发的抑郁发作。主要表现为维持2周以上的心境低落，无愉快感，自我评价过低，自责或内疚感；精力减退或疲乏感，联想困难或自觉思考能力下降；人际交流能力下降或缺乏交流；食欲下降，体重明显减轻，性欲减退等。

（4）焦虑状态：焦虑状态可能是应激障碍表现的一部分，也可能是独立的焦虑发作，或者是对手术、身体的康复的焦虑。主要表现为经常或持续的无明显对象或固定内容的焦虑、紧张；自主神经功能紊乱；警觉性增高、运动性不安；睡眠障碍，包括入睡困难、睡眠浅、噩梦、早醒等。

3. 物质需求和支持系统的评估 危机当事人危机状态的严重程度不仅仅与危机事件的性质、危机当事人的素质有关，而且与其是否获得必要的物质需求满足以及能否获得及时、良好而又丰富的支持系统有关。因此，危机干预人员有必要在危机干预过程的始终密切关注危机当事人支持系统的状况和运行情况。具体包括如下几个方面：

（1）物质需求的评估：危机干预人员应特别关注危机当事人是否缺乏必要的物质条件，这包括基本生活需要，例如食物、水、帐篷和卫生用品等；特殊需要，例如医疗用品、养育孩子的物品等。一旦危机干预人员帮助危机当事人发现这些需求，则需要帮助他们应对这些问题，具体措施如下：①帮助危机当事人明确生活中的支持系统，例如危机当事人的朋友或亲人等在当下这个情境下，是否能够帮助并如何帮助他们；②给出实际能够满足危机当事人本人需求的建议。

（2）支持系统的评估：危机当事人在危机发生后，其支持系统会发挥危机干预人员无法替代的功能。具体评估措施如下：①有哪些机构的、社会的、专业的及个人的力量或支持可以利用；②有哪些人关心危机当事人并愿意随时提供帮助；③对危机当事人是否能够平稳渡过危机而言，可能会面临哪些经济、社会、职业方面的障碍。

4. 干预策略和方案的评估 危机干预应该在危机发生后的不同阶段，综合危机当事人的年龄、所遭遇危机的性质、当时的心理状况等各种因素，采取不同的干预策略和方案。在整个干预过程的实施中，危机干预人员干预时应考虑到危机当事人的观点、能动性和充分利用每一种干预策略和方案的能力。

5. 风险程度评估 这里所指的风险主要是指危机当事人可能具有的自伤、自杀和伤人、杀人的风险。目前已有大量的研究证明，危机发生后的自杀率是增加的。特别是经历了灾难、目睹亲友死亡、自身的完整性或功能遭到破坏的危机当事人是预防的重点人群。因此，在危机干预工作中，危机干预人员无论遇到何种类型的危机当事人，都应警惕危机当事人危险行为的发生。尤其要注意以下两点：①不要担心询问危机当事人是否有危险意向，就会促使危险行为的发生，已有大量的临床实践证明，危机干预人员及时的询问更容易使危机当事人感到被理解、被支持，更有可能避免悲剧的发生。②危机干预人员要独具慧眼，准确识破那些具有潜在危险的危机当事人。与流行的看法相反，大多数想自杀或杀人的危机当事人往往会表现出明确的自杀或杀人的线索，或是给出警告信号。

综上所述，危机干预的评估技术需要危机干

预人员能在短时间内，迅速收集资料，准确发现核心问题，迅速对危机当事人的心理状态、精神症状、社会状况、风险程度等方面做出评估，而且还能根据情况的变化灵活改变评估策略。这种职业素养是危机干预人员所必备的，但是需要长期经验的积累。

（二）危机干预的心理稳定化策略

正确而训练有素的心理稳定化技术是危机干预人员必须掌握的技能。而这项技能主要体现在普适化心理稳定化技术以及个体化心理稳定化技术的实施方面。

1. 普适化心理稳定化技术　该技术主要包括共情、倾听、真诚、接纳等基本技术，这些技术在本书相关章节已有所介绍，本章将结合危机干预工作的开展，再进一步对共情和倾听技术进行阐述，同样正如评估技术的实施一样，这些技术应贯穿于干预过程的始终。

（1）危机干预中的共情：共情技术是指危机干预人员体验和洞察危机当事人内心世界的态度和能力。所谓的共情态度是在干预过程中始终保持一种理解、接纳、平等、关爱与尊重的姿态，且悬搁自己的价值标准，站在危机当事人的立场上，用心体会危机当事人的所知所感，使其能够获得一种被理解、被悦纳、被映照的体验。进而能够提升自我意识感和自我掌控感。所谓的共情能力是指危机干预人员不会被完全地陷入至被干预对象的情绪沼泽中，而是善于捕捉到危机当事人核心的积极价值观，激发其开始转移、化解危机所带来的负性情绪，同时引导其调整、改变和整合对灾难的看法，重获心理平衡。

（2）危机干预中的倾听：倾听技术包括提问、释义、情感反应和归纳。在实施倾听技术的过程中，需要注意的是：一是全神贯注，精神必须高度集中，真诚地与被干预对象交流；二是要善于运用非言语信息，如语调、眼神、细小的肢体语言等与被干预对象建立起良好的互动关系；三是在进行内容反馈方面，要自然的强调被干预对象的信息中所包含的积极、温暖的内容，潜移默化地引导其从一个完全绝望、悲观、恐惧的状态转入至一个相对安全、有希望、有信心的状态。

2. 个体化心理稳定化技术　个体化心理稳定化技术是遵循认知行为、眼动脱敏与再加工的

一些核心治疗理念而形成的专门针对危机当事人的一组技术。主要包括保险箱、安全岛、内在花园、遥控器等技术。这些技术的应用主要针对危机当事人因为危机造成的安全感的严重破坏和情绪不稳的状态。危机干预人员通过温和的言语表达，引导危机当事人进入一种想象的情境，从而使之在某种程度上产生对自我情绪的掌控和安全感的获得。但对于个体化心理稳定化技术的应用需要把握适宜性、灵活性、自主性的原则。以下简单介绍一下保险箱技术：

保险箱技术的目的是引导危机当事人将那些难以应对的与危机相关的认知、情感、躯体感受等负性心理信息暂时"打包封存"至由危机当事人自我想象构建的保险箱里面，使其短时间内能够摆脱这些信息的严重搅扰，保持适度的社会功能状态。而且危机干预人员应该告知危机当事人，他们可以自主的决定何时和怎样打开保险箱来处理这些负性信息。保险箱的引导词如下：

第一步：现在请想象在你面前有一个保险箱；

第二步：现在请你仔细地看着这个保险箱：

— 它有多大（多高、多宽、多厚）？

— 它是用什么材料做的？

— 是什么颜色的（外面的，里面的）？

— 壁有多厚？

— 这个保险箱里面分了格还是没分格？

— 仔细关注保险箱：箱门好不好打开？开关箱门的时候有没有声音？

— 你会怎么关上它的门？钥匙是什么样的？

（必要时帮助想象：锁是密码数字，是挂锁、转盘式的，还是同时有多种锁型。请注意：特别对年轻的或对技术感兴趣的危机当事人，应该允许他们对"新型的"锁具比如遥控式的或通过电脑操纵的敞开想象！）

当你看着这个保险箱，并试着关一关，你觉得它是否绝对牢靠？……如果不是，请你试着把它改装到你觉得百分之百的可靠。也许你可以再检查一遍，看看你所选的材料是否正确，壁是否足够结实，锁也足够牢实……

第三步：现在请打开你的保险箱，把所有给你带来压力的东西，统统装进去……

（有些危机当事人一点都不费事，有些则需要帮助，因为他们不知道怎样把感觉、可怕的画

面装进保险箱。此时，我们应该帮助患者把心理负担"物质化"，并把它们不费多大力气地放进保险箱。）

—— 感觉（比如对死亡的恐惧）以及躯体不适（比如疼痛）：给这种感觉／躯体不适设定一个外形（比如巨人、章鱼、乌云、火球等），尽量使之可以变小，然后把它们放进一个小盒子或类似的容器里，再锁进保险箱里。

—— 念头：在想象中，将某种念头写在一张纸条上（比如是用某种看不见的神奇墨水，人们只能以后用某种特殊的东西才能使之显形），将纸条放进一个信封封好。

—— 图片：激发想象，与图片有关，必要时可以将之缩小、去除颜色、使之泛黄等，然后装进信封，再放进保险箱。

—— 内在电影：将相关内容设想为一部电影录像带，必要时将之缩小、去除颜色、倒回到开始的地方，再把磁带放进保险箱。

—— 声音：想象把相关的声音录制在磁带上，将音量调低，倒回到开始处，放进保险箱。

—— 气味：比如将气味吸进一个瓶子，用软木塞塞好，再锁好。

—— 味觉：将不适的味觉翻译为某种颜色或形状，尽可能使之缩小，然后再放进一个可以密封的罐子或者一个装酱菜的玻璃瓶。

第四步：锁好保险箱的门，想想看，你想把钥匙（根据不同类型的锁；写有密码数字的纸条；遥控器等）藏在哪儿了。

（钥匙最好放在危机当事人能够容易找到，但又不容易被别人发现的地方，而且嘱咐危机当事人不要把钥匙扔掉或弄丢了。）

第五步：请把保险箱放在你认为合适的地方，这地方不应该太近，而应该在你力所能及的范围里尽可能的远一些，并且在你想去的时候，比如以后什么时候你想和我一起再来看这些东西的时候，就可以去。

（原则上，所有的地方都是可以的，比如可以把保险箱发射到某个陌生的星球，或让它沉入海底等。但有一点很重要，就是危机当事人事先要考虑清楚，他怎样能再次找到他的保险箱。）

（三）危机干预的行为影响策略

危机干预人员在干预过程中，应伴随着对危机当事人密切的观察和评估以及心理稳定化的实施，迅速形成符合危机当事人自身情况的方案和策略，以保证危机当事人能进一步减轻危机状况，并避免发生危险。危机干预的行为影响策略大概分为两部分内容：一部分内容是引导危机当事人学会某些适宜的、自我调整的行为和技能，并提醒其避免一些不良的行为；另一部分内容是帮助危机当事人制订将来的应对方案，并获得其对此方案的承诺。

1. 行为策略 危机干预人员应鼓励危机当事人运用积极的应对行为，避免消极的应对行为；而积极的应对行为包括：①休息充足；②规律饮食；③与家人和朋友在一起交流；④与信任的人讨论问题；⑤做放松活动（散步、唱歌、与孩子玩耍）；⑥体育锻炼。而需要避免消极的应对行为包括：①乱服药、吸烟或饮酒；②整日睡觉；③一刻不停地工作，没有任何休息和放松的时间；④远离朋友和亲人；⑤忽略基本的个人卫生。除这些基本的行为策略以外，危机干预人员可教会危机当事人一些简单、易操作的自我调整技能，如呼吸调节训练和肌肉放松训练。危机干预人员可结合危机当事人的实际情况，做出灵活的调整。

2. 应对方案 危机干预人员必须要认识到危机干预不仅仅只是其在与危机当事人面对面时所做的工作，而应该考虑到危机当事人在危机发生后可能很长的一段时间需要持续的寻求进一步的帮助和自我的恢复。因此，在危机干预的过程中，与危机当事人探讨和确定适于其自身实际情况的应对方案就显得尤为重要。一般将应对方案分为非指导性应对方案、合作性应对方案和指导性应对方案。

（1）非指导性应对方案：有的危机当事人能够向危机干预人员自主的描述将来要执行的应对方案，这时危机干预人员就应当采取非指导性的应对方案，尽可能让危机当事人对自己有更多地自我掌控。但是在危机干预初期，危机干预人员仍需要采取倾听和开放式提问技术，以帮助危机当事人澄清他们真正想做的是什么，并检验其拟采取的行动方案可能会导致什么结果。非指导性应对方案有助于调动危机当事人自己内在已有的能动性以解决他们自己的问题。

（2）合作性应对方案：有的危机当事人不能

独立的行动及应对危机，但尚能建立并保持与危机干预人员之间的合作关系，这时危机干预人员就应当采取合作性应对方案。在这个方案中，危机干预人员与危机当事人是合作伙伴关系，他们一起来确定危机发生的根源，检验各种行动计划的适宜性，保证行动的执行。危机当事人在这个方案中，能够通过参与对危机的解决，而体验到自我的力量和能动性。而危机干预人员只是暂时起到催化剂的作用，或者说是起着参谋、促进者、支持人员的作用。

（3）指导性应对方案：如果危机当事人不能应对当前的危机，失去了自我掌控感和自主性，那么危机干预人员应采取指导性应对方案。也就是说，由危机干预人员来探寻各种可供选择的行动方案、制订合适的行动计划并指导或督促危机当事人将行动计划付诸实施。一般来说，危机干预人员都是从指导性应对方案开始，并随着干预过程的进展逐步转向合作性应对方案，直至形成非指导性应对方案。

3. 行为影响策略的注意事项

（1）认识个体差异：危机干预人员应认识到每一个危机当事人以及他们所处的危机情境都是独特的。因此，在形成对危机当事人的干预方案和策略时，应避免对危机当事人及其问题作出草率的归类，避免刻板、想当然的理解危机干预的任何方面。

（2）确保个体安全：危机干预的工作始终不能放松对危机当事人以及与危机当事人相关人员的安全的警惕。危机干预领域的金科玉律就是："一旦对危机当事人的安全问题产生怀疑，就必须立即采取措施。"安全措施有时意味着进行适当的转诊处理，包括立即进行住院治疗。

（3）明确个体责任：很多危机当事人在一开始，总会倾向于将自身的危机归因于他人。如果危机干预人员也试图通过解决他人来帮助危机当事人摆脱困境，这将是徒劳的。危机干预人员应在合适的时机，明确指出危机当事人自己在相关事件或情境背景中的问题，并集中注意危机当事人最关心的核心问题。同时，应尽可能将危机当事人的危机所涉及的多元化问题化解为某个直接的、可操作的问题，并首先集中解决这个问题。

（4）利用个体力量：充分利用危机当事人自己的应对力量。在危机干预中一定不要忽视危机当事人自己的力量及其应对机制。危机事件往往会使危机当事人暂时丧失其通常的力量和应对机制，如果这些力量和应对机制能够被重新激活，那么它们对于危机当事人克服危机并获得信心是极为有利的。

（5）获得个体承诺：危机干预工作的一个核心方面是要从危机当事人那里获得承诺，保证执行所拟定的行动计划。这里，危机干预人员可以要求危机当事人以口头陈述的方式将需要他执行的行动步骤概述一遍。这种口头概述既有利于干预人员把握危机当事人对行动计划的理解程度，也有利于强化危机当事人的承诺，同时还有利于干预人员建立随访计划。对危机当事人而言，作出承诺具有动机的作用，促使他按行动计划去执行，同时也有利于他更加坚信计划的行动步骤一定能获得成功。

四、问题与展望

当前社会，引起人们危机的原因越来越复杂，人们所呈现出来的危机状态也越来越多样化，所需要的干预策略也应更加及时和规范。这也对危机干预策略提出了更高的要求。

（一）危机干预组织需更加协调一致

目前，危机干预已不再被认为只是一个单纯的治疗技术，而是一个社会多个组织共同参与的、内涵广泛的应急系统工程。有效的危机干预应具备完备的组织体系、可行的操作方案以及成熟的干预路径，既要做到危机发生前的早期预防，又要做到危机发生后的及时响应，在干预的各阶段，完成各部门、各专业人员的合作、沟通、互相协调和协作。

（二）危机干预行动需更加积极主动

危机干预的特点是短程、紧急、有效。干预人员需遵循的干预理念是帮助危机当事人迅速从危机状态中摆脱出来，而不是对当事人实施长程的干预，达到人格的完善。因此，在危机发生后，干预人员不应该只是被动等待当事人的求助，而是应该采取各种措施主动提供危机干预服务，以期帮助他们提高应付能力，恢复心理平衡。

（三）危机干预手段需更加丰富有效

随着电子通信技术日新月异，电话、计算机、互联网在危机干预工作中将发挥越来越重要的作用。电话、互联网将提供延伸的危机干预服务,可以为各类危机当事人提供及时、有效的服务。计算机在危机干预工作的应用中,其评估、心理教育的程序是有效而值得信赖的。而计算机的另一个更大的潜在发展则体现在将来是否可能实现虚拟现实的模拟与互动。

(西英俊)

参 考 文 献

[1] Aguilera K, Messick J. Crisis Intervention: Theory and Methodology, 4th ed. St.Loris: CV Mosby, 1986.

[2] United Nations. Prevention of Suicide: Guidelines for the Formulation and Implementation of National Strategies. New York: United Nations, 1996.

[3] Hawton K, Heeringen K van. The international handbood of suicide and attempted suicide. Chichester: John Wiley & Sons, 2000.

[4] Gilliland BE, James RK. 危机干预策略. 肖水源, 译. 北京: 中国轻工业出版社, 2000.

[5] Goldsmith SK, Pellmar TC, Kleinman AM, et al. Reducing Suicide: a National Imperative. Washington DC: The National Academies Rress, 2002.

[6] Phillips MR, Li XY, Zhang YP. Suicide rates in China: 1995—1999. The Lancet, 2002, 359: 835-840.

[7] De Leo D, Burgis S, Bertolote JM, et al. Definitions of suicidal behavior: lessons learned from the WHO/EURO multicentre Study. Crisis, 2006, 27(1): 4-15.

[8] Myer RA, Conte C. Assessment for crisis intervention. Journal of Clinical Psychology, 2006, 62(4): 959-970.

[9] 李占江. 临床心理学. 北京: 人民卫生出版社, 2014.

[10] Dieltjens T, Moonens I, Van Praet K, et al. A systematic literature search on psychological first aid: lack of evidence to develop guidelines. PLoS One, 2014, 9(12): e114714.

[11] Xi YJ, Chen RS, Gillespie AL, et al. Mental health workers perceptions of disaster response in China. BMC Public Health, 2019, 19(11): 19(1): 11.

[12] 翟书涛. 危机干预与自杀预防. 北京: 人民卫生出版社, 1997.

[13] 张黎黎, 钱铭怡. 美国重大灾难及危机的国家心理卫生服务系统, 中国心理卫生杂志, 2004, 18(6): 3951.

[14] 李献云, 费立鹏, 张艳萍, 等. 15~24岁人群自杀特征及危险因素的病例对照研究. 中华精神科杂志, 2005, 38(4): 231-235.

[15] 西英俊, 石扩, 姚怡明, 等. 突发公共事件现场心理危机干预策略初探. 中华健康管理学杂志, 2019, 13(2): 133-138.

第二十三章　临床心理人员的执业与成长

临床心理人员是运用心理学相关知识，遵循心理学原则，通过心理咨询与心理治疗的技术与方法，帮助患者解除心理问题或者心理困惑，获得心理成长的专业人员。临床心理人员包括精神科医生、心理治疗师、通过中国心理学会临床与咨询心理学专业人员注册系统的督导师、心理师、助理心理师、学校心理教师以及通过人力资源与社会保障部心理咨询师考试的从业人员。

心理咨询与心理治疗人员的职业身份、权限、所在服务机构在《中华人民共和国精神卫生法》中有较严格的区分，比如心理咨询人员不可以做心理治疗、心理治疗只能在医疗卫生机构进行等。但是心理咨询与心理治疗在理论和技术上很难区分。心理咨询在英文中被称为"counseling"，心理治疗在英文中常使用单词为"psychotherapy"。心理咨询与心理治疗两者具有许多共同之处：二者所采用的理论方法常是一致的；都强调帮助患者成长和改变；都注重建立帮助者与患者之间的良好人际关系。二者最大的差异在于工作对象的不同，心理咨询的对象主要是有心理困惑的正常人，心理治疗的对象主要是有心理（精神）疾患的人。但鉴于心理咨询与心理治疗工作有重叠，在实际工作中无法截然分开，且心理咨询和心理治疗是两项本质上相同的心理卫生服务形式，所以本章使用临床心理人员这一概念，不对心理咨询与心理治疗做具体区分。

心理学家阿裴尔（Appell）指出：在咨询与治疗的过程中，临床心理人员能建立咨访关系最有意义的资源就是他自己。可见临床心理人员的个人素质是影响心理咨询效果的重要因素。那么，作为一名合格的临床心理人员应当具备什么资格呢？成为一名临床心理人员后，我们为什么要进行个人成长？个人成长的途径有哪些？在心理咨询与心理治疗的过程中，我们可能遇见哪些伦理问题、法律问题？如何解决？这些就是本章所要谈及的问题。

第一节　临床心理人员资格与执业

弗洛伊德曾提到一个心理治疗师很大程度上是天生的，而不是培养造就的。诚然，知识、技术和能力可以经过学习和培训掌握，而心理品质则是与生俱来的，不易改变。在现阶段的临床心理学领域，对临床心理人员资格的研究焦点主要为胜任力的研究。

一、关于胜任力的研究

胜任力是指包括能力在内的专业表现，也就是专业人员在专业实践中用以执行特定行为或行为标准的实践和理论知识、认知技能、行为和价值观的综合。

1. 国外胜任力的早期研究　关于胜任特质的研究最早可追溯到国外 20 世纪 60—80 年代，当时主要关注的是临床心理人员个人能引起患者积极改变的因素，同时也有关注临床心理人员胜任特质的维度及差异分析。

Menne（1975）在因素分析的基础上，把心理咨询师胜任特质分为 12 个维度：人格特征、社会觉知、自我认识、倾听沟通、基础知识、操作知识、咨询技巧、职业指导、技能培训、资格证书、测验能力、伦理道德。通过比较研究发现，因工作的环境、理论和价值取向、专业背景以及工作年限等的不同，心理咨询师胜任特质的多个方面存在显著差异。

2002 年在美国亚利桑那州心理学实践领域胜任特质研讨会上，人们提出了 8 个方面核心胜任的特质，即：①心理学基础与科学研究；②心理干预；③督导；④心理测验；⑤个体文化差异；

⑥法律专业问题、伦理和公共政策；⑦跨专业合作和协商；⑧专业成长。

此外，会议还确定了一些胜任特质领域通用的具体胜任特质，包括：了解个体文化差异；认识自己；个人与职业的匹配度；具有职业道德、批判性思维和人际交往能力等。

Spencer等人将胜任特征分为5个层次，从内到外依次为动机、特质、自我概念、知识、技能。动机与特质位于胜任特征最核心的地方，较为隐蔽，难于探索与发展；自我概念是个可经过培训、心理治疗和积极的发展经历来改变的胜任特质，但改变较难，所花时间也长；知识和技能是相对较为表层的个人特征，教育、训练是最好的方法。

2. 国内胜任力的研究　在国内，从20世纪80—90年代，长期从事心理咨询理论和实务工作的专家学者对什么人适合从事心理咨询这一职业有一套自己的判断和甄选标准。张日昇教授指出，优秀的心理咨询师应该具备心理反应敏感力、认真倾听、相信人的自我成长潜力这三个基本素质。钱铭怡教授认为心理咨询师除了需要有良好心态、敏锐洞察力、助人之心外，还需要提高对自我的认识，对与患者交互影响作用的认识，对自身道德伦理的认识。

吴垠和桑志芹（2010）通过行为事件访谈法进行了心理咨询师胜任特质的定性研究，指出心理咨询师胜任特质模型由"基准性胜任特质"和"鉴别性胜任特质"两部分组成，其中，"基准性胜任特质"包括专业知识和技能、人格健全与完善、利他性、开放性、建立关系的基本态度、自我觉察、自我控制力、人际理解和洞察、尊重、培养他人、语言表达能力11项内容，"鉴别性胜任特质"包括人格健全与完善、自我觉察、自我控制力、弹性、人际理解和洞察、影响力、建立咨询关系的基本态度、专业知识与技能、阅历与经验9项内容。

刘研等（2018）通过访谈25名认知行为治疗师，提炼出认知行为治疗师胜任特征，共有5个部分，分别是：①心理治疗的专业素养，包括心理弹性、利他心、逻辑思维能力、对患者抱有积极的态度；②一般心理治疗的能力，掌握心理治疗基本知识和心理治疗的基本技术，专业知识积累学习的能力，评估诊断和转诊的能力，对治疗合理预期和设置的能力，建立和维护治疗联盟的能力，

符合职业伦理要求；③应有的CBT理论知识，掌握基本的CBT理论和CBT常见的专病模型；④应用CBT技术的能力，采用苏格拉底式提问的能力，案例概念化的能力，认知重建的能力，掌握行为矫正技术的能力，布置和回顾家庭作业的能力，总结和反馈的能力，预防复发的能力；⑤元能力，恰当地把握治疗节奏的能力，恰当地使用治疗方法的能力，解决CBT治疗过程中阻碍的能力。可以看出前两个特征是跨越理论流派的特征，后三个是与CBT有关的知识和能力的特征。

二、胜任力的几个重要方面

（一）动机

动机是指在目标的引导下，激发和保持个体活动的内在心理过程或内部驱力。它属于内部心理过程，不可以直接观察，但是可以通过任务选取、努力强度、行动坚持性和言语表达等外在行为进行判断。临床心理人员的职业动机大致可以分为三类：第一，自我探索，包括自我帮助、自我成长的愿望，提高自己情感表达的技巧；第二，职业利他，包括希望帮助他人、服务社会，更好地教育子女；第三，职业回报，包括获得职业自主权，获得稳定的经济来源。临床心理人员可以通过分析自身的职业动机，发现由此可能导致的问题，增强咨询效果。

（二）人格特质

知识和技术都是重要的，但是如果一个临床心理人员的人格特质不够健康完整，或其人格整合度不好，知识和技术就失去了表现和发挥作用的机会，临床心理人员的人格状态决定了其运用技术的心理能力。人格是个体在适应环境过程中所形成的独特行为和特质型式。每个人的人格发展，个性形成都与其过去的生活经验有关。临床心理人员越了解自己的过去，就越能自我成长。自己能不断地成长，也就越能帮助来访者看到自己的问题所在，从而帮助他们成长。临床心理人员需要了解自己的人格特点，例如比较反感哪一类型的人，在哪种情形下自己内在的包容力特别小，在哪种工作环境下自己特别顺心，有什么优缺点，可能的知识技能盲点等。临床心理人员对自己的认知越清楚就越能够帮助心理上有困惑的人。

我国目前的咨询师准入制度，大多考量的是知识的学习和技能的掌握，忽视对人格的考察，这是亟待解决的问题。否则，长期忽视这个问题，会给我国心理咨询的健康发展造成巨大的隐患。对临床心理人员的培训不应仅限于知识与技能，也应注重其自我人格的探索、整合与完善，设计咨询师的自我体验课程，并逐步建立督导制度。

（三）开放的心态

临床心理人员需要有清晰的自我概念，通过经验和对经验的理解形成对自己所有方面的知觉。在价值多元的现代社会，临床心理人员尤其应注意保持健康积极的信念和价值观。临床心理人员虽然可能持有不同于他人的价值观和信念系统，但他们能尊重每个人从多种信念或价值中选择的权力，以不批判的态度，接纳不同的价值观和信念。罗杰斯曾经说过："当看着日落时，我们不会想去控制日落，不会命令太阳右侧的天空呈橘黄色，也不会命令云朵的粉红色更浓些，我们只是满怀敬畏的心情观望而已。"

有效的临床心理人员应该是一个好的容器，他应该能帮助患者处理其焦虑、恐惧等负性情绪。要容纳负性情绪有时做起来却不是那么容易，但这往往是咨询生效和治愈的关键。临床心理人员要像接受患者的正性情感那样去接受他的负性情感，并且经过智慧的人性化的处理再帮助患者将这些重新整合进自己的内心。患者的问题形成往往就是源于早年现实生活中的非容纳性，临床心理人员的一个重要任务就是要重新营造容纳的心理环境，补足患者的某种缺失，使其重新内化为一个温暖的客体。

（四）知识

按国家职业标准规定，临床心理人员必须有普通心理学、发展心理学、社会心理学、咨询心理学、心理健康与心理障碍、心理测量学等方面的基本理论知识。与此同时，还需要在正规的心理测验、心理诊断和心理咨询培训中掌握相关的操作知识。此外，心理咨询与治疗涉及的不仅仅是心理咨询方面的知识，对医学、法律、历史、人类学甚至经济学的了解，都能从多个侧面提升临床心理人员的咨询水平。每种心理咨询理论背后都有着不同的哲学理念，对哲学的了解和领会有助于临床心理人员更深刻地理解人性。丰富的知识能使临床心理人员不仅知其然，而且知其所以然。临床心理治疗师具有的知识要更广泛，包括医学专业的全部基础课，尤其是医学基础课中的神经系统部分（如神经解剖、神经生理、精神药理等）以及精神病学、行为医学、心身医学等临床学科的知识和技能应重点掌握。

（五）技能

在心理咨询与治疗实践中发展心理治疗技能十分重要。有人说心理治疗不是学出来的而是练出来的，这充分说明了实践的重要性。关于技能学习，这不仅要求在课堂上进行治疗程序的练习，还要将干预手段成功地应用于真正的患者。作为临床心理人员，需要掌握咨询/治疗关系的建立与保持、咨询/治疗目标的确定、咨询/治疗中的基本会谈技术、心理测量、心理评估与诊断、咨询/治疗效果评估、转介、危机干预等技能。

好的咨询和治疗技术需要与好的时机结合起来才能起到治疗作用。同样一个合理的甚至是精辟的病理解释，在患者还没有做好充分准备时就给出，常常会起到破坏性作用，给患者带来伤害。技能的根本内涵就是临床心理人员能够判断在什么情况下采取什么干预方式最合适。而这些判断基于目前的咨询与治疗的研究。一个好的建议，在患者还没有足够的行动力时就给出，将进一步加重患者的焦虑，使其感受到更多的压力。总之，临床心理人员需要时刻思考我们给出的解释、反馈等技术的运用，是否能满足此时患者自身的需求，有利于他的心理成长。

樊富珉（2015）提出，临床专业人员应该具备的知识或技能包括：

1. **个别心理咨询包括** 会谈的基本技术、建立关系与维护工作同盟、心理咨询的目标设立、心理咨询的过程与阶段、心理咨询的理论流派、网络等新媒体的应用等。

2. **团体心理咨询** 团体工作的类型与区别、团体动力及影响、团体成员筛选、团体咨询发展过程、团体咨询的技术、团体效果评估等。

3. **心理评估与测量** 心理诊断（如ICD-11）、心理测量（常用量表）、心理评估（会谈与观察法）、心理发展评估（不同年龄阶段）、积极心理品质（性格优势测量）、心理健康普查、心理问题早期发现等。

4. 心理危机识别与干预　心理危机基本理论、心理危机的表现与识别、个别心理危机干预方法、团体心理危机干预方法、哀伤辅导与咨询等。

5. 心理健康教育　开办心理健康讲座、开设心理健康课程、组织心理健康宣传活动、编辑印刷心理健康宣传品、社区宣讲等普及心理健康与心理疾病的知识等。

（六）人文素养

临床心理工作是一项特别复杂的助人工作，合格的临床心理人员还需要具备一定的人生阅历和良好的人文素养。随着临床心理人员从业时间的延长，人文素养对治疗效果起着越发重要的作用。临床心理人员的人文素养经常在临床实践的每一个环节中自然地体现出来，缓慢但稳定地影响其职业发展前景。临床工作的一个基本问题就是在治疗关系中临床心理人员作为一个人的重要性。

Dyeytus 认为："在临床工作过程中，技巧只不过是一小部分，因为经验丰富和觉察力敏锐的临床心理人员会发现，对临床工作影响力最大的，是临床心理人员的个人。"临床心理人员就是最好的治疗工具。而咨询/治疗产生效果的最关键因素就是咨访关系。临床心理人员的人文素养是创建良好咨访关系的关键因素。

临床心理人员需具备一定的人文精神，怀有一种悲天悯人的慈悲，对各种精神文化的关注，对人类命运、尊严和价值的足够关注，以及不可或缺的自我关怀。临床心理人员必须是一个人性丰满的人，才能把患者当成活生生的人而不是仅仅是心理疾患的载体。在临床工作中，临床心理人员通过一个人对自己、对人性的理解与感悟，坦诚地面对自己的内心世界，并以同样的心态面对患者的内心世界，这不但能以自己获得的深刻成长感悟给患者足够的尊重和理解，而且也给患者带来了良好的示范作用。

临床心理人员不但要具有扎实的心理咨询/治疗知识技能，还需要对各种文化知识有全面的了解。人际交流的内容常常具有象征性，相同的东西在不同人眼里具有不同的意义，这种意义的建构可能与文化、语言、宗教、职业等有关系。因此，临床心理人员首先要尽可能多从哲学、现象学、社会学、文化学、人类学、语言学、历史学、医学、艺术等学科中汲取营养，以更好地理解患者的内心世界，提升临床心理人员的助人水平。

从某种程度上讲，临床心理人员不能只当专才，在人文素养方面还需要成为全才。同时，临床心理人员还必须注重个人在生命哲学意义层面的成长，这种成长体验将会渗透在他们的实际工作中，并切实有效地提高工作效果。此外，临床心理工作是在不同文化背景下进行的，在学习国外理论和技能的同时，需要积极推行临床心理工作的本土化。因此，临床心理人员需要学会面对和处理不确定的过程，关注中国文化中服从权威、关系取向、面子、和谐、中庸等一系列概念，并积极探索这些文化对患者的影响。

三、临床心理人员从业要求和成长路径

有了如上的知识和技能，是否就可以从业了呢？答案是否定的。因为临床工作需要专业资格，而每个国家都有自己一套从业资格认证标准。

（一）从业要求

1. 美国　美国临床心理人员分类很细，有精神科医生（psychiatrist）、心理学家（psychologist）、临床社工（clinical social worker）和心理健康咨询师（mental health counselor）等，各种身份有其相应的培养途径，最后以取得相应的临床工作执照作为任职资格。

精神科医生是这些执业者里唯一具有处方权的，他们一般为需要服用精神类药物的患者提供服务，在诊断和开处方的同时也提供相关的心理咨询。美国精神病学和神经学委员会（American Board of Psychiatry and Neurology, ABPN）负责精神科医生的资质考核，它要求精神科医生具有医学博士学位（MD 或者 DO），然后根据各州的要求积累 3～7 年的住院实习经验，通过各州的医生资质考核和 ABPN 的资质考试，即可获得在该州任职精神科医生的资格。

心理学家是美国最普遍的心理咨询从业者，提供诊断、咨询和心理测试等服务。心理学家须具有临床心理学、咨询心理学或相关学科的博士学位，包括哲学博士（Ph.D）和心理学博士（Psy.D），获得学位的时间一般在 5～7 年。在申请执照之前，从业者需积累一定的带督导的临床工作经验。各州对于积累的时长要求不同，在 1 500～

6 000 小时之间，并且至少一半的工作时长为直接与患者工作。此外，从业者需通过职业心理工作资格考试（Examination for Professional Practice in Psychology，EPPP）以及各州独立要求的课程和考试。满足以上条件者即可申请获得任职心理学家的资格。

临床社工和心理健康咨询师均只要求硕士学历，他们在咨询方面与心理学家有相同的资质，但是由于受过的心理测试方面的培训有限，他们只能使用极为有限的测试工具，并且也不具有诊断的资质。美国各州对于这两个身份的资质要求有一定差异，以纽约州为例，州政府劳动部门要求临床社工必须拥有社工硕士或类似学科的硕士学位，并且在硕士毕业后，有至少 3 年带督导的临床工作经历；此后，从业者参加由纽约州社工委员会主办的资格考试，通过者即可获得任职资格。心理健康咨询师须具备心理健康咨询硕士或者类似学科的硕士学位，并且在硕士毕业后，积累至少 3 000 小时的带督导临床经验，其中至少 1 500 小时为直接与患者工作；此后，从业者须参加美国国家临床心理健康咨询师资格考试（National Clinical Mental Health Counselor Examination，NCMHCE），通过后即可获得任职资格。

对于以上四个职位，正在接受培训或者积累执照所需工作时长的从业者也具有工作资格，但均需在临床督导的指导和监督下完成工作，不能独立执业。

2. 中国

（1）台湾：台湾的临床工作发展起始于 20 世纪 50 年代，早于大陆，相对大陆有更为成熟的认证体系。台湾在 2001 年就通过了有关规定，规定心理师执照考试与专业技术人员考试一样，如律师、医师、会计师等，必须取得政府执业资格。心理师考试分为临床心理师和咨询心理师两种。临床心理师考试科目包括：咨商的心理学基础（人类行为与发展）、咨商与心理治疗理论、咨商与心理治疗实务与专业伦理、心理健康与变态心理学、个案评估与心理衡鉴、团体咨商与心理治疗（心理师考试规则第 7 条）。

获得心理师执业资格的人可以到以下执业场所工作：

各级各类学校，以大专院校为主；

社区机构：儿童、青少年、妇女、老人、残障、家庭等福利机构；

医疗机构：医院、卫生所、保健中心等；

企业与政府机构：人力资源部、健康管理；

心理咨询或心理治疗所：个人开业。

（2）大陆

1）心理治疗从业人员：根据《心理治疗规范》（2013 年出台）的规定，以下两类在医疗机构工作的医学、心理学工作者可以成为心理治疗人员。一是精神科（助理）执业医师并接受了规范化的心理治疗培训的专业人士，一是通过卫生专业技术资格考试（心理治疗专业），取得专业技术资格的卫生技术人员。

规范化的心理治疗培训主要包括三部分，一是基于 DSM-5 系统学习精神心理疾病诊断和鉴别诊断知识，了解并掌握各类疾病常用的药物治疗，例如抗抑郁药、抗焦虑药等。二是学习国际主流的心理治疗技术。三是要住院进修与实习。

卫生专业技术资格考试适用的人员指经国家或有关部门批准的医疗卫生机构内从事心理治疗工作的人员。心理治疗师分为初级资格与中级资格。考试科目设置"基础知识""相关专业知识""专业知识""专业实践能力"等 4 个科目。资格考试实行全国统一组织、统一考试时间、统一考试大纲、统一考试命题、统一合格标准的考试制度，原则上每年进行一次。参加初级心理治疗师或者中级心理治疗师资格考试且成绩合格者，由人事局颁发人事部统一印制，人事部、卫生部用印的专业技术资格证书。该证书在全国范围内有效。

参加心理治疗初级（师）资格考试的资格是：取得相应专业中专学历，从事本专业技术工作满 5 年；或者取得相应专业专科学历，从事本专业技术工作满 3 年；或者取得相应专业本科学历或硕士学位，从事本专业技术工作满 1 年。

参加中级资格考试的资格是：取得相应专业中专学历，从事心理治疗师工作满 7 年；或者取得相应专业专科学历，从事心理治疗师工作满 6 年；或者取得相应专业本科学历，从事心理治疗师工作满 4 年；或者取得相应专业硕士学位，从事心理治疗师工作满 2 年；或者取得相应专业博士学位。

2）心理咨询从业人员：从事心理咨询工作需要获得国家劳动与社会保障部认证的心理咨询师资质，或者中国心理学会临床与注册工作委员会认定的注册资格。国家劳动与社会保障部认证的心理咨询师资质认证已经于2017年终止，已经获得资格的仍旧有效。

中国心理学会临床与注册工作委员设计了助理心理师、心理师及督导师的注册标准。以注册心理师为例，要符合下列标准。

具有临床或咨询心理学专业博士学位者，其获得学位所在的临床与咨询心理学专业博士培养方案符合中国心理学会临床注册标准的相关规定并已有效注册，经2名注册心理师或督导师推荐，可申请注册心理师。

具有临床或咨询心理学专业硕士学位者，其获得学位所在的临床与咨询心理学专业硕士培养方案符合中国心理学会临床注册标准的相关规定并已有效注册。在取得硕士学位后2年内，在注册督导师督导下与患者直接接触的实践不少于150小时；同时，接受注册督导师规律、正式的个体督导时间不少于50小时、集体案例督导不少于50小时。经2名注册心理师或督导师推荐，就可申请注册心理师。

在中国境内获得非注册标准认可的心理学 / 医学 / 教育学等专业硕士或博士学位者，若要申请注册心理师，需提供必要文件（2名注册心理师或督导师的推荐信、学位证书复印件、实习和督导证明），同时需满足：①申请人接受的专业研究生培养课程达到注册标准的规定标准，或研究生毕业后接受了相当于注册标准规定的全部课程培训。②在注册督导师督导下与寻求专业服务者直接接触的临床实践小时数不少于250小时（包括研究生在读期间积累的实践小时数），并提供相关证明。③接受注册督导师规律、正式的个体督导不少于80小时（含研究生在读期间接受的个体督导小时数）、集体案例督导不少于120小时（其中申报者本人呈报的咨询或治疗案例在团体督导中被督导不少于12小时，含研究生在读期间积累的团体督导小时数），并提供相关证明。

1999年12月31日以前获得教育部认可的大学心理学、医学或教育学等相关学科学士学位但其资质不完全符合注册系统的相关规定的申请者，需提供有关其受训的过程（包括课程设置、实习流程等）和接受专业培训的证明文件（学位证书复印件、实习和督导证明、督导推荐信、2名注册心理师或督导师推荐信等），可向注册工作组提交申请，其申请由注册工作组参照有关条款个别认定。

可以看到，大陆的资格认定强调专业实践能力，本专业出身需要有专业实践，非本专业出身，只要学习了相关知识，有符合要求的专业实践也是有机会获得执业资格的。不过，到目前为止，中国心理学会注册系统才有不到1 000名的注册人员，与中国社会的需求相比还远远不够。

（二）成长路径

Sperry（2007）曾将心理咨询师专业能力的发展阶段分为六个层级：初级实习生（研究生1～2年级）、进阶实习生（研究生3年级）、全职实习生（硕博）、资浅专业人员、资深人员、专家级咨询师。Alfred Benjamin曾提出心理咨询的专业培训要经过以下几个阶段的训练过程：教导阶段，着重知识上的学习；参与阶段，作为患者体验性学习；替代性学习阶段，看录影带或观察有经验的咨询师工作；督导下实践，在实际心理咨询操作中整合理论与技能；独立操作阶段，独立接待来访者。

台湾相关研究认为，成为一个有胜任力的咨询师至少要6年时间。硕士前两年在大学校内学习理论和咨询中心见习、第三年全时在专业机构实习一年（实习时间是43周1 500小时，其中专业工作不少于9周360小时），第四年完成硕士论文，顺利毕业才能申请参加心理师专业资格考试。一次顺利通过者，获得心理师资格后，还要在资深督导师2年督导下，获得独立执业资格。所以临床心理人员到达执业标准需要经过专业化的培训。获得执业资格后，还需要不断成长。一名临床心理人员从实习咨询师（职前培训）、新手咨询师（入职1～3年）、成熟咨询师（入职6～10年）、资深咨询师（入职15年以上），除了扎实、系统的职前培训，更要在心理咨询实践工作中，持续不断学习、接受督导，才能胜任心理健康服务。

江光荣提出心理"派"的培训或者成长路径。这是一个四个学期两年的培训计划，经过两年

480 学时的课程学习，临床见习 60 小时，咨询实践 180 小时，案例督导 100 小时，导师例会 160 小时，评估反馈每年 2 次的历程，才能胜任心理健康服务。

（三）督导的保障

督导（Hess，1980）是一种非常特殊的人际互动，是临床心理人员专业技能觉察与成长的手段，也是对自身情绪反应、自身局限、职业认同等觉察的手段。没有督导就不能形成专业能力。临床心理人员督导师是心理学服务及其他心理健康服务行业里最高级别的专业人员，其职责包含知识与技能的传递、实践工作的监督、评估与指导，职业准入把关，以及与被督者建立一种有助于被督者形成专业认同和职业胜任力的关系。督导在一个临床心理人员的成长过程中所起的作用，和临床心理人员在一个患者康复和成长的过程中起的作用同样重要。督导制度的推行是心理咨询与治疗行业规范化必须经历的过程。

督导的形式多样，可以是一对一，也可以是团体督导。督导师通过观察、录音、录像、被督者自我报告等方式与被督导者进行案例讨论，帮助被督导者学习和掌握临床技能。督导过程也是职业胜任能力的评估反馈过程。

1. 督导的作用

1）促进被督导者专业成长：包括专业理论、技能和方法的熟练掌握和运用；提高被督导者解决个案问题的能力；协助被督导者形成对个案问题的假设或推论，而不仅仅是对个案问题的行为或情绪反应；将督导中的经验迁移到其他个案中去；学习从不同的角度和层面分析个案等。

2）推动被督导者个人发展：包括提高被督导者对自我的觉察力；让被督导者充分收集自身与个案的资料，并了解"我与个案"的关系是什么，以及是怎样互动的；了解被督导者个人化的困扰如何影响咨询过程；检查自己在助人过程中所呈现的优点或所面临的困惑；推动被督导者自身能力的发展等。

3）帮助被督导者职业认同：包括帮助被督导者充分认识自己的专业角色，设定清晰的职业行为边界，遵守职业伦理规则，提高服务质量等。

2. 督导的步骤 一般来说，可以将督导分成五个步骤：

1）了解被督导者对个案问题及相关资料的认识：被督导者需要简洁清晰地叙述在咨询/治疗过程中所观察到的重要资料，督导师主要是倾听并适时提问，以便了解被督导者的个案资料。

2）了解被督导者使用的策略和技巧：这一过程中可能会借助录音、录像等材料，督导师在适当时候就策略和技巧的使用给予反馈。

3）了解被督导者的临床假设和理论基础：督导师在倾听被督导者对个案形成假设和理论依据的基础上，引导被督导者在不同的侧面进一步思考，产生更完整的思考模式。

4）对被督导者所使用的策略和技巧的恰当性进行评估：督导师主要是帮助被督导者了解咨询/治疗中使用了哪些策略和技巧，为什么使用这些策略或技巧等问题。

5）被督导者学会从不同角度看个案：督导师协助被督导者对个案的材料进行整理，还有哪些需要在下一次咨询/治疗中进行收集或注意的地方，也可能会协助被督导者制订下一次的咨询/治疗计划。

在不同层面进行督导时，督导有不同的目标和方向，所使用的技术和方法也有所不同。例如在技术层面上进行督导。督导师在预感到被督导者可能存在的问题，并提出："你这样说或这样处理的目的是什么？这样说或这样处理的理论基础是什么？"的问题时，有明确的方向和指向，但又没有直接在某一问题上否定被督导者，而是促使被督导者在问题的不同层面进行理论和技术上的反思。督导师说："如果我碰到这样的情况，我可能会……"时，督导师同样没有否定被督导者，也没有把督导师自己的观念强加给对方，而是给对方提供了督导师的思路和方法。

在自我认识和自我构建层面进行督导时，督导师可能会对被督导者的一些内隐行为进行探索，但督导师并不是直接指出被督导者的人格有什么样的问题，而是通过各种方法和技术，使被督导者更加清晰地认识自己，明白自己的思想、观念和经历等是如何影响自己的行为的。比如：督导师问"你这么做时，你想到了什么？"时，是在促使被督导者对自己的即时反应进行反思，从而审视自己行为背后的思想、理念和体验等。督导师也可能通过故事、比喻、角色扮演等方法，促使被督导者去领悟和反思自己的问题和困境。当然，由于时间和空间等原因的影响，督导师直接告诉被督导者："这是防御""这是攻击""这是反移情"等，直击问题核心的目的同样是希望被督导者在某一个方向或层面进行自我的探索和分析，而不是简单的批评和指责。

在职业道德和职业规范层面进行督导时，督导师更多的责任是阻止和预防被督导者某些违反职业道德和职业规范行为的出现。督导师可能有意识的更多地使用一些强制性和否定性的语言，但否定的是某种行为而不是被督导者。如上所述，督导师所采用的方法和技术取决于督导的目的和任务，也与督导师的个人特征、个人经验密切相关。

我们不能否认上述各种方法对不同的被督导者都可能产生各种相同或不同的作用。但在通常意义上，督导师积极的个人特征和良好的共情，更容易让被督导者接受督导的意见，并促进被督导者对可能存在的技术问题和自身的问题提高认识，进行进一步的思考和领悟。反之，常常可能使一些被督导者产生敌意，从而阻抗和拒绝督导，督导就有可能失去应有的作用和效果。

3. 巴林特小组　巴林特小组是一种特别的督导形式，它的目的是通过小组成员的共同经验或者共同经历，产生一种状态，让治疗师对于患者的环境产生新的看法。一个巴林特小组有 8～12 个学员。组长是心理治疗师，有小组治疗经验并能胜任巴林特小组的督导工作。小组会定期碰头。一次持续约一个半小时。组长会要求某个成员讲述一段治疗关系。某个小组成员会报告说他和患者的关系。这会产生一个治疗关系生动、带有感情色彩的印象，报告者会说出其中他自己的思想、感觉、幻想和躯体感觉。小组其他成员被要求一开始只是倾听，保持思想的距离，并在会议的后 1/3 时再发表意见。小组成员的思想、感觉和躯体感觉将点醒报告人的盲区，报告人会意识到他在与小组成员的关系中再现了和患者之间的关系（Rosin，1995）。这使治疗师有机会见识新的观点和认识到潜意识对自己的影响，并将重新认识到他对患者的作用以及他自己的行为模式。

（李　焰）

第二节　临床心理人员个人成长

心理咨询与心理治疗是一项极富挑战性的职业，对从业的临床心理人员要求较高。临床心理人员的自我成长是其从业的终生必修课。心理咨询与心理治疗是一种高度专业化的助人行为，是助人自助的过程。心理咨询与心理治疗的目的是帮助患者改变自我的动力系统和支持系统，促进患者对自我重新解构和人格重塑，实现快乐、成功、发展的人生。

所有的心理咨询都涉及"探索自我"的主题。临床心理人员不经历个人成长的过程，不会知道在这个过程中发生了什么，哪些因素起推动内心成长的作用，哪些因素可能会干扰这个过程。有了自我成长的经验，就可以在心理咨询与心理治疗的过程中，激发推动因素，弱化、消除干扰因素。如果临床心理人员欠缺个人成长的体验，就难以拥有工作中所必需的个人安全感、自信心与活力，专业技能和知识的发挥也会受到限制，也无法为患者提供有效的心理治疗。只有自己是一个体验着成长并具有成长功能的人，才可能接受别人的成长，才可能体会到人在成长过程中的内在需求，也才能真正促进别人的成长。心理学家考夫卡曾说过，你能把别人的生命带到多远，要看你自己的生命走了多远。

由于心理咨询与心理治疗要遵循保密原则，临床心理人员需要对治疗过程中所涉及的各种信息予以保密，使得临床心理人员的工作大都"藏匿于神秘环境之中"，很少为他人所直接观察和了解到。心理治疗这种特殊的职业特点可能会导致两种后果：一是限制了他人通过对临床心理人员工作行为的直接观察向其提供建设性建议的可能性。在大多数情况下，临床心理人员只能通过自己对治疗过程的描述来寻求有关专家或同行的建议，这将导致那些重要的但不为咨询 / 治疗师本人所关注的咨询 / 治疗行为或态度被加以省略或忽视，使有关的讨论或研究在一种较为"理想的状态"中进行，而无法发现或揭示问题的本质。二是对临床心理人员所应具备的专业素质、咨询技能和职业道德提出了极高的要求。因此，心理咨询 / 治疗的"这种为他人所看不到"的工作特点，决定了临床心理人员要不断地自我成长。

一、个人成长的主题性任务

在临床心理人员的职业发展中，其成长面临着许多重大的主题。根据心理咨与心理治疗的实践，归纳出临床心理人员个人成长中需要完成的主题性任务，主要包括临床心理人员自我觉察能力的提升、生活压力事件影响的觉察、个人未完成事件的处理、对待职业枯竭的态度等。

（一）自我觉察能力的提升

心理学家阿贝尔（Appell）说："在咨询过程中，咨询师能带进咨询关系中最有意义的资源，就是他自己。我真难明白若一个咨询师在咨询关系中不清楚自己的需要，不清楚他对自己和对他人的期望，又不明白自己的权益时，他怎可能敏锐地在这些因素上明白他的当事人？更重要的，是他需要体验并且相信自己是一个有价值、有独特个性的个体，然后他才可以容许他人有此权利。"有效的临床心理人员需要对自己有敏锐的自我觉察能力，保持适度的宽容，并注重自我修炼，不断提升自我接纳能力。

心理咨询与心理治疗从根本上来说，就是为了促进个体对自我认识，提高自我接纳水平，增加自我灵活性，提升患者的自我效能感。要让临床工作有效能，临床心理人员必须对个人的需求、优缺点、内心冲突、常用的防卫机制、脆弱的人格特质、情绪状态等各个方面经常保持清醒的自我觉察与自我接纳。临床心理人员具有良好的自我觉察能力才能成为一个很好的"容器"，接纳患者，并帮助患者接纳自己，能够将患者带向更远的地方看世界。

（二）生活压力事件影响的觉察

临床心理人员会在生活中遇到各种各样的压力事件，例如事业发展、紧张的关系、孩子的出生、抚养孩子的压力、丧失亲人、生病、婚姻不幸、离婚、突发事件、职业倦怠等，所有这些都不可避免地产生一些消极情绪，而这些情绪将和临床心理人员一起被带进咨询/治疗工作，增加咨询/治疗的压力和难度。这看起来很可怕，其实不然，临床心理人员首先是一个社会人，然后才是临床心理人员这个职业角色。这需要临床心理人员对自己保持适度的宽容，并注重自我修炼，及时觉察和处理自己当前面临的压力事件和情绪问题。

（三）个人未完成事件的处理

未完成事件指个人生活中在情感上没有处理好的事情，常常与鲜明的记忆及想象联结在一起，徘徊于潜意识或意识中，会被不自觉地带入现实生活，影响个人对现实生活的知觉。未完成事件常常会一直持续存在，直至个人勇于面对并处理好它。每个人在其个体成长的生命历程中，都会或多或少地拥有一些个人"未完成事件"，它们深藏于个人的内心，影响对现实的适应。临床心理人员也不可避免地会拥有一些未被自己觉察的"未完成事件"。

这些未完成事件如果得不到解决，临床心理人员在遇见拥有类似未完成事件的患者时，很可能会遭遇到相当大的困难。例如，可能会无意识地逃避问题，可能妨碍与患者之间的有效接触，也可能因为自己的原因对患者过度地关心或忽视，或者在咨询/治疗中发生显而易见的失误，甚至无法为患者提供有效的服务。因此，临床心理人员需要具有良好的自我觉察能力，能够在生活实践或者心理咨询与心理治疗过程中，善于觉察自己的"未完成事件"，勇于面对并做出恰当的处理，努力突破和完善自我。

（四）职业枯竭的处理

心理咨询与治疗是一个容易枯竭的行业。临床心理人员的工作本身就是充满压力的。他们日复一日地看到人们的痛苦和无助，尽管他们为这些需要的人提供帮助和希望，但他们并没有迅速治愈伤痛的魔杖。长年累月面对人类的伤痛，即使是最胜任的临床心理人员，有时也会变得难以承受。

意大利的（Loriedo，2013）研究发现，临床从业人员自杀率是普通人的4倍，离婚率是普通人的3倍，比一般人更容易惹上官司，特别是容易被自杀完成者的患者家属起诉。美国著名心理咨询师（Jeffrey.A.Kottler）写过一本书，叫《心理治疗师之路》。这本书淋漓尽致地表达了患者的故事对临床心理人员生命的消极影响，译者说，"这本书淋漓尽致地勾画了治疗师的精神境界，让人们看到心理治疗师的工作处境和心灵历程，让人们看到灵魂撞击时波澜壮阔的场面：在沉默中等待，在谩骂中镇定，在困难中坚挺，承受限制和压抑的痛苦，职业的倦怠，不眠的煎熬"。如果临床心理人员缺乏个人成长的体验，就容易出现情感枯竭风险，导致职业倦怠，影响心理咨询和治疗的效果。临床心理人员的职业枯竭表现为对咨询工作缺乏热情，感到抑郁、无助，情感和身体经常有疲劳和耗尽的感觉，缺乏认同感等。

二、个人成长的途径

临床心理人员通过什么样的途径来完成这些主题性任务呢？个人成长的途径主要有：自我分析、个人体验、成长小组和督导等。

（一）自我分析

自我分析能力是临床心理人员个人成长所需具备的基本条件。心理咨询与心理治疗经由临床心理人员的人格魅力、人生体验与内心爱的力量陪伴患者成长，需要临床心理人员即时发现自己、觉察和处理自己当前面临的情绪问题、觉察自己的固有信念、认识自己的互动模式。在不断的自我分析中建立清晰的自我同一性，从而获得自身成长的巨大动力，进而成长为合格且富有效能的临床心理人员。

（二）个人体验

个人体验是指临床心理人员寻找到自己的咨询师，进行稳定的、长期的心理咨询。个人体验可以让临床心理人员获得从患者角度的移情理解和扩展接触不同类型治疗的经验，并帮助临床心理人员面对生活压力事件及未完成事件，及时处理自身的情绪与问题。临床心理人员以患者的身份接受咨询，能够获得接受咨询的经验，有助于提高自己的觉察能力，可对工作中可能会忽视的问题保持敏感。

（三）成长小组

成长小组主要指临床心理人员同行间为了个人成长而自发结成的各种成长小组。成长小组通过定期开展心理培训、心理沙龙、典型案例分析等学习与交流活动。每个临床心理人员都有各自不同的局限，通过相互分析与交流可以互通有无、相互督导抑或相互倾诉，获得共同成长。小组的形式应以非结构性为主。组长要根据每次小组活动的时间和整个小组持续的时间来设计小组中需要探索的问题及问题展开的深度。努力建立一个良好的成长小组，与更多的人讨论取得他们

的理解和认同，找到职业归属感，有利于缓解压力，获得职业认同，消除职业倦怠。

（李　焰）

第三节　临床心理人员的伦理与法律

心理咨询和心理治疗的发展已有近百年历史，如今已成为一门较为成熟的临床心理科学。无论是其作用的领域，还是从业人员的规模都随社会需求的增加而急剧扩大，其理论体系和操作原则逐步趋于完善，对临床心理人员的专业性要求也逐步严格。国外特别是以美国为首的西方发达国家，其发展有两条明确的主线：一是心理咨询与心理治疗理论、方法与技术的发展；二是临床心理人员职业道德规范和伦理建设，且两者相辅相成。随着我国临床工作的发展，临床工作者遭遇法律的案件也越来越多，让临床工作在法律的框架下进行也成为临床工作者必须学习的内容。

伦理与法律有很大的区别，主要体现在三个方面：第一，伦理回答什么是"应该"的，所以常说"什么事是合乎伦理要求的"；而法律往往回答什么是"不能"的，所以常用"违反法律规定或法律标准"。第二，伦理是理性的权衡和判断，什么事情可以做、什么事情不可以做，不是绝对的，可能在这当中要做理性的权衡和判断以选择一个更好的做法，所以伦理没有最好，只有更好；而法律是一个底线的规定，什么事情是不能够做的，它就是一条红线，完全不能逾越。第三，伦理是倡导性的，如果违反了伦理的准则，往往会采用谴责、批评的方式，最大的惩戒是该同行不能再从事临床工作；而法律是强制性的、刚性的，法律禁止的绝对不能做，一旦触犯了法律红线，就要受到法律的制裁。

一、临床心理人员与伦理

在心理咨询与心理治疗中，伦理常被界定为临床心理人员的行事准则。George 与 Dustin（1988）把伦理定义为"建立在专业价值基础之上，所提供建议的一套行为标准"。这套行为标准规范了专业人员与其他专业人员、与其所服务的当事人以及与其他社会大众之间的互动行为与关系。伦理对内规范临床心理人员，规范专业行为，提升

专业服务品质；对外的作用是增加公众信任感，维护当事人权益。伦理是行业发展的基石，对患者有益，对临床心理人员有益，对专业发展有益，对社会其他行业有借鉴。

美国心理学会（APA）于1892年成立。当时并没有制订伦理标准。但此后不断出现伦理方面的问题，促使美国心理学会成立伦理委员会，并于1953年发表了第一个《心理学工作者的伦理标准》，此后这一伦理标准在1981年、1992年、2002年经过多次修订。美国心理学会后又发表了《APA道德原则和行为原则》（包括2010年和2016年修正案）于2017年1月1日生效。世界发达国家和地区的不同心理学专业组织均高度重视伦理规范的制订。临床心理人员一旦违反专业伦理，轻则警告，重则吊销专业执照，甚至永远不允许再进入这一领域工作。

（一）我国心理人员伦理守则的发展历程

我国的心理咨询和心理治疗行业于20世纪80年代以后迅速发展。但我国的临床心理学学历教育不足，职业培训时间过短。尽管中国心理学会临床与咨询心理学专业委员会颁布了临床心理人员的伦理守则，原国家卫生和计划生育委员会也发布了《心理治疗规范》，但是在专业教育和培训中，伦理培训课程一直非常缺乏。与美国未建立专业伦理规范之前的情况相似，我国的专业领域目前同样存在着许多与专业伦理相关的问题亟待解决。已有的与伦理相关的调查和访谈研究发现，一方面由于某些从业人员违背职业伦理而导致患者受到伤害的案例时有发生；另一方面许多有着较强职业伦理意识的临床心理人员也常常会面临一些伦理困境，求助无门。而在面临伦理困境时能否做出正确决策，既关系到对患者权益的保护，也关系到心理咨询与治疗行业的健康发展。

我国心理咨询与治疗的伦理发展是从口头约定的松散状态，逐渐发展成为以伦理原则为依据和标准的形式。为了规范临床心理人员的行为，保障寻求专业服务的患者和临床心理人员的利益，进一步推动和促进我国心理咨询与治疗专业的健康发展，中国心理卫生协会和中国心理学会在20世纪80年代后期制定了心理咨询和治疗的伦理规范。中国心理学会临床、咨询心理学专业机构与专业人员伦理守则制定工作组于2007年1月制定了中国临床心理人员伦理守则《中国心理学会临床与咨询心理学工作伦理守则（第一版）》。该守则由总则，专业关系，隐私权与保密性，职业责任，心理测量与评估，教学，培训和督导，研究和发表八个部分构成。

职业伦理的建立是一个行业成熟的重要标志。心理咨询与心理治疗伦理对心理咨询与心理治疗所具体遵循的职业条文和临床心理人员的职业身份与工作范围做出明确规定。要求临床心理人员既能综合运用基本的心理知识和技能，不断积累临床工作经验，还要能结合伦理的现况与患者开展工作，不至于因为咨询心理与心理治疗伦理的问题给患者带来伤害。心理咨询与心理治疗伦理既是社会深入考察心理咨询与心理治疗行业行为及其规范的准则，也是临床心理人员对自身从业行为从观念到心理上的确认和反思。

注册系统伦理工作组负责受理注册人员的违反伦理案件。其中一件比较重大的事件是，一位督导师被投诉诱奸了几十名未成年女性来访者，经历了一年调查，情况属实，该名督导师被注册系统永久除名。

《中国心理学会临床与咨询心理学工作伦理守则（第二版）》于2018年在《心理学报》上发表，增加了知情同意、专业胜任力和专业责任、远程专业工作（网络、电话咨询）、媒体沟通与合作四个内容。这是对专业工作新的理解以及新形势下新问题的考虑。

（二）常见的影响治疗关系与效果的伦理议题

1. 双重关系　与患者保持双重关系，是指临床心理人员与寻求专业服务者之间除治疗关系之外，还存在或发展出其他具有利益和亲密情感等特点的人际关系的状况，称为双重关系。如果除专业关系以外，还存在两种或两种以上的社会关系，就称为多重关系。在临床心理咨询与治疗里，经常使用界限这个词，强调临床心理人员和患者之间的专业工作生活和私人生活要有界限。这两种生活的分离有助于形成更为有效的治疗关系，提高临床心理人员保持客观的可能性，而这种客观性是治疗所不可缺少的。患者会更信任临床心理人员，从而分享自己的私人信息，解决令他们感到困扰的难题。界限为整个咨询/治疗过程提供了结构，为患者提供了安全，为有效的治疗工作提供了必要的情感距离。

专业的临床心理人员应和患者维持单纯的治疗关系，且单纯的治疗关系有助于心理咨询与治疗的实施，因为临床心理人员一旦与患者形成双重或多重关系，势必会干扰心理咨询与治疗的进行，使治疗效果大打折扣。如果临床心理人员与患者形成双重关系是不可避免的，临床心理人员有责任告知患者可能的利弊。临床心理人员与患者的治疗关系被认为是心理咨询与治疗最重要的方面。而双重或多重的角色之间常常有很多冲突。不同的角色之间交叉与重叠，会使界线变得模糊。基于其中一种关系的人际规则可能与另一种关系的人际规则相冲突。不同角色关系对治疗的关注点的冲突往往很难避免，不同角色所肩负的责任会模糊，临床心理人员的客观立场会受到损害，同时他的职业判断能力会因此减弱。这些都可能会影响到稳定、有治疗作用的治疗关系的形成和保持，有的时候，甚至成为治疗失败的主要原因。

2. 保密原则　为患者保密是治疗关系的核心，以保证彼此的信任与袒露内心。"凡我所见所闻，无论有无业务关系，我认为应守秘密者，我愿保守秘密。"这是希波克拉底关于保密的誓言。隐私权是治疗关系的核心，没有隐私权的保障，患者可能不愿意向临床心理人员提供进行良好治疗所需的信息。临床心理人员在心理咨询与治疗工作中，有责任向寻求专业服务者说明工作的保密原则，以及这一原则应用的限度。保密原则要求临床心理人员在任何时候都有职责保证患者的信息得到有效保护以免被不恰当的公开。除非有法律明文规定，心理治疗师出具的诊断书只能交由患者本人或者监护人，由他们决定如何利用和处置，而不应该由治疗师交给其他任何人，或者将诊断书的内容透露给其他任何人，包括单位、学校等。任何超出专业服务和教学培训范围的信息公开，必须依照法律规定，并予以记录，比如面对司法机关的调查。

临床心理人员应清楚地了解保密原则的应用有其限度，下列情况为保密原则的例外：

①发现患者有伤害自身或伤害他人的严重危险时；

②未成年人等不具备完全民事行为能力的人受到性侵犯或虐待；

③法律规定需要披露时。

保密既是建立临床心理人员与患者之间互相信任关系的基础和必要条件，也是一个重要的伦理问题。但是，从目前心理咨询和治疗的现状来看，个人隐私权和保密原则并没有被很好地遵从。一些从业人员在治疗和咨询开始之前，可能没有很好地与患者讨论保密原则。在治疗过程中，未经系统评估或患者允许便将患者的有关资料、症状、想法等告知其家属、同学等，或擅自录音录像。很多临床心理人员并未意识到这些问题的严重性，未引起重视并加以改正。捍卫患者的隐私意味着对患者寻求治疗帮助的勇气真正意义上的支持，也是对泄密给人们造成的痛苦最真挚的共情。

严格为患者保守咨询/治疗内容要求临床心理人员必须要正直，因为保守秘密可能是困难的。人都有分享经验的冲动，即使是手持资格证书的临床心理人员也不例外，他们和其他行业的工作者一样，希望探讨工作中遇见的重要或者棘手的问题。很好的解决办法就是跟另外的临床心理人员建立起稳定的督导或者咨询的关系，从而处理自己对患者产生的复杂感情。通过这种办法，临床心理人员既可以获得力量帮助他们继续高效地工作，又不会向非专业人员泄密。

3. 知情同意　知情同意是指患者在未充分知情的情况下不能真正同意某件事情。临床心理人员必须发展和遵守一套良好的知情同意程序。在提供心理咨询与治疗之前，临床心理人员有责任向患者说明心理治疗的利弊与风险，包括治疗所需的时间和费用，可能的治疗方式与类别，以及治疗效果和副作用。临床心理人员不应向患者作不实的承诺，也不可夸大治疗的效果或隐瞒治疗可能带来的消极影响。临床心理人员应该给患者充分提出问题的机会，并且给予适当的回答与解说。知情同意能确保患者和临床心理人员都充分理解将共同参与的治疗是交流和澄清问题的过程。知情同意也包括做决定，患者与临床心理人员之间关于咨询/治疗的任何问题都需要在知情同意中做出决定，知情同意是一个动态变化的循环过程。

大多数临床心理人员赞同，在患者同意进行心理咨询与治疗之前，他们应当被告知：

①心理咨询与治疗的费用；

②心理咨询与治疗的次数和频率；

③失约的处理；

④临床心理人员的资格和能力；

甚至有临床心理人员认为，如下这些信息也应该告知患者：

⑤治疗的类型，包括对患者的要求和临床心理人员将采取的行为；

⑥咨询与治疗的危险和收益；

⑦基于实证基础之上的心理咨询与治疗的有效性；

⑧咨询与治疗所需的时间。

心理咨询与心理治疗的效果依赖于患者，因此患者应该知道所有信息以便自由选择是否继续进行咨询或治疗。他们要对临床心理人员和咨询与治疗过程有足够的了解。临床心理人员有责任用书面或者口头表达的方式，让患者知道双方的权利和责任。知情同意贯穿于整个咨询/治疗过程。

4. 与性有关的不当行为 在心理咨询与治疗中发生与性有关的不当行为，是指临床心理人员与患者跨越了专业界限，例如跟患者有性接触、性猥亵、赤身露体，鼓励患者爱自己，或跟以前的患者有性方面的关系等。这样的违规行为一旦发生，临床心理人员应立即终止专业关系并采取适当措施（例如寻求督导）。在日常生活中，大多数患者很少能体会到他人对自己的想法和感受如此关注，而这些在心理咨询与治疗的过程中可以获得。他们容易被提供这种关注的人所吸引。此外，患者过去经历中的这种关注仅限于恋人或亲密的朋友。临床心理人员的行为常常准确代表了患者渴望获得，但在以往关系中所缺乏的东西。临床心理人员的专业地位更加深了这种幻想的吸引力。

因此临床心理人员可能成为患者所寻求的亲密关系对象的象征。即便患者愿意，临床心理人员与患者的性接触行为仍然是不负责任的。这样的做法违背了患者的自主性。患者与临床心理人员发生与性有关不当行为的选择，至少部分建立在错误假设和功能不良体验的基础之上，不是知情的选择。所以，无论患者的意愿和行为如何，临床心理人员永远也不能利用患者的意愿来作为违

背守则的借口。患者的行为，无论多具有煽动性，都不能成为临床心理人员不当行为的辩护理由。

中国心理学会临床与咨询心理学工作伦理守则规定，临床心理人员在与患者结束心理咨询或治疗关系后，至少3年内不得与该患者或其家庭成员发生任何形式的性或亲密关系，包括当面和通过电子媒介进行的性或亲密的沟通与交往。在3年后如果发生此类关系，要仔细考察该关系的性质，确保此关系不存在任何剥削、控制和利用的可能性，同时要有明确可被查证的书面记录。

（三）伦理决策

在心理咨询与治疗过程中，总会涉及伦理上的具体难题。临床心理人员有四种主要的资源应对伦理难题。第一是发展心理学的文献资料，它提供了理解道德行为要素的框架；第二是专业协会的伦理守则，涵盖了行业先行者为行业设定的标准；第三是哲学的文献资料，能帮助我们理解专业行为守则背后的伦理规则和理论；第四，临床心理人员可以依赖在专业伦理方面有专攻的学者的书籍和文章。

艾瑟森提出，在从伦理决定阶段迈向行动阶段前，临床心理人员可以做最后的检查。问自己三个问题：

1. 公平性 如果你处在另一个人的位置，你愿意按照自己所做的选择采取行动吗？这个问题可以让我们考虑，如果他自己、家人是行为的接受者会有什么结果。这个问题可以让临床心理人员考虑在咨询/治疗的过程中是否有偏颇之处。在心理咨询与治疗的过程中，很多人在面临与生命有关的问题时，往往会由于担心自己承担不了可能的后果，或担心社会、学校或相关人员的谴责，而轻易违反伦理原则。失去了很多本来需要和患者探讨并帮助其成长的机会。

2. 通用性 你是否愿意在类似的情况下采取这一行动？这个问题可以使临床心理人员不只是考虑行为的短期效果和把它当作一个特殊情况来对待，而是要考虑在类似的情况下，它是否是站得住脚的通行方法。考虑这样的问题至少可以让临床心理人员对判断更加谨慎。也使他们在信息收集时会多些时间、强度和程度上的了解和把握。

3. 正当性 临床心理人员能向他人解释和

说明自己的决定是正当的吗？这个问题的目的在于在允许的时间内，临床心理人员是否已经充分地维护了患者的权益。

二、临床心理人员与法律

2017年6月9日下午，在美国伊利诺伊大学香槟分校进修的中国学者章某某被同校物理系助教克里斯滕森绑架致死。凶手克里斯滕森于2019年7月18日被判决终身监禁，不得保释。在案发之前，克里斯滕森曾向两名社工人员进行咨询，在咨询过程中凶手承认自己存在滥用药物和酒精的行为。他表示，自己有通过分析的方式来考虑"谋杀"这件事，特别是如何在杀害一个人之后还能够逃脱惩罚。他还承认自己购买了可用于处置、运输尸体的物品。两名社工人员已经知道克里斯滕森存在"对他人造成高级别伤害"的威胁，但并没有启动任何紧急的治疗方案，以充分保护大学生免受可预见的伤害。之后芝加哥Clifford律师事务所的一名律师对两名社工人员提出了法律诉讼。

据2013年12月05日姑苏晚报报道，当年11月26日张某某在西安寄出诉状，状告昆山一心理咨询师，一审被驳回后，他向苏州中院提起上诉。原来张某某之子患有心理障碍，2012年12月通过网络与某地某心理咨询师签订一份内训课程协议书，接受为期9个月的系统训练。2013年5月12日，已被保研的在校大学生张某某之子跳楼身亡，张某某认为是心理咨询师的责任，索赔70余万元。这是《中华人民共和国精神卫生法》（后文简称精神卫生法）2013年5月1日实施后，全国首名心理咨询师成被告的案例。

所以临床人员的职业行为要在法律框架下进行。在我国，与临床心理人员最相关的是《精神卫生法》，最相关的规定是《心理治疗规范》（2013）。它们对临床心理人员有几个比较重要的规定或者要求。

（一）心理治疗应当在医疗机构中开展

《精神卫生法》区分了心理咨询与心理治疗，临床心理人员在医疗机构里开展的心理服务可以是心理治疗，也可以是心理咨询，这取决于来访者问题的性质和严重程度。如果属于ICD-10中精神障碍诊断的系统心理服务，即心理治疗。如果不属ICD-10中的精神障碍或问题，也可以提供心理咨询服务。所以，在医疗卫生机构可以开展心理治疗和心理咨询服务，而非医疗卫生机构内只能进行心理咨询。从事心理治疗的人员如果在医疗机构以外开展心理治疗活动也是违法的。

（二）心理咨询师没有精神障碍诊断的权力

《精神卫生法》第二章第二十三条规定，"心理咨询人员不得从事心理治疗或者精神障碍的诊断、治疗。心理咨询人员发现接受咨询的人员可能患有精神障碍的，应当建议其到符合本法规定的医疗机构就诊"。也就是说，心理咨询师不能够根据中国精神疾病诊断标准DSM或者国际精神疾病诊断标准ICD给患者下一个诊断结论。

（三）心理治疗要由心理治疗师进行

《精神卫生法》并没有对临床工作人员的资质管理、执业条件等内容做具体规定，只明确了心理治疗的从业地点，心理治疗人员"必须"在医疗机构里开展工作。但是不能够反过来说，心理咨询人员就不能在医疗机构里面开展工作。根据《心理治疗规范》（2013）规定，在医疗机构里进行心理治疗服务的人员有两种，一种是接受了规范化的心理治疗培训的精神科（助理）执业医师；一种是通过了卫生专业技术资格考试（心理治疗专业），取得专业技术资格的卫生技术人员。

（四）明确心理治疗的对象

心理治疗的服务对象是心理问题严重、需要系统性心理治疗的人员，以及符合精神障碍诊断标准《国际疾病分类（ICD-10）精神与行为障碍分类》的患者。心理治疗的适应证包括以下种类：

1. 神经症性、应激相关的及躯体形式障碍；
2. 心境（情感）障碍；
3. 伴有生理紊乱及躯体因素的行为综合征（如进食障碍、睡眠障碍、性功能障碍等）；
4. 通常起病于儿童与少年期的行为与情绪障碍；
5. 成人人格与行为障碍；
6. 使用精神活性物质所致的精神和行为障碍；
7. 精神分裂症、分裂型障碍和妄想性障碍；
8. 心理发育障碍以及器质性精神障碍等。

在以上各类精神障碍的治疗中，心理治疗可以作为主要的治疗方法，也可以作为其他治疗技术的辅助手段。

（五）临床心理人员需要有心理评估的能力

同样的，《精神卫生法》第二章第二十三条规定，"心理咨询人员不得从事心理治疗或者精神障碍的诊断、治疗。心理咨询人员发现接受咨询的人员可能患有精神障碍的，应当建议其到符合本法规定的医疗机构就诊"。说明《精神卫生法》要求临床心理人员要有评估心理障碍的能力。也就是临床心理人员需要有基本训练，能发现不属于一般心理问题的患者。如果没有发现患者有精神问题，没有要求患者就医而提供了心理咨询，就违背了《精神卫生法》。如果发现患者可能够了诊断标准，或者心理问题超过了一般心理问题，则要建议患者到精神科医生处就诊，由精神科医生给出诊断并开具药物。然后，在这个前提下，临床心理人员可以为其提供心理健康促进的服务。

（六）以法律文书意识进行心理咨询案例记录

心理咨询案例记录是客观记录，是心理咨询工作的法律文件。每次咨询结束后，由临床心理人员本人完成记录，是患者档案的一部分。临床心理人员在撰写时，应考虑到心理咨询案例记录的法律性质，还要考虑到心理咨询案例记录的读者可能包括临床心理人员本人、咨询机构的管理者、患者、律师、警察、检察官以及法官等。咨询师在撰写时，应考虑到上述读者可能阅读到此份记录。

一份完整的心理咨询案例记录通常包括两个主要部分：临床心理评估（通过最开始的1~2次评估完成，后续补充）和常规的咨询记录（每周补充更新）。那么，案例记录里哪些是法律比较关心的议题呢？或者是符合了法律规定的记录要点呢？建议记录如下信息：

1. 必要的个人信息。
2. 咨询协议确认。
3. 患者的客观行为和症状表现。
4. 对疑似精神障碍患者的转介建议，并重申保密协议中关于医疗诊断存档的内容。
5. 患者危险性评估。
6. 对危机个案的处理、转介、告知监护人和知情同意等。

同样，有哪些信息容易产生歧义或者引发法律纠纷呢？建议案例记录里不要出现如下信息：

1. 临床心理人员在咨询中的情绪、思绪和反应。
2. 临床心理人员的假设，包括对患者的案例概念化以及各种思考。
3. 与咨询无关的信息。
4. 没有介入咨询的其他人员能识别身份的信息。
5. 患者对于其他提供服务方的批评的详细记录。
6. 不在临床心理人员胜任力和法律权利内的信息，例如，一个心理咨询师对药物治疗的建议。
7. 违反法律和咨询伦理的一切信息。

当然，还有一些基本法律常识，比如正文里不要留空白，不能对心理咨询案例记录进行遮盖性的涂改。如果需要涂改，可用笔划去，再写入修改内容，并在其旁签署名字与日期。

（李 焰）

参 考 文 献

[1] 中国心理学会. 中国心理学会临床与咨询心理学工作伦理守则（第二版）. 心理学报, 2018,（05）: 947-950.
[2] 张演善, 张小远. 英国心理咨询与治疗中法律问题评介. 医学与哲学, 2015, 36（6A）: 84-87.
[3] 樊富珉. 心理咨询师核心能力之我见. 心理学通讯, 2018（03）: 177-180.
[4] 谢斌. 心理治疗的法律与伦理. 四川精神卫生, 2016, 29（6）: 556-560.
[5] 牛格正, 王智弘. 助人专业伦理. 上海: 华东师范大学出版社, 2018.
[6] 李占江. 临床心理学. 北京: 人民卫生出版社, 2014.

中英文名词对照索引

D

E

F

G

H

J

R

S

T

W

X

Y

Z

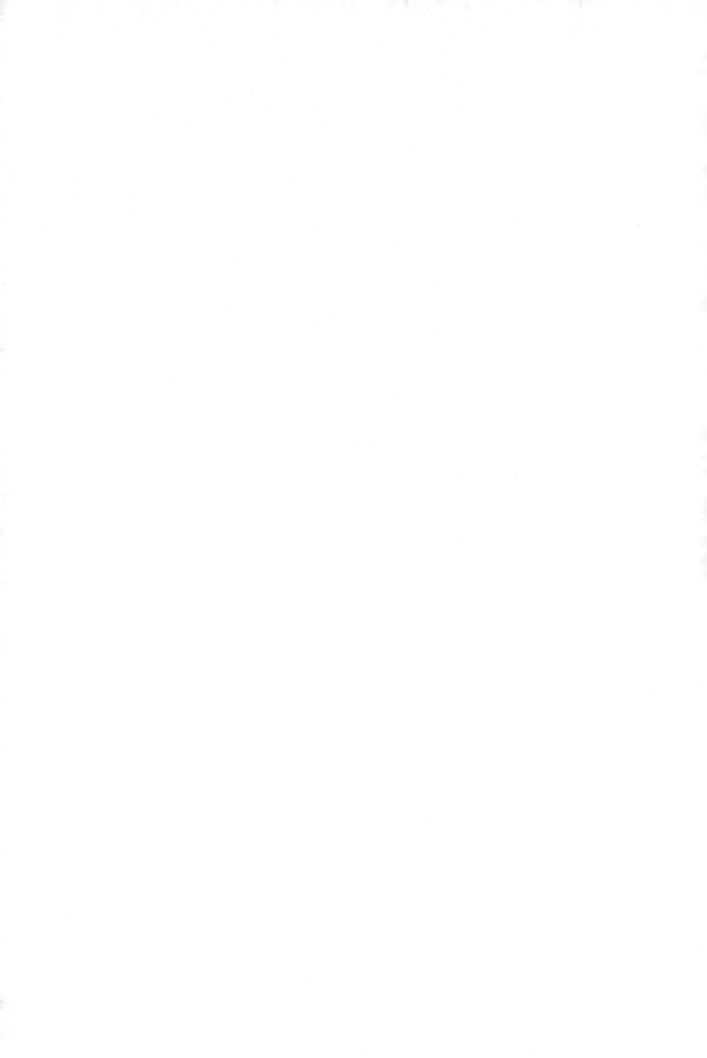